U0397405

临床心身医学
Clinical Psychosomatic Medicine

主编·吴爱勤 袁勇贵

东南大学出版社
SOUTHEAST UNIVERSITY PRESS
·南京·

图书在版编目(CIP)数据

临床心身医学 / 吴爱勤，袁勇贵主编. — 南京：东南大学出版社，2023.5

ISBN 978-7-5641-9883-1

Ⅰ.①临… Ⅱ.①吴… ②袁… Ⅲ.①心身医学 Ⅳ.①R395.1

中国版本图书馆 CIP 数据核字(2021)第 254598 号

临床心身医学

Linchuang Xinshen Yixue

主　　编	吴爱勤　袁勇贵
出版发行	东南大学出版社
社　　址	南京市四牌楼 2 号(邮编:210096,电话:025-83793330)
责任编辑	褚　蔚
责任校对	张万莹　**封面设计**　王　玥　**责任印制**　周荣虎
经　　销	全国各地新华书店
印　　刷	南京艺中印务有限公司
开　　本	787mm×1092mm　1/16
印　　张	46.25
字　　数	1125 千字
版　　次	2023 年 5 月第 1 版
印　　次	2023 年 5 月第 1 次印刷
书　　号	ISBN 978-7-5641-9883-1
定　　价	388.00 元

本社图书若有印装质量问题,请直接与营销部联系,电话:025-83791830

本书编委会

主　编　吴爱勤　袁勇贵

副主编　何裕民　郎森阳　许兰萍　邓云龙　况　利

编　委（按拼音排序）

陈　鑫	崔亚美	邓云龙	杜向东	杜心如	方建群
付丽敏	顾　平	何军琴	何裕民	黄耀星	季建林
贾　林	江舒曼	介　勇	况　利	朗森阳	李华杰
李　磊	李淑娟	李伟冬	李晓健	李英辉	李　勇
李　哲	林　实	刘　畅	刘　航	刘　静	刘世雄
刘晓云	陆晓彦	吕笑丽	罗　盛	马　鑫	毛圣芹
毛雪琴	米国琳	倪红梅	潘　芳	任延平	阮祥燕
邵宏元	沈鑫华	孙增坤	唐茂芹	陶　然	汪峻岭
汪天宇	王东琦	王建业	王劲夫	王　兰	王　琳
王　麟	王铭维	王　烁	王晓艳	吴爱勤	吴宇璇
锡　琳	徐阿红	徐丽丽	徐　治	许兰萍	薛　蓉
杨承勋	叶尘宇	易正辉	游林林	袁勇贵	张朝霞
张　皓	张　利	张小年	张　岩	张耀光	张　英
张钰群	朱　宁				

学术秘书　岳莹莹　辛晓芸

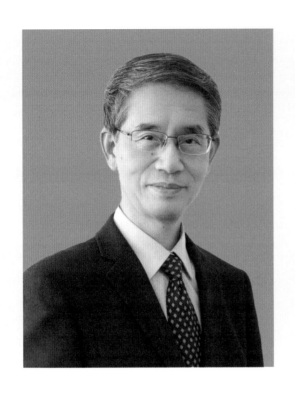

主编简介

吴爱勤，苏州大学医学院附属一院主任医师、教授，研究生导师，苏州医学院医学心理研究所副所长，中华医学会心身医学分会第五届、第六届主任委员，国际心身医学研究学会委员，美国心身医学会会员；历任苏州医学院附属一院院长、苏州大学医学院院长、中国医学心理学专委会副会长，中国中西医学会心身医学分会副主任委员，第23届世界心身医学大会副主席，江苏省心身行为医学分会主任委员；任《中国心理卫生杂志》《中华内科杂志》等杂志编委和 *Journal of Clinical and Basic Psychosomatics*（JCBP）荣誉主编；国务院特殊津贴专家，部省级优秀骨干教师、突出贡献中青年专家、全国十大医学促进贡献专家，苏州名医。

发表学术论文近130篇，出版教材专著16本，主编《中华医学百科全书》，全国统编教材《心理生理障碍-心身疾病》为主编、全国规划教材《精神病学》为副主编；获部省科技进步成果奖7项，主持国家、部级科研项目7项。

临床主攻心身医学、应激与心身疾病，在国内首次创建中国心身医学整合诊疗中心，并主编中国心身相关障碍分类诊断标准、规范化诊疗指南。

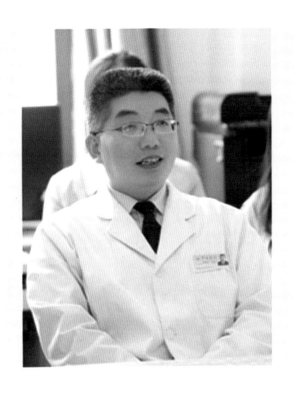

主编简介

袁勇贵,医学博士、主任医师、青年特聘教授、博士生导师,江苏省优秀重点医学人才,江苏省第五期"333工程"第二层次培养对象,江苏省"科教强卫"精神病学创新团队负责人,东南大学附属中大医院心身医学科主任,国际心身医学会(ICPM)会员,国际ICPM心身医学专家,美国佛罗里达大学精神医学系访问学者,*Journal of Clinical and Basic Psychosomatics*(JCBP)主编。现任中华医学会心身医学分会主任委员,江苏省医学会精神医学分会候任主任委员,江苏省医师协会心身医学专业委员会主任委员,江苏省医学会心身与行为医学分会前任主任委员,江苏省医师协会精神病学分会副会长。2019年被中华医学会心身医学分会评为"心身医学突出贡献专家",被江苏省医学会评为"优秀主任委员";2021年获得"十大医学影响力专家"称号,并被江苏省卫生健康委员会授予江苏省第六届"百名医德之星"荣誉;2022年更是荣登全球顶尖心理学家排行榜。

从事抑郁症临床诊治和发病机制、心身相关障碍的临床诊治和发病机制、心理评估与心理治疗的机制等研究30年余年。主持国家自然科学基金面上项目7项。获中华医学科技奖一等奖1项、三等奖1项,教育部自然科学奖一等奖2项,教育部科技进步奖二等奖1项,华夏医学科技奖二等奖1项,江苏省科学技术一等奖1项、三等奖1项,省卫生厅新技术引进奖一等奖4项、二等奖1项。从业以来,以第一作者和通讯作者身份表论文发表论文525篇,其中SCI论文209篇。

前 言 ————PREFACE

　　心身医学是当代医学科学体系中的重要组成部分,主要探讨"心"与"身"之间的相互关系及在健康保持和疾病发生、发展、康复转归中的作用,研究对象为心身相关障碍。它包括三个部分:一是心理因素导致的心理疾病;二是心理因素导致的躯体疾病;三是躯体疾病导致(伴发)的心理疾病。这三部分发病人群占到综合医院临床就诊患者的三分之二,影响的人群面非常大。这些患者常见于临床各科,主诉和症状涉及各个系统和器官,临床表现多样,具有常见性、复杂性、难治性等特点,导致病程漫长,反复就诊,重复检查,也是造成看病难看病贵的重要原因之一。由于症状复杂多变,临床医生也往往难以判别,容易造成误诊误治。

　　在过去几十年的发展中,我国社会和经济经历了翻天覆地的变化,心身医学领域也取得了不俗的成绩,涌现了一大批临床心身医学专家,涵盖各专科,他们对心身医学具有浓厚兴趣并把心身医学作为主要研究方向,摸索出了一套具有中国特色的心身医学发展模式,并积累了丰富的临床诊治经验,这些都需要及时总结和提高,这也正是本书编写的初衷。本书也是第一部由我国学者自己编写的大型心身医学的工具书。

　　近年,科学技术的突飞猛进也促进了生命科学的突破性进展,生命科学已经呈现出信息化、网络化的特点以及心身医学学科高度交叉、渗透和融合,成为21世纪的主导力量。心身医学作为生命科学的重要一支,在这种背景下,其模式亦发生了重大转变——由传统的生物医学模式转变为生物-心理-社会医学模式。当前,我国正在全面建设现代化健康中国的道路上阔步前进,同时也确立了人口与健康中国的战略,即战略前移、模式转变和系统整合。

　　临床转化、学以致用是现代医学永恒追求的基本目标。目前人类置身在这瞬息万变而又注重实效的信息网络化社会,临床转化、学以致用这一论题更是受到现代医学的关注。心身医学近百年历史的经验教训,使得心身医学界同仁深切地意识到:中国心身医学发展的生长点在于整合转化、临床应用,而临床心身医学繁荣发展的立足点则在于面向临床、面向病人、面向综合医院、面向社区、面向临床医生。

实践证明,应用于临床是心身医学发展的直接途径。这不仅是由心身医学历史发展阶段所规定的,也是由其学科性质、研究服务对象及其临床应用特征所规定的。从 1918 年德国精神科医师 Heinroth 首次提出"心身"这一概念、由 Felix Deutsch(1921)提出心身医学(psychosomatic medicine)至今,世人逐渐从"心身玄学"神秘的怪圈中走了出来,广泛认识和接纳了临床心身医学这门学科。这个过程实际上也是心身医学应用于临床实践、服务于大医学临床多学科的过程。目前,临床心身医学正以令人难以置信的速度渗透到临床各科,实践于此的需求和应用方兴未艾。心身医学这一昔日不起眼的"丑小鸭"现在已出落得亭亭玉立,成为光彩照人的"白天鹅"了,人人欲一睹"芳容"为快!无论是在专科医院、综合医院、社区医疗等各个领域,还是在神经病学科、消化胃肠科、心血管科、内分泌科和风湿免疫等各个临床专科,都有其用武之地。这从心身医学学组迭出、心身医学临床亚专科快速发展中可略见一斑。无疑,在心身医学应用于临床实践的过程中,我们必须把握其科学性、专业性、整合性和客观性,同时亦须规范建立相应的临床学科,使之植根于中国现代大医学的临床土壤中,走心身医学中国化的道路。正是基于上述理念,我们邀请了临床心身医学有关亚专科学组中的学术带头人,共同承担这部《临床心身医学》的创作大任。衷心地感谢这些相关学组的学术带头人给予我们的大力支持,尤其是我们的师辈专家、教授亲自出山相助,更使我们感激涕零。我们相互信任、精诚合作,经过疫情防控几年期间的酝酿、讨论、撰著,《临床心身医学》如今终于脱胎降生了。

本书是针对目前国内外临床心身医学领域发展较快、较成熟的专科,特邀国内学者合力完成的。《临床心身医学》将作为开放性书系,今后我们还会择优编撰,增补书系的内容,以满足当代医学临床各科的需要。

在本书编撰过程中,我们力图体现如下特点:

一是学术性。本书聚焦在国内外心身医学相应各科领域的临床应用、总结、回顾和展望,是一部具有权威性的临床专著型教材,编著者都是国内该领域的学术带头人,有着深厚的理论功底和修养,大多具有多年丰富的临床、教学和科研经验。全书内容丰富、资料翔实,运用国内外最新资料,反映临床心身医学新成果、新分类、新指南,阐述新见解,力求准确反映当代临床心身医学的现状及发展趋势,汇集国内外研究新成果,充分体现临床心身医学的新概念、新理论、新思想、新经验、新方法、新技术,把握当代临床心身医学领域的理论和实践应用前景、研究水平和发展方向;同时也有作者富有创造性的独特见解,而不是简单的介绍、陈述、研究资料罗列。此外,书中还力求反映国内该领域的研究状况,使专著型教材不仅观点新颖、富有新意,而且突出了中国心身医学特点。这对于临床心身医学的理论建设和学科建设,对培养临床各专科"通用型"和"专家型"相结合的心身医学人才,对我国心身医学学科的发展,具有重要的作用。

二是临床实用性。这是本书的灵魂和精髓。实用性包括几层含义：本专著教材选题切合实际，涉及的亚专科都是目前临床心身医学的难点、热点和焦点，这对于促进临床应用与教学相连，无疑起到了推进作用，同时也很好地解决了缺乏临床统一专著教材的问题，对完善培养机制、拓展思路是大有裨益的。同时，这些临床实用性的心身医学领域也是心身医学临床工作者所需掌握的。专著教材可以帮助临床实际工作者学习新思路、新方法、新技术、新指南、新规范，探索高效率、高效益的临床路径。本书涉及的面非常广，适合临床各科的人员，对于普及心身医学的知识，科学、正确地看待心身医学，临床运用心身医学知识和理论，都具有重要意义。这无疑也会促进心身医学的自身发展。同时，本书在编写过程中始终坚持"他山之石，可以攻玉"以及"洋为中用"的态度，坚持心身医学的中国化，针对中国的现实开展研究和临床应用。此特点在本专著中可清晰地看到。只有走中国化的心身医学道路，临床心身医学才会发展，中国的临床心身医学才能建立起来，才能真正为现代医学、全人类健康和全社会服务。

三是整合性。本专著试图站在当代临床心身医学的前沿，对临床各专科进行阐释，因而书中都是对该相关学科的全面介绍，力求点面结合、心身合一、心身同治，有重点又兼顾整体，这对把握临床心身医学亚专科的总体发展脉络、对反映临床心身医学各专科的具体发展态势都有积极的影响。此部专著力求体现我国临床心身医学的最新成果，也是向我国心身医学界的一次综合"汇报"，更是临床心身医学工作者向健康中国交纳的一份"答卷"。

全书分上篇、中篇、下篇，共31章110余万字。上篇是心身医学总论部分，共8章，介绍了心身医学概论、心身相关障碍的分类与诊断、心身障碍的发病机制、心身障碍的临床诊断技术、心身障碍的治疗、心身障碍的护理、患病心理与医患沟通、中医学心身相关研究，涵盖了心身医学从体系构建、机制研究、临床诊断护理、医患沟通到传统医学诊疗的全流程。中篇是临床心身医学各论，共22章，分别介绍了临床常见心身症状与心身综合征、心理生理障碍、应激相关障碍、躯体疾病所致精神障碍、心血管系统心身疾病、呼吸系统心身疾病、消化系统心身疾病、内分泌及代谢系统心身疾病、神经系统心身疾病、肾脏科心身问题、外科系统心身障碍、妇产科心身障碍、皮肤科心身障碍、口腔科心身障碍、眼科心身障碍、耳鼻咽喉科心身障碍、肿瘤科心身障碍、感染科心身疾病、儿童心身障碍、康复医学科心身障碍以及其他医学专科的心身问题，还有临床心身科常见的精神障碍。下篇只有一章，主要介绍心身医学科建设与病房管理的相关内容。希望通过阅读这三十一章的内容，读者能够全方位地了解临床心身医学，并从中获得启迪。

在本书编撰的过程中，各位参编的专家殚精竭虑，共同商定选题、确定提纲体例、相互交换意见，可以说是汇集了中华心身医学分会集体的智慧。虽然我们尽了最大的努力，力求反映我国临床心身医学的概貌，但是难免挂一漏万。缺点和问题的存在，我们绝不会用"在所难免"四个字将其草草放过。敬请广大学者、专家和读者宽容,并在此恳切地希望大家不吝评判和指正,以便再版时改进。

本书的编写得到了全国心身医学界同道的支持,老中青三代心身医学专家协作编撰完成,几十人编写,难免步调不一、重点不一。本书遵从以下几个原则:不循规蹈矩,不追求面面俱到;既有传承也有创新,形式服从内容,有话多讲,无话少说;力求全面反映心身医学领域的新概念、新知识、新方法和新成果;文风与观点,尊重作者原创,只要言之有理,力保原汁原味。希望本书能够成为一本有用的工具书,帮助培训一批专业人才,为健康中国服务。

搁笔在即,"路漫漫其修远兮,吾将上下而求索",长江后浪推前浪,是我们现在心态的真实写照。值此专著付梓之时,感谢心身医学界恩师挚友们的鼎力相助,特别感谢著者和读者的垂青扶携,才使我们勉为其难,忝为主编,气喘吁吁然而幸运地走完了这段漫长的旅程。对此,我们无以为报,只有向诸位道一声:谢谢!

吴爱勤　袁勇贵

2023 年 4 月

目 录 CONTENTS

中篇　临床心身医学各论

下篇　临床心身医学科建设与病房管理

上篇　心身医学总论

第一章　心身医学概论

第一节　心身医学概述

心身医学(psychosomatic medicine)是临床医学的分支,主要探讨心(心理、社会、伦理引起的情绪因素)与身(躯体的结构与功能)之间的相互关系,以及心身在健康的保持和疾病发生、发展、康复中的作用,涉及精神医学、医学心理学等多个范畴。广义的心身医学是研究生物学、心理学和社会学因素在人类健康和疾病过程中的相互关系。狭义的心身医学是研究心身疾病的发病因素、发病机制、诊断、治疗和预防,阐述心理因素在疾病的发生、发展和防治过程中所起的作用。

整体医学导向的心身医学秉承心身统一的原则,研究范围包括病前的心理社会因素在疾病发生、发展、转归、康复中与身体的交互作用(心身疾病),以及生病后心理行为改变对疾病康复与转归的影响(心身障碍),是"纯生物医学模式"向"生物-心理-社会医学模式"转变过程中的整合学科。随着现代医学模式和多因素理论的推进,心身疾病已日益受到医学界的广泛重视,是当代医学发展的方向。

一、心身医学的概念及学科界定

心身医学是一个交叉边缘学科性质的研究领域,范围广泛,涉及医学、心理学、社会人文等多个学科。医学,在于敬畏生命、减轻病痛、抚慰心灵、温暖病人,只有科学与人文融合,才彰显其至真至善,因此每一位临床医生都必须具备心身医学的临床思维、诊疗原则和人性化沟通交流。心身医学代表着理想的临床医学诊疗模式。经过近一个多世纪的发展,心身医学具有多重含义:

1. 心身医学是一种指导医学研究和医疗实践的学术思想或理论,即应用生物-心理-社会医学模式(bio-psycho-social medical model)的理论,来阐明这些因素以何种方式、在多大程度上对各种疾病的形成、发展和治愈起共同作用。它是一种基本的医学态度和思维方法,体现系统-整体的哲学思想及相应的伦理立场。它要求医生、护士在诊断、治疗疾病以及促进健康的过程中,综合考虑心理社会因素,实践生物-心理-社会医学模式,从人性的多个层面来综合、整体地看待人类健康和疾病问题。

2. 心身医学是一种处理临床疾病的治疗原则,倡导心身同治的诊断和治疗方法,在各个临床专科中广泛应用。它把生物医学、心理康复疗法的原则看作是一个整体医学互为补充的各个部分,各临床专科医生在疾病的识别、评估、诊疗、康复的过程中,联合应用心理、社会的干预方法,注重医患互动、沟通交流、建立关系,同时关注医务人员自身心理健康。

3. 心身医学涉及生物医学、心理学、教育学、社会学多学科医学思想体系。心身医学提倡心身健康整体观念和系统思想,关注大脑功能、心理和躯体的相互作用,研究心理活动与生理功能的心身关系。从心身相关(mind-body relationships)的观点,研究人类健康和疾病的基本规律,研究躯体因素与社会-心理因素之间的互动关系对人类疾病的产生、发展、转归的意义,以提出针对性的预防、治疗和康复方法。

4. 心身医学是一种临床医学态度和思维方式,即心身统一的整体医学观、心身关系的内在机制及应用技术。接受专门训练的专业人员,综合应用心理治疗及躯体治疗(如精神药物、物理治疗)以及社会工作的方法,为患者服务。这要求医生在诊断、治疗疾病以及促进健康的过程中综合考虑心理和社会因素。心身医学是一个临床专科医疗服务领域,服务于复杂的"疑难杂症"疾病人群,秉承心身同治、综合干预策略,应用心理社会干预及精神药物,向患者提供预防、治疗、康复服务。

脑科学、精准医学、生理学、心理学、社会学、教育学等的发展,以及信息论、控制论及系统论等在医学实践中日益广泛的应用,对心身医学的发展必将产生广泛的影响。可以预测,在21世纪"健康中国"建设中,心身医学学科理论的多样化与综合趋势将更加明显,研究领域将不断拓宽,研究手段也将日新月异。在应用方面,也将完成从关心疾病到关心病人、从生物治疗到心理治疗与关爱并重、从疾病局部观念向整体观念、从单一学科到交叉学科转变、从注重治疗到防治康复结合、服务对象从医院的病人扩展到社区普通人群的转变。这些变化在改变心身医学自身的同时,也将在一定程度上促进医学模式的转变,推动医学的发展。

二、心身医学流派

人类心身问题可谓是万古常新,它与哲学一样古老,甚至比哲学更古老,迄今仍是哲学和科学上的前沿问题之一,当代的各种哲学流派还在不断提出有关心身本质及其关系的新看法和新问题,而且心理学、生理学等原有学科不断对此问题进行新探索,取得新成果,形成新学派,在有关心身问题上还在开辟新园地,产生出新的交叉学科或边缘科学。因此,这个问题决不因其古老而变得陈腐,相反,是很新颖而富有强大生命力的。

到目前为止,因对心身医学的内涵有着不同的理解,出现了不同的心身医学学派。心身医学仍没有统一的定义,有时又和"心因性(psychogenic)""整体医学(holistic)"混用。目前心身医学大体上存在三大主要流派:

(一)精神医学导向的心身医学

此流派认为心身医学是精神医学的一个亚专科,基本等同传统会诊-联络精神病学(consultation-liaison psychiatry,CLP),主要是临床精神科医生在复杂的非精神科疾病患者中识别、诊断和治疗并发或共病的精神障碍及相关疾病,从业者是精神科医生。包括精神科医生在内的所有医生通过系统培训而从事心身医学工作,非精神科的各专科医生经过心身医学、医学心理学、精神病学等相关知识的培训,用整体心身医学模式解决各自专业内的心身医学问题。其本质上是西方的心身二元论思想,精神和躯体分离,面对临床上用生物医学无法解释的症状作无病归因,或者归因精神疾病分类诊断。

(二)生物医学导向的心身医学

生物医学导向的心身医学是精准研究和发现心身医学现象的科学基础,用科学手段研究大脑和躯体器官的关系,是"脑-身"(brain-body)医学,主要适用于研究型生物医学。从脑-身相关(brain-body relationships)的观点,广泛运用当前神经科学研究的方法于心身医学研究,促进对心身相关与疾病发生的内在因果机制的探讨、脑功能与特定的器官系统和临床现象的相关研究。从神经科学角度,聚焦于研究心身反应、心身障碍和心身疾病的神经生物基础,大脑如何调控不同个体的意识、情感、社会功能之间相互作用。大脑功能失调在神经精神和心身疾病疗效、康复过程(神经可塑性)中产生关键作用,为心身医学研究创造了良好的平台。通过对不同精神状态在脑部的活动过程开展研究,整合三大重要的信息传递系统——自主神经调节、内分泌、免疫系统。这些系统是联系脑与机体以及靶器官功能和相关疾病的信息传递枢纽,心身医学心身脑机制的深入研究有望取得质的飞跃。只是,纯生物医学的观念限制了其临床使用,面对很多生物医学无法解释的心身临床问题,按照已有的生物医学理念,医生无法回答很多临床症状究竟是什么心身疾病,无法全面解释心理社会因素在人类健康和心身疾病发病的作用机制和基本规律。

(三)整体医学导向的心身医学

此流派认为心身医学是医学的分支,是与精神科、内科、外科相互独立的学科,研究大脑、心理和躯体器官(brain-mind-body)的关系,因此心身医学是一个全面阐述心理社会因素在疾病发生、发展、临床中重要作用的学科,包括精神科在内的临床各专科处置患者的整体医学方式或手段。在诊断和治疗过程中全面考虑生物、心理和社会因素的综合作用,适用于包括精神医学在内的所有临床医学专科,注重临床实践中的整体医学思维方式和相应的临床整体医学模式。整体医学导向的心身医学符合心身一元论,将心身医学作为指导临床工作的医学思维模式和方法,作为现代医学除了药物、手术和物理治疗以外的心身同治整合治疗原则和方法。秉持整合心身医学理念,才能真正实现心身医学从哲学向临床的转换。Engel 于 1977 年在 *Science* 杂志上发表的《需要一种新的医学模式——生物医学的挑战》一文,标志着生物-心理-社会整体医学模式的正式提出,为整体医学导向的心身医学转化临床提供了理论基础。

心身医学要全面转化临床各科,除了转变观念,更要解决很多实际临床问题,特别是临床心身医学的评估和治疗模式、心身疾病的分类诊断标准、临床指南、临床路径的规范化及可重复性。临床心身医学的学科发展等面临一定的挑战。

三、心身医学的研究对象和任务

心身医学的研究范围比较广泛,几乎所有医学领域都有心身医学的研究对象。其主要研究心理行为的生物学和社会学基础及其在健康和疾病中的作用,心身相互作用的规律和机制,各种疾病过程中的心理行为变化及影响,情绪和个性等心理行为因素在健康保持和疾病发生、发展变化过程中的影响作用及其规律等,并研究如何将心理学知识和技术应用于治病防病、养生保健、促进心身健康。

(一)心身疾病发生、发展过程中心身相互作用的规律和机制

在心身疾病中,心理因素有时是主要的致病因素,有时则成为诱发因素,有时也可以成为治病的因素。例如,在心身疾病、神经症、反应性精神病中,心理因素有时是主要的致病因

素;而在精神分裂症、某些脑器质性精神病中,心理因素则可能是诱发因素。心理因素的作用不仅表现在致病因素上,也表现在疾病症状上。患这类疾病的病人或多或少表现出某种程度的心理障碍。因此,不但物理或化学的因素可以致病,心理社会应激、不良的行为模式以及社会环境同样可以致病,这种观点有助于拓宽临床医学的视野,克服"只见病不见人"的局限性。

(二)心理因素对身体生理、神经、内分泌和免疫功能的影响

机体为了应对外界刺激的瞬息变化而保持动态的平衡,其内部的生理、生物化学活动必须随外界刺激的变化而变化,并伴随一定程度的情绪反应。情绪反应的程度受到个体的认知评价、人格特征和应对方式等因素的制约,这种情绪反应反过来又调节着个体生理功能、生物化学功能的强弱。长期的负性情绪往往预示着心身障碍发生的可能性增加。

(三)个性心理特征或行为模式在心身疾病的发生康复中的意义

心身疾病的发生要综合考虑生物基因、心理和生理发育、行为学习及环境因素。在心理生理疾病中,心理因素的致病作用也体现在病人的气质和性格特征上。研究表明,不同性格特征的个体对不同应激源(stressor)产生各不相同的相对固定的生理、心理反应形式,这就是个性心理特征的表现。早年的生活事件、药物和环境因素对大脑的综合作用,当前的生活处境、人际关系、学习所得的认知评价模式、应对方式等个体心理特征,对疾病的发生和康复有着重要的意义。如A型行为与心脑血管病的发生相关;C型行为与癌症,饮食行为异常与糖尿病、肥胖有着密切关系。另一方面,个性心理特征或行为模式也影响着疾病或伤残的康复,如何使病人的个性心理特征在疾病或伤残的康复中起促进作用,也是心身医学研究的重要课题之一。

(四)运用心身同治原理达到防病治病、促进心身健康的目的

人的心理活动不仅伴有生理功能的变化,而且还能调节后者,使之受控于自己的意识。因此,可运用积极的认知行为的学习操练,通过大脑对人的生理功能发挥良好的影响,如放松训练、心理治疗、医学气功、生物反馈等,都是通过改善人的心理状态,调动大脑的自我调节机制,促进疾病的好转,增强社会适应能力,提高生命质量。

(五)综合医院会诊-联络精神病学和临床心身医学服务对象

会诊-联络精神病学(CLP)是以"临床治疗"为目标的心身医学分支,是心身医学的实践体现。在常规精神科会诊工作的基础上,CLP强调"联络"的地位和功能,即精神科专科医师对通科患者进行主动服务,通过多学科治疗会诊和支持性小组会议等形式,及早介入患者的诊疗过程,以早期评估、早期诊断、早期干预。

综合医院中临床心身医学的主要服务对象:情绪问题——烦、忧、疑、恐、想;逛医问题——慢性疼痛、躯体化,失眠。行为问题——药物依赖、饮食与性功能障碍。人格问题——自杀、冲动暴力。患病、求医、诊疗过程中的医患关系问题。心身问题——心身反应,心身障碍、心身疾病;精神障碍与躯体疾病共病问题。精神障碍——疯、烦、忧、呆、怪。

第二节　心身医学历史与发展轨迹

中医学的"形神合一""情志致病""三因发病论""情志治病""养生保健"等概念中充满了现代心身医学的思想。中国文化中的心身哲学思想可追溯到先秦,如《老子》中提出"形神合一",《易经》中有"天人合一"观,这些都直接影响着《黄帝内经》。《黄帝内经》初步建立了心身医学思想的理论学说,不但对天人合一思想作进一步总结,用阴阳五行等学说阐释天人关系,而且论述了丰富的心身医学思想,如"形神合一""心主神明""情志致病"等。2005 年,在日本神户召开的第 18 届世界心身医学大会也强调了心身医学起源于中医的《黄帝内经》和《伤寒杂病论》,充分肯定了中医对世界心身医学的贡献和价值。"心身合一"观不仅是作为中医理论的哲学基础,更比西方医学心身概念的提出整整早了 2000 余年。

1982 年,我国首次在"中华医学会精神病分类"中将"心身疾病"作为最后一类精神性疾病纳入诊断;1988 年中华医学会成立心身医学专业委员会,1993 年心身医学专业委员会升级为心身医学分会。三十多年来,心身医学在中华心身医学分会的推动下迅速发展。

一、国外心身医学发展简况

心身医学源于"心身"一词,psycho(希腊语)指"灵魂""思想",soma(希腊语)指"躯体"。最早,德国精神病学家 Heinroth 于 1818 年在研究睡眠障碍病因中首先提出"mind-body"的概念,并描述了躯体的整体性和心与身的不可分割性。后德国逐渐出现了专职的心身医学医师,他们多为内科出身,以心理治疗为主要的治疗手段;Jacobi(1844)用"psychosomatic"一词强调心理因素在发病机制中的主要地位;Tuke(1872)写了《健康和疾病中心理对躯体的影响》一书,为心身医学奠定了基础。在现代医学中,"psychosomatic medicine"概念是由精神分析师 Felix Deutsch(1922)提出,首次把心身医学纳入医学范畴。1935 年美国精神病学家、心身医学的开拓者之一 Dunber 对"心身"概念进一步拓展,世界上第一批心身医学病房于 1935 年在美国麻省总院、杜克大学医院和科罗拉多大学医院建立。1939 年,美国心身医学会(APS)成立,之后创办了杂志 Psychosomatic Medicine。1943 年,Halliday 提出了心身疾病这一术语(psychosomatic disorder),在 1944 年倡导成立了美国心身医学会。1977 年,美国精神病学家、内科学专家 Engel G. L 在 Science 杂志上提出了"生物-心理-社会医学模式",心身医学逐渐得到医学界的广泛重视。

心身医学处于普通医学和精神医学交界处。受到 Engel 生物-心理-社会医学模式的影响,美国从 20 世纪 60 年代起,联邦资金资助了许多精神科项目,为精神科医师与内科和外科医师共同工作提供病床旁(bedside)的会诊-联络服务(consultation-liaison services),从Sigmund Freud 年代一直延续至今,受过良好训练的精神科医师学会了如何在内外科的同事旁边工作。在心身医学领域工作的医师被称为会诊-联络精神科医师。2005 年,美国精神病学与神经病学专业委员会将心身医学作为一个专业分支进行了审查,这标志着精神病学的一个重要内容形成,心身医学这一亚专业被官方正式命名。相对美国的医疗体制,德国的心身医学更为根深蒂固,在德国综合性医院中,几乎均设有心身医学科室,有专门的会诊-联络精神科医师。可以说,心身医学源于德国、兴于美国。

二、中国心身医学发展简史

从整体上来说,我国心身医学的兴起和发展是近40多年来的事,而且至今仍处于发展阶段。

第一阶段(概念形成期)

中医运用阴阳五行学说、辩证思想方法从心身整体观念学说解释人的心理生理病理变化规律,逐步形成了脏腑学说、气血津液学说、六淫七情病因学说、痰火瘀血病机学说等。并在实践中不断充实了中医的基本理论,使其日趋成熟,成为指导中医临床心身医学的理论体系。

现代中国心身医学中应用心理学的理论和方法是从20世纪20年代初期起始的,这时弗洛伊德(S. Freud)的学说被介绍和加以评论,1921年全国心理学会建立,1922年创办心理学杂志,其中有少数心身医学内容的论述。30年代出版了大学心理卫生课本,并在医学院校开设有关课程。1936年中国心理卫生协会建立,40年代在一些医院、学校、儿童福利机构与医学研究部门曾设有心理卫生组织或专职的心理学专业工作者、社会工作员,从事心理卫生、心理诊断和治疗以及心理咨询等工作,还出版了有关著作。50年代初,中国的心理学界和医学界普遍学习 L. P. Pavlov 学说,开展了对高血压、溃疡病等心身疾病,包括心理治疗在内的综合性治疗研究。

第二阶段(初创繁荣期)

近40年来,心身医学和其他学科一样普及兴旺发展。1979年冬,我国在天津召开中国心理学会第三届年会,成立全国医学心理学专业委员会,这是推动中国医学心理学和心身医学的发展做出的卓有成效的努力。1981年举办了精神病学教学工作讲习班、全国综合性医院心理卫生讲习班、全国心理卫生工作骨干训练班。1982年在福建厦门(集美)召开了全国医学心理学第二届学术会议,到会代表近200人,收集论文190篇,其中最明显的特点是有关心身医学论文占到27%。1983年在江苏扬州召开全国医学心理学第三届学术会议,会议的中心议题是:内、外、妇、儿、五官、皮肤诸科及计划生育中的心理社会因素问题,到会代表320多人,收集论文220余篇,其中心身医学论文水平有所提高。1985年3月中国心理卫生协会正式成立,同年9月在山东泰安召开了首届全国代表大会,进行了学术交流,国际心身医学会会长、美国芝加哥大学著名精神医学教授 Kimball 应邀参加大会并做专题学术报告。1986年成立中国心理卫生协会心身医学学组。1986年9月在大连召开心身医学学术会议,成立心身医学专业委员会。1987年《中国心理卫生杂志》召开全国心身医学学术研讨会。1988年在北京召开第二届心身医学学术会议。

第三阶段(迅速发展期)

1993年我国成立中华医学会心身医学分会,2015年25省市成立中华医学会心身医学分会,筹建27个专科协作学组,成立精神病院和综合性医院 PSM 门诊/病房,成立中国心身医学学院(CCPM)、中国心身医学整合诊疗中心(MDCPM),创建中国特色心身医学学科发展模式——心身同治的整合治疗模式。中国心身医学整合诊疗中心目的及意义在于:转变医学模式,弘扬人文关怀,倡导整合模式,促进心身健康,助力健康中国,发展心身医学。建立多学科会诊中心平台,心身疾病疑难杂症会诊-联络,开展临床心身疾病疑难病例讨论、转诊会诊。开展心身同治,心理咨询治疗。整合阳光医院、睡眠中心、疼痛中心、胸痛中心、疑难杂症中心、PSD心身俱乐部。培训心身疾病诊疗技能,巴林特医患沟通交流技巧。心身医学模式带来医学服务的四个"扩大":由生理服务扩大到心理服务,由医院内服务扩大到医院外服务,由医疗服务扩大到预防服务,由技术服务扩大到社会服务。

中华医学会成立心身医学分会,该分会首届、第二届主任委员刘增垣教授及第三届、第四届主任委员何裕民教授在2000年共同出版了《心身医学》,第五届、第六届主任委员吴爱勤教授与徐斌教授于2002年在苏州医学院开设临床医学(心身医学与医学心理学方向)本科专业,且共同主编了全国高等医学院校应用心理学教材《心理生理障碍——心身疾病》,开设心身医学专业必修课程。吴爱勤教授分别于1990年、1991年在国际 *Psychosomatic Medicine* 杂志上发表了《心理社会因素与冠心病的相关性研究》和《情绪应激对急性心肌梗死患者预后的影响》的文章;1993年参加美国国际心身医学学会成立五十周年大会交流,不断加强国际学术交流和合作,扩大中国心身医学在国际的影响力;同时成功举办国际心身医学前沿高峰论坛、东方心身医学论坛,合作承办第23届世界心身医学大会。这些标志着中国的心身医学研究与国际接轨,中国的心身医学走向世界。

目前,全国已成立四个学术心身医学组织:中华医学会心身医学学会、中国中西医结合学会心身医学学会、中国心理学会医学心理学专业委员会心身协作组、中国心理卫生协会心身专业委员会。全国已有与心身医学相关的专业刊物近10种,标志着国内心身医学的学科建设和发展进入了新阶段。

第三节 医学模式转变与意义

医学的对象是人。把人视为一种生物体,从人的生物性质如解剖、生理、病理、生化等出发,去探讨疾病的原因、预防和治疗方法,这种医学理论框架及实践体系称为生物医学模式(biomedical model)。但人不仅具有生物性,更重要的是具有社会性。人体不单纯是内脏器官组织的总和,生命也不能简单地还原成一堆有机或无机的分子、原子。人不仅是一种生物体,而且是有复杂心理活动、生活在一定社会环境中的人。

人类的健康不仅仅是身体没病,还要求身体、心理和社会适应三个方面状态良好。人类的疾病也不仅仅是细胞、组织、器官的病理过程,同时也是人与自然、心理和社会环境相互作用的一种表现。因而,在病因方面,要重视生物学因素对健康和疾病的影响,但也不能忽视社会心理应激因素的作用;在病理方面,不仅要了解病理生理、病理生化及病理解剖等,而且要分析与健康、与疾病有关的病理心理过程;在治疗学方面,既要重视药物和手术等躯体治疗手段,也应重视心理治疗和社会干预;在康复方面,既要强调改善病人的躯体功能,也要重视社会功能和心理功能的恢复,关心病人的社会适应与生活质量问题;在预防方面,既要致力于避免和消除遗传因素、致病微生物、环境污染等对人类健康的危害,也要大力发展心理咨询、行为指导及危机干预工作,以减轻心理应激过程所造成的不良影响。总之,在医学理论研究和医疗实践过程中,应全面了解病人的生理、心理和社会适应状况,既要重视疾病,也要重视罹患疾病的人。这种把人的生物性和社会性有机地结合在一起,对与健康和疾病有关的生物、社会和心理因素进行综合考察的方法论和医学理论框架,就是生物-心理-社会医学模式(biopsychosocial model)。在医学模式转变的过程中,心身医学必然与行为医学、社会医学、医学心理学、康复医学等学科一起,得到突飞猛进的发展和日益广泛的应用,成为现代医学不可缺少的重要组成部分。

一、医学模式的转变

医学模式(medical model)又叫医学观,是人们考虑和研究医学问题时所遵循的总的原则和总的出发点,是人类在一定历史时期观察和处理医学领域中各种问题的一般思想和方法。它是某一时代的各种医学思想的集中反映,是人们从总体上认识健康和疾病以及相互转化的哲学观点,包括健康观、疾病观、诊断观、治疗观等。一种医学模式影响着医学工作的思维及行为方式,使它们带有一定倾向性的、习惯化的风格和特征,从而也影响临床医学工作的结果。随着社会的发展、科学技术水平的提高,人们对健康和疾病的思考也发生了相应的改变,表现在医学模式方面,经历了几次重要的演变。

(一)自然哲学医学模式

随着社会生产的发展,人类逐渐认识了自然现象,并努力用自然主义的观点解释疾病的病因及发病机制,积累了大量有药理作用的动植物、矿物治疗疾病的经验,从而形成了经验主义的医学模式——自然哲学医学模式,对疾病有了自然哲学的认识。祖国传统医学认为,金、木、水、火、土五种元素构成世间万物,人体各器官又与这五种元素相对应,其相生相克、相互协调、相互制约,从而保证人体的健康。

(二)机械论医学模式

16~17世纪,欧洲文艺复兴的动力带来了工业革命,推动了科学进步,也影响了医学观的转变。当时,人被比作机器,认为疾病是这架机器某部分的零件失灵了,并用机械观来解释一切人体现象,忽视了人的生物性、心理社会性以及复杂的内部矛盾。医生的任务就是修补机器,头痛医头、脚痛医脚。这是以修理机器(治疗)为主的机械医学模式。

(三)生物医学模式

科学的西方医学是在自然科学冲破中世纪宗教黑暗统治以后随之迅速发展起来的。18~19世纪,随着自然科学和医学科学的高度发展,生物学家、医学家提出了进化论、细胞学说,发现了微生物等致病因子,由此催生了生物医学模式(biomedical model)。由于实验医学的发展,人们渐渐认为心能影响身的看法是不科学的,使生物医学模式下的现代医学出现了"心"与"身"的分离,导致心身观点在医学界渐渐销声匿迹。生物医学模式是指建立在经典的西方医学基础之上,尤其是细菌论基础之上的医学模式。其重视疾病的生物学因素,并用该理论来解释、诊断、治疗和预防疾病以及制定健康保健制度。这种模式只注重人的生物学指标的测量,而忽视人的心理、行为和社会性,它认为任何疾病(包括精神病)都能用生物机制的紊乱来解释,都可以在器官、组织和生物分子上找到形态、结构和生物指标的特定变化。

生物医学模式对现代西方医学的发展和人类健康事业产生过巨大的推动作用,特别是在针对急、慢性传染病和寄生虫病的防治方面,使其发病率、病死率大幅度下降;在临床医学方面,借助细胞病理学手段对一些器质性疾病做出定性诊断,无菌操作、麻醉剂和抗菌药物的联合应用,减轻了手术痛苦,有效地防止了伤口感染,提高了治愈率。

然而,生物医学模式也有很大的片面性和局限性:①仅仅从生物学的角度去研究人的健康和疾病,只注重人的生物属性,忽视了人的社会属性;②在临床上只注重人的生物功能,而忽视了人的心理功能及心理社会因素的致病作用;③在科学研究中较多地着眼于躯体的生物活动过程,很少注意行为和心理过程;④思维的形式化往往是非黑即白,不是病就是健康,因而对某些功能性或心因性疾病无法得出正确的解释,更无法得到满意的治疗效果,这样就必然不能阐明人类健康和疾病的全部本质。

(四) 生物-心理-社会医学模式

随着社会文明程度的提高,生物因素引起的疾病如传染病逐渐被控制,人类"疾病谱"和"死因谱"发生了显著的变化,心脏病、恶性肿瘤、脑血管病等取代传染病相应地成为人类的主要致死原因。目前在美国造成死亡的前 10 种原因中,约有半数死亡因素直接或间接地与生活方式有关,这些生活方式包括吸烟、酗酒、滥用药物、过量饮食和肥胖、运动不足、对心理社会压力的不良反应等。这就是所谓的行为危险因素。必须注意的是,这些行为危险因素与心理、社会因素直接有关。

世界卫生组织(WHO)章程序言中将健康定义为:"健康不仅是没有疾病和病症,而是一种个体在身体上、精神上、社会功能上的完好状态。"1977 年,美国罗彻斯特大学精神病和内科学教授恩格尔提出了用生物-心理-社会医学模式取代生物医学模式。人们对健康和疾病的了解不仅仅包括对疾病的生理(生物医学)解释,还包括了解病人(心理因素)、病人所处的环境(自然和社会因素)和帮助治疗疾病的医疗保健体系(社会体系)。

人们逐步认识到以往的生物医学模式已不足以阐明人类健康和疾病的全部本质,疾病的治疗也不能单凭药物和手术。人们对于健康的要求已不再停留在身体上无病的水平。新的生物-心理-社会医学模式应运而生。与生物医学模式不同,生物-心理-社会医学模式是一种系统论和整体观的医学模式,它要求医学把人看成是一个多层次的、完整的连续体,也就是在健康和疾病问题上,要同时考虑生物的、心理和行为的以及社会的各种因素的综合作用。

(五) 心身医学整体模式

世界卫生组织(WHO)从 1990 年提出生活方式疾病概念起,就把生物-心理-社会医学模式进一步推进到整体医学模式。整体医学模式认为,健康是整体素质健康,即身体素质、心理素质、社会素质、道德素质、审美素质等多种素质的完美结合。整体医学模式与整体护理相呼应,有利于临床医疗和护理工作的规范协调统一。

心身之间是一个复杂的系统,各种因素纵横交叉,用单一的一种生物学过程难以解释。目前许多心理生物学家强调以整体和系统的研究方式,其研究视野由宏观的社会因素到个体不同的心理过程,到各系统各器官直至分子细胞水平的躯体功能活动。这种较系统全面的研究符合新的整合医学模式。目前心理社会应激研究体现了整合研究模式,涉及社会生活事件(质和量)、个人应对、个性、社会支持,以及各系统各器官心理生理反应等一系列因素的系统作用。

心身疾病整合研究模式不再拘泥于某一学派,而是综合心理动力学、心理生理学和行为理论,互相补充。Ader 采用条件反射方法建立动物模型,研究心理神经与免疫机制之间的关系。心理-神经-内分泌-免疫网络间相互作用机制的实验研究,证实了脑神经系统对内分泌和免疫系统的调控作用,新进展体现在免疫系统的免疫细胞通过产生多种细胞因子和激素样物质,反馈作用于脑神经内分泌系统,成为解释身心障碍的重要理论,有力地支持了身心交互作用的观念。

二、心身医学模式在现代医学中的意义

心理社会因素是致病的重要原因。从 20 世纪 30～40 年代起,心理应激与疾病的关系开始受到学术界的重视。关注与心理社会因素有关的疾病有日益增多的趋势。人群中最常见的病死原因已从过去的传染病转变为心、脑血管疾病和肿瘤等,而这些疾病被认为与心理社会因素有密切关系;另一方面,在现代社会,人们的心理压力逐步加大,心身疾病的发病率大幅度增加。

全面了解病人是诊断治疗的重要前提。病不是一种抽象的概念,也不是病理室中的一个标本,而是发生在活生生的人身上的一种过程。所以,离开病人的抽象的疾病是不存在的。从事创造性劳动并身处复杂社会生活之中的人有着复杂的心理活动,因此,医学研究必须从生物、心理、社会等多方面去了解病人,才能对他们做出合乎实际的诊断与处理。

心理状态的改变常常为机体的功能改变提供早期信息。在疾病早期,往往只有功能上的变化,有些病人的心理状态对此却敏感,会发生相应变化;而现有的各种实验室检查方法,一般必须有器质上的改变才能显示出异常。近年发展起来的电子计算机体层摄影和磁共振成像等先进技术,无疑是疾病检查方法上的重大突破,但是它们对早期功能性改变仍然无多大的作用,而应用心理学的观察方法和测量技术则可以弥补这方面的不足。新近发展起来的神经心理检查,对脑功能早期变化的测定显示了很大的优越性,在早期就能正确地判定出病变的部位。其他如性格测定和智能检查等技术也可以提供多方面的信息,有助于全面了解病人的情况和深入开展医疗工作和临床研究。

应用心理治疗和心理护理是提高医疗质量的重要措施。情绪对健康和疾病的影响是非常明显的。由于多数疾病与心理因素都有密切联系,因此,在治疗和护理上应用心理学的方法就显得十分重要了。只有获得了这方面的知识,才可以更好地按照科学的规律做好心理治疗和护理,并根据病人的心理特点,因势利导地做好工作。

良好的医患关系可以提高治疗的效果。医患关系是一种人际关系,而人际关系的好坏可以直接影响到人与人之间的交流结果。假如病人不提供正确、全面的病史,或者不配合治疗,再高的医疗水平也难以发挥作用。现代医学研究证明,良好的医患关系本身有治疗作用,如对医生充满信心的糖尿病患者常常可以减少胰岛素的用量。虽然现代医学的进步,提供了大量确实有效的治疗方法,但医生身份的作用仍然存在着,应充分加以利用,以提高治疗水平。

心身医学带来的临床变化表现为:心身问题早识别、早干预、早康复、改善预后,提高患者和家属满意度;医患沟通技巧提升、医患关系改善,预防医护职业耗竭,增加职业方向,医护满意;创新医疗模式,节约医疗资源,缩短平均住院日,解决看病贵、看病难问题,让社会满意;减少防范医疗纠纷、医闹医暴,促进社会和谐。

第四节 心身医学与相关学科的关系

心身医学涉及心身健康和疾病关系中与心理、社会、文化因素相关的学科较多。这些学科是在不同的历史时期，由于研究者从学科发展的出发点、理论依据、基础与临床应用的侧重点甚至不同国家地域或文化背景等方面的不同而相继出现的。这些学科名称被赋予了不同的标签，有的作为心身医学的相关学科，有的与心身医学是交叉学科，有的则与心身医学是同义的相似学科。另外，某一学科的名称在不同历史阶段还可能有不同的含义（如心身医学）；即使是同一学科，在目前不同专业学者心目中或在不同专著中的定义内涵也不尽相同（如临床心理学）。

在我国心身医学学科发展过程中，曾经将大部分上述各种国外发展起来的与心身医学有联系的学科，如心身医学、行为医学、神经心理学、临床心理学、护理心理学等，看成是精神病学、医学心理学的分支学科。这种认识不但使精神医学和医学心理学学科范围太过庞大，而且也不利于学科分类和学科或课程体系的构建。心身医学与国内外的一些相关学科有联系，但又不完全相等。我们坚持在学科分类中将心身医学看成是重新构建起来的、适合我国心身医学临床教育实际的新兴交叉整合学科。心身医学是我国根据国内一定历史时期的需要，特别是我国医学规划性教育体系和临床业专科的发展要求，综合吸收国外有关学科中的各部分相关内涵内容而构建起来的新型交叉整合学科或课程。

心身医学与有关学科之间的关系，按各种学科与心身医学的基础、临床和综合应用的关联程度等作简要介绍。

一、心身医学与精神病学的关系

心身医学在其发展过程中和精神病学有着密不可分的关系，两者在理论和实践层面均有较高的重合度。传统西方社会受基督教文明影响深厚，在其现代化过程中逐渐形成了"心身二元论"的方法论观点，他们认为精神和躯体是两个相互独立、互不关联的实体。也正是基于这一哲学观点，精神病学成了独立于其他医学学科之外的"特殊专科"，躯体疾病和精神疾病的划分泾渭分明。即使在现代精神医学形成和发展过程中，也一直上演着神经科学和心理治疗的分裂与融合。

20世纪70年代，Engel G. L 对二元论的医学模式提出了批评，并提出"生物-心理-社会医学模式"的医学模式转变，这标志着一元方法论和整体观医学模式的确立。这一理论成为心身医学理论的核心框架，而心身交互作用理论也成为心身医学临床实践的理论基础。可见，心身医学的一个重要研究主题是整合精神医学与其他医学学科。

心身医学提供了精神医学和其他医学学科整合交流的方法论，也为生物精神医学和社会心理精神医学的融合构建了理论框架，而精神医学及其相关基础学科的发展则丰富了心身医学的"心身交互"核心理论的内涵。尽管"心身互动"强调的是心理和生理的双向影响，但在理论和实践层面上，心身医学则略侧重于关注心理因素对生理因素的影响，因而其理论内涵和实践内容与精神医学高度重合。

在理论层面上,精神医学相关的基础学科发展为解释心身交互效应提供了证据和理论基础。首先,应激理论是解释"生理－心理－社会医学模式"的主要理论基础之一。应激对大部分精神障碍发病均有或轻或重的影响。创伤或慢性心理应激可以扰乱神经系统的正常功能,而对负性应激的过度心理反应将启动一系列的神经心理实践,导致下丘脑－垂体－肾上腺轴的功能失调,进而引起一系列的生理和心理症状。其中,对生理、心理状态影响较大的是由肾上腺皮质分泌的皮质醇以及由肾上腺髓质分泌的儿茶酚胺。此外,应激相关的炎症因子改变也对人类的生理和心理有较大影响。应激理论对心身医学最重要的意义就在于它近乎完美地呈现了一种外在环境、内分泌、免疫系统以及人类精神活动相互影响的范式。其次,神经影像学和神经电生理学的进展则为我们研究精神活动和脑结构、功能的关系提供了可能。一方面,越来越多的证据表明认知行为治疗可以通过影响皮层-边缘通路的功能发挥其改善情绪与认知的效应;另一方面,经颅磁刺激、直流电刺激等影响大脑功能的治疗技术已经被证实对多种精神障碍疗效确切。这些研究无疑进一步证实了精神活动和高级神经活动之间的互动。

在实践层面上,美国和德国代表了两种不同的发展模式。精神分析取向的精神科医师对美国心身医学发展起到了非常重要的推动作用。在很长一段时间里,"潜意识的心理冲突"被认为是心身问题的核心特征,而这也直接催生了精神医学中"躯体化"一词的诞生。美国模式基本将心身医学等同于会诊-联络精神病学,这一模式强调了内科医师和精神科医师的"协作",其核心服务内容是精神科医师对精神症状的判断与处理、二者的联系与区别。和美国模式不同,德国的心身医学运动是由内科医师所主导的,也一直与精神医学并行不悖。德国模式突出了"融合"的特点,即心身医学专业医师应同时接受内科学和心理治疗的临床技能培训。两种发展模式的最大不同是心身医学专科医师的角色即定位,其提供的心身医学服务内容仍然是和精神医学高度重叠的,可以说精神医学临床技术的发展是心身医学繁荣的土壤。

总之,心身医学的一元论方法和整体观思维促进了精神医学和其他医学学科交流,推动了生物精神医学和社会心理精神医学的融合。在理论研究上,心身医学和精神医学在理论研究上交叉交融、互相推动;在临床实践上,精神医学为心身医学提供了技术支持,而心身医学为精神医学拓宽了实践范围。

二、心身医学与临床心理学的关系

临床心理学(clinical psychology)属于临床类相关学科,在美国是最大的心理学分支,主要研究和直接解决临床心理问题,该学科涉及心理学知识和技术在防治疾病中应用问题,包括心理评估、心理诊断和心理治疗,以及咨询、会谈等临床工作。从事这项工作的人很多,往往又称为心理学家(psychologists)或心理治疗师。临床心理学家还参与行为医学、心身医学研究,为社区提供心理学服务,其工作遍布学校、医院、机关、商业、法律、政府、军事等行业部门。由于临床心理学涉及心理学知识和技术在防、治疾病中的应用问题,一般将其看作是临床应用学科。

临床心理学是运用心理学原理、知识和技术,解决人们心理问题的应用心理学科。该学科主要借助心理测验对患者或来访者的心理和行为进行评估,并通过心理咨询和心理治疗的途径调整和解决个体的心理问题。而心身医学运用了临床心理学的原理、方法、技术来研究心身疾病,研究正常和异常心理与生理之间的相互作用,探讨心理因素在疾病的发生发展中的重要作用,为疾病的多因素发病机制提供科学的理论基础。两者都是以心理学整体观为基础,达到疾病的预防、治疗和健康促进的目的。但临床心理学与心身医学亦有不同。临床心理学的研究对象包括所有的心理疾病,关注心理行为的测量和评估,以心理治疗为主。而心身医学的研究对象主要是心身相关障碍,关注疾病中生物学、心理学和社会学等因素的相互关系,以药物治疗、物理治疗和心理治疗相结合的心身整合治疗为主。

总之,临床心理学的研究成果为心身医学的发展提供了方法和理论基础,心身医学的发展为临床心理学在医学上的广泛应用提供了实践支撑。

三、心身医学与行为医学的关系

心身医学和行为医学都有一个不断发展和变迁的过程。行为医学是在行为科学和医学高度发展的基础上,在科学体系发生激烈变化、学科出现高度分化和高度综合的历史背景下,在20世纪70年代初期逐步形成和发展起来的科学,至少涵盖了三个领域:①行为科学和生物科学;②行为和健康或疾病的相互关系;③行为科学知识的临床应用。也就是说,行为医学涉及社会文化、社会心理、生物医学知识和技术等因素的系统研究。因此行为医学的定义为:多学科领域,涉及与健康和疾病相关的生物医学和行为知识的发展和整合,以及应用这些知识用于预防、健康促进、诊断、治疗、康复和护理。但随着医学的发展,行为医学的领域不断拓宽,行为医学的范围从生物行为机制(即生物医学过程与心理、社会、社会、文化和环境过程的相互作用)扩展到临床诊断和干预以及公共卫生,以解决心身、临床诊治和公共卫生之间的关系。

心身医学与行为医学既有重叠但又有不同之处。首先,理论来源不同。心身医学是由生物医学发展而来,主要是研究关于疾病的病因学和机制学等基础医学的问题。实理生理学、植物神经反应模式理论以及情绪应激理论等心理生理医学的发展让心理刺激可以定量,情绪变化也容易被观察,实验的结果可以对比和重复,这为心身医学的建立提供了重要的理论基础。行为医学则是从行为科学发展而来,其理论主要来源于巴甫洛夫的条件反射和斯金纳的学习理论,主要关注于健康、疾病治疗和预防的研究。其次,理论机制不同。心身医学认为,社会心理因素在病因中占有重要作用,患者的症状如头痛、哮喘、神经性皮炎等,都是内心冲突的体现,但患者的内心冲突是无意识的且存在并持续很长的时间。这些内心冲突导致了慢性应激,影响了一系列的生理变化从而产生症状。而行为医学认为病人的症状是其在整体的一个组成部分,强调健康和疾病相关的生物、心理、社会和文化环境等进程之间的相互作用,强调心理在发病中的作用,也强调行为在健康与疾病中的双向作用。

另外,心身医学和行为医学在实践中的应用不同。心身疾病治疗的典型例证是心理治疗,认为目前的症状与早年不良的生活经验有关,通过让患者认识并逐步消除自己内在的心理冲突而发挥治疗作用。治疗者与被治疗者都是通过交谈进行接触,所以治疗方法和疗效都被认为是"语言的产物"。而行为医学不像心身医学那样强调心理治疗,行为医学更着眼于当下和行为,通过让患者反复练习以致学会控制自己的行为和生活方式,进而调节和改变生理变化,因此在方法上具有直接性和特异性的特征。

四、心身医学与医学心理学的关系

医学心理学是医学的重要分支学科之一,是医学与心理学结合的学科,它把心理学的理论、方法与技术应用到医疗实践之中。其研究对象主要是医学领域中的心理学问题,即研究心理因素在疾病病因、诊断、治疗和预防中的应用。它包括病理心理学、临床心理学、药理心理学、护理心理学、心理健康咨询学、心理治疗学等分支。

医学心理学与心身医学的研究范畴有交叉和重叠,两者有一个共同的命题,即:人的躯体上的病变都会在精神上留下痕迹,而任何心理上的障碍也同样不可避免地在躯体上留下痕迹。心身医学与医学心理学都对"心理社会因素与健康的关系"感兴趣,并且都认为心理社会因素作为一种应激,会影响人的自主神经系统、内分泌系统和免疫系统,导致各个系统组织器官的功能改变。如果心理社会因素所致的应激干预过于强烈和持久,会引起躯体的器质性损害,而形成心身疾病。由于每个人的心理生理素质不同,心理社会因素对人的影响程度与所致疾病的轻重也各不相同。

虽然医学心理学和心身医学的关系变得越来越紧密,但是其研究的侧重点不同,医学心理学侧重于医学领域的心理因素,而心身医学侧重于心身及身心障碍及疾病,越来越多的医生关注正常心理因素以及异常心理因素在疾病中的作用,也关注躯体疾病治疗中心理因素所起的作用,他们同时开展治疗躯体疾病和治疗心理疾病的技术。

五、心身医学与咨询心理学的关系

咨询心理学(counseling psychology)是对正常人处理婚姻、家庭、教育、职业及生活习惯等方面的心理学问题进行帮助,也对心身疾病、神经症和恢复期精神病人及其亲属就疾病的诊断、护理、康复问题进行指导。临床心理学和咨询心理学的工作有许多共同之处,两者的主要区别是后者更倾向于解决个人的烦恼和职业咨询。咨询心理学与医学心理学有很大的重叠和交叉,可将其看作是医学心理学的应用分支学科或者交叉学科。

六、心身医学与护理心理学的关系

护理心理学(Nursing Psychology)是研究护士和护理对象在护理情境下的心理现象及心理活动发生、发展规律的科学。作为一门交叉学科,它涉及许多心身医学的理论和实践知识。首先护理心理学的核心理念就是心身统一的整体护理观,即把疾病与病人视为一个整体,把生物学的病人与社会学、心理学的病人视为一个整体,把病人与社会及其生存的整个外环境视为一个整体,把病人从入院到出院视为一个连续的整体。其次,心身相互作用的规律和机制是心理护理学的重要研究范畴,它注重对人的研究,认识到心理、社会、精神及文化等因素对人的健康与转归的影响,以最大程度帮助病人达到心身平衡。

综上对有关学科的简单分析,如果从相对狭义的角度来看,许多学科确实是精神病学和医学心理学的分支学科,但如果从广义的或者从某些专著中所实际反映出来的内容范围来看,其中的一部分学科与心身医学仅是在内容上有交叉和重叠,是心身医学的交叉学科,例如心理生理学、咨询心理学等；而一部分学科则与心身医学几乎有相同的内容，成为相似学科，例如临床心理学、行为医学、健康心理学（或心理卫生学）等；也有部分学科虽然与心身医学有某些联系，但基本上属于独立的学科，如生理心理学和精神病学。

第五节　临床心身医学与会诊-联络精神病学的关系

在临床工作中，心身医学的主要工作范围是评价社会心理因素对疾病易感性、疾病转归及预后的影响；在诊疗过程中对患者整体状况的把握；重视心理治疗在疾病预防、治疗、康复过程中的应用。

一、会诊-联络精神病学

会诊-联络精神病学（Consultation-Liaison Psychiatry，CLP）是指精神科医生在综合医院的非精神科科室针对患者的精神症状及行为心理问题进行相关的临床诊断、干预和治疗，是精神医学重要的分支之一。广义的会诊-联络精神病学还包括针对相关问题进行的基础和临床研究工作。

会诊-联络精神病学的工作范畴包括两方面：会诊和联络。联络可视为会诊-联络的简便形式，另一个理解是指联络精神科医师和内外科或特殊部门的医务人员进行定期接触，精神科医师为治疗小组成员；会诊则不然，精神科医师只是应邀对某些问题提出建议或意见，并不被视为治疗小组成员。

可以看出，会诊-联络精神病学是精神病学中与其他临床医学领域联系最紧密的分支。其任务是处理临床各科病人出现的精神科问题，重在处理临床各科中与心理、行为相关的交界性问题，处理躯体疾病与精神障碍的"共患"问题。

二、临床心身医学与会诊-联络精神病学之间的关系

临床心身医学不等同于会诊-联络精神病学，两者之间有重叠之处，但又有不同之处。会诊-联络精神病学属于精神病学，侧重于非精神科临床中精神心理与躯体疾病共病问题。临床心身医学涉及多个学科，整合多学科的医学方式或手段，在诊断和治疗过程中全面考虑生物、心理和社会因素的共同作用。可以看出，临床心身医学的工作范畴更广，适用于包括精神医学在内的所有临床医学专科，旨在在所有临床学科中、在个人的整体中形成积极的心身互动关系。

近年来，在临床上人们越来越关注心与身的统一性，比如心内科领域的双心理念、消化科领域的消化心身理念等。生物-心理-社会医学模式的发展，强调心身整合的概念，增强了心身医学与临床各科密切合作，有助于提高疗效，改善服务质量，关注心身健康。

三、会诊-联络心身医学的发展

心身医学是日益扩展的医学领域，以整体论的医学观贯穿于临床心身医学中。随着多元化的医疗服务需求发展和心内科、消化科、肿瘤科、外科等医学领域对心身问题的重视，心

身医学科医师在综合诊疗中越来越受重视,加强发展综合医院心身会诊-联络可带来多重获益。

在综合医院临床实践中,会诊-联络是一种有效推行心身医学理念的方法。会诊-联络心身医学是指心身医学科医师在综合医院开展心身医学诊疗、教学和科研工作,重点研究综合医院心理卫生、社会因素、躯体疾病与心身相关障碍或精神障碍疾病之间的关系,加强心身医学与其他临床各科之间的联合协作,从心理、社会和生物因素等多维度为患者提供医疗和康复服务。

会诊-联络心身医学的工作内涵包括心身医学科医师在临床开展的所有有关于心身医学领域的工作,加强心身医学与其他临床各科室之间的协助,从多维度为患者提供医疗服务,提高疗效,改善服务质量。

四、中国会诊-联络心身医学的现状

在我国,会诊-联络心身医学刚刚起步,任重道远。与会诊-联络精神病学的发展一样,虽然有些综合医院设有心身医学科,但大多数只是门诊,且主要的工作局限于精神心理问题,只关注疾病过程中的异常心理问题、精神问题,未能真正做到心身同治的工作模式。

心身医学科医生与其他临床科室的合作模式中,最常见的合作模式仍是以会诊方式开展,心身医生仅提出会诊建议,不参与执行对患者的诊疗、康复治疗。第二种合作模式是:在中华医学会心身医学分会的中国心身医学整合诊疗中心(Chinese multidisciplinary integrated center of psychosomatic medicine,CMDC-PM)工作的推动下,全国不少综合性医院推出多学科联合诊疗的模式,邀请心身医学科或精神科医生参加疑难病例的诊治工作;第三种合作模式是:部分医院的临床科室(如 ICU 或产科)邀请心身科或精神科医生参与日常的查房和诊疗工作;第四种合作模式是:巴林特小组在很多综合性医院成立并开展工作;第五种合作模式是:综合性医院的"阳光医院"工作在逐渐推广,综合科病人的全面心理评估和筛查有助于早期发现心身障碍患者;第六种是,精神科或心身医学科邀请临床各科的会诊也越来越多,联络工作也得到了很大的发展。

总之,在综合医院,加强会诊-联络心身医学的发展,加强与临床医生的联络,可满足患者心身治疗的需求,提高医疗水平,减轻患者疾病负担,提高患者生存质量。

第六节　心身医学发展现状与展望

一、心理生理学研究的现状

现代医学和生物学的进展,极大地促进了心身医学中心理生理学的研究发展。当代心理生理学研究各种心理行为因素对机体的影响,同时注重心理生理和脑科学机制研究。

(一)心身疾病研究的现代技术

心理生理学研究主要使用包括解剖法、破坏法、电刺激法(可通过急性或慢性埋藏电极)、电记录法(如脑电、皮肤电、胃电)、生物化学法等传统的生物学手段及心理测量、行为分析和行为记录等方法。随着科学技术的发展、实验设备的改进,心理生理学研究领域逐渐兴起一些新的研究方法。目前常用的心身疾病心理生理研究方法有:

1. 心理应激测试

心血管系统的心理学研究常借助一些心理作业作为唤起精神紧张的应激源,此类作业统称为心理应激测试(mental stress testing,MST)。主要包括5类心理作业(如问题解决、信息处理、心理运动、情感状态、厌恶或痛苦等作业),以心理作业为应激源,同时配合各种生物参数的记录。MST 主要作为测定心血管反应性的应激刺激,是一种急性的实验室应激,它引起的反应与慢性应激引起的不尽相同。

2. 电生理学技术

许多躯体生理功能的应激反应可用电生理学技术做定时测定,躯体变化对心理过程的影响也可用电生理技术测量。生理多导记录仪可同时测量多种生理信息,如脑和神经系统活动的电冲动信号、骨骼肌系统活动的肌电信号和机械信号、心脏活动的信号、容积变化、心音、压力和输出血量变化信号,以及血管、呼吸、胃肠、泌尿、内分泌及感官活动等,都可通过各种生理信号的电学、物理学和化学特性来检出。另外,目前脑诱发电位仪可用于研究心理活动,如认知、情感和意志过程,还可用于辅助诊断心身疾病。心理测谎仪即生理多导记录仪,可同时记录脑电、肌电、心电、呼吸、皮肤温度、肾电阻、指血流量等,通过其上述生理信号变化,可较客观地判断受试者是否说谎。

3. 分子生物学技术

生理活动和心理活动都是以物质为基础的,特定的分子结构表现特定的生理或心理功能。分子生物学技术主要从分子或基因水平阐述特定的心理功能、生理功能和特定的 DNA 结构的关系。目前常用聚合酶链式反应(又称无细胞克隆技术),以及基因表达法、基因克隆法等。分子遗传学技术包括:正向遗传学(forward genetics)方法,反向遗传学(reverse genetics)方法,DNA 重组技术及聚合酶联反应(PCR)技术,人类基因组计划中关于基因及相关疾病和精神障碍的遗传基因识别、测序、基因组作图、转基因动物等。

4. 脑影像技术

脑结构成像技术有:计算机辅助断层摄影(CT)、磁共振成像(MRI)。脑功能成像技术有:功能磁共振脑成像(fMRI)、正电子发射断层摄影(PET)。脑的高级神经网络研究涉及脑的功能系统、神经网络、大脑皮质联系的组织原则、神经信息的编码等方面。

(二)心身疾病机制多层次整合研究

心身医学的心理生物学研究不但要了解心理因素对机体的影响,更要研究产生这种影响的心理生理机制,只有充分揭示心身作用的生理机制才有可能最终揭示心身关系的本质。以往心身关系的研究较注重心理因素对躯体反应的影响,而在一定程度上忽略脑的内部过程。越来越多的证据表明,心身作用既与外周神经系统、免疫系统和心血管系统的活动相关,更依赖于中枢神经系统的调控作用,因此许多研究已经从躯体深入到脑的内部,探讨中枢神经系统在心身关系中的作用。

现代分子生物学的发展促使心身关系的研究深入到分子水平,但与此同时,研究者也更强调整体观指导下的分子、细胞、系统和整体各个层次上的研究,而且充分考虑到环境和社会因素的影响。心理生物学研究采用了严格的实验设计、客观的测量手段和可靠的数理统计,因而准确地揭示心身之间的相互关系。心理生物学研究采用各种新技术,因而研究更具有前沿性。由于心理活动是生物-社会和多种其他因素交互作用的产物,今后心理生物学应是社会因素和生物因素并重,并采用多层次多学科的整合研究模式。

1. 微观方面的研究

心身相关在分子水平上的研究。现代分子生物学的发展促使心身关系的研究深入到分子水平,研究者也更强调整体观指导下的分子、细胞、系统和整体各个层次上研究,而且充分考虑到环境和社会因素的影响。

2. 宏观方面的研究

理论上,各种心理因素都在一定程度上对机体正常的生理活动产生影响,其中情绪、个性心理特征、行为方式以及生活事件有关因素在心身疾病的发生、发展和康复中的作用显得尤为突出。整合多因素研究正方兴未艾。

(三)中枢神经和免疫系统相互作用机制

近十年来,随着对中枢神经系统(CNS)、免疫系统(immune system,IMS)和神经内分泌系统(neuroendocrine system,NES)及神经介质相互作用的了解,心理免疫学(psycho-immunology)或心理神经免疫学(psychoneuroimmunology)应运而生。心理免疫学是以高级中枢神经系统和免疫系统相互作用为基础的一门新兴学科,作为心身医学的一个组成部分,它一方面研究不同状态的高级神经活动对免疫功能的影响,另一方面也研究免疫系统对中枢神经系统的作用,更为准确地说,它是研究机体在面临紧张刺激的情况下,高级中枢神经系统与免疫系统的相互作用以及这种作用在情绪致病中的地位和机制。这一新兴科学领域的产生与 Ader 等报道的条件反射刺激可以影响免疫反应、紧张刺激可以改变机体抗原——抗体反应水平有关,因而引出了神经免疫调节(neuro-immunomodulation)这一新的概念。

心身疾病整合研究模式不再拘泥于某一学派,而是综合心理动力学、心理生理学和行为理论,互相补充。心理神经内分泌免疫学的研究充分体现了心身医学多层次、多维综合研究的特点。作为神经内分泌系统轴心的下丘脑-垂体-激素系统是心理因素影响躯体生理病理过程的解剖学基础,这一系统以下丘脑为整合中心。心理社会因素可以影响大脑的不同区域的活动,后者通过下丘脑的传入联系影响下丘脑的活动,下丘脑再通过传出联系影响内分泌功能,达到控制内脏和植物神经系统活动。因此,探讨心身作用机制就必须采用多层次的综合研究,可以从环境因素和心理因素对脑功能的影响,观察这些危险因素作用于哪些脑结构中枢,这些脑结构通过哪些神经递影响下丘脑受体,下丘脑又是如何通过内分泌系统和植物神经系统的,其中又涉及哪些生物分子、心血管系统又有哪些改变等。

二、中国心身医学研究发展现状

1. 中国心身医学科设立现状

目前综合医院心身医学科存在的形式主要有以下几种:①仅有心理咨询门诊,没有成立科室;②成立了心身医学科,仅有门诊并负责联络精神科会诊;③心身医学科门诊＋住院部。④神经内科里面的心身医学亚专业组;⑤精神专科医院的医生到综合医院心身医学科或精神科出门诊。

精神病学专科成立心身医学科,主要存在三种模式:①大综合、大专科,比如四川大学华西医院和中南大学湘雅医院;②大综合、小心身科,如华中科技大学同济医学院附属同济医院、苏州大学附属第一医院、四川省人民医院和东南大学附属中大医院;③大专科、小心身科,如上海精神卫生中心、北京大学第六医院和湖州市第三人民医院。这种分布的数量在逐步扩大,重要的是怎样在发展中形成独立的心身医学学科整合模式。

2. 积极发展专业学组,成立临床亚专科

目前中华医学会心身医学分会已成立专业学组 27 个,有:整体健康协作学组、神经反馈和调控协作学组、焦虑及相关障碍协作学组、疼痛协作学组、心身康复协作学组、双心协作学组、心身风湿协作学组、综合医院心身医学学科管理协作学组、睡眠相关障碍协作学组、成瘾与心身医学协作学组、老年心身医学协作学组、进食障碍协作学组、心身心理治疗协作学组、危机干预协作学组、联络会诊心身医学协作学组、心身消化协作学组、心身肿瘤协作学组、心身护理协作学组、心身重症医学协作学组、心身神经病学协作学组、心身皮肤病学协作学组、数字心身医学协作学组、中西医结合心身治疗协作学组、躯体症状及相关障碍协作学组、心身正念治疗协作学组、心身内分泌协作学组等。在全国评选并授牌 153 家中国心身医学整合诊疗中心(MDCPM)和临床技能培训基地,倡导整合模式,促进心身健康,助力健康中国,发展心身医学。成立中国心身医学学院(CCPM),中国心身医学教育联盟基地;建立多学科会诊中心平台,心身疾病疑难杂症会诊-联络,开展心身同治,心理咨询治疗;整合阳光医院、睡眠中心、疼痛中心、胸痛中心、疑难杂症中心、PSD,心身俱乐部;开展临床心身疾病疑难病例讨论、转诊会诊。培训心身疾病诊疗技能,巴林特医患沟通交流技巧。

3. 心身医学学科建设

1988 年上海市精神卫生中心创建了心身科,从探索"开放"模式到形成学科特色,再到现在发展优势专科的阶段,反映了中国心身医学和心理治疗萌芽、生长、开花、结果的历程。吴文源教授于 1991 年在同济大学附属同济医院创立了国内首个综合医院心身医学病房,且首次引进欧盟 Asia-Link 心身医学技巧培训项目。周波教授组建了四川省医学科学院·四川省人民医院的心身医学中心,由医疗组、护理组、心理组、脑功能检查与治疗组构成,形成了有特色的整合医学模式,设置床位 300 张,开设消化心身、心脏心身、疼痛心身、睡心身、老年心身等科室,以多学科合作模式探索心身医学的学科建设。最近 10 多年来,在中华医学会心身医学分会的推动下,越来越多的临床医生接受了心身医学理念,并运用心身医学的技术更好地解决临床遇到的难题。综合医院心身医学科也如雨后春笋般成立,综合医院心身医学的专业人员也成为我国精神卫生工作的生力军。

4. 心身医学整合医学模式

现在正值综合医院心身医学科发展的春天,无论是从专业人员还是从专业技术层面上来说,综合医院心身医学科都将担负重要的责任,需提升医疗机构心理健康服务能力,对躯体疾病就诊患者提供心理健康评估,为心理疾病患者提供人文关怀、心理疏导等服务,走整合医学模式。

（1）学科层面的整合：将精神病学融入大医学中，对于心身医学专业人员的培养要达到：有内科医生的广度、有精神科医生的高度、有心理医生的深度，不仅能识别症状是器质性的还是功能性的，还要能解读症状背后的病理心理机制，并提出解决方案。

（2）治疗层面的整合：把药物治疗、心理治疗（包括个别心理治疗和团体心理治疗、语言治疗和艺术治疗）、物理治疗、传统的中医治疗整合在一起。

（3）在学科建设方面：避免画地为牢，不要局限于自己的门诊和病房，要走出去，把整个医院作为心身医学的阵地，不断推行心身医学理念，协助其他临床学科处理心身相关问题。

三、中国心身医学发展方向

大力倡导心身医学的理念，促进医学模式转变和"一切以病人为中心"的人本主义服务宗旨；研制临床心身障碍分类诊断标准、评估量表、心身疾病诊疗指南，在临床实践中实施心身共治的诊断治疗原则；加大综合医院、基层医疗机构医生的心身医学培训力度以及科研投入，以便提高其实施心身诊疗的能力；密切全科医生、各专科医生与心理（精神）科医生之间的合作；健全学术组织机构，各省市成立心身专科分会和专科学组；加强学术交流，建立学会学术期刊、出版翻译学术专著。心身医学应在专业体制上成为专业主体，设立专业科室，健全机构职称认证资格，并成为住院医生轮训的必修科目。

建设中国心身医学临床中心。心身医学中心是心身灵融生物、心理、社会和医学医疗、科研、教学、预防、管理及政策制定的"六位一体"功能的重大心身疾病防治和心身健康管理的核心机构。确定心身灵全人健康问题研究的学科发展方向，组织高水准的临床多中心研究，推动研究成果向心理卫生政策和临床应用的转化，从国家层面引领全人心理卫生事业的全面发展。开展国家心身健康相关数据和卫生需求调研，建立国家健康信息数据库，定期发布我国全人群心身健康状态报告。建立我国心身健康评估标准与方法，制定全国重大心身疾病防治规划，开展有重大防治的政策研究，编制心身重大疾病防治指南、技术规范和有关标准。建立国家重要重大心身疾病及其社会环境和行为危险因素的人群监测和随访信息系统，发布我国心身重大疾病防治报告，预测我国心身疾病发病和死亡、疾病负担、危险因素流行和发展趋势；构建全国重大心身疾病防治网络，示范、推广适宜有效的防治技术和措施，探索适宜的防治健康管理服务模式。

心身医学是一个广泛的跨学科领域，涉及生物、心理和社会因素在调节健康与疾病之间平衡方面的相互作用模式。心身医学正从医学的哲学理念走向各专科临床实践，产生了心理肿瘤学、心理肾脏病学、精神神经内分泌学、心身胃肠病学、心理心脏病学、心理免疫学、心理皮肤病学等一系列跨学科的亚专科。展望未来，随着心身医学科学的发展，将架起一座社会-心理-脑-身体之间的高速立交，而心身医学迎来更加高速的发展，充满广阔的前景。

苏州大学附属第一医院　吴爱勤
东南大学附属中大医院　袁勇贵

参考文献

[1] 余展飞. 心身医学与心身疾病[M]. 北京：华夏出版社，1990.

[2] 刘增垣，何裕民. 心身医学[M]. 上海：上海科技教育出版社，2000.

[3] Adler RH．Herrmann JM，Kohle K，et al．Uexkull Psychosomatic Medicine［M］. Germany：Urban &·Schwarzen-berg，Munchen-Wein-Baltimore,1997.

[4] 鲁班-普罗查(德)等著. 刘斌译. 实用心身医学[M]. 北京：科学出版社，1998.

[5] Levenson J L．Textbook of Psychosomatic Medicine［M］. WashingtonD. C：American Psychiatric Publishing，Inc，2005.

[6] Levenson J L．Essentials of psychosomatic medicine［M］. Washington，DC：American Psychiatric Publishing. 2007

[7] 徐斌. 生理心理学[M]. 北京：中国医药科技出版社，2006.

[8] 徐斌. 心身医学：心理生理医学基础与临床[M]. 北京：中国科学技术出版社，2000.

[9] 杜文东，吴爱勤. 医学心理学. 南京：江苏人民出版社，2005

[10] 吴爱勤等. 医学心理学. 南京：东南大学出版社，2003

[11] Wu Aiqin．Cardiac Arrhythmia associated with psychological Factors J．Am Psychosom Med，1992,54(2)：235

[12] Wu Aiqin．A correlation study of the Psyhosocial factors and CHD J．Am Psychosom Med，1990，52(2)：231

[13] Wu Aiqin．The influence of stress on the prognosis of AMI J．Am Psychosom Med，1991，53(2)：239

[14] 李勇，吴爱勤. 精神障碍与血小板功能关系的研究进展[J]. 中华精神科杂志，2004，37(1)：55－57.

[15] 吴爱勤. 心身障碍共病与慢性疼痛关联的结构模型. 医学与哲学(B)，2014，(12)；5.

[16] 董瑞婕，吴爱勤. 束缚应激大鼠海马糖皮质激素受体 mRNA 的表达及米非司酮的干预作用[J]. 中国神经精神疾病杂志，2009，35(3)：175－178.

[17] 吴爱勤. 心身疾病新的评估策略：心身医学研究诊断标准. 医学与哲学，2012.33(1)：8－10.

[18] 刘小溪，吴爱勤. 恶劣心境患者血清超敏C反应蛋白水平与心率变异性相关研究[J]. 中华行为医学与脑科学杂志，2012(2)：161－163.

[19] 吴爱勤，游林林. 慢性疼痛与抑郁的心身医学整合观. 医学与哲学(B)，2014(12)；1－4.

[20] 杨宁波，吴爱勤. 心理应激促发肿瘤的神经-内分泌-免疫分子机制研究进展[J]. 国际精神病学杂志，2006，33(3)：162－164.

[21] 陈宏，李秀英，李珍华，等. 乳腺癌患者术前心理社会因素与免疫功能[J]. 中国心理卫生杂志，2005，19(8)：557－560.

[22] 吴爱勤，袁勇贵. 中国心身医学实用临床技能培训教程[M]. 北京：中华医学电子音像出版社，2018.

[23] 吴爱勤，袁勇贵. 中国当代心身医学研究：1994—2014[M]. 南京：东南大学出版社，2015.

[24] Yuan Y G，Wu A Q，Jiang W H．Psychosomatic medicine in China[J]．Psychotherapy and Psychosomatics，2015，84(1)：59－60.

［25］Mangelli L，Semprini F，Sirri L，et al. Use of the diagnostic criteria for psychosomatic research (DCPR) in a community sample［J］. Psychosomatics，2006，47(2)：143－146.

［26］周波. 综合医院心身医学科整合医学模式初探. 实用医院临床杂志，2015，12(6)：6－8.

［27］美国精神医学学会编著.（美）张道龙等译. 精神障碍诊断与统计手册：案头参考书［M］. 北京：北京大学出版社，2014.

［28］袁勇贵. 心身医学新理念［M］. 南京：东南大学出版社，2018.

第二章 心身相关障碍的分类与诊断

第一节 心身障碍或心身疾病的分类历史

一、Engel 和 Hofmann 的心身障碍分类

1967 年 Engel 用"心身障碍"(psychosomatic disorders)这一术语将心身疾病划分为：①**心理障碍**(基本没有器官机制介入或自以为有器官机制介入)，症状多变，疾病反应，对心理病理状态的反应。②**心理生理障碍**(psychophysiological diseases，心理作用造成的广义躯体反应)，伴随情绪(或类似心理状态)的生理现象；心理因素引发的器官疾病。③**狭义的心身疾病**(身心—心身障碍)，特点为首次发病无年龄区别(青春期后期较常见)，发病缓慢，心理忧伤起决定作用；特定的精神动力条件造成了与此相关的特定躯体疾病的出现；病人的心理特征异常明显。④**心身障碍**(对躯体疾病的心理反应)。Engel 提出心身疾病应具有的临床特征包括：首次发病无年龄区别(青春期后期较为常见)，发病过程缓慢，呈单发或复发，引发过程中心理忧伤起决定作用；特定的精神动力条件造成了与此相关的特定躯体疾病的出现；病人的心理特征异常明显。

Hofmann(1995)指出："'心身'这个概念在医学疾病分类上没有统一的定义，所以在大多数情况下，人们一直以描述性的划分作为依据。"他也使用"心身障碍"来表述，但是将心身疾病划分为三类：①转换症状：防御机制将神经功能的冲突排斥在心理经历之外而表现在身体上(躯体化)症状(具有患者本人无法认识的象征性特点)，这些症状可以理解为解决冲突的一种方式。转换症状常影响感觉和运动功能，如癔症性的盲、聋、失明、瘫痪及心因性呕吐、心理性疼痛等。②功能(躯体形式的)综合征：这些病人带着说不清的模糊不适来看病，主观症状可涉及许多系统，而客观检查没有证据，往往使医生束手无策。Alexander(1951)称之为"器官神经官能症"。③狭义的心身疾病：就是指经典的心身疾病。

二、日本的心身疾病的分类

20 世纪 70 年代，日本将心身疾病按照各临床学科和内科各系统分 15 大类，每一大类均注明具体的心身疾病名称(见表 2-1)。初步统计，心身疾病几乎占人类疾病总数的 80%。

表 2-1 日本心身障碍分类方法及各类主要疾病

分类	主要疾病
循环系统	原发性高血压、冠心病、冠状动脉痉挛、心脏神经症、神经性心绞痛、阵发性心动过速、雷诺病、血管神经症、功能性期前收缩、β-受体高敏症、原发性循环动力过度症等

续表

分类	主要疾病
呼吸系统	过度换气综合征、支气管哮喘、心因性呼吸困难、神经性咳嗽、喉头痉挛等
消化系统	消化性溃疡、部分慢性胃炎、溃疡性结肠炎、过敏性结肠炎、食管痉挛、贲门和幽门痉挛、反胃症、反酸症、胆道功能障碍、神经性厌食、神经性嗳气、神经性呕吐、异食癖、心因性多食症、习惯性便秘、直肠刺激综合征、气体潴留症、腹部饱胀感等
内分泌代谢系统	肥胖症、糖尿病、神经性低血糖、心因性烦渴、心因性尿崩症、甲亢等
泌尿生殖系统	原发性性功能障碍、夜尿症、过敏性膀胱炎、尿道综合征等
神经系统	偏头痛、肌紧张性头痛、慢性疲劳综合征、面肌痉挛、自主神经功能紊乱、心因性知觉障碍、心因性运动障碍、寒冷症、神经症等
肌肉骨骼系统	慢性风湿性关节炎、全身肌肉疼痛、脊柱过敏症、书写痉挛、痉挛性斜颈、局限性痉挛等
妇产科	痛经、原发性闭经、月经失调、功能失调性子宫出血、心因性闭经、假孕、经前紧张症、更年期综合征、妇女不适感综合征、心因性不孕症、孕妇焦虑症、产妇疼痛症、泌乳障碍、扎管后综合征、原发性外阴瘙痒症等
外科	外伤性神经症、频发手术症、手术后神经症、器官移植综合征、整形术后综合征等
皮肤科	神经性皮炎、原发性皮肤瘙痒症、银屑病、斑秃、多汗症、慢性湿疹、慢性荨麻疹、过敏性皮炎等
耳鼻喉科	过敏性鼻炎、嗅觉异常、咽喉异感症、眩晕综合征、神经性耳鸣、耳聋、癔症性失音、晕动症等
眼科	原发性青光眼、癔症性视力障碍、精神性大小变视症、飞蚊症、眼部异物感、心因性溢泪、眼肌痉挛、眼睑下垂、眼肌疲劳等
口腔科	特发性舌痛、口臭、部分口腔炎、口腔黏膜溃疡、心因性牙痛、口腔异物感、异味症、心因性三叉神经痛、原发性颞下颌关节痉挛、唾液分泌异常等
老年科	老年冠心病、老年原发性高血压、老年心律失常、老年脑血管异常、老年脑血管疾病、老年性甲亢、老年糖尿病、部分老年癌症、老年性痛风、吸收不良综合征、老年尿失禁、老年肥胖症等
儿科	哮喘、自立性调节障碍、复发性疝气、心因性拒食、神经性尿频、神经性腹痛、心因性发热、神经性遗尿、夜惊症、口吃、心因性咳嗽、睡眠障碍等

三、三大分类诊断系统中相关的心身障碍分类

早期的美国精神病学会（APA）制定的《精神障碍诊断与统计手册》（Diagnostics and Statistical Manual of Mental Disorders，DSM）、世界卫生组织（WHO）制定的《国际疾病分类》（International Classification of Disorders，ICD）及《中国精神障碍分类与诊断标准》（Chinese Classification of Mental Disorders，CCMD）中均有心身疾病的概念，随着心身疾病概念外延的日益扩大，心身疾病的内容不断变化。

（一）美国《精神障碍诊断与统计手册》（DSM）

DSM-Ⅰ（1952）设"心身疾病"（psychosomatic disease）。DSM-Ⅱ（1968）更名为"心理生理性植物神经与内脏反应"（psychophysiological autonomic nervous and visceral response），按累及器官分类。DSM-Ⅲ（1980）改为"影响躯体状况的心理因素"（psychological factors affecting physical condition），DSM-Ⅲ-R（1987）衍用。DSM-Ⅳ（1994）又改为"影响医学情况的心理因素"（psychological factors affecting medical condition，PFAMC），是指对医学疾患起不良影响的心理或行为因素。这些因素会引起或加重疾患，干扰治疗或康复，或促使发病率和死亡率提高。心理因素本身可能构成疾病的危险因素，或者产生放大非心理危险因素的效应。过去的分类使精神病学家忽略躯体障碍，而其他专科的医生又无视心理障碍，DSM-Ⅳ的诊断分类反映了心身相互作用的关系，是"心身的设计"，要求人们同时兼顾心、身两个方面。

（二）《国际疾病分类》（ICD）

从"心身疾病"改为"心理生理障碍"，ICD-9 又改为"精神因素引起生理功能障碍"；1992 年出版的 ICD-10 则提出取消和少用"心因性"（psychogenic）及"心身的"（psychosomatic）两词。ICD 也曾有过"心理生理障碍""精神因素引起生理功能"等分类，在 ICD-10（1996）中，明确建议不使用"心身的""心因的"专业性词汇，理由是因各国使用的含义不同，并容易误解为只有少数疾病才与行为有心因性影响，故将心身疾病纳入"神经症性、应激相关的躯体形式障碍"和"伴有生理紊乱及躯体因素的行为综合征"之中。

（三）《中国精神障碍分类与诊断标准》（CCMD）

我国 1958 年曾将精神疾病分为 14 类，无心身疾病的诊断分类，而 1982 年公布的《中华医学会精神病分类-1981》，首次将"心身疾病"作为最后一类精神性疾病纳入诊断。1989 年的《中国精神障碍分类与诊断标准（第 2 版）》（CCMD-2）中的 10 类精神性疾病，其中第 6 类为"心理生理障碍、神经症及心因性精神障碍"，应包括心身障碍在内，在第 1 类"内脏疾病伴发的精神障碍"中也有一些属于心身障碍的范畴；其后的 CCMD-3 中第 6 类"心理因素相关的生理障碍"包含心身障碍，第 1 类"器质性精神障碍"中也有部分。

第二节　中国心身相关障碍的分类方案

一、提出分类方案的必要性

从心身障碍、心身疾病发病机制和临床特征的现有研究成果可知，心身障碍、心身疾病与精神疾病症状特点不同，其心理病理与心理生理机理和临床特征不同于精神疾病，因此建议不应纳入精神疾病范畴。心身相关障碍患者大部分在综合性医院就诊，他们不会、也不愿意到精神专科医院应诊，这就要从法律、伦理、医保、临床等多个角度给这些在综合性医院就诊的患者一个合适的诊断和处置。因此有必要提出一个不同于精神障碍的分类与诊断体系、相对独立的心身相关障碍的分类和诊断标准。

二、中国心身相关障碍的分类

2017 年中华医学会心身医学分会提出了中国特色的心身障碍的分类体系，将心身障碍分为五类(见图2-1),包括:①心身反应;②心身症状障碍;③心理因素相关生理障碍(其中包括:进食障碍、睡眠障碍、性功能障碍);④心身疾病;⑤躯体疾病伴发心身症状。其中心身反应原则上还不能称为一个疾病,只是一种"反应",是指暂时的心理生理反应,把那些病程较短(不足1周)的患者归为此类别。

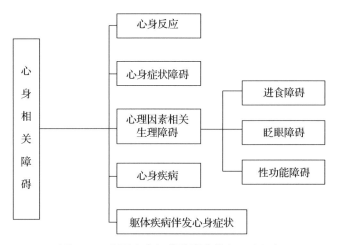

图2-1 中国心身相关障碍分类(CCPM-1)

2019年2月在无锡召开的中华医学会心身医学分会2019年第一次常委会上,对上述分类进一步修订,将心身相关障碍分为九类(见图2-2),包括:①心身反应障碍;②心身症状障碍(心身障碍)[包括纤维肌痛症、肠激惹综合征(IBS)、过度换气综合征、不典型胸痛等];③心身疾病;④心理因素相关生理障碍(进食障碍、睡眠障碍、性功能障碍);⑤应激相关心身障碍(急性应激障碍、创伤后应激障碍、适应障碍、ICU综合征、癌症后心身障碍、尿毒症后心身障碍、职业心身耗竭);⑥躯体症状及相关障碍;⑦与心身医学密切相关的精神障碍(抑郁障碍、焦虑障碍、强迫及相关障碍);⑧躯体疾病所致精神障碍;⑨心身综合征。

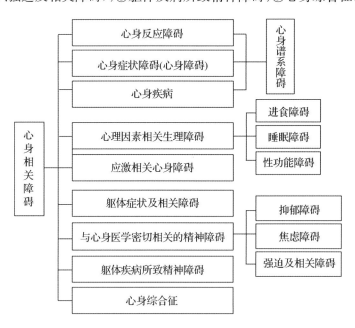

图2-2 中国心身相关障碍分类(CCMP-2)

在这一版的分类方案中,有以下几个新的特点:(1)将心身反应改为心身反应障碍,心身反应障碍、心身症状障碍和心身疾病是一个连续谱,在一定的社会心理因素下可以相互转化,因而归为心身谱系障碍;(2)明确心身症状障碍等同于传统的心身障碍;(3)单列应激相关心身障碍,将 ICU 综合征、癌症后心身障碍、尿毒症后心身障碍、职业心身耗竭等纳入;单列躯体症状及相关障碍;(4)将与心身医学密切相关的精神障碍纳入,包括抑郁障碍、焦虑障碍、强迫及相关障碍;(5)纳入躯体疾病所致精神障碍,并将其分为两个亚型,一是躯体疾病所致的精神症状(如谵妄、卒中后抑郁症状障碍),二是躯体疾病和精神障碍共病(如卒中后抑郁症);(6)首次将三大类 18 个心身综合征纳入分类,它是在国际心身医学研究小组 2017 年修订的心身医学研究用诊断标准(DCPR)的基础上,结合我国具体国情进行修订整合提出来的。

第三节　中国心身相关障碍的诊断标准

1. 心身反应障碍

(1)定义:心身反应是指心理应激引起的心理生理反应,当刺激除去,反应也能渐渐恢复。心身反应障碍是指精神性刺激后引发至少一种心身症状,病程不足 1 个月。这种的患者归此类别。心身反应障碍可与躯体疾病共患。

(2)诊断标准:见表 2 - 2。

表 2 - 2　心身反应障碍诊断标准

症状标准(至少有下列一项):①情绪反应:抑郁、焦虑、恐惧、愤怒、敌意、无助、等;②生理反应:心慌、胸闷、胸痛、恶心、呕吐、便秘、尿频、尿急、疼痛等;③行为反应:失眠、坐立不安、逃避与回避、退化与依赖、敌对与攻击、物质滥用等。 严重标准:社会功能部分受损或自感痛苦,促使其主动求医。 病程标准:少于 1 个月。 排除标准:排除其他各类心身相关障碍。

2. 心身症状障碍

(1)定义:又称心身障碍,是一组与急慢性心理社会因素密切相关的综合征,病人具有一定的人格基础,主要表现为情绪反应、生理反应、行为反应等症状中的一种或几种症状。症状没有可证实的器质性病变作基础,或虽存在一定的躯体疾病,但疾病的严重程度与病人的症状严重程度不相称,病人感到痛苦和无能为力,自知力全。不符合现有的精神障碍的诊断标准。心身症状障碍可与躯体疾病伴发。

(2)诊断标准:见表 2 - 3。

表 2 - 3　心身症状障碍诊断标准

症状标准(至少有下列一项):①情绪反应:抑郁、焦虑、恐惧、愤怒、敌意、无助、等;②生理反应:心慌、胸闷、胸痛、恶心、呕吐、便秘、尿频、尿急、疼痛等;③行为反应:失眠、坐立不安、逃避与回避、退化与依赖、敌对与攻击、物质滥用等。 严重标准:社会功能下降且自感痛苦,促使其主动求医。 病程标准:1 个月以上。 排除标准:排除现有的各类精神障碍。

3. 心身疾病

（1）定义：心身疾病是指具有器质性损害的一类原发性的心身疾病，是一组与心理社会因素有关的躯体疾病，它们具有器质性病变的表现或确定的病理生理过程，心理社会因素在躯体疾病的发生、发展、治疗和预后中有相对重要的作用。

（2）诊断标准：见表2-4。

表 2-4 心身疾病诊断标准

A. 有明确的心理社会因素，与躯体症状构成因果关系，且疾病的发生发展与心理社会因素相平行
B. 躯体症状有明确的器质性病理改变，或存在已知的病理生理学变化
C. 排除其他相关心身相关障碍和理化、生物学因素引起的疾病
D. 用单纯的生物医学的治疗措施收效甚微

4. 心理因素相关生理障碍

（1）定义：心理因素相关生理障碍是指由心理、社会因素为主要发病诱因，以生理障碍为主要临床表现的一类疾病的总称。

（2）诊断标准：见表2-5。

表 2-5 心理因素相关生理障碍诊断标准

A. 进食/睡眠/性功能方面存在异常，且上述障碍的发生与心理社会因素有关，但无明显精神活动或行为障碍。
B. 社会功能受损或自感痛苦。
C. 病程至少1个月。
D. 排除其他精神障碍及器质性、衰老等原因引起的进食/睡眠/性功能方面的异常。

（3）主要包括：

①进食障碍：异食癖（异食症）、反刍障碍、回避性/限制性摄食障碍、神经性厌食、神经性贪食及暴食障碍。

②睡眠障碍：失眠障碍、嗜睡障碍、发作性睡病、与呼吸相关的睡眠障碍、昼夜节律睡眠-觉醒障碍、非快速眼动（NREM）睡眠唤醒障碍、梦魇障碍、快速眼动（REM）睡眠行为障碍、不安腿综合征，以及物质/药物所致的睡眠障碍。

③性功能障碍：延迟射精、勃起障碍、女性性高潮障碍、女性性兴趣唤起障碍、生殖器-盆腔痛/插入障碍、男性性欲低下障碍、早泄、物质/药物所致的性功能失调、其他特定的性功能失调和未特定的性功能失调。

5. 应激相关心身障碍

（1）定义：应激相关心身障碍是指一组心理、社会（环境）因素或重大疾病（包括因罹患重大疾病入住ICU、罹患癌症、罹患尿毒症）所致的心身障碍。引起这类心身障碍的发生、影响临床表现和疾病过程的有关因素，大致可归纳为五个方面：一是应激性生活事件或不愉快的处境；二是患者个体的易患性；三是文化传统、教育水平及生活信仰；四是与重大疾病相关的疾病本身的因素以及周围环境、药物等因素；五是工作重压。

（2）诊断标准：见表2-6。

表2-6 应激相关心身障碍诊断标准

A. 病前以强烈的精神刺激、异乎寻常的创伤性事件、明显的生活事件以及重大躯体疾病、工作重压为原因,并至少分别有下列一项:①精神运动性兴奋或抑制;②闪回/回避/警觉性增高;③以抑郁、焦虑、害怕等情感症状为主,并少存在适应不良的行为障碍或生理功能障碍;④情感障碍、认知障碍、谵妄、躯体化障碍、生理功能障碍等;⑤情感衰竭、职业冷漠、自我成就感降低。 B. 社会功能受损。 C. 排除其他各类精神障碍及各种非心因性精神障碍/非重大躯体疾病所致的心身障碍。

(3) 主要包括:

①急性应激障碍、创伤后应激障碍、适应障碍;

②ICU综合征;

③癌症相关心身障碍;

④尿毒症相关心身障碍;

⑤职业倦怠。

(4) 具体诊断标准

①急性应激障碍、创伤后应激障碍及适应障碍的诊断参见DSM-5及ICD-10中的相关标准。

②ICU综合征的诊断标准见表2-7。

表2-7 ICU综合征

A. 符合应激相关心身障碍诊断标准。 B. 在ICU监护过程中,因患者、治疗、环境等诸多因素造成的以精神障碍为主,兼有其他表现的一组临床综合征,至少有下列一项:①谵妄;②思维障碍;③情感障碍;④行为动作异常;⑤智能障碍;⑥其他症状如注意力不集中、失眠、躯体化症状或内回、回避和警觉性增高等。 C. 症状发生是在ICU监护过程中或转出ICU后出现的。

③癌症相关心身障碍的诊断标准见表2-8。

表2-8 癌症相关心身障碍诊断标准

A. 符合应激相关心身障碍诊断标准; B. 有明确的癌症的临床症状与体征。经实验室、病理及影像学检查加以证实。 C. 心身障碍与癌症有明显的因果关系,心身症状可为:①焦虑抑郁情绪;②睡眠障碍;③躯体化症状;④认知症状;⑤适应障碍等。 D. 病前无上述心身障碍的病史,而患癌症后继发性出现心身症状。

④尿毒症相关心身障碍的诊断标准见表2-9。

表2-9 尿毒症相关心身障碍诊断标准

A. 符合应激相关心身障碍诊断标准; B. 有明确的尿毒症的临床症状与体征。经实验室、病理及影像学检查加以证实。 C. 心身障碍与尿毒症有明显的因果关系,心身症状可为:①焦虑抑郁情绪;②睡眠障碍;③躯体化症状;④认知症状;⑤适应障碍等。 D. 病前无上述心身障碍的病史,而患尿毒症后继发性出现心身症状。

⑤职业倦怠:WHO对职业倦怠的定义为:"长期暴露于工作场所压力,且未能成功管理,所造成的一种综合征。"在ICD-11中,"职业倦怠"的诊断编码为QD85,是"与就业或失业相关的问题"的一个子类别。职业倦怠是一种概念化的综合征,是由于长期的工作压力导致

的。其诊断标准见表 2 - 10。

表 2 - 10 职业倦怠诊断标准

A. 职业人群出现能量消耗或疲惫感。 B. 心理上对工作保持距离或对自己的工作感到消极和愤怒。 C. 工作效能明显下降。 D. 可以排除抑郁障碍、焦虑障碍、恐惧障碍等。

6. 躯体症状及相关障碍

(1) 定义:躯体症状及相关障碍是指与显著痛苦和损害有关的突出的躯体症状,伴有担心、疑虑、反复求医等。有该障碍并伴有突出躯体症状的个体,通常就诊于基本医疗和其他医疗场所,较少到精神科或其他精神卫生服务场所就诊。

(2) 诊断标准:见表 2 - 11。

表 2 - 11 躯体症状及相关障碍诊断标准

A. 一个或多个躯体症状/有某种严重疾病的先占观念/一个或多个运动或感觉症状/与确定欺骗有关的假装心理或躯体上存在症状或体征或自我诱导的损伤或疾病等,可存在明确的躯体疾病,但与之严重程度不相符。 B. 与上述症状或健康相关的过度的想法、感觉或行为,自感痛苦或社会功能受损。 C. 症状持续存在,一般不少于 6 个月。

(3) 主要包括:躯体症状障碍、疾病焦虑障碍、转换障碍(功能性神经症状障碍)、其他特定及未特定的躯体症状及相关障碍。

7. 与心身医学密切相关的精神障碍

(1) 与心身医学密切相关的精神障碍是一组主要表现为抑郁、焦虑、强迫等症状的精神障碍,起病受心理社会因素影响,症状没有可证实的器质性病变基础,病人对症状痛苦和无能为力,自知力完整或基本完整。

(2) 诊断标准:见表 2 - 12。

表 2 - 12 与心身医学密切相关的精神障碍诊断标准

症状标准:至少有下列一组症状:①抑郁症状群;②焦虑症状群;③强迫症状群 病程标准:至少 2 周以上。 严重标准:社会功能明显受损。 排除标准:排除其他各类精神障碍及心身相关障碍。

(3) 主要包括:

①抑郁障碍:重性抑郁障碍、破坏性心境失调障碍、持续性抑郁障碍(恶劣心境)、经前期烦躁障碍等。

②焦虑障碍:特定恐怖症、社交恐惧症、惊恐障碍、广场恐怖症及广泛性焦虑障碍等。

③强迫及相关障碍:强迫症及躯体变形障碍等。

8. 躯体疾病所致精神障碍

(1) 定义:指由各种躯体疾病,如躯体感染、内脏器官疾病、内分泌障碍、营养代谢疾病等影响脑功能所致的精神障碍。急性躯体疾病常引起急性脑病综合征(如谵妄),慢性躯体疾病则引起慢性脑病综合征(如智能损害、人格改变等)。从急性过渡到慢性期间,可有抑郁、躁狂、幻觉、妄想、兴奋、木僵等精神症状,并在躯体疾病的整个病程中,具有多变和错综复杂的特点。可根据精神症状是否达到精神障碍的诊断标准分为两个亚型:一是躯体疾病所致的精神症状(如谵妄、卒中后抑郁症状障碍);二是躯体疾病和精神障碍共病,即精神症状达到了某一精神障碍的诊断标准,可以下躯体疾病和精神障碍共病的诊断(如卒中后抑郁症)。

(2) 诊断标准:见表 2-13。

表 2-13　躯体疾病所致精神症状诊断标准

症状标准:

　(1) 通过病史、躯体,及神经系统检查、实验室检查发现躯体疾病的证据;

　(2) 精神障碍的发生、发展,及病程与原发躯体疾病相关,并至少有下列 1 项:①智能损害;②遗忘综合征;③人格改变;④意识障碍(如谵妄);⑤精神病性症状(如幻觉、妄想或紧张综合征等);⑥情感障碍(如抑郁或躁狂综合征等);⑦神经症样症状;⑧以上症状的混合状态或不典型表现。

　(3) 无精神障碍由其他原因导致的足够证据(如酒精或药物滥用、应激因素)。

严重标准:社会功能受损。

病程标准:精神障碍的发生、发展及病程与原发性躯体疾病相关。

排除标准:排除精神分裂症、情感性精神障碍的严重躁狂发作或抑郁发作。如精神症状达到相应的诊断标准,可下共病诊断。

9. 心身综合征

结合中国当前临床实际,袁勇贵等在 2017 版《心身医学研究用诊断标准》(DCPR)的基础上增加了神经质、体像障碍、逛医行为以及与重大疾病/手术相关的躯体不适共四个条目内容,并将疑病症改为疑病观念,关注于应激与个性(适应负荷、神经质、A 型行为、述情障碍)、患病行为(逛医行为、疑病观念、疾病恐惧、死亡恐惧、健康焦虑、持续的躯体化、转换症状、周年反应、疾病否认、体像障碍)、情绪表现[沮丧、易激惹、重大疾病(或手术后)的躯体不适、继发于精神障碍的功能性躯体症状]三大类共 18 个综合征(详见图 2-3)。各综合征的诊断标准见表 2-14。

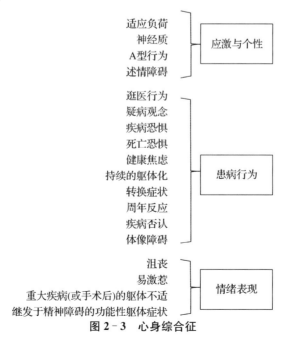

图 2-3　心身综合征

表 2 - 14　心身综合征诊断标准

适应负荷 （必须满足 条件 A 和 B）	A. 近期存在以生活事件和/或者慢性压力形式出现的显著的疾病诱因；这种压力使个体负重或超过个体所能承受的范围； B. 压力源与以下 1～3 个症状相关，并且症状在压力源出现后的半年内现： (1)至少存在下列两个症状：入睡困难、夜寐不安、早醒、精神不振、头昏眼花、广泛焦虑、易怒、悲伤、堕落； (2)严重影响其社会或职业功能； (3)严重影响其对外界事物的处理能力（对日常生活需求变得不知所措）。
神经质 （满足标准 A）	A. 至少应该出现下列特征中的 5 条： ①求生欲望过于强烈； ②内省力过强； ③将专注力指向生命安全,过分关注自身的体验或不适； ④患得患失,犹豫不决,常推迟或避免做出决定； ⑤常有不安全感,喜欢穷思竭虑； ⑥对拒绝和批评过分敏感； ⑦过分追求完美； ⑧主观强求不以人们意志为转移的客观现实； ⑨常郁郁不乐、忧心忡忡,有强烈的情绪反应。
A 型行为 （必须满足 标准 A 和 B）	A. 9 项特征中至少具有 5 项： ①极端追求在期限内完成工作或其他活动； ②时间紧迫感稳定和普遍； ③表现出自动表达特征（快速和爆发性的说话,突然的身体移动,紧张的面部肌肉,手势）提示正处在时间造成的压力下； ④敌意和愤世嫉俗； ⑤易激情绪； ⑥趋向于加快躯体活动； ⑦趋向于加快精神活动； ⑧极度渴望获得成就和认可； ⑨高竞争性。
述情障碍 （满足 A）	A. 以下 6 个特征至少有 3 项存在： ①无法使用合理的语言描述情感； ②趋向于描述细节而不是感觉（比如：描述事件发生的条件,而不是描述感觉）； ③生活中想象力贫乏； ④思考的内容更多地关注与外部事件而不是想象或情绪； ⑤没有意识到常见的躯体反应是与各种感觉联系在一起的； ⑥偶发暴力行为,常见不恰当的情绪行为表达。
逛医行为 （必须满足 标准条件 A - C）	A. 因害怕或担忧因躯体症状的误诊或误治而反复的要求医学检查和保证,或者反复游走于不同医生和不同医院之间； B. 这种行为持续的时间至少 6 个月； C. 这种行为导致明显的痛苦和/或社会和职业功能的损害。
疑病观念 （必须满足 标准条件 A - C）	A. 害怕或有担忧因躯体症状的误诊而致严重疾病； B. 经过反复的医学检查和保证,医生合理的讨论和解释不能打消顾虑； C. 这种关注导致明显的不良情绪和痛苦。
疾病恐惧 （必须同时 满足 A、B、C）	A. 没有理由地持续害怕遭遇一些特殊疾病（比如：艾滋、癌症）,尽管有合理的解释与保证,这种怀疑仍然不能消除； B. 这类恐惧与对慢性疾病的长期担忧不同（例如疑病症）,患者的害怕通常集中在担心突然罹患某些疾病的可能性；惊恐发作可能是一种相关特征； C. 对于疾病的恐惧需不随时间改变,症状持续达到 6 个月。

死亡恐惧 (必须满足标准 条件 A - C)	A. 在过去的六个月中,在没有实际危险,尽管有合理的评价,即使存在一些不良事件医生也已经做过合理的处理,有合理的解释与保证的条件下,至少有两次出现有即将发生的死亡感和/或死亡信念冲击; B. 对于死亡相关信息(比如:葬礼、讣告)存在持续而显著的恐惧和回避行为;暴露于这些刺激会唤起直接的焦虑反应; C. 回避、焦虑预期和由此带来的苦恼明显影响了患者的功能水平。
健康焦虑 (必须同时满足 A 和 B)	A. 对疾病的一般性担忧,关注疼痛和躯体先占观念(倾向于放大躯体感觉)持续时间少于 6 个月; B. 对合理医疗保证的焦虑可能迅速减轻,但新的焦虑依然有可能接踵而至。
持续的躯体化 (必须同时满足 A 和 B)	A. 功能性躯体障碍(如:纤维肌痛、疲劳、食管动力障碍、消化不良、肠易激综合征、神经循环无力、尿道综合征),持续时间超过 6 个月,造成患者极大困扰,导致重复医疗行为或造成生活质量下降; B. 其他器官系统自动唤醒症状(比如:心悸、出汗、震颤、脸红),夸大治疗的副反应,提示疼痛阈值低和高暗示性。
转换症状 (必须满足标准 条件 A - C)	A. 单独或多种影响运动、感觉功能的症状及损害,通常缺乏相应生理机制的解剖学证据,应有的体征或实验室检查结果亦常缺如,同时可能与临床特征不符;如果自动唤醒的症状或持续的体征存在,转换性症状应十分突出,造成患者苦恼,重复医疗行为,导致生活质量下降。 B. 合理的医疗评估不能发现器质性病理证据来解释患者抱怨的躯体不适。 C. 下列 4 种特征至少有 2 项存在: ①对症状的矛盾纠结(如:当他/她描述造成自己痛苦的症状时,却表现出轻松或不确定); ②戏剧性人格特征(富有色彩和戏剧性地表达,语言和外貌,极度依赖,高暗示性,情绪变化快); ③心理应激会使得症状成形,但患者没有意识到之间的联系; ④患者曾经有过类似的症状,或者看到别人有过,寄希望于他人。
周年反应 (必须同时满足 A、B、C)	A. 自动唤醒的症状(如:心悸、出汗、震颤、脸红)或功能性躯体障碍(如:肠易激综合征、纤维肌痛、神经循环无力)或转换性症状造成患者苦恼,重复医疗行为,导致生活质量下降; B. 合理的医疗评估不能发现器质性病理证据来解释患者抱怨的躯体不适; C. 通常发生于当患者到一定年龄,或发生在父母一方或亲近的家庭成员罹患疾病或者死亡的纪念日;患者自身没有意识到这之间的联系。
疾病否认 (必须同时满足 A 和 B)	A. 存在疾病症状、体征和诊断,或需要治疗时,坚持否认自身患病,并且否认治疗的必要性(通常表现为:依从性差、对严重的持续的症状拖延就诊,反恐惧行为); B. 患者已经被提示过明确的疾病状况和自我管理方法。
体像障碍 (必须同时满足 A 和 B)	A. 近来关注外表上可见的在别人看来不明显的或轻微的一个或多个缺陷(不足); B. 为之烦恼,并表现出重复的行为(比如照镜子、过度修饰、抠挖皮肤及寻求保证)或精神活动(比如将自己的外貌和他人的进行比较)。
沮丧 (必须满足标准 条件 A 和 B,标 准 C 是绝望特 别说明)	A. 以感觉不能处理一些紧急的问题和/或缺乏他人足够的支持(无助)为特征;个人具有应对的能力; B. 这种感觉状态是长期的而广泛的(至少持续 1 个月); C. 以坚信没有办法解决当前所遇到的问题和困难而有未能达到预期目标的挫败感为特征(无助)。

续表

易激惹 (必须同时满足 A、B、C)	A. 一种在特殊环境下短时间发作的情感状态,但也可能广泛化慢性化;在这种状态下,患者或尝试加强控制情绪,或表现为愤怒言行的激烈爆发; B. 易激的经历对患者来说总是不愉快的,对怒气的合理排解通常表现为缺乏。
重大疾病/手术后的躯体不适 (必须同时满足 A-C)	A. 发生于一种明确的重大躯体疾病(如心肌梗死)或手术后发生在功能性躯体症状; B. 合理的医疗评估不能发现器质性病理证据来解释患者抱怨的躯体不适; C. 功能性躯体不适症状,造成患者苦恼,重复医疗行为,导致生活质量下降。
继发于精神障碍的功能性躯体症状 (必须同时满足 A、B、C)	A. 自动唤醒的症状(如:心悸、出汗、震颤、脸红)或功能性障碍(如:肠易激综合征、纤维肌痛、神经循环无力),造成患者苦恼,重复医疗行为,导致生活质量下降; B. 合理的医疗评估不能发现器质性病理证据来解释患者抱怨的躯体不适; C. 一种精神障碍(包括所涉及的临床表现中包含的躯体症状)发生在功能性躯体症状(如:疼痛障碍和心脏症状)之前。

第四节　心身相关障碍的评估

一、心身相关障碍严重程度评估

根据晤谈资料从躯体、心理、社会三方面作出以往(童年至今)、发病前后及当前的全面评价,并从四个方面(因、时、度、症)对疾病的严重程度进行评定(见表2-15)。

表2-15　心身相关障碍严重度评定量表

条目	评分
应激(有因)	0:无;1分:轻度;2分:中度;3分:重度
病程(有时)	0:一周以内;1分:一月内;2分:三月内;3分:三月以上
严重度(有度)	0:无影响;1分:轻度影响日常生活和工作;2分:中度影响日常生活和工作;3分:不能正常生活和工作
症状(有症)	0:无;1分:(3个以下症状);2分:(5个以下症状);3分:(6个及以上症状)

临床医生可根据评定结果给出具体的建议:

轻度(0~4分):可以自我调节;

中度(5~8分):建议心身科门诊就诊;

重度(9分以上):建议心身科住院治疗或精神科治疗。

二、心身症状评估

心身相关障碍患者的心身症状的评估可使用心身症状评估量表(Psychosomatic Symptom Scale,PSSS),该量表是在吴爱勤、袁勇贵教授指导下由中华医学会心身医学会牵头编制,具有较好的信度与效度。本量表共26个条目,用于评估患者近1个月来心身症状的严重程度。量表分为2个因子,分别为心理因子(Psychological,P)和躯体因子(Somatic,S)。其中,P因子包含条目5、10、11、12、17、21和25;S因子包含剩余条目。因子分为该因子所包含所有条目得分的和,总分为 26 个条目得分的总和。PSSS 适用于临床各专科患者的心身症状的筛查,总分≥10 提示患者存在心身症状(见表 2－16)。

表 2－16　心身症状量表

请仔细阅读每一条,把意思弄明白,然后根据您最近一个月的实际情况,选择最适合您的答案。

序号	项目	没有	小部分时间	相当多时间	绝大部分或全部时间
1	头昏、头胀或头晕	0	1	2	3
2	两眼憋胀、干涩、视物模糊	0	1	2	3
3	部位不定的烧灼感、紧束感	0	1	2	3
4	四肢颤抖、发麻	0	1	2	3
5	情绪低落、消沉或绝望	0	1	2	3
6	心前区不适、心慌(心率加快)、心悸(心跳加强)	0	1	2	3
7	胸闷、气急、呼吸困难	0	1	2	3
8	喉部不适感	0	1	2	3
9	耳鸣或脑鸣	0	1	2	3
10	做事时无兴趣、不快乐、无动力、无意义	0	1	2	3
11	比平常更容易发脾气、冲动	0	1	2	3
12	感到紧张、担心、害怕或濒死感	0	1	2	3
13	口干、舌苔厚腻	0	1	2	3
14	嗳气、反酸或烧心	0	1	2	3
15	打嗝、恶心、呕吐	0	1	2	3
16	肠鸣、腹胀、腹泻、便秘	0	1	2	3
17	常常回避使你紧张的场景	0	1	2	3
18	尿频、尿急、夜尿增多、排尿困难	0	1	2	3
19	会阴部不适感	0	1	2	3
20	遗精早泄(限男性)/月经不调或痛经(限女性)	0	1	2	3
21	常有伤害自己的想法	0	1	2	3
22	手脚心发热、全身阵热、阵汗或怕冷、四肢发凉、感觉有凉气进入身体	0	1	2	3
23	疼痛,如全身或局部疼痛、游走性疼痛等	0	1	2	3
24	感到全身乏力	0	1	2	3
25	感到不得不去重复做某些事或想某些问题	0	1	2	3
26	入睡困难、易醒、早醒	0	1	2	3
心理因子(P):＿＿＿＿分　躯体因子(S):＿＿＿＿分　总分:＿＿＿＿分					

[东南大学附属中大医院　李英辉　游林林　刘晓云　袁勇贵]

参考文献

［1］沈渔邨. 精神病学［M］.5 版. 北京：人民卫生出版社，2011.

［2］姜乾金. 心身医学［M］. 北京：人民卫生出版社，2007.

［3］徐斌，徐又佳. 心身疾病：心理生理障碍［M］. 北京：人民卫生出版社，2009.

［4］美国精神医学学会(美). 张道龙等译. 精神障碍诊断与统计手册［M］. 北京：北京大学出版社，2015.

［5］中华医学会精神科分会. CCMD - 3 中国精神障碍分类与诊断标准［M］. 3 版. 济南：山东科学技术出版社，2001.

［6］吴爱勤. 心身疾病新的评估策略：心身医学研究诊断标准［J］. 医学与哲学(B)，2012，33(1)：8 - 10.

［7］吴爱勤. 心身医学分类诊断评估策略［J］. 实用医院临床杂志，2015，12(6)：1 - 6.

［8］刘晓云，胡嘉滢，吴爱勤，等. 心身相关障碍的分类与处置［J］. 实用老年医学，2017，31(10)：903 - 905. .

［9］李胜兰. 躯体疾病患者绝望水平及与神经质、领悟社会支持关系研究［D］. 长沙：中南大学，2014.

［10］Eysenck H J. Genetic and environmental contributions to individual differences：The three major dimensions of personality［J］. Journal of Personality，1990，58(1)：245 - 261.

［11］Wright C I，Williams D，Feczko E，et al. Neuroanatomical correlates of extraversion and neuroticism［J］. Cerebral Cortex，2006，16(12)：1809 - 1819.

［12］邱林，郑雪. 主观幸福感的结构及其与人格特质的关系［J］. 应用心理学，2005，11(4)：330 - 335.

［13］Waldron J S，Malone S M，McGue M，et al. Genetic and environmental sources of covariation between early drinking and adult functioning［J］. Psychology of Addictive Behaviors：Journal of the Society of Psychologists in Addictive Behaviors，2017，31(5)：589 - 600.

［14］McCrae R R，Costa P T Jr. Validation of the five-factor model of personality across instruments and observers［J］. Journal of Personality and Social Psychology，1987，52(1)：81 - 90.

［15］Sansone R A，Sansone L A. Doctor shopping：A phenomenon of many themes［J］. Innovations in Clinical Neuroscience，2012，9(11/12)：42 - 46.

［16］Ahluwalia R，Bhatia N K，Kumar P S，et al. Body dysmorphic disorder：Diagnosis，clinical aspects and treatment strategies［J］. Indian Journal of Dental Research：Official Publication of Indian Society for Dental Research，2017，28(2)：193 - 197.

［17］Kelly M M，Zhang J X，Phillips K A. The prevalence of body dysmorphic disorder and its clinical correlates in a VA primary care behavioral health clinic［J］. Psychiatry Research，2015，228(1)：162 - 165.

［18］Ajiboye P O，Abiodun O A，Tunde-Ayinmode M F，et al. Psychiatric morbidity in stroke patients attending a neurology clinic in Nigeria［J］. African Health Sciences，2013，13(3)：624 - 631.

［19］吴爱勤，袁勇贵. 中国心身医学实用临床技能培训教程［M］. 北京：中华医学电子音像出版社，2018.

［20］徐斌. 心身医学：心理生理医学基础与临床［M］. 北京：中国科学技术出版社，2000.

［21］Kroenke K，SpitzerR L，Williams J B. The PHQ-9：Validity of a brief depression severity measure［J］. Journal of General Internal Medicine，2001，16(9)：606 - 613.

［22］SpitzerR L，Kroenke K，Williams J B，et al. A brief measure for assessing generalized anxiety disorder：The GAD-7［J］. Arch Intern Med，2006，166(10)：1092 - 1097.

［23］Kroenke K，Spitzer R L，Williams J B W. The PHQ-15：Validity of a new measure for evaluating the severity of somatic symptoms［J］. Psychosomatic Medicine，2002，64(2)：258 - 266.

［24］Li L，Peng T C，Liu R，et al. Development of the psychosomatic symptom scale (PSSS) and assessment of its reliability and validity in general hospital patients in China［J］. General Hospital Psychiatry，2020，64：1 - 8.

第三章 心身障碍的发病机制

随着科学技术的不断发展,1848 年世界卫生组织提出了新的健康概念,医学模式由"生物医学模式"向"生物—心理—社会医学模式"转变,心理和社会因素对健康和疾病的影响作用也相应地得到重视。精神和躯体,或者说心理与身体,在人的生命系统中是一个有机的整体,并且共同作用于个体的全部活动。现代医学和心理学的研究证明,很多种疾病都能找到其致病的心理因素。所谓心身疾病是一组发生发展与心理社会因素密切相关,但以躯体症状表现为主的疾病,心理社会因素在疾病的发生与发展过程中起重要作用,同时有器质性病理改变或已知的病理生理过程。

在心身疾病中,目前并未发现病因与特定器官的亲合或病变关系。同样的病因作用于不同的个体,可引起相同或不相同的心身疾病。心理社会刺激作用于机体后,经历内在的加工过程,导致心身疾病的发生。这个内在的加工过程是心身疾病发生的中间环节,将心理(精神)变化与生理变化联系结合在一起,从而导致了心身疾病。

第一节 心身障碍研究的主要流派

现代医学模式认为心身疾病是多种因素综合形成的,既有生物的又有心理的和社会的因素,各种因素之间又互相联系和影响。不同的心身疾病及其不同阶段,各种因素所起的作用不同。有多种理论对此做出不同的解释,但目前心身疾病研究不再拘泥于某一学派,而是整合了各学派观点。这里主要介绍三种理论流派。

一、心理动力学理论

这一理论重视潜意识心理冲突在各种心身疾病发生中的作用。1900 年,Freud 提出躯体症状是患者潜意识冲突的表达,是心理冲突产生的心理能量释放。到 1968 年,Alexander 提出潜意识中冲突的长期压抑可引起某些生理状态的持续存在,从而引发心身疾病。例如,哮喘的发作被解释成是试图消除被压抑的情绪(如与母亲隔离引起的焦虑)或避开危险物,此时病人不是意识的行为,而是以躯体症状哮喘来表达;该理论进一步发展认为,潜意识心理冲突是通过植物性神经系统功能活动的改变从而造成某些脆弱器官的病变而致病的。例如心理冲突在迷走神经功能亢进的基础上可造成哮喘、溃疡病等,在交感神经亢进的基础上可造成原发性高血压、甲状腺功能亢进等。随着心理动力学理论的不断修正,不再单方面夸大潜意识的作用,而是强调个体与环境相互作用、结合个体的人格特征共同影响心身疾病的发生。

二、心理生物学理论

心理生物学发病机制的研究重点包括:有哪些心理社会因素,通过何种生物学机制作用于何种状态的个体,导致何种疾病的发生。近几十年有关这方面的研究相当活跃,积累的研究结果也非常丰富,但由于机制的复杂性,至今无法完全阐明心理生物学机制。

根据心理生物学研究,从宏观角度来看,心理神经中介途径、心理神经内分泌途径和心理神经免疫学途径是心理社会因素造成心身疾病的三项形态学意义上的心理生理中介机制。相同的心理社会因素作用于不同的人,产生不同的生物学反应以及不同生物反应过程和程度,并涉及不同的组织器官,这与患者的个体素质密切相关。个体素质既包括不同的遗传素质对个体的致病性的差异,也包括不同的个体对相同应激的认知评价的不同。

发育心理生物学假说强调依恋和创伤性分离对发育中的人类的生物学效应,如经历上述应激可以导致个体对疾病的抵抗力下降,诱发或加重心身疾病,如糖尿病、肿瘤。

三、行为学习理论

行为学习理论对于心身疾病发病机理的解释是:某些社会环境刺激引发个体习得性心理和生理反应,如情绪紧张、呼吸加快、血压升高等,由于个体素质上的问题,或特殊环境因素的强化,或通过泛化作用,使得这些习得性心理和生理反应被固定下来而演变成为症状和疾病。紧张性头痛、过度换气综合征、高血压等心身疾病症状的形成,都可据此做出解释。

行为学习理论对疾病发生原理的解释,虽然缺乏更多的微观研究的证据,但对于指导心身疾病的治疗工作具有一定意义。

第二节　心理应激的致病机制

自从 Selye(1956)提出"应激"这一概念以来,应激及其对个体的健康状态影响已成为一个不断被深入研究的议题,这个问题引起了医学、心理学、生理学、社会学及其他多种学科的注意。心理应激在心身疾病发生发展中起十分重要的作用,适度心理应激可促进人应对挑战,提高适应能力,但过度心理应激则降低社会功能,降低抵抗力并致病。

一、心理应激的概念

"应激"一词的原意是指一个系统在外力作用下,竭尽全力对抗时的超负荷过程,Selye将这个词引入到生物和医学领域,并根据对其本质认识的发展而不断对它进行修正、补充和扩大。现阶段,应激的含义可概括为三大类:

(1) 应激是一种刺激物:这是把人类的应激与物理学上的定义等同起来,即金属能承受一定量的"应力"(stress),当应力超过其阈值或屈服点时就引起永久性损害。人也具有承受应激的限度,超过它也会产生不良后果。

(2) 应激是机体的一种反应:Selye 认为应激是一种机体对环境需求的反应,是机体固有的、具有保护性和适应性功能的防卫反应。

（3）应激是应激源和应激反应的中间变量：Lazarus（1976）综合了刺激与反应两种学说的要点而提出的理论认为，应激是应激源和应激反应的中间变量，可以解释对应激性刺激（应激源）做出反应的个体差异，而个体对情境的察觉和评估是关键因素。

目前心理应激的定义为：个体在察觉需求与满足需求的能力不平衡时倾向于通过整体心理和生理反应的多因素作用的适应过程。该定义强调的是：应激是个体对环境威胁和挑战的一种适应和应对过程，其结果可以是适应或不适应；应激源可以是生物的、心理的、社会的、文化的；应激反应可以是生理的、心理的、行为的；应激过程受个体多种内外因素的影响；认知评价在应激过程中起重要作用。应激过程可分输入、中介、反应、结果四部分，而以认知评价为主的中介部分为关键部分。

二、心理应激的机制

（一）应激的生理反应

研究表明，心理社会应激对躯体生理功能的影响涉及心血管、呼吸、消化、内分泌、代谢、泌尿生殖、皮肤、血液、骨骼肌、内分泌和皮肤等全身。机体的应激系统位于中枢神经系统和外周，前者包括下丘脑和脑干部位，后者指下丘脑-垂体-肾上腺皮质（HPA）轴、传出交感/肾上腺髓质系统和副交感系统。来自高层皮质、视、听、味及躯体等的神经刺激或激素、细胞因子等体液信号激活应激系统后，可诱发机体产生一系列的行为和生理反应。应激的中介机制涉及神经系统、内分泌系统和免疫系统，而神经系统在这些联系途径中处于关键的位置。

1. 心理-神经中介机制

通过交感神经-肾上腺髓质轴调节，各种心理应激经过中枢神经的接受、加工和整合，以下丘脑为核心，通过交感-肾上腺髓质轴的激活，释放儿茶酚胺，导致中枢神经兴奋性增高，并出现一系列内脏生理变化，包括心率、心肌收缩力和心排出量增加，血压升高，瞳孔扩大，汗腺分泌，血液重新分配，脾脏缩小，皮肤和内脏血流量减少，心、脑和肌肉获得充足血液，分解代谢加速，糖原分解，血糖升高，脂类分解加强等。这些内脏反应的原始生物学意义是机体"应付急变"的适应性反应，是机体为对应激反应所提供的功能和能量准备，同时这也是心身相关心理病理学的重要途径。在交感神经兴奋后的反跳情况下，可造成副交感神经活动相对增强，从而表现为心率变慢、心排出量和血压下降，血糖降低造成眩晕，以及胃酸分泌过多形成溃疡等反应，故副交感神经也同样参与应激的心理病理学过程。

2. 心理-神经-内分泌中介机制

神经内分泌系统是指在神经支配和物质代谢反馈调节下释放激素，从而调节体内代谢过程，维持人体内环境的稳态。大量研究证明，内分泌系统是心身相关的重要中间联系途径，在中枢神经系统内有许多神经肽通过各种激素轴起到重要的调节作用。

（1）通过下丘脑-腺垂体-靶腺轴调节：下丘脑接受来自高级皮质和边缘系统的传入冲动，同时分泌释放激素和抑制激素影响腺垂体，释放促靶腺激素调节外周靶腺激素释放，从而实现心身联系。主要包括三个方面：①下丘脑促肾上腺皮质激素释放激素（CRH）和垂体的促肾上腺皮质激素（ACTH）对氢化可的松水平实施调控。氢化可的松系统参与应激、情绪和其他躯体行为的调控，还间接调节有关酶的产生。②下丘脑的促性腺激素释放激素

（GnRH）通过垂体的黄体生成素（LH）和卵泡刺激素（FSH）两种促性腺激素，调节雌激素、黄体酮和雄激素的合成。后者调节性功能和控制性激素的分泌、青春期发育、月经和绝经等。③下丘脑的促甲状腺素释放素（TRH）和垂体的促甲状腺（TSH）调节甲状腺分泌 T_3、T_4。这个系统对中枢神经的生长发育起着关键作用，还参与情绪和行为调节，脂肪、糖和蛋白质代谢的调节，并对心血管功能产生影响。

（2）通过下丘脑-神经垂体轴调节：下丘脑的视上核和室旁核合成的血管升压素和催产素，通过神经纤维投射到神经垂体，在此释放入血，对血压及水的重吸收等全身功能产生影响；催产素与分娩时子宫收缩及泌乳有关。该轴同样受高级皮质的调控，成为心身联系的一部分。疼痛、应激、运动和使用吗啡等，可使血管升压素释放增加，而酒精可使之减少。

（3）通过蓝斑-去甲肾上腺素（交感-肾上腺髓质）轴调节：脑桥上部的蓝斑含大量去甲肾上腺素能神经元，其纤维投射到大脑皮质、下丘脑和丘脑，以及边缘系统。后者作为自主神经的高级中枢，在皮质的调控下，通过影响交感神经的活动调节肾上腺髓质的肾上腺素分泌功能，从而使机体对应激做出整体反应。显然，该轴在心身联系中也起着重要的作用。

3. 心理-神经-免疫机制

心理神经免疫学有宏观和微观两方面的研究。在宏观上，通过临床和部分疾病的动物模型研究证实，许多躯体疾病的发生发展可能与心理神经因素通过免疫系统发挥作用。如"战壕口炎"往往发生于紧张的战斗期间，由于口腔免疫防御功能降低，导致口腔的共生菌侵入齿龈所引起（Cow 1985）；另外，心理社会因素也可通过免疫机制而影响癌症的发生与转归（Bake，1987）。在微观上，进一步探讨神经内分泌系统是如何与免疫系统相互作用的。研究证实，免疫系统与神经系统有解剖学和生理学上的联系。例如，已知淋巴结接受交感神经纤维支配，胸腺由肾上腺能和胆碱能双重纤维的支配，淋巴细胞表面具有上述两类神经能的受体，下丘脑视前区的损害可导致胸腺退化和脾脏淋巴细胞减少，海马的损害引起 T 淋巴细胞的增强，ACTH 等可直接减少抗体产生。免疫细胞可分泌激素样物质，免疫应答产物可有激素样功能、许多免疫细胞表面有神经介质或内分泌激素受体等，从而与神经内分泌系统相互作用而促发心身疾病。

（二）应激的心理反应

应激引起的心理反应可以分为两类：一类是积极的心理反应；另一类是消极的心理反应。积极的心理反应是指适度的皮层唤醒水平和情绪唤起，注意力集中，积极的思维和动机的调整，这种反应有利于机体对传入信息的正确认知评价、应对策略的抉择和应对能力的发挥。消极的心理反应妨碍个体正确地评价现实情境、选择应对策略和正常应对能力的发挥。主要包括情绪反应，其中有过度唤醒的（焦虑）、紧张、过分的情绪唤起（激动）或低落（抑郁），恐惧、愤怒等。

应激的认知反应，表现为认知能力不同程度的下降，注意力不集中，记忆思维及想象力下降，如临考前的学生常低估自己的能力。应激的行为反应，表现为逃避与回避、退化与依赖（重病后的病人）、敌对与攻击（拒医拒药）、失助与自怜、物质滥用（如饮酒、吸烟）等。

（三）心理应激导致心身疾病的发病机制

当心理社会因素的信息被察觉、认知评价后，由新皮层通过边缘系统唤醒应激系统（自主神经系统、神经内分泌系统、免疫系统)导致机体组织、器官功能改变或病变。

根据近代心身医学的研究发现,一切心理应激主要通过中枢神经系统再影响到植物神经系统、内分泌系统和免疫系统(作为中介机制)并影响内脏器官的。心理应激引起的情绪变化,可通过边缘系统、下丘脑,使植物神经功能发生明显改变,并引起有关脏器的功能活动过度或活动受到抑制。植物神经反应一般具有防止机体受损而起保护作用的特点。但若这种变化过于持久或强烈,不能适应,就有可能导致这些脏器产生器质性的损害。

内分泌系统在维持机体内环境的稳定中起着重要作用。各种内分泌腺参与机体的各种代谢过程,它们本身的功能又受到垂体和下丘脑所分泌的相应激素的调节和控制;同时,各内分泌腺的活动还可通过反馈作用影响上一层的调节系统,形成相互制约和不断平衡的复杂联系。所以在心理应激的作用下,通过内分泌系统也可引起机体的各种变化。20世纪60年代以来,神经生化的重大进展之一,就是对神经递质的研究。现代研究表明,各种情绪状态的改变,除了有植物神经功能和内分泌腺活动的变化外,同时伴有神经递质的改变。

心理应激事件长期强烈引起的情绪变化会损害下丘脑,导致皮质醇分泌增加,使激素水平紊乱,从而使胸腺、淋巴组织退化萎缩、抗体反应抑制、巨噬细胞活动下降、嗜酸性粒细胞下降、中性粒细胞向炎症部位移动受阻,免疫功能受到抑制,导致疾病发生。心理应激导致心身疾病的发病机制如图3-1所示。

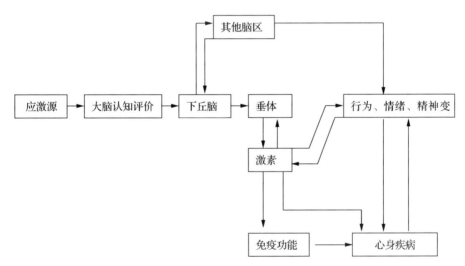

图3-1 心理应激导致心身疾病的发病机制

第三节 情绪对心身障碍的影响

一、情绪的概念

情绪(emotion)是人对客观事物是否符合自身的需要而产生的态度的体验和伴随的心身反应,是个体对事物的好恶倾向。情绪,既是一种心理过程,也是一种心理状态,既是体验也是反应,既是冲动又是目的。情绪是一种与躯体功能联系最为直接、在医学心理学中也最为重要的心理过程。情绪又是各种心理活动的背景,情绪也能直接影响人的认知、意志及一切行为活动过程。

二、情绪内容

从系统论和现象学的角度,情绪大致有三方面的内容或表现,包括:个人主观报告(体验)、行为表现(表情)和伴随的生理反应。

(一)情绪的个人主观报告(体验)

主观体验是个体对情绪状态的自我感受,构成了情绪的心理内容,而且正是情绪过程的体验给行为提供动机,对认知和行为起着组织和瓦解的作用。患者对自己情绪的主诉,往往属于情绪体验(emotional experience)。在情绪状态下,个体伴随着相应的主观感受或体验,某人说自己"感到很痛苦"就是对情绪体验的一种表述。我们平时所说的"喜、怒、哀、乐",主要也是指个体的主观体验。情绪体验可以从肯定与否定、强度、紧张与轻松、复杂与简单以及积极与消极等两极性维度进行分析讨论。

(1)肯定与否定:肯定与否定情绪体验具有对立性,如愉快和不愉快、爱和憎等,但在复杂的客观事物面前,人有时可以同时出现对立的两种情绪,如烈士亲属可同时具有悲伤和荣誉感两种体验。

(2)强度:情绪体验的强度可从生气到暴怒,从欣慰到狂欢等。

(3)紧张与轻松:紧张的情绪体验往往在关键时刻表现出来,但有时也可因过分紧张而造成行为的混乱,如术前患者的紧张情绪体验。

(4)复杂与简单:复杂的情绪体验往往是对一个复杂的、乱糟糟的环境刺激的反应,而简单情绪常由单一因素所引起。

(5)积极与消极:积极情绪体验有利于提高人的活动能力,而消极情绪体验常相反。这里需要注意,消极体验不等于前面的否定情绪体验,有时否定体验可以激励人去拼搏,如"化悲痛为力量"。同样,积极情绪也不等于就是肯定的愉快情绪。

(二)情绪的行为表现(表情)

表情(emotional expression)是情绪最具特色的内容之一,它是在情绪状态发生时身体各部分的动作量化形式。这些特异化运动模式是各种具体情绪的客观标志,通过这些标志情绪的通讯传递才成为可能。表情可以分为面部表情、身段表情和语调表情。

(1)面部表情:是主要的表情方式。人们往往从脸部表情来推断对方的喜怒哀乐情绪,其中眼睛是最能表达情绪的面部器官。面部表情在一定程度上可以受本人意识的控制或者伪装。面部表情的识别已成为近年来神经心理学实验研究的方法之一。

(2)身段表情:即姿态也是情绪的表达方式。紧张时,正襟危坐,轻松时,手舞足蹈。日常生活中的许多似乎无意义的手、足和躯体动作也都可以反映一个人的情绪。身段表情可以表达个人的情绪,因而可以成为一种辅助的"语言",即所谓的体语。

(3)语调表情:反映在一个人说话时的声调及其变化,也是情绪的一种表达方式。

身段表情和语调表情也都存在着种族和文化上的差异。

（三）情绪伴随的生理反应

情绪的生理反应,是情绪的一项重要现象学研究和心理生理学方向研究内容。

1. 内脏反应

在情绪条件下,机体的心血管、呼吸、消化、泌尿、生殖、皮肤、血液、代谢、内分泌、肌肉等一系列生理功能都可发生明显改变。这是自主神经系统、内分泌及躯体功能三方面共同作用之结果,其中自主神经活动的变化更为重要。许多实验证明,强烈情绪可造成心率加快、血管收缩(或扩张)、血压升高(也有血压下降直至昏厥)、呼吸急促或节律改变、胃肠道活动减弱、尿生成减少(也有尿频者)、皮肤电阻降低、全身肌张力增高等反应。较长时间的强烈情绪也使血凝系统和纤维蛋白溶解系统活性增高及血小板聚集功能和血脂水平的改变(此与当前极受重视的心血管疾病的防治密切相关)。情绪条件下儿茶酚胺、甲状腺素、皮质激素等内分泌激素的改变,除了影响上述各种脏器活动外,也改变体内代谢过程,使血糖升高,直至体温升高。

2. 交感神经反应

情绪的内脏反应往往表现为交感神经兴奋特征,各种性质的情绪的外周生理变化往往是近似的,但是不同情绪的自主神经反应还是有细微的差异,虽然这种差异不是特异性的。在发怒、害怕、性唤起或者其他一些情绪条件下,自主神经的反应类型有所不同。例如某种愉快情绪可使副交感神经反应性相对增强,从而造成易激惹、内脏和皮肤的血管扩张而充血(如面潮红),下丘脑的前中部综合这一反应;另一方面,害怕和发怒主要产生交感神经兴奋表现,并且被内分泌激素的作用所加强。

3. 内分泌反应

关于情绪状态下内分泌激素分泌的某些特异性问题,至今不是很明确。有报道称,去甲肾上腺素在愤怒和攻击情绪时分泌增加,而恐惧时血中肾上腺素增高。动物研究也说明,类似狮子等食肉性动物血中去甲肾上腺素水平较高,但经常遭受攻击的动物如兔子则血中肾上腺素含量较高。但也有许多研究否定这种差异。因此,至今一般还只能通过表情观察及个人体验报告这两方面的资料进行情绪种类的特异性测量。

三、情绪状态

情绪状态(emotional state)是指特定时间内情绪活动在强度、紧张度和持续时间上的综合表现。一个人在不同情况下的情绪状态很不相同,大致可分为心境、激情和应激三种不同程度的情绪水平。

（一）心境

心境(mood)是一种有渲染性的、较微弱而又持续作用的一般情绪状态。这种情绪状态往往不具有特定的指向,也往往不是某一特定刺激引起,但却能影响日常的各项活动。心境也有积极和消极之区别。例如,当患者心境舒畅时,"人逢喜事精神爽",有的人可以把所有周围的一切都带上"好"的色彩,对环境表示满意,对医生既赞扬又感激,对医嘱严格遵守,身体状态也会随之改善。相反,一位心境沮丧的患者,可能对什么东西都感到没兴趣、不满意,既不愿参加心身康复锻炼,又不愿意配合治疗。

造成和影响各种心境的原因可以是社会的(如探望患者的亲友多)、个体的(如个人理想信念)、自然的(如气候条件)等等,其中个体因素最重要。

(二)激情

激情(intense emotion)是一种短暂的、猛烈和爆发性的情绪状态。激情常发生在具有重大意义的某种事件的突然来临之际,出现如暴怒、狂喜、悲痛欲绝等强烈情绪。在这种情绪状态下,人的其他心理活动随之受到影响,如认识范围缩小、人格约束力下降,从而可能表现出人意料的行为。

(三)应激

从情绪的角度,所谓应激(stress)就是机体受到出乎意料的巨大精神或躯体压力情况下所引起的情绪状态。面对突然发生的重大事故、死亡以及躯体严重损伤等,都有可能造成当事个体出现高度的情绪反应,并伴随生理功能的剧烈改变。在应激状态下,人的其他心理活动比上述激情状态更易受影响。应激状态持续时间可短可长。短时的应激通常导致全身总动员,包括交感神经兴奋、异化激素大量分泌以及高度觉醒以对付应激。如果一个人长期处于应激状态之下,机体往往难以适应,从而可能导致体内功能紊乱,直至崩溃。

四、情绪与健康和疾病

由于情绪具有明显的生理反应成分,所有心理活动过程又都在一定的情绪基础上进行,因此情绪成为整个心身联系的"桥梁"。有关情绪与身体的联系早在我国古代中医文献中就有专门的记载,如《黄帝内经》就提出"怒伤肝、喜伤心、忧伤肺、思伤脾、恐伤肾"之说,明确提出心理因素可导致躯体疾病的产生。

20世纪初,Cannon提出了情绪心理学说;Selye提出应激理论;至30年代,Dunbar在美国创立了世界上第一个"心身医学会";70年代Engel提出"生物—心理—社会医学"模式,使心身问题的研究不断深入。

心理因素可通过情绪活动作为媒介,来影响躯体内脏器官功能。情绪分为正性情绪(即愉快、积极的情绪)和负性情绪(即不愉快、消极的情绪)。积极的情绪如乐观、开朗、心情舒畅等,对人体生命活动有着良好的促进作用,可以提高脑力和体力活动的强度和效率,有利于人的心理和生理两方面的健康;消极的情绪如焦虑、抑郁、悲伤等过度或持续太久,会引起神经活动机能失调,导致心身障碍,造成某些器官和系统的疾病。有人用实验证实,胃是表现情绪的器官之一,焦虑、忧郁、愤怒等情绪可以使胃的消化功能受到抑制。积极情绪是健康促进和疾病康复的重要心理条件。

情绪虽然对人的健康过程产生明显影响,但并不是决定因素,多数情况下它只是加强或减弱躯体疾病的发生发展过程。由于个体间的生理特点和遗传素质不同,在一定的社会心理因素的刺激下表现各异,只有那些易感性较高的人才容易患病。当然,个体的易感性又与人的个性特征以及行为反应方式和习惯相关。

第四节　心身障碍的神经生物学机制进展

心身疾病的发生机制如前所述,既有生物的又有心理的和社会的因素,其神经生物学机制涉及神经内分泌改变、海马结构和功能改变、中枢神经递质和受体功能异常、DNA损伤等诸多因素。

一、生物学机制

心理应激在心身疾病的发生发展中起着十分重要的作用。机体接受外界刺激并传递到下丘脑室旁核,在去甲肾上腺素(NE)、5-羟色胺(5-HT)、乙酰胆碱(Ach)等神经递质的作用下,下丘脑释放CRH以及神经肽激素,经血液循环到达垂体,垂体释放(ACTH),后者刺激肾上腺皮质合成分泌皮质醇(GC),对刺激做出反应,影响情绪表达。GC是应激反应的关键激素,具有重要意义。

1. 神经内分泌异常

下丘脑-腺垂体-靶腺轴(HPA轴)能够调节食欲、睡眠及对应激的适应,与心身疾病关系密切。慢性应激环境中,GC对HPA轴的负反馈作用受到抑制,导致CRH、ACTH持续升高,GC过度释放,强化了HPA轴亢进,引起大脑结构尤其是海马的损伤,导致产生心身疾病。神经内分泌功能异常有可能是基础脑功能异常的一种表现,也有可能是情感障碍的病因。

2. 海马结构和功能改变

海马参与应激反应并且最易受到应激的影响。海马内富含GR,极易受到GC攻击造成损伤;海马含有大量兴奋性氨基酸能神经元(Glu),过量GC会使胞外Glu水平升高,导致NMDA(N-甲基-D-天门冬氨酸)受体过度激活,引起Ca超载,催化NO生成,进一步促进GC的释放;作为HPA轴高位调节中枢,海马的损害会降低对HPA轴的负反馈作用,更加剧GC释放,加重海马损伤,引起恶性循环。慢性应激可导致对神经元有保护作用的神经营养因子、神经肽等化合物表达下降,从而损伤海马。海马不仅是介导应激反应的关键脑区,同时是应激作用的靶点。临床发现,长期处于应激状态的患者,海马容积小于正常人。动物实验中也观察到,长时间应激后的老鼠和猴子,其海马神经元损失和树突萎缩;将大鼠长期暴露在应激条件下,会导致海马CA3锥体神经元树突形态萎缩,神经元细胞出现老化、凋亡的趋势。应激导致海马损伤不是单因素造成的,而是多因素共同作用的结果。

3. 中枢神经递质与受体功能异常

大脑神经递质在突触间的浓度相对或绝对不足,会导致整体精神活动和心理功能的全面性低下状态,进而引发不同程度的机体器质性病变。心身疾病患者往往伴随着中枢单胺类神经递质系统功能紊乱,会引起NE、5-HT、Ach等的下降或不足。长期处于慢性应激状态下,患者不仅存在突触前单胺类神经递质含量的减少,还涉及突触后受体的适应性变化以及整个神经递质系统功能的改变。

4. 慢性应激致 DNA 损伤

研究发现,长期处于应激状态下的小鼠脑部基因表达会发生变化,其可能的机制是 GC 经由 HPA 轴介导从而造成表观遗传学改变。活性氧簇(ROS)是一组富含电子的不稳定的分子,在信号转导和细胞建构过程中起关键性的作用。ROS 浓度过高时,与邻近细胞 DNA 结合,造成 DNA 损伤。Neigh 的慢性心理应激模型认为,DNA 损伤会激活具有细胞毒性的多聚聚合酶,导致机体免疫力减弱。慢性应激可以扩大 ROS 或环境压力对 DNA 完整性的影响。

二、精神应激致病机制的共同通路:内稳态失衡

如果精神应激过于强烈、持久或个体的应付能力有限,则可能导致机体的心身损害,出现精神或躯体的疾病。现有的多数研究认为,任何与精神应激相关的疾病发生,都要通过中枢神经系统,在应激作用下出现了病理变化,才有可能最终分化为精神或躯体疾病。那么,中枢神经系统在精神应激作用下发生的变化有何特点呢?

(一)保护与损伤:应激反应的两面性

从宏观上来讲,个体正常状态下机体是处于一种内环境的动态平衡,又称为"内稳态平衡"。当面临应激事件时,个体要付出努力来解决或逃避(战斗或逃跑)应激事件,此时机体就会发生我们通常所说的应激反应。这种反应的启动与引起机体的一系列变化,无论是心理学上还是生物学上,都是有利于机体应付应激事件的。从生物学的水平来说,这时几乎所有的器官都先后会发生变化,尤其是神经内分泌、心血管系统、免疫系统、胃肠道最先出现功能的改变,包括行为、自主神经系统、多种激素(如儿茶酚胺、糖皮质激素、催产素、催乳素和肾素)的变化等。机体此时保持大脑和肌肉功能的能量动员;注意力高度集中在体会到的危险上;大脑灌注率和局部脑葡萄糖消耗增加;心输出量增加,呼吸加快,血流重新分配,脑和肌肉的能量和代谢增加;免疫功能改变;生育功能和性行为抑制;食欲和哺乳功能下降等。这些反应都与增加机体对应激的适应有关。相对于机体原来的"内稳态平衡"来说,此时在应激状态下的变化是一种"异稳态平衡",个体正是通过这种"异稳态平衡"来尽快摆脱或战胜应激,以使"内稳态平衡"恢复。

然而,这种具有保护作用的抗应激损害的"异稳态平衡"与某些疾病的病理生理过程并无绝对的界限,或者说其本身在某种条件下也可能具有病理生理作用。如应激时,交感肾上腺髓质系统的兴奋导致儿茶酚胺(去甲肾上腺素、肾上腺素等)的增加,进而引起心血管系统的反应:心率加快、血压升高、各系统间血量供应的重新分配、血糖升高等等,以提高机体应付应激的能力。但这种状态即使持续时间不长,也同时会对心血管系统造成可能不利的影响,如小血管的痉挛、血管内皮的损伤等等。在有效应激的情况下,这种不良的影响是可逆的,但如果这种状态长期存在或反复发生,那么这种影响就会变成病理性的而难以逆转,成为促发高血压、动脉粥样硬化、糖尿病,中风等疾病的重要因素。在有其他心血管疾病高危因素(如高盐饮食、家族史阳性者)存在的情况下,这种不良影响就更为明显。

如果精神创伤过于强烈或持久,或个体存在易感素质,应激反应超出了个体的代偿能力,这种保护机制就会变成病理作用。进一步的研究发现,持久且强烈应激下的动物可以出

现海马 CA3 区树突棘的减少与萎缩,CA3 区神经元数目的减少,即海马萎缩。

因此,当应激长期存在或经常发生时,这种"异稳态平衡"就会持续或经常性地存在而成为机体的一种负荷,称为"异稳态负荷"。在此情况下,抗应激系统终将不堪重负,甚至抗应激系统本身在机体的"异稳态负荷"中也受到损伤,从而发生失代偿而导致与精神应激相关的躯体、精神疾病或其他病理现象。

(二)量变到质变:应激反应的累积性

许多研究表明,无论是机体代偿期还是失代偿期的应激反应,都有生物学意义上的"记忆痕迹",即累积效应。这可能是精神应激通过对中枢神经系统可塑性的影响,造成个体应激后形成某种易患素质的原因。如研究发现,幼时常受虐待应激的儿童,成年后更易为抑郁情绪所困扰,或者更易出现吸毒、药物滥用等;以往遭受创伤性应激(如被强奸)而没有发生相关疾病或者已从该病中恢复的个体,在以后遭受创伤性应激时,更易发生创伤后应激障碍或其他应激相关的精神障碍;另外,出生前母亲受到精神应激困扰的个体,在其成年后出现情绪或行为问题的发生率也较高,这在人和动物中都有所证实。对其机制的研究也发现,比较既往无应激史的动物,有应激史的动物其应激相关激素如糖皮质激素、儿茶酚胺类的水平在面临新的应激时升高更快,浓度更高,更不易恢复正常。

这些研究表明,早期的应激反应在机体中有积累性,会对后期的应激反应产生影响。如果是代偿成功的痕迹,可能使个体在以后的应激反应中更易恢复;如果积累的是失代偿的痕迹,即个体可能长期处于"异稳态平衡"或"异稳态负荷",则可能使个体将来应激反应的阈值降低,更不容易恢复或更易导致应激相关疾病。而长期存在的应激所致的"异稳态负荷",对应激系统和抗应激系统本身的发育和自我平衡也会产生不利的影响。这种综合的效应可使个体在以后的生命进程中更易发生应激,或者去寻求刺激(本身也是应激源)来弥补自身的应激缺陷,其结果便是加剧"异稳态负荷",形成一种恶性循环。这种对以后应激的敏感性增加以及在此基础上的不良应激应付方式,可造成个体采取有效精神应激应付方式的困难,或削弱其把握有效应激应付方式的机会,从而促进这种恶性循环的形成和发展。

当然,精神应激致病机制的复杂性还与个体先天的差异以及不同应激源导致应激反应的程度差异有关,这以个体的遗传素质为基础,在很大的程度上决定了个体是否更易出现"异稳态负荷",更易因精神应激而患病。这是个体从遗传素质秉承而来的应激系统和抗应激系统之间的平衡,这种平衡对于精神应激致病与否有重要的影响。

总之,尽管通过应激可以避免更大的威胁,但应激的"异稳态平衡"本身也是有害的,它的长期存在形成"异稳态负荷",最终导致健康问题和疾病的发生。

三、心身障碍中的神经递质和受体

根据心理生物学研究,心理神经中介途径、心理神经内分泌途径和心理神经免疫学途径是心理社会因素造成心身疾病的三项中介机制。那么免疫中介是如何与神经生理中介以及内分泌中介相互作用而促发心身疾病的?有人提出"神经—免疫—内分泌网络学说",该学说认为,神经系统通过神经递质对免疫器官产生作用。通过胸腺、淋巴结、骨髓和脾脏等传递信息,使信息最终传到白细胞上的神经递质,而神经递质的受体恰恰分布在免疫细胞上,这种信息传递的强弱决定着免疫系统细胞的活性。另一条途径是体液或垂体—肾上腺皮质激素系统,内源性的鸦片类肽和非鸦片类肽均有免疫抑制和肿瘤促发效应,能被特异性内啡肽拮抗剂所阻断。在情绪应激时,伴有中枢儿茶酚胺神经递质浓度的升高和 5-羟色胺水平下降。中枢神经递质的改变,可以继发地导致植物神经功能和内分泌腺活动的改变,并可相互影响、相互制约,这些改变在心身疾病的发生发展过程中都起到一定的作用。心理应激可损害下丘脑功能,造成皮质激素的过多分泌,从而影响免疫功能,此时可以看到胸腺和淋巴组织退化或萎缩、抗体反应抑制、巨细胞活动能力下降等。这些都揭示了中枢神经系统通过内分泌系统对免疫效应器的影响。

1. 神经-免疫-内分泌网络的组成

(1) 免疫组织和器官受神经支配。

(2) 免疫细胞分泌神经肽和激素。

(3) 免疫细胞具有神经递质、神经肽和激素受体。在免疫细胞膜上存在着肾上腺素、乙酰胆碱、多巴胺和组胺的受体。

(4) 神经元和内分泌细胞产生多种细胞因子。

(5) 神经元和胶质细胞存在多种细胞因子的受体。

2. 神经-免疫-内分泌网络的相互作用

(1) 应激对免疫和内分泌的影响。如:剥夺睡眠、丧偶等各种应激可导致机体免疫功能下降。

(2) 精神或情绪波动对内分泌和免疫功能的影响。孤独、抑郁、焦虑和愤怒等情绪变化可诱导具有毒性作用的细胞因子产生,激活下丘脑-垂体-肾上腺轴,使糖皮质激素过度释放,产生免疫抑制作用。

随着分子生物学等技术的发展,近年来对神经递质和受体的研究很多,有研究认为神经递质与受体结合后发挥其传导兴奋的功能。按神经递质对突触后神经元(或非神经元靶细胞)兴奋性(主要指离子通道)作用方式的不同,受体可分为两类:一是直接门控受体,即神经递质受体本身就是离子通道,如乙酰胆碱受体、谷氨酸受体、甘氨酸受体等;二是间接门控受体,这类受体很多,它必须激活 G 蛋白或其他细胞内第二信使,继而发挥生物学效应。多种神经递质和受体将神经—免疫—内分泌网络连接在一起,发挥多种作用,最终影响心身疾病的发生。

心身疾病可以归结为:机体外部与内部的多种应激因素作用于人体大脑,导致大脑皮质与皮质下中枢所组成的多层次神经网络异常,大脑本身的高级功能如认知、情绪、睡眠、语言等能力,以及其所支配的各种继发功能如自主神经功能、神经内分泌功能、免疫功能等发生改变,从而出现神经内环境稳态的失衡,出现多种躯体形式障碍的状态表征。

[山西省人民医院 邵宏元]
[东南大学附属中大医院 徐 治]

参考文献

[1] Gelder M，Mayou R，Cowen P. Shorter Oxford Textbook of Psychiatry[M]. 6th ed. Oxford：Oxford University Press，2001

[2] Selye H. The Stress of Life[M]. Rev. ed. New York：McGraw-Hill，1978

[3] 姜乾金. 医学心理学[M]. 2版. 北京：人民卫生出版社，2010.

[4] 姜乾金. 医学心理学：理论，方法与临床[M]. 北京：人民卫生出版社，2012.

[5] 刘新民. 医学心理学[M]. 2版. 北京：人民军医出版社，2003.

[6] 姜乾金. 心身医学[M]. 北京：人民卫生出版社，2007.

[7] 姜乾金. 应激系统论模型——理论与应用[A]. 中华医学会心身医学分会第十五届学术年会论文，2009.

[8] 杨志寅. 行为医学[M]. 北京：高等教育出版社，2008.

[9] 李凌江. 精神应激的生物学致病机制研究-Ⅰ：几个基本观点[J]. 中国行为医学科学，2005(1)：4-6.

[10] 李婷，朱婉儿，姜乾金. 心理应激的生物学机制研究进展[J]. 中国行为医学科学，2005(9)：862-864.

[11] 张振宇，张燕. 慢性应激诱发心身疾病机制的研究[J]. 陕西中医，2011,32(11)：1518-1519.

[12] 朱志先，梁虹. 现代心身疾病治疗学[M]. 北京：人民军医出版社，2002.

第四章　心身障碍的临床诊断技术

第一节　心理健康与心理障碍

谈到健康，人们脑海中浮现的常常是两幅迥然不同的画面，一幅画面里是一位面色红润、容光焕发的健康人，另一幅画面里则是面黄肌瘦、萎靡不振的患者。这里有两点认识误区：①人的健康就是躯体健康。其实，健康包含了躯体健康和心理健康两个方面，健康应该是心身一体的。②人的状态不是健康就是疾病。实际上，无论是躯体状态还是心理状态，都并非只有健康与疾病两个等级，而是可以分为多级水平，构成"健康—疾病谱"。躯体健康谱系包含了躯体健康、躯体不适（躯体亚健康）、功能性躯体疾病、器质性疾病等不同状态，心理健康谱系包含了心理健康、心理不适（心理亚健康）、轻性心理障碍、重性心理障碍等不同状态，而且这些状态之间还有很多过渡状态。

一、心理健康的基本概念

（一）心理健康

世界卫生组织（World Health Organization，WHO）于1948年把健康定义为：不仅是没有疾病或不虚弱，而且要生理、心理和社会功能保持完好状态。马斯洛提出了判断心理健康的十原则，即：充分的安全感；充分了解自己，并对自己的能力作适当的评估；生活的目标切合实际；与现实环境能保持接触；能保持人格的完整与和谐；具有从经验中学习的能力；能保持良好的人际关系；适度的情绪表达及控制；不违背团体要求的情况下，能作有限的个性发挥；不违背社会规范的前提下，能适当满足个人的基本需求。中南大学湘雅三医院邓云龙教授基于中国文化，对心理健康做了解读，提出"心理健康16字标准"：知己知彼、反应适当、真实和谐、悦纳进取。

总的来说，心理健康并非仅指"没有心理问题或心理疾病"，而是"在没有心理问题或心理疾病的基础上积极发展的心理状态"。有的书籍中将心理健康定义为"持续高效而满意的心理状态"，这个标准描述的是一种完美的心理状态，现实中极少有人一直处于此种状态，人们能做的是维持并不断促进心理健康。

（二）心理不适

人们遇到高兴的事情时会产生喜悦、幸福等积极情绪，遇到挫折时会产生抑郁、焦虑、恐惧等消极情绪，这些消极情绪即属心理不适。心理不适是可逆的，在大部分情况下经过自身调节可以恢复；但如果自身调节能力不够，心理不适会持续存在，甚至逐渐发展为心理障碍。

（三）心理障碍或精神障碍

精神病学使用"精神障碍"这一术语来概括具有诊断意义的精神问题,其特征是患者表现出持续一定时间的认知、情绪、行为等方面的改变,同时伴有社会功能损害或/和内心痛苦体验。而"心理障碍"是社会上普通人和非精神科医务人员常常使用的一个词,其含义大致与"精神障碍""精神疾病"相当,在本书中统一用"心理障碍"这个专有名词。

（四）心理问题

在有关心理不健康的描述中,"心理问题"的出现频率可能是最高的。狭义的心理问题指没有达到心理障碍的程度,但存在心理不适,需要进行自我调整或接受心理医师咨询治疗的一些情况。广义的心理问题则包含了心理不适和心理障碍。另外,心理问题也可以指导致个体心理不适或心理障碍的一系列问题,即造成患者心理不适和心理障碍的原因,比如婚姻情感问题、人际关系问题、学习问题、压力问题等等。

（五）心理行为问题

当个体出现心理问题时通常会伴随行为的异常改变,因此广义的心理问题包含了行为问题。但为了强调心理问题的外显表现,有时会把心理问题和行为问题并列提出,本书即采用了这种提法。

总之,心理健康和心理障碍之间并没有一条明确的分界线,如果以理想的心理健康状况为一端,以明确的、具有诊断意义的心理障碍为另一端,则大多数人处于这两端之间,或多或少存在一些心理问题。

二、躯体疾病和心理行为问题的关系

根据躯体疾病和心理行为问题产生的先后顺序,可分为三种情况:①虽然心理行为问题在躯体疾病之前存在,但两者没有必然关系。比如,一位抑郁症患者因车祸导致骨折入院,此时心理行为问题和躯体疾病是平行的关系。②心理行为问题在躯体疾病之前出现,且是躯体疾病发病、加重和迁延不愈的重要因素。比如糖尿病、高血压、肿瘤等心身疾病。③心理行为问题出现在患躯体疾病之后,或是由于药物、毒物、毒品的毒副作用引起。一方面,躯体疾病导致的生理改变可以直接导致心理行为问题,比如病毒性脑炎患者出现的幻觉、妄想、行为紊乱等精神病性症状;另一方面,躯体疾病和住院治疗导致的应激可以引起患者原有心理障碍的再发、加重或产生新的心理行为问题。在一项被广泛引用的研究中,Holmes和Rahe调查了多个国家的大量被试,调查中要求被试为他们生活中不同事件的影响力排序,并根据事件影响力的相对大小得到了一个生活事件等级清单,最终形成了社会再适应量表(social readjustment rating scale,SRRS),其中,作为应激源,"受伤或者生病"的影响程度排在第六位。比如一位糖尿病患者,患病前情绪正常,患病后可能因为疗效不理想、疾病角色的长期存在、经济负担、患病对工作家庭的影响等原因而逐渐情绪低落,并引发自杀观念和行为。总之,躯体疾病和心理行为问题往往共同存在、相互影响。

三、心理行为问题分类

如前所述,从心理健康到严重精神障碍,心理状态可以分为多级水平,构成"心理健康—

心理障碍"连续谱系。和健康个体一样,躯体疾病患者的心理状态也呈连续谱系分布。有的患者心理弹性较好,抗压能力强,能在较短的时间适应疾病角色,恢复平稳心态,并伴随良好的适应行为,如寻求支持帮助、利他行为、重新审视生活重点、"久病成良医"等等;有的患者则会出现一些心理行为问题,比如愤怒、焦虑、恐惧、悲伤、内疚、羞耻、不依从治疗等等,但这些异常还没有达到心理障碍的严重程度;还有的患者在症状、严重程度、病程上均已达到某种心理障碍的诊断标准。

下面阐述谱系上最严重的一端——心理障碍(精神障碍)的分类、特征、诊断和鉴别诊断。掌握这些知识,一方面有助于对严重心理行为问题的识别和处理;另一方面,当患者出现一些轻度的心理行为问题时,有助于把握其实质和可能出现的发展方向。

临床上为了更有效地指导治疗,通常根据病因对疾病进行分类,但由于大多数心理障碍的病因至今仍不明确,所以目前世界上主要采用的精神障碍分类(如 ICD-11 和 DSM-5)都采用混合分类策略,即对病因相对明确的依据病因分类,对病因不明确的依据症状分类。我国目前采用的"中国精神障碍分类及诊断标准第 3 版(CCMD-3)"同样如此,器质性精神障碍、精神活性物质所致精神障碍或非成瘾物质所致精神障碍、应激障碍、适应障碍、心理因素相关生理障碍是按照病因分类,其他诊断分类是依据症状分类原则。CCMD-3 划分的十大类精神障碍及其简要说明见表 4-1。

表 4-1　CCMD-3 划分的精神障碍类别及其简要说明

分类编码	类别名称及其简要说明
0	**器质性精神障碍** 　　器质性精神障碍是一组由脑部疾病或躯体疾病导致的精神障碍。由脑部疾病导致的精神障碍包括脑变性疾病、脑血管疾病、颅内感染、脑外伤、肿瘤等所致的精神障碍。躯体疾病导致的精神障碍是原发躯体疾病症状的组成部分,也可与感染、中毒性精神障碍统称为症状性精神障碍。
1	**精神活性物质所致精神障碍或非成瘾物质所致精神障碍** 　　(1) 精神活性物质是指来自体外,可影响精神活动,并可导致成瘾的物质。常见的精神活性物质有酒类、阿片类、大麻、催眠药、抗焦虑药、麻醉药、兴奋剂、致幻剂和烟草等。精神活性物质可由医师处方不当或个人擅自反复使用导致依赖综合征和其他精神障碍,如中毒、戒断综合征、精神病性症状、情感症状以及残留性或迟发性精神障碍等。 　　(2) 非成瘾物质所致精神障碍是指来自体外的某些物质,虽不产生心理或躯体成瘾,但可影响个人精神状态,如摄入过量导致中毒(过去称为中毒性精神障碍)或突然停用某些物质引起停药综合征(如反跳现象)。
2	**精神分裂症(分裂症)和其他精神病性障碍** 　　(1) 精神分裂症是一组病因未明的精神病,多起病于青壮年,常缓慢起病,具有思维、情感、行为等多方面障碍及精神活动不协调。通常意识清晰,智能尚好,有的患者在疾病过程中可出现认知功能损害,自然病程多迁延,呈反复加重或恶化,但部分患者可保持痊愈或基本痊愈状态。 　　(2) 其他精神病性障碍包括偏执性精神障碍、急性短暂性精神病、感应性精神病、分裂情感性精神病等。
3	**心境障碍(情感性精神障碍)** 　　以明显而持久的心境高涨或低落为主的一组精神障碍,可有相应的思维和行为改变。可有精神病性症状,如幻觉、妄想、思维和行为紊乱,所以也可归类于精神病性障碍。大多数患者有反复发作的倾向,每次发作多可缓解,部分有残留症状或转为慢性。包括躁狂发作、抑郁发作、持续性心境障碍等。

续表

分类编码	分类名称及其简要说明
4	**癔症、应激相关障碍、神经症** （1）癔症是一种以分离症状（部分或完全丧失对自我身份识别和对过去的记忆）和转换症状（表现为与心理不适有关的躯体症状）为主的精神障碍，这些症状没有可证实的器质性病变基础，起病常与心理社会因素有关。 （2）应激相关障碍是一组由心理、社会（环境）因素引起的异常心理反应，应激导致的精神障碍也称为反应性精神障碍。包括急性应激障碍、创伤后应激障碍、适应性障碍等。 （3）神经症是一组主要表现为焦虑、抑郁、恐惧、强迫、疑病症状，或神经衰弱症状的精神障碍。本病有一定的人格基础，起病常受心理社会（环境）因素的影响。症状没有可证实的器质性病变基础，与患者的现实处境不相称，但患者对存在的症状感到痛苦和无能为力，自知力完整或基本完整，病程多迁延。包括恐惧症、焦虑症、强迫症、神经衰弱等。
5	**心理因素相关生理障碍** 心理因素相关生理障碍是一组与心理社会因素有关的以进食、睡眠及性行为异常为主的精神障碍，包括进食障碍、非器质性睡眠障碍、非器质性性功能障碍等。
6	**人格障碍、习惯与冲动控制障碍和性心理障碍** （1）人格障碍是指人格明显偏离正常，患者形成了持久的带有个人生活风格的异常行为模式。 （2）习惯和冲动控制障碍是指在过分强烈的欲望驱使下，采取某些不当行为的精神障碍，这些行为是社会规范所不允许的，或会对自己造成危害，其行为的目的仅仅在于获得自我心理满足，如病理性赌博、病理性纵火、病理性偷窃、病理性拔毛发等。 （3）性心理障碍包括性身份障碍（有变换自身性别的强烈欲望）、性偏好障碍（以异于常人的方式满足性欲）、性指向障碍等。
7	**精神发育迟滞与童年和少年期心理发育异常** （1）精神发育迟滞是一组精神发育不全或受阻的综合征，特征为智力低下和社会适应困难，起病于发育成熟以前，分为轻度、中度、重度和极重度精神发育迟滞。 （2）童年和少年期心理发育异常包括言语和语言发育障碍、特定学校技能发展障碍、特定运动技能发展障碍、混合性特定发育障碍、广泛性发育障碍等。
8	**童年和少年期的多动障碍、品行障碍和情绪障碍** 包括多动障碍、品行障碍、品行与情绪混合障碍、特发于童年的情绪障碍、儿童社会功能障碍、抽动障碍等。
9	**其他精神障碍和心理卫生情况** （1）待分类的精神病性障碍：有精神病性障碍，但不符合0～8类的诊断标准。 （2）待分类的非精神病性障碍：有非精神病性障碍，但不符合0～8类的诊断标准。 （3）其他精神卫生状况：如诈病、自杀、病理性激情、病理性半醒状态等。

临床上可以大体把精神障碍分为三类：器质性精神障碍、功能性精神障碍、人格障碍和精神发育迟滞。而功能性精神障碍根据有无精神病性症状、社会功能受损严重程度、有无自知力等，又可分为轻性功能性精神障碍（比如神经症性障碍）和重性功能性精神障碍（包括精神分裂症和心境障碍）。

诊断过程需遵循以下三个原则：首先，按照等级诊断思维进行诊断：遇到有心理行为问题的患者，必须首先考虑是否器质性疾病、中毒或物质成瘾所致，然后考虑是否为精神分裂症、心境障碍等重性功能性精神障碍，最后才考虑轻性功能性精神障碍；其次，按照逻辑顺序原则，要按照常见到罕见的顺序考虑可能的诊断；最后，如不符合严重程度或病程标准，可诊断为相应综合征或相应反应，如应激反应、焦虑综合征等等。

四、躯体症状与相关障碍:DSM-5 带来的新变化

在 DSM-5 中,原有的诊断分类躯体形式障碍(somatoform disorders)被修改为躯体症状与相关障碍(somatic symptom and related disorders)。在 DSM-Ⅳ 诊断分类中,各躯体形式障碍亚型之间有明显的重叠并且缺乏明确的界限。这些障碍的患者主要出现在非精神科的临床科室,而非精神科医生发现躯体形式障碍的诊断非常困难,甚至有诸多矛盾之处。DSM-5 的诊断分类中减少了该类障碍的数目并避免了恼人的诊断间重叠的问题,移除了躯体化障碍(somatization disorder)、疑病症(hypochondriasis)、疼痛障碍(pain disorder)以及未分化的躯体形式障碍(undifferentiated somatoform disorder)等诊断分类。DSM-5 带来的具体变化有:

(一)躯体症状障碍(somatic symptom disorder)

DSM-5 更好地认识到了精神障碍与躯体疾病之间复杂的相互作用。那些患有躯体疾病并且带有异常思维、情感和行为的患者,他们既可以有、也可以没有一个已确定的躯体疾病诊断。躯体症状与精神障碍之间的相互作用是一个连续谱,而 DSM-Ⅳ 人为地规定诊断躯体化障碍时需要大量的躯体症状数目并不适合这个谱系。其实躯体化障碍的诊断应着重依赖于那些导致了"医学难以解释的躯体不适"的长期且复杂的症状。

过去被诊断为躯体化障碍的患者一般也能满足 DSM-5 对躯体症状障碍的诊断要求。只要患者用适应不良的思维、情感和行为来定义和对待躯体不适,外加上躯体症状,就可以诊断躯体症状障碍。

在 DSM-Ⅳ 的编制过程中,因为编委们也认识到躯体化障碍的诊断只能涵盖很小一部分的躯体化患者,所以他们制定一个"未分化的躯体形式障碍"的诊断分类。但事实证明,这个诊断在临床并不实用,躯体化障碍与未分化的躯体形式障碍之间的区别是人为且随意的一个划定,所以,在 DSM-5 里它们被合并在躯体症状障碍,诊断时不再有躯体症状数量的要求。

(二)医学难以解释的症状(medically unexplained symptoms)

DSM-Ⅳ 在诊断躯体化时,过分强调躯体症状应缺乏相应的医学解释。"医学难以解释的症状"中这个"难"是有不同程度的,尤其是转换障碍,并且躯体化障碍是可以和躯体疾病的诊断共存的。"医学难以解释的症状"这个诊断的可信度有限,并且把一个诊断建立在缺乏医学解释的基础之上也是有问题的,而且这样做也强化了身心二元论。

DSM-5 的诊断分类是建立在阳性(而非缺乏)症状的基础上的,比如令人烦恼的躯体症状加上作为针对这些症状的异常思维、情感与行为。对于转换障碍和假孕综合征来说,医学难以解释的症状确实是一个关键特征,因为对于这两个障碍来说,我们确实可以找到症状与病理生理学的不一致。

(三)疑病症与疾病焦虑障碍(illness anxiety disorder)

取消疑病症这样一个诊断分类,部分原因是这个名称带有贬义,也无助于有效的医患关系的建立。大多数过去诊断为疑病症的患者除了具有显著的躯体症状以外,他们对于健康的焦虑程度也比较高,现在我们可以把这种情况诊断为躯体症状障碍。在 DSM-5 中,患者

如果对健康过度担忧却没有躯体症状，此时我们将其诊断为疾病焦虑障碍，除非他们对健康的焦虑可以用某个原发的焦虑障碍更好的解释，比如广泛性焦虑障碍。

（四）疼痛障碍

DSM-5 对疼痛这个重要的临床症状采取了不同的处理方式。在 DSM-Ⅳ 中，疼痛障碍的诊断假定：有些疼痛是纯心理因素相关的，有些疼痛是医学疾病或损伤所致，有些疼痛则与两者都相关。这样的假定缺乏信度和效度证据支持，而且大量的研究显示心理因素对各种形式的疼痛都有影响。大多数慢性疼痛的患者将他们的疼痛归因于多因素的联合作用，包括躯体的、心理的和环境的影响。在 DSM-5 中，部分慢性疼痛可以被诊断为"躯体症状障碍，疼痛为主（somatic symptom disorder，with predominant pain）"。对其他情况，诊断为"心理因素相关的其他医学情况（psychological factors affecting other medical conditions）"或者"适应障碍"更为合适。

（五）心理因素相关的其他医学情况以及做作性障碍

心理因素相关的其他医学情况是 DSM-5 中提出的一个新的精神障碍，以前在 DSM-Ⅳ 中，这种情况放在了"可能成为临床关注的焦点的其他情况"章节之下。在 DSM-5 中，本障碍与"做作性障碍"一起放在躯体症状以及相关障碍之下，是因为躯体症状在这两类障碍中占主导地位，而且两者多见于临床情境中。DSM-5 取消了心理因素相关的其他医学情况的其他亚型，以突出作为主干的诊断。

（六）转换障碍（功能性神经病性症状障碍）

转换障碍（功能性神经病性症状障碍）（conversion disorder，functional neurological symptom disorder）的诊断标准进行了调整，以强调神经系统检查的重要性，并且 DSM-5 也认识到这样一个现实：在作出诊断时相关的心理因素未必能够显示出来。

五、ICD-11 带来的新变化

随着对精神障碍的认识不断加深，ICD-11 根据疾病的同质性将原有分类单元进行拆分、整合、删除和新增，形成了包括"神经发育障碍"在内的 22 节。下面介绍精神与行为障碍在 ICD-11 中节分类的主要变化。

（一）节的整合与重组

ICD-10 中"精神发育迟滞""心理发育障碍""通常起病于童年与少年期的行为与情绪"相关内容重组成"神经发育障碍"，强调该类疾病起病于童年和青少年时期，但是具有疾病的终生性。

原归于"冲动控制障碍"的赌博障碍和游戏障碍纳入"成瘾行为所致障碍"，扩展 ICD-10 中的"使用精神活性物质所致的精神及行为障碍"为"物质使用所致障碍"，以这两类疾病群组成"物质使用和成瘾行为所致障碍"。

（二）节的拆分与层次改变

将"神经症性、应激相关的及躯体形式障碍"拆分为"焦虑及恐惧相关障碍""强迫及相关障碍""应激相关障碍""分离障碍"以及"躯体痛苦和躯体体验障碍"，形成 ICD-11 中 5 个新的节,并对分类名称做了相应调整。

"伴有生理紊乱及躯体因素的行为综合征"被拆分为 ICD-11 中的"喂养及进食障碍"、"无法在它处归类的产褥期伴发的精神及行为障碍以及在它处分类的障碍"及"疾病伴有的心理及行为因素"。

"成人人格与行为障碍"拆分为"冲动控制障碍""人格障碍及相关人格特质"和"性心理障碍"。

原归于 ICD-10"通常起病于童年与少年期的行为与情绪"中"品行障碍"的相关内容形成 ICD-11 中新的一节,节名为"破坏性行为和反社会障碍"。"排泄障碍"由 ICD-10"通常起病于童年与少年期的行为与情绪"中的"非器质性遗尿和遗粪"而来。

(三)新增节

"做作障碍"为 ICD-11 中新增的诊断单元,并自成一节,包括"对自身的做作障碍""对他人的做作障碍"和"未特定的做作障碍"。

新增"与归类于它处疾病相关的继发精神和行为综合征",阐述与其他相关疾病之间的关联,保持了整章疾病诊断单元的完整性。

(四)节的更新与阐释

"精神分裂症、分裂型和妄想性障碍"更名为"精神分裂症和其他原发性精神病性障碍",强调本组疾病以异常的神经生物学特征为基础。简化了短暂性精神病性障碍和妄想性精神障碍的分类,增加"原发性精神障碍症状描述",并从阳性症状、阴性症状、抑郁症状、躁狂症状、精神运动症状和认知症状六个维度来描述症状,且形成六个本节的独立分类单元。

"心境(情感)障碍"更改为"心境障碍",各类心境发作不再作为独立的诊断单元,ICD-10"焦虑障碍"中的"混合抑郁和焦虑障碍"归入抑郁障碍。心境障碍的分类在 ICD-11 中得到简化,使其更适应临床的需要。

"器质性(包括症状性)精神障碍"变更为"神经认知障碍",在分类上保留谵妄、轻型神经认知障碍、遗忘障碍和痴呆,并对痴呆的类型进行重新梳理和归类。

第二节　心理行为问题检查

我们将心理行为问题的检查总结为四个字:望、闻、问、查。

一、望

望即观察。从医师接触患者的那一刻开始,对他的观察就开始了。在诊断性心理访谈中,并非每位患者都那么合作,即使是合作的患者也会有不同程度的心理防御。因此,不仅要听患者说的是什么,还要观察他是如何说的,观察他的行为是否和言语一致。心理学的研究告诉我们,当人想隐瞒一些信息时,即使语言编排得天衣无缝,仍然会露出一些痕迹,而这些痕迹常隐藏在非言语行为里,需要去捕捉和破译。医师可以从以下六个方面来捕捉这些宝贵信息。

（一）外表

包括体格、体质状况、发型、装束、衣饰等。如污秽、邋遢的外表,提示精神病性问题、重度抑郁、酒精或药物依赖、痴呆;过分招摇的外表,提示躁狂或癔症;体质虚弱、明显消瘦的,提示严重躯体疾病、重度抑郁、神经性厌食。

（二）面部表情

从面部表情可以推测一个人目前的情绪状态,如紧锁的眉头、哀怨的眼神,提示抑郁、焦虑;兴高采烈、眉飞色舞,提示情绪高涨;面部表情变化减少甚至呆板,提示意识障碍、智能低下或精神病性障碍。

（三）活动

观察患者是否有异常的自发性活动。有精神病性问题的患者常有一些怪异的活动,比如经常发呆(内向性,沉浸在自我的世界)、自言自语(可能在和幻听的声音交流)、无故紧张害怕或哭泣发笑(可能受到各种妄想的影响)。躁狂患者的活动过多,整天忙忙碌碌却虎头蛇尾,难以坚持做好一件事情;抑郁患者少言少语,活动减少、迟缓;焦虑患者常有运动性不安,来回走动、无法静坐,有时还伴有手脚震颤。

（四）社交性行为

了解患者与周围环境的接触情况,是否关心周围事物,主动接触或被动接触,合作程度如何。躁狂患者一般接触主动甚至打破社会常规,严重时给人际交往带来种种麻烦;抑郁患者一般接触被动,多问少答,交流中反应迟缓;有精神病性问题的患者常有胡言乱语,且对周围人异常警惕怀疑,无法进行正常社交;痴呆患者语言表达能力、理解能力明显下降,有明显的社交障碍。

（五）日常生活行为

了解患者能否照顾自己的生活。有精神病性问题的患者或痴呆患者可能出现生活懒散,甚至进食、更衣、清洁这些活动都需要人督促或替代完成。

（六）肢体语言

人的肢体语言常细小而隐匿,却蕴藏着很多有价值的信息,需要医师有一双火眼金睛去捕捉。以下总结常见肢体语言的意义:

（1）开放接纳:身体稍微前倾,微笑,常看对方眼睛,点头……

（2）自信:抬头挺胸站立,双手背在身后,坐时上半身前倾,抬高下巴……

（3）紧张:坐立不安,以手掩口,扯耳朵,绞扭双手……

（4）缺乏安全感:啃指甲,咬笔杆,捏自己皮肤,两个拇指交互扰动……

（5）自我防卫:两臂交叉于胸前,偷瞄,侧视,摸鼻子,揉眼睛,眼睛看地上,双手交握放在后脑勺,向后靠在椅背上……

二、闻

闻即倾听。倾听是心理医师的基本功之一。目前多数心理问题还不能通过某种生物或物理学检查来确定,而主要是通过观察到的患者行为和听到的患者言谈来形成初步印象,作出诊断结论。

（一）倾听的原则

1. 关心

体现于接纳和开放的态度。接纳的态度就是无条件地接受患者。无论患者是怎样的人，医师都必须如实地予以接受，不能有任何拒绝、厌恶、嫌弃和不耐烦的表现，并向其传递真实的尊重和关心。开放的态度即不要随意对患者或患者亲属提供的信息作出是否可信、合理的判断，过早、过多的评判容易使患者和医师对立，从而影响诊断信息的收集。

2. 专心

专心至少应包括以下四个方面：

（1）有理解地听：洞悉患者的心理状态、言语中的话外音和潜台词，从中发现可能的症状线索和心理社会因素。

（2）有思考地听：注意患者所述是否可能是某个临床症状，还需进一步搜集哪些信息，对于不能确定的信息，需要通过接下来针对性的提问予以澄清。

（3）有反馈地听：可以重复听到或理解到的重要内容，这样一方面让患者有被理解的感觉，另一方面可以对重要的访谈信息进行核实。

（4）关注细节地听：医师和患者需要保持适宜的眼神交流，不要一直低头记录患者的话语，这会让患者有被审讯的感觉而不能放松；在适当的时候以点头和简洁的语词（如"是这样""啊""后来呢"）等表明自己在认真地听。此外，医师还要注意自己的肢体语言是否恰当，需要在肢体动作上向患者传递开放接纳的态度，如采用交叉手臂的动作会使患者觉得医师不重视或过于防卫、有距离，应尽量避免。

3. 耐心

当我们有躯体不适时，比较容易用简单的语言进行描述，比如"我头痛""我心跳快"，但有心理不适时，只能间接地通过心理异常的表现来描述，不是三言两语可以概括清楚的；同时，患者不是训练有素的医师，很难简明扼要又条理清晰地陈述自己的问题，经常会出现过于简单或详细描述细节的情况。而在实际工作中由于时间所限和问诊习惯，有些医师往往只让患者说一两句话就开始发问。这种情况可能会导致如下问题：一方面患者感到还没有说清楚就被打断，可能感到不被尊重，从而影响医患信任关系的建立；另一方面医师很快按照自己的思路和程序完成询问，患者想提供的信息却没有机会表达，由此可能遗漏重要诊断信息，而作出轻率甚至不准确的判断。因此，在和患者交流时，医师要传递耐心的态度，不要简单粗暴地打断患者的表述，同时鼓励患者，从中尽量多地获取有关其思维、情感、行为的有价值信息。当然，在患者专注于细枝末节而过分冗长地讲述时，医师要能委婉地及时地根据需要引导谈话方向，控制谈话时间，以保证检查的效率。

（二）关注的内容

1. 思维形式

①思维速度和数量：有无思维奔逸、思维迟缓、思维贫乏、病理性赘述；②思维连贯性：有无思维松弛、思维破裂、思维不连贯、思维中断。③思维逻辑：有无象征性思维、语词新作、逻辑倒错性思维、诡辩性思维；④思维活动形式：有无持续言语、重复言语、刻板言语、模仿言语。

2. 思维内容

①是否存在妄想：如果有妄想，需要进一步收集信息明确妄想的种类、内容、出现时间、原发或继发、涉及范围、是否系统、与其他精神症状的关系等；②是否存在强迫观念：有无强迫怀疑、强迫性穷思竭虑、强迫思维、强迫意向；③其他：如超价观念等。

三、问

问，即与患者及其家属沟通，采集病史和进行精神状况检查。

（一）病史采集

1. 病史来源

病史来源于患者和知情者，两方面提供的信息需要相互印证、综合分析。患者自述的病史往往不够全面，有时因为患者缺乏自知力，一些旁人看来是明显异常的言行举止在患者看来很正常而不会谈到；有的患者会对医师采取不合作、抗拒的态度，多问少答，一律回答"不知道"或者干脆缄默不语；有的患者因为紧张拘束，遗漏了对心理诊断十分重要的事件。因此，向知情者（包括与患者共同生活的亲属，如配偶、父母、子女；与之共同学习和工作的同学、同事、领导；与之关系密切的朋友、邻里，也包括既往曾为患者诊疗过的医务人员）了解情况常常是必要的。

2. 内容

包括一般资料、主诉、现病史、既往史、个人史和家族史等。

（1）一般资料：包括姓名、性别、年龄、职业、文化程度、婚姻状况、籍贯、工作单位或家庭的详细地址与电话号码，病史提供人姓名、联系方法、与患者的关系及病史可靠程度评估。

（2）主诉：医师对现病史所作的简明概括，实际上就是患者就诊或寻求帮助的主要原因，包括发作次数、起病形式、主要症状与病期。主诉是一条很重要的诊断线索，如"首次缓起，疑人背后议论、被人迫害1年"，往往提示精神分裂症；"兴奋话多与愁闷少语间歇交替发作10年"，常提示双相情感障碍。

（3）现病史：①发病条件及原因：要特别注意询问患者发病的环境背景及与患者有关的生物心理社会因素，以了解患者在什么情况下发病；精神刺激、躯体疾病、感染、中毒、颅脑外伤、手术、妊娠分娩、物质滥用、戒毒等均可引起或诱发心理问题。对于患者或亲属认为的原因，要仔细分析其与心理问题的关系，区别是发病原因还是诱因，同时要注意询问在这些因素发生之前，患者有无异常的迹象，如情绪、睡眠、饮食等方面的变化，以避免作出因果倒置的判断。②起病形式：分急性起病，亚急性起病和缓慢起病三种类型，从轻微症状的最初出现到疾病症状的充分表现。如在1个月之内，就是急起；如历时3个月以上为缓起；介于两者之间则为亚急性起病。亲属介绍病史时，往往只从症状十分明显时谈起，但经过仔细询问可能会发现在心理行为明显异常出现前已经有一段时间的反常表现了。③病期和病程：病程系指疾病的发展过程，或说是疾病动态变化的形式，如发作性病程、周期性病程、间歇性病程及进行性病程等。病期则指疾病的持续时间。④疾病发展及演变过程：可按时间先后逐年、逐月甚或逐日地分段作纵向描述。内容包括明显发病前驱期的精神活动状况；显症期首发症状及主要症状的具体表现及持续时间、症状间相互关系、症状的演变及其与生活事件、心理冲突、治疗干预之间的关系；与既往社会功能比较所发生的功能变化；病程特点。如病期长者，可重点对近一年的情况进行详细了解。⑤发病时的一般情况：如工作、学习、睡眠、饮食情况，生活自理如何，与周围环境接触的情况，对疾病的认识程度，对治疗的态度，病时有无消极厌世、自伤自杀、冲动伤人行为。⑥既往的诊断、治疗及疗效：无论既往疗效好坏，对于医师都有提示和指导作用。比如疗效不好，需分析是药物原因、剂量原因、用药时间原因还是患者的依从性原因，避免重蹈覆辙。

（4）既往史：询问有无发热、抽搐、昏迷、药物过敏史，有无感染、物质滥用、中毒及躯体疾病史，注意这些疾病与心理障碍之间在时间上有无关系，同时询问有无其他心理障碍史。

（5）个人史：一般指从母亲妊娠期到发病前的整个生活经历，但应根据患者发病年龄进行重点询问，并注意病前和病后的比较，判断是否有心理异常。①儿童及青少年：应详问母亲怀孕时健康状况及分娩史，患者身体和心理发育发展史，学习及家庭教育情况，饮食、睡眠习惯，与人的一般接触和行为特点，情绪是否稳定，与双亲的关系；②成人：可不必详问幼年的情况，应了解其工作史、恋爱婚姻生育史、性发育史、对性的态度和感受、家庭氛围特点等。

（6）家族史：①家庭情况：双亲年龄、职业、人格特点，如双亲中有亡故者应了解其死因和死亡年龄；家庭结构、经济状况、社会地位、家庭成员之间的关系特别是双亲相互关系、亲子关系；家庭中是否发生过特殊事件；②精神疾病家族史：家族中（重点两系三代）有无重性和轻性精神障碍患者、人格障碍患者、癫痫病患者、酒精和药物依赖者、精神发育迟滞者、自杀者以及近亲婚配者。

3. 注意事项

①"谁在场"的问题：向其亲属或知情者询问病史时，患者一般不宜在场，以免病史提供者心存顾虑而不能畅所欲言或引起患者的争辩；询问患者本人病史时，其亲属或知情者是否在场，应征询患者意见；如果请精神专科医师给患者会诊，先要向患者介绍会诊医师，有时由于患者对精神科医师的排斥可能需要暂时隐瞒会诊医师的专业身份。②取得信任：正式访谈前医师需向患者（或亲属）明确保证不泄露他们的隐私，使访谈对象愿意陈述与发病有关的所有情况。③医师掌握访谈主动权：对访谈对象的病史陈述予以适当引导，可向病史提供者提出想了解的问题，主导谈话方向。

（二）精神状况检查

多数情况下患者可以与医师合作完成精神状况检查，只有少数患者如缄默、木僵、兴奋、敌意攻击而无法进行临床访谈，且此类患者的处理对于非精神科医务人员来说也有一定困难和风险，建议转诊到精神专科就诊。这里重点介绍合作患者精神状况检查的主要内容。

1. 过程

包括开始、深入和结束三阶段。

（1）开始接触阶段：当患者出现心理行为问题时，常常会伴有紧张、恐惧的情绪，因此医师的首要任务是让患者放松下来，逐渐建立对医师的信任感。应注意以下内容：①注意保障患者的隐私权：精神状况检查一般要求在保证安全的前提下只有医师和患者两人在场，使患者感到自己的隐私受到尊重。但对住院患者来说较难做到这一点，医院病房常常嘈杂而难以保障隐私，如同病房病友在呻吟或与人聊天、床边检查或治疗（如抽血、静脉注射）的干扰都是很常见的。在精神状况检查期间,应尽可能要求家属和其他陪同人员离开病房,如果观察到患者有难言之隐,可以和其沟通找其他合适的时间地点(如没有其他人在场的医师办公室)谈话。②平等的基调:医师根据患者的年龄身份,确定对患者的称谓,同时简单介绍自己,为医患关系定下一个平等的基调。③适度的寒暄:采取上述步骤后医师开始与患者寒暄,了解患者的一般状况和主要问题,不要过急地询问有关症状的问题。

(2)深入交谈阶段:一般性接触结束后,精神状况检查逐渐转入实质性内容,这个阶段医师希望了解患者的心理状况、存在哪些精神症状。应该注意以下几点:①开放式提问和封闭式提问相结合,但以开放性提问为主:开放式提问指的是患者可以根据自己情况自由回答的问题,如"你近来心情如何?""你近来的记忆力怎么样,与过去比较有什么不同?"等;封闭式提问则限定了回答的范围,只能回答"是"或"否",如"一个人的时候有声音在耳边说话吗?""有没有感到有人跟踪监视你?"等等。检查中一般以开放式提问为主,启发患者谈出自己的内心体验,同时与封闭式询问相结合,有针对性地明确症状。比如先用封闭式提问"有没有感到有人跟踪你、监视你?"一旦明确患者有被害妄想,接下来就可以采用开放式提问询问妄想的具体内容、发生时间、频率和对患者的具体影响。但是一般不宜一开始就采用封闭式提问或有过多封闭式提问,这样容易让患者有被审讯感,可能引起患者抵触。②主导谈话:使患者集中在相关的话题上,不必过多纠缠于细枝末节。③非言语性交流:医师采取轻松、自然前倾的接纳性姿势,避免封闭、防御性的姿势,如保持距离过远、双臂交叉等;同时可以通过一定频率的目光接触,向患者传递关心、理解、同情、鼓励等信息;还可以通过眼神、手势、身体姿势鼓励或者转移患者的话题,如医师可以采取身体前倾、眼神凝视、频频点头等姿态鼓励患者讲出医师所要了解的重要内容;也可以采取后倾、垂目、双手规律敲击等动作表示医师对患者现在所说的没有兴趣。

(3)结束阶段:在交谈临近结束时,医师对交谈做一个简短的小结,并且询问患者是否还有未提及的很重要的问题;对患者的疑问做出解释;如果对患者的进一步治疗有安排,应向患者说明。最后别忘了礼貌告别。

2. 临床访谈技巧

此处简要介绍几种诊断性访谈技巧。

(1)肯定:医师不能肯定患者症状的真实性,但要肯定患者感受的真实性。也就是说,医师并非是赞同患者的病态信念或体验,但可以向其表明我们理解他所叙述的感觉。比如患者激动地向医师讲述某同学在自己家里安装了微型监控仪,录下自己的隐私活动并到处散播,同时这位同学还能和自己心灵感应,自己的想法也被其四处传播,这时医师可以说:"我能理解你的感受,每个人遇到这种情况都会感觉很难受很愤怒"。医师在治疗早期对患者的病态体验、想法不能随意采取否定态度,也不要与其争论,因为这样做不但不会有任何改善病情的效果,反而会降低患者的合作程度,导致访谈和治疗的失败。

(2)代述:患者的有些想法和感受不好意思说出来,或者自己也不能很准确地觉察问题实质,但对其很重要。此时,医师可用"你的意思是不是……?"这样的语言表达出来,让患者感到被理解。比如在一次访谈中,一年轻的糖尿病患者一直很好强、追求完美,患病后反复回避和拒绝家人朋友的关心,选择独自面对疾病,但同时又感觉孤独无助。医师了解后作出如下回馈:"糖尿病带给你疾病的耻辱感,你不愿意接受疾病的角色,不愿意让周围的人看到你此时不那么完美的样子,是这样吗?"患者听后眼泪流下,感觉内心的想法和感受被真正地理解。

(3)澄清:就是对模糊不清的信息做进一步的核实。在澄清时应注意对具体过程进行提问,如"能更详细说一些具体细节吗?""能举个例子吗?"等。比如患者说"失眠",应当澄清的重点是具体如何失眠,是入睡困难还是早醒、易醒等等;比如患者说"心情不好",应当澄清的重点是心情低落的程度、周期性还是持续性、有无诱因、有无自杀观念或行为等。

(4)鼓励:除了前文提到的非言语性交流方式外,医师还可以用多种方法鼓励患者表达,比如:①用未完成句,意在使患者接着说下去,如:"总是为小事控制不了自己的情绪,你是不是觉得……""你好像总在担心……";②用举例甚至是医师自己的经历引发患者共鸣,更加深入地交流沟通。只要医师能够捕捉某些烦恼、顾虑,找到合适的切入点,便可以用不同的方式鼓励患者表达。

3. 精神状况检查的内容

本书仅介绍基本合作的患者的精神状况检查。

(1)一般表现:①意识状态:意识是否清晰,有何种意识障碍,意识障碍的程度及内容;②定向力:包括自我定向如姓名、年龄、职业,及对时间、地点、人物、周围环境的定向能力;③社交性行为:对周围事物是否关心,主动接触还是被动接触,合作情况及程度,平时患者在病房与病友、医师接触情况;④日常生活情况:包括仪表如衣着是否整洁、是否有怪异装扮,饮食、大小便能否自理,睡眠情况,女性患者月经情况。

(2)认知活动:①感知觉障碍:有无感觉过敏、感觉减退、感觉缺失、内感性不适、内脏幻觉,以及错觉、幻觉和感知觉综合障碍的种类、内容、出现时间、持续时间、频率、对社会功能的影响、与其他精神症状的关系。②思维活动障碍:有无思维形式或思维内容障碍,以及具体表现形式、内容、出现时间、持续时间、对社会功能的影响、与其他精神症状的关系。③注意力:在和患者交谈过程中我们可以观察其注意力是否集中,主动注意和被动注意的情况,有无注意增强、注意涣散、注意减退、注意转移、注意狭窄。有妄想的患者,对周围事物过于警惕,主动注意明显增强;而躁狂发作的患者,注意稳定性降低,很容易受外界环境的影响而注意的对象不断转换。④记忆力:记忆力检查常以顺背数字、倒背数字、回忆近期生活事件及往事如重要的个人经历的形式进行,以了解患者的瞬时记忆力、短时记忆力及长时记忆力有无减退,有无遗忘、虚构、错构。如有明显记忆减退,应进一步检查智力。同时,有的躁狂发作或偏执状态的患者可能有病态的记忆增强,对病前不能够记忆且不重要的事都能回忆起来。⑤智能:智能检查可根据患者的文化水平、生活经历、社会地位的不同选择合适的内容进行。一般可根据记忆、计算、常识、理解、抽象概括能力的测验综合判断患者有无智能减退或痴呆。计算最常用心算"100-7",连续递减至 2 为止,看患者能否完成或发生错误时能否及时纠正(正常在 1~2 分钟内可完成)。常识及理解、抽象概括能力可通过比较两种东西的相同点、不同点,以及解释成语、寓言进行粗略评估。必要时可以采取智力测验来获得准确的智商。⑥自知力:指患者对自己精神疾病的认识和判断能力。在临床上一般将精神症状消失、能够认识到自己的精神症状是病态的且要求治疗视为自知力恢复,因此可以根据患者是否意识到自己的异常变化、是否有痛苦感、是否有求治要求,判断为自知力缺如、有部分自知力、或自知力基本完整。

（3）情感活动：情感活动可由客观表现和主观体验两方面进行检查。客观表现方面可根据患者的面部表情、姿势、动作以及面色、呼吸、脉搏、出汗等植物神经反应来判定。主观体验可通过交谈来了解患者的内心体验。情感障碍通常表现出三种形式，即情感性质的改变，比如情感高涨、情感低落、焦虑、恐惧；情感波动性的改变，如易激惹、情感不稳、情感淡漠；情感协调性的改变，如情感倒错、情感幼稚。

（4）意志行为活动：注意有无意志增强或意志减退、意志缺乏，有无精神运动性兴奋或抑制，有无冲动、木僵以及怪异的动作行为。

（5）风险性评估和干预：在完成精神状况检查后，要对患者的风险性进行评估，明确其有无自伤、自杀、伤人、外逃等危险，以利于采取及时有效的干预。

四、查

（一）躯体检查与神经系统检查

许多躯体疾病会伴发心理行为问题，心理障碍患者也可能同时患有躯体疾病。因此，当患者出现心理行为问题时，首先应对患者进行全面的体格检查及神经系统检查，而不要急于给其带上单纯的"心理疾病"的帽子，否则可能会延误躯体问题的发现甚至威胁生命。

（二）实验室检查

在躯体疾病、精神活性物质、中毒所致的心理障碍中，实验室检查可以提供确诊的依据。

（三）脑影像学检查

CT、MRI等可以了解大脑的结构改变，fMRI（功能性核磁共振成像）、SPECT（单光子发射计算机断层成像）、PET（正电子发射断层成像）可以使我们对脑组织的功能水平进行定性甚至定量分析。这都有助于我们进一步了解心理障碍的神经生理基础。

（四）心理评估

与躯体疾病的临床检查不同，心理评估结果不是确诊的金标准，但可以提供有价值的信息，可以使我们详细了解患者的心理健康状况、性格、智能等多个方面的综合情况，包括在交谈中患者不愿暴露的想法、情绪。常用的心理评估有以下几种：①能力测验：智力测验、适应行为发展量表、特殊能力测验；②人格测验：MMPI、EPQ、16-PF、罗夏墨迹测验、主题统觉测验等；③临床评定量表：SCL-90、儿童行为问卷等；④神经心理测验：HR神经心理成套测验、韦克斯勒记忆量表、威斯康星卡片分类测验等。

第三节　心理行为问题的诊断思维

依据前述的检查方法，会观察到、问到、听到、查到一些信息，接下来的关键是如何从一堆信息里找到关键线索，如何快速准确判断患者的心理状态。精神障碍的诊断首先要遵循的原则是等级诊断原则，其次要遵循一般的逻辑准则，如先考虑常见问题、再考虑罕见问题等等。按照这些原则，结合国内外诊断推理研究成果，邓云龙教授研究出"动态多轴诊断"方法，可以帮助医师快速准确地诊断和鉴别诊断心理行为问题。

在前面 DSM-5 带来的新变化一节里,我们看到"谱系"的观念再次回归,而这里的"轴"正是对谱系的具体操作化和向临床实践的拓展。

一、精神障碍的语义轴

诊断思维的语义结构理论认为,疾病知识(如临床特征)是以语义轴的形式储存在医师头脑中的。语义轴即临床意义相反的、含义丰富的、能够表征临床知识并能够促进医师回忆的词汇组。越是经验丰富的医师,其头脑中的语义结构越多、语义含义也越丰富。如急性—慢性两类不同定语的精神分裂症,初学者和经验丰富的医师对于急性—慢性语义内涵的理解会有很大的不同。

按照等级诊断思维和心理行为问题特征,精神障碍常见的语义轴(见图 4-1)包括:

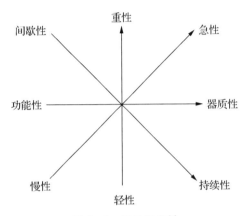

图 4-1　常见语义轴

1. 器质性-功能性轴　心理行为问题并非只见于心理障碍,也可以见于各种躯体疾病、中毒、物质成瘾,因此临床上发现心理行为问题时,首先要判断是器质性还是功能性的,否则可能会延误治疗,甚至危及生命。可以从病史、症状、体征、检查等方面来进行鉴别(见图 4-2)。

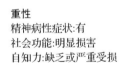

重性
精神病性症状:有
社会功能:明显损害
自知力:缺乏或严重受损

功能性
病史:无躯体问题、感染、外伤、物质滥用、中毒
症状:无意识障碍、智能障碍等
体征:无体格检查、神经系统检查阳性发现
检查:无物理化学检查阳性发现

器质性
病史:躯体问题、感染、外伤、物质滥用、中毒
症状:意识障碍、智能障碍等
体征:体格检查、神经系统检查阳性发现
检查:物理化学检查阳性发现

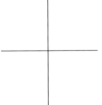

轻性
精神病性症状:无
社会功能:相对完好
自知力:完整

图 4-2　精神疾病临床特征基础轴

2. 重性-轻性轴

接下来需要判断这些问题是重性（精神病性）的还是轻性（神经症性）的,这与治疗的方向息息相关。如果是重性的,则需要给予抗精神病药物、情绪稳定剂或抗抑郁药物治疗,如果是轻性的,则多只需心理治疗或者抗焦虑抑郁药物治疗。可以从精神病性症状、社会功能和自知力三个方面进行鉴别（见图4-2）。

3. 急性-慢性轴

如前所述,从轻微症状的最初出现到疾病症状的充分表现,如在1个月之内,就是急性起病,如历时3个月以上为慢性起病,介于两者之间则为亚急性起病。

4. 病程轴

病程对临床诊断有重要的意义,不同的病程特点多提示不同的心理疾病,如:①短暂反复发作性病程:癔症;②单次发作性病程:中毒性精神病、急性心因性反应;③间歇性病程:抑郁症、双相情感障碍;④持续性病程:脑器质性疾病、精神分裂症、人格障碍、偏执性精神病、恶劣心境障碍、环性心境障碍;⑤周期性病程:周期性精神病、月经前期综合征。总结出来的轴包括:持续性—间歇性轴,持续性—发作性轴,持续性—周期性轴,单次发作性—反复发作轴等。

5. 症状轴

症状是大多数精神障碍的主要诊断依据,依据患者各种心理行为问题,可以画出一些对应的轴。比如:感觉减退—感觉过敏轴,内感性不适—内脏幻觉轴,思维迟缓—思维奔逸轴,情感协调—情感不协调轴,情感高涨—情感低落轴,焦虑情绪—抑郁情绪轴,注意增强—注意减退轴,精神运动性兴奋—精神运动性抑制轴,有自知力—无自知力轴等。

二、动态多轴诊断和鉴别诊断过程

诊断是根据疾病的特征性临床表现（或称关键特征,key feature）进行的,不同心理行为问题有不同的特征性临床症状和临床特点。比如急性精神分裂症的关键临床特征是功能性、重性、急性、分裂症状等特征,按照等级诊断思维和先考虑常见病再考虑罕见病的逻辑原则,我们可以将功能性—器质性轴作X轴,重性—轻性轴作Y轴,分裂症状—情感症状作Z轴,急性—慢性作A轴（另一个斜轴）;如果特征较多,我们也可以去掉明显可以排除的问题。此例显然可以去掉功能性—器质性问题,将X轴变成急性—慢性轴。显然,随着诊断推理的进行,坐标语义轴的数量和含义会动态变化,最后,当疾病关键临床特征穷尽时,动态多轴坐标变为静态,坐标各轴显示的就是疾病的关键临床特征语义轴,从而提示该疾病的诊断（见图4-3、图4-4）。

举例而言:某24岁女性,三年前发现患有糖尿病,之后一直坚持药物治疗。患者患病后压力大,有病耻感,不愿意和家人和朋友提起患病的事实,住院治疗时也是独自一人。逐渐出现情绪低落,很难高兴,很少和他人交流,兴趣减退,对以前喜欢的活动和工作都没有热情,脑子反应变慢,注意力不集中,不能坚持工作。

精神状况检查:神清语利,交谈接触合作,无幻觉妄想,有抑郁情绪,思维迟缓,意志活动减退,有自杀观念,自知力存在。

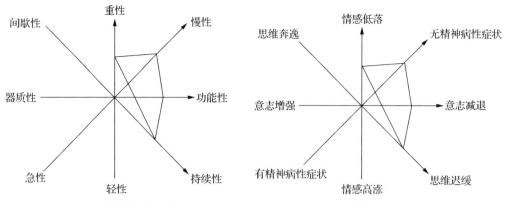

图 4-3　动态多轴诊断坐标-1　　　　　图 4-4　动态多轴诊断坐标-2

从坐标我们可以简明扼要地总结该患者的特点：功能性、重性、无精神病性症状、情绪低落、思维迟缓、意志活动减退、伴有自杀观念。从坐标各轴我们可以发现其与抑郁症的特点比较吻合，从而不难作出诊断结论。

同时，动态多轴坐标显示的是疾病的关键临床特征，因而也可用于鉴别诊断（见图 4-5）。

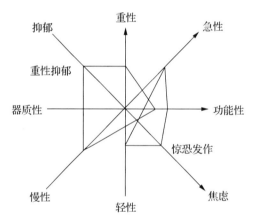

图 4-5　重性抑郁与惊恐发作的鉴别诊断坐标

因此，动态多轴诊断坐标不但可以直观地呈现疾病的关键特征，而且可以显示临床诊断思维的过程，此不但有助于临床实践，更是教学的有效方法。

[中南大学湘雅三医院　邓云龙　马鑫]

参考文献

［1］邓云龙，杨德森. 功能性疾病的再认识[J]. 医学与哲学，2001，22(9)：43-44.

［2］邓云龙，袁道瑞，杨帆，等. 语义结构理论与临床推理[J]. 医学与哲学(人文社会医学版)，2010，31(1)：28-29.

［3］袁勇贵. 共病诊断的意义[J]. 临床精神医学杂志，2003，13(3)：181-182.

第五章　心身障碍的治疗

第一节　心身障碍的心理治疗

一、心理咨询治疗的基本原则

医学心理咨询是通过医学会谈和讨论(必要时进行心理测验),查明病人心理障碍的性质和可能的原因,给予劝告、建议、教育、支持和各种形式帮助的过程,包括运用简短的心理治疗和医药治疗(即综合干预)。其服务的对象主要是病人及其亲属,包括那些正在恢复或已经恢复的病人,以及有心理问题要求医学帮助指导的人们。心理因素是导致心身障碍的关键因素,因此对于此类患者来讲心理治疗十分必要。

医学心理咨询要取得好的效果,医生必须遵守以下几项原则,在会谈中努力贯彻。

1. 耐心倾听,鼓励疏泄

从事医学心理咨询的医生必须满腔热忱、乐于助人,同情地、理解地倾听患者诉说,不要任意打断患者谈话。这种倾诉常能减轻患者不良情绪,有一定的治疗意义。但是,也有很多患者对于这类倾诉存在种种疑虑,他们怕被人看不起,怕被当成精神病,怕医生责怪。因此,对这样的患者要加以鼓励,告诉他们:医生正准备给予帮助,倾吐内心不快既有助于医生了解他们的情况,也可减轻自己的精神负担。

2. 积极支持,建立信心

一旦患者倾诉了大量的痛苦体验,医生应表示同情和理解。同时反复说明,心理障碍通过适当步骤是会好转的。对病人的各种误解和担心,包括有无精神病、会不会死、会不会变痴呆等,应鼓励其诉说,并给予耐心的、有说服力的解释,必要时给予强有力的保证,使患者理解问题实质,看到希望,树立信心。

3. 解释得当,应对审慎

咨询医生在问题性质未弄清之前,决不要轻易回答问题。医生应根据科学知识,善于引导患者自己寻求答案。解释要有理、恰当,切忌发表模棱两可、没有根据的咨询意见。不要简单、草率地敷衍病人,也不要单纯干巴巴地说教。一时难以解答时,可要求患者进一步提供材料,或心理测验,预约下次再诊。

4. 尊重病人,严守秘密

心理咨询常涉及患者的个人隐私、人际关系、夫妻感情和社会问题,很多患者不希望为其他人知晓。对来访者所谈的个人隐私,应严守秘密,不得随便谈论。非咨询人员不得参与会谈。如处理不当,也可构成法律问题。

5. 解决问题

寻求咨询，目的是为了得到帮助和解决问题，因此，在咨询中帮助患者学会解决或处理问题的方法是非常必要的。其基本步骤为：①了解和澄清问题的性质，并列出所有的问题；②让病人挑选其中的一个问题先着手解决（即学会分清主次）；③帮助病人考虑各种解决问题的可能方法，并列出各种可能的方案，最好是写下来，然后选择其中最可能实施和成功的方案；④根据作出的选择，付诸行动去实施或执行；⑤评价实施的结果。如果病人的前一个问题解决，再选择下一个要解决的问题，仍按上述步骤进行。如果问题并未解决，则咨询医师应该帮助病人共同回顾上述的每一个环节，寻找可能的症结所在，并改正之，这样可以提高解决问题的成功率。一般来说，在咨询过程中应鼓励病人独立地提出问题和解决问题，以便使其学会应对、处理问题的策略和解决问题的技巧，学会"举一反三"地应用于日后的生活和工作之中。

需要注意的是：心理咨询医生除了针对患者及其家属，也应当与患者的内科或外科医生及时沟通，特别是需要药物辅助治疗的患者。

二、医患关系技术

心理治疗是一种治疗形式和特殊的人际关系过程，主要是通过在治疗者与患者之间，或者在集体环境下小组成员之间建立起言语或非言语的交流或沟通，其目的为帮助患者减轻情绪障碍，改变适应不良的行为方式，促进人格成长，以及更加有效地应对和处理生活中的问题。

心理治疗是近一百余年逐步发展起来的，治疗者的背景及其理论和方法众多，差异很大，这对其分类带来了一定的困难。一般以理论流派的不同来进行分类，如精神分析及精神动力学治疗、行为治疗、认知治疗、支持性心理治疗和人际性心理治疗（包括集体、婚姻和家庭治疗）等。

心理治疗疗效的取得取决于许多方面，包括治疗的环境或氛围、治疗医师的个人魅力与专业技能、患者的问题性质及其领悟能力等。例如，治疗环境中双方位置的安排、房间的光线、色彩与摆设，治疗会谈过程中治疗医师的目光注视、言谈举止，以及对问题重点与时间分配的把握等。但不论哪种心理治疗，良好的医患关系是进行治疗的前提条件和取得效果的重要因素。

所谓医患关系，是指患者与治疗者之间所建立起来的一种特殊的人际关系，它对治疗进程和疗效的取得起着举足轻重的影响。医患关系不仅是所有心理治疗方法中所共同存在的一个重要因素，而且在临床各科、社会助人机构或咨询服务中也普遍存在。例如倘若病人信任其治疗医师，则会对治疗采取合作态度，容易取得疗效；反之，若不信任治疗医师或担心所用治疗方法不安全，未完全遵嘱配合治疗，则疗效难以取得。因此，建立良好的治疗性医患关系是一切心理治疗方法和临床工作的基础，表5-1归纳了医患关系的一些基本要素。

表 5-1 建立良好医患关系的基本要素

诚实坦率	友好、开放和不作评论的态度有助于获得病人的信任。
通俗易懂	使用规范化语言和病人容易理解的词语(如不开心)。
神人 (empathy)	同情、关心,不要不断地提问,但要给予同情理解的提示,如"那一定是你最痛苦的时候"。 不要埋头记笔记,要看着病人,采取"积极的倾听"。
处理好 病人情绪	病人出现强烈的情绪波动如哭泣时,应以支持的方式来鼓励情绪表达,然后使其平静,再婉转地询问此时的想法及促发因素,也可有适度的身体接触,如握手、抚肩等。 注意必须小心处理愤怒或烦躁不安的情绪,特别是人格障碍或精神病人。
监察自 己对病人 的感情	治疗中须避免过度的卷入"同情",否则会对病人造成伤害,影响你的客观判断能力。 对治疗中受挫折产生烦躁或不喜欢的情绪,尽量不要让病人知道,以免伤害病人。 注意克服如害怕或不舒服(与严重偏执性精神病病人接触),怕被病人操纵感(与人格障碍病人接触),或者是非常悲伤(与自杀、抑郁症病人接触)等感情,因为它们会影响你对病人的决定。 注意把握好交谈中患者的继往经验(如身世、经历、遭遇等)对医生产生的情绪感染和影响。

一般来说,良好的治疗性关系的建立依赖于患者和治疗者两个方面。对患者而言,应该信任治疗者;对治疗性工作采取合作态度;对治疗的目的和方法有一定程度的了解;求治动机明确。对治疗医师而言,则应尊重病人;将病人作为一个"人"来看待;同情和关心;对病人毫无偏见的接纳和承认;耐心地倾听;神人,能完全理解病人所经受的感情体验;对自己的技术和能力有充分的自信和保证;明白自己能力的局限性;具有一定的伦理道德观。另外,双方相互之间治疗接触时间的长短、频率(疗程次数)、治疗场合,以及对治疗目标、方法等意见的统一与否等都对治疗性关系的建立有很大影响。

三、一般心理治疗

一般心理治疗亦称为支持性心理治疗,是用于帮助近期遭遇疾病或人际逆遇的人,支持患有不能治愈的内科或精神科疾病的病人,或者是帮助有应激性问题不能完全自己解决的人(如照顾残疾儿童)。其治疗目的是减轻应激性逆遇,而不是改变其他症状。

环境的支持亦很重要,常常由亲属或朋友倾听逆遇者的问题来给予其心理上的帮助和同情。由医生或其他专业人员给予帮助时,其技术是相同的,但合用一些比较系统的方法以达到预期目标。病人与治疗医师之间关系的重要性在治疗中非常强调,如果关系良好会有助于疗程的进步,反之关系紧张会阻碍康复。所有临床医师均应该能够应用支持性治疗。表 5-2 简单列举了一般心理治疗的特点,其中一个重要的内容就是病人与治疗医师之间的治疗性关系。如果关系建立良好,可以在很大程度上支持病人面对困难;如果关系过于紧密,病人可能会过分依赖和失去自信。虽然病人应该感受到他受到医生的注意和关心,但也应该认识到这种关系是职业性的治疗性医患关系,与朋友关系显然不同,因为治疗医师同时也与其他病人保持着相同的职业关系。在医生这方面,治疗医师应该避免过多地卷入病人事件之中,保持公正、客观的指导。因此,注意监察治疗性医患关系紧密的变化倾向就很重要,例如,病人可能会问及治疗医师的个人生活,想方设法拖长规定的治疗会谈时间,或者不必要地增加与治疗医师接触的次数。如果有这些现象出现,治疗医师应该向病人解释他可以给其进一步的帮助,但须注意不是个人与病人的关系。

表5-2 一般心理治疗的特点

目的	保持或恢复最佳的功能水平
病人标准	健康人面临应激性生活环境(如适应障碍)患有严重疾病的病人 自我缺乏的人(如精神分裂症、精神病性抑郁) 躯体疾病的病人
技术	有能力并能给予帮助的治疗医师 支持 治疗医师的角色为指导者 很少或不做移情分析性解释 常合用药物 采取积极的态度 讨论改变行为、社交/人际技巧
支持性技术	建议、鼓励、强化、劝告、教育、现实检验、认知纠正、保证
疗程	简短(几天至几周)或非常长(数年)

一般心理治疗的基本技术有以下几种:

1. 倾听

首先是应安排充分的时间来谈病人的问题。通过耐心的倾听,让病人感到医师在关心他和理解他。治疗医师在倾听过程中的非言语性集中注意的姿态和重复、回述、归纳病人所讲的内容会有助于提高倾听的效果。可以毫不夸张地说,倾听是心理治疗的一个核心技术,即好的心理治疗医师不在于讲多少,而在于听多少。

2. 解释和指导

接下来是就病人有关躯体和心理问题给予解释和知识教育,矫正有关不正确的认识或卫生知识,并给予有效的指导和必要的健康教育。许多病人是因为错误地理解其疾病性质或可能的后果而出现不必要的担忧。这种误解往往会因为病人的焦虑和不能重视最初提供的信息而加深,也可能是因为医生倾听病人问题时间不足所致。缺乏耐心和足够时间倾听病人的叙述是临床医师容易发生的一个常见错误,应注意避免。理论知识是解释和指导中的重要内容,如对焦虑、抑郁病人解释有关焦虑和抑郁症状产生的心理学假设、生物学的研究发现及其药物与心理治疗的机制等。在给予这些解释、指导和知识教育时,治疗医师须注意用通俗易懂的语言或形象化比喻来说明,而不是上专业课。

3. 减轻痛苦或逆遇

下一步是通过鼓励病人情绪表达来减轻苦恼或心理压抑,亦称疏泄。为了达到这一目的,治疗医师可以先告诉病人:许多人遇到棘手的问题或挫折时,会有既感到悲观绝望又感到愤怒敌对的混合情感体验,即使知道无法解决,但讲出来会好许多。告诉这一点后,再鼓励病人将有关问题的感受表达出来,而不是压抑。

4. 提高患者自信心

如果病人长期存在问题,如患慢性疾病(高血压、糖尿病、关节炎等),很容易丧失信心和希望,精神萎靡,对这类病人,提高其自信心特别重要。即使医生不能担保最终是否能够康复,但用一些心理支持的方法常常可以保持病人活下去的希望。如帮助病人复习回顾自己虽长期患病,但仍保留的一些优点和兴趣爱好。因为即使存在疾病或副反应所致的严重损害,病人也仍然会保持一些功能和乐观,应该鼓励他们认识到这一点,并学会使用和自娱自乐,即"知足者常乐"。例如,乳腺癌根治术后的病人往往因自我形象缺乏吸引力等产生自卑,可以提供有关人际交往的一些心理学知识,认识到能力吸引与志趣爱好相似性的吸引,也可以建议做乳房整形再造术。

5. 鼓励自我帮助

最后,治疗医师应该鼓励患者学会自助,即使是患有严重疾病或残疾的病人也可以学会自助。自助的目的是帮助病人在配合常规临床治疗需要和继续保持原有功能之间建立起恰当的平衡,这是支持性心理治疗的一个最重要目的。一般来说,大多情况下要求达到这样的目的,因为医生所提供的保健服务不可能永久地让病人依赖下去。鼓励病人学会自助和自我处理问题的能力,这是支持性心理治疗以及其他各种治疗方法,包括一系列心理治疗和药物治疗的最终目标。让病人认识到心理治疗是在病人遇到问题或痛苦时所提供的一种帮助,起的作用是拐杖支撑作用,目的是帮助病人"吃一堑,长一智"。在今后的生活过程中,应该学会应用治疗过程中所学到的各种知识或技巧来"举一反三"地调节自我的心理功能,而不是长期依赖于医生,靠"拐杖"走路。

心理治疗的第一次会谈时间一般要比以后的会谈长一些(30~45分钟),以便有充分的时间听病人的叙述和了解病史。以后每次治疗性会谈一般15~20分钟就可以了,除非又有新的问题出现而延长一些时间。起初的会谈一般为每周1次,直至主要问题解决,然后会谈治疗的间歇期可以拉长到2~3周一次或更长。在考虑每次会谈长短的时间、会谈的频度和疗程时,医生应兼顾到病人的需要与自己工作安排上的协调(因为其他病人也有相同帮助的需要),同时还要考虑到长期支持治疗病人对医生产生依赖的危险。

四、积极心理治疗

积极心理治疗法于1968年由诺斯拉特佩塞斯基安教授在德国创立,是德国医保系统认可的少数几个心理治疗疗法之一, 也是目前德国乃至整个欧洲运用范围最广的心理治疗方法之一。它以跨文化研究为基础,以冲突的研究和解决为核心,以资源为取向,从态度、理论到工具均有革命性的创造。它深入研究了心理治疗的过程,在其创立的"五阶段治疗"的平台上,其他疗法和工具可以根据来访者的具体情况得到整合地运用和实施。

1. 积极心理治疗的三个基本原则

积极心理治疗的三个基本原则:希望原则——对人类的积极观念;平衡原则——冲突的动力和内容;磋商原则——治疗与自助的五个阶段。

2. 冲突的四个领域

在研究了不同文化背景对冲突的处理方式之后,可以将冲突归纳为四个领域。也就是说,当我们感到烦恼不安、压力沉重、被人误解、生活紧张而感到没有意思时,会以下面四种方式表现出来,这四种方式也与学习、认知的四种方式相联系。这就是积极心理治疗中的平衡模型。

(1) 躯体/感觉领域:以心身疾病的方式或觉察自己躯体的方式来反映冲突;

(2) 成就领域:与个体的自我概念相结合,可以采取逃避到工作中去的方式,也可以采取逃避到成就上去的方式;

(3) 关系领域:与家庭、伴侣及社会群体的关系,由传统的方式以及个人的学习经验所决定的;

(4) 未来领域:直觉和幻想可以超越现实,能够囊括生活中一切事物,乃至对将来想入非非。人们可以从幻想中谋求冲突的解决,从想象中达到如愿以偿的结果。

3. 积极心理治疗的五个阶段

积极心理治疗的五个阶段的过程是与处理冲突的四种方式相联系的。

第一阶段:观察/拉开距离　病人描述在什么时候、什么情况下感到烦恼,在什么情况下感到快乐,都有什么症状? 来访者初次来访时,他的困惑和挣扎已经持续了很长一段时间。在这段时间里,来访者的关注点一直为冲突或症状所吸引,眼界狭窄,陷入"冲突"特定的处境中不能自拔。此时的来访者对他的症状可能体察入微,但是失去了对自己整体生活状态的全面观察,像一个将书放到鼻子前面两寸远的人,对眼前的几个字看得很清,这几个字也过分大了,造成了晕眩,然而对整句话、整段话、整页的信息,来访者已很不清晰。应对此时来求助的来访者,首要的是帮助他冷静下来,与自己的症状拉开距离,才能更好地观察自己的整体状态,才能进而更好地配合治疗。同时,对于咨询师而言,在这个阶段我们的任务是全面观察来访者:倾听他的诉说,记录他进门来的第一句话,他的外貌、表情、坐姿、声音大小缓急等等非语言信息,而不要急着形成假说,甚至下判断。由于来访者在这个阶段,尤其是初次访谈时,求助心很强也很急,常会问:"你看我这是怎么了?""我应该怎么办?"等类似问题,咨询师常常被来访者的这些问题"牵引"到了来访者的位置:只看眼前三寸远。因此,在这个阶段,不仅是来访者,咨询师能否做到"拉开距离"也是非常重要的:拉开与来访者的症状,与来访者的距离,以及最重要的——拉开自己与自己所学理论的距离,一定要避免初步了解情况后就开始用所学知识/理论来"套"眼前的活生生的案例,避免匆忙下判断。

第二阶段:调查清点　以结构式的访谈进行调查。病人指出什么样的冲突是积极的,什么样的冲突是消极的,由此而探索冲突与现实能力之间的联系。经过第一阶段的接触,来访者呈现了他的部分生活经历,尤其是与其症状相关的那部分经历,咨询师也必然形成了一些假说和旨在深入了解情况的问题。在这个阶段,积极心理治疗一般用"平衡模式"工具来调查并整理来访者的生活事件,并用鉴别分析表(DAI)或者威斯巴登心理治疗与家庭治疗调查表(WIPPF)来清查来访者的行为常模、现实能力、冲突反应模式以及社会行为和情感关系模式。在这一阶段,各个疗法都有自己的工具去调查来访者的历史情况,不过大多数疗法是"病理学"类的,即围绕来访者的症状问题。有的疗法又会"放任"来访者对过去进行"大规模"回忆,造成这一阶段耗时而又目的不明确。积极心理治疗的几个工具在这一阶段的运用旨在找出来访者的冲突的动力和内容,以便作出准确判断,既看到来访者症状的负面影响,又要把握这些症状的正面含义——症状的功能,尤其是来访者自身的现实能力哪些过度强大或弱小、哪些过于僵化,才造成对冲突的不恰当应对,并导致了外显的症状。

第三阶段:处境鼓励 积极地肯定病人的所作所为,而不是批评指责。与一般意义上的正向"鼓励"不同,这里的鼓励是与处境相关的,尤其是来访者的冲突处境中,咨询师的任务是帮助来访者认清整个处境,既看清冲突的全景,也看清自身造成冲突的原因以及冲突应对的模式,在整个过程中显示和运用了哪些现实能力。积极心理治疗在这一阶段常用的工具有"积极诠释表"等。在这个阶段,来访者会完成所谓的"顿悟"或者"自我发现",为心理治疗的"治疗"做好铺垫,为解决冲突和问题做好了准备。

前面三个阶段的主要时间放在了来访者的过去经历上,然而,心理咨询和治疗的主要目的是为了来访者的现在和未来。积极心理治疗不会将调查来访者过去经历做成"挖伤疤",而是了解伤疤形成过程——为什么会受伤? 怎么受的伤? 伤是怎样合并形成这样的疤痕的? 从而形成弄清来访者的心理行为模式,以解决来访者今后的生活健康问题:如何不受伤? 或者即使受了伤,如何处理和应对才是真正的愈合?

第四阶段:语言表达 与人交往中断是人际关系出现困难的特点。应学会讨论所出现的问题,让来访者以新的视角、新的行为去应对现实生活中的现实冲突。积极心理治疗中有句名言:健康的人不是没有问题的人,而是能够恰当地应对问题的人。在这个阶段,咨询师的主要启发或帮助来访者恰当的应对生活中的冲突,要针对来访者的现实处境和能力采用最适合来访者的治疗工具,可以是认知行为的,可以是心理剧或艺术治疗,当然,也可以是积极心理治疗的特有工具。

第五阶段:扩大目标 这是积极心理治疗的最后步骤,运用所有可能得到的手段使病人达到患神经症之前的水平。前四个阶段的进程,来访者对自身的了解更清晰,不仅对他说出来的、向咨询师求助的冲突和症状有了新的解释和应对,调整了相关的现实能力,同时对他没有提出的,或者过去没有意识到的,而通过治疗回想起来的问题,会有新的观察视角。因此,咨询师在这一阶段应该启发来访者面向未来,巩固并发展治疗成果。至此阶段,不是"病"被治好了,是"人"被治好了。

积极心理治疗是从全方位地看待事物,看到事物的方方面面,而不仅是某一层面。因此,能够消除病人消极的想象,把病人理解为具有自助能力的个体。上述治疗程序并非一成不变,而是因人而异。根据病人的年龄、冲突状况、内部和外部的动力,可对治疗程序进行调整。依据病人的条件而分别侧重于分析、催眠或集体心理治疗和家庭治疗。与传统的治疗形式比较,积极心理治疗已被证实其优越性。当然,治疗者只是把病人带到水边,至于是否喝水,则在于病人自己。

五、精神动力学心理治疗

弗洛伊德创立的精神分析在心理治疗的发展史上有着举足轻重的地位,他比较系统地提出了一系列理论假设和治疗技术用于临床实践,推动了心理治疗的迅速发展,曾在19世纪末和20世纪的前30年产生了很大影响。精神动力学理论主要是从一个人的内心心理冲突等方面来阐述其外在的行为表现,即提出一系列的心理学假设,如弗洛伊德提出潜意识的冲突——性驱力、心理防御机制,新精神分析学派提出的自我发展、社会环境和人际冲突理论等。在治疗过程中,通过建立良好的治疗性医患关系,逐步发现病人潜在的内心冲突和过去的创伤经历,并用于解释与目前症状和异常表现之间的关系,使病人产生内省或领悟,从而取得治疗的效果。

(一)传统的精神分析治疗

传统的精神分析治疗的持续时间长达数年之久,每周会谈 4～5 次,每次 1 小时左右,费时较长,且花费昂贵,疗效难以肯定,目前在许多国家并未将其列为卫生服务的一项措施。在基本的精神分析治疗技术中,治疗医师尽量忽视自己的存在而鼓励病人自由地谈论自己的想法和感受(即自由联想),这一技术与梦的解析被认为是精神分析的基本原则,它们可以探讨病人的潜意识过程。治疗医师通过提问来澄清问题,帮助病人面对阻碍,并给予解释、指点,同时保持相对的被动。

由于这一过程是连续性的,因此病人往往在开始时回避某些问题,甚至对治疗表示出某种程度的"阻抗",如拒绝治疗医师的解释、指点等。随着治疗的深入,治疗性同盟或合作关系逐步确立,即建立起良好的治疗性医患关系,以保证治疗过程的继续和疗效的取得。通过经常与病人的见面会谈(通常每周 5 天),逐步发展建立起移情,即治疗医师对病人早年生活经历的看法和感受。这时,病人的行为表现和交谈内容开始能给出一些直接或间接的证据,尤其是病人有时并不通过言辞来表达其想法和感受,而是以治疗过程中或治疗以外的行为来表达或显露。治疗医师必须对这种行为和有关的其他问题给予解释、指点,起初给予的解释和指点常被病人拒绝,有时是因为解释不正确,有的则需要慢慢地改变病人思维的习惯方式,即需要治疗医师不断重复地工作修通。随着治疗医师的解释、指点被病人逐步接受,病人达到内省。

必须注意,在治疗的过程中,治疗医师对病人的感情也会随之发生变化,部分是现实的,部分可能是对其早年经历的曲解(反移情),即治疗医师对病人的不现实感情,它对治疗有影响。近年来,这一术语已扩大到心理治疗医师对病人的所有感情,无论现实与否。还有人认为治疗医师如果有一些这种感情,可有助于更好地认识病人的问题。另外,精神分析过程中还会出现负移情,即病人对治疗医师的敌对感情,而正移情则是指病人对治疗医师产生与敌对相反的感情,如依赖、偶像或性爱的感情。一旦在治疗过程中产生这样的移情,许多病人的神经症或心理问题会再次出现,因为与治疗医师有关,文献中常称此为移情性神经症。应该注意,对此类问题的分析也是治疗的一个主要部分。

有经验的临床医师的一般感觉是:长程心理治疗对求治动机强烈、文化程度较高、非精神分裂症、非躁狂抑郁症及非反社会人格障碍的病人,疗效较好。临床经验也提示,对那些长期受情感困扰或个人心理成长发展延迟的人来说,长程心理治疗较合适。其禁忌证为偏执型人格障碍、严重的抑郁症、精神分裂症。

(二)短程精神动力学心理治疗

短程精神动力学心理治疗是在传统的长程精神动力学心理治疗和精神分析的基础上逐步改良发展起来的,它强调病人人格成长发展的连续性,倘若出现精神动力学上的冲突,便会影响到病人人格的成长和发展。治疗医师强调这一中心冲突,希望经过治疗可以得到改变,以利于对病人今后的成长发展。在各种短程精神动力学心理治疗中,一般提倡每周一次的治疗性会谈,每次30~60分钟,共10~20次左右。由于短程精神动力学心理治疗疗程较短,治疗侧重某一问题的改变,并不强调做广泛的人格分析,因此有时也称为焦点心理治疗。因为短程、限时,使得这类治疗在治疗的目标、病例的选择和技术应用等方面有其独自的特点。

在开始阶段,病人和治疗医师共同选择或确定出侧重治疗的问题,并让病人举出一些具体的实例来描述每个问题是如何影响他的,当时是怎样想、怎样做的,以及是什么样的情感表现。鼓励病人自由交谈,而治疗医师较少主动参与,目的是建立较好的治疗性关系,这一点不同于常规的诊断性会谈。当然,治疗医师并非完全无动于衷或不参与,而是反应较多地侧重病人情绪上而非所讲的内容上,如可能会说:"当您讲这件事的时候,看起来您很生气。"

在以后的会谈过程中,治疗医师鼓励病人讲出其情绪苦恼的问题,复述与他人的关系中属于自己这方面的问题,以及确定问题的核心或焦点所在。帮助病人回顾自己的生活经历和认识目前问题的产生过程,同时治疗医师可给予一些提示以帮助认识。这些提示又称为解释,主要是给病人作为考虑的"假设",而不是一定要接受的"事实"。有些解释是基于病人对自己生活的看法,有些则是基于病人与治疗医师交谈时的行为表现。

在治疗的后期,及时结束治疗是短程心理治疗的重要特点之一。一般来说,确定结束疗程的日期在治疗的初期便要向病人说明,使病人和治疗医师都能意识到治疗是短期的,同时也调动了病人的求治动机,即需要积极配合医生,因为治疗是有时间性的。另外也减轻了治疗医师的负担,从无休止的治疗超负荷中解脱出来,并且要求治疗医师在有限的时间内帮助病人解决问题,这样也要求其必须认真地倾听病人的叙述。有些治疗师特别强调病人的任何一次失约便是治疗的结束,而另一些治疗师则强调总的治疗次数。大多数治疗师则并不确定具体的结束治疗时间,只是提出他们与病人的会谈是有一定时限的。

短程精神动力学心理治疗非常强调治疗性医患关系的建立,其中包括良好的会谈行为,如鼓励、支持、复述、解释等。当然,心理防卫分析、移情解释和重新塑造等技术也可使用。在10~20次的短程精神动力学心理治疗中,通常有1~2次的移情分析或解释;从与病人交谈所使用的语言中,要求治疗医师有高辨别力的语言技能来进行移情解释,这样才会取得较好的疗效,因此要求病人有一定的领悟力、文化程度,在比较深入地了解病人之后方才进行移情解释。必须注意,过多地应用移情解释会使得病人感到治疗"千篇一律"和"索然无味",不再配合治疗。对于难治性病人必要时可使用释梦技术。

治疗成功的另一个重要因素为"良性忽视"。在短程精神动力学心理治疗的过程中,可能有许多动力学的问题需要解决,但治疗医师关注的只是焦点或核心问题,其他的必须予以忽略和不作评论。必须注意,治疗的分期有助于治疗医师确定病人的特殊情感。在治疗初期,病人常常希望治疗医师能给他带来明显的改变,对此治疗医师不要作过多的评论和解释,可以让病人更多地自由联想,并不一定局限于某一焦点或核心问题。而如何侧重问题或解决焦点冲突则又是决定是否进行短程心理治疗的一个关键,其中的"分寸"把握对治疗医师来说是一个挑战。在治疗的中期,病人可能会出现阻抗,治疗医师不妨安排一些时间与其讨论目前和过去面临问题时病人所采用的方式(主要的心理防卫方式)。在治疗的后期或着手中止治疗时,移情问题可作为治疗的重点,可以用直接支持的方式来解释它,并且治疗医师以"神入"的态度使病人的焦点冲突具体化,使得其将冲突作为过去和现实经历中的一种存在而接纳它。此外,必须让病人明白,结束治疗并不是治疗医师嫌弃他或疏远他,而是让他更健康、自然地独立生活和调节自我,减少对治疗医师的依赖;如果需要,治疗医师仍然会帮助他,可以通过电话或不定期门诊等。

治疗过程中确定病人的焦点冲突是短程精神动力学心理治疗的必要条件。所谓焦点冲突,简单地说,就是病人的主要问题症结之所在。比较特殊或明显的部分,可以在短期内得以解决;比较复杂或潜在的部分,需要耗费较多时间方能得以解决。在实际工作中,可以根据有关诱因、病人的早期生活经历和行为表现方式等来找出焦点冲突;释梦和移情分析可有助于病人认识和找出焦点冲突。一般临床工作中确立的焦点冲突可能不止一个,这就需要治疗医师来决定和辨别哪一个焦点冲突是最关键的、最需要处理的,而且是能够见效的。

短程精神动力学心理治疗一般用于比较自卑和存在有人际交往问题的病人,可以同时伴有情绪障碍、进食障碍或性问题,但对严重的精神分裂症、抑郁症或药物滥用、企图自杀的病人一般不适用。具体来说,病例选择的指征为:①有焦点冲突;②能用感情词语来表达其思考的内容;③强烈的求治动机和愿望;④对治疗性解释有良好反应;⑤有一定的人际交际网络;⑥能与治疗医师建立起情感的接触和沟通;⑦除外严重抑郁、精神病、冲突行为、边缘性人格障碍、施虐性人格障碍或偏执性障碍的病人。

六、家庭治疗

家庭治疗又称"家庭心理治疗",是旨在矫正家庭系统内人际关系的一类治疗方法。其主要理论假设是将症状行为与问题视作异常家庭关系的结果而非某一成员的特性,即心理障碍产生于家庭内部人际关系而非个体本身。通过把家庭看成为一个群体,分析其组织结构、沟通方式、角色定位与期望、相互作用关系,再根据"系统论"的观点来理解和认识家庭系统内所发生的各种现象。强调系统内任何成员所表现的行为都受系统内其他成员的影响,个人的行为影响系统,系统也影响成员。

家庭治疗不是指到病家中进行治疗的上门访视或家庭病床,而是指让病员的家庭成员和病家一起进行治疗,实际上可以看作是集体治疗的一种类型,只不过该"集体"由病人及其家属组成。治疗的基本原理是帮助病人的家庭成员找出使病人发病、症状持续加重的家庭因素,指导他们共同克服或消除这些障碍,使病人的病情或症状得到减轻或改善。

家庭治疗有许多类型,它们在采用治疗技术、治疗的侧重点和解释方法等方面有所区别。例如有些治疗特别注意以往经历和体验,有的却把注意力集中于病前的问题和障碍;有些治疗者的任务只是对家庭在病态形成和发展中所起的作用作出解释,有些却进一步对要采取的行动作出建议;有些治疗采用固定的治疗方案,有些却较为灵活、因人因病而异;有些治疗者强调在家庭治疗中所有接受治疗的成员应该是平等的,有些治疗者却希望维持传统的关系形式(如父子关系中父亲具相对的权威性)。

（一）一般性家庭治疗

这是一类在日常临床实践中应用最多的家庭治疗方式。临床医生常常在收集病史、精神检查或病情观察中找出病人的疾病与家庭因素之间的关系；或者是病人或其家属主动要求医生对他们的家庭矛盾或冲突给予帮助，因而给予家庭治疗。治疗的指导理论是普通常识性家庭心理学，治疗方法是让病人和有关家属在一起，讨论他们当前存在的问题，并观察家庭成员间的人际交流情况；然后给以适当的解释、引导和指导，让他们对家庭的人际关系和交流作适应性调整。治疗应有计划、有步骤地进行。开始时可以每周 1 次，目的是为了找出问题；以后可以每隔 2～3 周进行一次，以便让他们有充分的时间尝试在家庭的实践中克服存在的障碍，并检验实践的结果。

（二）动力性家庭治疗

这是基于心理分析理论的一类治疗方法。有学者认为，家庭的当前问题起源于各家庭成员的以往体验，特别是病人父母的早年经验。治疗者的任务是帮助病人及其家属找出当前行为问题和个体以往经验的联系。治疗者也应重视自己与家庭成员的关系，并从中发掘治疗对象的无意识的观念和情感。治疗是分析性的，而不是指导性的。治疗者应用心理分析的观点，分析和解释病员家庭中的现象，使他们恢复"自知力"。

（三）交流性和系统性家庭治疗

这包括一组在国外较为常用的家庭治疗方法。治疗者们认为家庭问题的发生与家庭中非文明的"规矩"、对由谁来制定规矩的意见分歧以及家庭中的人际交流不良有关。治疗的任务是揭示这些家庭规矩，帮助他们共同改变这些规矩，并改善和促进家庭成员间的交往和交流。治疗者把注意力集中于当前问题及其改变方法上，而较少考虑各家庭成员的早年体验。这一类家庭治疗方法有好几名代表人物，他们发展的治疗技术有些不同。Stair 的疗法中，治疗者的作用近似于"教师"，具体地指导治疗对象如何进行相互交流及如何改进交流。Munichin 创导的疗法中，治疗者的作用相当于"导演"，他们不主张作具体指导，而是加以适当的引导，让治疗对象在尝试和实践的过程中学会彼此交流的方式方法，并在这一过程中察觉并暴露那些阻碍成员间交流的非"文明"的家庭规矩。他们把这类规矩称为家庭结构，因而这类治疗也可称为结构性家庭治疗。Haley 则认为治疗者的主要任务是促进家庭采取积极的行动，并帮助他们明确具体的目标。他们的治疗侧重于加强家庭内部交流的策略，因而又称为策略性治疗。

（四）行为性家庭治疗

这一学派的学者们认为，家庭问题的发生，或者是由于那些令人不快的问题行为，因其他家庭成员持续的、不合适的、不明智地强化而形成、巩固和加重；或者是因为那些良好的适应性行为没有得到家庭的"嘉奖"，而不能建立或逐渐消退。治疗者的任务是帮助家庭成员共同确定哪些是他们欢迎的适应性行为，然后帮助他们彼此间的接触，形成一个较为合适的家庭强化系统。

现代的家庭治疗方法基本上是在 1950 年以后问世的。在欧美各国，它的发展颇为迅速，已成为相当普通的治疗手段。一则因为发达国家中随着传统家庭的解体，家庭结构的变化，家庭问题日益突出；二则是因为家庭因素在人类心身健康中的作用愈来愈受到人们的重视;再则是家庭治疗简单易行且有一定的效果。就我国的具体情况来看,家庭的结构和观念正处在变革之中,而且又由于传统文化及客观条件(如医疗机构和人员与人口的比值较低)的影响,常以家庭作为治疗和康复的重要环境。

家庭治疗的主要适应证是青少年适应障碍,这类障碍常与家庭问题有密切关系,特别是当父母不能很好地对待有问题行为的子女时,更能从家庭治疗中得到帮助。治疗的现实目标为改善家庭关系,以助症状减轻;帮助家庭做出一些有利的改变,而不是创造一个理想的健康家庭。如能达到后一目标当然更好,但往往不能在一个不长的治疗期限内实现,而且也超越了医生的职责和能力。对于有家庭问题的重性精神病,首先是积极治疗病人,家庭治疗并非重点,但是如能通过几次会谈和讨论帮助家庭成员认识病人的疾病及有关问题,常能有助于更恰当地对待病人,并做出有利于病情康复的家庭调整;同时,病人家属的心理压力及心理苦恼亦将随之减轻。另外,治疗的成败取决于家庭有无充分的治疗动机以及能否建立良好的医患关系。

七、认知行为治疗

认知行为治疗是20世纪70年代所发展起来的一种心理治疗技术。它是根据认知过程影响情感和行为的理论假设,通过认知和行为技术来改变患者不良认知的一类心理治疗方法的总称。根据行为的广义概念,认知、想象等思维活动是行为表现中的一种(隐匿性行为),因此认知转变法可以看成是单纯行为治疗的进一步发展。认知治疗高度重视研究患者的不良认知和思维方式,并且把自我挫败行为看成是患者不良认知的结果。所谓不良认知,是指歪曲的、不合理的、消极的信念或思想,它们往往会导致情绪障碍和非适应性行为,而治疗的目的就在于矫正这些不合理的认知,从而使患者的情感和行为得到相应的改变。认知行为疗法不同于单纯的行为疗法,因为它不仅重视适应不良性行为的矫正,而且更重视患者的认知方式改变和认知—情感—行为三者的和谐。

认知疗法的理论基础是贝克提出的情绪障碍认知理论。他认为,心理问题“不一定都是由神秘的、不可抗拒的力量所产生的,相反,它可以从平常的事件中产生,例如错误的学习,依据片面的或不正确信息作出错误的推论,以及不能妥善地区分现实与理想之间的差别等等”。他提出,每个人的情感和行为在很大程度上是由其自身认知外部世界、处世的方式或方法决定的,也就是说,一个人的想法决定了他的内心体验和反应。

贝克归纳了在认知过程中常见认知歪曲的五种形式:①任意的推断,即在证据缺乏或不充分时便草率地作出结论;②选择性概括,仅根据个别细节而不考虑其他情况便对整个事件作出结论;③过度引申,是指在一件事件的基础上作出关于能力、操作或价值的普遍性结论,即从一个具体事件出发引申作出一般规律性的结论;④夸大或缩小,对客观事件的意义作出歪曲的评价;⑤“全或无”的思维,即:要么全对、要么全错,把生活往往看成非黑即白的单色世界,没有中间色。

认知理论的出发点在于确认思想和信念是情绪状态和行为表现的原因。Beck论证说,抑郁症患者往往因为作出了逻辑判断上的错误而变成抑郁,因歪曲事情的含义而自我谴责。如一件在通常情况下很小的事件(比如溅出饮料)会被看成生活已完全绝望的表现,因此抑郁症患者总是对自己作出不合逻辑的推论。用自我贬低和自我责备的思想去解释所有的事件。在临床应用中,认知治疗的特点是强调发现和解决意识状态下目前所存在的问题,同时对问题定量操作化、制订治疗目标、检验假设、学习解决问题的技术,以及家庭作业练习。在治疗过程中,强调每一种心理障碍都有其各自特殊的认知偏见(或模式),而这种认知模式的确立为将要采用的特异性认知行为干预又提供了基本的理论框架。

认知行为治疗基本技术,共有下述五种:

(一)识别自动性想法

自动性想法是介于外部事件与个体对事件的不良情绪反应之间的那些思想,大多数患者并不能意识到在不愉快情绪之前会存在着这些想法,并已经构成他们思考方式的一部分。患者在认识过程中首先要学会识别自动性想法,尤其是识别那些在愤怒、悲现和焦虑等情绪之前出现的特殊想法。治疗医生可以采用提问、指导患者想象或角色扮演来发掘和识别自动性想法。

(二)识别认知性错误

焦虑和抑郁患者往往采用消极的方式来看待和处理一切事物,他们的观点往往与现实大相径庭,并带有悲观色彩。一般来说,患者特别容易犯概念或抽象性错误,基本的认知错误有:任意推断、选择性概括、过度引申、夸大或缩小、全或无思维。大多数患者一般比较容易学会识别自动性想法,但要他们识别认知错误却相当困难,因为有些认知错误相当难评价。因此,为了识别认知错误,治疗医生应该听取和记下患者诉说的自动性想法以及不同的情景和问题,然后要求患者归纳出一般规律,找出其共性。

(三)真实性检验

识别认知错误以后,接着同患者一起设计严格的真实性检验,即检验并诘难错误信念。这是认知治疗的核心,非此不足以改变患者的认知。在治疗中鼓励患者将其自动性想法作假设看待,并设计一种方法调查、检验这种假设,结果他可能发现 95% 以上的调查时间里他的这些消极认知和信念是不符合实际的。

(四)去注意

大多数抑郁和焦虑患者感到他们是人们注意的中心,他们的一言一行都受到他人的"评头论足",因此他们一致认为自己是脆弱的、无力的。如某一患者认为他的服装式样稍有改变,就会引起周围每一个人的注意和非难,治疗计划则要求他衣着不像以往那样整洁去沿街散步、跑步,然后要求他记录不良反应发生的次数,结果他发现几乎很少有人会注意他的言行。

(五)自我监测苦闷或焦虑水平

许多慢性甚至急性焦虑患者往往认为他们的焦虑会一成不变地存在下去,但实际上,焦虑的发生是波动的。如果人们认识到焦虑有一个开始、高峰和消退过程的话,那么人们就能够比较容易地控制焦虑情绪。因此,鼓励患者对自己的焦虑水平进行自我检测,促使患者认识焦虑波动的特点,增强抵抗焦虑的信心,是认知治疗的一项常用手段。

认知行为疗法的具体操作虽然各不同有许多种,但过程基本相同,如表 5-3 所示:

表 5 - 3　认知行为疗法的基本过程

治疗过程	治疗项目	项目举例
建立求助动机	认识适应不良性认知－情感－行为类型:患者和治疗医生对靶问题在认知解释上达成意见统一,对不良表现给予解释并且估计矫正所能达到的预期结果	自我监测思维、情感和行为,治疗医生给予指导,说明和认知示范
适应不良性认知的识别	发展新的认知和行为来代替适应不良性认知行为	治疗医生指导患者广泛应用新的认知和行为
在处理日常生活问题的过程中培养观念的竞争,用新的认知对抗原有的认知	练习将新的认知模式用到社会情境中去,取代原有的认知模式	患者先用想象方式来练习处理问题或模拟一定的情境或在一定条件下以实际经历进行训练
改变有关自我的认知	作为新认知和训练的结果,患者重新评价自我效能	治疗医生通过指导性说明来强化患者自我处理问题能力

认知治疗可以用于治疗许多疾病和心理障碍,其中最主要的是治疗情绪抑郁患者,尤其对于单相抑郁症的成年患者来说是一种有效的短期治疗方法。强迫观念、穷思竭虑病人的认知行为治疗策略在于告知病人:"砂锅打破了还有底吗?""允许问题存在","多做少想、做什么想什么、先做后想、不做不想",因为许多强迫症病人是想的多做的少、光想不做。另外,让病人将强迫观念讲出来或写出来,使其能够对自己的想法进行行为的量化和自控。对于疑病症或躯体化障碍病人来说,他们往往存在躯体症状的先占观念或对健康或疾病的过分焦虑,即可能有 1～2 分的疾病体征,但有 8～9 分的躯体症状。因此,治疗中让病人认识到自己对身体感觉的"草木皆兵"和"如临大敌",然后指导病人学会注意力分散和培养兴趣爱好,减少对躯体症状的过分关注。另外,注意强化源的控制,即减少去医院和看医生的次数,不在求医行为上反复强化。

神经性厌食的认知行为治疗主要有两个阶段:第一阶段,注意侧重行为,极力鼓励病人重新建立正常的进食习惯(一日三餐,没有加餐)。记录下每次吃什么、吃多少、何时吃和当时的情况,同时也记录呕吐和暴食时的情景。这种方式一般使得病人能够在短时间内学会自控。第二阶段,使用认知技术,在交谈中确定病人的日记中不正常的认知,并指出这些认知的逻辑性错误,然后鼓励病人学会运用新的观念或看法,并进行验证。

八、森田疗法

森田心理疗法简称森田疗法,由日本慈惠医科大学森田正马教授于 1920 年创立的适用于神经质症的特殊疗法,是一种顺其自然、为所当为的心理治疗方法主要适用于治疗神经症、植物神经失调等身心疾病。森田疗法的基本治疗原则是"顺其自然",就是接受和服从事物运行的客观法则,它能最终打破神经质病人的精神交互作用。而要做到顺其自然,就要求病人在这一态度的指导下正视消极体验,接受各种症状的出现,把心思放在应该去做的事情上,这样,病人心里的动机冲突就排除了,他的痛苦就减轻了。

森田学说的理论体系不是出自某种理论的延伸或实验室的结论,而是来自森田正马自身的神经症体验和他多年的临床实践经验的总结。森田认为:"所谓精神交互作用,是指对某种感觉如果注意集中，则会使该感觉处于一种过敏状态，这种感觉的敏锐性又会使注意力越发集中，并使注意固定在这种感觉上，这种感觉和注意相结合的交互作用，就越发增大其感觉，这一系列的精神过程，称为精神交互作用"。他还认为人的主观与客观、情感与理智、理解与体验之间常有矛盾，并称之为思想矛盾。

（一）森田疗法的治疗特点

1. 不问过去，注重现在

患者发病的原因是有神经质倾向的人在现实生活中遇到某种偶然的诱因而形成的。治疗采用"现实原则"，不去追究过去的生活经历，而是引导患者把注意力放在当前，鼓励患者从现在开始，让现实生活充满活力。

2. 生活中指导，生活中改变

森田疗法不使用任何器具，也不需要特殊设施，主张在实际生活中像正常人一样生活，同时改变患者不良的行为模式和认知。在生活中治疗，在生活中改变。

3. 陶冶性格，扬长避短

森田疗法认为，性格不是固定不变的，也不是随着主观意志而改变的。无论什么性格都有积极面和消极面，神经质性格特征亦如此。神经质性格有许多长处，如反省强、做事认真、踏实、勤奋、责任感强；但也有许多不足，如过于细心谨慎、自卑、夸大自己的弱点，追求完美等。应该通过积极的社会生活磨炼，发挥性格中的优点，抑制性格中的缺点。

4. 不问症状，重视行动

森田疗法认为，患者的症状不过是情绪变化的一种表现形式，是主观性的感受。治疗注重引导患者积极地去行动，"行动转变性格""照健康人那样行动，就能成为健康人"。

（二）森田疗法的治疗程序

经典的森田疗法是住院治疗，也是对于严重的神经症患者的最佳方法。其程序大致分为四个时期。

第一期　绝对卧床期　开始第一周绝对卧床，禁止会客、交谈、看书报和看电视等一切活动，只能独自静卧，因无事可做，患者会感到十分苦恼，使其能体验"生的欲望"。此期的主要目的是从根本上解除患者精神上的烦恼和痛苦。使之静卧，不仅可调整身心疲劳，还可通过对精神状态的观察进行鉴别诊断。让患者任其自然地安静修养，通过情感的变化规律使烦恼和痛苦自然消失。

第二期　轻微工作期　该疗期主要是相对隔离治疗，禁止谈话、交际和游戏等活动。卧床时间每天必须保持 7～8 小时，但白天要求到户外活动，接触好的空气和阳光，晚上写日记以进一步确定患者精神状态、对治疗的体验。有时也做一些简单劳动，目的是回复患者精神上的自发性活动。该治疗期为 1～2 周。经过这一期，患者会渴望做更重的劳动，以此为标准，即进入第三期。

第三期　普通工作期　住院生活逐渐充实，并积极做恢复正常社会生活的准备，但仍需病人不与别人谈论症状，只要其专注于当前的生活和工作(可做些重体力劳动)。组织一些文体活动，与他人交往，通过这样的实践与体会，让病人自然而然地不再与其焦虑症状作强迫性的斗争,以便让症状自然消失。该治疗期为 1～2 周。此期患者会感到工作太多太忙,以这种忙碌为标志转入第四期。

第四期　生活训练期　即患者开始打破人格上的执着,摆脱一切束缚,对外界变化进行顺应、适应方面的训练,为恢复其实际生活做准备。该治疗期为 1～2 周。病人从第二期起写治疗日记,主要包括每天的活动、对治疗的认识等。

森田的继承者在对传统森田疗法理论继承的同时,又进行了不断地修改,被称之为新森田疗法。目前,在日本进行森田疗法的医院采取的已经不是所谓的经典形式,可以说是新森田疗法的操作。森田治疗的实施者把森田疗法的原则,根据自己的经验做了各种修改。新森田疗法不仅限于治疗神经症,其适应证在不断地扩大,例如,药物依赖、酒依赖、精神分裂症、抑郁症等等(对于后两种疾病的患者,主要是进入缓解期以后),都取得治疗效果。这些患者采用森田疗法,不是正规地由绝对卧床开始,而是从作业期开始。

九、危机干预

危机干预是近几十年来国外常用于自杀病人和自杀企图者的一种有效心理社会干预方法,即强调干预的时间紧迫性和干预的效果,尽可能在短时间内帮助病人恢复已失去平衡的心理状态水平,肯定当事人的优点(长处),确定他/她已采用过的有效应对技巧,寻找可能的社会支持系统,以及明确治疗目标。

每个人在其一生中经常会遇到应激或挫折,一旦这种应激或挫折无法自己解决或处理时,则会发生心理失衡,而这种失衡状态便称为危机。所谓危机就是指个体面临突然或重大生活逆遇(如亲人死亡、婚姻破裂或天灾人祸等)时,既不能回避,又无法用通常解决问题的方法来解决时所出现的心理失衡状态。换句话说,“它是指个体运用通常应对应激的方式或机制仍不能处理目前所遇外界或内部应激时所出现的一种反应”。一般来说,确定危机需符合下列三项标准:①存在具有重大心理影响的事件;②引起急性情绪扰乱或认知、躯体和行为等方面的改变,但又均不符合任何精神病的诊断;③当事人或患者用平常解决问题的手段暂时不能应对或应对无效。

危机干预是一短程帮助的过程,是对处于困境或遭受挫折的人予以关怀和帮助的一种方式。国外有时亦称为情绪急救。一般来说,危机包含危险和机遇两层含义:如果它严重威胁到一个人的生活或其家庭,往往会产生自杀或精神崩溃的可能,这种危机就是危险的;如果一个人在危机阶段及时得到适当有效的治疗性干预或帮助,则往往不仅会防止危机的进一步发展,而且还可以帮助其学会新的应对技巧,使心理平衡恢复到甚至超过危机前的功能水平。因此,也可以说危机是一种机遇或转折点。

危机干预的最低治疗目标是在心理上帮助病人解决危机,使其功能水平至少恢复到危机前水平,最高目标是提高病人的心理平衡能力,使其高于危机前的平衡状态。因此,围绕这一目标,危机干预过程中所使用的有关心理治疗技术,可根据病人的不同情况和治疗医师的擅长,采取相应的治疗技术,其中包括短程动力学治疗、认知治疗、行为治疗等方法。例如焦虑、紧张、自责的处理,可以考虑用放松的方法(沉思、自我训练、放松催眠和生物反馈)、镇静或抗抑郁药物、休息和娱乐(参加社交活动、发展兴趣爱好)、行为的脱敏以及安慰保证等技术。一般来说,危机干预主要应用下述三大类技术:

（一）沟通和建立良好关系的技术

如果不能与危机当事者建立良好的沟通和合作关系,则干预及有关处理的策略较难执行和贯彻,就不会起到干预的最佳效果。因此,建立和保持医患双方的良好沟通和相互信任,有利于当事者恢复自信和减少对生活的绝望,保持心理稳定和有条不紊的生活,以及改善人际关系。一般来说,影响人际沟通的因素有许多,其中包括心理学、社会学、文化人类学、生态学和社会语言学等方面,因此危机干预工作人员必须注意与当事者建立良好的沟通和合作关系。其注意点包括以下几项:①消除内外部的"噪音"(或干扰),以免影响双方诚恳沟通和表达的能力;②避免双重矛盾的信息交流,如工作人员口头上对当事者表示关切和理解,但在态度和举止上却并不给予专心的注意或体贴;③避免给予过多的保证,尤其是那种"夸海口",因为一个人的能力是有限的;④避免应用专业性或技术性难懂的言语,多用通俗易懂的言语交谈;⑤具备必要的自信,利用可能的机会改善患者的自我内省、自我感知。

（二）支持技术

主要是给予精神支持,而不是支持当事者的错误观点或行为。这类技术的应用旨在尽可能地解决目前的危机,使当事者的情绪得以稳定,可以应用暗示、保证、疏泄、环境改变、镇静药物等方法,如果有必要,可考虑短期的住院治疗。有关指导、解释、说服主要应集中在放弃自杀的观念上,而不是对自杀原因的反复评价和解释。同时,在干预过程中须注意,不应带有教育的目的,教育虽说是心理医生的任务,但应是危机解除后和康复过程中的工作重点。

（三）干预技术

干预技术亦称解决问题的技术,因为危机干预的主要目标之一是让当事者学会对付困难和挫折的一般性方法,这不但有助于渡过当前的危机,而且也有利于以后的适应。其干预的基本策略为:①主动倾听并热情关注,给予心理上的支持;②提供疏泄机会,鼓励当事者将自己的内心情感表达出来;③解释危机的发展过程,使当事者理解目前的境遇、理解他人的情感,树立自信;④给予希望和保持乐观的态度和心境;⑤培养兴趣,鼓励积极参与有关的社交活动;⑥注意社会支持系统的作用,多与家人、亲友、同事接触和联系,减少孤独和隔离。

Goldfried 曾提出,帮助面临逆遇的当事者学会解决问题是解除危机的一个较有效的办法,尤其是帮助他们按步骤进行思考和行动,常能取得较好效果。步骤为:①明确存在的困难和问题;②提出各种可能的解决问题的方法;③罗列并澄清各种可能方法的利弊及可行性;④选择最可取的方法(即作出决定);⑤考虑并计划具体的完成步骤或方案;⑥付诸实践并验证结果;⑦小结和评价问题解决的结果。

十、短程整合心理治疗

随着心理学的发展,各种心理治疗逐渐出现整合的趋势,短程的心理治疗越来越受到欢迎。短程整合心理治疗强调治疗师要使治疗方法适应特定病人的需要,只要能够获得积极疗效,可以使用任何学派的方法和技术。

在心身障碍中,由于患者同时需要内外科的治疗,短程整合心理治疗有其独特的优势。不同的技术都会使用到,比较重要的包括良好的医患关系、合理的解释、情绪的表达、面对问题。

由于短程心理治疗时间有限,每次治疗都是整个治疗非常重要的组成部分,需要医生更积极、更灵活地参与,更有效地利用治疗时间。医生在需要的时候说得多,要指导与来访者的交谈过程,要积极地探索患者有兴趣的各个领域,积极地提供支持和指导,积极地为来访者制定可以实行的计划、家庭作业,教会来访者解决问题的办法,鼓励来访者建立建设性的生活方式。需要注意的是,医生也不能无节制地夸夸其谈。

在心身障碍中辅助心理治疗,要求心理治疗师具有一定的内、外科常识,并且可能的话定期与内、外科医生沟通,及时交流患者的情况,以期达到最佳的治疗效果。

第二节　心身障碍的精神药物治疗

心身障碍的患者往往需要服用各种内、外科药物,对于部分患者辅助一些精神药物可用来控制过度的心理生理反应,快速改善心境,稳定情绪。比较常用的是抗焦虑、抗抑郁药。在此,简单讨论下精神药物在心身障碍中的应用。

一、心身疾病精神药物治疗方案

(一)精神药物使用原则

精神药物是一大类比较特殊的药物,许多患者对其往往抱有偏见,不配合治疗或者不规范治疗,因此在使用过程中需注意以下原则:

1. 消除误解,遵从医嘱

对许多病人而言,往往存有对精神药物的一些误解和疑虑,将一些精神药物(如抗抑郁药)等同于毒品或依赖性物质,就如尼古丁和酒精;有些病人会将服药看成是软弱的标志,往往不愿意服药。在用药前应让患者充分了解用药的必要性,解释可能出现的不良反应,消除患者的顾虑,以提高其服药依从性,规范化治疗。

2. 注意安全,控制剂量

心身疾病的患者存在基础疾病和器质性的改变,使用药物需注意药物的不良反应和相互作用,使用时从小剂量开始,逐渐加量,定期随访必要的实验室检查。

3. 坚持使用,逐渐撤药

很多患者认为"是药三分毒",便常在症状稍有好转便自行停药,殊不知这样容易导致症状的反复发作。正确的服用应该是遵从医嘱,坚持服用,减少复发的风险;减药过程也宜缓慢,不能突然停药,以免引起撤药反应。

(二)了解药动学与药物间相互作用

心身疾病患者通常服用内外科药物,仍需要注意药物之间的相互作用。目前常用的新一代的精神药物多数比较安全,并且治疗心身疾病时多使用小剂量,出现药物不良反应的可能性较小。但仍应定期检查肝肾功能血常规,必要时复查血脂和性激素水平。

最需要注意的是长期服用华法林的患者,华法林与绝大多数的药物有竞争肝药酶的作用,如果患者服用华法林应尽可能避免使用精神药物,如必须使用,应每月复查凝血酶原,及时调整华法林的剂量,并告知内外科医生自己同服的药物,以便医生及时了解情况。另外,洋地黄制剂和抗癫痫药物同多数药物也存在相互作用,合并用药时应加以注意。

二、抗抑郁药物

(一)作用机制和分类

抗抑郁药物的主要影响两大系统:

1. 对去甲肾上腺能神经系统的影响

三环类或四环类的大部分药物主要药理作用是抑制突触间隙 NE 的再摄取过程,阻止 NE 的消耗,并促进 NE 与受体的结合。单胺氧化酶抑制剂作用于单胺氧化酶(MAO),使单胺类神经递质的去氨作用受阻,从而提高 NE 的浓度。

2. 对5-羟色胺能神经系统的影响

部分三环及四环类抗抑郁药、SSRIs 及其他类的一些药物抑制突触间隙 5-HT 的再摄取过程,增加突触间隙 5-HT 的浓度。单胺氧化酶抑制剂作用于单胺氧化酶(MAO),使单胺类神经递质的去氨作用受阻,从而提高 5-HT 的浓度。

目前上市抗抑郁药物有几十种,总体分为四大类:单胺氧化酶抑制剂、三环类抗抑郁药物、四环类抗抑郁药物和新一代抗抑郁药物。新一代抗抑郁药又分为:选择性 5-羟色胺再摄取抑制剂(SSRIs)、5-羟色胺和去甲肾上腺素再摄取抑制剂(SNRIs)、去甲肾上腺素再摄取抑制剂(NRIs)和去甲肾上腺素及选择性 5-羟色胺双重作用抗抑郁剂(NaSSA)。

(1) 单胺氧化酶抑制剂(MAOIs):是最早的抗抑郁药物,过去常用的有苯乙肼。由于该药副反应多、与其他药物的相互作用多和服药期间的饮食限制,目前已很少使用。

(2) 三环抗抑郁药物(TCAs):包括丙米嗪、阿米替林、多塞平(多虑平)等,主要不良反应包括心血管系统的心动过速、体位性低血压、眩晕,最危险的是奎尼丁样作用所致的心脏传导阻滞。注意必要的体检和心电图检查,如发现严重的副反应,应马上停药,并积极对症处理;抗胆碱能反应,常见有口干、便秘、视觉模糊、排尿困难、眼压增高、肠麻痹(严重者、老年人);镇静、体重增加等。对癫痫、严重的心血管疾病、青光眼、肠麻痹、尿潴留、前列腺肥大、TCAs 药物过敏、孕妇患者,TCAs 禁止使用。由于 TCAs 过量可以出现危及生命的毒性反应,临床使用时应充分评估利弊。

(3) 四环类抗抑郁药物:麦普替林是代表药,总体疗效与三环类抗抑郁药物相似,不良反应相对较少,常见有口干、嗜睡、视物模糊,也有心电图异常、震颤等。主要注意的是三环类四环类抗抑郁药物有一定的转躁风险,躁狂患者慎用。

(4) 选择性 5-羟色胺再摄取抑制剂(SSRIs):代表药物有氟西汀、帕罗西汀、舍曲林、氟伏沙明、西酞普兰和艾司西酞普兰。SSRIs 半衰期比较长,总体疗效与三环类抗抑郁药物相似,但安全性更好,现已成为抑郁症治疗的一线用药。SSRIs 不良反应明显比 TCAs 类少而轻,药物过量毒性小。常见的不良反应有恶心、呕吐、食欲减退、失眠、性欲减退等。需要注意的是 SSRI 不能与 MAOI 类合用,以免出现 5-羟色胺综合征。SSRIs 与锂盐合用,会增加 5-羟色胺的功能。

（5）5-羟色胺、去甲肾上腺素再摄取抑制剂（SNRIs）：代表药物是文拉法新和度洛西汀，疗效与三环类相当但安全性好，常见不良反应包括恶心、头痛、口干、嗜睡、紧张、出汗、性功能障碍等。有躁狂、惊厥、急性青光眼、出血史患者慎用。肝肾功能不全者减量或慎用。不能与单胺氧化酶抑制剂合用。

（6）选择性去甲肾上腺素再摄取抑制剂（NRIs）：这也是新一代抗抑郁药物，代表药物是瑞波西汀，但该药国内尚未上市。

（7）去甲肾上腺素、5-羟色胺选择性拮抗剂（NaSSA）：也是最新的抗抑郁药物，代表药是米氮平，该药起效快，疗效明确，安全性好，常见不良反应有口干、头晕、食欲增加、体重增加、嗜睡、体位性低血压、便秘等。米氮平发生药物相互作用少。肝肾功能不全、癫痫、心脏病、排尿困难、青光眼、躁狂患者慎用。

（8）其他：除了上述常见的抗抑郁药物外，还有一些其他的药物也具有抗抑郁作用，如曲唑酮，抑制5-HT回吸收，对组织胺受体也有阻断作用。具有抗抑郁、镇静作用，安全性较好，但与洋地黄制剂合用会增加洋地黄药物的血药浓度，也会增加苯妥英钠的血浓度，合用药物时应注意药物的相互作用，适当减少合用药物的剂量。噻奈普汀钠属于三环类抗抑郁新药，虽然安全性好，但疗效临床证据少。米安舍林是四环类抗抑郁药物，常见不良反应有轻躁狂、癫痫、低血压、关节痛等，与剂量相关。

（二）临床选用

抗抑郁药物在总体疗效上没有差异，起效时间一般都在2周左右，主要是不良反应、毒性反应和药物相互作用的差别，以及药物服用的方法和药物的价格问题。

1. 不良反应

抗抑郁药物的镇静作用对驾驶员、机器操作者不合适。前列腺增生、青光眼者不宜使用抗胆碱能强的抗抑郁药物。多数药物对于肝肾功能不全者应减量或者慎用。孕妇和哺乳期的妇女应慎用。

2. 毒性反应

对于心脏病患者、有严重自杀倾向的患者，慎用心脏毒性强的三环类、四环类抗抑郁药物，以免患者积累药物大量顿服。

3. 癫痫

所有抗抑郁药物都有诱发癫痫的可能，对于有癫痫的患者，使用抗抑郁药物时应该适当增加抗癫痫药物的剂量。抗抑郁药物降低抗癫痫药物的浓度，合并使用时应注意随访血药浓度。

4. 药物相互作用

患者在服用抗抑郁药物的同时，使用其他科的药物如心血管药、神经科的药物等，特别是华法林、洋地黄类应该注意药物的相互作用，咨询或减少剂量，密切观察临床症状变化，定期随访实验室检查。

5. 起效时间

对数药物在使用2周后逐渐起效，但药物的不良反应通常在一开始服用时即出现。有些药物如文拉法新、度洛西汀和米氮平起效较快，大约1周即可起效。

6. 价格

新型的抗抑郁药物价格相对昂贵,而价格低廉的三环类、四环类的安全性则欠佳,一般抗抑郁药物的使用时间较长。选择时应充分考虑利弊,仅可能选用安全性好,不增加经济负担的药物。

(三)剂量与疗程

表5-4详列了临床常用的抗抑郁药物的剂量、作用机制和主要不良反应。需要注意的是,表中的推荐剂量是治疗典型抑郁症时的剂量,目前尚无指南或者规范制定关于心身疾病使用抗抑郁药物的推荐剂量,一般是治疗抑郁症常规剂量的1/3～1/2。在不良反应方面更应注意,需与患者及时沟通,定期随访。使用时间同样缺乏推荐,一般参照指南中对于抑郁症的使用时间。

表5-4　常用抗抑郁药物剂量和作用机制及不良反应

药名	剂量(mg/d)	中枢作用	副反应				
			Ach	α	H₁	5-HT₂	Quin
三环类							
阿米替林(Amitriptyline)	50～300	NE (5-HT)	++++	++++	+ ++	++	+
多塞平(Doxepine)	50～300	NE (5-HT)	+++	++++	++++	++	+
丙米嗪(Imipramine)	50～300	NE (5-HT)	+++	++	++	+	+
氯丙咪嗪(Clomipramine)	50～300	5-HT(NE)	++++	++	++	++	+
四环类							
麦普替林(Maprotiline)	50～250	NE	+	++	+++	+	+
SSRIs 类							
氟西汀(Fluoxetine)	20～60	5-HT	+	+/−	+/−	+/−	−
帕罗西汀(Paroxetine)	20～50	5-HT	+	+/−	+/−	+/−	−
舍曲林(Sertraline)	50～200	5-HT	+/−	+/−	+/−	+/−	−
氟伏沙明(Fluvoxamine)	100～300	5-HT	+/−	+/−	++	+/−	−
西酞普兰(Citalopram)	20～60	5-HT	+/−	+/−	+/−	+/−	−
SNRIs 类							
文拉法新(Venlafaxine)	75～225	5-HT₂,NE	+/−	+/−	+/−	+/−	−
NaSSA							
米氮平(Mirtazapine)	15～45	a₂,5-HT	+/−	+−++	+/−	+/−	−
MAOIs							
吗氯贝胺(Moclobemide)	300～600	MAOI					
其他							
曲唑酮(Trazodone)	100～400	5-HT₂	+	+++	+	+++	+
噻奈普汀钠(Tienaptine)	37	5-HT	+	+/−	+/−	+	−
米安舍林(Mianserin)	30～90	NE	++	++	++	++	+

注:++++,表示非常重;+++,表示重;++,表示中;+,表示轻;+/−,表示非常轻;−,表示没有。

三、抗焦虑药物

抗焦虑药物是一类主要用于减轻焦虑、紧张、恐惧,稳定情绪,兼有镇静催眠作用的药物。抗焦虑药物种类繁多,由于成瘾性和耐受性的原因,像巴比妥类、丙二醇类、抗过敏类药物已经很少用于精神科临床。目前,临床上使用的抗焦虑药物主要分:苯二氮䓬类和非苯二氮䓬类。苯二氮䓬类包括利眠宁、地西泮、硝西泮、氟西泮、劳拉西泮、阿普唑仑、艾司唑仑、氯硝西泮、三唑仑;非苯二氮䓬类有丁螺环酮、黛力新、抗抑郁药、β肾上腺素能受体阻断剂心得安、佐匹克隆、唑吡坦等药物。其中主要的抗焦虑药物是苯二氮䓬类药物、丁螺环酮、黛力新和抗抑郁药物。

(一)苯二氮䓬类

苯二氮䓬类药物为目前应用最广泛的抗焦虑药,对于控制精神焦虑、紧张和伴随的不安有明显效果。由于其抗焦虑作用快而强、副反应少、安全性高,因而为临床普遍采用。主要作用于大脑边缘系统特殊受体γ氨基丁酸(GABA),通过增加GABA的传递,进一步开放氯通道,氯离子大量进入细胞内,引起神经细胞超极化,从而起到中枢抑制作用。

常用的苯二氮䓬类分短效和长效两类。短效药物作用快,短期使用,一天多次使用。缺点是作用时间短,比长效药物容易形成耐药性和药物依赖。长效药物作用时间长,一天1~2次,缺点是药理作用时间长,出现镇静、嗜睡、乏力等不良反应。

表 5-5 常用苯二氮䓬类长、短效药物

组别	作用时间	药物名称
短效药物	<12 小时	罗拉西泮
		三唑仑
		羟基西泮
		奥沙西泮
		米达唑仑
长效药物	>12 小时	地西泮
		硝西泮
		氟西泮
		氯硝西泮
		阿普唑仑
		艾司唑仑

苯二氮䓬类既是抗焦虑药也是镇静催眠药,适用症状是焦虑、紧张、恐惧、失眠。该类药物品种甚多,各有特点,一般可根据焦虑的性质以及药物性质和不良反应来选择。对于肝病或老年病人常选用劳拉西泮和奥沙西泮因两者都是安定的最终代谢产物,不需在肝脏进行代谢。对间断发作的焦虑(手术前焦虑)选用短效药物。对持续的焦虑状态则应选用长效药

物。亦可根据临床症状和药理作用选药：抗焦虑作用以氯硝西泮、阿普唑仑、艾司唑仑为佳；镇静催眠作用以氟西泮、硝西泮、地西泮和艾司唑仑为佳；肌肉松弛作用以地西泮、氯硝西泮为佳。

剂量原则上初用者从小剂量开始，逐渐增加至焦虑得到控制或出现副反应为止。疗程一般不宜超过6周。睡前服用，既有抗焦虑作用，又有催眠作用。停药时应当缓慢减药，经过数周才完全停药，否则会出现停药综合征。常见的不良反应有头昏、嗜睡、乏力、胃肠道等反应，长效类尤易发生，大剂量偶致共济失调。过量急性中毒可致昏迷和呼吸抑制。久服可发生依赖性和成瘾，突然停药时出现反跳和戒断症状（失眠、焦虑、激动、震颤等）。

（二）非苯二氮䓬类

1. 丁螺环酮（Buspirone）

丁螺环酮是近年来发现的一种新的非苯二氮䓬类的药物，对神经内分泌功能无影响，适用于急、慢性焦虑状态，对焦虑伴有轻度抑郁者也有效。主要不良反应为胃肠道不适、恶心、腹泻、头痛、眩晕、激动、失眠。丁螺环酮不会产生药物依赖及戒断反应。

2. 黛力新（Deanxit）

黛力新是氟噻吨和四甲蒽丙胺的复合物。具有较强的抗焦虑作用。用于各种焦虑障碍、神经衰弱治疗。常见副反应有失眠、短暂不安。严重心脏病、束支传导阻滞、闭角性青光眼者禁用。

3. 唑吡坦（Zolpidem）

用于失眠症的短期治疗。小剂量时能缩短入睡时间，延长睡眠时间。不良反应包括思睡、头晕、头痛、恶心、腹泻、眩晕，极少数有记忆障碍（顺行性遗忘）、夜间烦躁、抑郁、意识障碍、复视、颤抖、舞蹈步等。对中枢神经及胃肠蠕动影响，老年人最易发生。

4. 佐匹克隆（Zopiclone）

具有苯二氮䓬类相似的抗焦虑、抗惊厥、肌肉松弛作用。不良反应常见为晨间嗜睡、口苦、口干、肌无力等。长期服药后突然停药可出现戒断症状。严重呼吸功能不全者及对本药过敏者禁用。

5. β-肾上腺素能受体阻断剂

主要药物为普萘洛尔，能阻断周围交感神经的β-肾上腺素能受体，对躯体性焦虑尤其是焦虑症的心血管症状，或有药物滥用倾向者普萘洛尔最为适宜。普萘洛尔禁用于哮喘，房室传导阻滞，心力衰竭，低血压病人。不宜与MAOIs同用。

6. 抗抑郁药

常用于治疗症状和各种焦虑障碍。抗抑郁药物的抗焦虑作用与苯二氮䓬类相同，且不良反应少，同时具有抗抑郁作用。但发挥疗效没有苯二氮䓬类迅速，常常需要1～2周。临床使用参见抗抑郁药物。

7. 抗精神病药

这类药偶尔也被用来控制严重的焦虑症状，但其作用不及苯二氮䓬类迅速，而且不良作用较多，临床不推荐。如若使用，应在专科医生指导下。

表5-6简单列举了临床常用抗焦虑药物的半衰期及其使用剂量。同样需要注意的是，

表中的推荐剂量是精神科的常规使用剂量,目前尚无指南或者规范制定关于心身疾病使用抗焦虑药物的推荐剂量,一般是治疗焦虑症常规剂量的 1/3～1/2。使用时间同样缺乏推荐,一般参照指南中对于焦虑症的使用时间。

表5‑6 常用抗焦虑药物

药名(商品名)	半衰期(h)	常用剂量(mg/d)
苯二氮䓬类		
地西泮 Diazepam（安定）	30～60	5～20
硝西泮 Nitrazepam（硝基安定）	23～29	5～10
氟西泮 Flurazepam（氟基安定）	50～1100	15～30
劳拉西泮 Lorazepam（氯羟安定）	10～20	2～4
阿普唑仑 Alprazolam（佳静安定）	10～15	0.8～5
艾司唑仑 Estazolam（舒乐安定）	12～17	1～3
氯硝西泮 Clonazepam（氯硝安定）	20～30	2～8
三唑仑 Trizolam（海尔神）	2～4	0.25～1
米哒唑仑 Midazolam（速眠安、多美康）	2	7.5～15
非苯二氮䓬类		
丁螺环酮 Buspirone	2～11	15～30
黛力新 Deanxit（黛安神）	—	1～2 片/d
唑吡坦 Zolpidem（思诺思、乐坦、诺宾）	0.7～3.5	10～20
佐匹克隆 Zopiclone（忆梦返）	5	7.5～15
羟嗪 Hydroxyzine（安他乐、苯海拉明）	14～48	50～150
水合氯醛 Chloral Hydrate	—	5～15 ml/次
普萘洛尔 Propranolol（心得安）	—	20～30
抗抑郁药		
抗精神病药		

四、心境稳定剂

心境稳定剂是一组治疗躁狂发作、预防躁狂和抑郁反复发作的药物。最典型的药物是锂盐,其次为抗癫痫药物丙戊酸盐和卡马西平。

1. 锂盐

锂盐是最典型的、也是最常用的心境稳定剂,虽然在精神科中应用广泛,但在心身疾病中应用较少。锂盐是少数几个经肾脏代谢的精神科药物,当血浆中钠离子浓度低,肾脏重吸收锂增加,从而增加血锂浓度。利尿剂增加钠离子排泄,不增加锂盐的排泄,造成血锂浓度升高。锂盐的不良反应较多,胃肠道反应最常见,如胃部不适、恶心、多在服药后 2 小时发生;神经系统的不良反应表现为软弱、乏力、双手细震颤等。如有粗大震颤和共济失调,要考虑药物中毒。值得注意的是,长期使用锂盐会影响甲状腺素的合成,造成甲状腺素的降低,甲状腺肿大,出现乏力、嗜睡、抑郁的症状。另外,锂盐的治疗浓度和中毒浓度很接近,使用过程中应检测血药浓度。

2. 卡马西平

除了能治疗癫痫,也可以控制躁狂症状。但不良反应较多,恶心、胃不适、便秘、嗜睡、步态不稳、眼球震颤、复视以及肝功能损害外,少见但严重的不良反应包括再生障碍性贫血和剥脱性皮炎。孕妇慎用,造血功能不全者慎用。已知对卡马西平过敏者禁用。另外,卡马西平与多种药物有相互作用,使用时应注意。

3. 丙戊酸盐

也有较好的稳定情绪和控制兴奋冲动的作用,它的不良反应较少,与剂量相关的常见不良反应有恶心、呕吐、厌食、腹泻、消化不良,一过性肝转氨酶增高及神经系统症状如震颤和镇静。用肠溶性丙戊酸钠或减量,可减轻胃肠道反应。罕见的严重不良反应有不可逆性肝功能衰竭、出血性胰腺炎、粒细胞缺乏症。卡马西平和丙戊酸盐有致畸作用。

五、抗精神病药物

抗精神病药物是指一类能治疗各类精神病性症状的精神药物。它是精神科临床中应用最多的药物之一,主要用于精神分裂症、器质性疾病所致的精神障碍以及躁狂症等精神障碍的治疗和预防治疗。由于抗精神病药物具有较强的镇静作用,抗精神病药物也可用于控制兴奋躁动症状、缓解严重的焦虑症状、治疗其他助眠药物无效的严重失眠。另外,抗精神病药物也可以作为抗抑郁药物的增效剂。

(一)作用机制与分类

抗精神病药物在中枢系统主要作用于中脑的网状结构激活系统;边缘系统中的杏仁核、海马、丘脑下部;锥体外系的苍白球、纹状体等。抗精神病药的主要治疗作用可能与其阻滞多巴胺(DA)受体有关,通过影响中脑—大脑皮层通路和中脑—边缘系统通路中,产生抗精神病作用。它对 DA 的黑质—纹状体通路的影响,则产生锥体外系症状。它对 DA 的结节—漏斗系统通路的影响,可致各种内分泌和代谢的改变。新型抗精神病药除作用于 DA 系统外,还阻断 5-羟色胺系统。

目前将抗精神病药物大致分为两类:典型抗精神药物和不典型抗精神病药物。所谓典型抗精神病药物指传统的、长期应用的抗精神病药物,如氯丙嗪、奋乃静、氟哌啶醇等,这些抗精神病药物主要作用可能与其阻滞神经突触后多巴胺 D2 受体有关,产生治疗作用,但,也正是这个作用特点,导致运动障碍如锥体外系的副反应。另外,还有其他许多受体阻断作用,如 α-肾上腺素能受体、胆碱能受体、组织胺受体等,临床应用时不良反应比较多。这类药物通常价格极其低廉。

抗精神病药在临床应用过程中必须注意其不良反应,因为药物作用的受体部位不同,其各自所产生的不良反应也不尽相同。表 5-7 简列了常见典型抗精神病药的不良反应。

表 5-7 常见典型抗精神病药物副作用

抗多巴胺作用	急性肌张力障碍,表现为局部肌肉群的持续强直性收缩,继而出现扭转痉挛(身体向一侧扭转过去)、"动眼危象"(两眼上翻,似乎要反过来那样)、角弓反张(头部向后仰)等
	静坐不能,表现为来回走动、两腿不停地踏步样运动、坐立不安、内心紧张焦虑、不能保持安静
	帕金森综合征,主要表现为运动不能、静止性震颤、肌强直三大症状。类似帕金森症状
	迟发性运动障碍,临床特征为口面部吸吮肌、躯干和四肢的不自主运动。具体表现为不自主的咀嚼、吸吮、鼓腮、舐舌、歪颈、躯干和肢体的舞蹈样动作。严重者有讲话构音不清,进食困难
抗肾上腺素作用	体位性低血压、鼻塞、射精困难
抗胆碱能作用	口干、出汗减少、排尿不畅或尿潴留、便秘、视物模糊、青光眼发作
其他反应	心律不齐、体重增加、闭经、溢乳、体温下降、癫痫加重、光过敏、皮肤晶状体色素沉着
恶性综合征	这是一种少见的、病情严重的、可以致死的副作用。临床特点为持续性高热、肌肉强直、意识障碍、心血管症状和植物神经功能紊乱的症状,需要抢救

(二)临床应用药物

1. 氯丙嗪

是最早应用,也是最常用的抗精神病药物。有较强的抗幻觉、妄想和镇静作用,肌内注射对控制急性精神病性兴奋效果较好。但肌内注射需在专科医生指导下进行。

2. 奋乃静

常用抗精神病药物之一,镇静作用不强,对心肺功能影响较小。

3. 氟哌啶醇

常用抗精神病药物之一,作用与氯丙嗪相似。容易引起锥体外系症状,但对心血管、肝脏、植物神经的影响较小。肌内注射对控制各类急性精神运动性兴奋效果较好,通常与东莨菪碱合并使用消除急性锥体外系症状。

4. 舒必利

有较强的抗精神病作用,同时对孤僻、退缩、情感淡漠、抑郁、精神运动性抑制如缄默、木僵等症状的效果较好。锥体外系症状较少。极小剂量的舒必利可以缓解胃肠道反应。

5. 氯氮平

最早的非典型抗精神病药物,抗精神病作用和镇静作用都较强。很少发生锥体外系症状,但容易引起流涎、便秘、心动过速、心电图异常、血压降低、脑电图异常。尤其容易引起白细胞降低。应用时必须定期检查血白细胞。本药常常在其他抗精神病药物无效时使用,通常不作为治疗精神疾病的首选要药。小剂量一次使用,可以改善顽固性睡眠障碍。

6. 奥氮平

非典型抗精神病药物之一,对各种精神症状均有较好的疗效,对其他抗精神病药物治疗效果不佳的患者也有较好的疗效。主要不良反应有体重增加、催乳素水平短暂升高、肝脏转氨酶短暂升高。

7. 利培酮

非典型抗精神病药物之一,对各种精神症状效果较好,锥体外系不良反应少,但随着剂量加大锥体外系反应发生的机会上升。主要不良反应为静坐不能、体重增加、催乳素水平升高。

8. 喹硫平

非典型抗精神病药物之一,对各种精神症状效果好,主要不良反应为体位性低血压、嗜睡、头晕、激越、肝脏转氨酶短暂升高。

9. 齐拉西酮

非典型抗精神病药物之一,镇静作用明显,但体重增加、催乳素水平升高的不良反应少见,适合用于较胖或对体形要求高的患者。

10. 阿立哌唑

非典型抗精神病药物之一,安全性好,体重增加、催乳素水平升高的不良反应少见。

(三) 非典型抗精神药物在心身疾病中的临床应用

所谓非典型抗精神病药物主要指新一代抗精神病药物,如奥氮平、利培酮、奎的平、舍汀多、齐哌西酮,包括原来的氯氮平。新一代抗精神病药物主要作用 D2、D4 受体和 5-HT$_2$ 受体,也作用于 α-肾上腺素能和毒蕈碱受体;能够治疗精神分裂症等精神病的阳性症状和阴性症状,改善认知功能。与典型抗精神病药物相比,非典型抗精神病药不良反应比较少,较少引起锥体外系副反应等运动障碍,尤其迟发性运动障碍,但体重增加,血脂和血糖的异常比较常见,通常价格昂贵。

虽然非典型抗精神病药物因其疗效好、不良反应少而在精神科中广泛使用,但考虑到药物的特殊性和不良反应的风险,在心身疾病中的使用仍应谨慎。非典型抗精神病药物主要用于控制严重的焦虑症状、兴奋躁动症状、严重的失眠,最好在专科医生指导下用药,从小剂量开始,定期检测实验室检查,症状缓解后及时停药。

[复旦大学附属中山医院 季建林 叶尘宇]

参考文献

[1] 季建林. 医学心理学[M]. 4 版. 上海:复旦大学出版社,2005.

[2] 季建林,吴文源. 精神医学[M]. 2 版. 上海:复旦大学出版社,2009.

[3] 孙学礼. 精神病学[M]. 3 版. 北京:高等教育出版社,2013.

[4] 吴文源. 心身医学[M]. 上海:同济大学出版社,2013.

[5] Semple D M, Smyth R. Oxford handbook of psychiatry[M]. Oxford:Oxford University Press,2009

第六章　心身障碍的护理

受传统生物医学模式的影响,之前的护理工作对病人实施以"疾病"为中心的护理,没有把病人看作是一个整体,从而影响了护理质量。其实,关心躯体病变的同时,更要注意病人的心理和创伤反应。心理、社会、行为、环境对健康的影响已经成为现代医学研究的重大课题,以心身疾病为主导的护理心理学也随之产生并发展。

心身疾病(psychosomatic disease)是指由于心理社会因素的作用而导致的躯体病变,疾病的发生、发展及转归都与心理社会因素的长期刺激有关,如临床常见的糖尿病、高血压、消化道溃疡等。良好的心理因素可以促进疾病的康复,不良的心理因素会加重躯体疾病,削弱药物治疗效果,甚至会加重躯体症状,而躯体症状的加重反过来又会刺激病人的心理,产生一系列消极悲观、抑郁、焦虑等心理反应。这种相互间的应答性效应是导致心身疾病病人难以完全治愈、反复发作的主要原因之一。因此,护理工作应该和医疗同步,在护理病人躯体疾病的同时,有效地进行心理护理,通过护士与病人的沟通,用行为来影响改变病人的心理,从而主动配合治疗,提高疾病治愈率。

第一节　心身障碍心理护理的原则

对心身疾病病人的疾病过程中实施有效的心理护理,可以充分调动病人的主动性,也可以有效预防疾病的发作。心身医学实践中,心理护理必须贯彻始终。在治疗过程中,发挥心理护理的积极作用,可大大缩短住院时间。

一、重视心理护理与躯体护理的整体性

心身一元论认为,心理疾病和躯体疾病会相互作用、相互转换,"因病致郁"和"因郁致病"都比较常见。心身疾病与情绪、社会因素密切相关。情绪目前已发展成为躯体疾病的主要原因,而躯体疾病又会反过来加重病人情绪反应,从而形成恶性循环。因此,在临床护理中,除了对病人进行躯体护理以外,还要给予心理护理,重视心理护理与躯体护理的整体性,通过躯体和心理护理的结合,阻断病人的恶性循环,建立一个良好的心身循环链,达到心身的协调性。

二、注重个性化

在护理过程中,除了重视心理护理与躯体护理的整体性以外,还要注重个性化。心身疾病病人,虽然有相似的心理和躯体反应,但每个人因为先天、后天环境和教育等的不同,存在

较大的心理差异。不同性格的病人对疾病的承受能力、反应形式表现不一;文化水平的差异也带来了不同的疾病的认识及治疗态度;社会角色及社会经历的差异,也给心理活动的规律性带来了差异。因此,护士在实施一般心理护理的同时,要关注每个病人的个性特征,实施有效的个性化心理护理。

三、重视家属、亲友的社会支持对病人的心理作用

病人进入陌生的医院环境,离开了熟悉的家庭或工作岗位,日常的生活规律及习惯被打乱,身边都是陌生人,还要忍受着疾病的折磨。许多病人在住院期间,尤其在初期,会产生焦虑、紧张、恐惧等不同的心理反应。这些心理反应有的是对疾病本身及预后的担心,有的是对陌生环境的恐惧,还有病人是由于家庭、工作、经济、社交等问题而加重心理反应。承受能力的下降、过度的担心会破坏心理平衡,从而加重疾病,延缓恢复。护理人员在实施躯体护理的同时,应与病人及家属充分沟通,建立良好的护患关系,学会倾听,及时评估病人,找出导致病人出现心理问题的直接和间接原因,与病人家属及亲友及时沟通,取得家属及亲友的社会支持。心身疾病在住院早期,建议家属和亲友陪护,一方面可以减少病人对陌生环境的恐惧感,另一方面,在家属陪护期间,做好家属的心理护理及宣教,及时发现部分家属的应急反应,给予干预,可以避免将这些不良情绪再传染给病人,加重心理反应。也可通过与家属及亲友的沟通,消除病人的一些隔阂和矛盾,促进家庭的和谐。

四、善于抓住主要矛盾

在护理过程中,要学会抓住主要矛盾,主要矛盾解决了,次要矛盾就自然迎刃而解。在疾病的不同阶段,矛盾的主次也不同。心身疾病早期,病人处于疾病急性期,不舒服的症状虽然不是"本"是"标",但却是主要矛盾,应及时采取相应的治疗护理措施缓解症状。而在疾病的缓解期,症状缓解,病人的主要矛盾又转换了,会想着病因和预后,担心药物的不良反应或疾病的复发,因此,护理人员要学会分清不同时期病人的主要矛盾和次要矛盾,及时有针对性地处理。要想让病人痊愈和康复,最好能找出导致发病的最根本原因。

另外,在遵守以上原则的同时,护理人员在工作中尚需注意以下几点:

①热情主动、平等的原则:护士对每位病人都要热情主动,一视同仁,公平对待每位病人。

②灵活多变的原则:因人而异,要学会变通,灵活多样,学会从多个方面考虑问题,处理问题。

③支持与自我护理的原则:可以有针对性地采用支持疗法、认知疗法、行为疗法,最大可能地发挥社会支持系统;同时,要帮助病人和指导病人做好自我护理;鼓励病人保持乐观的情绪,树立向上的精神,提高应对能力,建立良好的人际关系。

第二节　心身障碍心理护理的目标

心理护理是以心理学的理论为指导,以良好的人际关系为基础,运用心理学的方法,通过语言和非语言的沟通,改变护理对象不良的心理状态和行为,促进康复或保持健康的护理过程。具体目标主要包括:①满足病人的合理需要;②调节病人的情绪;③调整病人的社会角色;④缓解病人的心理社会应激;⑤提高病人适应能力,增强应对能力;⑥处理病人出现的心身反应。

一、满足病人的合理需要

Maslow(1945)提出了人类需要层次论:生理的需要、安全的需要、爱和归属感的需要、尊重的需要、自我实现的需要。Beland 和 Passos(1981)从护理角度出发,提出了病人的五种需要:生理的需要、安全的需要、心理的需要、社会的需要、心灵(精神)的需要。这些需求相互联系,健康的需求以此相关,康复的过程就是需求得到满足的过程。低层次需求的不满足会限制后面高层次的需求,而高层次需求得不到满足,反过来会影响低层次需求的满足。这些高低层次的需求经常处于矛盾之中。如果病人的需求得不到满足,就会有以下异常行为和表现:如焦虑、绝望、敌意、愤怒、孤独、应激、疼痛、丧失、感觉剥夺、无能为力、躯体形象改变以及对环境适应不良。因此,满足病人的需求是心理护理的一个重要内容。

(一)生理需要

正常人轻易就可获得阳光、空气、水、食物等,满足基础的生理需求,而对于一些病人来说,有时就很困难。护士应学会善于观察,及时发现病人的这些基础的生理需求,及时给予满足。如给病人提供吸氧、打鼻饲等护理措施。

(二)安全需要

人们在患病,尤其是身患重病时,会出现不安全的感觉,住院治疗后,虽然部分安全需要得到满足,但如果病情恢复缓慢,甚至加重或恶化时,病人的不安全感或恐惧感增加。这就要求护理人员对病人给予充分的理解、尊重、体贴、信任病人,做好有效的解释和说服工作,增强病人信心,消除病人的顾虑,配合治疗和护理,尽早痊愈。

(三)心理需要

1. 需要被尊重

多数人在生病后会变得极为敏感,自尊心易受伤害,希望得到他人尤其是得到医护人员的关心和尊重,若体会不到被尊重,会产生自卑、无助,甚至产生不满和愤怒的情绪,从而延缓疾病的恢复。

2. 需要被认识、被接纳

病人生病住院,面对的是陌生的人群,迫切希望尽快认识别人,同时也希望自己被认识、被重视,尤其希望医护人员尽快认识自己,熟悉自己的病情,尽早给自己实施有效的治疗。还希望认识同病室的人,争取在感情上被接纳,成为病室的一分子,从而满足个人的归属感。

3. 需要尽快适应环境

病人入院后,离开熟悉的家庭和工作环境,面临新的环境,有时会茫然不知所措,护理人员应把入院的首次宣教做细、做全,为病人详细介绍医院的各项规章制度、饮食起居、环境,介绍科室相关工作人员及同病室病人及家属,以及查房、治疗、护理的时间及注意事项,尽快适应新的住院环境,减少他们的焦虑等不良情绪。

4. 需要消遣、乐趣和新鲜感

病房是个半封闭的特殊社会,狭小而无趣,时间久了会厌烦,尤其是心身疾病病人,需要做点事情以分散不良情绪和注意力。护理人员可以提供不同形式的工娱治疗,带领病人做操、打牌、玩游戏等等,让病人时刻有一种新鲜感和乐趣,保持愉快的情绪。

5. 需要安全感和早日康复

安全感是病人最重要、最普遍的心理需要,是病人求医的主要目的,患病后会导致不安全感,病人把早日康复列为求医的最终目的。

（四）社会需要

病人在住院期间,最明显的社会需要是人际交往和社会需求。病人进入医院这个完全陌生的环境,离开了熟悉的亲人和朋友,迫切需要建立新的人际关系,能够尽快适应新的环境,希望得到医护人员、单位领导、同事、亲朋好友的帮助和支持,满足了这些需要,可以使病人快速痊愈。

（五）精神需要

精神需要一般是指信念、求知、社交、理想、追求、艺术享受等。病人的精神需要主要是指疾病痊愈的信念、建立新的人际关系、和病友及医护人员的友好交往、对所患疾病的有关知识的了解、生病时的兴趣爱好等,心身疾病的病人尤其希望得到医护人员言语上的鼓励,这对疾病的恢复会有很大的帮助。护理人员可根据病人的喜好,安排各组病人进行下棋、打牌、看电视等,使病人精神上彻底放松,尽快恢复。

二、调节病人的情绪

（一）发展积极情绪

一是要积极创造能表达情绪的环境。如和挚友聊天;给好友写信或发短信;开展工娱治疗,如带领患者跳健身操、唱歌,播放喜欢的音乐,或是参加打牌、下棋等娱乐活动,鼓励患者间互动。二是发展积极的自我感觉。可以试着让恢复期的患者现身说法,鼓励刚入院的患者,从情景中去体验这种积极的感受。通过鼓励别人,产生幸福感和愉悦感,从而对生活和未来充满热情。三是学会有效地解决问题。鼓励病人学会换位思考,遇事不钻牛角尖,能成功解决新发现的问题,就会产生愉快的感觉,从而产生积极的情绪。

（二）正确处理消极情绪

一是学会应对危险情景。一旦出现危险情景,要不畏惧、不回避、不焦虑,积极应对,合理解决。二是遇到无法应对的焦虑情景时,可以学会换位思考,暂作战略性的撤退,稍做调整,应对能力增强后再去应对。三是在做好充分的准备后,要及时应对危险情景,避免让消极情绪长期持续下去。四是学会及时疏泄和平定不良情绪。运用适当的方法,如寻找合适的场所或是心理治疗师,及时疏泄不满情绪,有助于稳定情绪和缓解心中的敌意。

三、调整病人的社会角色

(一)发病初期,要学会适应角色转换

部分病人由健康的人突然转变为病人,一下子很难接受,比较抵触这种严酷的事实,甚至于采取否认的态度,不认为自己是病人。护士遇到这种情况时,应该理解病人此时的暴躁和不讲理,及时给予安慰和关心,给病人时间,让病人学会慢慢面对现实,逐渐适应病人角色。

(二)防止角色行为异常的发生

有些患者由于疾病危重、病情恶化以及疾病迁延不愈,产生恐惧、紧张、焦虑、绝望、自责、自罪,甚至产生轻生念头。护士应该加强沟通和观察,及时发现异常行为,及时给予干预。

(三)帮助病人角色健康的转化

逐渐适应了"病人"的角色后,部分患者会强化这种角色的转化,从而妨碍心理上的康复。虽然所有检查指标都在正常范围内,但他们仍然觉得自己是"病人",有很多不舒服的症状,整日躺在床上不敢活动。护士要学会正确评估,及时干预,对于这类患者,要明确告知其疾病已经康复,要尽快恢复日常活动,尽快踏入社会。另外,还有一部分患者,疾病尚未恢复就过早活动,不安心住院,不配合治疗,导致病情加重,护士也要及时给予干预,告知过早活动的危害性,如果要想疾病早点恢复,需耐下性子好好休息,配合治疗,争取早日康复。

四、缓解病人的心理社会应激

(一)创造良好的环境

建立良好的人际关系,获得充足的社会支持,有利于缓解病人的心理应激,淡化消极情绪。护士在平时的工作中,要有意识地协助病人创造这种良好的环境。

(二)提高适应环境的能力

护士在平时的工作中,要协助患者塑造良好的个性,学会正确面对突如其来的事件,做好充足的心理准备,不被挫折打倒,锻炼自己适应各种环境和事件的能力。

(三)树立自知、自信

人只有自知,方能扬长避短、树立自信心,将自己的优势发挥至极致,从而向目标迈进,成功伴随左右。作为护理人员,在平时的工作中,要学会发现病人的亮点并扩大化,让病人在生活中充满自信。教会病人掌握应对心理的技巧,一是要学会自制、自我安慰和自我解脱;二是寻找良好的精神寄托;三是培养自己的心情,陶冶情操,如学习古筝、书法等;四是自我放松,如听音乐、呼吸放松训练等,活动时注意劳逸结合,不可过度劳累。

五、提高病人的适应能力,增强其应对能力

适应是机体在遭遇环境变化时,产生相应的行为,以便机体在变化的环境中适应并再生

活下去。适应行为是一种处理社会及物理环境的能力表现,也是判断个人对社会适应程度的重要指标。适应反应则是以 Freud 的防卫反应理论为基础,而防卫反应的目的是为了回避精神上的不快和痛苦。Coleman(1950)指出典型的自我防卫反应有:否认,幻想(白日梦),补偿,投射,摄入,同一化,合理化,潜抑,反向作用,转移,孤立,情绪分离,退化,升华,抵消等。护理人员应该及时评估这些有害健康的适应和应对机制。

适应、应对行为可以分两类:一是增加对机体危害的行为,对这些有害健康的适应、应对机制进行有效心理干预;二是降低对机体的危害行为以及采取自我保护的行为来对付困境和挫折,如事先了解所要发生的问题的性质和程度,进而主动地寻求帮助等。作为医护人员,要及时实施心理护理,帮助病人合理地使用其适应、应对行为,让病人早日康复,尽快恢复身心健康。

六、处理病人出现的心身反应

心身反应最常见的是疼痛,而治疗疼痛除了使用止痛药和镇静剂以外,最有效的办法就是心理暗示止痛和转移注意止痛。可以采用抚摸、交谈、听音乐、看电视、下棋等,转移病人的注意力,从而减轻疼痛。病人在患病后内心会有所失,继而会行为退缩,丧失各项行为能力。处理的核心就是要提高病人的认知能力。孤寂不同于孤独,是一种与必要的人或物分离后的体验,处理的办法是鼓励病人走出来,多与客观世界的人或物接触,从而消除孤寂。由于疾病所致,机体功能或解剖结构丧失而导致身体发生变化。实施有效的心理护理,协助病人尽早接受身体的改变,积极配合治疗,尽可能自己照顾自己,减少无用感,并争取社会的支持和亲属的鼓励和支持,这也是病人恢复健康的动力之一。所以,也要做好与患者亲属的沟通,取得配合。

第三节　心身障碍心理护理的程序和方法

任何护理活动都包含心理护理的内容,在工作中,心理护理和躯体护理是分不开的,因此,心理护理也是以护理程序为框架展开进行的,主要包括心理护理的评估、诊断、计划、实施等步骤。

一、心身障碍的心理护理评估

1. 躯体疾病的信息

包括功能性和器质性病理改变的部位、程度及开始和持续的时间;曾经接受哪些治疗以及治疗效果如何。

2. 心理社会信息

包括早年生活经历、遗传情况、生活事件、人际关系、行为方式以及心理人格发育情况。

3. 采集信息的注意点

心身疾病以躯体症状为主,有反复发作倾向;该病多数与情绪和人格因素相关;疾病的发展和转归与心理社会的刺激因素相关联;疾病涉及多数与植物神经系统支配的系统、器官或内分泌系统支配的器官。

4. 常用方法

观察法、查阅法、晤谈法、心理测验等，在评估前首先要建立良好的护患关系，并贯彻心理护理的始终。

二、心身障碍的心理护理诊断

1. 概念

根据北美护理诊断协会（NANDA）对护理诊断的定义，我国学者对心理护理的诊断解释为：心理护理诊断是对个体生命过程中的心理、社会、精神、文化方面的健康问题的陈述，这些问题在心理护理职责之内，可以用心理护理的方法来解决。它是对护理对象心理健康问题的临床判断。

2. 内容

北美护理诊断协会制定的 155 项护理诊断中，有 2/3 的诊断描述的是心理、社会相关的健康问题。按反应的形态主要包括：

（1）交换：例如感知性便秘。

（2）关系：主要是指人际关系、家庭关系和社会关系等，例如角色紊乱、社交孤立等。

（3）沟通：一般指情感、思想和信息的传递，例如语言沟通障碍等。

（4）选择：面对应激源和多个选择及决定时，例如：个人应对无效，家庭应对无效，调节障碍等。

（5）移动：例如睡眠形态紊乱等。

（6）感知：一般指对自我的看法、对个人的感觉，例如：感知改变、绝望、自尊紊乱等。

（7）认知：对知识以及信息的理解，例如：知识缺乏（一般指特定的内容）。

（8）感觉：包括意识、情感、知觉和理解力等内容，例如：焦虑、恐惧、疼痛等。

（9）赋予价值：一般与个体的价值观相关的问题，例如：精神困扰等。

3. 常见心理护理诊断

焦虑、恐惧、精神困扰、自我形象紊乱、预感性悲哀、无效性否认、调节障碍、语言沟通障碍、照顾角色障碍等等。

4. 排序

护士在提出心理护理诊断时，按轻、重、缓、急进行排序。威胁病人生命或者是病人认为很重要、需要立即解决的问题，放在首位；其次是那些虽然不直接威胁病人生命，但给其躯体或精神带来极大的痛苦，导致躯体的不健康和情绪的极大改变而影响健康的问题；对于不是很急迫或是只需要较少的帮助就能解决的问题，一般在护理工作中，安排在最后考虑。

三、拟订心身障碍心理护理计划

心理护理计划是根据医护人员收集的信息和分析，制定护理目标，提出解决问题的护理干预手段。这是应用心理学知识与技术解决问题的关键点，主要包括心理护理诊断名称、相关因素或者危险因素、预期护理目标、心理护理的措施以及效果评价等内容。

四、心身障碍心理护理计划的实施

（一）建立良好的人际关系

首要是建立良好的护患关系，这可以促使心理护理工作顺利进行；另外，护理人员要引导病人相互交流、相互鼓励、相互帮助，在病人间建立良好的人际关系。良好的医患关系和护患关系是病人康复的关键。

（二）创造良好的康复环境

主要包括社会环境和自然环境。在社会环境方面，尽早让病人熟悉医护人员和病友，促进病友间的思想交流，建立患者间互助模式，让恢复期病人现身说法介绍治疗过程及经验；另外，需要做好家属亲朋好友及患者单位的思想工作，取得支持，解除病人的后顾之忧。另外就是提供安静、空气清新的自然环境，让病人有回家的感觉。

（三）寓心理护理于基础护理之中

在临床护理工作中，心理护理无处不在，只要有护理活动，就存在心理护理和健康教育。因此，需重视生理与心理护理的结合，重视在基础护理工作中实施有针对性健康教育，提高病人对健康与疾病的认识，升华心理护理内涵。

（四）直接实施心理护理

由于市场竞争加剧，生活节奏加速，人们生活方式的改变，心理应激反应增加，由此导致的高血压、糖尿病、溃疡病等心身疾病逐年增加。针对心身疾病，单纯依赖药物治疗难以完全奏效，需要结合积极有效的行为干预和心理护理，才能提高病人的主观能动性，从而改善情绪，促进疾病康复。护理人员可以从以下几个方面实施心理护理：

1. 沟通

一是通过语言沟通，与病人谈心、说话，了解病人的真实想法，从而采取相应的措施来开导病人，帮助解病人决问题。二是非语言沟通，通过眼神、姿势、动作、表情等进行交流。医护人员要重视非语言沟通，因为医护人员的一举一动都会给病人造成很大的影响。

2. 理解

心身疾病多数是慢性疾病，病人非常希望得到医护人员和亲属的理解。因此，需要理解病人，给病人以心理上的支持。同时要进入病人的内心深处，动员病人一起寻找应激源并从中脱离出来。

3. 安抚

心身疾病的病人，通常情况下心理应激水平较低，遇到心中有解不开的疙瘩时，单纯的说理难以奏效。对久病的病人要进行安抚，对长期卧床的病人要多进行轻柔的按摩、抱抱患儿等，让病人感到亲切、温暖，体会到护士发自内心的关心和体贴，达到心理上的满足。

4. 支持

在做好基础护理的基础上，护士可以采取劝导、理解、同情、启发、支持等方法，帮助病人认识疾病，提高信心，并尽量协助病人解决实际困难，消除后顾之忧。

5. 同情

在生病过程中,病人焦虑、恐惧,万分痛苦,护士应该有着高度的同情心和责任感,站在病人的立场,细心护理病人,急病人所急、想病人所想,取得病人的信赖和好感。

总之,心理护理不同于心理咨询和治疗,是一种经常性的行为方式,需要有耐心和技巧,具有针对性,富于知识性,争取取得良好效果。

[东南大学附属中大医院　毛圣芹]

—————————————————— 参考文献 ——————————————————

［1］王金爱. 临床实用精神科护理学［M］. 长沙：湖南科学技术出版社，2010.

［2］胡捍卫. 心理与精神护理［M］. 南京：东南大学出版社，2009.

［3］蒋继国. 护理心理学［M］. 北京：人民卫生出版社，2004.

［4］蒋龙，关恒永，张海燕. 心身疾病［M］.西安：第四军医大学出版社，2007.

第七章　患病心理与医患沟通

第一节　心身障碍患者的心身反应与干预

一、心身障碍患者的心身反应

（一）患者的认知活动特征

1. 感知觉异常

在感知方面,患者的注意力由外部世界转向自身的体验和感受,感知觉的指向性、选择性及范围都相应地发生了变化。进入病人角色后,由于疾病的反应和角色的变化,患者的主观感觉异常、敏感性增强。患者对自然环境的变化,如声、光及温度等特别敏感,稍有声响就紧张不安;对躯体反应的感受性增高,尤其对自身的呼吸、血压、心跳、胃肠蠕动及体位等感觉都异常敏感,对症状的敏感性增强。由于主观感觉异常,患者还会出现时间知觉异常和空间知觉异常,有的患者甚至会出现味觉异常等现象。比如住院患者若出现时间知觉的异常,会总感到时间过得慢,特别是对于病情迁延、治疗效果不佳的病人,有度日如年之感;久病卧床者会出现空间知觉的异常,躺在床上会感觉房间或床铺在摇晃或转动等;个别患者还可能出现错觉和幻觉,如截肢后的患者出现的"患肢痛",感到已不复存在的肢体有蚁行感和疼痛感等。

2. 记忆和思维能力受损

在记忆方面,患者存在着不同程度的记忆力异常。一些躯体疾病伴发明显的记忆减退,如某些脑器质性病变、慢性肾功能衰竭等。另外,病人的思维活动也受到一定的影响,判断能力下降,猜疑心理明显,也常常影响病人对客观事物正确的判断。

多数脑血管疾病的患者均伴有不同程度的认知功能损害;血糖的波动而可直接影响糖尿病病人的注意力、定向力、记忆和思维等;慢性阻塞性肺疾病的后果是呼吸衰竭和脑缺氧,对病情严重的病人,在病情缓解时做神经心理成套测试,表明其注意测验、语词性及视觉记忆、一般智力及数学问题解决等认知功能均有损害。

（二）患者的情绪特征

情绪不稳定是患病后普遍存在的情绪反应,患者控制能力下降,易激惹。如甲状腺功能亢进的病人几乎都伴有情绪变化,表现为紧张、易激动及情绪不稳定。临床上常见的病人的情绪问题有焦虑、抑郁及愤怒。

1. 焦虑

焦虑是个体感受到威胁或预期要发生不良后果时所产生的情绪体验。焦虑时常伴有明显的生理反应,主要表现为交感神经系统兴奋的症状,如心率增快、血压升高、出汗、呼吸加速、失眠及头痛等。产生焦虑的原因主要是病人对疾病的担心,对疾病的性质、转归和预后不明确;对带有一定危险性的检查和治疗怀疑其可靠性和安全性;对医院陌生环境或监护室的紧张氛围感到担心和害怕,尤其是目睹危重病人的抢救过程或死亡的情景。

2. 抑郁

抑郁是以情绪低落、兴趣缺乏等情感活动减退为主要特征的一组症状。在抑郁状态下,个体会感到悲观失望、自卑自责;生理功能方面会有精力疲惫、严重顽固的失眠及食欲和性欲减退等多种躯体不适;社会功能方面会有活动水平下降、言语减少、兴趣缺乏及社会退缩等。严重的器官功能丧失、预后不良的疾病、危重疾病及某些对工作和生活影响较大的疾病更容易使病人产生抑郁情绪;另外,抑郁情绪的产生还与患者的个性及社会经济因素有关。

3. 愤怒

愤怒是个体在追求某一目标的道路上遇到障碍,受到挫折时所产生的一种紧张情绪。病人往往认为自己得病是不公平的、倒霉的,再加上疾病的痛苦,使病人感到愤怒;同时,由于各种原因使病人的治疗受阻或病情恶化,或发生医患冲突,都会使患者产生愤怒情绪。愤怒常伴随攻击性行为,愤怒可指向外部,病人会向周围的人如亲友和医护人员失去理智地发泄不满和怨恨的情绪;愤怒还可能指向自身,表现为患者的自我惩罚和自我伤害,如拒绝正当的治疗,甚至破坏正在采取的措施和已经取得的疗效。

(三)患者的意志行为特征

治疗疾病的过程对患者来说也是一个以恢复健康为目的的意志活动,患病后患者主要表现为意志行为的主动性降低,对他人的依赖性增加,如有的病人意志力减退,不能按医生的要求完成治疗,使疗效受到影响。许多患者有行为退化的现象。行为退化指的是患者的行为表现与年龄、社会角色不相称,显得幼稚,退回到婴幼儿时期的模式。如躯体不适时发出呻吟、哭泣,甚至喊叫,以引起周围人的注意,获得关心与同情。自己能料理的日常生活也要依赖他人去做,希望得到家人、朋友、护理人员无微不至的照顾与关怀。

(四)患者的个性特征

一般来说个性是比较稳定的,通常不会随时间和环境的变化而发生改变,但在患病情况下,部分患者会出现个性的改变。患者可表现为独立性降低而依赖性增强,被动、顺从,缺乏自尊等。尤其在一些慢性迁延性疾病或疾病导致的体像改变,疾病对患者的生活影响很大,病人常常很难适应新的行为模式,以致改变了患者原有的一些思维模式和行为方式,使个性发生改变。如一些患者患病后变得自卑、自责等;部分截肢病人可能会变得自卑、冷漠;脑卒中后可致人格衰退,病人可能变得孤僻和退缩。

(五)睡眠障碍

失眠是一种常见的心理问题,近半数的内科门诊病人有失眠主诉,其表现形式多为入睡困难,睡眠浅、易惊醒、早醒及睡眠感缺失。许多躯体疾病,如慢性呼吸道疾病、心血管疾病、内分泌系统疾病和一些消化系统疾病等可因症状本身引起失眠,一些刺激性物质(如烟、酒、咖啡)和药物也会加重失眠的严重程度。

睡眠过多可发生于很多脑部疾病,如脑血管疾病、脑外伤、脑炎、第三脑室底部和蝶鞍附近的脑瘤等,也可见于尿毒症和糖尿病等。

二、心身障碍患者的干预

心理干预主要针对病人的认知活动特点、情绪问题以及行为和个性改变;同时还要考虑不同疾病、不同年龄和性别病人的心理生理反应特点,采取综合性的干预措施。临床上主要采用以下几种方法:

(一)支持疗法

了解病人的不良精神因素及各种应激,要充分理解和尊重病人。鼓励病人倾诉,耐心倾听病人的痛苦与忧伤,帮助病人疏导负性情绪,鼓励病人培养积极乐观的情绪;帮助病人建立社会支持系统,树立战胜疾病的信心;给病人提供有关的信息,建立良好的医患关系,指导病人调整各种不良的生活方式与饮食习惯,帮助病人科学地安排生活,消除各种心理社会压力;给病人提供心理支持,促进机体的抗病能力,鼓励病人顽强地生存下去。

(二)认知治疗

病人会有怎样的心理反应、强度如何,取决于病人对疾病和症状的认识与评价,而认知模式又和病人的个性特征及社会文化背景有关,错误的认知会歪曲客观事实和阻碍疾病康复过程的进行。

首先,帮助病人识别自己的不良情绪和认知系统里的问题;然后,通过各种认知治疗技术,帮助病人改变观察问题的角度,赋予问题不同的解释,使病人的情绪和行为问题有所改善,努力达到纠正错误的认知,重建合理的信念和认知模式。临床上常常采用 Ellis 理性情绪疗法和 Beck 认知治疗技术,纠正病人的不良认知,将科学、客观和正确的康复知识介绍给病人,促进不良认知的改变。

(三)行为治疗技术

患病后出现各种情绪问题及生理功能失调在临床上非常普遍,及时应用行为治疗技术,可有效地帮助病人减轻这些症状,促进疾病的康复。行为治疗技术是通过学习和训练矫正情绪障碍和生理功能失调的一种治疗方法。常用的方法有放松训练、生物反馈疗法和系统脱敏疗法等,通过学习和训练,提高自我控制能力,消除和减轻症状。例如生物反馈疗法可用于治疗伴发焦虑的各种疾病,放松训练对于应付过度焦虑、恐惧和稳定情绪等具有特殊疗效。

(四)健康教育和咨询

健康教育可增加病人对疾病和自己身体状况的了解,减轻焦虑,增强战胜疾病的信心。健康教育的内容广泛,包括疾病的基本知识、紧急情况的处理和应对策略、病情的监测及生活管理等,为病人提供有关疾病和康复的医学知识,还可以帮助病人了解和解决患病后可能出现的婚姻和性生活的问题,提高生活质量。如冠心病病人及其家人常常会有一些心理问题,主要是焦虑和忧郁,家人有时还会夸大医生在病人出院时的各项嘱咐,往往过分地对病人加以保护,助长了病人的依赖性和无用感,影响病人康复。

第二节　心身障碍患者的求医行为与遵医行为

一、心身障碍患者的求医行为

求医行为是指个体感到不适,发现自己具有疾病症状而向医疗机构或医务人员寻求帮助的行为。

(一)求医的原因

1. 躯体原因

主要是来自个体生物学方面导致病人产生求医行为。当个体自我感觉不适或疼痛、机体器官损伤等,不能适应日常工作、社会生活受阻而个人又无法解除时,产生求医动机,会前往不同级别医院寻求医疗帮助。

2. 心理原因

随着经济的发展和社会的进步,由于心理性原因求医者渐有增多趋势。越来越大的心理压力和过多的精神刺激,使人们出现紧张、焦虑、抑郁、恐惧等持续的心理反应。个人感到自己调节的力量已经难以解决这些心理问题,于是产生寻求医疗保健帮助的动机,有时甚至成为求医的主要原因。

3. 社会原因

随着医学模式的转变,人们已经注意到疾病发生过程中社会因素的作用。社会公害病、传染性疾病以及其他由于不良工作环境等社会因素造成的潜在威胁,使人们更加注意对自己进行预防与保健,从而使人们产生求医行为。

(二)求医的类型

1. 主动求医型

是社会生活中最多的求医类型。当个体感到身体不适或产生病感时,在自我意识支配下产生求医动机,主动寻求医疗服务,称为主动求医型行为。此外,由于人们社会群体健康意识和个体的自我健康意识的增强,出于医疗保健和追求生活质量的目的而进行健康体检,也属于主动求医。

2. 被动求医型

指病人不能作出决定或由他人发现因病送往医疗部门的求医类型。自我意识尚未发育成熟、意识丧失或自知能力缺乏的病人,由病人家长、家属或他人作出求医决定而产生的求医行为,都属于被动求医型。

(三)求医行为的影响因素

1. 患者的自身因素

(1)个体对疾病的认知程度:包括对疾病严重度和后果的认识、是否有一定医疗常识等。一般认为,如疾病严重、对身心功能和社会活动影响大但预后良好者,病人会主动积极就医；而病情较轻、对身心功能和社会活动影响小，预后不好或康复进程过长，则常常求医是被动的。

（2）个体以往的求医经历：对于重复求医的人们来说，病人以往的求医经历常对其求医行为产生继发性影响。一般情况下，在求医经历中有较强挫折感的人，其日后常出现消极的求医行为。

（3）个体的人格特征：个体求医行为与性格倾向、疾病体验及生存动机等人格特征密切相关。例如，内向性格的人多注重自身机体的感受，体验深刻；癔症性格的人则敏感多疑，可以对症状作出过高的评价；对生存动机要求强烈的个体，常表现出积极的求医行为。

（4）个体的心理状态：注意力高度集中的人对症状不敏感，而处于焦虑之中的人会把症状当成重病；还包括对疾病或某些医疗手段过于恐惧或害怕，由于求医经验形成对医院的心理定式等。

（5）个体的文化：如社会习俗、文化背景、宗教信仰等。例如，性病患者不愿公开病人身份、迷信者有病也不到正规医疗部门诊治等。

2. 社会环境因素

（1）个体承受医疗费用的能力：一般情况下，公费、劳保医疗，无需自己承担医疗费用的个体多主动求医；而没有医疗保险、需要承担高额医疗费用，对自己所付医疗费用的价值不认同的个体则多数为消极求医或拒绝求医。

（2）医疗保健设施的因素：医疗保健服务的可得性和可接受性对求医行为也有较大影响。边远山区交通不便、城市医院人多拥挤、就诊难，都制约着人们的求医行为。

（3）社会经济发达程度：病人的收入、社会地位、家庭负担、医疗保险等，都影响着病人的求医行为。

求医行为的影响因素是复杂的，各种因素的作用都不只是单一的、绝对的作用，而是多种因素综合性的影响。

二、心身障碍患者的遵医行为

遵医行为是指病人遵从医护人员的医嘱进行医学检查、治疗和预防疾病的行为，也称病人的依从性。遵医行为是病人应尽义务中的最基本的行为，因为它常常决定着疗效和疾病的预后。国外有关调查表明，有 20%～82% 的病人不按医生的处方服药，有 35% 的病人不遵从医嘱可以达到损害健康的程度。

（一）遵医行为的影响因素

1. 医患关系不良

如果患者觉得从医护人员那里得到的是温暖的关怀，他们会更为合作。若医护人员态度冷漠、不耐烦，患者的依从性则较差。如果医护人员能详细地回答患者的问题，对其所存在的症状进行详细的解释并给予相应的指导和建议，使患者确信医生了解了自己的病情，那么患者的依从性就会更高。

2. 患者不能很好地理解医嘱

很多患者不遵从医嘱的原因是因为他们没有了解和理解治疗方案。如医嘱中的一些术语让病人产生理解偏差,或者医嘱太复杂,患者记不住医嘱。因此,当医护人员向病人就其疾病的病因、诊断以及治疗建议做出清楚的、通俗易懂的解释时,患者的依从性往往是最高的。

3. 治疗效果不好或者方案长期而复杂

容易使病人对治疗失去信心。总体而言,患者对那些繁杂琐碎、自我护理性的治疗方案的依从性最低。

4. 其他方面

患者的年龄因素、疾病程度、职业状况,以及受教育程度、社会经济地位等多方面因素,都不同程度地影响着病人的遵医行为。一般情况下,急症、重症病人能够执行医嘱内容,按医嘱办事;而病情较轻的患者遵医率明显降低。

（二）提高患者遵医行为的措施

1. 患者方面

患者应该通过学习了解有关医药卫生知识,正确认识健康与疾病,加强对遵医行为重要性的理解,提高治疗疾病的责任感,并及时与医务人员交流思想,消除对治疗的顾虑或偏见。

2. 医务人员方面

医务人员开医嘱时应尽量简明扼要、简单易懂,并向病人作恰当的说明,提高病人对医嘱的理解和记忆水平。执行医嘱时,应注意调动病人的积极性,尽可能动员病人共同参与治疗,使病人理解医嘱,主动执行医嘱。

3. 医院方面

医院应切实加强医患双方的沟通,改善医患关系,加强医院管理,使医务人员有精湛的技术、和蔼的态度以赢得病人的信任,提高病人对医院和医务人员的满意程度。

4. 社会方面

从社会的角度,健全医疗保健制度,建立良好的医疗秩序,创造一个适合病人诊治的客观环境,加强健康教育等,这些因素都可起到提高社会成员遵医行为的作用。

第三节　医患沟通与沟通技巧

一、医患沟通的内涵和意义

（一）医患沟通的内涵

医患沟通是在医疗卫生和保健工作中,医患双方围绕伤病、诊疗、健康及相关因素等主题,以医方为主导,通过各种有特征的全方位信息的多途径交流,科学地指引诊疗患者的伤病,使医患双方形成共识并建立信任合作关系,达到维护人类健康、促进医学发展和社会进步的目的。

（二）医患沟通的意义

1. 医学自身发展的需要

医学是一门经验性和实践性很强的科学,医学的发展是医生为患者进行诊疗实践的经验积累过程。人体是一个极为复杂的开放系统,我们在某一特定时刻对生命现象某些指标的观察和取得,总带有一定的局限性,要通过医患之间的相互协调的观察和验证,通过主体间的相互交流才能一步一步地去获得。医学体现人类对生命的崇高敬意,治愈疾病、保持健康是医学科学发展的目的,也是人类发展的需要。良好的医患沟通是医学科学发展的基本前提。

2. 医疗活动的前提

医疗服务是以专业知识和技术为主的高科技服务,医患的认知交往存在于诊疗过程的始终。医疗活动必须由医患双方共同参与完成,服务的有效和高质量必须建立在良好的医患沟通的基础上。疾病诊断的前提是对患者疾病起因、发展过程的了解,病史采集和体格检查就是与患者沟通和交流的过程,这一过程的质量决定了病史采集的可靠程度和体格检查的可信度。

3. 医学人文精神的体现

正如撒拉纳克湖畔名言所说:"有时,去治疗;常常,去帮助;总是,去安慰。"医学面对的是人与人的问题,所以医学的本质是"人学"。首先表现为人性中对生命平等、健康公平、医学公平的渴望与医学现实两者之间较远的矛盾;其次,理论上人之生命的宝贵与现实中人之生命的无助与脆弱在医学中形成强烈反差。因此,加强医患沟通能够满足患者健康的愿望和社会心理需求,从而实现医治疾病、减轻痛苦、促进康复,提高人的生命质量和健康素质,构建和谐的医患关系。

二、医患沟通的作用

(一) 有助于提高医疗效果

1. 帮助建立医患信赖关系

好的医生会用简短的问候、友好的微笑及关切的声音,给病人传递温暖与关爱,让病人觉得其可以信赖。人们常说"爱会给人力量",从这种意义上讲,好的医生本身就是帮助病人战胜疾病的良药。

2. 有助于医生对于病情的诊断

通过与病人进行良好的沟通,医生就可以较好地了解病人的情况。当病人对医生感到信任时,也会相应地向其表露更多更准确的信息。全面而准确的信息,无论是在病情诊断上还是治疗方案的选择上,都是极其重要的。

3. 医生对病人的教育

医生与病人坦诚交流各自的有关疾病治疗的想法,让病人主动参与,以及医生给予病人必要的关怀等,会使病人更好地执行医嘱。

(二) 增加医生自己的满意度

医生的一项重要工作就是接诊病人,与病人沟通。与病人的沟通开展得好,也就说明这项工作做得得心应手,心情自然舒畅。相反,如果老是感到与病人很难沟通,而又要经常面对与病人进行沟通的情景,感觉当然不会舒服。如果由于与病人沟通的问题而发生医患纠纷,则会对医生造成很大的精神压力。

具有良好的与患者沟通能力的医生能够显得更自信,并能更有效地应对愤怒与怀有敌意的病人。一些医生在长期的临床工作中认识了许多的病人朋友,与有些朋友的友情能发展得很深厚,正像一位医生所说的:"与许多病人朋友的友情是我热爱工作的一大源泉。"

(三)增加病人的满意度

良好的医患沟通对于病人的满意度的积极影响应该不难理解。首先,良好的医患沟通能让病人更满意,是因为这对于病人的病情诊断、治疗与康复有显著的促进作用。其次,与病人进行沟通能够有助于满足病人的心理社会需要。医生们如果觉得自己的专业技术很棒或医术高明,就可能自认为是好医生了,而患者对医生的期望远远超出医生的单纯的医学技术范畴,他们希望医生还能对他们表现出应有的尊重,愿意倾听他们的诉说,同情他们的遭遇与身心痛苦,同时给予他们适当的精神支持。

三、医患沟通的技巧

提高医患沟通能力,首先要对什么是医患沟通能力进行深入了解。医患沟通看似简单,实际上却由许多更具体的技巧所组成。

(一)态度性技巧

在医患沟通过程中,沟通态度通过医生的言语、行为、表情等表现出来之后,首先就直接对沟通关系产生影响。尊重、热情、真诚的沟通态度,是建立良好和谐的医患关系的前提。

1. 尊重

尊重的态度是建立相互信赖的医患关系的基本要素,当患者受到尊重时,就意味着他受到了平等的对待,得到了医生的承认和肯定。医生对患者的尊重,主要体现在以下几个方面:

(1)对患者的接纳:把患者看成具有人权、价值、情感和独立人格的人,接纳一个有可能价值观和自己不同、生活方式相差甚远的患者,并与之平等交流。

(2)对患者的礼貌:无论患者的社会地位、经济状况以及个性特点如何,医生都应以礼相待,不轻视,也不奉承。

(3)对患者的信任:医生应该相信患者具有自我调节、自我发展的能力,但这种能力有时会受到自身和环境的阻碍,需要外界的支持和帮助,医生应给予充分的理解和信任。对患者的信任往往会换来医患双方的互相信任,是良好医患关系的基础。

(4)对患者隐私的保护:对于患者暂时不愿透露而与治疗密切相关的隐私,医生应该创造安全的氛围,以取得患者的信任;与治疗无关的隐私,医生不得随便干预或出于好奇而去探问。

2. 热情

热情与尊重相比,充满了丰富的情感色彩。热情是人际沟通的必备素质,医生热情的态度,会让患者感到自己受到了最友好的接待,有利于建立良好的医患关系。医生对患者热情的态度主要体现在:初次见面时对患者这个人的兴趣,消除患者紧张不安的心情,拉近医患之间的距离;交流过程中对患者的关注,能让患者体会到医生对自己的在意,感受到医生的热情,这会大大激发患者与医生的合作愿望;在交流结束时,对患者的支持和鼓励,将会极大地激发患者参与治疗的积极性。

3. 真诚

真诚是指在医疗过程中,医生不把自己藏在专业角色后面,而是表里一致、真实可信地置身于与患者的关系之中。真诚是内心的自然流露,不是依靠技巧或其他手段来获得的。真诚建立在对人的乐观看法、相信对方是值得信赖的、对患者及周围人充满关心和爱护的基础上,同时真诚的人必须接纳自己,对自己非常有信心。医生对患者真诚的态度,主要体现在以下几个方面:真实地表达自己的感受,但不能简单地把真诚与心直口快、实话实说等同起来;真诚地面对自己,承认并接受自己的不足,并向患者坦诚地表达自己的不足;真情实感的流露常常能起到很好的示范作用,能鼓励患者充分暴露内心的想法或担忧。但医生在自我流露时一定要有节制,要以鼓励、激发患者的自我流露为目的,而不能以此作为自我情感的宣泄。

(二)主动倾听的技巧

1. 用"心"去倾听患者的谈话

美国著名心理学家卡尔·罗杰斯说,聆听别人说话可以是一件非常困难的活动。首先需要我们对说话者怀有敬意并由衷地关心。在聆听别人说话时不仅需要用耳朵,还需要用眼睛、思想乃至想象,最重要的是要用心。相对于普通的人际沟通,医患沟通中医生作为听者的时间应该更多一些。

2. 患者说话需要发挥主动性

听人说话不是许多人所想象的一种非常被动的活动。实际上,医生听患者说话需要很强的主动性,因为不仅要明白患者在说什么,还需要透过其言语来分析其患病背景、对患病的态度及其想要表达的情感,甚至其内心所想但没有表达出来的含义等等。

3. 对患者的谈话给予尊重和肯定

优秀倾听者在听患者说话时总能发现一些值得尊重与肯定的地方。很多时候,我们在听别人说话时,倾向于发现说话者的错误与缺点,以至于往往最终不能同意其所表达的观点或感受。有位名人曾说过:"我可以不赞同你的观点,但是会尊重你说话的权利。"观点得不到认同对任何人都不是一件愉快的事情。希望自己的谈话得到医生尊重是患者期待的事情,这里所说的尊重既包括对患者本人的尊重,也包括对其表述的观点与感受的尊重。

4. 说话时不要急于如何回应

做一个好的聆听者必须能首先听清楚患者说的话以及其隐含的意思。很多时候医生听患者说话时,有意无意地在头脑中设计自己该如何应对,还可能由此产生出很多其他的想法。这样做的结果是一开始沟通就把注意集中于自己的内心活动上,而无法全身心地去听。

(三)言语和非言语表达技巧

希波克拉底曾说过:"医生有三宝——言语、药物、手术刀。"在医患沟通中,言语是建立良好医患关系的重要载体。有了态度技能的铺垫,医务人员在与患者会谈时就可以拥有一个很好的开始,对于医生的诊治和患者的康复都有很大的帮助。非言语表达与解读能力指的是能够在沟通中有效地运用非言语表达方式,并能很好地解读别人发出的非言语信号。

1. 医患沟通中的言语表达技巧

和患者沟通,首先要知道如何能与对方建立和谐的关系。一些常用的建立初始关系的说话技巧包括:见面时的互相介绍,尽量从积极的角度说话,给患者希望;在开始谈论一个重要话题时先征询对方的同意,即表示一种礼貌,也会使患者对你接下去要说的话有一定的心理准备。同时,医生自己要尽量放松,思路就会变得自由且更有创意,从而使谈话变得轻松,自然会拉近与患者的距离。在和患者谈话时尽量表达得完整些,要尽量用通俗易懂的语言来代替一些专业术语,帮助对方消除某些顾虑。另外,谈话要随着场合的变化而灵活变通。

言语沟通是一种技巧性很强的沟通方式,通常会用到提问技术、解释技术和指导技术。

(1) 提问技术:提问在病史采集、医患会谈等过程中起着相当重要的作用。适当的提问既可以避免让喜爱倾诉的患者反复诉说自己的不适,也可以了解紧张和不善言辞的患者最真实的情况。常用的提问方式主要有两种:开放式提问和封闭式提问。

开放式提问应该建立在良好医患关系的基础上,没有良好的医患关系,这种提问就容易使对方产生疑虑,有被窥探的感觉。开放式提问通常使用"什么""如何""为什么""能不能""愿不愿意"等词来发问,让患者就有关问题给予详细的解释和说明。

封闭式提问通常使用"是不是""对不对""有没有"等词,而回答也是简单的"是"或"否"即可。这种询问常用来收集资料并加以条理化,以澄清事实,获取重点。

在病史采集等需要和患者会谈的时候,必须结合开放式和封闭式两种提问方式,适当地使用才能达到最好效果。

(2) 解释技术:在言语沟通技巧中,解释通常是医生运用自己所学的医学知识将患者的病情、症状、疑惑等解释清楚,使患者从一个新的、全面的、系统的、科学的角度来重新面对病情,提高认识,促进康复。解释是言语性技巧中比较复杂的一种,取决于医生理论知识储备和临床经验的丰富程度,医患沟通效果的好坏在很大程度上取决于医生理论联系实际的能力。

(3) 指导技术:指导即医生运用自己的医学专业知识直接指示患者的行为以及一些健康方面的注意事项。指导是医生对患者影响最为直接和明显的一种技巧。如,外科医生可以指导患者了解术前术后的注意事项,怎样做会使手术更加成功、预后更加好等等。使用指导性技巧的时候,医生应该十分明确自己对患者指导些什么以及效果怎样,要让患者真正理解指导的内容。同时,不能以权威的身份出现,强迫患者执行,若患者不理解、不接受,效果就差甚至无效,还会引起患者的反感,甚至与医生产生矛盾,最终引发医疗纠纷。

2. 医患沟通中的非言语表达技巧

研究表明,在日常沟通中90%以上的信号是通过非言语手段来传递的。沟通过程中,言语信号与非言语信号通常是同步进行的。当我们与一个人第一次谈话时,我们通常可以借助谈话对象的肢体语言所发出的信息来对其进行一些直觉上的判断,比如这个人大体上是一个什么样的人,是否是一个值得信赖的人等。非言语信息往往是自然流露的而言语信息则更容易为说话人所有意识地控制。所以,当一个人所发出的言语信息与其非言语信息不一致时,我们更倾向于相信其透过非言语动作所传递的信息。非言语手段主要包括:肢体动作语言,如面部表情、目光接触、动作、姿势及身体接触等。

(1) 面部表情:面部表情是我们表达情绪的最直接也是最常用的方法。面部表情的变化是医生获得病情的重要信息来源，也是患者了解医生内心活动的镜子。

（2）目光接触：在与患者的交谈中与患者进行目光接触会让患者感到你很在意他，使用这种技巧容易与患者建立起和谐关系。一方面要善于发现眼神中所提示的信息，感觉到患者的反馈，另一方面要善于运用目光接触反作用于患者，使其受到鼓舞和支持，促进良好的沟通交往。

（3）身体姿态：一个人在谈话时的姿态能传递很丰富的信息。在医患接触中，患者首先感受到的是医生的举止、姿势、体态、风度等外在表现，良好的表现能反映出医务人员的职业修养和诊治护理能力。比如，在患者说话时，上身略微前倾，表示你愿意并集中注意倾听患者的谈话或回答；而抱臂于胸前同时上身后仰则会给人一种傲慢的感觉，传递的信息是："我不愿听或不感兴趣"，从而影响与患者的沟通。

（4）肢体动作：在谈话过程中我们常常需要辅以各种肢体动作来帮助我们表达，使之更形象易懂。如聆听别人说话过程中时不时地点头微笑等，则可能有助于沟通。

（四）化解冲突的沟通技巧

医生与患者的共同合作才能有效地与各类疾病斗争。同时，这种合作涉及很多方面的因素，使得双方容易产生矛盾。当医患关系出现矛盾时，双方都希望能很好处理和解决。冲突处理的可能形态包括：回避、和解、竞争、妥协和双赢。

1. 解决医患冲突的基本策略

冲突与矛盾是人们在生活中经常遇到的事情。有矛盾冲突并不可怕，重要的是如何有效地应对和解决。冲突与矛盾处理得好，可以加深医患之间的互相理解，甚至使医患关系得到升华，但如果处理得不好，也可能导致严重的后果。

（1）主动接触：医生和患者都应该主动找机会接触，沟通和互动，并发现自己之前的一些信念可能是错误的。互动必须能够提供一些信息，比如关于冲突对方的消极品性或行为并没有明确的证据。而逃避接触一般来说是一种消极的处理方式，并不能解决矛盾。可能造成的坏结果至少有两种：一种是双方由于这个心结而互相疏远，无法很好地合作处理问题，另一种结果是双方没有解决的矛盾越来越多，最后造成总爆发。在医疗中就有不少类似的例子。比如有的患者在刚开始时就对医生的某个诊断或治疗方案感到不满，但由于不愿意直接表达，或害怕说出来会伤害医患关系而埋在内心，结果患者对医生的信任程度会慢慢下降，并可能有意无意地抵制医生的建议，如果最后的医疗结果非常的不理想，则会突然爆发出这种不满，而导致医患纠纷。

（2）寻找共同目标：通过沟通促使双方摒弃歧见，寻找双方共同拥有的目标。集中谈利益而不是观点。

（3）选择时机和对方谈判：谈判也是一种在沟通中不断达成协议的过程，冲突双方谈话和决策的灵活性、是否能准确理解对方的观点和立场影响谈判结果。当然，双方要努力争取双赢的谈判结果，这需要不断地平衡折中、整合一致。

（4）请第三方介入来帮助解决：首先，这个第三方需要充当和解人，在两方之间进行非正式的沟通，求同存异，努力寻找解决冲突的方法；其次，进行调停，即中立的第三方使用劝说、讲道理、建议等方式，促进双方达成一致；还可以请有影响力的权威的第三方介入，对冲突双方施加强制性影响来达成协议。

2. 应对冲突的沟通技巧

当与患者发生冲突时,首先要澄清并界定问题,弄清楚究竟在哪方面有冲突,这样在寻求解决方法的时候才能够有针对性。了解彼此的需求或愿望,评估各种可能的解决方法,讨论其可行性与彼此的接受度,才能找到令双方满意的解决方法。同时需要尽量使双方避免对于分歧过于情绪化,这样双方才可能比较理智地对待与解决冲突。

(1)管理好自己的情绪:发生冲突时,有负性情绪是难免的,有时候还会很强烈,但为了能够与对方一起把矛盾解决,需要控制住自己的这些情绪。记住,根本的目的是减少双方的分歧,找到解决的办法。而要实现这一目的,必须能与对方进行心平气和的沟通。

(2)缓解对方情绪的技巧:为了能与对方进行有效沟通,在管理好自己情绪的同时,需要想办法消减对方的怒气。一种有效的办法是简单地对对方的观点中真实的地方表示认可与理解。比如你可以说:"你说得没错,我原先确实是答应你做这件事的。"一般来说,不管对方你的指责显得多么无理,但你总能在他的话中找到一些有道理或真实的部分。策略性地做出一些礼让,目的正是为了使矛盾最终得以合理解决。

(3)理解与同情:试着把自己放在对方的位置上来看问题,这样不仅可以帮助你理解对方的所思所想,而且更容易与对方进行交流。如果对方觉得你理解他,会让他感觉好一些,也会让他感到你是一个明白人,可能就会愿意与你沟通。

(4)鼓励对方表达内心的想法与感受:述说是一种情绪的宣泄。倾听对方述说时要专注,并不时给予理解性的反馈信号。当患者把内心的想法都说出来之后,其情绪反应一般就不会那么强烈了,对矛盾本身以及对医生的态度都会发生变化。当医生愿意聆听并尊重患者及其观点时,患者一般也会以同样的方式来对待医生。这样,双方就可能进一步沟通,从而找到解决矛盾的办法。

(5)注意说话技巧以避免责怪对方:人们对于责怪的最常见的反应就是情绪性防御,即对对方进行反击,所以在与对方说话时要注意说话技巧。可以使用第一人称"我"来叙说某些负面的想法与感受,比如"我们之间出现这种分歧我感到很不安。"这样会让患者感觉好受得多。面对冲突时需要一定的勇气与心理力量,无论是在受到对方攻击时还是自己说话时,都要表现出不卑不亢的心理力量。这种心理力量有以下的作用:在受到对方攻击时,能保持镇定,不让自己轻易为对方的不逊言语所激怒;让对方看重你,在意你所说的话。有技巧地使用第一人称来说话,也是一种增加心理力量的手段。请比较下面两种说法:"我现在感到很愤怒!""你那样说话让人很愤怒!"显然第一种说话更直接、更清楚,也更有力量。为了增加说话的力量感,你还可以使用一些肢体语言,比如说话时稳稳地站直、双目注视对方等等。

(6)应对患者抱怨的语言技巧:如果患者对医生的接待与治疗表示不满,医生要主动倾听患者与家属的抱怨,包括他们的感受与想法,对患者的感受表示理解与同情,然后向患者说明白你可以为他做什么、不能为他做什么。如果你确信治疗方面不存在问题,那问题就很可能就出在沟通方面。比如一个医生在制定治疗方案时过度自信,只对患者说这种治疗的好处,而没有针对可能出现的风险与患者进行很好的沟通。一旦结果不如预期的好,患者当然会抱怨。沟通造成的问题也是不容忽视的问题。研究表明,犯错误的医方如果能够真诚地向患者道歉,会降低患者通过法律手段解决纠纷的可能性。当然,良好的沟通技能不仅可以帮助我们化解冲突、解决矛盾，实际上也是预防冲突与矛盾的主要手段。

　　总之，医患沟通是一种技能，也是一门艺术。只有医学科学的知识和专业技能而缺乏沟通技能，是不能成为好医生的。在医生的职业生涯中，不断学习和提高沟通的水平和沟通的效能，这对每一位医生都是非常重要的。

［宁夏医科大学附属医院　方建群　张朝霞］

参考文献

［1］姚树桥，孙学礼. 医学心理学［M］. 5 版. 北京：人民卫生出版社，2008.

［1］吴均林. 医学心理学［M］. 北京：高等教育出版社，2009.

［2］姚树桥. 医学心理学与精神病学［M］. 2 版. 北京：人民卫生出版社，2007.

［3］孙绍邦，Beverly A. Dugan，张玉，等. 医患沟通概论［M］. 北京：人民卫生出版社，2006.

［4］朱婉儿. 医患沟通基础［M］. 杭州：浙江大学出版社，2009.

［5］尚鹤睿. 医患关系的心理学研究［M］. 北京：中央编译出版社，2011.

［6］王锦帆. 医患沟通学［M］. 2 版. 北京：人民卫生出版社，2006.

第八章　中医学心身相关研究

医学发展到今天,在深入研究人体物质结构的同时亦越来越重视个体心理人格特质、医患关系、医疗服务模式、人类生存状态等领域,其中,探索心身关系成为医学界所关心的问题。中医素有心身合一的思想传统,一贯注重精神情志,强调形神相俱。

第一节　中医学心身医学思想概要

注重心身关系是中医学的传统理念。古代巫医治病的最基本技艺——祝由术,即利用语言和行为诱导病人进入特定的心理状态或催眠状态,通过变利气血来达到治疗疾病的目的。春秋时期《左传》中有关形神关系的论述,是中医心身相关理论的最早起源,如其中提道:"于是乎节宣其气,勿使有所壅闭湫底以露其体,滋心不爽而昏乱百度。"另外,如先秦时期《吕氏春秋》有"百病怒起"的记载,《管子·内业》篇认为"忧郁生疾,疾困乃死"。而《黄帝内经》的问世则确立了包括七情所伤在内的心身相关理论,其中提出"九气论""五志说"等,并强调"善医者,必先医其心,而后医其身",诊治疾病时注意"不失人情"(《素问·方盛衰论》)等。其内容非常丰富,涵盖了中医心理学的病因病机学、诊断学、治疗学、护理学及养生学等内容;另外,还确立了心理治疗的一些具体法则,如视内法、移情变气法(《素问·移精变气论》)、情志相胜法(《素问·阴阳应象大论》)、暗示开导法(《素问·调经论》)等,为中医心身相关理论的发展奠定了理论基础。

中国还是世界心理学思想的发源地之一,历代中医医家早就将其应用于实践,研讨实际的心理问题,指导对健康与疾病的认识及应对,创造出独树一帜的中医心理思想及心身医学实践操作,成为世界心身医学宝库中的奇葩。诚如美国心理学家墨菲(Murphy)所说:"世界心理学的第一个故乡是中国",的确如此。

中医学的心身医学思想过于丰富,在此只能择要做一介绍。

一、形神合一论

形神合一是中医心身相关最基本的理论基础,心身关系的本质就是形神关系。形神关系从哲学上讲其本质是物质和运动的关系,从医学上讲其实质是机体与机能的关系(即肉体与精神的关系)。这一理论长期有效地指导着历代医家的临床实践。中医学认为神本于形而生,如《荀子·天论》提出:"形具而神生,好恶喜怒哀乐藏焉。"《灵枢·本神》指出:"故生之来谓之精,两精相搏谓之神。"说明形与神都是生命活动的本质,有形才能有神,神生于形。《灵枢·天年》则进一步论述:"何者为神……血气已和,营卫已通,五藏已成,神气舍心,魂魄毕具,乃成为人。"张介宾也认为:"形者神之体,神者形之用,无神则形不可活,无形则神无以生。"因此,形神和谐方能健康长寿,正如《素问·上古天真论》所云:"故能形与神俱,而尽终天年。"相反,若形神失和则疾病生,形神分离则亡,如《灵枢·天年》认为:"百岁,五藏皆虚,神气皆去,形骸独居而终矣。"

二、五脏情志论

中医学认为,情志活动的产生是人体各脏腑功能活动的表现。五脏主五神、五志,如《素问·宣明五气论》曰:"心藏神,肺藏魄,肝藏魂,脾藏意,肾藏志。"《素问·阴阳应象大论》称:"心志喜,肺志忧,肝志怒,脾志思,肾志恐……人有五脏化五气,以生喜怒悲忧恐。"五脏藏精、化气、生神,神接受外界事物的刺激而产生各种功能活动,神动于内,情表现于外,这便是五脏主五神产生情志活动的全过程。反之,情志内伤可致病。情志因素致病的病机,中医认为有以下几种:①情志因素先伤气机,继伤脏腑,如"忧恐忿怒伤气。气伤脏,乃病脏"(《灵枢·寿夭刚柔》);②情志因素直接损伤五脏,如"怒伤肝,喜伤心,悲忧伤肺,思伤脾,恐伤肾"(《灵枢·口问》);③情志因素先伤心而后损及五脏六腑,如"心者,五藏六府之主也……故悲哀愁忧则心动,心动则五藏六府皆摇"(《灵枢·口问》);④情志因素伤及精气,再伤及形体,如"暴乐暴苦,始乐后苦,皆伤精气,精气竭绝,形体毁沮"(《素问·疏五过论》)。

三、天人合一论

天人合一的思想正是中医天—地—人三才医学模式的最好体现。天人合一是说明人生活在自然界,人的生命活动规律必然与自然界的变化规律相一致。中医认为,人是自然界的产物,"天地合气,命之曰人"(《素问·宝命全形论》)。人的整个生、长、壮、老、已的过程与自然规律是相通应的,所以人必须与自然保持和谐的状态。如《素问·至真要大论》曰:"天地之大纪,人神之通应也。"《灵枢·岁露》也认为:"人与天地相参也,与日月相应也。"因此,人体作为一个"小宇宙",只有与自然、社会这一"大宇宙"相通应,其生命活动包括物质和精神的机能才能保持正常,才能心身健康。

四、体质气质学

早在《黄帝内经》时代,医家已将人群划分为木、火、土、金、水及太阴之人、少阴之人、太阳之人、少阳之人、阴阳平和之人等气质类型,从而构成了中医体质气质理论的基本模式。现代研究认为,体质是人群中的个体在其生长、发育过程中所形成的形态、结构、功能和代谢等方面相对稳定的特殊性,是在人群生理共性的基础上,不同个体所具有的生理个性。气质是由个体的体质形态特征和行为心理特征、内在倾向性的动力结构、外在稳定性仪态行为的综合表现。它偏重于指各种心理特性的总和(类似于西方心理学中的"个性"人格)。中医学认识到人是生理与心理的统一体,每个个体均有生理及精神心理方面的个体差异。前者指体质差异,后者指气质差异,且体质生理特征与气质心理特点是相互影响的。无论现代心身医学还是传统中医学,都认为不良的个性或气质特点会影响疾病的发生、发展与转归,并同体质密切相关。因此,在研究体质与疾病的关系时,不能忽视气质对疾病的影响。

第二节　中医学对心身病症机理的认识

中医如何认识心身病症呢？所谓的病症，对中医而言更多的是以症状为主的，并无现代意义上的严格病症概念。因此，心因所致的病症，也就是以症状表现为主。中医里诸多涉及七情内伤致病的疾病大多可归于心身病症中。对于心身病症的发生，中医认为人事境遇（外界的各种刺激因素）及精神情绪的异常（内源性的因素）是主要原因，而个性的心理素质、行为方式等则是心身病症的易患素质。这些因素可导致机体气机紊乱，亦可直接损伤脏腑，或致精血亏虚，或生痰成瘀，而致躯体病变。

分析中医有关心身病症致病机理的认识，常有以下特点：

一、干扰气机

中医理论认为，人之有生，全赖于气。气对生命活动来说，起着推动、激发、温煦、防御、固摄等众多重要的生理功能。而气要发挥其正常的生理功能，一方面取决于气的充沛与否；另一方面有赖于气的运行正常。只有气机调畅、升降出入协调有序，各项生理功能才可能得以充分发挥，脏腑气血的生理功能活动才能和谐有序，相互之间也才能保持协调稳定，整体机能状态才可能健康而充满活力。其中，气机调畅、升降出入协调有序，是至为关键的，因为脏腑的各项生理功能，大多都与气机的升降出入相维系。故《素问·六微旨大论》强调："升降出入，无器不有"；"非出入，则无以生长壮老已；非升降，则无以生长化收藏"。不仅脏腑等躯体功能有赖于气机协调，情志活动也是以气机调畅为基础的。这是因为一方面精神情绪本即脏腑功能活动之产物，故《素问·阴阳应象大论》曰："人有五脏化五气，以生喜怒悲忧恐"；其次，情绪活动与气的运行又有着对应的关系，因此调畅气机常可派生出调畅情志的效应，如肝的疏泄功能具有调畅情志的作用，实际上是调畅气机功能所派生的。

生理状态下的气机与情绪（志）的相互维系，表现在病理上就是相互波及、相互影响。气机紊乱可导致情志失常，而情志的异常变化又可直接影响脏腑的气机，致使气滞不行，气机紊乱；或气机升降反作，大病成也。

情绪异波动时常伴有气机郁滞，气行不畅，或气行失常。如《素问·举痛论》指出："百病生于气也，怒则气上，喜则气缓，悲则气消，恐则气下，……惊则气乱，……思则气结"，并进一步阐释曰："怒则气逆，甚则呕血及飧泄，故气上矣"；"喜则气和志达，荣卫通利，故气缓矣"；"悲则心气急，肺布叶举，而上焦不通，荣卫不散，热气在中，故气消矣"；"恐则精却，却则上焦闭，闭则气还，还则下焦胀，故气不行矣"；"惊则心无所倚，神无所归，虑无所定，故气乱矣"；"思则心有所存，神有所归，正气留而不行，故气结矣"。这些揭示了情志异常对气机的影响及影响方式。具体分析如下：

（一）怒则气上

"怒则气上"是指过于愤怒，肝气上逆，甚至血随气逆，并走于上。《素问·生气通天论》中指出："大怒则形气绝，而血菀于上，使人薄厥。"大怒之人，每伴有气行逆上，故可症见面红目赤、青筋怒张、毛发耸竖、头痛脑胀,甚则呕血咯血、昏厥跌扑,一派"怒发冲冠"之相。临床上,因"怒则气上"而引起的常见病症有:眩晕,头痛,呕逆,胸满胁痛,喘促;血随气逆时,还可见呕血、衄血,或视力、听力急剧下降,以致失明、耳聋;或盛怒后大量脱发,或头发变白者。严重时可使人晕厥不省人事,甚至因盛怒而丧命。

（二）喜则气缓

喜为良性情绪反应,喜悦则气和志达,一般不至于致病。但狂喜太过,气缓至极而心神涣散不收,又可发为众疾,主要表现为精神情绪不稳定,周身软弱无力,亦可导致失神发呆,甚则发狂,心悸,不寐等。如《灵枢·本神》谓:"喜乐者,神惮散而不藏。"《儒林外史》中的范进中举后,欣喜过度、发为狂疾,即属心神涣散不收所致。故《素问·刺法论》告诫曰:"慎其大喜欲情于中"。

（三）悲则气消

过度的悲哀,致意志消沉,心神沮丧,肺气消耗,多表现出心神沮丧,意志消沉,时时哀叹,愁眉不展,面色惨淡,少气乏力,甚而泪涌抽泣。久则体弱懒言,易于反复伤风感冒,此等皆属肺气消耗之症。

（四）恐则气下

因过于恐惧,以致肾气不固,气陷于下,精气内却。"恐则气下"与"怒则气上"相反,此类情绪异常是向下的病势,常见有面色苍白,呆若木鸡,甚至二便失禁,筋骨痿软,或坐卧不安,惶惶不可终日,畏手缩脚,或遗精阳痿等表现。

（五）惊则气乱

突然受惊,以致心无所依,神无所附,虑无所定,慌乱失措。惊与恐近似而又有区别,惊为自不知,是骤临危险,突遇怪异,不知所措;恐为自知。所谓"惊急而恐缓"。惊则气乱的常见病症有:惊悸、不寐、痴呆、癫痫、不省人事、僵仆等,甚或因受惊而猝然暴死。

（六）思则气结

古代学者讲"思",有三层含义:①相思,伴有爱慕情感的一类心理活动;②思考活动,从事以动脑为主的行业;③思前顾后的一类人格特征。三者之间又有着某些比较密切的联系。归纳而言,思虑过度,则心有所存,神有所归,正气留而不行,故气结。气停滞不行则多影响心肝脾功能,故久思苦恋之人常见纳呆、嗜卧、脘腹痞满闷胀、胁肋胀痛不舒、善叹息等表现,容易出现情绪抑郁和消化功能障碍。

（七）忧则气聚

忧,既是一种情绪,也是一类表现为偏于抑郁的人格特征。过度忧愁,既可损伤肺气致使气机的治理调节功能失常,气聚而不行,肺气虚而反复易感;也常常表现为平时若有所思,若有所失,快快不快,闷闷不乐,唉声叹气,烦躁低落等的抑郁倾向。

上述的各种情绪障碍,均伴有气机的失调。中医学认为:情绪异常,首先干扰气机,在气机紊乱的病理基础上,常可表现出种种心身症状。干扰气机是情绪致病的核心病机。有分析提示:中医学所讲的"气机",若用现代语言来表达,很大程度上类似于现代生物学所说的自主(植物)神经系统功能;气机紊乱及其所导致的种种症状,临床上常常可类似地对应于植物神经功能失调的表现,而调整气机的方药也多少有改善植物神经功能紊乱之效。

中医学对于情志致病机理特性的认识,有助于人们在临床诊治过程中区别对待,准确地遣方选药。

二、生痰成瘀

痰饮、瘀血都是人受到某些致病因素,包括社会心理因素作用后形成的病理产物。这些病理产物停滞在体内,又能直接或间接地作用于某些脏腑器官,干扰各个生理过程,从而表现出种种症状,而气机不利、气行郁滞往往是痰饮、瘀血形成的主要原因之一。生痰成瘀,是心身病症发生发展过程中重要的病理机制之一。

一般而言,气能行血行津。"气行则血行""气行则津化""气行则津行",津液、血液在体内的正常输布、代谢及排泄均有赖于气的升降出入,若气行郁滞、气机紊乱持续一段时间,即可进一步导致湿痰内生,瘀血内停,或局部经络循行阻遏不通。

而情志异常每每首先干扰气机,影响到气的升降出入。如叶桂在《临症指南医案·医案》中指出,情志怫郁后,"郁则气滞,气滞久则必化热,热郁则津液耗而不流,升降之机失度",发为痰湿、痰热等证。张子和在《儒门事亲》中亦指出,水饮也常由情志异常所导致,"饮之所得,其来有五:有愤郁而得之者,有困乏而得之者,有思虑而得之者,有痛饮而得之者,有热是伤冷而得之者;饮证虽多,无出于此。"痰饮停滞体内,轻者可见胸闷心悸、喘咳咯痰、恶心纳呆、呕吐泻泄、奔豚、梅核气等,重者可发为神昏痴呆、癫狂痫疾、瘰疬痰核、中风偏枯、癃闭水肿等,这些病证中,有些就属于心身疾病。

《灵枢·百病始生》指出:"若内伤于忧怒,则气上逆,气上逆则六腑不通,温气不行,凝血蕴里而不散,津液涩渗,著而不去,而积皆成矣"。陈无择在论及胁痛时指出:"因大怒,血著不散,两胁疼痛,皆由瘀血在内",论衄血时,他又说:"病者积怒于肝,积忧伤肺,烦思伤脾,失志伤肾,暴喜伤心,皆能动血,蓄聚不已,停留胸间,随气上溢,……发为鼻衄",均揭示了不良精神或行为因素可致使血液停滞凝聚,从而导致出现种种症状或体征。

气机受干扰后引起津液和血液循行输布障碍,产生痰饮、瘀血等病理产物,而痰瘀等滞留体内,阻碍经络流通,情绪异常最终可导致众多的躯体障碍,故而化痰逐饮、疏肝理气、活血化瘀是治疗的常用大法。

三、阻滞经络

经络具有沟通表里上下、联系脏腑器官,通行气血、濡养脏腑组织,感应传导及调节机能平衡的作用。脏腑、形体、官窍的正常功能发挥,有赖于经络系统的沟通、传导、协调。精神情志活动亦然,它与经络系统关系密切,因为脏腑诸窍的功能是产生精神心理活动的物质基础,而经络系统通过调节脏腑功能,可影响人的精神情志活动。良好的精神情感状态有助于经气的畅达;异常的情志活动则可影响经气的循行,甚至阻滞经络,引发的病症。对此,古代医家也多有论述,如《普济方》云:"若有大怒,气上而不能下,积瘀于左胁下,"胁肋为肝经循行经过之地,大怒则易使肝经之经气郁闭,故症见瘀积胁下;《续名医类案》亦云:"心病为噎,此因忧而血瘀于胸也",指出了忧常使心经阻滞、血瘀于胸,发而为噎。

由于不同情志活动与不同脏腑及其所络属的经络在生理上存在某些特殊联系,故病理上可表现出相应的差异。如情志内伤致肝经阻滞,可见胁痛、瘿瘤、梅核气、乳房胀痛有块、少腹胀痛、甚至巅顶作痛、牵扯两侧疼痛,耳鸣耳聋等肝经循行部位的功能异常或损害;如冲任受阻,则又多见月经不调、闭经、痛经、带下、不孕或习惯性流产等;阻滞胃经甚者可见四肢萎废不用等。阻滞经络既是临床心身病症中一些常见症状的病理机制,也是心身病症鉴别诊断时值得参考的因素之一。

四、伤及脏腑气、精、血

"人有五脏化五气,以生喜怒思忧恐",五脏的机能活动是精神情志活动赖以产生的基础,情志活动也必然会伴有一定的脏腑机能改变,故异常的情志波动每每累及脏腑,使之机能太过或不及。《灵枢·口问》指出:"悲哀愁忧则心动,心动则五脏六腑皆摇"。《素问·阴阳应象大论》中则探讨了不同情绪与不同脏腑病理上的特异性联系,指出"怒伤肝""喜伤心""思伤脾""忧伤肺""恐伤肾"。结合临床来看,过于激动、喜出望外时常可引发胸闷心痛;素有心疾者,狂喜过甚则可因此而心阳暴脱,心梗而亡。悲伤属于劣性情绪,有人调查后认为悲伤忧愁确易伤肺,多表现为少气懒言、叹息不已、垂头丧气等;而肺素有疾者亦易多见情感忧郁多愁之人格特点。怒为肝志,大怒易伤肝,常表现为肝气横逆、肝火旺盛等病症;而郁怒者又易暗耗肝阴、肝血,导致肝阴虚、肝阳上亢等病症;慢性肝疾患者亦常常表现为情绪不稳定,易急躁、多怒。思虑过度、苦恋不解,可常见不欲饮食,纳呆泛恶,腹部胀闷等脾胃所伤之症。恐则易伤肾,多表现为遗尿失禁,甚至骨痿遗精等。由于人体是一个有机的整体,五脏之间存在着错综复杂的生克制约关系,故情志对于内脏的损伤,尽管存在着某种对应关系,但不是机械的、绝对的、局限性的,常可以波及诸多脏腑。如郁怒伤肝,肝气横逆,既可刑金伤肺,又可犯脾犯胃,还可带动心火同旺……

气、精与血都是构成机体并维持人生命活动的最基本、最重要的物质,也是精神心理活动的主要物质基础。异常的情志活动可以通过多种途径耗伤元气、阴血与阴精。如《素问·疏五过论》曰:"暴乐暴苦,始乐后苦,皆伤精气。精气竭绝,形体毁沮"。王冰《内经》注中有"心怀眷慕,志结忧惶,故虽不中邪,而病从内生,血脉虚减,故曰脱营";李东垣在《脾胃论》中也强调"凡喜怒忿悲忧思恐惧,皆损元气"。这些都强调了异常情志活动可以耗伤精与血,从而引发一系列病证。异常情志活动常直接损耗精血元气,这是因为:一则精神情志以血为物质基础,持久过度的情绪波动易损伤血液,而"精血同源",伤血可累及于精;二则持久的异常情绪可郁而化火,"五志过极皆为热盛"。郁火可暗熬精血,导致阴虚而虚火炽盛;三则精血元气都有赖于脾胃运化所提供的水谷精微不断充养,情绪障碍每每波及脾胃,干扰消化吸收功能,遂可使精血元气日见耗竭而少有补养;最后,某些情绪障碍直接可耗伤精血元气,如过喜使心气心血涣散,过度忧愁暗耗肺气,大惊卒恐使精气流淫不止……

正是因为情志波动可以耗伤气、精、血,故情志内伤常可见眩晕、耳鸣、失眠、腰膝酸软、心悸、怔忡、遗精、早泄、月经不调、二便失禁、便秘等精气亏虚、气血不足之表现。

五、影响其他心理过程

情绪与其他心理过程或精神状态之间有着密切的内在联系,异常的情绪反应常可干扰其他心理活动或过程,加剧精神障碍的严重程度。

《灵枢·本神》谓："怵惕思虑者则伤神，神伤则恐惧流淫而不止。""喜乐者，神惮散而不藏。""盛怒者，迷惑而不治。恐惧者，神荡惮而不收。"又谓："心，怵惕思虑则伤神，神伤则恐惧自失，破䐃脱肉，毛悴色夭；……脾，愁忧而不解则伤意，意伤则悗乱，四肢不举，毛悴色夭，……；肝，悲哀动中则伤魂，魂伤则狂忘不精，不精则不正当人，……；肺，喜乐无极则伤魄，魄伤则狂，狂者意不存人，……；肾，盛怒而不止则伤志，志伤则喜忘其言，……"。这里所述的"神伤""神惮散""神荡惮""迷惑不治""意伤悗乱""魂伤狂忘不精""魄伤则狂""志伤则喜忘前言"等都不再是单纯的情绪障碍，而是其他心理活动或过程（甚或整个意识状态）的失常及障碍，其病变严重程度都较单纯的情绪障碍为甚，但它们都可因情绪异常或情绪障碍所引起。可见，古代医家已重视情绪异常在其他各种精神病理的发生发展中所起的重要作用。因此，临床上对于情绪障碍，必须采取积极的措施加以纠治，而不能放之任之，否则很可能愈演愈烈，终致难治。

第三节　中医学心身兼治的方法

心身相关的疾病属心理、生理两方面的疾患。中医历来主张心身（形神）并治，如《素问·宝命全形论》即有"一曰治神，二曰知养生，三曰知毒药为真"的记载，《素问·汤液醪醴论》中有"精神不进，志意不治，故病不可愈"之说。中医学心身并治采取调神以治形、治形以调神、形神综合治疗的原则。历代医家在此原则的指导下，积累并开创了不少有价值的心身并治的方法。

一、中医学常见心理疗法

所谓心理治疗，是指不用药物、针灸、手术等"有形"的治疗手段，而借助于语言、行为以及特意安排的场景等来影响患者的心理活动，唤起患者防治疾病的积极因素，促进或调整机体的功能活动，从而达到治疗或康复的作用。历史上，中医学又称其为"意疗""心疗""心药"，或非针药疗法。

中医学对心身治疗提出了一整套颇有指导意义方法，正如《灵枢·师传》中所提出的："人之情，莫不恶死乐生，告之以其败，语之以其善，导之以其所便，开之以其所苦，虽有无道之人，恶有不听者乎？"这既强调心身需综合纠治，又提出言语开导疗法是心理治疗的核心，且归纳了实施该疗法的几个重要环节。言语开导疗法将在后面阐述。

中医学中一些最基本的心理疗法如下：

（一）情志疗法

情志疗法是中医心理疗法中使用最多、最广的一种心理疗法，也是最能体现中医特色的疗法，其内容非常广泛。现择要讨论以下几种：

1. 情志相胜法

指用一种情志纠正其相应所胜的另一种病态情志，以有效纠治因病态情志所产生的病症。其原理是依据五行相胜的制约关系。《黄帝内经》中指出："怒伤肝，悲胜怒；喜伤心，恐胜喜;思伤脾,怒胜思;忧伤肺,喜胜忧;恐伤肾,思胜恐。"这一论述奠定了情志五行相胜疗法的制约法则。悲胜怒、怒胜思、思胜恐、恐胜喜、喜胜悲则是历代临床最常用的经典情志相胜法。

张从正对情志相胜疗法的具体方式与作用做了高度归纳,提出:"悲可以治怒,以怆恻苦楚之言感之;喜可以治悲,以谑浪亵狎之言娱之;恐可以治喜,以迫惧死亡之言怖之;怒可以治思,以污辱欺罔之言触之;思可以治恐,以虑彼忘此之言夺之。凡此五者,必诡诈谲怪,无所不至,然后可以动人耳目,易人听视"。这类疗法使用者不少,用之精当,常有良效。

以喜胜悲为例,张从正曾运用此法治疗一因悲忧而心下疼痛之人。"息城司候闻父死于贼,乃大悲哭之,哭罢便觉心痛,日增不已,月余成块,状若覆杯,大痛不住,药皆无功……求戴人。戴人至,适巫者坐其旁,乃学巫者,杂以狂言以谑病者,至是大笑,不忍回首,面向壁,一二日心下结块皆散"(《儒门事亲》)。此例因大悲致使气结于心下,胃脘作痛,气结为痞块。以喜胜悲,悲消则气散布而痛止,病愈。

历史上,悲胜怒、怒胜思、思胜恐、恐胜喜、喜胜悲都有经典案例,其意蕴类同,有兴趣者可参考相关著作。

由于人的情感活动十分错综,故在运用情志相胜一法时,要注意情志的刺激方式、强度及持续时间,以达到恢复相对平衡为度,避免情志刺激太过,从而带来新的心身问题。

2. 相反情志疗法

情绪最明显的特点是两极性,其中肯定与否定、愉快与不愉快是基本的两极,两极之间具有相互抑制的作用。利用这一特点,可以治疗因某种情绪过激而产生的病症。

以喜制怒为例:《儒门事亲》曾记载:"项关令之妻,病不欲食,常好叫呼怒骂,欲杀左右,恶言不辍,众医处药,几半载罔效。其夫命戴人视之,戴人曰,此难以药治。乃使二娼,各涂丹粉,作伶人状,其妇大笑;次日又令作角抵,又大笑。其旁常以两个能食之妇,边食边夸其食美,以为诱导,其妇亦索其食,而为一尝之。不数日怒减食增,不药而瘥。"因为喜是愉快的肯定性情志的表现,怒是不愉快的否定性情志的表现,两者处于情感的两个极端。张氏采用了戏吧方法,使之喜,并配合"其食美"的示范手段,从而达到制怒增食的疗效。

3. 顺情从欲法

顺情从欲法是指顺从患者的某些意愿,满足其一定欲望,以改善其不良的情志状态,而达到医治心身病症目的的一种方法,正如《内经》所曰:"闭户塞牖,系之病者,数问其情,以从其意"。即反复了解其内情,顺其意愿,满足其某种需求,使劳者得其衣食,力弱者得其关怀,天灾人祸者得其救助,病者得其诊治等等。顺其情欲可消解心因,以使情志畅悦而病愈。

4. 应激激发疗法

应激是指突如其来的紧张状态。现代心身医学认为,应激状态下可以激发人们迅猛地产生一系列心理生理及病理之巨变,可以使人致病。这一点在中医学中早有认识。另一方面,由于应激之下机体产生一系列突然变化,若巧妙地加以运用,利用其激发出的巨变,亦可以治疗疾病。《内经》中就有用"大惊之"之法治哕逆之训示。因卒然遭受大惊患者每每产生应激反应,"惊则气乱",有时可打乱原哕逆患者呃逆节律而达止呃之效。可见此法自有其治疗价值,但是在具体运用时一定要掌握适应证,兼顾患者的个性特征及应激刺激量等,以防变证又起。

5. 情志宣泄法

指对情志郁结不得宣泄的人，采用适当的方式，使遭到压抑和郁结的情志得以宣泄，情释开怀，身心得舒，从而愈病的一类治疗方法。正如清代医家何梦瑶在《医碥》中指出："怒而不得发者发之，怒而屡得发者平之"。宣泄情志的方法很多。时下盛行的"卡拉 OK"、交谊舞会等，都带有宣泄情感的旨趣，因此颇受青睐。

6. 劝说开导法

即医者采用语言交谈的方式对患者进行疏导，以消除其致病心因，纠正不良情绪和情感活动。言语是最常见、最方便的心理治疗工具，正确运用"言语"这一工具，对患者进行启发、诱导、劝说，可以达到治疗目的，这在中医治疗中受到特别的重视。对患者进行言语开导，使其了解病情、解除疑虑、振奋精神，提高战胜疾病信心，主动积极配合治疗，并调动起自身内在的抗病康复能力，从而可促进身心健康。这一疗法对各种心身病症皆具有普遍意义，也是心理治疗中最基本的疗法，它既可以单独应用，也可以与其他疗法配合应用。

7. 暗示疗法

即医者用暗示方式诱导患者产生某种信念，或改变情绪和行为。暗示疗法是一种古老而又确定效果的心理治疗方法。说它古老，是因为从远古时期人们就注意到暗示对人的心理和行为的明显影响，并将其运用于临床治疗。如《内经》时期人们运用"祝由"一法，借暗示而达到治病之目的。说它有效，是因为通过巧妙地运用语言、行为或情景等积极暗示，可以改变患者的心身反应过程，改变原有的病态感知和不良心境，达到治病之目的。

8. 移精变气疗法

移精变气，指用多种方法改变患者情性，达到愈病为目的的一类疗法。《素问》专有"移精变气论"，王冰注释："移谓移易，变为改变，皆使邪气不伤正，精神复强而内守也。"移精变气的心理疗法受到历代医家重视，如《儒门事亲》曾辑录山东杨先生一案：昔闻山东杨先生，治府主洞泄不已，杨先生初至，未处汤药，只是对患者与众人大谈日月、星辰、躔度及风雨雷电之变。自辰到未，而病者听之，竟忘其圊。杨先生尝曰："治洞泄不已之人，先问其所好之事，好棋者与之棋，好乐者与之笙笛，勿辍，以移其情，则病自愈。"验案成功的关键在于医家使患者聆听其趣谈，精神高度集中，情感转移，产生了移易情性的效果，淡忘了频繁便意的病态性注意，从而洞泄自愈。另外，杨氏还提出了"先问其所好之事"。即事先了解患者兴趣、爱好，选择移易内容，加以诱导，以转换心境，消遣杂念，来预防和治疗心身病症。

9. 行为疗法

即医者指导患者把心理病症看成是异常行为，通过学习来调整和改造，以建立新的健康行为。中医行为疗法是借助现代心理学中的有关行为理论，从古代医家的治疗经验中总结出来的。这里仅仅是借用了西方的有关名词，中医文献中虽然没有此概念，但对行为疗法的旨趣却早已娴熟掌握，且较为广泛地用于临床。例如《内经》有"惊者平之"的治法，张从正在阐发这一观点时曰："平谓平常也。夫惊以其忽然而遇之也，使习见习闻，则不惊矣"，故"惟习可以治惊"。这种以习治惊的疗法，与现代行为疗法中系统脱敏法有着极其相似之处。

10. 气功与静默澄心疗法

气功是指运用行气、导引、吐纳而达到祛病延年，强身健体之目的的一种心身修炼方法；静默澄心法亦称冥思坐禅法，它源于道家，亦为一类心身修炼方法。这两类方法都具有调神、调息和调身,以及"松弛"、"入静"的共同特点。所以把它们归于一起讨论。

气功和静默澄心法与现代自我调整法、松弛疗法有相似内容,可以说后法是以前法为蓝本的。其治病关键在于"松"和"静",正如《内经》所言:"恬淡虚无,真气从之"。因为"神劳则魂魄散,志意乱","静则神藏,躁则消亡",故这些方法的关键在于心静、肢体放松,并适当调整呼吸。许多医家和养生家非常看重此法,并强调练功时首先须摒弃杂念,做到六要:一曰薄名利,二曰禁房色,三曰廉货财,四曰损滋味,五曰摒虚实,六曰除嫉妒。强调这些为的是更便于进入"松"和"静"的心境,通过身心放松,稳定情绪,意守丹田,调整呼吸,心身松弛,缓冲应激,从而可调整、协调和修复或改善心身机能状态,达到治疗和预防心身病症的目的。这一疗法对于因紧张,焦虑,所欲不遂导致的心身病症尤为适宜。

11. 现代中医心理疗法

另外,结合现代其他学科的研究成果,还发展了一些现代中医心理疗法,介绍如下:

(1)道家认知疗法:道家认知疗法是现代学者张亚林、杨德森等依据道家思想改良创新所确立的一种认知疗法,比较适用于中国知识分子的心理纠治。

此疗法的创立者杨德森先生等提出其理论基础主要有四个方面:①找到精神应激源:主观愿望与客观现实之间的矛盾会使个体处于应激状态,帮助患者认识到(或找到)造成自己心理问题的应激源,是解决其心理问题的前提条件。②价值观:对于一个事物不同的认知与评价,会使个体产生不同的情绪及行为反应,因此,价值观在应激状态的形成中起着重要作用。另一方面,心境或情绪定势与习惯行为方式反过来也会影响个体对外界事物的感知与行为方式。③人格特征:不同个性的人,会具有不同的感知、情感体验以及思维和归因方式。因此,他们在面对同一外在客观世界时会产生不同的内心世界。焦虑型(回避型)人格与强迫型人格都具有社会适应不良的人格特征与行为方式,因而也易于引发应激状态。④认知治疗与价值观的转变:此疗法提出者认为,以转变价值观为主要目的的道家认知心理治疗,在减少应激与预防相关心理障碍方面,有釜底抽薪的治本效果。如价值观对个体的性格、感知、思维和归因方式、情绪反应和行为方式都有很大的影响作用。而认知方式对价值观的改变,可以引起情绪、行为反应等的继发性转变。

道家认知疗法有五个基本步骤,将每一步骤关键词的第一个字母连接起来,就是ABCDE,故此疗法又可简称ABCDE技术。

①找到精神应激因素(A,Actual stress factors):此步骤的主要目标是帮助患者找出目前精神应激的因素,并进行定性、定量和分类。通过患者对自己生活事件中应激源的自评,可以比较全面地了解精神应激的来源、性质、严重程度。然后通过分析评估,判定应激源的性质,以便后续治疗能采取相应的对策。在完成该步骤的同时,辅以一般性社会支持。

②了解价值系统(B,Belief system):此步骤的主要目标是帮助患者认清其自身的价值系统,从而可更深刻地理解产生应激的主观原因,使治疗者可以在运用道家思想的基础上帮其重建认知时做到有的放矢。有时,患者在弄清自己的价值系统后可产生"顿悟",更有利于以下步骤的顺利进行。

道家认知疗法在患者评定其价值系统时,首先列出日常生活中人们的各种需要和愿望,让患者从中选出他认为最重要的一条,评为10分,再选出他认为最不重要的一条,评为1分,然后按照这个标准给其他项目评分。如果患者还有其他未列出的条目,可补写在后面。

③分析心理冲突和应付方式(C,Conflict and Coping styles):此步骤的主要目标是分析确定患者的心理冲突并了解患者的应付方式,针对其不当或不足之处予以调整和强化。道家认知疗法将常用的应付方式总结为以下8种:①压抑或否认:凡事以"忍"为先;②倾诉:一类较为平和的疏泄方式;③升华:如埋头事业、热心公益、积德行善;④物质滥用:大量抽烟、酗酒、吸毒或服用镇静药;⑤发泄:一种较为暴烈的疏泄方式,如狂呼怒号、伤人毁物;⑥自我惩罚:如自罪自责、自伤自杀;⑦超脱和自慰:如看破红尘,认定"人生如梦";⑧消遣娱乐:借各种文体活动、游山玩水、娱乐赌博及频繁性活动等以排遣心理冲突。

④道家思想的导入和实践(D,Doctrine direction):这一步骤是道家认知疗法中最核心的步骤,常常需要花费很长时间。其主要目标是让患者熟记32字保健诀,并能理解和执行。治疗者在进入此步骤时,首先向患者简单介绍老庄哲学,然后逐字逐句讲解道家认知疗法的四条原则,即32字保健诀。具体为:

利而不害,为而不争:利而不害,是指只做利己利人利天下的事,不做害己害人害社会的事;为而不争,是指做事尽力而为,不争名夺利,不和人攀比,不嫉贤妒能。其中"利而不害"是对人起码的要求,应从现在做起;"为而不争"是崇高的境界,需要长期修养。

少私寡欲,知足知止:贯彻道家的减少私心、降低过高物质和名誉追求的欲望;做事有分寸,对人对己都不要作过高的要求;留有余地,适可而止;知足常乐。

知和处下,以柔胜刚:和谐是天地万物的根本之理,谦恭是中华民族的传统美德。故此疗法强调"知和处下"的处事原则,借此以减少人际冲突,维持安定和谐。水滴石穿,海纳百川,水的坚韧和能容万物的特点足以解决世间的众多矛盾与难题。

清静无为,顺其自然:道家(包括《内经》)强调"守道",别做有悖自然规律之事,别强迫蛮干,不可倒行逆施,别急于求成。要了解和掌握事物发展的规律,因势利导,循序渐进,以求事半功倍,游刃有余。

治疗者将这些内容以个别会谈或进行集体讲座的形式灌输给患者。患者通过透彻理解32字保健诀,并对照自己原有的价值系统和应付方式,找出自己原有价值系统和应付方式中的不当之处,据此制定矫正计划和家庭作业。患者可以以每日记录心得体会的方式,在实践中不断学习运用新的价值系统和应付方式来解决实际问题。

⑤评估与强化疗效(E,Effect evaluation):这一步骤的主要目标是评估治疗效果、总结实践经验,强化和巩固疗效。通过患者自我陈述感受、症状量表的评估、生化指标的综合检测等来分析治疗的效果。治疗者应对患者已有的进步给予明确的肯定和鼓励,同时要了解其原有的不适当观念是否已经改变,32字保健诀是否字字落实等。此时仍布置家庭作业,但日记可改为周记。每次患者复诊时,不仅要评估疗效,更要强化道家认知观点,同时制定进一步的治疗目标。

除了进行个人治疗,提出者还将此疗法用于集体心理干预中。一项针对大学新生心理健康的集体干预性治疗研究结果表明:此疗法在改变大学生神经质人格倾向方面是有一定作用的,且长期效果较稳定。

倡导者认为道家既提倡遵循外界规律,又强调顺应人的内在自然本性,重视个体的发展。这与西方人本主义思想(如罗杰斯的自我发展目标)有相近之处,且能避免西方一味追求个人主义的弊端。故此疗法既有浓厚的中国传统文化特色,又与现代社会个体发展的趋势相适应,在中国是有其深厚的基础和广阔发展前景的。然而,由于时代的局限性,道家思想也存在一些消极方面,虽然在进行实践和应用时力图取其精华,但仍然不适宜在社会上广为推广,只适宜于需要心理治疗的人们,特别是神经症或与心理应激相关的心身病症患者。

(2) 认识领悟疗法(Cognition Therapy):是中国学者钟友彬先生于 20 世纪 70～80 年代归纳而成的,它根源于心理分析,是通过解释,使患者改变认识,自我得以领悟,而使症状减轻或消失,从而达到治病目的的一种心理疗法。它一方面保留继承了西方传统心理分析疗法的原理及其特点;另一方面又结合了中国的文化背景、国人生活经验和社会经济情况等,在心理分析疗法基础上有所创新,故认识领悟疗法也可以叫作具有中国特色的心理分析疗法。

认识领悟疗法的治疗步骤主要有:

①采取治疗者和患者直接会面交谈的方式。每次会见时间一般为 60 分钟。

②初次会见时,让患者和家属报告症状、既往病史和治疗情况。与此同时,进行精神检查和必要的体格检查,以确定是否是认识领悟疗法的适应证。

③初次会见时如果时间允许,可以直接告诉患者他的病态情绪和行为与幼年时的经历是有密切关系的,现在虽然已经是青年甚至是成年人了,在生理年龄和智力年龄方面已经比儿童期成熟了很多,但心理年龄仍处于非常幼稚的阶段,还在用儿童的思维方式和行为方式来面对成年人的问题。

④在以后的会见中,可以询问患者的生活史和容易忆起的有关经历,但不要求勉强回忆"不记事年龄"时期的经历。对于患者的梦可以偶尔涉及。可以用较多的时间和患者讨论症状的性质,启发他们认识到这些症状的幼稚可笑性,帮助他们从成人的角度重新看待自己的问题。

根据钟氏的临床经验,许多患者在每次治疗后写出自己体会的同时,还会暗中调查其他成年人对他所疑虑之事物(亦即心理应激源)的看法,这对于破除他们自己的错误观念是非常有益的。此外,钟氏还主张可以让患者与儿童交谈,观察儿童的思维和行为方式,以与自身的病态心理相比较,反省自己的病是否有类似儿童的性质,以便从中得到启发。

认识领悟疗法的适应证主要为强迫症、恐怖症和某些类型的性心理障碍,如露阴症、窥阴症、挨擦症和异装癖等。一些治疗者也在尝试用这种方法治疗神经性呕吐和顽固性疼痛等,都取得了良好的疗效。

(3) 压力自我释放法:心理生理学派认为压力与健康关系密切,许多心身疾病就是源自压力。亚健康研究表明不能自我释放的压力常常是亚健康的最重要起因。因此,学会自我及时释放压力是纠治亚健康及防范现代一些心身病症的重要一环。

如何自我释放压力,是心身医学与医学心理学一直关注的焦点,许多学者在这方面做出了贡献。国内学者姜乾金教授等在这方面的努力尤其值得重视。在此,试归纳人们在这方面研究的成果,并将其规范成较系统的方法,以利于人们更好地自我释放压力。

①改变认知:对造成压力的根源进行定性、定量的分析,全面了解压力的来源、性质、严重程度等。通过对压力源的认识,进而认清、矫正自我价值观,改变不利于压力释放的思维和习惯。具体方法有以下几点:

☞对一些无关紧要的事情少操心、少担心。

☞不要轻易否定自己,多自我鼓励,把对所有的出色工作都记录在案,并不时查阅,不仅可以总结经验,还能找到自信。

☞情绪紧张时,学会改变呼吸:快速进行浅呼吸可以立刻缓解情绪。若要更好地放松,可慢慢吸气—屏气—呼气,每一阶段持续8拍。

☞改变用餐不良习惯:狼吞虎咽会增加紧张情绪,用足够的时间吃饭可以缓解压力,最好是细嚼慢咽。

☞多读书,读好书:可以潜移默化的使人逐渐变得开朗豁达,不惧压力。

☞有话慢慢说,学会倾听别人说话;练习一次只做一件事。

②自我放松:通过自我放松训练,有助于调节植物神经功能,控制与压力有关的不良心身症状,改善情绪。具体方法有以下几点:

☞多休息:必要的放松绝对重要,不要把工作当成一切;应学会尽情享受大自然,让碧海蓝天舒缓紧迫的情绪。

☞静坐:经过静坐练习,能在一周内有效的改进专注力和舒缓压力。

☞经常锻炼会起到释放压力的作用。游泳、打球,或者晚餐后散步等都是有益身心健康的好途径。

☞保留自由的时间,做自己喜爱的事。

③转移焦点　采用"转移"的应对方式,可以分散注意力,缓解紧张压力和不良情绪。具体方法有以下几点:

☞想象:通过想象一个喜爱的地方,如大海、高山等,放松大脑,把思想集中在所想象的东西上,渐入佳境,暂时忘记现实中的琐事,这有助于短时间内缓解紧张压力,恢复精力。

☞音乐:听轻松愉快的音乐会让人心旷神怡,沉浸在幸福愉快之中而忘记烦恼。

☞闻香气:香气能抑制大脑边缘系统的神经细胞,对舒缓神经紧张和心理压力有明显的效果。

④学会求助:通过"求助",获得来自家庭、亲朋、组织等精神和物质上的社会支持和帮助,具有缓冲压力、减缓心身疾病发生的作用。具体方法有以下几点:

☞倾诉:"说出来"可取得内心感情与外界刺激的平衡。很多的烦恼或担忧,可以向家人、朋友倾诉,相互交流工作心得、家庭琐事以及生活中的种种烦恼与不顺,说出来的时候往往就消解了一大半。

☞不压抑自我,学会及时宣泄情感,善于向自己"求助"。例如,想哭就哭,哭能缓解压力,让情感抒发出来要比深埋在心里有益于健康。

需指出的是,压力的自我释放实际上是一种综合方法,综合运用了心理治疗的众多措施。

(4) 五音音乐疗法:近代的音乐疗法是始于"二战"尚未结束的美国,而我国则于20世纪80年代初期开展现代探讨,1995年后才得到不断发展和推广。其实,音乐与健康的关系早已被人们所认识。春秋时期秦国的良医医和就曾论述音乐与疾病的关系;《灵枢·五音五味》就对以音乐治病有明确的记载。"凡音之起,由人心生也;人心之动,物使之然也;感于物而动,故形于声。"(《乐记》)。故通过音乐可调整情绪(紧张、恐惧、焦虑、压抑、狂躁),进而影响五脏及整个机体,从而达到治病强身的目的。

五音是中国传统文化对人类音乐的巨大贡献。中医学认为,五音与脏腑相通——"天有五音,人有五脏;天有六律,人有六腑。"(《灵枢·邪客篇》)从五行归类而言,角(木)、徵(火)、宫(土)、商(金)、羽(水)五音分别与人之肝、心、脾、肺、肾五脏以及怒、喜、思、忧、恐五志相对应,这种五音—五脏—五志的对应关系,奠定了用五音疗法以调治五志、五脏异常的理论基础;历代的发展,又不断积累起这方面丰厚的经验。可以说,中国人最早创造了自成一体的实用音乐疗法体系。临床上可选用不同音调的曲子分别治疗不同脏腑的疾病。

角音朝气蓬勃,柔和、舒畅(如《江南丝竹乐》《江南好》),属木入肝,能促进全身气机的展放,调节肝胆的疏泄,主治抑郁不舒,失眠之症;徵音热烈欢快(如《步步高》《喜洋洋》),属火入心,能养心气、助心阳,主治失眠、心胸憋闷之症;宫音浑厚较浊,长远以闻(如《春江花月夜》《月儿高》),具有土之淳厚特性,属土入脾,能调和脾胃,脾胃较弱及多思多虑之人平时应多听宫调式乐曲;商音高亢悲壮,铿锵雄伟(如《嘎达梅林》《悲怆》),属金入肺,能调节肺气的宣发和肃降,用于治疗肺气不足,精神萎靡之人;羽音悠扬清纯(如《二泉映月》《梁祝》),属水入肾,能调节肾与膀胱的功能,用于治疗肾气虚的患者。

五音治病既可根据五行相类的方法治疗(属本脏之音治疗本脏之病),也可根据五行生克的规律,用于治疗他脏之病:角音兼有助心、调养脾胃的作用;徵音兼有助脾胃、利肺气的作用;宫音兼有益肺气、利肾水的作用;商音兼有滋肾抑肝作用;羽音兼具助肝阴制心火的功效。由于音乐以五音搭配组合而成,以某一种音为主调的音乐来调治某脏,实际上兼具调治诸脏之功。因此,用乐犹如用药,以乐配药或以乐代药对心身疾病的治疗皆有意义。

从20世纪80年代起,中医学界就在临床上运用各种改良过的五音疗法尝试治疗多种病症,比较集中地用于失眠、消化性溃疡、冠心病、高血压、甲状腺功能亢进、更年期综合征等病症的治疗,以及在肿瘤化放疗期间进行减毒增效,并且都取得了较好的疗效。

音乐无国界,但又极具有浓厚的民族色彩,选择与该患者生活相关的民族音乐将更适合疾病的治疗。另外还要注意控制听音乐的时间,以30～40分钟为宜,音量控制在70分贝以下。总之,五音疗法在心身病症治疗中的意义及其发展前景值得我们重视和大力推进。

二、心身病症治疗常用的方药

心身病症存在着明确的或潜在的病理性躯体改变,所以方药治疗也是重要的治疗手段之一,尤其是对已经有明显气机失常,脏腑功能失调,阴阳偏盛偏衰,以及瘀血、湿滞、痰凝等病理产物停滞时,合理选用方药是必不可少的措施。然而每一类疾病都有其自身的病机特点和特定的方药治疗常规。心身病症在中医属于七情内伤的病症,其致病特点是直接伤及内脏,以心、肝、脾为最常见,其基本病机在于气机失常,气血紊乱,所以在选用方药时应针对这一病机特点和脏腑病位进行治疗。现介绍心身病症治疗中常用的中药与方剂。

(一)治肝

肝主疏泄,可调畅气机、舒畅情志,而社会心理因素在心身疾病的发生发展中起着主导作用。因此,纷繁的社会问题、社会关系以及人们对其认识态度的偏差及其不适应性,往往是导致肝之疏泄不及或太过,形成肝郁或肝火,导致机体诸如情志、消化、血行、水液代谢、生殖等诸方面的病理改变,故中医学将治肝放在心身病症治疗的首要位置。诚如周学海《读医随笔》中所言:"故凡治暴疾、痫疾,皆必以和肝之法参之,和肝者,伸其邪,开其结也,或化血、或疏痰,兼升兼降,肝和则三焦之气化理矣,百病有不就理乎?"近代医家张山雷也指出:"肝气乃病理之一大门,善调其肝,以治百病,胥有事半功倍之效。"

治肝包括以下几方面:

1. 疏肝理气

即通过调理肝之疏泄功能,使气机条达,情志调畅,即肝郁一除,疏泄一复,诸郁可解,诸病可除。所以疏肝理气之法是心身病症最常用的一种治法。

逍遥散:由柴胡、当归、茯苓、白术、芍药、炙甘草、生姜、薄荷组成;有疏肝解郁、健脾养血、调畅情志之功;性情温和,为心身病症首选之第一方剂。

柴胡疏肝散:由柴胡、陈皮、白芍、枳壳、炙甘草、川芎、香附组成;有疏肝行气、活血止痛之功;疏泄力较强,适用于气实之证。

越鞠丸:由苍术、香附、川芎、栀子、神曲组成;有行气解郁之功;适用于比较复杂的诸郁互结,尤以疏解气郁为长。

2. 抑肝泻肝

用于因肝疏泄太过以及郁久化火或逆犯他脏所致的心身病症。

痛泻要方:由白术、白芍、陈皮、防风组成,抑肝扶脾,用于情志郁结,肝旺脾虚所致的泄泻,特别是因情绪紧张所致的阵发性腹痛、痛而欲泻。

泻青丸:由龙胆草、大黄、防风、羌活、川芎、当归、山栀所组成,清泻肝火,用于郁怒而致肝火郁结之证。

龙胆泻肝汤:由龙胆草、柴胡、泽泻、车前子、木通、生地、当归、栀子、黄芩、甘草组成,清泄肝胆实火、湿热,用于肝郁化火、肝火上炎、湿热下注之证。

左金丸:由黄连、吴茱萸组成,清肝调胃,用于肝旺犯胃、胁肋胀痛、呕吐吞酸之证。

3. 平肝

镇肝熄风汤:由牛膝、生赭石、生龙骨、生牡蛎、生龟板、生白芍、玄参、天冬、川楝子、麦芽、茵陈、甘草组成,用于肝郁化火伤阴,肝阳上亢、头目眩晕、头痛、头重脚轻之心身病症。

心身病症虽表现为肝失疏泄为多,但由于肝之疏泄是以肝阴肝血为物质基础的,肝具有体阴而用阳的特点,因此在疏肝、抑肝、泻肝、平肝以恢复疏泄的同时,要注意配以补阴养血之品。另外在疏理肝气时,要注意中病即止,防止过用疏破之剂耗伤肝气肝阳。

另外,由于肝胆互为表里,共主谋断,少阳胆腑失和常致精神情志异常;加之"凡十一脏,取决于胆",少阳一阳之气可激发和推动五脏六腑的生理功能,因此调和胆腑、疏理少阳气机在治疗心身病症中有着极为重要的临床价值。柴胡类制剂堪当此责,其代表方为小柴胡汤,主要药物为柴胡、黄芩、半夏、人参、生姜、大枣、甘草,主治胸胁苦满、往来寒热、心烦喜呕,默默不欲饮食之心身疾病。该方可配伍桂枝以平冲气上逆,加龙骨、牡蛎以定惊悸。

（二）治心

因心藏神,为五脏六腑之大主,七情内伤而致心身病症,必然伤及心神,心神被伤又反过来影响脏腑功能,形成心身病理性的恶性循环。在心身病症中,心神异常的表现非常突出,所以人们一直强调"治心调神"是治疗心身病症的重要环节。

1. 安神

心神被七情所扰,劫伤心之阴血,出现心悸、失眠、多梦、心烦、易惊、不耐思虑等,而躁动之心神又扰乱脏腑功能,故治心以安神为首要。

补养阴血安神:代表方剂为天王补心丹。常用药物:枣仁、生地、当归、川芎、天冬、麦冬、柏子仁、丹参、远志、甘草等,用于阴虚血少,心火上扰,心神不安之病症,属于心肾同治之法。亦可用酸枣仁汤,用于心肝血虚,虚热内扰之心神不安病证,此为心肝同治之法。或以黄连阿胶汤治疗阴虚火旺,心肾失交,心烦不寐之症。此外,如果出现了以心动悸,脉结代为主症的心身疾病,其病机为心之气血阴阳俱不足者,又当以炙甘草汤治之。

重镇安神:代表方剂为朱砂安神丸。常用药物:枣仁、生地、当归、川芎、天冬、麦冬、柏子仁、丹参、远志、甘草等,用于心火亢盛,扰乱心神之烦乱、躁动之证。

2. 开窍醒神

心身病症危重之时,每见神昏窍闭,此时应以开窍醒神为急迫。临床可分成以下两类:

凉开:代表方剂为安宫牛黄丸。常用药物:枣仁、生地、当归、川芎、天冬、麦冬、柏子仁、丹参、远志、甘草等,用于痰热壅盛、神昏窍闭之证。

温开:代表方剂为苏合香丸。常用药物:枣仁、生地、当归、川芎、天冬、麦冬、柏子仁、丹参、远志、甘草等,用于痰湿闭塞、气机阻闭、神昏窍闭之证。

3. 清心泻火

心神易被火扰,心身病症可因气郁化火或阴虚火旺而致神扰,此时应泻心火以安神明。代表方剂为泻心汤,其药物组成为:栀子、大黄、黄芩、黄连、元参、豆豉等,用于热毒炽盛、神明被扰、狂躁不安之证;或栀子豉汤,用于虚热内扰、虚烦不眠之证。

4. 祛痰逐瘀

因心身病症的基本病理变化是气机失常。气机失常,气滞不行必然致血瘀、痰凝等病理产物形成;反之,诸病理产物形成后又致气机郁滞,进而成恶性循环。因此在治疗心身病症时,清除体内痰、瘀等病理产物也是其重要方面。

(1)祛瘀通络:代表方剂为血府逐瘀汤、丹参饮。常用药物:桃仁、红花、当归、川芎、赤芍、丹参、生地、柴胡、枳壳、牛膝等。用于七情内伤,气机郁滞、瘀血停积之证。

(2)化湿逐痰:代表方剂为二陈汤、温胆汤。常用药物:半夏、陈皮、茯苓、白术、胆星、甘草等。用于痰湿停滞病证。亦可用半夏厚朴汤治气滞痰阻之梅核气;半夏白术天麻汤治风痰眩晕病证。若属实热老痰作祟,见癫狂、惊悸、眩晕等,可用滚痰丸。

(三)调补气血阴阳

七情内伤,不仅可以导致气血紊乱,阴阳失调,形成气滞、气逆、气闭、血瘀、出血、阳盛等病理改变,因其常为慢性病理过程,日久还会耗伤气血,损及阴阳而出现气血阴阳的不足,故治疗身心病症时还要注意调补气血阴阳。

1. 补血

代表方剂为四物汤,常用药物:当归、川芎、白芍、熟地。用于血虚之心身病症。亦可用归脾汤,用于心脾两虚之心身病症。

2. 补气

代表方剂为四君子汤,常用药物:人参、白术、茯苓、甘草等,用于气虚之心身病症。亦可用参苓白术散益气健脾,渗湿止泻,用于心身病症中以泄泻为主症的脾虚湿盛之证。或以补中益气丸治疗气虚下陷之证。

3. 气血双补

代表方剂为归脾汤,常用药物:人参、黄芪、白术、茯神、酸枣仁、桂圆肉、木香、炙甘草、当归、远志、生姜、红枣等。用于心脾两虚,气血不足之心身病症,尤其适用于中年妇女,证见纳呆,腹胀,不思食,神疲乏力,失眠多梦,月经不调等。也可酌用十全大补汤、人参养荣汤。

4. 补阳

代表方剂为肾气丸,常用药物:地黄、山茱萸、山药、泽泻、茯苓、丹皮、桂枝、附子等。适用于肾阳虚之心身功能低下的神经衰弱、情绪失常、精神萎靡等病证。

5. 补阴

代表方剂为六味地黄丸、知柏地黄丸,常用药物:熟地、山茱萸、山药、丹皮、泽泻、茯苓等,适用于肾阴不足,虚火上炎之心身病症。

（四）其他

由于心身病症在临床上病机复杂,因此在治疗时可从机体整体上加以调治。诸如:

1. 调和营卫阴阳

心身病症乃人体营卫阴阳之失调,桂枝汤"外证得之为解肌和营卫,内证得之为化气和阴阳。"如患者出现汗出恶风、发热、动悸、肌肉挛急等心身症状,皆可用桂枝汤及加减方治疗。

2. 调治心肺

如见神志恍惚,欲食又不能食,欲卧不卧,欲行不行,如寒无寒,如热无热,不可名状,伴口苦,小便赤,舌红,脉微数,神态失常,但形体一如常人之心身症状,可用百合地黄汤治之。

3. 心肝同治

如为心肝血亏,浮火妄动,神不安舍所致之发作性之神志恍惚,言行感觉失常,变幻莫测,又可予甘麦大枣汤治之。

治疗心身病症的中药方剂甚多,难以一一穷尽,在此只作简单介绍,有兴趣者可进一步在各种历史与现代文献中进行收集、归纳、整理。

三、心身病症的针灸治疗

由于心身病症的机制与经络阻滞有关,加之针灸具有通经脉、调气血、改善心身功能状态,使阴阳归于相对平衡、脏腑功能趋于调和的作用,从而达到防治心身病症之目的,故也常有效地用于心身病症的治疗之中。心身疾病虽以心肝脾的功能失常为多见,但由于中医脏腑是一个有机的整体,气血是生命活动的物质基础,经络之间又相互联系,因此对人体十二经脉及任、督二脉进行经络和经穴的推拿、按摩、针灸均能达到很好的治疗效果。临床常用的穴位简介如下:

（一）内关

内关穴归手厥阴心包经,为本经络穴,又是八脉交会穴之一,通于阴维脉,具有宽胸理气、宁神和胃、镇静止痛作用。常用于治疗本经病和胃、心、心包络疾患以及与情志失和、气机阻滞有关的脏腑器官、肢体病变,以心悸、心烦、心胸疼痛、胃痛、呕吐、呃逆、不寐、眩晕、头痛、癫狂等为主要表现的心身病症或精神病。

(二)足三里

足三里穴是足阳明胃经的主要穴位之一,为足阳明胃经合穴,它具有健脾和胃、调理气血、通经活络、扶正培元之功效,能统治脾胃一切疾病,对大小肠也起调节作用。常用于治疗主要表现在脾胃、大小肠等部位的心身病症。

(三)合谷

合谷穴系手阳明大肠经之原穴,其治疗范围极为广泛,具有全身性的治疗作用,可疏风解表、镇痛通络,常用于治疗以头痛牙痛、口眼歪斜、眩晕、耳聋耳鸣、喉痹、失音、胃痛、腹痛、腹泻、便秘、痢疾、便秘、痛经、热病、出汗异常等为主要症状表现的心身病症。

(四)三阴交

三阴交穴是足太阴脾经之穴,正当足太阴、少阴、厥阴三阴经交合而得名,具有健脾利湿、补肝益肾、调和营血的作用,可用于治疗妇女月经不调、带下,男子阳痿、遗精,以及肠鸣、泄泻或便秘以及荨麻疹、失眠、头痛等症状的心身病症。

(五)后溪

后溪穴为手太阳小肠经之腧穴,八脉交会穴之一,通督脉,具有清心安神、通经活络的功效。可用于治疗以头痛、心悸等为主要症状的及癔症、癫痫、狂躁等心身病症或精神病。

(六)丰隆

丰隆穴是足阳明胃经的络穴,具有化痰祛湿、疏经活络的功效。常用于治疗眩晕、头痛、咳嗽痰多、呕吐、便秘、癫、狂、痫等心身病症或精神病。

(七)风池

风池穴属足少阳胆经穴,具有疏风清热、醒脑开窍、聪耳明目、通经活络的功效,常用于治疗头面部心身病症及以眩晕、头痛等为主要症状表现的心身病症或用治癫痫。

(八)百会

百会穴是督脉之穴,有三阳五会之称,具有安神定志、醒神开窍之功。常用于治疗以头痛、不寐、眩晕、脱肛、中风不语等为主要症状表现的心身病症。

(九)心俞

心俞穴是足太阳膀胱经之穴,为心之背俞穴,是治疗心疾之重要腧穴,具有宽胸降气、宁心安神之功效。常用于治疗以心痛、惊悸、不寐、癫痫、健忘、梦遗、汗证等心身病症。

(十)神门

神门穴系手少阴心经之穴,为心经原穴,具有宁心安神、调整气血、疏经通络的功效。常用于治疗以心痛,心烦不寐、惊悸、怔忡、健忘、胸胁痛、癫痫等为主要症状表现的心身病症或精神病,有报道认为针刺神门穴还有明显的降压作用。

（十一）太冲

太冲穴是足厥阴肝经之原穴,具有平肝熄风、健脾化湿之功,常用于治疗以头痛、眩晕、呕逆、胁痛、遗尿、癫痫、月经病等为主要症状表现的多种心身病症和精神病。针刺太冲有明显缓解胆道痉挛的作用。

（十二）膈俞

膈俞穴为足太阳膀胱经穴,是脾之背俞穴,又是八会穴之一,血会膈俞,具有活血止血、宽胸降逆之功效,常用于治疗以胃脘胀痛、呕吐、呃逆、饮食不下、吐血、便血、泄泻等为主要症状表现的心身病症。

四、心身病症的其他治疗方法

从某种意义上说,只要有助于调整心身功能的方法,都可用作心身病症的治疗。在这一方面,历代医学积累了丰富的经验,有着许多值得借鉴的方法。例如,可以用佩芳草、挂香囊、戴香花的方式来愉悦情性;又可用茗香茶,品药茶的方式调治心身;还可用敷贴、外洗、熏蒸等种种手段,借助药物和温热的理化作用,在缓解躯体不适的同时舒松心身,调整情绪。此外,读书、写书法、与良朋益友交谈、看山水花木、浇花种竹、听琴玩鹤、踏青观景、弈棋等,都有调整情性、怡养心身之功。《理瀹骈文》曰:"七情之病也,看花解闷,听曲消愁,有胜于服药者矣。"《红炉点雪》更明确地说:"歌咏所以养性情,舞蹈所以养血脉。"因此,从广义上说,这些都属于值得重视的调适心身之法。

总之,在诸多心身兼治的方法中,多种方法可交叉融合、灵活选用,正所谓"宗其意而不拘其形"。

［上海中医药大学　倪红梅］

————————————————————————————— 参考文献 —————————————————————————————

[1] 胡聪,王米渠. 禀赋论先天气质[J]. 湖南中医杂志,1997,13(2):3-5.

[2] 何裕民,刘文龙. 新编中医基础理论[M].北京:北京医科大学/中国协和医科大学出版社,1996.

[3] 何裕民,叶锦先. 心身医学概论[M]. 上海:上海中医学院出版社,1990.

[4] 何裕民. 中国传统精神病理学[M]. 上海:上海科学普及出版社,1995.

[5] 杨德森. 中国人的传统心理与中国特色的心理治疗[J]. 湖南医科大学学报(社会科学版),1999,1(1):2-8.

[6] 张亚林,杨德森,肖泽萍,等. 中国道家认知法治疗焦虑障碍[J]. 中国心理卫生杂志,2000,14(1):62-63.

中篇　临床心身医学各论

第九章 临床常见心身症状与心身综合征

第一节 概述

一、心身症状

心身症状(psychosomatic symptoms),是指与急、慢性心理社会因素密切相关的,主要表现为情绪反应(抑郁、焦虑、恐惧、愤怒、敌意等)、生理反应(心慌、胸闷、胸痛、恶心、呕吐、便秘、尿频、尿急、疼痛等)、行为反应(失眠、坐立不安、逃避与回避、退化与依赖、敌对与攻击、物质滥用等)等症状中的一种或几种症状。症状没有可证实的器质性病变作基础,或虽存在一定的躯体疾病,但疾病的严重程度与病人的症状严重程度不相称,病人感到痛苦和无能为力。

二、心身综合征

临床上仅表现单一精神症状的患者少见,不同种类的精神疾病或同类精神疾病的不同患者往往是多种症状同时或相继出现而构成一定的综合征或症状群。疾病综合征对疾病的诊断价值远大于单一症状。以下介绍临床上常见的心身综合征。

1. 痴呆综合征

痴呆综合征(dementia syndrome),又称慢性脑病综合征,是指脑发育成熟后由于各种原因所导致的不同程度的认知功能障碍。表现为涉及记忆、思维、定向、理解、计算、学习能力、语言和判断等多种高级皮质功能的异常。常见的有 Alzheimer 病、血管性痴呆、颅脑损伤后遗痴呆、各种中毒所致痴呆、颅内肿瘤所致痴呆等。

2. 遗忘综合征

遗忘综合征(amnestic syndrome),又称柯萨可夫综合征,由近事遗忘、错构、虚构和严重的定向障碍构成。主要见于慢性酒精中毒性精神障碍,也可见于脑外伤、感染、脑血管疾病、脑肿瘤等所致精神障碍。患者主要表现为严重的记忆缺失,顺行性和逆行性遗忘,常虚构一些事实来填补缺失的记忆,并信以为真,其谈话内容贫乏,对周围新发生的变化缺乏兴趣。常由于维生素 B_1 缺乏导致丘脑内侧和乳突体损害以及普遍性脑萎缩所致。

3. Ganser 综合征

本病于 1898 年由 Ganser 首次报道,主要表现为患者对提出的各种问题都给予近似回答。如问"2+2＝?"答"5";或问"猪有几条腿",答"5 条"。表明患者对问题能够正确理解,但对简单的问题却给予近似却不正确的回答,给人一种故意做作的印象。从附加的一些症状看,这是一种特殊的精神病理状态。起病前常有明显的精神诱因,如被拘禁。患者常处于朦胧状态,可出现幻觉、抑郁或转换症状。通常心理因素去除后可突然恢复,恢复后对发病经过不能全部回忆。

4. 幻觉症

幻觉症(hallucinosis)是指在意识清晰时出现大量幻觉而构成疾病的主要临床表现的一种综合征。多表现为言语性幻听,其次为幻视,其他形式的幻觉少见,可伴有少量妄想。幻觉可引起患者焦虑、恐惧、不安或某些行为障碍。患者意识清晰,智力正常,其他心理活动多无异常。持续时间可数天至数月不等。多见于中毒、脑外伤、慢性酒依赖及精神分裂症患者。

5. 妄想综合征

妄想综合征(paranoid syndrome),是以妄想为主要和突出临床表现的综合征。妄想具有系统性和一定的现实性,一般不伴幻觉,情感与行为受妄想支配,人格保持正常,智力无缺损,病程迁延发展,多于中年以后发病,主要见于妄想性障碍,也可见于偏执型精神分裂症。

6. 幻觉—妄想综合征

幻觉—妄想综合征(hallucination-delusional syndrome),是指以幻觉和妄想为主要表现的综合征。一般是先出现幻听,也可以是其他幻觉,然后相继出现如被害妄想、影响妄想等。妄想多不系统,与幻觉之间相互联系、相互影响。幻觉和妄想是各种精神病性障碍的常见症状,并无特异性,但持久存在的幻觉和妄想的组合多见于精神分裂症。

7. 紧张综合征

紧张综合征(catatonic syndrome)由以下紧张症状组成:①动作抑制:表现为木僵或蜡样屈曲;②活动过多:出现毫无目的且不受外界影响的兴奋激越行为;③违拗:对任何指令都抗拒不动,试图使他活动则坚持一种僵直的姿势或缄默不语;④怪异的随意动作:表现为刻板姿势(任意摆出不恰当或奇怪的姿势)、刻板动作、明显的作态或做鬼脸;⑤模仿言语或模仿动作。患者一般意识清晰,紧张性木僵与紧张性兴奋可交替出现,多数患者木僵持续时间较长,而兴奋状态持续时间较短。

8. 精神自动综合征

精神自动综合征(Kandinski-Clerambault syndrome),是指在意识清晰的情况下,出现假性幻觉、被动体验和各种妄想共同组成的一组复杂的临床综合征,以患者体验到强烈的不自主感、被动感和异己感为特征。假性幻觉包括幻听、幻视和思维化声;被动体验包括强制性思维、被洞悉感、被控制感、思维被夺、思维插入等;妄想包括被害妄想、影响妄想,也可以出现夸大妄想。这些症状交织在一起,相互联系和影响。主要见于精神分裂症偏执型。

9. 阳性综合征

阳性综合征(positive syndrome)是指主要以幻觉、妄想(包括原发性和继发性)、瓦解症状(包括思维破裂、语词新作等;各种无目的指向、无意义、不连贯、不可理解、怪异的思维;情感倒错、傻笑之类不可理解的情感反应和蓬头垢面、夏着冬衣、当众裸体、无目的造访他人、做鬼脸、自语之类古怪行为、异己体验(包括思维被扩散、插入、抽取及被动体验等)和紧张症状为主要表现的综合征。主要见于以阳性症状为主的精神分裂症。

10. 阴性综合征

阴性综合征(negative syndrome)是指以原发的缺损症状为主要表现的综合征。包括思维贫乏、情感淡漠、意志缺乏、动作迟缓和社会性退缩。不包括继发的精神运动性抑制症状、紧张症状、抑郁症状和药物不良反应。这一综合征主要见于以阴性症状为主的精神分裂症。

11. 躁狂综合征

躁狂综合征(manic syndrome)是指以情感高涨、思维奔逸和动作增多为主要临床表现的综合征。患者整个精神活动表现活跃与增多,症状之间、症状与环境之间基本协调一致。多见于双相躁狂发作,也可见于某些中毒性精神病。

12. 抑郁综合征

抑郁综合征(depressive syndrome)是指以情绪低落、兴趣与精力下降、快感缺失为主要临床表现的综合征。患者表现为整个精神活动的抑制与减少,精神活动之间相互协调。主要见于双相抑郁发作和抑郁症。

13. 柯他综合征

柯他综合征(Cotard syndrome)是以虚无妄想为主要临床表现的综合征。患者否认自身及周围环境中人和物的存在。认为自己的内脏已腐烂,躯体只剩下空壳。或认为自己什么都没有了,家庭已经毁灭,甚至整个世界都已不复存在。有的认为自己罪孽深沉,不该活在世上或应受处罚,出现自杀行为。可伴有感觉迟钝、人格解体、体感异常和疑病妄想等。主要见于严重的抑郁症,尤其是老年抑郁。

14. 焦虑紧张综合征

焦虑紧张综合征(anxiety-tension syndrome),是指以焦虑症状群为主要临床表现的综合征。患者表现为紧张、担心和害怕感,坐立不安、搓手顿足、声音颤抖,伴有头晕、口干舌燥、心慌、发冷发热、便秘便溏、小便频数等多种躯体不适。主要见于焦虑障碍,也见于其他精神、躯体疾病所致的焦虑状态。

15. 强迫状态

强迫状态(obsessive state)是指以强迫观念、强迫情绪、强迫意向和强迫动作为主要表现的综合征。症状相对固定,彼此相互影响,伴随存在。患者大多知道症状没有意义,有摆脱的愿望,但不能控制,因而常继发焦虑痛苦情绪。主要见于强迫障碍。精神分裂症患者也可出现强迫症状,但其症状比较泛化,内容多变,性质荒谬,无强烈摆脱的愿望及明显的痛苦不安情绪体验。

16. 戒断综合征

戒断综合征(withdrawal syndrome)是指长期使用精神活性物质致成瘾后,突然减量、停止使用或使用拮抗剂后出现的一组临床表现。首先表现为失眠、烦躁、焦虑、抑郁、情绪不稳等精神症状,同时伴有恶心呕吐、流泪流涕、腹痛腹泻、全身疼痛、震颤、抽搐等躯体症状。严重者可出现意识障碍和谵妄发作,表现大汗淋漓,体温升高。一般持续3～10天后恢复正常,部分可衰竭死亡。主要见于酒精、海洛因及各种精神活性物质成瘾者。

17. 克莱恩-莱文综合征

克莱恩-莱文综合征(Kleine-Levin syndrome)是一种表现为周期性发作的、贪食和精神异常的综合征。发作时有不可抗拒的嗜睡、饥饿、贪食、性欲亢进、易激惹、反应迟钝、轻度意识障碍,恢复后对发作经历出现完全或部分遗忘。每次发作持续数天,发作前可有渐进性加剧的头痛、血压下降、肌张力和腱反射降低。多发生于年轻男性。病因不明,可能与下丘脑功能紊乱有关。

18. 持续植物状态

持续植物状态(persistent vegetative state,PVS)又称去大脑综合征或睁眼昏迷,属于一种慢性意识障碍,是大脑广泛性损害后从急性昏迷状态恢复转变而成的一种状态。患者存在睡眠与觉醒的交替性变化,但与一般的昼夜节律性变化不同步,觉醒时能睁眼注视物体,但眼球不能追随物体移动,没有瞬目反射。睡眠时间较多,刺激下可以觉醒,强刺激下出现全身性联合运动,呈现扭转性痉挛,四肢肌张力增高,上肢屈曲,大小便失禁。但自主神经系统功能稳定,生命体征平稳。

19. 运动不能性缄默症

运动不能性缄默症(akinetic mutism),由于脑干损害,使皮质脑桥束和皮质脊髓受损,切断了运动下行通路而出现的一种慢性意识障碍,故又称为闭锁综合征(locked-in syndrome)。两侧前扣带回、胼胝体或额极与额眶回的损害也可出现此症状。其表现类似去大脑综合征,但意识障碍程度较轻,同样存在觉醒与睡眠交替的节律性变化,睡眠较正常人为多。觉醒时可睁眼注视物体,并追逐移动的物体,缺乏自发的运动与言语。持续的痛觉刺激时有排除刺激的运动,并有流泪,能吞咽。

20. Münchhausen 综合征

Münchhausen 综合征又叫医院成瘾综合征(hospital addiction syndrome),患者故意制造疾病症状,躯体的、精神的或两者兼有,而前往医院门诊或住院就医,常骗过医生住过多次医院,甚至动过多次手术。其动机既非为了经济利益,也非为了逃避法律责任;患者的唯一目的只是为了扮演疾病角色。与诈病的区别在于此类患者缺乏现实动机。此综合征被认为是做作性障碍(factitious disorder)的一种典型类别。

[山东大学齐鲁医院　毛雪琴]

第二节　谵妄状态

谵妄状态是一种临床常见的急性、短暂性、全面性高级神经系统功能紊乱,以波动性意识水平、注意力及认知功能障碍为特征,伴有定向障碍、情绪波动或冲动等异常行为,可伴有自主神经功能亢进症状,如发热、出汗、心动过速、震颤等。谵妄状态通常持续时间较短,从几小时到几天,症状常迅速波动,而且在夜间有加重的趋势。

一、流行病学与危险因素

（一）流行病学

谵妄状态的发病率依据易患人群及诊断标准的不同而异。诊断方法不同、人群不同以及环境不同，都会影响到资料的可比性。大多数谵妄状态的发病率和患病率的研究来自病房资料，且主要来自国外的研究。住院患者谵妄状态的发病率为 $14\% \sim 56\%$。

（二）危险因素

引起谵妄状态的危险因素可以分为易患因素（入院时的疾病）和促发因素（住院期间获得）。

1. 常见的谵妄状态易患因素

（1）人口特征：年龄 65 岁以上、男性。

（2）药物：使用多种精神活性药物、使用多种药物（抗胆碱能药物、抗心律失常药物、止痛药物等）、酗酒。

（3）认知状态：痴呆、认知功能障碍、谵妄病史。

（4）情感异常：抑郁、焦虑。

（5）存在疾病：严重疾病、多系统疾病、慢性肾脏或肝脏疾病、神经系统疾病、代谢性疾病、骨折或外伤、HIV 感染、疾病终末期。

（6）功能状态：功能缺陷、生活依赖、跌倒。

（7）感觉剥夺：视觉障碍、听觉障碍。

（8）摄入障碍：脱水、营养不良。

2. 常见的谵妄状态促发因素

（1）药物：镇静剂、麻醉药物、抗胆碱能药物、多种治疗药物、药物或酒精戒断。

（2）原发性神经疾病：卒中、脑膜炎或脑炎。

（3）其他疾病：各种感染、水电解质及酸碱平衡紊乱、严重急性疾病、发热、缺氧、休克、营养不良、代谢障碍、外科手术。

（4）环境因素：入住监护室、躯体活动受限、保留导尿、胃管及其他体内导管、疼痛、情绪应激。

（5）睡眠障碍。

二、病因和发病机制

（一）病因

1. 原发性中枢神经系统疾病

脑外伤、卒中、硬膜下血肿、颅内压增高、脑炎、脑膜炎、癫痫发作时及发作后。

2. 继发于系统性疾病

肺部感染、尿路感染、败血症、疟疾、HIV 感染、心肌梗死、心力衰竭、心律失常、低/高血糖症、尿毒症、肝衰竭、电解质紊乱、Addison 危象、甲状腺功能紊乱、甲状旁腺危象、

Wernicke 脑病、精神活性药物、抗帕金森病药物、类固醇药物、西咪替丁、巴氯芬、盐酸替扎尼定、抗癫痫药物、抗胆碱能药物、抗组织胺药物、抗高血压药物、洋地黄类药物、药物过量、酒精、毒品及麻醉药品。

3. 少见病因

系统性红斑狼疮、卟啉症、维生素 B_{12} 或叶酸缺乏、硬皮病、重金属中毒、低温、肝豆状核变性、副肿瘤综合征、高血压脑病等。

(二) 发病机制

谵妄状态的确切发病机制尚不清楚,其中常见的病理生理假说如下:

1. 大脑神经递质平衡紊乱假说

大脑神经递质平衡紊乱假说是目前最流行的谵妄状态发病机制假说之一,该假说认为所有原因引起的谵妄状态都存在共同的最后神经通路障碍,即中枢胆碱能神经和多巴胺能神经通路的平衡紊乱,导致注意及唤醒水平障碍。支持这一假说的非直接证据显示,胆碱能神经元对大脑缺血和缺氧最敏感,因此低血糖、严重营养不良、维生素 B_1 缺乏都可以导致胆碱能不足。乙酰胆碱神经通路障碍导致兴奋性作用降低,引起抑制型谵妄状态,而这也是临床上引起谵妄状态的常见病因。另外,作用于中枢神经的抗胆碱能药物在健康人群中也能引起谵妄状态,并能被胆碱能强化药物逆转。由于年龄老化伴随中枢胆碱能神经活性下降,并且许多老年患者往往伴有心血管及肺功能障碍,使得他们容易出现缺血及缺氧。认知功能障碍也是引起谵妄状态的主要危险因素之一,这或许是由于阿尔茨海默病、血管性痴呆及其他常见痴呆都存在中枢胆碱能神经活性降低。

多巴胺受体阻滞剂类药物,如氟哌啶醇,可以改善谵妄状态的症状,这提示多巴胺可能参与谵妄状态发病。另外,缺氧可以导致细胞外多巴胺增加。大脑中的多巴胺能和乙酰胆碱能神经活动互相影响,即乙酰胆碱能神经活性降低会导致谵妄状态,多巴胺能神经活性亢进也会引起谵妄状态。其他神经递质可能也与谵妄状态有关,如 5 - 羟色胺、γ-氨基丁酸、谷氨酸、去甲肾上腺素、组织胺、鸦片类受体激动剂等。

2. 大脑氧化代谢水平全面降低假说

缺氧、缺血、代谢紊乱及脑梗死、脑出血等可导致大脑氧化代谢水平全面降低。有关临床前肝性脑病的研究显示,谵妄状态与大脑皮质脑血流减慢有关,尤其是右侧大脑皮质和额叶皮质更明显。一些对肝性脑病的研究显示,大脑皮质下结构代谢降低。有证据表明,谵妄状态患者神经递质异常可引起可逆性脑氧化应激代谢水平降低,而脑氧化代谢水平降低也可导致乙酰胆碱等神经递质合成不足,二者相互影响。但也有谵妄状态患者脑氧化代谢水平升高,震颤谵妄患者就是例外。单光子发射计算机断层成像术研究显示,震颤谵妄与脑血流广泛增加相关,提示震颤谵妄患者脑氧化应激代谢增加。

3. 炎症反应假说

一些研究表明,有炎症因素参与谵妄状态发病,如谵妄状态患者白细胞介素-1 (interleukin-1,IL-1) 及白细胞介素 6 (interleukin-6,IL-6) 都升高。大脑免疫细胞对周围炎症过度反应,导致神经炎症及夸张病态行为综合征。细胞因子增多可以导致谵妄状态,如干扰素、IL-1、IL-2、IL-6 和肿瘤坏死因子。

三、临床表现

谵妄状态的核心症状为意识和注意障碍，并可伴有认知功能障碍、定向障碍、思维障碍、感知觉障碍、情绪障碍、行为紊乱及睡眠觉醒周期紊乱等异常临床表现。谵妄状态通常急性发作，发生突然，变化急速、可逆、病程短。

1. 谵妄患者的意识障碍是意识水平降低，意指患者对环境的意识减弱，昼轻夜重。

2. 谵妄状态患者在注意指向、集中、保持及转移方面存在困难。患者对环境刺激的警醒水平可以异常升高，也可异常降低。谵妄状态可分为三类：亢进型或兴奋型谵妄状态、抑制型或淡漠型谵妄状态以及混合型谵妄状态。亢进型谵妄状态通常与某种药物或物质有关，如酒精戒断；抑制型谵妄状态可见于高碳酸血症和肝性脑病等代谢性疾病；混合型谵妄状态患者表现夜间兴奋、烦躁、行为紊乱，白天嗜睡。

3. 谵妄状态可以有多种类型的记忆障碍，主要为即刻记忆障碍，因此而引起顺时近记忆缺损，可能也会存在远记忆缺损。但是，除非极严重患者，总体上来说，患者的远记忆相对保留。

4. 时间、地点和人物定向障碍反映患者存在即刻记忆和近记忆障碍。一天中的特定时间定向障碍是提示谵妄状态的敏感性指标。当患者疾病进展，谵妄状态较明显时，患者不能正确定向一周的某天、一年中的月份或者年份。而相对轻症患者可以正确定向地点、人物，但存在时间定向障碍。

5. 谵妄状态患者言语不连贯反映其思维存在障碍。轻度的言语不连贯可能变现为赘述、生僻的词语、词不达意或拐弯抹角，但患者所说的话能够听懂。严重不连贯的言语表现为，患者严重词不达意或拐弯抹角，不能够被理解。谵妄患者的思维内容给人梦样的感觉。谵妄患者如果出现妄想，通常短暂且呈片段化，不成系统，多呈被害性质。研究发现，谵妄状态患者思维障碍的发生率为 40%～100%，不同的研究差异较大。

6. 谵妄状态患者经常有感知异常，这与其感知过程损伤有关。谵妄状态患者可能存在感知扭曲，最常表现为视觉感知障碍。视觉感知扭曲可以是感知物体的大小和形状扭曲。另外，患者可能在区分内心精神活动和外部感知方面存在困难。感知错觉经常出现。例如，震颤谵妄患者可能把一个简单可爱的墙纸感知成一群令人讨厌的张牙舞爪的动物。人物错觉也经常见于谵妄状态患者，患者通常把不熟悉的人当成熟悉的人。

7. 谵妄状态患者经常有情绪紊乱，尤其是易激惹、激越、冲动、焦虑、抑郁、淡漠、困惑或猜疑。欣快感也可出现，但不常见。患者的情绪和行为模式经常快速变换，从一种状态快速转换为另一种状态。焦虑和恐惧常见于亢进型患者，常伴有植物神经系统功能亢进，如脉搏加速、多汗、发热等。

8. 谵妄状态患者存在睡眠觉醒周期紊乱。患者白天可能过度嗜睡，晚上有或无失眠。严重病例可能完全失眠，或者睡眠觉醒周期颠倒。谵妄患者的睡眠可伴有噩梦，醒后与幻觉掺杂在一起。

四、诊断

1. ICD-11 诊断标准

谵妄（delirium）表现为短时间内出现注意力紊乱（例如，指向、集中、维持和转移的能力下降）和意识紊乱（例如，对周围环境的定向减弱），在一天当中多具有波动性，并常伴认知功能受损（如记忆、定向力的受损），以及语言功能、视空间能力、或感知觉的损害。此外，谵妄也可表现为睡眠周期紊乱（睡眠—觉醒周期的逆转，伴急性唤醒的减少或总体睡眠时间下降）。这些症状不能归为因某种不属于精神行为障碍的疾病或障碍，也不能归因为物质的过量中毒、戒断反应、或某种药物所引起的。

2. DSM-5 诊断标准

A. 注意（即指向、聚焦、维持和转移注意的能力减弱）和意识（对环境的定向减弱）障碍。

B. 该障碍在较短时间内发生（通常为数小时到数天），表现为与基线注意和意识相比的变化，以及在一天的病程中严重程度的波动。

C. 额外的认知障碍（例如，记忆力缺陷身定向障碍，语言、视觉空间能力，或知觉）。

D. 诊断标准 A 和 C 中的障碍不能用其他已患的、已经确立的，或正在进行的神经认知障碍来更好地解释，也不是出现在觉醒水平严重降低的背景下，例如，昏迷。

E. 病史、体格检查或实验室发现的证据表明，该障碍是其他躯体疾病，物质中毒或戒断（即由于滥用的毒品或药物），或接触毒素导或多种病因的直接的生理性结果。

标注是否是：

物质中毒性谵妄：当诊断标准 A 和 C 中的症状在临床表现中占主导地位，且严重到足以需要引起临床关注时．应给予此诊断以替代物质中毒的诊断。

物质戒断性谵妄：当诊断标准 A 和 C 中的症状在临床表现中占主导地位，且严重到足以需要引起临床关注时，应给予此诊断以替代物质戒断的诊断。

编码(特定的物质)戒断性谵妄：F10. 231 酒精；F11. 23 阿片类物质；F13. 231 镇静剂、催眠药或抗焦虑药；F19.231 其他(或未知)物质/药物。

药物所致的谵妄：此诊断适用于诊断标准 A 和 C 的症状作为已经服用的处方药的副作用出现的时候。

标注如果是：

急性：持续数小时或数天。

持续性：持续数周或数月。

标注如果是：

活动过度：个体的精神运动活动处于活动过度的水平，可伴有心境不稳定，激越，和/或拒绝与医疗服务合作。

活动减退：个体的精神运动活动处于活动减退的水平，可伴有迟缓和接近木僵的昏睡。

混合性活动水平：个体的精神运动活动处于正常水平，尽管注意力和意识是紊乱的，也包括活动水平快速波动的个体。

临床医生面对一个精神状态改变的患者,如果怀疑谵妄状态,需要明确以下信息:首先是患者起病的速度,是急性、亚急性或慢性? 然后确定病情变化,是快速进展、缓慢进展或者波动性、还是没有进展? 之后寻找可能的潜在疾病,询问之前存在的主要疾病,尤其是神经系统疾病,患者是否有癫痫、卒中或痴呆等? 确定可能影响患者精神功能的药物,或者患者最近刚加的药物以及最近的服药变化。

临床常用的谵妄状态检查量表有:①简明精神状态检查量表(mini-mental state examination,MMSE);②意识错乱评定方法(the confusion assessment method,CAM);③重症监护室意识错乱评定方法(the confusion assessment method for intensive care unit,CAM-ICU);④意识错乱量表(the neelon and champagne confusion scale,NEECHAM。)除此外,还有其他谵妄状态评定量表。

五、鉴别诊断

1. 痴呆

在诊断痴呆之前,首先应确定患者意识清醒,而谵妄状态患者对环境的意识水平障碍。对于并不复杂的痴呆患者来说,其早期特征为近记忆差,而没有注意缺陷;而谵妄状态的核心特征是意识和注意力障碍。阿尔茨海默病痴呆进展数月至多年以后才会累及远记忆,而严重谵妄状态在疾病进展的数小时内即造成近记忆和远记忆障碍。

痴呆可能与谵妄状态相似,尤其是当痴呆患者出现激越、精神障碍或焦虑症状时。在这种情况下,一个思维杂乱无章、错乱、能被唤醒的患者,伴有注意力涣散不能集中,很难与谵妄状态相鉴别,即使临床医生知道此患者此前患有痴呆。医生通常进行快速的简单评估,排除引起谵妄状态的潜在病因,尤其需要除外使用具有中枢神经系统抗胆碱能作用的药物、抗精神病药物以及感染。痴呆是谵妄状态的主要易患因素之一。当诊断谵妄状态时,要确定患者是否由痴呆引起。具有这两种综合征的典型患者在较短的时期内精神状态急剧恶化,而通常单纯痴呆患者则没有这种现象。如果知情者反映患者出现这种情况,应该考虑痴呆并发谵妄状态。

2. 精神分裂症

精神分裂症患者有些症状和谵妄状态相似,包括不连贯性语言、妄想和幻觉。精神分裂症患者具有离奇行为、刻板的动作活动以及反常的言语,却没有谵妄状态的定向障碍。精神分裂症患者意识清晰,尽管具有妄想和幻觉,却能配合精神检查。精神分裂症患者的注意和记忆力相对完整。但有时精神分裂症患者可能激越不安而不能配合精神检查,只有处于安静状态后才能进行相应的检查。相反,谵妄状态患者在发作时有定向障碍、意识模糊,不能配合检查。谵妄状态患者的精神病性症状更呈片段化且波动不定。而精神分裂症患者的妄想在一段时期内相对稳定,通常是系统性异常妄想的一部分。谵妄状态的幻觉通常为视幻觉,而精神分裂症患者听幻觉更常见。

有些特殊类型的精神分裂症有时可能出现意识状态改变或定向障碍,如急性短暂性精神病性障碍和产后精神病。尤其是伴有激越和紧张性兴奋时,很难与躯体疾病或精神活性物质引起的谵妄状态相鉴别。如果诊断不能确定,EEG 可能有助于和谵妄状态相鉴别。功能性精神病不表现谵妄状态的典型慢波脑电活动。

3. 心境障碍

心境障碍患者,如躁狂症患者,可能过度兴奋,行为紊乱,不配合精神检查。也曾有躁狂症患者出现错乱状态和短暂全面性认知功能障碍的报道。相当一部分躁狂症患者可有视幻觉。躁狂症的心境状态,尤其是急性期的心境状态可能极度易激惹,而不是广泛性情绪升高,从而使得病情更复杂。较安静的谵妄状态患者,如抑制型谵妄状态患者可能被误诊为抑郁症。但是,抑郁症起病较慢,在数周或数月内进展。和抑郁障碍相关的认知功能障碍通常更类似痴呆(抑郁性假性痴呆)。

4. 分离转换性障碍

分离转换性障碍现在较之前少见,农村多于城市。这类患者可有意识障碍和记忆障碍(遗忘)。这类患者的典型发病过程为突发起病,病程短,突然好转。典型表现包括正常呼吸或过度换气,眼睛闭合,抗拒被动性睁眼。当睁眼时常突然闭合,眼球无慢性浮动,但可呈飞快扫视性眼震。因此它们可能首先被误诊为谵妄状态。但是,分离转换性障碍患者的意识障碍通常与自知力丧失有关,这点谵妄状态患者少见。同样,分离转换性障碍患者的遗忘相对限于情节性记忆受损,而语义性记忆相对完整。谵妄状态患者没有这一现象。在许多分离转换性障碍患者身上可以发现社会心理应激因素,并且可能与患者过去的经历有联系。

六、会诊与治疗

(一)会诊

当谵妄诊断不确定时,可能需要内外科及神经科或精神科医生会诊-联络,会诊应尽早进行。当临床诊断谵妄状态时,往往也需要神经科或精神科医生参与到患者的检查和治疗过程中来。谵妄状态的低识别现象非常普遍,尤其是抑制型谵妄状态,而且常常被延迟会诊。

(二)治疗

谵妄状态的治疗需要综合性的干预措施。治疗原则以病因治疗为主、对症治疗为辅。这类患者往往存在行为问题,另外其治疗药物比较复杂,往往需要神经、精神科医生会诊-联络。谵妄状态的药物治疗都是经验性用药,缺少正式的、循证医学支持的治疗指南。

1. 早期检查干预和病因治疗

早期检查重点关注患者生命体征及需要紧急干预的威胁生命的各种情况,如出血、气道阻塞、低血压、心律失常、低血糖等。在静脉血糖或末梢血糖水平检查之前,可予 50% 葡萄糖静脉推注。另外可给予维生素 B_1 及其他维生素,以防治 Wernicke-Korsakoff 综合征。如果怀疑鸦片类药物过量,可给予纳洛酮治疗。治疗谵妄状态就是治疗疾病的病因,即使引起谵妄状态的病因不是立即致命,也应该给予及时的治疗。

2. 早期预防及非药物性支持干预措施

(1)早期识别谵妄状态及其前驱症状,早期识别并干预易患因素和促发因素,并针对病因早期干预。

（2）帮助认知功能损害的患者重新定向时间、地点和人物。护士必须持续性帮助患者重新定向,持续性与周围环境接触,如一周中的某一天,写字板上列出医护人员的名字,当今发生的事情,将要进行的检查和治疗,清晰可辨的钟表和日历等。

（3）控制患者感觉输入,防止感觉负荷过多。感觉输入包括听音乐、观看喜欢的电视节目,佩戴合适的眼镜或助听设备,避免感觉剥夺。调整光线,降低噪音,减少不必要的生命体征监护报警。

（4）所进行的诊疗尽量不要打扰患者的睡眠,使患者保持足够的睡眠时间,防止睡眠剥夺。

（5）为患者营造家庭氛围,鼓励家庭成员及朋友经常探视,但需要合理安排时间,限制探视的人数和时间,防止患者过于疲劳。

（6）鼓励患者生活自理,尽量提供无障碍的活动环境。老年人活动减少可引起一系列并发症,如肺炎、压疮、跌倒、意识错乱、抑郁等。避免出汗,加强皮肤黏膜护理,预防深静脉血栓。帮助患者早期进行活动,户外活动,进行躯体功能康复。

（7）鼓励患者进行有利于认知功能康复的活动,如讨论当今的事件,读书、读报及进行填词或算数游戏。

（8）尽量减少躯体限制措施,经常评估患者的用药,减少或停用精神活性物质用药及其他引起谵妄状态高危险性的药物,减少医源性谵妄的机会。

（9）记录患者每天液体摄入及排出量以防止脱水,维持水电解质及酸碱平衡,提供足够的营养。及时评估患者的胃肠道和膀胱功能。

（10）记录生命体征、保持气道通畅、吸氧,记录疼痛水平及用药反应,外科手术采用合适的麻醉药物和麻醉方法。

（11）教育及改进措施不仅限于患者,也应该提高医务人员及患者家属识别和应对谵妄状态的能力。

3.精神药物治疗

（1）特异性精神药物治疗:有两个类型的谵妄状态需要特异性药物治疗。首先,酒精、苯二氮䓬类及巴比妥类药物戒断引起的特征性谵妄状态(最严重的类型为震颤谵妄)需采用上述药物替代治疗,往往能很快缓解。有严重呼吸系统和心血管疾病老年患者更要慎重。另一种需要特异性精神药物治疗的谵妄状态是由中枢神经系统作用的抗胆碱能药物所引起。当停药及支持治疗无效时,可口服胆碱酯酶抑制剂如多奈哌齐,或者胃肠外给予一种更快速起作用的胆碱酯酶抑制剂毒扁豆碱。

（2）非特异性精神药物治疗:对于亢进型谵妄状态患者,往往伴有精神病性症状、兴奋、激越,不能配合体外生命支持及诊疗,有自伤及伤人倾向。尽管抗精神病药不能治疗引起谵妄状态的病理生理异常,但给予强效抗精神病药物,例如氟哌啶醇、利培酮、奥氮平或者喹硫平等,能够快速有效地治疗患者的谵妄症状。而吩噻嗪类抗精神病药物如氯丙嗪和奋乃静需禁用或慎用,因为二者中枢神经系统抗胆碱能作用较强,会导致谵妄症状加重。这类药物的抗肾上腺素副作用可以导致心血管系统并发症,如体位性低血压、心率缓慢及致死性心律失常。另外,它们的抗组胺副作用也会导致过度镇静。如果患者的兴奋性较低,行为紊乱仅发生在床上,而非下床到处走动,不影响诊疗,且患者的原发疾病较重,宜先观察,可暂不予抗精神病性药物。临床可根据谵妄症状的轻重确定用药的剂量及给药途径。当患者能够耐受口服抗精神病药治疗时,可改用合适的非典型抗精神病药口服治疗。谵妄症状消失后2～3天减药并停止治疗。如需维持用药,尽量使用最小有效剂量。

除上述酒精、苯二氮䓬类及巴比妥类药物戒断引起的特征性谵妄状态外,不主张使用苯二氮䓬类药物治疗谵妄状态,因为此类药物可引起过度镇静、反拗性脱抑制现象以及谵妄症状恶化。但是,当谵妄症状顽固时,在给予抗精神病药的同时,加用 0.5 mg 劳拉西泮往往有效。

七、预后

如果谵妄状态能够早期得到诊断和治疗,通常能康复;但如果干预太晚,患者的死亡率很高或者引起永久性脑损伤。若经过有效治疗,大部分谵妄患者通常在一周之内完全康复到病前的意识水平和注意力。有少部分患者可迁延1个月,约四分之一的老年谵妄患者在6个月以内都会有一些残留症状,如注意力不集中、对环境的意识水平下降以及时间定向障碍等。

一般情况下,意识障碍好转较快,认知功能障碍恢复较慢。谵妄状态的长期预后主要决定于其潜在的疾病,预后因具体疾病而异。

典型临床病例采撷

某男,76 岁,退休机械工人,因头昏、反应迟钝伴言语紊乱3 天入院。患者3 天前晚上准备睡觉的时候突然出现言语紊乱,反复叙述退休前发生的事情,多次向其妻子说墙上有东西在爬,整夜不能入睡,行动迟缓,诉头昏。近2 天精神萎靡,夜间间断入睡,仍有持续言语,白天较安静。食纳少,无恶心、呕吐,无头痛,无大小便失禁,无肢体抽搐。无胸痛及心悸。患者近期无跌倒史。既往无高血压及糖尿病史,无吸烟及饮酒史。查体:体温正常,血压 130/80 mmHg,心率 80 次/min,心律齐。患者神志清醒,精神萎靡,Glasgow 昏迷量表评定分为14 分,言语评分扣 1 分。MMSE 评分:13 分/30 分,表现定向障碍、注意力及计算力障碍、回忆困难。需反复问话才有应答,不能集中注意力。应答尚切题,有赘述。时间、地点定向障碍,人物定向正常,反应迟钝,计算力差,连续减 7 不能进行,即刻记忆、近及远记忆全面受损。言语少,尚清晰。颅神经检查未见异常,颈软,左下肢轻瘫试验阳性,余肢体肌力正常,四肢肌张力正常。感觉障碍检查不合作,双侧病理征阴性,共济运动检查不合作。

病史摘要:患者老年男性,突发起病,既往体健,无高血压及糖尿病史,无吸烟、饮酒史。此次发病表现急性言语紊乱、反应迟钝,检查示注意障碍、定向障碍、全面智能障碍、思维混乱、精神运动性障碍。患者另外尚有视幻觉及睡眠—觉醒周期紊乱。症状呈波动性,夜间重。查体示左下肢轻瘫试验阳性。

进一步诊断措施:头颅 CT 平扫、血常规、血糖、血生化、肝功能、心肌标志物、心电图。

病例分析:患者老年男性,突发起病,检查显示 MMSE 及 GCS 异常,左下肢轻瘫试验阳性。检查示注意障碍、定向障碍、全面智能障碍、思维混乱、精神运动性障碍、视幻觉及睡眠—觉醒周期紊乱。症状呈波动性。这些都是谵妄状态的典型临床表现。结合患者局灶性神经功能缺损体征及突发起病的病史,诊断考虑脑血管意外所致谵妄状态,如脑出血、蛛网膜下腔出血、脑血栓形成、脑栓塞、脑深静脉及静脉窦血栓形成。患者没有头痛、呕吐症状,结合颈项无强直,基本可除外如脑出血和蛛网膜下腔出血;结合突发起病的病史,进一步可排除脑血栓形成和脑深静脉及静脉窦血栓形成。因此,最可能的诊断是脑栓塞。需行头颅 CT 等检查进一步确诊。

此患者查血常规可除外贫血;查血糖可除外低血糖或既往未经发现的高血糖;查血生化可除外低钠血症及肾功能障碍;查肝功能可除外未经发现的肝功能异常;查心肌标志物及心电图可除外心肌梗死和心律失常。患者头颅 CT 平扫示右侧顶叶急性梗塞灶,右侧基底节区软化灶;双侧基底节区、放射冠及半卵圆区多发陈旧性腔隙性梗塞灶;脑白质变性、脑萎缩。针对此患者进一步查 24h 动态心电图未见明显心律失常。查头部 MRI 及动脉血管成像显示:右侧额顶叶及右侧基底节区见斑点状急性脑梗塞;双侧半卵园区及双侧基底节区多发陈旧性腔隙梗塞灶,脑萎缩;颅内动脉硬化。查颈部动脉血管成像显示,右侧颈总动脉颈动脉窦下部节段性狭窄。因此考虑右侧颈总动脉为此次脑栓塞的责任血管,大动脉粥样硬化斑块脱落引起的动脉至动脉的栓塞。

诊断:①谵妄状态;②脑栓塞;③动脉粥样硬化。

处理措施:生命体征监护;吸氧;抗血小板聚集治疗;他汀类药物;脑保护;多奈哌齐;对症及支持治疗;全脑血管造影及颈动脉支架植入术。患者总体表现安静,无明显烦躁、兴奋症状,能够配合诊疗,因此未用抗精神病药物治疗,仅给予胆碱酯酶抑制剂口服治疗。入院 1 周后定向功能好转,睡眠好转。发病 1 个月后总体认知功能好转,但仍存在即刻记忆和近记忆障碍。

[苏州大学附属第三医院　李华杰]

第三节　痴呆综合征

痴呆综合征(dementia syndrome)是指身体内外环境受多种复杂因素造成的,主要发生在脑部伤害或疾病所导致的渐进性全面性的精神功能紊乱,认知功能退化,且此退化的幅度远高于正常老化的进展。其特征是多种高级皮层功能紊乱,涉及记忆、思维、理解、判断、计算、言语和学习能力等多方面功能的减退和不同程度的人格改变。

一、流行病学

我国 27 个城市普查资料表明,60 岁以上老人中血管性痴呆的患病率为 324/10 万人口,老年性痴呆(或称为阿尔茨海默病痴呆)发病率为 238/10 万人口;血管性痴呆发病率城市为 478/10 万,农村为 140/10 万;老年性痴呆发病率为 159/10 万,农村 332/10 万;混合性痴呆约占 10%～20%。年龄是痴呆症最主要的危险因子。根据流行病学研究,65 岁以上的人有 5% 有痴呆症,85 岁以上则增加到 20%。

1. 性格差异

A 型性格易发生血管性痴呆,C 型性格有发生老年性痴呆的倾向

2. 性别差异

老年性痴呆,男女发病率之比为 1∶(2～3);血管性痴呆,男女发病率之比为 3∶1。

3. 易患人群

(1) 独居者:丧偶、独居、情绪抑郁者是老年性痴呆的高发人群。

(2) 嗜酒者:长期嗜酒会使供应脑组织的蛋白质和维生素 B 缺乏,从而损害中枢神经系统导致脑萎缩、痴呆。

(3) 脑病者:脑病(如帕金森病、脑肿瘤、脑炎、一氧化碳中毒等),脑血管病(多发性腔梗)等。

(4) 遗传者:老年痴呆已发现可能为常染色体显性遗传及多基因遗传,因此具有家族性。

(5) 免疫低下者:某些病毒感染会引起中枢神经的退行性改变、导致痴呆。

(6) 抑郁症患者:抑郁症病情较重者,会加速老年痴呆的发生。

二、病因及发病机制

1. 病因

(1) 脑变性病:某些皮质、皮质下疾病可引起痴呆,常见病因有 Alzheimer's disease (AD),匹克氏病,Huntington's 病,Parkinson's 病,肝豆状核变性,皮质－纹状体－脊髓联合变性等。

(2) 脑血管病:不同部位的脑血管疾病可引起痴呆,如多发梗塞性痴呆,颈动脉闭塞、皮层下动脉硬化性脑病,血栓性血管炎等。

(3) 代谢性疾病:一些代谢性疾病影响脑的功能,造成痴呆,如黏液水肿,甲状旁腺功能亢进或减退,肾上腺皮质功能亢进,肝豆状核变性,尿毒症,慢性肝功能不全等。

(4) 颅内感染:颅内感染导致脑实质及脑功能改变,导致痴呆,如各种脑炎,神经梅毒,各种脑膜炎,库鲁病等。

(5) 颅内占位性病变:肿瘤、硬膜下血肿可致结构及脑功能改变,引起痴呆。

(6) 低氧和缺氧血症:包括缺血性(心搏骤停、严重贫血和出血),缺氧性(呼吸衰竭、哮喘、窒息、麻醉),淤滞性(心力衰竭、红细胞过多)和组织中毒性等各类低(缺)氧血症。

(7) 营养缺乏性脑病:维生素 B_1 缺乏性脑病,糙皮病,维生素 B_{12} 及叶酸缺乏症等。

(8) 中毒性疾病:常见于一氧化碳中毒,铅、汞等中毒,有机物中毒等。

(9) 颅脑外伤:头部的开放性或闭合性外伤,拳击员痴呆等。

(10) 其他:正常压力脑积水,类肉瘤病等。

(11) 较少见的成因:帕金森氏症、梅毒、艾滋病、痴呆症等。

(12) 可治疗的成因:有不到 5% 的痴呆症其成因是可以治疗的,如缺乏维生素 B_{12},维生素 A 等。

2. 发病机制

(1) 超氧化物歧化酶和氧自由基平衡障碍:自由基对细胞损伤,当机体内的氧化应激机制受损时,红细胞的超氧化物歧化酶(SOD)活性下降,脂质自由基代谢产物丙二醛增多,同时产生氧化 LDL 和大量活性氧自由基(过氧化),对脑细胞内去氧核糖核酸(DNA)造成损害,直接引起脑(及其他)细胞退行性变。

(2)脑内微循环供血障碍损害脑细胞的代谢:高血脂、高血糖是促成动脉粥样硬化的重要因素,如伴有高血压、高血粘度,更加重了脑的供血障碍——急、慢性的脑细胞缺血缺氧,造成大灶性或多发性脑损伤,将出现脑细胞退行性变和脑萎缩。

(3)微量元素失调或紊乱:已知痴呆患者脑内可发现大量的铝、铬、钴、钛、铜、镍、锰都对神经细胞有损伤作用;锌、硒有助于预防脑细胞的代谢障碍;缺钙使动脉硬化加重,补镁可提高吞噬细胞活性,减低高胆固醇的水平。

(4)神经递质(如胆碱酯酶和乙酰胆碱)与受体的平衡障碍,或如神经肽活力减弱、合成和再摄取障碍等。

(5)神经内分泌代谢紊乱

①胸腺:是最早发生萎缩变性的腺体,直接降低人体免疫功能。

②甲状腺:分泌减少后,全身器官组织的新陈代谢锐降。

③垂体:各种促激素分泌障碍后会导致全身神经内分泌代谢紊乱,间接影响脑的生理代谢。

④雌激素:不但对女性的生殖功能有影响,而且直接作用于脑的代谢,已知雌性激素分泌减少是脑功能障碍的重要原因。

三、临床表现

主要表现在智能、性格、行为方面。

1. 症状发展

(1)先兆:最早出现的是睡眠障碍,如入睡困难、易醒多梦、梦境如幻、白天困倦、神情疲惫等等,常伴记忆障碍。

(2)早期:瞬间记忆力下降是核心症状,发展缓慢而不明显,且往往不肯承认或转变为记忆错误,在5～10年内逐渐加重,终致记忆衰退、远近记忆都可能受损,并出现情绪、性格和行为的改变,脾气急躁,生活节律紊乱。

(3)晚期:智能严重损害,反应淡漠无语,或出现幻觉躁动,生活需要照顾,生理功能锐减,易发生并发症。此期在检查时还可发现逐渐增加的脑-神经系统阳性体征。

2. 痴呆的常见症状

(1)睡眠障碍,情绪波动,行为反复无常。

(2)瞬间记忆减退,影响生活和工作。

(3)找不到合适的词语来表达自己的意思。

(4)难以胜任家务,经常出错。

(5)主动性丧失。

(6)抽象思维困难及理解力减退。

(7)时空定位障碍,常将东西放在不合适的地方。

(8)判断力下降或很差,或无故兴奋躁动。

（9）人格改变、多疑或恐惧，可能出现幻觉、妄想。

（10）时间和地点定向力障碍，出门找不到回家的路。

3. 老年痴呆的晚期并发症

（1）饮食过度、过快或过多，可能引起噎毙。

（2）饮食粗硬引起胃肠道出血甚至穿孔。

（3）吞咽困难者易发生吸入性肺炎。

（4）长期卧床发生褥疮或血栓性疾病。

（5）大小便失禁甚至泌尿系感染。

（6）外伤或骨折。

四、诊断

痴呆的诊断应排除继发性痴呆和其他精神及情感性疾病，如正压性脑积水、抑郁性假性痴呆、大脑占位性病变、药物所致痴呆、甲状腺功能低下、酒精中毒性痴呆、维生素 B_{12} 缺乏、神经性梅毒、肝豆状核变性、精神分裂等。

老年期痴呆诊断和鉴别诊断的思路与步骤：①痴呆诊断的确立：确定是否为痴呆。②痴呆的病因诊断（鉴别诊断）：确定哪一种类型的痴呆。

③确定痴呆的严重程度。

④确定有无精神行为异常综合征。⑤各种痴呆亚型的诊断与鉴别诊断及少见痴呆类型的确诊：需结合实验室、神经心理学、神经电生理及功能影像学、正电子发射断层显像（PET）、基因分子等生物标记物、神经病理等证据支持。

1. ICD-11 诊断标准

在 ICD-11 中，痴呆属于"神经认知障碍"，指的是一种获得性脑综合征，表现为认知功能从先前的水平持续下降，伴有两个或以上的认知领域的损害（例如，记忆、执行功能、注意、语言、社交认知及判断、精神运动性的速度、视觉感知能力、视觉空间能力的损害）。这些认知损害不能完全归因与正常的衰老，且显著影响个体独立进行日常生活的功能。基于可获得的证据，这种认知损害可归因或推定为某种神经系统疾病或其他可能影响脑功能的医疗情况、创伤、营养缺乏、长期使用特定物质或药物的、暴露于重金属或其他毒素。包括阿尔茨海默病所致痴呆、脑血管病所致痴呆、路易体病所致痴呆、额颞痴呆、精神活性物质（包括治疗药物）所致痴呆、分类于他处的疾病所致痴呆、痴呆引起的行为或精神紊乱、其他特指原因的痴呆、不明或未特指原因的痴呆。

2. DSM-5 诊断标准

DSM-5 中痴呆属于"重度神经认知障碍"和"轻度神经认知障碍"中"标注为：阿尔茨海默病"的一类。

（1）阿尔茨海默病（早老性痴呆＋老年性痴呆）：这是一种脑神经退行性变疾病，大脑弥漫性萎缩，和选择性的神经细胞消失，并出现较大量的老年斑和神经纤维缠结（主要见于欧美人种）。常见的早期症状是性格改变。

2011 年美国阿尔茨海默病（Alzheimer's disease AD）诊断指南将 AD 分为三个阶段：

（1）痴呆阶段；（2）轻度认知功能损害（mild cognitive impairment，MCI）阶段；（3）临床前阶段。值得关注的是第二个阶段。MCI 临床诊断标准，第一部分临床标准：①认知功能下降：患者、知情者报告或医生判断的认知损害（从病史或通过观察证实认知功能较以往减退）；②有一个或多个领域认知功能损害的客观证据，典型的有记忆障碍（正规的或床边的测验，对多项认知功能水平进行评估）；③具有独立功能活动能力；④没有痴呆。第二部分联合应用 AD 生物学标志物的研究标准：①Aβ 沉积的生物学标志物：脑脊液 Aβ42、PET 淀粉样斑块成像；②神经元损伤的生物标志物：脑脊液 tau/p-tau、通过体积测量或目测分级发现有海马体积或颞叶萎缩、脑萎缩的速度、FDG-PET 成像、SPECT 灌注成像，以及尚未确认的标志物；fMRI 激活、静息态 BOLD 功能连接、MRI 灌注成像、MRS、DTI、基于体素的多变量分析；③其他相关的生物化学改变：炎性标志物（细胞因子）、氧化应激（异构前列腺素）、细胞死亡时突触损伤及神经变性的其他标志物，这一部分注重的是那些被认为能够反映 AD 病理学特点的生物学标志物。

（2）血管性痴呆（多发性腔隙性脑梗死）：是脑动脉硬化，长期脑供血障碍的结果。亦可在脑梗死或脑出血后并发，多有局灶性脑软化或萎缩的病变（主要见于亚洲人种）。常见的早期症状是记忆减退。执行功能障碍、注意力障碍、失语（最常见的是运动性失语）、视觉障碍和视空间功能障碍是卒中后急性期最常见的认知功能损害；忽略、抽象思维、视觉记忆等障碍也是较常见的认知功能损害。左侧大脑皮质梗死较右侧大脑皮质的梗死更容易出现抽象思维、词语记忆、执行功能及语言的障碍。有卒中病史患者的整体认知功能 3 年后明显低于无卒中病史的正常人，尤其是思维速度、视空间功能、言语流畅性方面更为明显。多发脑梗死患者较单次卒中患者记忆力损害更加严重，而执行功能在两者间无差别。

（3）混合性痴呆：指同时患有阿尔茨海默病和血管性痴呆。混合性痴呆的病人同时具备上述两种痴呆的特点，例如起病十分隐匿，认知功能缓慢、渐进性地减退，但病人同时又有高血压、高脂血症、糖尿病等多种疾病，在某一段时间里又多次发生脑血管意外，使智力衰退在缓慢进展的基础上，又出现阶梯式的下降，并出现神经系统的局灶性症状和体征，同时逐步丧失自知力。脑 CT 或磁共振检查，除了发现大脑弥漫性萎缩以外，还有多发性的梗死病灶。

（4）症状性痴呆：由不同的病因引起：如脑组织的神经变性；颅脑外伤；脑血管病后；慢性酒精中毒；脑及脑膜感染；营养及代谢障碍；各种中毒（重金属，一氧化碳）；神经内分泌紊乱；颅内占位病变等。诊断模式在三维立体结构中，通过神经定位、定性、影像学、实验室证据形成一套立体诊断。

五、鉴别诊断

抑郁与痴呆的鉴别

抑郁是情感问题，核心症状：无欲、无望、无助，兴趣低落，思维行为迟滞。痴呆涉及认知问题，是个体认识和理解事物的整个心理过程，了解判断事物的价值和意义。包括对自己与环境的确定、感知、注意、学习和记忆、思维和语言、执行能力。老年抑郁是 AD 的危险因素；抑郁状态可能是痴呆的早期表现，抑郁状态可能伴随 AD 始终；认知障碍是老年抑郁的特征症状和诊断依据之一。①从生物学寻找器质性疾病的证据，判断痴呆的类型以及抑郁的原因;②从询问病史中分析患者认知、情感、意志等精神活动。

六、辅助检查

1.影像

老年痴呆 MRI 海马萎缩;fMRI、PET 淀粉样斑块成像。脑血管性痴呆在 CT 上多显示为单个或多个大小不等,新旧不等的低密度病灶,新鲜病灶边缘模糊,陈旧病灶边缘整齐,多位于侧脑室旁、底节(尾状核、壳核)、丘脑等处,左侧多于右侧,或双侧分布。常伴有侧脑室或第三脑室扩大。颅脑 MRI 检查:与 CT 相同,可以显示脑内病灶,其优点是能显示 CT 难以分辨的微小病灶,以及位于脑干的病灶,无疑对病因的鉴别有一定的意义。

2.电生理

血管性痴呆在大面积脑梗死的急性期,由于脑组织缺血、坏死和周围水肿,可表现为病灶区基本节律减慢,波幅减低,出现弥漫性不规则性 θ 或 δ 波。

3.核医学检查

(1) SPECT 检查:单光子发射计算机扫描(SPECT)可以探测局部脑血流量。

(2) PET 检查:正电子发射断层扫描(PET)可进一步提供脑组织含氧与葡萄糖代谢的情况。

(3) 其他:如数字减影全脑血管造影,可清楚显示脑血管主干及主要分支的走行,

4.生物标记物。

5.神经心理量表:

(1) 意识障碍和谵妄的量表:Glasgow 量表(Glasgow Coma Scale,GCS)和 3-3-9 度意识障碍评定法等。

(2) 情感症状量表:医院焦虑抑郁情绪测量表(HAD)、Zung 氏抑郁自评量表、Beck 抑郁问卷、老年抑郁量表、汉密尔顿抑郁量表(Hamilton Depression Scale,HAMD)等。

(3) 痴呆筛查量表:简易精神状态检查表(MMSE)、蒙特利尔认知量表(Montreal cognitive assessment ,MoCA)、长谷川痴呆量表(Hasegawa's Dementia Scale,HDS)。

(4) 记忆功能测查表:临床记忆量表(Clinical Memory Scale,CMS)、韦氏记忆量表(Wechsler Memory Scale,WMS)、物体记忆测验(Fuld Object Memory Evaluation,FOM)。

6.认知功能的测查

注意力、计算力、判断力,解释谚语能力、抽象概括能力等。

(1) 失语的测查:北京大学第一医院汉语失语症成套测验(Aphasia Battery of Chinese,ABC)、语言流畅性检查(Verbal Fluency Test ,RVR)。

(2) 失用的测查:画立方体、对指姿势的模仿等。

(3) 执行功能的测查:计划、推理、心理运算速度、抗干扰、概括抽象等能力,通过威斯康星卡片分类测验(Wisconsin Card Sorting Test Scale,WCST)、伦敦塔测验、迷宫测验、连线测验、画钟测验、事物相似性检查、数字广度测验(The digit span test,DST)、积木测验(Block design test ,BD)、相似性检查、言语流畅性检查、额叶功能评价量表(Frontal lobe

function assessment scale ，FAB)等。

(4) 视空间功能的测查：通过画钟测验、临摹圆形、菱形、十字、立方体及两个交叉的五边形等。

7. 确定有无社会功能和日常生活能力

社会活动功能问卷(Social functional activities questionnaire，FDQ)、日常生活能力障碍的量表(Daily life ability scale ，ADL)。

8. 鉴别痴呆类型的量表

血管性痴呆(Vascular dementia，VD)和阿尔茨海默病(Alzheimer's disease，AD)及Hachinski 缺血积分量表、天平法以及诊断性临床特征量表等。

七、治疗

用于防治痴呆的药物及高压氧舱均有良好疗效。

1. 促进信息传递药物

(1) 胆碱酯酶抑制剂 如安理申(盐酸多奈哌齐)、卡巴拉汀(进口)、石杉碱甲(国产)等。通过抑制胆碱酯酶(增强乙酰胆碱)、使记忆功能得到改善。

(2) 谷氨酸受体调控剂 如美金刚及神经肽(英泰—记忆增强肽)等。

2. 神经细胞营养药物

维生素 E(生育酚)是最好的天然脂溶性抗氧化剂,能清除脂肪酸氧化过程中产生的自由基使细胞免受过氧化物的氧化破坏。维生素 F 是前列腺素的前体,可合成前列环素、对抗血栓素 A,利于脑的血液供应。也能降低胆固醇、预防脑动脉硬化。

3. 脑内微循环改善剂

(1) 钙离子拮抗剂：如尼莫地平(尼莫通)、氟桂利嗪(西比灵)、马来酸桂派奇特吡等,能抑制过多的钙离子进入细胞,从而使血管扩张、可减少血管痉挛引起的脑缺氧。

(2) 减低血黏度药物：如已酮可可碱、长春西汀(卡兰)、阿司匹灵、吲哚布芬、金钠多(银杏叶提取物)、奥扎格蕾等,能解除血小板的聚集力,提升血管的血流量。

4. 脑细胞代谢增强剂

如吡啦西坦(脑复康)、二氢麦角碱(喜得镇)、都可喜、金钠多、胞二磷胆碱等能激活修复脑细胞,兴奋细胞受体的功能。

5. 防治痴呆的辅助药品

(1) 神经细胞营养药物 如脑活素、爱维治、神经节苷脂、赖氨酸等,能从不同的生理角度促进神经细胞的新陈代谢。

(2) 防治痴呆老人的精神症状

有些痴呆老人会出现精神症状：轻症表现为不停喃喃自语、日夜不安、翻箱倒柜、易激越冲动等现象；重症可出现幻觉妄想、对空叫骂、越墙出逃、毁物伤人、躁动狂乱等现象；此时应采用精神抑制药物、或送精神病医院治疗。

(3) 大豆异黄酮 其作用类似雌激素,可能对大脑中的淀粉样性变有干扰作用。营养学家提出：叶酸对老年痴呆有特殊的预防作用，应引起重视。

八、预防和护理

1. 预防

高级神经活动的可塑性：神经细胞功能的增强在于细胞之间联系（突触）的广泛性和紧密度，学习越多，高级神经活力越强。经常用脑可延缓大脑退化，是预防痴呆最有效的办法。同时要有业余爱好，襟怀豁达，合理饮食，规律生活，运动锻炼。

2. 护理

（1）早期——强化记忆：多谈话、听音乐、看动画、常诱导，回忆过去愉快的经历。
（2）中期——确保安全：照顾冷暖衣着、陪同外出旅游，远离煤气电源。
（3）晚期——言传身教：训练室内生活，耐心指导代理，避免催促呵责。
（4）末期——温情抚慰：全面照顾、定时喂食、督促二便、预防褥疮。

九、预后

痴呆在未发生前是可以预防的，在已发生后是很难治愈的。在 AD 的诊疗过程中，MCI 可能是最适于进行干预治疗的阶段。

［首都医科大学附属北京朝阳医院神经内科　许兰萍］

第四节　轻躁狂状态

一、概述

轻躁狂（hypomania）指持续轻度心境高涨，活动增加，自觉体力和精力旺盛、幸福感，社交活动增多，话多、过分亲密，性欲增强及睡眠需要减少，但尚未达到严重扰乱工作或被社会拒绝的程度，多数人不需要住院治疗。轻躁狂不伴有幻觉或妄想，它与躁狂的本质区别在于前者没有精神病症状。本病持续时间不少于 4 天，一般呈发作性病程，每次发作后进入精神状态正常的间歇缓解期，大多数病人有反复发作倾向。大部分患者的轻躁狂状态的成分轻而性格素质的成分重。对心境障碍病程长期观察发现，轻躁狂经常会发展成躁狂全面发作或随后就出现严重抑郁发作，始终仅有轻躁狂发作者非常少见。

二、病因

病因目前仍不清楚，大量研究资料提示遗传因素、生物学因素和心理社会因素对其发生有明显影响。

1. 生物学因素

（1）神经生化、精神药理学研究和神经递质研究证实，患者存在中枢神经递质代谢异常和相应受体功能改变。其中 5-羟色胺(5-HT)、去甲肾上腺素、多巴胺(DA)功能活动增高可能与躁狂症有关;γ-氨基丁酸(GABA)是中枢神经系统抑制性神经递质,可能存在活动异常,因此作用于此神经递质的抗癫痫药物可以作为心境稳定剂,有效治疗躁狂发作与双相情感障碍。

(2) 神经元、胶质细胞和神经元内信号转导通路的变化。新近有研究表明,心境障碍中神经可塑性遭到破坏。动物模型研究发现,海马 CA3 区椎体细胞树突的数目与长度减少而导致顶树突萎缩。这种神经元及胶质细胞数目及体积改变,可能与神经细胞的萎缩、细胞凋亡增加有关。

(3) 近年来的大量研究资料证实,神经内分泌功能失调,主要是下丘脑—垂体—肾上腺皮质轴和下丘脑—垂体—甲状腺轴的功能失调,与心境障碍有关。

2. 遗传学因素

(1) 家系研究:心境障碍患者中,有家族史者占 30%～41.8%。心境障碍患者亲属患本病的概率为一般人群的 10～30 倍,血缘关系越近,患病概率也越高,一级亲属的患病率远高于其他亲属,并且有早期遗传现象,即发病年龄逐代提早,疾病严重性逐代增加。

(2) 双生子、寄养子研究:国外研究发现,单卵双生子的同病率比异卵双生子高。寄养子研究发现,寄养子正常家庭的心境障碍患者的生物学父母心境障碍的患病率明显高于寄养父母;寄养于心境障碍父母的正常寄养子患病率低于患病父母的亲生子女。

(3) 分子遗传学:Egeland 等(1987)对 Old Amish 家系进行分析,把情感障碍基因定位于 11p15.5。同年,有人报道双相情感障碍与 X 染色体上的遗传标记连锁,但他们的研究结果未能被众学者重复而证实。基因组扫描也排除了第 2、3、4、7、9、10、11、22 及 X 染色体上的遗传标记与本病连锁。

心境障碍的遗传方式尚不确定,多数人认为是多基因遗传病,是遗传易感性和环境因素共同作用的结果。

3. 心理社会因素

应激性生活事件与心境障碍关系密切,可以触发具有遗传易感性的人出现情感障碍。这些事件往往涉及突发或急剧的变化,无论是好或坏,例如结婚、考上大学、失去心爱的人、被解雇等。女性应付应激能力低于男性,更易患本病。

三、临床表现

轻躁狂发作的表现与躁狂发作类似,但是轻躁狂发作的表现较轻,没有幻觉或妄想,一般不会引起明显的社交或职业损害。

情感高涨或易激惹是躁狂状态的特征性表现,伴随思维奔逸、意志行为增强,表现为协调性精神运动兴奋,即情绪、内心体验、意志行为之间协调一致,并与周围环境相协调。

1. 情感高涨

患者的主观体验特别愉快,自我感觉良好,整日兴高采烈,得意洋洋,笑逐颜开,洋溢着欢乐的风趣和神态,甚至感到天空格外晴朗,周围事物的色彩格外绚丽,自己亦感到无比快乐和幸福。患者这种高涨的心境具有一定的感染,常博得周围人的共鸣,引起阵阵欢笑。有的患者尽管情感高涨,但情绪不稳、变化莫测,时而欢乐愉悦,时而激动暴怒。部分患者以愤怒、易激惹、敌意为特征,并不表现为情感高涨,故动辄暴跳如雷、怒不可遏,甚至可出现破坏及攻击行为,但常常很快转怒为喜或赔礼道歉。

2. 思维奔逸

思维联想加快,言语增多,出口成章,滔滔不绝,手舞足蹈,眉飞色舞,内容丰富,诙谐幽默(思维奔逸),即使口干舌燥、声音嘶哑,仍要讲个不停。但讲话的内容较肤浅,且凌乱不切实际,常给人以信口开河之感。由于患者的注意力随境转移,思维活动常受周围环境变化的影响致使话题突然转变,讲话的内容从一个主题很快转到另一个主题,即表现为意念飘忽,有的患者可出现音联和意联。

3. 活动增多

表现为精力旺盛,兴趣范围广,动作快速敏捷,活动明显增多,且忍耐不住,整天忙忙碌碌,但做事情常是虎头蛇尾,有始无终,一事无成。对自己的行为缺乏正确的判断,常常是随心所欲,不考虑后果,如任意挥霍钱财,十分慷慨,随意将礼物赠送同事或路人。注重打扮装饰,但并不得体,招引周围人的注意,甚至当众表演,乱开玩笑。在工作上,自认为有过人的才智,可解决所有的问题,乱指挥别人,训斥同事,专横跋扈,狂妄自大,但毫无所获。社交活动多,随便请客,经常去娱乐场所,行为轻浮,且好接近异性。自觉精力充沛,有使不完的劲,不知疲倦,睡眠亦明显减少。病情严重时,自我控制能力下降,举止粗鲁,甚至有冲动毁物行为。

4. 躯体症状

由于患者自我感觉良好,精力充沛,故很少有躯体不适主诉,常表现为面色红润,两眼有神,体格检查可发现瞳孔轻度夸大,心率加快,且有交感神经亢进的症状如便秘。因患者极度兴奋,体力过度消耗,容易引起失水、体重减轻等,患者食欲增加,性欲亢进,睡眠需要较少。

5. 其他症状

躁狂患者的主动和被动注意力均有增强,但不能持久,易为周围事物所吸引,在急性发作期这种随境转移的症状最为明显。部分患者有记忆力的增强,且漫无抑制,多变动,常常充满许多细节琐事,对记忆的时间常失去正确的分界,以致与过去的记忆混为一谈而无连贯。

四、诊断

与很多其他科疾病不同,轻躁狂目前病因未完全阐明,至今还没有明确的实验室检查或者化验结果支持临床进行诊断。Young 量表的评估和实验室检查,可以为医生辅助诊断和确定严重程度参考,并可以为鉴别诊断的依据,但不能作为确切的诊断依据。诊断的确定仍然依据病史、精神症状检查及结合病程进展的规律综合考虑。

(一)诊断要点

1. 临床症状特征

(1)轻躁狂以持续轻度心境高涨为主要表现,伴有思维奔逸及意志活动的增多,且患者的思维和行为的异常与轻度高涨的心境相协调。

(2)可伴有躯体不适症状。轻躁狂发作时常伴有食欲增强、性欲亢进、睡眠需要量减少。

2. 病程特点

大多数具有发作性病程,而在发作间歇期精神状态可恢复病前水平。

3. 家族史

近年大量研究表明,心境障碍先证者家属患病的概率较高,血缘关系越近,患病概率越高,一级亲属有较高的同类疾病的阳性家族史,躯体和神经系统检查以及实验室检查一般无阳性发现,脑影像学检查和精神生化检查结果可供参考。

(二)诊断标准

1. ICD-11 中诊断标准

轻躁狂发作是一种持续的(至少几天的)的心境状态,表现为轻度的心境高涨或激惹性增高,以及活动增多或主观体验的精力充沛,伴有其他特征性的症状,如言语增快,思维增快或奔逸,自尊提高,性驱动力和社交性增高,睡眠需要的减少,注意力不集中,行为鲁莽、冲动。这些症状不严重,职业、日常社交活动或人际关系功能没有明显的损害,没有住院治疗的必要性,不伴有幻觉或妄想。

2. DSM-5 轻躁狂发作诊断标准

A. 在至少连续 4 天的一段时间内,在几乎每一天的大部分时间里,有明显异常且持续的心境高涨、膨胀或易激惹,或异常且持续的活动增多或精力旺盛。

B. 在心境紊乱、精力旺盛或活动增加的时期内,存在 3 项(或更多)以下症状(如果心境仅仅是易激惹,则为 4 项),它持续存在,并且与平时行为明显不同,且达到显著的程度。

　①自尊心膨胀或夸大。

　②睡眠的需求减少(例如,仅 3 小时睡眠就精神饱满)。

　③比平时更健谈或有持续讲话的压力感。

　④意念飘忽或主观感受到思维奔逸。

　⑤自我报告或被观察到的随境转移(即注意力太容易被不重要或无关的外界刺激所吸引)。

　⑥目标导向的活动增多(社交的,工作或上学的,或性活动)或精神运动性激越。

　⑦过度地参与那些很可能产生痛苦后果的高风险活动(例如,无节制的购物,轻率的性行为,愚蠢的商业投资)。

C. 这种发作伴有明确的功能改变,这些改变在没有症状时不是个体的特征。

D. 心境紊乱和功能改变能够被其他人观察到。

E. 这种发作没有严重到引起社交或职业功能方面的显著损害或需要住院。如果存在精神病性特征,根据定义,则为躁狂发作。

F. 这种发作不能归因于某种物质的生理效应(例如,滥用毒品、药物、其他治疗)。

注:由抗抑郁治疗(例如药物、电休克治疗)引起的完整的轻躁狂发作,持续存在的全部症状超过了治疗的生理效应,这是轻躁狂发作的充分证据。然而,需要谨慎的是通过 1 项或 2 项症状(特别是使用抗抑郁药物后出现的易激惹性增高、急躁或激越)不足以作出轻躁狂发作的诊断,也并不一定表明个体有双相的素质。

注:诊断标准 A—F 构成了轻躁狂发作,轻躁狂发作虽然常见于双相Ⅰ型障碍,但对于

双相Ⅰ型障碍的诊断而言并不必要。

可有注意集中和注意的损害,从而降低从事工作、得到放松及进行闲暇活动的能力,但这并不妨碍病人对全新的活动和冒险表现出兴趣或有轻度挥霍的表现。

【诊断要点】

与高涨或改变的心境相应的上述几项特征至少连续存在几天,其程度和持续性超出环性心境的表现。轻躁狂诊断不排斥对工作和社会活动的相对妨碍,但若达到了严重损害和完全破坏的程度,就要诊断为躁狂。

当轻躁狂发生于躁狂之前或之后,一般不单独标明轻躁狂。

五、鉴别诊断

1. 甲状腺功能亢进

甲状腺功能亢进患者可以出现轻度躁狂,但情感并非高涨,而以焦虑、情绪不稳为主,伴有原发躯体病症状及体征。

2. 脑器质性精神病

如麻痹性痴呆、老年性精神病可以出现躁狂状态,体格检查有阳性体征,实验室及其他辅助检查有相应指标的改变。患者往往有明确的器质性疾病,且有智能障碍,情感并非高涨,而是以欣快为主。故详细的病史,躯体和神经系统检查有助鉴别。

3. 活性物质或非活性物质所致精神障碍

患者有明确的某些药物或精神活性物质的使用史,且心境障碍的症状随有关物质的停用后,情感症状相应好转或消失,且患者既往无心境障碍的发作病史。

4. 躁狂症

其主要区别在于轻躁狂的严重程度较轻,未达到诊断躁狂症的诊断标准,且不出现精神病性症状。

5. 双相情感障碍(躁狂发作)

需仔细询问既往是否有不典型的、轻度而短暂的抑郁,如果有,应诊断为双相情感障碍。

6. 精神分裂症

精神分裂症早期常常可出现精神运动性兴奋,类似于躁狂发作,但精神分裂症可出现精神运动性兴奋,但其情感症状并非原发症状,而是以思维、情感和意志行为等精神活动不协调为主,常表现为言语零乱、思维不连贯、情感不协调,行为怪异;但轻躁狂发作不伴有精神症状,亦不可能出现不协调的精神运动性兴奋。

7. 人格障碍

情绪变化是人格问题还是疾病,需纵向考虑,因人格障碍是一个人一贯的情绪和行为模式,而躁狂发作有明显的起病时间,病理性情绪持续一定的时间。

六、治疗

轻躁狂患者社会影响程度较轻,以自我心理调解及必要的心理治疗为主,必要时可行短期的药物治疗,不需住院治疗。特别需要强调,如患者的轻躁狂症状继续发展严重影响日常工作,可能发展成躁狂全面发作或随后就出现严重抑郁发作,则需谨慎考虑轻躁狂诊断,并及时就医,进行药物治疗或住院治疗。

1. 药物治疗

以心境稳定剂治疗为主,心境稳定剂可以治疗和预防发作,在心境稳定剂基础上,根据病情需要联合其他药物,如抗精神病药(喹硫平、奥氮平、利培酮、阿立哌唑、齐拉西酮等)、苯二氮䓬类等。

2. 心理治疗

(1)支持性心理治疗:通过倾听、理解、宣泄、解释、保证、鼓励、指导和建议等帮助患者正确认识和对待自身疾病,激发和调动患者改善现状的动机和潜能,以消除或缓解患者的心理问题与障碍,促进其人格的成熟和发展。

(2)认知行为治疗:通过分析患者的思维活动和应付现实的策略,改变患者非适应性的思维和行为模式,减少失调情绪和行为。

(3)人际心理治疗、婚姻及家庭治疗等:可帮助患者改善人际交往能力和心理适应功能,提高患者的家庭和婚姻生活的满意,调动患者的积极性,纠正其不良人格,提高患者解决问题的能力和应对处理应激的能力,节省患者的医疗的费用,促进其康复,预防复发。

七、预后

轻躁狂的预后一般较好,预后良好的因素包括:病情性格良好,社会适应能力良好,急性起病,病程短,发病前存在明显的心理社会应激或躯体疾病,发病年龄晚,获得早期治疗,治疗效果好,家庭和社会支持系统好,无反复发作史,无精神疾病家族史,没有合并人格障碍、焦虑障碍、药物依赖、精神活性物质依赖等。反之,预后不佳。

轻躁狂是发作性病程,发作间歇期缓解正常,如能积极治疗,可以维持病情稳定。心理治疗和社会支持系统对预防本病复发起着非常重要的作用,应尽可能解除或减轻患者过重的心理负担和压力,帮助患者解决生活和工作中的实际困难及问题,提高患者的应对能力,并积极为其创造良好的环境,以防复发。

典型临床病例采撷

张某,女,28岁,本科毕业,已婚,美术教师。因一周来患者兴奋话多,乱花钱就诊。

一周来患者感觉心情很好,精力较充沛,一晚上就把一周的课"备好了",连续几天只睡四五个小时也不觉得疲倦。整日忙忙碌碌,做事虎头蛇尾,计划多,爱与异性交往,喜欢逛街购物,乱花钱,买些不实用的东西,穿衣打扮一改以往风格,较花俏。课堂上写诗作画如龙飞凤舞,讲课古今中外,滔滔不绝。课间患者仍兴奋、话多,活动多,爱找人聊天,话题很很容易转移,且每个话题都不能深入。

门诊行 ECG 检查正常,躯体和神经系统检查以及常规实验室检查未见阳性结果。Young 量表测试值:23 分。

诊断:轻躁狂

[重庆医科大学附属第一医院　况利]

第五节　周年哀伤反应

一、概述

哀伤是人在面对自己所爱或者所依恋的对象(主要指亲人)丧失时产生的身心反应,既是一种情绪,也是一种情绪处理过程。哀伤是人在成长过程所必要的情绪处理过程,借此我们才可以在丧失中生存下来,重建我们的平衡,并继续我们的人生。

哀伤反应是指当丧失发生以后,个体出现的感觉和行为,而个人经历、身心状态、社会经济地位和社会支持状况会影响个体的哀伤反应。哀伤反应分为正常哀伤反应及异常哀伤反应,区分的标准需考虑个体哀伤的严重程度及持续时间。哀伤反应的强度、过程、时间的差异又受到丧亲个体个人特质及文化背景等影响。丧亲发生以后所产生的哀伤反应是一种正常和必要的过程,对大多数丧亲个体而言,如果有足够的社会支持,哀伤的过程会随着时间而顺利结束,这为正常的哀伤反应。相反,如果丧亲个体在丧失发生以后,没有获得所需的支持或受到一些因素的影响,导致哀伤过程无法完成,就会产生异常哀伤反应。

周年哀伤反应是哀伤反应的一种特殊现象,指每过一周年的时候,过去曾经发生的某一个重大的事件或者围绕着这个事件所有的那些情绪情感,又会重新在哀伤者脑中浮现。哀伤者会结合自己的生活处境或遭遇,出现对自己已逝亲人的缅怀,产生巨大的痛苦、伤痛、沉重、烦扰、空虚、恐惧、孤单或者绝望等情感反应。

二、发病影响因素

周年哀伤反应的影响因素主要与个人因素、所处的环境以及不可抗力因素相关。从个人因素来看,除了当事人自身的人格因素以及宗教信仰外,与逝者的关系远近、与逝者的心理依附类型以及过去的丧失经验都起着重要的影响作用。从环境因素来看,有社会、家庭、文化等方面的影响。此外,不可抗力因素比如逝者死亡的方式以及其他的压力也会影响当事人的哀伤反应。

三、临床表现

(一) 哀伤反应的基本过程

1. 否认

拒绝接受亲人将死的事实。

2. 愤怒

为命运独独挑上我的事实而痛苦不堪。

3. 讨价还价

尝试着使死亡延后,或借着自我欺骗式的约束、否定、祈求以及承诺来试图改变已预测的死亡时间。

4. 沮丧

对不可避免的死亡感到绝望。

5. 接受

能以平和的心境面对。

（二）哀伤反应的征兆

哀伤反应的征兆，可由情感、生理感觉、认知及行为等四方面来说明。

1. 情感方面

悲哀、愤怒、愧疚、自责、焦虑、孤独感、疲倦、无助感、惊吓、苦苦思念、解脱感、轻松、麻木等感觉。

2. 生理感觉

胃部空虚、胸部紧迫、喉咙发紧、对声音敏感、一种人格解组的感觉、呼吸急促、有窒息感、肌肉软弱无力、缺乏精力。

3. 认知方面

不相信、困惑、沉迷于对逝者的思念、感到逝者仍然存在、幻觉。

4. 行为方面

失眠、食欲障碍、心不在焉、社会退缩行为、梦见逝者、避免任何会忆及逝者的事物、寻找与呼唤逝者、叹息、坐立不安、过动、哭泣、旧地重游、随身携在遗物、珍藏遗物等。

（三）哀伤反应的影响

个人因为死亡事件而有的哀伤反应，其个别差异很大，会因人格、先前的哀伤经验与心理健康情形、发展因素、与死者的关系、死亡的形式、社会支持系统、环境的改变、种族与宗教因素、年龄、性别等而受到影响，并无所谓的标准可言。未解决的哀伤会导致心理健康方面的问题如：精神病、社会退缩、物质滥用、不当认同、意外、身心症及学业和生涯发展的失败。哀伤反应的情感或行为表达被阻断或压抑，会导致严重的适应不良，或更进一步的失落。

在人群之中需特别关注青少年。青少年很容易出现延迟悲伤的情形，因为他们在意他人的看法，倾向压抑自己的哀伤情绪，又因亲戚朋友通常以为最好不要与当事者谈到死亡，以免触及悲痛处，如此反让青少年觉得自己是孤单的、被遗弃的，找不到人诉说，由此更加倾向压抑悲伤。这种压抑的哀伤反应可能延迟，每年相同时期才爆发出来。

当一位青少年有以下行为或反应出现，可知他正处于延迟悲伤的状态中：

（1）长期的沮丧症状、睡眠困扰、无法休息、低自尊；

（2）学业的失败或普遍对学校活动相当冷漠；

（3）与家人或朋友关系恶化，通常在成年期较有困难与他人建立亲密的关系；

（4）过度活跃的或踰矩的行为，例如嗑药、酗酒、打架、不适度的冒险行为、泛滥的性行为等；

（5）否认自己有任何与哀伤有关的问题；

（6）长期焦虑和无法专心。

由此可知，哀伤的影响是巨大的，而未解决的哀伤在每周年发病时会导致强烈的沮丧、慢性疾病、持久及激烈的临床反应，如罪恶感、人际关系、工作与学业以及自尊的严重损害，使得青少年在重大亲友死亡后容易形成生理及情绪方面的问题。更有学者指出,若青少年无法表达适当的哀伤,则会有较高的意外发生与自杀倾向,所以需要家人及朋友及时地发现并予以帮助。

四、诊断与鉴别诊断

大多数丧亲者都能从哀伤中复原,周年哀伤反应则是丧亲者的急性哀伤期无限延长,哀伤反应复杂化,无法进入哀伤整合期,同时伴有非正常的思维、行为和功能的情绪管理状态,每一年的同一个时间段,丧亲之人又会出现哀伤反应。

(一)诊断评估要点

1. 事件

患者经历了丧亲,即重要他人死亡。

2. 分离痛苦

患者经历了长时间的分离性痛苦,如强烈的思念、渴望见到死者,其程度让患者无法控制,且每年的相同时间段都会发作。

3. 在知情意方面的哀伤症状

丧亲者必须至少在每年发病期间较长时间内有 5 个以下症状,其程度让患者无法控制。

(1)现实生活角色混乱或者自我消失感(感觉自己一部分死了);

(2)无法接受死亡;

(3)逃避能够提醒患者想起死亡已成事实的人事物或者逃避能够引发和丧失相关的强烈情绪的想法、活动或情境;

(4)无法信任他人或者感觉自己与他人疏离;

(5)与丧失相关的痛苦和愤怒;

(6)在现实生活中遭遇困难(例如结交朋友、做事乐趣、不再有满意和快乐感)

(7)感觉麻木;

(8)感觉生活空虚、没有意义,或者无法忍受;

(9)恐惧死亡。

4. 功能受损

由哀伤引发的临床上显著的社会、职业或者其他方面的功能受损。

5. 合并其他心理障碍

可能与重度抑郁、广泛性焦虑或者创伤后应激障碍同时发生。

(二)鉴别诊断

周年哀伤反应因其发病的隐匿性,常常被误诊为创伤后应激障碍、抑郁症、适应障碍和人格障碍等诊断,但临床实践和实证研究都发现它们并不能完全准确描述周年哀伤反应的症状。如果不能严格区分,将对预防和干预工作带来困难。需积极收集并总结病史,准确作出诊断。

1. 创伤后应激障碍

常常在严重的、灾难性的、对生命有威胁性的创伤事件后出现以焦虑、痛苦、易激惹为主的情感改变,情绪波动大,无晨重夕轻,更无周年发病的节律改变。患者常常出现重新体验到创伤事件,有反复的闯入性回忆。

2. 抑郁症

患者可出现兴趣缺乏、言语和动作减少、思维迟缓、有自罪自责,有严重的消极自杀言行等表现,可以不存在创伤性事件或亲人丧失事件。有间歇性发作的病程,但无周年性发作的特点。

3. 适应障碍

以生活事件(工作变更、地位改变、移民或退休等)为诱因,出现抑郁、焦虑、害怕等情感障碍,表现为适应不良如退缩、不注重卫生等。常发生在刺激后的 1 个月内,但病程一般不超过 6 个月。

4. 人格障碍

患者的人格特征明显偏离了正常,是患者形成了一贯的反映个人生活风格和人际关系的异常行为模式,明显影响其社会功能与职业功能,造成该个体对社会的适应不良,患者常有痛苦感。

五、治疗

周年哀伤反应的治疗目标是积极协助当事人在恰当的时间内以恰当的方式引发正常的哀伤,让当事人体验失落感,正确处理已表达或潜在的情感,克服失落后再适应过程中的障碍,以健康的方式坦然地将情感投注在新关系里,逐渐地修复内部和社会环境中的自我。辅导过程和任务具体如下:

1. 接受丧失

当丧失发生时,当事人第一反应通常是否认,包括否认事实和这一事实带来的影响,表现出保护性反应(如情感麻木、健忘症、认知回避等),言语上表现为"这不可能⋯⋯"等一系列否认的话语。同时有些当事人虽然接受失去这一事实,但否认失去对自己的影响,比如说"失去了,我不在乎⋯⋯"。此否认反应是真实的、正常的第一反应,但只允许短时存在,若一直持续则为异常,即表现出明显的防御机制,很不利于当事人的心理健康。此时辅导者要引导当事人面对现实,接受丧失不可扭转的事实及其带来的影响。

2. 经历悲伤的痛苦

丧失意味着失去,失去必然痛苦,所以经历丧失后,哀痛是必须的,也是正常的。当事人要接触哀痛、感受哀痛、表达哀痛,而不应该压抑哀痛。经历丧失后,恰当的做法是承认、面对并适当表达由丧失导致的各种情绪感受。

3. 重新适应环境和自我世界

丧失导致的直接后果是原有生活节奏与习惯被打乱,自我形象遭到动摇。如亲人或好友的去世将导致他们在当事人生活里角色位置的缺失,故适应生活中的缺少是当事人经历丧失后一项艰巨任务。若是身体伤残、希望等丧失,将直接导致当事人自我形象、自我认识的颠覆。此时树立新的正面自我形象、意识、生活观等非常重要。

4. 将情绪活力重新投入其他关系和事业上

当事人接受丧失事实,体认丧失情绪,重新调整自己适应环境和自我世界后,应将情绪活力重新投入其他关系和事业上。此阶段未完成的典型表现是不再去爱。真正完成哀伤过程的当事人对生活应重新充满希望,用心构建自我世界,营造良好的人际关系。

若长期处于哀伤之中,心理辅导效果欠佳,当事人又出现生理及情绪方面的问题,甚至出现较高的自杀倾向时,应及时予以请精神科医师会诊,评估相关风险,予以改善情绪的药物治疗。及时的干预,严防自杀自伤等意外发生。

六、病程与预后

周年哀伤反应病程时间为首发(即丧亲之后)出现哀伤持续有 6 个月以上,以后每年相同时间(如亲属的祭日)再次出现哀伤反应。故需在哀伤发生之后,及时对急性期进行引导,帮助当事人尽快度过哀伤,及时有效地对周年哀伤反应的发生进行干预。对于已经患有周年哀伤反应的患者,应积极对患者周围的亲人进行宣教,以便及时发现患者,特别每到周年发病时期,多与患者交流沟通,帮助患者宣泄,对症状较重的患者及时请求心理医生或是精神科医生的帮助。对于能及时进行干预和治疗的患者,一般都能得到较好的恢复。

典型临床病例采撷

小恒,男孩,19 岁,高三。三年前母亲患癌症去世,患者近三年来情绪低落,精神恍惚,常有自杀冲动。对于母亲的死,小恒感到内疚,觉得自己在母亲生前还很任性,经常惹母亲生气,没有尽到儿子的责任,认为自己是个罪人,没有任何存在的价值,自己身边的人都会不幸,后逐渐恢复过来,可以正常学习和生活。但三年来,每到母亲祭日的前后一周,小恒总是控制不住思念自己的母亲,处于极度悲伤的状态,多次有自杀念头。

诊断:周年哀伤反应

[重庆医科大学附属第一医院　况利]

第六节　焦虑与易激状态

一、焦虑

(一)概述

1. 正常焦虑

焦虑是我们对客观事物态度的体验,是一种常见的情绪反应,亦是一种情感表现。当人们面对潜在的或真实的危险、威胁时产生情绪反应,是应激反应的一个组成部分。一般有明确的诱因,通常源于对某种事物的期望,因为期望值太高,同时又十分担心失去或达不到目标,因此而产生担心和疑虑。适度的焦虑是正常的,从某种角度说有利于实现目标。

2. 病理性焦虑

病理性焦虑是指不适当的焦虑表现,多无明确的致焦虑因素,或有明确的致焦虑因素,但反应程度、持续时间与致焦虑因素不相称。简而言之,病理性焦虑是一种无根据的恐惧和紧张,心理上体验为泛化的、无固定目标的担心和惊恐,生理上伴有警觉性增高的躯体症状。正常焦虑与病理性焦虑之间可以是一个连续过程。

病理性焦虑临床上称为焦虑症状,当其达到或符合焦虑症的相关诊断标准时,就会诊断为焦虑障碍或焦虑症。

3. 焦虑障碍

焦虑障碍又称焦虑症或焦虑性疾病,是一种以焦虑情绪为主要表现的神经症,包括广泛性焦虑及惊恐发作两种临床相,常伴有头晕、胸闷、心悸、呼吸困难、口干、尿频、尿急、出汗、震颤和运动性不安等。焦虑并非实际威胁所引起,其紧张程度与现实情况很不相称。焦虑症很常见,国外报道一般人口中发病率为4%左右,占精神科门诊的6%～27%。美国的研究估计正常人群中终身患病率为5%。2009年在我国山东、浙江、青海和甘肃的天水四省市抽样调查中发现,焦虑障碍的患病率为5.6%,其中城市为6.82%、农村为5.2%。

（二）病因与发病机理

病因未明,不同学派有不同的解释。

1. 遗传因素

在焦虑症的发生中起重要作用,其血缘亲属中同病率为15%,远高于正常居民;双卵双生子的同病率为2.5%,而单卵双生子为50%。有人认为焦虑症是环境因素和易感素质共同作用的结果,而易感素质是由遗传决定的。

2. 病前性格特征

自卑、自信心不足,胆小怕事,谨小慎微,对轻微挫折或身体不适容易紧张,焦虑或情绪波动。

3. 精神因素

轻微的挫折和不满等精神因素可为诱发因素。

4. 生物学因素

焦虑反应的生理学基础是交感和副交感神经系统活动的普遍亢进,常有肾上腺素和去甲肾上腺素的过度释放。躯体变化的表现形式决定于患者的交感,副交感神经功能平衡的特征。

关于其发病机理有不同说法。有的学者强调杏仁核和下丘脑等"情绪中枢"和焦虑症的联系,随着边缘系统和新皮质中苯二氮䓬受体的发现,提出了焦虑症的"中枢说";也有人根据β-肾上腺素能阻断剂能有效地改善躯体的症状、缓解焦虑,支持焦虑症的"周围说"。心理分析学派认为焦虑症是由于极度的内心冲突对自我产生威胁的结果。基于"学习理论"的学者认为焦虑是一种习惯性行为,由于致焦虑刺激和中性刺激间的条件性联系使条件刺激泛化,形成广泛的焦虑。Lader提出,遗传素质是本病的重要心理和生理基础,一旦产生较强的焦虑反应,通过环境的强化或自我强化,形成焦虑症。

（三）临床表现

1. 病理性焦虑

主要表现为精神上担心和身体上不适,精神担心是指一种提心吊胆、恐惧和忧虑的内心体验,伴有紧张不安;身体症状可在精神症状基础上伴发自主神经紊乱症状,如面部潮红、出汗、心悸、胸闷、肌肉紧张、发抖及面色苍白。

2. 焦虑障碍

一组以焦虑为突出临床相的精神障碍,主要症状为焦虑的情绪体验、植物神经功能失调及运动性不安。临床表现主要有急性焦虑和慢性焦虑两种表现形式。

(1)急性焦虑:即惊恐发作 这是一种突如其来的惊恐体验,仿佛窒息将至、死亡将至。患者宛如濒临末日,或奔走、或惊叫,惊恐万状,四处呼救。惊恐发作时伴有严重的自主神经功能失调,主要有三个方面:①心脏症状:胸痛、心动过速、心跳不规则;②呼吸系统症状:呼吸困难;③神经系统症状:头痛、头昏、眩晕、晕厥和感觉异常,也可以有出汗、腹痛、全身发抖或全身瘫软等症状。

急性焦虑发作,通常起病急陡、终止也迅速,一般持续数十分钟便自发缓解。发作过后患者仍心有余悸,不过焦虑的情绪体验不再突出,而代之以虚弱无力,须经若干天才能逐渐恢复。

(2)慢性焦虑:又称广泛性焦虑,是焦虑症最常见的表现形式。患者长期感到紧张和不安。做事时心烦意乱,没有耐心;与人交往时紧张急切,极不沉稳;遇到突发事件之时惊慌失措、六神无主,极易朝坏处想;即便是休息时,也可能坐卧不宁,担心出现飞来横祸。患者如此惶惶不可终日,并非由于客观存在的实际威胁,纯粹是一种连他自己也难以理喻的主观过虑。

自主神经功能失调的症状经常存在,表现为:心悸、心慌、出汗、胸闷、呼吸迫促、口干、便秘、腹泻、尿频、尿急、皮肤潮红或苍白。有的病人还可能出现阳痿、早泄或女性月经紊乱等症状。运动性不安主要包括:舌、唇、指肌震颤,坐立不安,搓拳顿足,肢体发抖,全身肉跳、肌肉紧张性疼痛。

(四)诊断

焦虑情绪和焦虑的心理感受可以通过量表评定的方法加以反映。焦虑常用的评定量表有焦虑自评量表(self-rating anxiety scale,SAS)、状态-特质焦虑量表、贝克焦虑量表(Beck self-rating anxiety scale)、汉密顿焦虑量表(Hamilton anxiety scale,HAMA)等。

在进行焦虑的临床诊断之前需要对患者的焦虑情绪进行评估,可以采用焦虑评估量表对患者的焦虑情绪及严重程度进行临床评估,同时参照ICD-10的诊断标准进行临床诊断。

1. 病理性焦虑

病理性焦虑通常是自发、持续和痛苦的,并且会影响日常功能,而发生回避或退缩性行为,是一种疾病状态。区别正常焦虑与病理性焦虑,应注重掌握以下两点:①焦虑体验的持续时间长短及程度的深浅。正常焦虑:持续时间短、程度较浅;病理性焦虑:持续时间长、程度较重。②焦虑症状产生及消失的条件。焦虑原因解除或因其他某些活动影响正常焦虑可减轻、消除,病理性焦虑则不减轻或减轻后又复发,难以消除。正常焦虑的原因经治疗者分析和解释,原因比较清楚,病理性焦虑常找不到真正的原因。

2. 焦虑障碍

主要包括广泛性焦虑障碍和惊恐发作。

1)广泛性焦虑障碍:核心症状是过分担忧,它是以经常或持续的、全面的、无明确对象或固定内容的紧张不安及过度焦虑感为特征。

- **ICD-11 广泛焦虑障碍诊断标准**

广泛性焦虑障碍,表现为显著的焦虑症状,持续至少数月的大多数日子中出现。有以下两者之一:广泛性的忧虑(即"自由浮动性焦虑"),或聚焦点在诸多日常事件的过度的担忧(多为家庭、健康、经济情况、学业、工作)。同时伴有附加症状,如肌紧张、运动性坐立不安、交感神经过度活跃、主观体验的精神紧张、难以维持注意集中、情绪易激惹,或睡眠紊乱。这些症状导致显著的痛苦,或导致个人、家庭、社交、学业、职业或其他重要领域功能的显著损害。症状不是另一种健康情况的临床表现,也不能是某种作用于中枢神经系统的药物或物质所致。

- **DSM-5 广泛焦虑障碍诊断标准**

A. 在至少 6 个月的多数日子里,对于诸多事件或活动(例如工作或学校表现),表现出过分的焦虑和担心(焦虑性期待)。

B. 个体难以控制这种担心。

C. 这种焦虑和担心与下列 6 种症状中至少 3 种有关(在过去 6 个月中,至少一些症状在多数日子里存在):①坐立不安或感到激动或紧张。②容易疲倦。③注意力难以集中或头脑一片空白。④易激惹。⑤肌肉紧张。⑥睡眠障碍(难以入睡或保持睡眠状态,或休息不充分的、质量不满意的睡眠)。
注:儿童只需一项。

D. 这种焦虑、担心或躯体症状引起有临床意义的痛苦,或导致社交、职业或其他重要功能方面的损害。

E. 这种障碍不能归因于某种物质(例如滥用的毒品、药物)的生理效应,或其他躯体疾病(例如甲状腺功能亢进)。

F. 这种障碍不能用其他精神障碍来更好地解释(例如,像惊恐障碍中的焦虑或担心发生惊恐发作,像社交焦虑障碍[社交恐惧症]中的负性评价,像强迫症中的被污染或其他强迫思维,像分离焦虑障碍中的与依恋对象的离别,像创伤后应激障碍中的创伤性事件的提示物,像神经性厌食中的体重增加,像躯体症状障碍中的躯体不适,像躯体变形障碍中的感到外貌存在瑕疵,像疾病焦虑障碍中的感到有严重的疾病,或像精神分裂症或妄想障碍中的妄想信念的内容)。

(2)惊恐发作:主要症状特点是反复出现突然发作的不可预测的强烈惊恐体验,一般持续 5～20 分钟,发作时有濒死感或失控感,伴有强烈的心脏和神经系统症状,惊恐发作一般表现为一段时间的极度害怕或不舒服,有下列四种以上症状突然发生,并在 10 分钟内达到顶峰:心悸,心慌、或心率增快;出汗;颤抖;觉得气短或气闷;窒息感;胸痛或不舒服;恶心或腹部难受;感到头昏、站不稳、头重脚轻、或晕倒;环境解体(非现实感)或人格解体(感到并非自己);害怕失去控制或将要发疯;害怕即将死亡;感觉异常(麻木或刺痛感);寒战或潮热。

- **ICD-11 惊恐障碍诊断标准**

惊恐障碍(Panic disorder)表现为反复的、非预期的惊恐发作。这种惊恐发作不限于特定的刺激或情境。惊恐发作定义为散在的、发作性的强烈恐惧或忧虑,伴有快速出现的表现(如,心悸或心率增快,出汗,震颤,气促,胸痛,头晕或眩晕,寒冷、潮热、濒死感)。此外,惊恐障碍还表现为对惊恐发作的复发或其显著性有持续性的担心,或一些意图回避复发的行为。

导致个人、家庭、社交、学业、职业或其他重要领域功能的显著损害。症状不是另一种健康情况的临床表现,也不能是某种作用于中枢神经系统的药物或物质所致。

- **DSM-5 惊恐障碍诊断标准**

A. 反复出现不可预期的惊恐发作。一次惊恐发作是突然发生的强烈的害怕或强烈的不适感(注:这种突然发生的惊恐可以出现在平静状态或焦虑状态。),并在几分钟内达到高峰,发作期间出现下列四项及以上症状:①心悸、心慌或心率加速。②出汗。③震颤或发抖。④气短或窒息感。⑤噎喀感。⑥胸痛或胸部不适。⑦恶心或腹部不适。⑧感到头昏、脚步不稳、头重脚轻或昏厥。⑨发冷或发热感。⑩感觉异常(麻木或针刺感)。⑪现实解体(感觉不真实)或人格解体(感觉脱离了自己)。⑫害怕失去控制或"发疯"。⑬濒死感。

注:可能观察到与特定文化有关的症状(例如耳鸣、颈部酸痛、头疼、无法控制的尖叫或哭喊),此类症状不可作为诊断所需的四个症状之一。

B. 至少在 1 次发作之后,出现下列症状中的 1~2 种,且持续 1 个月(或更长)时间:
①持续地担忧或担心再次的惊恐发作或其结果(例如,失去控制、心脏病发作、"发疯")。
②在与惊恐发作相关的行为方面出现显著的不良变化(例如,设计某些行为以回避惊恐发作,如回避锻炼或回避不熟悉的情况)。

C. 这种障碍不能归因于某种物质(例如,滥用的毒品、药物)的生理效应,或其他躯体疾病(例如,甲状腺功能亢进、心肺疾病)。

D. 这种障碍不能用其他精神障碍来更好地解释(例如,像未特定的焦虑障碍中,惊恐发作不仅仅出现于对害怕的社交情况的反应;像特定恐怖症中,惊恐发作不仅仅出现于对有限的恐惧对象或情况的反应;像强迫症中,惊恐发作不仅仅出现于对强迫思维的反应;像创伤后应激障碍中,惊恐发作不仅仅出现于对创伤事件的提示物的反应;或像分离焦虑障碍中,惊恐发作不仅仅出现于对与依恋对象分离的反应)。

（五）鉴别诊断

（1）正常焦虑:病理性焦虑区别于正常焦虑反应一般有四项标准:自主性、紧张程度、持续时间、行为改变,两者的鉴别见表 9-1。

表 9-1　正常焦虑与病理性焦虑的鉴别

标准项	正常焦虑	病理性焦虑
自主性	来源于自身	来源不明
紧张程度	可承受	不能承受
持续时间	短暂	持续
行为改变	不受影响	影响严重

（2）躯体疾病所致焦虑:甲状腺疾病,心脏疾病,某些神经系统疾病如脑炎、脑血管病、脑变性病,系统性红斑狼疮等易于出现焦虑症状。临床上对初诊、年龄大、无心理应激因素、病前个性素质良好的患者,要高度警惕焦虑是否继发于躯体疾病。

（3）药源性焦虑：许多药物在中毒、戒断或长期应用后可致典型的焦虑障碍。如某些拟交感药物苯丙胺、可卡因、咖啡因、某些致幻剂及阿片类物质、长期应用激素、镇静催眠药、抗精神病药物等等。根据服药史可资鉴别。

（4）精神疾病所致焦虑：精神分裂症病人可伴有焦虑，只要发现有分裂症症状，就不考虑焦虑症的诊断；抑郁症是最多伴有焦虑的疾病，当抑郁与焦虑严重程度主次分不清时，应先考虑抑郁症的诊断，以防延误抑郁症的治疗而发生自杀等不良后果；其他神经症伴有焦虑时，焦虑症状在这些疾病中常不是主要的临床相或属于继发症状。

（六）治疗

如果出现焦虑，经过自我调整、放松等措施后能减轻或缓解症状，则可继续应用直至焦虑症状消失。但如果这些症状频繁发生或不断加剧，甚至持续存在，行为失控，发生回避或不恰当行为，则应及早心理或精神科诊治。

1. 广泛性焦虑障碍

（1）药物治疗

①苯二氮䓬类药物，为最常用抗焦虑药，按个体敏感性及睡眠状况选用。因该类药物具有成瘾性，增加剂量和减少剂量时应在医生指导下进行。逐渐减量，防止症状反跳。

②其他抗焦虑药，如丁螺环酮、坦度螺酮等。

③三环类、四环类、SSRIs、SNRIs 等新一代抗抑郁药都可用于本病治疗，对焦虑和抑郁症状均有效，并有逐渐取代苯二氮䓬类药物成为首选药物的趋势。

（2）心理治疗：常用的心理治疗有支持性心理治疗、行为治疗、认知治疗、催眠治疗等。

（3）其他治疗：生物反馈、放松训练等。

2. 惊恐发作

（1）治疗原则：积极治疗，预防惊恐再次发作。常用的方法有药物治疗和心理治疗。

（2）药物治疗

①抗焦虑药中苯二氮䓬类最常用，治疗本病效果良好。用于惊恐障碍的急性发作和维持治疗。常用的有氯硝西泮 1～2 mg 、阿普唑仑 1～2 mg 等，每日 2～3 次。口服或肌内注射。

②抗抑郁药有三环类、四环类、SSRIs、SNRIs，也是治疗惊恐发作的常用药，尤其 SSRIs 维持治疗安全有效。

（3）心理治疗：有认知治疗、支持性心理治疗、行为治疗、催眠治疗等。

（七）病程与预后

焦虑症的预后很大程度上与个体素质有关。如处理得当，大多数患者能在数周内好转。病前有特殊个性或生活事件频发者，预后较差。

典型临床病例采撷

张先生，男性，28 岁，大学文化。半年前因"工作调动及工作压力增大"而渐出现阵发性心慌、胸闷、气急、呼吸困难的感觉，每次发作的时候都觉得自己快要窒息了，觉得自己心脏快要停止跳动了，每次发作一般持续 3～5 分钟自行缓解，曾行心电图、胸部 X 光等常规检查未见明显异常。近一个月来患者症状加重,类似发作频繁,每次有十多分钟,多为突然性心慌、胸闷,并有濒死感。患者病前性格急躁,外向,要强,工作认真负责,细心谨慎,追求完美,急于求成。精神检查:神志清楚,精神可,年龄与外貌符合。心情烦躁,坐卧不安,可见明显焦虑情绪,担心自己会疯掉,并一再询问,"我什么时候会好",不断叹气。未见幻觉妄想等精神病性症状。智力正常,自知力充分。

诊断:惊恐发作。

二、易激状态

(一)概述

易激状态(Irritable mood),是心情异常兴奋,容易引发愤怒,无耐心、烦躁的一种状态。它可以是一个正常的情绪反应,但持续的易激状态的可能是一种疾病的症状。作为一种症状,从1952年开始被引入美国精神疾病诊断标准。许多疾病的发病过程中都有这易激惹的描述,包括广泛性焦虑症、创伤后应激障碍、边缘型人格障碍、反社会人格障碍、尼古丁戒断症状、病态赌博、分裂情感障碍。

易激状态可以发生在任何年龄,常出现在心境恶劣和青少年抑郁症患者身上。有文献证实了青年人抑郁症中的易激状态,但并不像情绪低落和快感缺失,它并不是抑郁症的核心症状。

其发生率在成年人与青年人是类似的。在某临床试验中,进入临床实验的患有重症抑郁障碍的成年人中有81%被报道存在易激惹的症状。然而,即便成人抑郁患者中常见有易激惹的症状,它仍不作为DSM诊断抑郁症的一个指标。它常被用来区分单相抑郁及双相情感障碍。

(二)病因

易激状态的最常见的原因之一是心理疾病。精神分裂症、抑郁症、双相情感障碍可引起易激惹;酒精或药物,以及神经系统疾病也可引起。易激状态的其他原因包括中风、头部外伤、老年痴呆症、脑肿瘤和脑膜炎等。

易激状态可以是很多疾病影响大脑和神经系统所产生的一个症状,如慢性疾病、围绝经期、发热、缺氧、经前期综合征、甲状腺功能亢进和头痛等。在某些情况下,如缺乏睡眠、感冒、糖尿病,可引发易激状态。一些精神活性物质,如药物或酒精、咖啡因等,可能会导致易激状态。

(三)评估与鉴别诊断

1. 评估

首先应与病人交谈,了解症状发生发展的过程。如果医生怀疑易激状态的根本原因可能是酗酒或药物滥用,可以进行完整的躯体检查,包括神经系统的测试和酒精或药物的血液和尿液测试。

易激状态可能会导致工作、学习和人际交往出现问题,降低患者的独立工作能力。此外,引起易激状态原因也可能会导致额外的后果,如很多患者都经历过不安、愤怒、幻觉、精神错乱、激动、焦虑等精神状态。

2. 鉴别诊断

(1) 躯体疾病所致易激状态:许多躯体疾病可以导致易激状态,包括中风、头部外伤、老年痴呆症、脑肿瘤和脑膜炎等。

(2) 药源性易激状态:有些精神活性物质如阿片类、酒精、咖啡因等均可导致易激状态。

(3) 精神疾病所致易激状态:如双相障碍躁狂发作,青少年期的抑郁症及青少年的对立违抗障碍等。

(四) 治疗

1. 一般治疗

饮食、运动和压力消除方法。均衡的饮食可以帮助改善情绪;减少咖啡因的摄入可以帮助促进良好的睡眠,减轻焦虑烦躁的情绪。运动可以帮助大脑释放某些化学物质,从而起到有效改善情绪的作用。同时,冥想也可以帮助缓解急躁的情绪。

2. 心理治疗

支持性心理治疗、行为治疗、认知治疗、催眠治疗等。

3. 药物疗法

与焦虑症用药类似,主要是对症处理。

[重庆医科大学附属第一医院　况利]

第七节　消沉与抑郁状态

消沉是指心灰意冷、沮丧颓唐的消极情绪。消沉普遍存在于现实生活,通常在以下几种情景中易产生消沉情绪:一种是梦寐以求的渴望脱离实际,对自己的能力估计过高,同时也看不到现实生活的复杂性,由于力不从心而使渴望变成失望时,消沉心理就油然而生;一种是意志薄弱,经不起风浪,遇到挫折就灰心失望、失意懊丧,似乎命运总跟自己作对,处处不顺心、事事不如意,于是就显得精神萎靡;再有一种就是受错误人生观、价值观的影响,认为人生不过如此,理想、前途都是无稽之谈,于是便看破红尘,把信念、抱负抛在一边,整天浑浑噩噩,消极混世,显得异常颓废。

消沉的悲观色彩更重,情绪更加持久时,即成为一种抑郁状态(depressive state)。抑郁状态是一组以情感减弱为主要表现的临床综合征,无助、无价值感以及自责、自罪、自杀观念及行为,也可表现为各种躯体不适症状。抑郁状态非常常见,全世界范围内,有三亿四千万抑郁症患者。它对人的劳动能力具有非常严重的损害,严重地影响着人们的工作绩效、人际交往以及日常生活,更有约 10%～15% 的抑郁症患者最终自杀死亡。甚至有专家声称,如今正处于一个"抑郁的时代"。

一、病因与危险因素

有多种因素会影响抑郁状态的产生:

1. 心理因素

（1）负性生活事件：此为最突出的危险因素。负性生活事件的出现，除事件本身外，个人对社会应激事件危害程度的判断和应对方式都会影响本人的情绪，对其判断的危害程度越大，应对方式越缺乏，造成的情绪低落就越明显。如若人际交往中出现负面、复杂的情况，尤其出现损害性的人际关系，个人解决这种关系的能力越差，越易出现不良情绪。常见的负性生活事件如丧偶、离婚、婚姻不和谐、分居、失恋、失业、严重躯体疾病、家庭成员的突然病故。

（2）个性特征：过度敏感，易于紧张、悲观、恐惧的个性，以及内向不稳定个性的人，情绪受负性刺激的影响就越大。

（3）童年期创伤经历：包括童年期经历丧亲、缺乏父母照顾、父母酒精滥用/反社会人格以及遭受性虐待等。

（4）认知水平：一个人是否处于抑郁状态，并不取决于生活中不愉快事件本身，而是取决于你对这些事情的认知和评价，也就是认知水平。"我不讨人喜欢""我无能""我没有价值"等往往是处于抑郁状态的人对自己深层的歪曲认知，导致患者对自我的消极认知、对自己经验的消极解释，并以消极的态度看待自己的未来。

2. 社会环境因素

（1）社会阶层：以往调查显示，低社会阶层者更容易处于抑郁状态、郊区比城镇更多见，但另外一些报道未支持这一说法。

（2）经济状况：经济状况差的人更易于处于抑郁状态，对于这种说法也是众说纷纭，但是低收入、失业、贫困等确实更容易让人产生消极情绪。

（3）职业：常见职业中，护工和保姆、餐饮服务员、社会工作者、医护人员、艺术家及作家、教师、行政助理人员、财务人员等均更容易处于抑郁状态中。

（4）环境：季节的变化、光照、空气温度、湿度等会影响低落情绪的产生和发展。巨大的自然变化，如疾病的流行、地震等自然灾害出现时，抑郁情绪的发病率也会上升。

3. 生物因素

（1）遗传因素：抑郁状态有家族聚集现象，患者的双亲、同胞、子女中出现抑郁状态的人数明显高于普通人群，而且血缘关系越近发病的一致性越高。父母兄弟子女发病的一致性为12%～24%，堂兄弟姐妹为2.5%。双生子研究显示，同卵双生子抑郁症的发病一致率为69%～95%，而异卵双生子为12%～38%。寄养子的研究结果进一步证实遗传因素在抑郁症发病中的作用。

（2）性别：成年女性比男性更容易处于抑郁状态中，可能与性激素、男女心理社会应激以及应对应激的行为模式不同有关，但是女性的自杀死亡率低。男性患病率低，但是死亡率却更高。

（3）年龄：抑郁状态可以发生在所有年龄阶段的人群中，新近资料显示，20岁以下人口中重度抑郁的发病率有所上升，这可能与该年龄组酒精和物质滥用的增加有关。

（4）躯体疾病：某种精神疾病可致抑郁状态，如精神分裂症后出现的情绪低落、意志活动减退等；器质性疾病如帕金森病、脑卒中、心血管系统疾病、慢性肾病、肝病、各种癌症、内分泌系统疾病、各种外伤及手术等,消沉和抑郁状态几乎存在于临床各科。临床上服用的某些药物也会造成情绪低落(如利血平等)。

二、临床表现

消沉是一种消极的情绪,是忧郁或意志下降的状态,个人自我评价过低,情绪低落,与人交流主动性下降,对平时感到愉快的活动没有兴趣或者失去愉快感等,这些都是消沉的表现。并常常伴有睡眠障碍。

抑郁状态综合起来有三大主要表现:思维缓慢、精神迟缓和情绪障碍。

1. 思维缓慢

自我评价降低,表现思考能力下降,患者常常感到思维变慢了,脑子不好使了,各方面能力都下降了,常常 自疚自责,自我评价过低,对自己事事不满意。

2. 精神迟缓

患者精神运动明显抑制,联想困难,言语减少,语音低沉,行动缓慢。有时闭门独处,淡漠亲情,无力学习、工作,不能料理家务。

3. 情绪障碍

患者心境不良,情绪消沉,或焦虑、烦躁、坐立不安,对日常活动丧失兴趣,丧失愉快感,整日愁眉苦脸,忧心忡忡;精力减退,常常感到持续性疲乏。

三、评估与鉴别诊断

(一) 评估

要作出科学、准确的心理评估,首先要明确消沉与抑郁状态的诊断要点:①消沉,是一种消沉情绪,精神萎靡、灰心懊丧、颓废、无愉快感以及对未来的不抱希望都是其主要表现。当消沉情绪程度逐渐加重,时间更加持久时即成为一种抑郁状态。②抑郁状态,表现为情绪障碍、精神迟缓、思维缓慢,根据其临床表现特征不难对其进行初步诊断。

ICD-11 中单次发作抑郁障碍(Single episode depressive disorder)表现为一次抑郁发作,且既往无抑郁发作史。抑郁发作表现为一段时间内几乎每天的抑郁心境或对活动的兴趣减少,持续至少 2 周,并伴有其他症状,如:集中注意力的困难,无价值感,或过度而不适当的内疚自罪,无望感,反复的死亡或自杀的想法,睡眠或食欲的变化,精神运动性的激越或迟滞,精力减退或乏力。既往从未经历过躁狂、混合性或轻躁狂发作(这些发作提示双相障碍)。DSM-5 中称为"重性抑郁障碍"。

作出更为准确的诊断不仅需要具有很好的专业知识和评估经验的评估者,还需要可信、有效地评估方法和工具。迄今为止,心理卫生评估者从生理、心理和社会多方面出发,研制了各种系统的评估方法来了解个体或者群体的心理卫生状况。这些评估方法不仅使心理评估具有科学性、可操作性,也使心理卫生的临床实践和科学研究变得严谨有序。

心理评估量表是实现心理卫生评估的重要手段之一,可以为心理评估过程中收集资料,对观察过程中所得印象进行量化,从而得到相对客观的结论。抑郁状态的自评量表常用的有贝克抑郁自评问卷(Beck depression Inventory,BDI)、抑郁自评量表(self-rating depression scale，SDS)、爱丁堡产后抑郁量表等。抑郁状态的他评量表有汉密尔顿抑郁量表（Hamilton depression scale，HAMD)、蒙哥马利-阿瑟伯格抑郁量表、抑郁状态问卷等。必要时采用 EPQ、WMS、WAIS 等评估人格特征、认知功能等。其中临床比较常用的汉密尔顿抑郁量表，总分超过 24 分为严重抑郁，超过 17 分为轻或中度抑郁，小于 7 分则无抑郁症状。

（二）鉴别诊断

1. 心境障碍

心境障碍是各种原因引起的以显著而持久的心境或情感改变为主要临床特征的一组疾病，主要表现为情绪低落或者高涨，伴有相应的认知和行为改变，可有幻觉、妄想等精神病性症状。

（1）环性心境障碍：其特点为：①反复出现心境高涨或低落，但不符合躁狂或抑郁发作症状标准；②社会功能受损较轻；③病程至少已经 2 年，但这 2 年中，可有数月心境正常间歇期；④排除躯体疾病或者精神活性物质的直接后果，排除躁狂或抑郁发作。

（2）恶劣心境：其特点为①持续存在心境低落，但不符合任何一型抑郁的症状标准，同时无躁狂症状；②社会功能受损较轻，自知力完整或者较完整；③病程至少已经 2 年，但这 2 年中，很少有持续 2 个月的心境正常间歇期；④排除躯体疾病或精神活性物质导致的直接后果，也非精神分裂症及其他精神病性障碍的附加症状，排除各型抑郁（包括慢性抑郁或环性情感障碍)，排除抑郁性人格障碍。

（3）双相情感障碍的抑郁发作：病人既往有过一次躁狂发作史，目前符合抑郁发作的诊断标准，其可以无或有精神病性症状，但精神病性症状是在抑郁症状后出现，在抑郁症状好转之前消失，抑郁症有间歇发作病程，间歇期症状缓解较完全，常有情感障碍的家族史。

（4）双重抑郁：在心境恶劣持续发生的基础上叠加了一次抑郁发作，或者是一次或多次重性抑郁发作后得不到完全缓解，导致症状残留，成为双重抑郁。

（5）抑郁性木僵：重度抑郁发作时可有不吃、不从不说话的临床表现，与精神病性症状的木僵类似，但抑郁性木僵在详细的精神检查时，可发现其哀伤的眼神、苦恼悲哀的表情，而非表情淡漠，无任何情感反应的精神病性木僵表现。

（6）老年期抑郁症：老年人因生理功能的减退，如遭遇丧偶、疾病、家庭纠纷等生活事件易出现抑郁障碍，主要表现是消极、悲观、呆木、少语、自杀观念，可有记忆障碍要主要与老年痴呆相鉴别。抗抑郁治疗后记忆力及计算能力可完全恢复。

2. 神经症性障碍

焦虑症、强迫症、恐惧症等常伴随消沉及抑郁症状。神经症性障碍是在一定的心理社会因素及病前性格基础上起病，焦虑情绪明显，病程多迁延不愈，但自知力完整，要求治疗，社会功能影响小。抑郁状态中抑郁情绪是主要症状，病程可为发作性，社会功能受损明显。

3. 抑郁性人格障碍

自青少年期开始出现心境低落、悲观、信心不足、少语，其性格一旦形成一般不易改变，对社会功能影响不大，一般不会出现情感性精神病的表现，不需药物治疗。

4. 精神分裂症

精神分裂症早期和恢复期均可出现抑郁状态，但精神分裂症的核心症状是思维障碍，其思维、情感、意志行为互不协调,病情持续进展。

5. 器质性疾病所致抑郁

可导致消沉和抑郁状态的躯体疾病几乎见于临床各科,这些疾病均有明显的器质性疾病病史,体格检查可见阳性体征,实验室及其他辅助检查有相应指标改变,其抑郁情绪随着原发疾病的病情变化而波动,原发疾病好转后抑郁情绪相应好转或者消失,既往无类似抑郁发作史。重点是各种脑器质性疾病(阿尔茨海默病、脑血管疾病、脑肿瘤、癫痫等)均可引起抑郁状态的出现,大多数为轻中度,伴有焦虑、疑病等。病史和检查可发现意识障碍、遗忘综合征及智能障碍,以及其他神经系统阳性体征。

6. 药源性抑郁

引起抑郁的药物种类较多,如心脏疾病和抗高血压药物(利血平、洋地黄等)、镇静催眠药、类固醇和激素、食欲抑制剂、止痛和抗炎药、抗癌药物等。

四、治疗

根据患者临床表现,认真询问其成长背景及人格特点,不难作出诊断。消沉及抑郁状态的治疗有如下几个方面:

1. 心理治疗

心理治疗是消沉与抑郁状态患者的治疗中的最重要的治疗手段,它在减轻患者症状、预防复发、增加患者依从性、矫正心理病因、重建正常的心理社会和职业功能方面具有肯定得疗效。心理治疗可为患者提供心理支持,帮助病人解决心理社会应激性问题,使其更好地适应生活,逐渐帮助患精神障碍或者心理问题的病人恢复到病前功能水平,矫正在精神障碍发生前就已经长期存在的思维和行为方式。

对于处于消沉和抑郁状态的患者可采用的心理治疗种类较多,常用的有:支持性心理治疗、精神动力学心理治疗、人际心理治疗、认知治疗、行为治疗、婚姻家庭治疗等。心理治疗的过程并非是一种方法的单一使用,在心理咨询的实践过程中,通常都是多种方法相辅相成。除了上述经典心理治疗方法外,还有运动疗法、音乐疗法、中医针灸等方法。

心理治疗的效果评估——初期,主要临床症状会逐渐减轻;中期是行为表现得到改善,如对家庭成员的态度改善,对工作或学习逐渐感兴趣,对老师长辈表现尊重等;在治疗后期,逐步使其人格变得比较成熟,能够比较有效地应用合适的方法去处理和应对挫折和困难,如改变了待人处事的态度、对人生的基本看法,以及对自我的认识和了解等。

2. 药物治疗

一般药物推荐单一用药治疗,尽可能采用最小有效剂量,以减少药物不良反应和提高服药依从性。在药物的选择上,至少应该考虑年龄、性别、身体状况、是否同时使用其他药物、首发或者是复发、以往用药情况和目前病情、药物不良反应、患者的经济能力等。常用的抗抑郁药物有选择性 5-HT 再摄取抑制剂(SSRIs)、5-HT 与 NE 再摄取抑制剂(SNRIs)、单胺氧化酶抑制剂(MAOIs)、三环类抗抑郁药(TCAs)等,其中 SSRIs 为全球公认的一线抗抑郁药物,此类药物包括:氟西汀、帕罗西汀、氟伏沙明、舍曲林、西酞普兰。

3. 物理治疗

即电休克治疗和重复经颅磁刺激疗法。电休克治疗疗效明确,可较快控制症状,特别对严重的抑郁,如表现木僵、拒食、自杀的病人效果尤为确切。重复经颅磁刺激疗法可有效缓解焦虑情绪、改善睡眠等,特别是对老年病人和伴有不是十分严重躯体疾病的病人非常适用。

4. 其他

此外,生物反馈治疗对消沉及抑郁状态的改善也很有帮助。生物反馈疗法是利用现代生理科学仪器,通过人体内生理或病理信息的自身反馈,使患者经过特殊训练后,进行有意识的"意念"控制和心理训练,从而消除病理过程、恢复身心健康的新型心理治疗方法。

五、预后

对于病程标准的规定上,ICD-10 对于单次抑郁发作的规定是至少持续两周出现与以往功能不同的明显改变。其实消沉和抑郁状态均是指一种情绪的低落状态,持续时间与个人对负性生活事件的处理能力、个性特点等密切相关,得到及时干预时,其抑郁情绪会很快得到改善。若是负性事件一直未得到妥善处理,或者个人错误认知一直未得到纠正,其抑郁情绪会一直迁延。这时候,正规的心理治疗、规律的服药治疗,以及足疗程的物理治疗就变得尤为重要。情绪得到改善后,也就是在恢复期,再运用一些心理治疗手段,改变其错误的认知—行为模式,加强心理承受能力和情绪的调节能力。

典型临床病例采撷

刘某,女,26 岁,本科毕业,已婚,律师。1 周来患者觉得什么事情都无法使她完全感觉到高兴,心里面老是像压着一块大石头。感觉"脑子转得很慢"、记忆力有减退,工作效率下降,夜间睡眠质量变差,一点小声音就会惊醒。

体格检查:生命体征平稳,心肺腹无明显异常体征,神经系统查体生理反射存在,病理反射阴性。精神检查:神清,对答切题,定向力正常,表情冷漠,情绪低落,兴趣丧失,意志活动减退,有消极观念。自知力完整。

辅助检查(三大常规、心电图、胸片、脑电图、头颅核磁共振等)无明显异常提示。汉密尔顿抑郁量表评分 19 分。

诊断:抑郁状态。

[重庆医科大学附属第一医院　况利]

第八节 躯体化障碍

躯体化障碍(somatization disorder)是一种以多种多样、经常变化的躯体症状为主的神经症。它们的共同之处是表现出医学上无法或不能充分地用器质性发现解释的躯体症状。躯体化障碍患者本来有某种情绪问题或心理障碍,但却转换为各种躯体症状来表现。症状可涉及身体的任何系统或器官,最常见的是胃肠道不适,常存在明显的抑郁和焦虑,可伴随不同程度的社会功能受损。

早在 1859 年,法国医生 Briquet 就在癔症研究中发现一组临床表现繁杂、含糊和多变、却查无实据的疾病类型,因找不到躯体病理上的合理说明,便认为它应当与精神障碍有关。一般认为,躯体化这一概念是德国精神治疗师 Stekel 在 1925 年提出的,但此词并非 Stekel 的原创,而是出自其英译者之手。Stekel 提出的是德语 Organsprache(organ-speech)一词,意指可能唤起疾病的器官易感性。后来,Stekel 著作的英译者 Van Teslaar 正式用"躯体化"一词代替 Organsprache,并将其定义为以躯体化症状表达精神状态的倾向,并纳入医学词典。1935 年,Stekel 才首次在其个人著作中使用"躯体化"一词。在此期间,躯体化主要作为一个精神病学名词而被讨论,精神分析学派将其解释为无意识的转换,视之为一种防御机制。此后,在抑郁症治疗中,心理治疗家逐渐发现,许多患者存在以躯体症状掩盖抑郁症特征的倾向。这使他们注意到了一种以躯体症状为主的抑郁症的存在。1969 年,德国心理治疗师 Walcher 将这种病症独立命名为隐性抑郁症。但是隐性抑郁症从未被正式列入诊断分类系统,更多的临床医生还是认为躯体化只是抑郁症的症状之一,或者泛指各种精神障碍伴生现象或症状。因此,在治疗方式上依然采用与抑郁症的等精神疾病同等的治疗方式。

躯体化在西方正式成为一个诊断名词是在 1980 年。当时,在心理治疗界影响巨大的美国精神疾病诊断统计手册第三版(DSM-Ⅲ)开始将其归入精神疾病目录,称为躯体化障碍。后来,躯体化一词被各种标准化手册广泛认可。1994 年,美国心理学会重新颁布的 DSM-Ⅳ维持并修订了躯体障碍的定义和诊断标准。此外,1992 年国际疾病分类标准(ICD-10),以及 2001 年中国精神障碍与诊断标准(CCMD-Ⅲ)均将躯体化作为独立病症,并专门设立诊断标准。各类手册的观点基本一致,即认为躯体化是躯体形式障碍的一种,用来指症状形同躯体疾患、但缺乏器质性基础,不符合任何已知的病理生理机制,患者据此反复就医并伴随社会功能受损,其成因与遗传、个性特征、心理社会因素紧密相关,但具体病理逻辑却一直未能得到圆满解释。

一、流行病学与危险因素

(一)流行病学

躯体化障碍患病率的高低取决于不同的评估方法。国外社区调查报道的患病率不到 1%,在基层保健机构通常认为其发病率为 1%~2%,女性患者为男性患者的 2 倍。美国流行病学研究表明女性躯体化障碍的终生患病率约为 0.2%~2%,而男性小于 0.2%。我国综合医院对躯体化障碍的诊断识别状况也逐渐受到重视,但还缺乏大样本的流调数据结果。近年来比较有代表的研究为 2005 年费立鹏等对山东、浙江、甘肃和青海等四个省份进行的流调结果显示,躯体化障碍的患病率仅 0.28‰。国内外发病率的差异可能与调查方法、诊断标准和工具不同有关。

这类患者的躯体化症状可涉及身体的任何系统和器官,所以在各种医疗机构都可预见,无论是门诊还是住院。在国外,有研究发现内科门诊中 40% 以上患者的躯体主诉查无实据,即使在外科查有实质性疾病者也只有 60%。国内一项内科住院患者的调查显示,其中 36% 的人患有躯体化障碍,另一项心内科的研究显示躯体化障碍的发病率为 52.89%。由此可见该疾病在综合医院就诊者中的患病率很高。目前的问题是:这类精神障碍通科医生虽常遇到但不认识,而精神科医生又不常遇到,因而形成了对本病诊断和治疗的延误。

(二)危险因素

1. 人格特征

易感素质是重要的发病基础。有研究发现,躯体化障碍患者存在人格障碍,但不限于某一种类型;被动依赖型、表演型和敏感攻击型在躯体化障碍病人中较多见到。人格缺陷为慢性躯体形式障碍发生和发展提供了条件,具有一定的病因学意义。

2. 环境因素

许多研究结果表明躯体化障碍与创伤有密切关系。创伤,特别是儿童期的创伤,对躯体化障碍的形成具有重要意义。19 世纪末的著名学者 Janet 通过对大量癔病病人的观察提出了分离的概念,用来阐述癔病产生的机制,其中躯体化症状被视为一种心理与身体分离的结果,而导致这种分离的原因是创伤,即创伤导致心理与身体分离,从而产生躯体化症状。精神分析认为躯体化障碍心理动力学的基础是成人在遇到压力时,婴幼期对外界刺激的躯体反应就会重现,借此可将自己的内心矛盾或冲突转换成躯体障碍,从而摆脱自我的困境。Freud 把这一过程叫作"再躯体化",它是一个退化过程。在过去的二十多年里,研究结果基本一致地表明躯体化障碍与创伤后应激障碍(PTSD)有密切关系,创伤包括儿童期的创伤对躯体化障碍的形成具有重要作用。受严重虐待的儿童及青少年人群比其他人群更易发生躯体化障碍。慢性压力可以引起自主神经活动增强。研究发现暴露在慢性压力环境中,如生活在战争环境中,与躯体化症状的发生相关。对应激因素不恰当的反应在躯体化障碍的形成中起了重要的作用。

二、病因与发病机制

躯体化障碍的病因目前不十分清楚,研究认为躯体化障碍的病因是多因素的,包括生物因素、精神因素和社会文化因素,是混合因素共同作用的结果,即以遗传易感性为内因,加上环境因素中的生活事件及境遇共同作用所致。

关于躯体化障碍的发病机制尚不十分清楚,目前有如下一些假说:

1. 潜意识获益机制

这种观点认为躯体症状为患者提供两种获益,第一种是通过变相发泄,缓解情绪冲突。这强调了精神因素在起病中的重要性,即患者有意识或无意识地将个人和社会烦恼或精神症状转化成了躯体症状。第二种是通过呈现患者角色,可以回避不愿承担的责任并得到关心和照顾。但这些作用都不在意识水平发生,因为症状并不受患者主观控制,所以患者并非有意制造症状,如用躯体化症状置换内心不愉快的心情,减轻由某种原因造成的自罪感,表达某种想法和情绪等。

2. 述情障碍

有些学者认为患者在情绪体验的自我感受和言语表达方面存在严重缺陷,其情绪体验没有向上传达到大脑皮层并通过语言符号表达出来,而是经由自律神经通路径直表现出来,形成所谓"器官言语"。对于述情障碍对躯体化形成的作用及可能机制最近不少学者认为述情障碍是医学上无法解释的躯体症状的易感因素,严重时表现为躯体化障碍。在一项前瞻性研究中发现躯体化障碍的患者在 2 年之前具有显著的述情障碍,并认为是其特征性表现。并指出述情障碍对躯体化具有预示价值,认为高度的述情障碍是一个可预示躯体化的持续而显著的指标,且独立于其他心理病理、社会人口学变量和疾病的病情。但述情障碍是否是躯体化形成的一个易感因素,目前尚缺乏证据,故尚无定论。

3. 认知作用

有些学者认为认知方式是发病机制。国外研究表明躯体形式障碍患者感觉神经通路敏感性增高,感觉冲动易于传到感觉皮层。神经质的人格特征、不良心境影响认知过程,使当事人对躯体信息的感觉增强,选择性地注意于躯体感觉;同时,神经质的人格特征和/或不良心境还会使当事人用躯体疾病来解释上述感觉的倾向加强,助长与疾病有关的联想和记忆,助长对本人健康的负性评价。

4. 社会文化因素

文化价值因素也可能影响精神问题和躯体症状间的联系。多数学者认为,本症的发生和发展过程与社会心理因素密切相关,躯体症状可能是患者内心压抑与矛盾冲突的表达方式,同时多伴有情绪障碍。情绪的表露受到患者所处的特定的社会文化的压抑,在 20 世纪以前的西方社会,或今天的不发达地区或发展地区的基层社会,负性情绪被看成无能、耻辱和丢面子。无形的社会歧视阻碍情绪的直接表露,而躯体不适的主诉则是一种"合法的"途径,在这种社会文化环境中,患者自然会掩饰、否认甚至不能感受到自己的情绪体验,而选择性地关注自己的躯体不适。躯体症状在不同的社会环境里,可以有多重象征意义并具备某些社会功能。

5. 神经心理机制

有人发现躯体化障碍患者存在脑干网状结构唤醒和注意机制的改变。有关脑功能不对称性的研究把转换障碍的感觉、注意和情感改变等特征性变化与右半球信息处理过程的方式联系起来,对躯体化障碍的脑研究指向第二感觉区,该区似乎特别适合解释这种障碍的神经生理和神经心理动力学机制。

6. 生物学机制

有些学者认为内分泌和免疫系统,氨基酸及神经递质可能起作用,研究发现躯体化障碍病人有免疫功能变化,单核细胞活化(ILIRA 增加),T 淋巴细胞活动降低(CDS 和 IL - 6 降低)。

还有学者认为中枢神经系统功能异常与躯体化障碍有关。有研究发现躯体性抑郁症患者脑脊液中,肾上腺素浓度较一般抑郁症患者为低,且肾上腺素水平与病情严重程度呈负相关关系。一项新的研究发现躯体化障碍患者血清中色氨酸、支链氨基酸和其他 5-HT 能单胺明显降低,而且与患者有无并发抑郁症无关,那些没有出现抑郁症状的患者体内同样发现了这种变化。

有学者对躯体化障碍进行 SPECT 成像发现病人单侧或双侧血流灌注不足,主要受累的解剖区域是小脑、额叶及额前区、顶区,并认为可能是疾病病因。还有学者对躯体化障碍患者行头颅 MRI 研究,结果发现患者双侧尾状核体积扩大,认为尾状核体积不同可能也与躯体化障碍的发病有关。

三、临床表现

躯体化障碍的特征是存在一种或多种躯体症状,其中许多无法用医学来解释。多发于女性,多发生于社会经济地位较差的人群;缓慢起病、病程长且呈持续性病程;常伴有社会、人际和家庭行为方面的障碍;大多数躯体化障碍患者习惯于沉浸在躯体症状的体验中,不愿接受躯体症状与心理因素之间的联系,症状很少能够完全缓解,合并药物依赖或滥用的也并不少见;症状多,累及系统广,以消化系统、神经系统、肌肉骨骼系统的症状最多见;且患者大多否认社会心理压力与疾病的关系。最常见的是消化道症状(如疼痛、呃逆、反、呕吐、便秘或腹泻等),头痛、其他部位疼痛,异常皮肤感觉(如瘙痒、烧灼感、刺痛、麻木、酸痛等),性功能及月经方面的主诉也很常见。表现多种多样,症状反复出现,涉及多个系统,临床多伴有焦虑或抑郁情绪。常见症状有:

(1) 胃肠道症状:恶心、呕吐、腹痛、腹泻、便秘。

(2) 疼痛:胸痛、背痛、关节痛、排尿痛。

(3) 转换性症状:吞咽困难、失音、失明、失聪。

(4) 假性神经系统症状:癫痫样发作或抽搐、肌麻痹、皮肤感觉异常。

(5) 生殖系统症状:痛经、月经不规律、月经量过多。

(6) 呼吸循环系统:胸闷、气促、心悸、头晕。

四、诊断

1. ICD-11 关于躯体痛苦障碍的诊断标准

躯体痛苦障碍(bodily distress disorder)表现为躯体症状,导致个体的痛苦感以及对这些症状的过度关注,可表现为反复接触医疗提供者(如就诊)。如果另一种健康情况引起或能解释这些症状,则要求关注的程度明显超出该症状的性质和进展。这种对躯体不适的过度关注不会因适当的临床检验、检查以及临床医师适当的保证和安慰而得到减轻。躯体的不适是持续性的,在至少数月的大部分日子里存在。躯体痛苦障碍通常同时存在多个症状,这些症状可能随时间变化。偶尔也可有一个单独的症状(通常是疼痛或乏力),且这个症状与躯体痛苦障碍的其他特征相关。

2. DSM-5 躯体症状障碍诊断标准

A. 1 个或多个的躯体症状,使个体感到痛苦或导致其日常生活受到显著破坏。

B. 与躯体症状相关的过度的想法、感觉或行为,或与健康相关的过度担心,表现为下列至少一项：

①与个体症状严重性不相称的和持续的想法。

②有关健康或症状的持续高水平的焦虑。

③投入过多的时间和精力到这些症状或健康的担心上。

C. 虽然任何一个躯体症状可能不会持续存在，但有症状的状态是持续存在的（通常超过6个月）。

标注如果是：

主要表现为疼痛（先前的疼痛障碍）：此标注适用于那些躯体症状主要为疼痛的个体。

标注如果是：

持续性：以严重的症状、显著的损害和病期长为特征的持续病程（超过6个月）。

标注目前的严重程度：

轻度：只有1项符合诊断标准B的症状。

中度：2项或更多符合诊断标准B的症状。

重度：2项或更多符合诊断标准B的症状，加上有多种躯体主诉（或一个非常严重的躯体症状）。

五、鉴别诊断

1. 躯体疾病

某些躯体疾病早期不一定能找到客观的医学证据，躯体化障碍的诊断要求2年以上病程，以自然排除躯体疾病所引起的不适。即使对于已经诊断躯体化障碍的患者，他们仍有可能在后的病程中发生独立的躯体疾病。因此如果患者的躯体主诉重点和稳定性发生变化，则应进一步检查和会诊。对于起病年40岁以上，躯体症状单一、部位较固定，且呈持续加重趋势，应首先考虑器质性病变的可能，并密切观察，以免误诊误治。切忌根据患者存在心理社会诱因、初步检查为发现阳性体征、有一定暗示性就轻易作出躯体化障碍的诊断。

2. 其他亚型躯体形式障碍

可根据其临床特点进行鉴别。如受自主神经支配的器官系统所出症状不明显或居于次要地位，则属于"躯体形式自主神经紊乱"，也可依此再细分为各亚型，如"心血管系统功能紊乱"包括"心脏神经症'等""高位胃肠道功能紊乱"（包括心因性吞气症、呃逆和胃神经症）、"低位胃肠道功能紊乱"（包括心因性腹泻、胀气综合征等）、"呼吸系统功能紊乱"（包括过度换气症）以及"泌尿生殖系统功能紊乱"（包括心因性尿频和排尿困难）等。若主要表现为持续、严重的疼痛，不能用生理过程和躯体障碍予以合理解释，而由于情绪冲突或心理社会问题所导致，未能发现与主诉相应的躯体变化，可排除躯体疾病和其他精神疾病所引起，而其他躯体化症状不明显或居于次要地位，则可诊断为"持续躯体形式疼痛障碍"。鉴别一般不困难。

3. 疑病症

两者都以躯体化症状为主要临床表现，患者自感有各种躯体症状，担心或相信患有严重躯体疾病成为患者的持久性优势观念，体诉众多，反复就医。各种检查阴性或无严重改变，医生的解释,均不能打消其疑虑,但两者有其不同之处,主要区别见表9-2。

表9-2 躯体化障碍与疑病症的鉴别

项目	躯体化障碍	疑病症
性别	女性较多	男女相仿
患者主要疑虑	症状及其影响	疾病诊断和预后
症状表现	较泛化,可不固定	较单一,集中于某系统、某器官
患者主要要求	消除症状	确定疾病诊断
用药	多用药,自用药	多方求医,对药少信心
影响社会功能	一般较轻	较重

4. 抑郁症

抑郁症不论是初发或是反复发作,均可能伴发躯体化症状,恶劣心境可能更多。CCMD-3和国际疾病分类第10版(ICD-10)都在分类中给予特殊的编码,以标明"伴躯体症状"。有一个诊断名称,曾经风行一时,成为"隐匿性抑郁",所指的是某型抑郁症患者,临床症状以躯体化症状为多,甚至掩盖了情绪低落的抑郁症状。这一名称不够合理,现已少用,但说明躯体化症状在抑郁症可颇为多见。抑郁症常有躯体化症状,躯体化障碍又常有情绪抑郁,主要区别见表9-3。

表9-3 躯体化障碍与抑郁症的鉴别

项目	躯体化障碍	抑郁症
主导症状	躯体化症状	情绪低落,但某些患者需深入了解
原发,多首先出现	躯体症状	抑郁症状
躯体症状	涉及某些系统、器官,较明确	较笼统、含糊
心理社会因素	常长期存在	部分患者不明确,尤为复发者
MMPI检测	躯体化因子分增高为主	抑郁因子分增高为主
HAMD检测	以焦虑/躯体化因子分增高为主	各因子分可普遍增高
求治心	多迫切	可有自知力,但求治心不一定迫切
抗抑郁药	见效较慢、较差	疗效较好
电休克治疗	无效,甚至有害	有效
心理治疗	以认知治疗为主	以支持治疗为主
精神病性症状	无	可有
思维迟钝、动作缓慢	无	可有
症状晨重夕轻	无	可有

5. 其他精神疾病

焦虑症也可有各种躯体化症状,躯体化障碍患者也可伴有焦虑情绪,但前者以情绪焦虑、紧张不安或有惊恐发作为其主要症状,且焦虑多无特殊指向,只是无名的难以平静,而后者因有躯体化症状而不安,焦虑属于继发症精神分裂症可以躯体化症状作为前驱症状和先发症状,但患者多不甚关心,不要求治疗,症状多含糊不明确,以后则出现精神病性症状。伴有的躯体化症状可荒谬不切实际,如感"大脑在逐渐分裂"、肠胃在扭转打结等,可发展为疑病妄想,则已不再是躯体化症状的范畴了。

六、治疗

1. 认知行为治疗

躯体化障碍的发病机制尚不清楚,其治疗从国内外资料来看还处于探讨时期,缺乏特异性治疗。目前认为认知行为治疗是躯体化障碍有效的治疗方法。

躯体化障碍的认知行为治疗包括:

(1)明确治疗目标。治疗目标是帮助病人认识问题的性质。通过评估,询问的方式,帮助病人认识问题的实质,从而减少躯体形式症状。

(2)对病人体验症状的痛苦等事实,医生完全接受,在接受病人体验症状痛苦事实的基础上,并表达医生的关心,鼓励病人说出自己的疑虑和想法,然后与病人一起讨论症状的生物学和精神病学机制,提出可能的替代性解释。

(3)同病人讨论对健康的焦虑与躯体症状的联系,对身体感知方面注意聚焦,增强了躯体不适的敏感性。医生在全面评估基础上,提议病人考虑和检验其对健康的焦虑同身体症状的关联。与病人一起,对疾病的解释进行评估,对病人提出的论据进行审视,在取得治疗协议时并不要求病人放弃其观点。

(4)盘诘和检验病人的威胁性负性信念。盘诘时要强调躯体检查结果的正面信息,或医患协作设计行为实验以检查其信念的不真实性,减少不恰当的病态行为。

(5)改变通过过度医疗行为作为回避社会现实问题的行为模式。医生要说明对心理社会应激可有不同的应对行为,澄清问题,面对现实,勇敢接受现实挑战,是积极的应对行为;过度的医学检查、重复的寻求保证,只会强化躯体化倾向。因此,医生要鼓励患者尝试积极的应对行为,改变以往回避问题的消极应对行为。

2. 药物治疗

除了心理治疗外,药物治疗报道的主要是使用各种抗抑郁药物,如三环类抗抑郁药及选择性 5-HT 重摄取抑制剂并取得了一定的疗效。由于这类患者常伴抑郁和焦虑,又有躯体化的申诉,使用类抗抑郁药或副作用少、抗焦虑作用显著的其他抗抑郁药也是有价值的,如圣约翰草提取物、文拉法辛、米氮平、曲哇酮等。认知行为治疗和 SSRI 类抗抑郁药联用被认为比单用药物或单用认知行为治疗更有效。

3. 电休克治疗

电休克的治疗机制尚不十分清楚,一些研究认为它可以调节脑内单胺类之间的平衡,通过调整神经症患者的单胺类水平而达到治疗目的。但其具体作用机制及其远期疗效如何,尚有待于进一步研究。

4. 中医中药治疗

有研究表明针灸、拔火罐、中草药、太极、气功等中医中药疗法对躯体化障碍患者有一定的效果。

七、预后

躯体化障碍的疾病严重程度可呈波动性,但持续终身,很少有长时间的完全缓解。部分病人多年以后变得明显抑郁,其自杀行为(真正的自杀)越发具有危险性。对躯体症状和心理痛苦之间的联系无法认识和处理不当,会使患者反复去许多医师和专家处就诊,接受过多种药物治疗,甚至损伤性医疗检查及手术。因此,对此问题缺乏认识,并继续进一步转诊给专家,对个人和医疗保健系统都会造成很大的浪费。

〔山东省精神卫生中心　米国琳〕

第九节　健康焦虑与疑病

一、概述

健康焦虑(health anxiety)的概念于 1986 年由 Salkovskis 和 Warwick 提出,现在将其归类于一种焦虑障碍,与强迫症、创伤后应激障碍等归为一类。疑病则起源于 1685 年,Willis 提出男性疑病症和女性癔症都是大脑根源的疾病,且用附加症状(颤抖、心悸、头晕等)描述了疑病症,疑病症被描述为即使有合理的医学保证,也存在担心患上严重疾病的先占观念。健康焦虑与疑病之间既有联系又有区别,就严重程度而言,可以认为疑病是健康焦虑的一种极端形式;就疾病观念而言,严重健康焦虑是对未来健康的担忧,而疑病是结构性的术语,是对现存症状的怀疑,而且疑病症不是只包含健康关注的心理障碍。

健康焦虑的患者病态地关注自身的健康,高估自身患严重疾病的可能以及致死性疾病的严重程度,患者担心疾病会导致残疾或者死亡,这就是健康焦虑所有的灾难性的错误认知。健康焦虑患者常见的恐惧有对癌症、猝死、艾滋病、中风、精神疾病的恐惧等。健康焦虑的认知借鉴了疑病认知的很多部分,因此两者在认知行为上类似,疑病患者对自身健康的歪曲信念以及所表现出来的过度寻求保证、重复咨询和检查等行为都是疑病的认知所决定的。

严重的健康焦虑或疑病长期影响着病人对精神健康和身体健康的自评能力,同样给卫生保健系统带来了巨大的花费,因此合理的预防和治疗是减少上述负面结果的有效方式。至今有关健康焦虑的研究还不成熟,主要的原因是缺乏评定健康焦虑的工具,简式健康焦虑量表(Short Health Anxiety Inventory,SHAI)的出现推动了健康焦虑的研究进展。临床中较为常用的还有健康焦虑认知量表、安全行为量表、认知偏移量表等。对于疑病症,SHAI 同样能很好地区分疑病症患者与正常人,疾病态度量表(Illness Attitude Scale,IAS)常常用于评定疑病。

健康焦虑在人群中的患病率达 5%;综合性医疗机构将近 9%;恢复期患者达 30%—50%;退出治疗的患者高达 25%。健康焦虑的患病率似乎在中年时期达到高峰,为 7.4%,而到老年时期又下降了几乎一半,但是 Michelle D. 和 Bourgault-Fagnou 等的研究却发现老年人更容易患健康焦虑,因为健康问题威胁到他们的生命。健康焦虑在神经科的患病率最高位 24.7%,其次为呼吸科 20.9%、消化科 19.5%、心血管科 19.1% 和内分泌科 17.5%。

二、发病影响因素

促使健康焦虑发生的因素很多,包括躯体感觉、外貌改变、受伤、躯体功能改变、有关健康的危险信息、侵入性想象等。健康焦虑持续存在的因素也很复杂,比如高度警觉、对威胁的过度关注、威胁记忆的积累、侵入性想象等。健康焦虑患者所表现出来的侵入性想象、认知偏移和安全行为不仅是临床特征,也是健康焦虑发生和发展的影响因素。疑病的影响因素也类似于健康焦虑,再考虑到患者自身的特点及环境的影响,导致疑病的原因也是复杂多变的。

1. 社会心理因素

Sunderland 等研究发现的年龄、职业状况、躯体疾病、抽烟都是健康焦虑发生的危险因素。生活重大变故、家人或近友的重病、错误的医疗信息等都会加重疑病的发展,当然患者本身的性格特征如敏感、多疑、主观、固执、十全十美等也会影响疑病的发生。

2. 生物学因素

有研究人员指出健康焦虑患者对白天出现的症状高度敏感是由于皮质醇的抗炎效果有所减少,导致促炎活动增加,而促炎细胞因子的产生与健康焦虑之间又有一定的联系,所以白天皮质醇抗炎作用的减少可能是健康焦虑产生的生理原因。健康焦虑的遗传因素不仅表现在遗传基因的一致上,两代之间健康信念的传递也是健康焦虑发展的重要机制。父母对孩子的健康抱怨所采取的反应以及父母在自己患病时所持的态度也会影响孩子健康焦虑的发生。而疑病症患者的外周血浆中神经营养因子-3 的浓度和血小板中 5-HT 浓度显著高于正常对照,两种神经物质的浓度与疑病症状严重程度呈正相关。

3. 疾病

自身患病的经历是健康焦虑和疑病患者对健康恐惧的一种重要来源,不论是普通疾病或是特殊疾病、精神疾病都能加重病情,比如双相障碍、旷野恐惧症、疼痛障碍、广泛性焦虑等。

三、诊断

(一) 健康焦虑的诊断标准

有关健康焦虑的诊断标准还没有明确,但在 2013 年出版的 DSM-5 中提到了疾病焦虑障碍,其诊断标准如下:

A. 存在有严重疾病或患严重疾病的先占观念。

B. 没有躯体疾病或即使有躯体疾病也是轻微的。如果有另一种身体疾病或疾病的危险因素(如:家族史),

C. 有对健康的高度焦虑。个人很容易因自身的健康状况而受到惊吓。

D. 个人表现出过度的健康相关的行为(如:重复检查身体寻找疾病指针)或表现出不良的避免行为(如:避免看医生或去医院)。

E. 疾病先占观念至少持续 6 个月,但是特使疾病可能在超过 6 个月后发生改变。

F. 疾病先占观念不能由其他精神障碍更好地解释,比如躯体形式障碍,疼痛障碍,广泛焦虑,躯体变形障碍,强迫症或妄想障碍,躯体类型。

(二)疑病症的诊断标准

1. ICD-11 诊断标准

ICD-11 将疑病障碍放入强迫障碍,诊断标准如下:

疑病症(Hypochondriasis),表现为持续的先占观念或恐惧,认为自己可能罹患一个或多个严重的,进行性的或威胁生命的疾病。先占观念与对症状或体征的灾难性错误解读有关,包括将正常或普通的感觉解读为异常的。并且出现反复而过度的健康相关行为,或对健康相关事物的适应不良性回避行为。先占观念或恐惧超出了患者对自身既有病情的合理担忧。尽管已完善适当的医疗检查,并反复安慰和保证,个体仍持续或反复出现先占观念或恐惧。上述症状导致显著的痛苦,或导致个人、家庭、社交、学业、职业或其他重要领域功能的显著损害。

2. DSM-5 诊断标准

DSM-5 躯体症状及相关障碍包括疾病焦虑障碍,即既往的疑病障碍,诊断标准如下:

A. 患有或获得某种严重疾病的先占观念。

B. 不存在躯体症状. 如果存在. 其强度是轻微的。如果存在其他躯体疾病或有发展为某种躯体疾病的高度风险(例如. 存在明确的家族史),其先占观念显然是过度的或不成比例的。

C. 对健康状况有明显的焦虑,个体容易对个人健康状况感到警觉。

D. 个体有过度的与健康相关的行为(例如. 反复检查他或她的躯体疾病的体征)或表现出适应不良的回避(例如,回避与医生的预约和医院)。

E. 疾病的先占观念已经存在至少 6 个月,但所害怕的特定疾病在此段时间内可以变化。

F. 与疾病相关的先占观念不能用其他精神障碍来更好地解释,例如,躯体症状障碍、惊恐障碍、广泛性焦虑障碍、躯体变形障碍、强迫症或妄想障碍躯体型。

标注是否是:

　　寻求服务型:经常使用医疗服务,包括就医或接受检查和医疗操作。

　　回避服务型:很少使用医疗服务。

四、临床表现

DSM-Ⅳ将严重和持续的健康焦虑称之为疑病症,是对现存的无法解释的症状或感觉的描述。而对于健康焦虑的解释则认为是一个连续的疾病谱。疑病症和严重健康焦虑常常被混淆使用,而实质上两者是有区别的。"疑病"是一个结构性的术语,比如"腹部、肋骨下方、脾脏……",疑病的内容是现存的并不指向未来,而健康焦虑对自身的担忧则更多指向未来(见表9-4)。

表9-4 健康焦虑与疑病症的差异

项目	健康焦虑	疑病症
严重程度	由轻到重的症状谱	是健康焦虑的极端形式
对个体的影响	轻微或不影响	影响工作、学习、生活
歪曲信念和行为	可以控制	无法控制
躯体症状	不固定	一般固定,也可涉及多个部位
先占观念	轻微	严重
自我暗示	轻微	严重
性质	一种症状	一种疾病
预后	及时干预较好	很差

健康焦虑的临床特征为侵入性想象、认知偏移和安全行为,而疑病的临床表现为躯体关注、疾病恐惧和疾病信念。两者在临床表现上很多部分是相似的,这归因于其认知模式。健康焦虑的认知模式借鉴了疑病的某些部分,是在其基础上的扩大和深化。

以躯体关注为主要表现的疑病症患者在与他人交流过程中常常提及自身健康,并倾向于重复检查和咨询;以疾病恐惧为主要表现的疑病症患者则自然地选择逃避,因为他们害怕疾病,担心医生告知"是的,你确实患有癌症";而以疾病信念为主要表现的疑病症患者是最让医生感到无奈的,因为他们寻求保证的过程不会因为科学的检查和医生的保证而有所减轻。

重复检查和咨询、逃避和寻求保证都是一种安全行为,在健康焦虑中也有所表现。这些安全行为不仅仅是健康焦虑的临床表现,也是健康焦虑持续和恶化的原因之一。

五、鉴别诊断

健康相关的焦虑是很多焦虑障碍所共有的特征,比如惊恐障碍、强迫症、污染恐惧,广泛性焦虑障碍等都可以出现健康相关的焦虑。

1. 强迫症

健康焦虑与强迫症都和抑郁有关,两者都会产生高估疾病的可能,也都会出现侵入性和干扰性的想象。而健康焦虑的内容关注于对健康的威胁,强迫症经受的则是不必要的侵入性思维、冲动和想象。疑病症患者于强迫症患者有很多共同点,尤其在疾病的强迫观念和强迫寻求保证方面。

2. 惊恐障碍

疼痛障碍和健康焦虑在某些特征上是相似的,两者的机制都包含必要的认知因素。当然,疼痛障碍产生的恐惧感是短暂的,且留下的焦虑症状很少;而健康焦虑产生的焦虑是持续的且产生普遍的高度警觉。健康焦虑的认知内容是外界普遍存在的,如艾滋病、严重疾病等。

六、治疗

健康焦虑和疑病症治疗的侧重点不同,健康焦虑更注重心理治疗,而疑病症则须考虑药物的作用。在健康焦虑的治疗方法中,认知行为疗法被证实是对严重健康焦虑有效的一种方法。无论健康焦虑还是疑病症,治疗前的首要任务是与患者建立良好的信任,这是治疗成功与否的关键。

1. 认知行为治疗

认知行为疗法(cognitive behavior therapy,CBT)旨在通过放松训练减少不适症状,通过认知重构改变紊乱的信念。CBT 的重要组成部分包括心理教育、暴露、应答干预以及压力管理,当然行为治疗也非常重要。由于患者会不由自主地屏蔽医生提供的信息和保证,坚定解决他们问题的办法是很难找到的,因此在治疗过程中,治疗师需要从获得患者的信任入手,表现出对患者的理解和同情,不能过分专注一些很细微的躯体症状,当然患者的躯体健康也是不容忽视的。

疑病症患者的认知治疗最主要的目的是揭示病人潜在的核心信念,通过对异常症状和歪曲认知的合理解释以及对奇异信念的探索挖掘,重塑正常的认知信念,达到治疗的效果。行为治疗中暴露治疗采用逐层递进的方式直至最大刺激。

除 CBT 以外,还有很多不同的治疗方法,比如应激管理训练(stress management training,SMT)、短期心理动力治疗(short-term psychodynamic therapy,SSPT)、正念认知疗法(mindfulness-based cognitive therapy,MBCT)、基于网络的认知行为疗法等。这些方法在以往的研究中也都行之有效,但并没有被广泛使用,也没有得到一致的认可。

2. 药物治疗

虽然药物治疗疑病症不是最好的选择,但是对 70%~80% 的疑病症患者行之有效,研究表明 5-HT 回收抑制剂(SSRIs)治疗疑病症效果较好。在使用药物治疗时,应当对患者解释药物在体内发挥作用的机制以及药物会带有的副作用,药物起效的时间等,消除疑病症患者的顾忌。

[东南大学附属中大医院　张钰群　袁勇贵]

第十节　恐惧状态

恐惧是人类基本的情绪活动之一,它是人处于无助的危险境地或者对危险进行回忆、想象时所产生的紧张不安的情绪。从生理学的角度讲,恐惧表现为生物体生理组织剧烈收缩,组织密度急剧增大,能量急剧释放;伴随恐惧而来的是心率改变、血压升高、盗汗、颤抖等生理上的应激反应,有时甚至发生心脏骤停、休克等更强烈的生理反应。从心理学角度分析,就是对未知事物不了解,并且用自己以往生活中的资料、知识来分析这种事物得不到正确理解而产生的心理问题。

过度处于恐惧状态会引发恐惧症,指患者对外界的某些处境、物体、或与人交往时,产生异乎寻常的恐惧与紧张不安,可致脸红、气促、出汗、心悸、甚至晕厥等症状,因而出现回避行为。患者明知客体对自己并无真正的威胁,明知自己的这种恐惧反应极不合理,但难以自制,以致影响其正常活动。

综合医院就诊者中常合并恐惧状态,不仅会影响躯体疾病的治疗效果,而且是患者寻求医疗服务的重要影响因素。如果恐惧状态得不到正确识别和治疗,不仅会给患者带来生理和心理上的痛苦,还会导致漏诊、误诊和延误治疗,带来沉重的经济负担。因此恐惧状态与躯体疾病的共存,对缺乏诊断和处理心理疾病技能和经验的非精神专科医生是一个巨大的挑战。

一、流行病学

恐惧状态患病情况的研究中以普通人群为基础数据较多,我国综合医院对恐惧状态的诊断识别状况也逐渐受到重视,但还缺乏大样本的流调数据结果。近些年来比较有代表性的研究,如上世纪 90 年代上海参加的 WHO 基层医疗机构就诊者中心理障碍的多中心调查,采用 CIDI 作为诊断工具,恐惧障碍患病率 0.1%;秦晓霞等 2004 年对沈阳市 23 家综合医院内科和中医内科门诊 5750 例患者调查,结果显示恐惧症的现患率为 0.27%。何燕玲等 2007 年对北京、上海、广州、成都、长沙的 15 家三级甲等综合医院的心血管科、消化科、神经科和妇科的门诊的 8487 例就诊者为研究点,恐惧症的现患检出率为 4.1%,终身检出率为 4.6%。李家磊等对北京三级医院的 2074 个就诊者调查发现恐惧症的现患率为 5.3%,终身患病率为 4.7%。倪英等对 2009—2010 年在北京、西安、广州综合医院就诊的 1111 例患者调查恐惧症的检出率为 4.1%。各项研究结果的差异可能与调查方法、诊断标准和工具、时代变迁,以及不同地区、不同级别医院或科室患者的特征不同。

二、发病危险因素

国外报道恐惧症在普通人群的患病率为 6‰,在我国则为 0.59‰。对比上述多项关于综合医院恐惧症的患病率研究结果,表明有各种躯体问题或躯体疾病者中恐惧症的患病率明显高于社区普通人群,提示躯体疾病患者是恐惧症的高危人群。可能的原因主要有:①躯体疾病本身伴随各种生物代谢异常,这些生物学异常可以直接产生焦虑、恐惧等情绪症状,或影响到与焦虑、恐惧发生有关的生物学机制;②躯体疾病本身也可以作为应激源,通过个体的感知,经过心理-生理机制,影响到神经免疫和神经内分泌,而导致恐惧情绪的发生。

沈阳市综合医院内科患者的调查中,女性恐惧症的患病率明显高于男性。台湾的通科就诊者的调查也显示,女性是恐惧症的高危人群。也有调查显示,年龄 40 岁以下和受教育年限少于 6 年是恐惧症的危险因素,而受教育年限超过 12 年是保护因素。

前人认为患者病前多为胆小、羞怯、被动、依赖、高度内向、容易焦虑、恐惧并有强迫倾向等。如果自小就受到母亲过多保护,成年之后也容易发生恐惧症。有研究显示,情绪不稳和内倾的人格可能是综合医院住院患者恐惧状态的人格基础。

焦虑障碍谱系中各种诊断之间的共病现象逐渐引起了精神卫生领域的关注。不仅恐惧症和焦虑障碍谱系其他类型之间存在共病,与抑郁障碍存在共病更为常见。共病,特别焦虑与抑郁共病可能意味着疾病更严重、更易慢性化、功能损害更严重等不良结果。一项大型国家调查发现：有共病状态的焦虑障碍患者住院的风险是单一疾病的 2.5 倍。共病患者的焦虑、抑郁或恐惧症状更严重，工作、家庭和社交多方面的功能损害也更严重。

三、临床表现

恐惧状态的临床表现很多，见于文献的恐惧对象已达数百种，而且多以恐惧对象作为疾病名称，如飞行恐惧症、口腔科恐惧症等。其临床特征为：①以恐惧症状为主要临床相，表现为强烈恐惧，恐惧的程度与实际危险不相称，知道恐惧过分或不必要，但无法控制。②诱发恐惧的对象可能是单一的或多种的，而且是容易识别的、目前并无危险的情境或物体（存在于个体之外）。常见的有高处、广场、闭室、动物或社交活动恐惧等。③发作时有焦虑和自主神经症状，恐惧性焦虑可与其他类型的焦虑区别开来，其严重程度可从轻度的不安直到恐惧。患者的担忧可能集中于个别症状，如心悸或感觉要晕倒；常伴有继发的恐惧，如害怕会死、失控或发疯。知道他人在同样情境不感到有危险或威胁，并不能减轻焦虑。单纯设想进入恐惧性处境时通常产生预期性焦虑。④对恐惧情景和事物有反复或持续的回避行为。

临床应该识别以下三个主要的恐惧综合征：

1. 特殊恐惧症

有四种类型，包括动物；某些自然环境；血液、注射和损伤；场景以及其他激发因素，包括害怕口腔科治疗和医疗场所，以及害怕哽咽。特殊恐惧症常见于综合医院的就诊者，值得简要介绍。

（1）口腔科恐惧症：是对牙科诊疗过程或其中的某些环节，所产生的紧张、害怕的心理状态，在行为上表现敏感性增高，耐受性降低，烦躁、不安或哭叫。这种恐惧可能非常严重，以至于回避所有的口腔科治疗而导致严重的龋齿。

（2）血液损害恐惧症：患者害怕看到血液或损伤，或害怕接受注射或其他侵入性医疗操作，但伴随的自主神经系统反应与其他的恐惧障碍不同。最初的心动过速之后便是心动过缓、面色苍白、眩晕、恶心和有时出现的晕厥等血管迷走神经反应过强的表现。

（3）疾病恐惧症：患者反复担心自己可能患上癌症、性病或其他严重疾病。对这些疾病的恐惧与有可能染上这些疾病的特定情境有关，患者可能回避医院，但此外与其他特定情景无关。与有妄想的患者不同，当这种想法不出现的时候，此类患者可意识到这种想法是不正常的，并且不像抵抗强迫思维一样抵抗这种想法。

（4）哽咽恐惧症：患者很担心在吞咽时会被哽住，他们有过强的呕吐反射，并在吞咽时感到非常焦虑。这些人中有的也害怕口腔科治疗，有的回避在公共场合进食。发病可以在童年时期，或在成年后因食物哽住后而起病。

2. 社交恐惧症

社交恐惧症患者在处于被关注并可能评论的社交情景下可产生不适当的焦虑。有些患者可能会对很多社交场合都感到焦虑，而有些患者只对特定的环境感到焦虑，如在公共场所讲话、在他人面前写字或进食、或在公众前演奏乐器等。患者有回避这些场景的倾向，如果无法回避，患者则表现为不能完全融入环境中，如回避交谈或坐在最不起眼的地方。甚至只是想到可能遇到的物体或场景也会引起严重的焦虑。

3. 场所恐惧症

广场恐惧症患者当离开家、处于人群或在不易离开的环境中就会感到焦虑。主要表现为不敢进入商店、公共汽车、剧院、教室等公共场所和人群聚集的地方,不敢乘火车、汽车或飞机独自旅行,担心受不了那种场合将要产生的极度焦虑,因而回避这些情景,甚至不敢出门,对配偶和亲属的依赖突出。恐惧发作时可伴有抑郁、强迫及人格解体等症状。

四、诊断

1. ICD-11 诊断标准

ICD-11 中恐惧症有以下几类,诊断如下:

场所恐惧症(Agoraphobia),表现为对多个可能难以逃脱、求助的情境有明显而过度的担心、焦虑。这些情境例如:使用公共交通工具、在拥挤的人群中、独自离家外出(在购物、电影院或排队中)。个体持续性的焦虑是因为害怕这些情境会造成特定的不良后果(例如,惊恐发作、一些失能或无力解决的情况、令人难堪的躯体症状)。个体主动回避这些情境,或只有在特定情况下进入这些情境(例如有信任的同伴陪同),或不得不带着强烈的恐惧或焦虑进入、忍受这些情境。症状持续至少数个月,且足够严重以导致显著的痛苦,或导致个人、家庭、社交、学业、职业或其他重要领域功能的显著损害。

特定恐惧症(Specific phobia),表现为暴露于或接触某个或多个物体或情境时反复出现的、明显而过度的恐惧或焦虑(例如接近某种动物,乘坐飞机,站在高处,幽闭,看到血或损伤)明显超出这类物体或情境的实际危险性。症状持续至少数个月,且足够严重以导致显著的痛苦,或导致个人、家庭、社交、学业、职业或其他重要领域功能的显著损害。

社交焦虑障碍(Social anxiety disorder),表现为在一个或多个社交情境中一致出现的、明显而过度的恐惧或焦虑。这类社交情境包括社交互动(如与他人谈话),被他人观察的情境(例如,吃饭或喝酒中),或在他人面前表演时(例如,发表演讲时)。个体担忧他(她)的行为举止或焦虑症状会导致他人负面的评价。个体抑制地回避这类社交情境,或不得不带着强烈的恐惧或焦虑进入、忍受这些情境。症状持续至少数个月,且足够严重以导致显著的痛苦,或导致个人、家庭、社交、学业、职业或其他重要领域功能的显著损害。

2. DSM-5 诊断标准

DSM-5 中恐惧症也分为三类,诊断标准如下:

(1) 特定恐怖症

A. 对于特定的事物或情况(例如,飞行、高处、动物、接受注射、看见血液)产生显著的害怕或焦虑。

注:儿童的害怕或焦虑也可能表现为哭闹、发脾气、惊呆或依恋他人。

B. 恐惧的事物或情况几乎总是能够促发立即的害怕或焦虑。

C. 对恐惧的事物或情况主动地回避,或是带着强烈的害怕或焦虑去忍受。

D. 这种害怕或焦虑与特定事物或情况所引起的实际危险以及所处的社会文化环境不相称。

E. 这种害怕焦虑或回避通常持续至少 6 个月。

F. 这种害怕、焦虑或回避引起有临床意义的痛苦，或导致社交、职业或其他重要功能方面的损害。

G. 这种障碍不能用其他精神障碍的症状来更好地解释，包括：（例如，在广场恐怖症中的）惊恐样症状或其他功能丧失症状；（例如，在强迫症中的）与强迫思维相关的事物或情况；（例如，在创伤后应激障碍中的）与创伤事件相关的提示物；（例如，在分离焦虑障碍中的）离家或离开依恋者；（例如，在社交恐惧症中的）社交情况等所致的害怕焦虑和回避。

标注如果是：

根据恐惧刺激源编码：

F40.218 动物型（例如. 蜘蛛、昆虫、狗）。

F40.228 自然环境型（例如，高处、暴风雨、水）。

F40.238 血液—注射—损伤型（例如，针头、侵入性医疗操作）。

F40.248 情境型（例如，飞机、电梯、封闭空间）。

F40.298 其他（例如，可能导致哑喳或呕吐的情况；儿童则可能表现为对巨响或化妆人物的恐惧）。

（2）社交焦虑障碍

A. 个体由于面对可能被他人审视的一种或多种社交情况时而产生显著的害怕或焦虑。例如，社交互动（对话、会见陌生人），被观看（吃、喝的时候），以及在他人面前表演（演讲时）。

注：儿童的这种焦虑必须出现在与同伴交往时，而不仅仅是与成人互动时。

B. 个体害怕自己的言行或呈现的焦虑症状会导致负性的评价（即：被羞辱或尴尬；导致被拒绝或冒犯他人）。

C. 社交情况几乎总是能够促发害怕或焦虑。

注：儿童的害怕或焦虑也可能表现为哭闹、发脾气、惊呆、依恋他人、畏缩或不敢在社交情况中讲话。

D. 主动回避社交情况，或是带着强烈的害怕或焦虑去忍受。

E. 这种害怕或焦虑与社交情况和社会文化环境所造成的实际威胁不相称。

F. 这种害怕、焦虑或回避通常持续至少 6 个月。

G. 这种害怕、焦虑或固避引起有临床意义的痛苦，或导致社交、职业或其他重要功能方面的损害。

H. 这种害怕、焦虑或回避不能归因于某种物质（例如，滥用的毒品、药物）的生理效应，或其他躯体疾病。这种害怕、焦虑或固避不能用其他精神障碍的症状来更好地解释，例如惊恐障碍、躯体变形障碍或孤独症（自闭症）谱系障碍。

J. 如果其他躯体疾病（例如，帕金森病、肥胖症、烧伤或外伤造成的畸形）存在，则这种害怕、焦虑或回避是明确与其不相关或是过度的。

标注如果是：

仅仅限于表演状态：如果这种害怕仅出现在公共场所的演讲或表演。

（3）广场恐怖症

A. 对下列 5 种情况中的两种及以上感到显著的恐惧或焦虑：

    1. 乘坐公共交通工具（例如，汽车、公共汽车、火车、轮船或飞机）。

    2. 处于开放的空间（例如，停车场、集市或桥梁）。

    3. 处于密闭的空间（例如，商店、剧院或电影院）。

    4. 排队或处于拥挤人群之中。

    5. 独自离家。

B. 个体恐惧或回避这些情况是因为想到一旦出现惊恐样症状时或其他失去功能或窘迫的症状（例如，老年人害怕摔倒，害怕大小便失禁）时害怕难以逃离或得不到帮助。

C. 广场恐惧情况几乎总是促发害怕或焦虑。

D. 个体总是主动回避广场恐惧情况，需要人陪伴或带着强烈的害怕或焦虑去忍受。

E. 这种害怕或焦虑与广场恐惧情况和社会文化环境所造成的实际危险而言不相称。

F. 这种害怕、焦虑或回避通常持续至少 6 个月。

G. 这种害怕、焦虑或回避引起有临床意义的痛苦，或导致社交、职业或其他重要功能方面的损害。

H. 即使有其他躯体疾病（例如，炎症性肠病、帕金森病）存在，这种害怕、焦虑或回避也是明显过度的。

I. 这种害怕焦虑或回避不能用其他精神障碍的症状来更好地解释。例如，不能仅限于特定恐怖症，情境型的症状；不能只涉及社交焦虑障碍的社交情况；不仅与强迫症中的强迫思维，躯体变形障碍感受到的躯体外形缺陷或瑕疵，创伤后应激障碍中创伤性事件的提示物，或分离焦虑障碍的害怕离别等相关。

注：无论是否存在惊恐障碍，都可以诊断为广场恐怖症。

五、鉴别诊断

1. 常人常见的恐惧情绪

毒蛇猛虎，人皆惧之；对某些小动物如蜘蛛、壁虎，在普通儿童妇女中害怕者也为数不少；黑暗、旷野、电闪雷鸣、居高临渊……兴许人人都有不安全感，这些都是常见的恐惧情绪。症状的严重性和有无回避行为是鉴别的要点。所谓严重，即患者感到强烈的难受，伴有明显的自主神经反应，以致明显影响了正常的生活。所谓回避，是指患者明知恐惧的程度与实际危险并不相称，却必定要选择回避。没有回避就不算病态。

2. 焦虑症

焦虑症患者的焦虑是持续存在的，并非针对某一具体的环境或对象，故又称"自由浮动性焦虑"或"广泛性焦虑"。而恐惧症伴有的焦虑，多是境遇性的、针对性的、发作性的，事过境迁，焦虑即可减轻或消失。

3. 惊恐发作

惊恐发作是一种突如其来的惊恐体验，表现为严重的窒息感、濒死感和精神失控感。近些年来，有学者注意到惊恐发作和恐惧症可能有某种特殊的关系。乳酸钠诱发惊恐发作的试验，发现 103 例恐惧症中有 63 名出现惊恐发作，远远高于正常对照组。另一些研究发现，惊恐发作患者也易出现对某些环境、场合的恐惧与回避。ICD-10用第五位数码记录在广场恐惧性情境中多数时候是否伴有惊恐障碍,为F40.00广场恐惧不伴惊恐障碍和F40.01广场恐惧伴惊恐障碍;DSM-Ⅳ这将这两种疾病组合成三种情况:惊恐发作伴有广场恐惧、惊恐发作不伴有广场恐惧、广场恐惧不伴惊恐发作史。我国仍主张明确区分这两类疾病,发作时有特定恐惧对象并伴有回避行为的是恐惧症,符合恐惧症的诊断不再诊断为惊恐发作。

4. 疑病症

疑病症是指患者对自身的健康状况或身体某一部位的功能过分关注,怀疑患了某种疾病,顾虑与其实际健康健康状况不符,医生的解释和客观检查结果,常不足以动摇其固有成见。疑病症患者总认为自己的怀疑担忧是合理的,因而对医生持有怀疑态度。恐惧症则认为这种恐惧不必要,只是无法摆脱,故求助于医生以摆脱困境。更主要的鉴别在于恐惧症所害怕是患者身体以外的客体,而疑病症所担心的则是自身。

5. 颞叶癫痫

颞叶癫痫可表现为阵发性恐惧,但其发作并无具体对象。意识障碍、脑电图改变、神经系统体征均可资鉴别。

六、会诊与治疗

(一)会诊

综合医院就诊者中的恐惧症,不论是现患率还是终生患病率,均高于一般人群。原因可能有:①现代社会高速发展给人们带来的精神压力日益增加,而社会支持系统相对不足;②患者发作时有焦虑和自主神经症状,有的伴有抑郁、惊恐发作等症状,常会因躯体不适的临床症状如胃部不适、心慌、心悸、头昏、头痛等到综合医院求治;③躯体疾病患者对自身身体状况的担忧;④患者的病耻感让患者不愿意到精神专科医院求治;⑤另外,疾病可能给家庭带来的精神及经济负担也是引发情绪障碍的重要原因。

然而,综合医院医生对恐惧状态的识别率和治疗率却很低,尤其当恐惧状态与躯体疾病并存时更低。国内外的研究也显示此类患者往往因不被识别而被延迟诊断和治疗,结果不仅医疗花费高,生活质量明显下降。因此,综合医院医生应加强精神疾病相关知识的学习,提高此类疾病的识别率,开展会诊-联络精神病学,让精神科医生尽早地参与到患者的检查和治疗过程中。

(二)治疗

1. 行为疗法

行为疗法是治疗恐惧症的首选方法。先弄清患者的恐惧是如何形成的,尤其是首次发病时情景,详细了解患者的个性特点、精神刺激因素,采用适当的认知行为疗法,如系统脱敏疗法、暴露冲击疗法、认知重建、社交技能训练以及想象冲击等。可以个别治疗,也可以集体治疗。

2. 药物治疗

一般来讲,对伴有躯体疾病的恐惧症患者的药物治疗与无躯体疾病共病患者的治疗一致,但是应当注意几点:①躯体疾病患者往往耐受性较差,对于肝肾功能损害的患者,均建议药物以小剂量起始,逐渐加至患者合适的治疗剂量;选择对躯体各系统影响小的药物,如对心电图、血压等影响小的药物进行治疗,特别是治疗心血管疾病患者时;②选择药物时,考虑药物间相互作用,选择药物相互作用小的药物;③对呼吸系统疾病患者,避免将苯二氮䓬类药物作为一线药物使用;④多数抗抑郁药物可能会降低癫痫发作的阈值,对脑部疾病患者或脑外伤者,应注意药物剂量及滴定或递减速度。

(1) 场所恐惧:有惊恐发作的患者宜先采用抗惊恐的药物治疗。苯二氮䓬类(如阿普唑仑、劳拉西泮、氯硝西泮),选择性 5-HT 再摄取抑制剂(如舍曲林、氟西汀、帕罗西汀)、单胺氧化酶抑制剂(如苯乙肼、吗氯贝胺)可选择使用。

(2) 社交恐惧:多种药物对社交恐惧症有效。

①选择性 5-HT 再摄取抑制剂:氟伏沙明(50～150 mg/d)、舍曲林(50～200 mg/d)、帕罗西汀(20～50 mg/d)、西酞普兰(20～40 mg/d)、艾司西酞普兰(10～20 mg/d)均对社交恐惧症有效。对合并抑郁症、惊恐障碍、强迫症的病例也可选用。

②5-HT 和 NE 再摄取抑制剂:文拉法辛的治疗剂量为 75～225 mg/d,需要剂量滴定者,建议加药间隔最短 4 天。

③苯二氮䓬类:已在临床广泛使用。有人报道氯硝西泮 0.5～3 mg/d,对 78% 的社交恐惧症患者有效。阿普唑仑、劳拉西泮也有一定效果。但该类药物存在躯体依赖性及戒断症状的危险,通常不主张长期使用。对于伴发的患者效果不明显,常与抗抑郁药物联用来减轻焦虑。常用剂量:阿普唑仑 0.4～10 mg/d、氯硝西泮 1～3 mg/d、劳拉西泮 2～12 mg/d。

④单胺氧化酶抑制剂:有报道苯乙肼对 2/3 的社交恐惧症患者有效,剂量为 45～90mg/d,对社交恐惧与场所恐惧混合状态,社交恐惧合并非典型抑郁症,以及惊恐发作均有效,但由于治疗中的饮食限制和不良反应,目前已经不作为一线治疗用药。可逆性单胺氧化酶 A 抑制剂吗氯贝胺用于治疗社交恐惧症也有良好效果,且无需限制饮食,也无高血压危象发生的合并症,剂量为 300～600mg/d,分 2～3 次饭后服用。

⑤丁螺环酮:对社交恐怖症合并广泛性焦虑者可以选用,每日平均剂量为 57 mg/d。

⑥β受体阻滞剂:能减轻患者的心动过速、出汗、发抖以及潮红等自主神经症状。普萘洛尔的常用剂量为 20～40 mg/d。治疗 1～3 个月,症状改善后可适当减量,逐渐停药。对缓解表演艺术家、演说家、教师的表演焦虑很有效,可在上台表演或演讲前 0.5～2 小时口服 20 mg。

(3) 特殊恐惧:药物治疗效果不佳。若有惊恐发作者,则应同时给予抗惊恐药物治疗。

3. 其他疗法

如气功、松弛疗法等也有一定作用。

七、预后

目前还没有对成年人特殊恐惧症的预后进行系统的研究。临床经验提示,起源于幼年的动物恐惧大多可以不经治疗而缓解,其他特殊恐惧症都有慢性发展的趋势,可持续多年,而在成年期应激事件后出现的特殊恐惧症则预后较好。

社交恐惧常起病于少年或成年早期。通常为隐渐起病,无明显诱因。也有在一次羞辱的社交经历之后急性起病。女性多见。一般病程缓慢,约半数患者有一定程度的社会功能障碍。起病较迟、教育程度较高的,无其他精神障碍者预后较好。也有报道,病程持续一年以上的社交恐惧症,如不经治疗,以后 5 年内的变化不会很大,但在更长的时间以后会有些逐步改善,且在随访中发现患者出现酒精依赖和抑郁。

场所恐惧起病多在 15～35 岁之间,病程常有波动。许多患者可有短时间好转,甚至完全缓解。慢性场所恐惧症患者也常出现短时发作的抑郁症状,临床提示患者很可能在这段时间内寻求帮助。

[山东省精神卫生中心　米国琳]

第十一节　转换性障碍

转换性障碍又称癔症性躯体障碍,是癔症的主要临床表现形式之一。癔症是精神病学诊断术语中最为古老的病名之一,相当于 ICD-10 中的分离(转换)性障碍,是指由精神因素,如生活事件、内心冲突、暗示或自我暗示,作用于易病个体引起的精神障碍。转换性障碍主要表现为分离症状和转换症状两种。分离,是指对过去经历与当今环境和自我身份的认知完全或部分不相符合;转换,是指精神刺激引起的情绪反应,接着出现躯体症状,一旦出现躯体症状,情绪反应便退去或消失,这时的躯体症状便叫作转换症状。本节讨论的转换性障碍属于后一种情况,主要指运动障碍和感觉障碍,也包括躯体、内脏障碍等躯体化症状,各种检查均不能发现神经系统和内脏器官有相应的器质性损害。

一、流行病学

我国 1982 年 12 个地区精神疾病流行学调查,癔症在普通人群中的患病率为 3.55‰;占全部神经症病例的 16%,居神经症中第 2 位,仅次于神经衰弱。农村患病率(5.00‰)明显高于城市(2.09‰)。国外报告分离性障碍和转换性障碍的终生患病率,女性为 3‰～6‰。男性低于女性。在综合医院,转换性障碍的患病率为 5%～13%(Lazare,1981)。在社区,转换性癔症的年发病率为每 10 万人口 11 人(冰岛)到 22 人。首发年龄多在 16～35 岁之间,40 岁以上初发者少见,且常常是伴发于其他疾病。女性与男性发病率之比约为 8∶1。

二、发病危险因素

1. 精神心理因素

转换性障碍的病因与精神因素关系密切,各种不愉快的心境,气愤、委屈、惊恐、羞愧、困窘、悲伤等精神创伤,常是初次发病的诱因。特别是精神紧张、恐惧是引发本病的重要因素。这在战斗中发生的急性癔症性反应特别明显;而童年期的创伤性经历,如遭受精神虐待,躯体或性的摧残,则是成年后发生转换性和分离性障碍的重要原因之一。

2. 易感素质

精神因素是否引起癔症,或引发何种类型癔症与患者的生理心理素质有关。有易感素质者,遇较轻刺激易发本病。本病患者具癔症性格特征者约占49.8%,其性格的主要特点为:①表演性人格特征:该病患者中约有20%具有典型的表演性人格,表现如下:鲜明的情感性情绪波动大,过分感情用事,表情夸张,言语行为幼稚、戏剧化,情绪控制差,情感肤浅。②文化水平低、迷信观念重。③自我中心性:不断地追求刺激,以寻求周围人的注意。④高度的暗示性:容易受周围人和环境的暗示,也容易自我暗示。⑤丰富的幻想性:想象丰富,甚至以幻想代替现实。总是有意无意地扮演幻想中的角色,可有幻想性谎言。⑥青春期或更年期的女性,较一般人更易发生癔症,但这类人格特征并非发生癔症的必要条件。当具有易感素质者的人在受到挫折、出现心理冲突或接受暗示后方容易产生癔症。有一些不属于这类人格的人在强烈的精神因素影响下,同样可以发生癔症反应。

3. 器质性因素

曾有研究发现,该病患者中,约2/3伴有脑部疾病或曾有器质性脑病。

4. 遗传因素

本病的遗传学研究结果颇不一致。最早的遗传学研究是Kraulis在1931年完成的,他的调查研究发现患者父母中有由9.4%曾患癔症住院,兄弟姐妹中有6.25%曾患癔症住院。1957年,Ljingberg进行了类似的研究,发现281例癔症先证者的父、兄弟、儿子的同病率分别为1.7%、2.7%和4.6%,而其母、姐妹、女儿的同病率分别为7.3%、6.0%及6.9%,全部男性亲属的患病率为2.4%,女性为6.4%。这些结果表明癔症与遗传有关。然而也有得出相反结论的研究,Slater对12对单卵双生子和12对双卵双生子进行了前瞻性研究,追踪10年,先证者的同胞中无一例同病。

5. 社会文化素质

如风俗习惯、宗教信仰、生活习惯等,对本病的发生与发作形式及症状表现等也有一定影响。

三、发病机制

本病的发病机制有两种神经生理学解释:其一是基于Janet的意识分离理论。认为意识状态改变是癔症发病的神经生理学基础。随着患者意识的分离,而有注意、警觉性、近记忆和信息整合能力等认知功能的损害。由于大脑皮质对传入刺激的抑制增强,患者的自我意识减弱,并有暗示性增高。此时,当个体受到生物、心理或社会因素的威胁,便出现类似动物遇到危险时的各种本能反应,如剧烈的运动反应、假死反射和返回到幼稚时期的退行现象等。另一种解释则基于巴甫洛夫的高级神经活动学说。认为癔症发病的机制是:有害因素作用于神经类型属于弱型的人,引起高级神经活动第一和第二信号系统之间、大脑皮质和皮质下部之间功能的分离或不协调。患者的第一信号系统和皮质下部的功能相对占优势。在外界刺激的影响下,本已处于弱化状态的大脑皮质迅速进入超限抑制,从而产生正诱导,使皮质下部的活动增强,临床上表现为情感暴发、抽搐发作,以及本能活动和自主神经的症状。另一方面,强烈持久的情绪紧张又可在大脑皮质产生兴奋灶,从而引起负诱导。这种诱导性抑制与上述超限抑制总合起来,向皮质其他部位和皮质下部扩散,使大脑皮质呈现位相状态,于是临床上出现感觉缺失、肢体瘫痪、朦胧状态等症状和体征。

巴甫洛夫认为癔症患者的暗示和自我暗示性增高的生理机制是:有害刺激作用于弱神

经类型者,可使之出现大脑皮质功能弱化,皮质下活动增强,称为正诱导。临床表现为情感暴发、抽搐发作、本能活动及自主神经症状。另外,强烈的情绪紧张可使皮质兴奋,引起负诱导,临床表现为感觉缺失、肢体瘫痪、朦胧状态等症状和体征。在大脑皮质功能弱化的情况下,外界现实刺激产生较弱的负诱导,大脑皮质的其他部位则处于抑制状态。此时,暗示者的语言影响便与皮质其他部位的活动完全隔绝,因而具有绝对的、不可抗拒的力量。

本病的发病机制有多种病理心理学解释,临床类型不同,病理心理机制也不一样。躯体化(somatization):Steckel(1943)提出的概念,原指表现为躯体障碍的一种深层神经症(deep-seated neurosis),与弗洛伊德的"转换"概念相同。其后,这一术语的含义演变为泛指通过躯体症状表达心理痛苦的病理心理过程。躯体化作用的发生通常不为患者意识到,但诉说的躯体症状不是阻抑在无意识领域的内心冲突的象征化表达,而是与不愉快的情感体验,特别是焦虑和抑郁密切相关,因此有别于"转换"。躯体化作用是临床上和社区中相当常见的现象,并不限于癔症。

转换则是 1894 年弗洛伊德早期提出的概念,他认为癔症患者的性心理发展固着于早期阶段,即恋父情结阶段,其性冲动受到阻抑,于是其精神能量转化为躯体症状。这不仅保护了患者,使他不能意识到性冲动的存在,而且这些躯体症状往往是内心冲突的一种象征性表达,从而使患者免于焦虑(原发性获益)。

四、临床表现

转换性障碍主要表现为随意运动和感觉功能障碍,但体格检查、神经系统检查和实验室检查,都不能发现其内脏器官和神经系统有相应的器质性损害。其症状和体征不符合神经系统解剖生理特征,而被认为是患者不能解决的内心冲突和愿望具有象征意义的转换。临床可表现为以下几种常见类型:

1. 运动障碍

(1)瘫痪:可表现单瘫、截瘫或偏瘫,检查不能发现神经系统损害证据。

(2)肢体震颤、抽动和肌阵挛:表现为肢体粗大颤动,或不规则抽动,肌阵挛则为一群肌肉的快速抽动,类似舞蹈样动作。

(3)起立不能、步行不能:患者双下肢可活动,但不能站立,扶起则需人支撑,否则向一侧倾倒;也不能起步行走,或行走时双足并拢,呈雀跃状跳行。

(4)缄默症、失音症:患者不用言语表达意见或回答问题,但可用书写或手势与人交谈,称缄默症。想说话,但发不出声音,或只能用耳语或嘶哑的声音交谈时,则称失音症。检查神经系统和发音器官,无器质性病变。

(5)痉挛障碍:常于情绪激动或受到暗示时突然发生。缓慢倒地或卧于床上,呼之不应,全身僵直,肢体一阵阵抖动,或在床上翻滚,或呈角弓反张姿势。呼吸时急时停,可有揪衣服、抓头发、捶胸、咬人等动作。有的表情痛苦,双眼噙泪,但无咬破舌头或大小便失禁。大多历时数十分钟,症状缓解。

2. 感觉障碍

(1)听觉障碍:多表现为突然听力丧失,电测听和听诱发电位检查正常。失声、失语,但没有声带、舌、喉部肌肉麻痹,咳嗽时发音正常,还能轻声耳语。

(2)视觉障碍:可表现为弱视、失明、管窥、同心性视野缩小、单眼复视。

(3)感觉缺失:表现为局部或全身皮肤缺乏感觉,或为半身镇痛,或呈手套,袜套型感觉缺失。其范围与神经分布不相一致。缺失的感觉可为痛觉、触觉、温觉、冷觉。

(4)感觉过敏:表现为皮肤局部对触摸特别敏感,轻微的抚摸可引起剧烈疼痛。

(5)感觉异常:如患者常感到咽部有异物感或梗阻感,咽喉部检查不能发现异常,称为癔症喉。头部紧箍感、沉重感,称为癔症盔。

3. 内脏功能障碍

(1)呕吐:多为顽固性呕吐,食后即吐,吐前无恶心,吐后仍可进食,虽长期呕吐,并不引起营养不良。消化道检查无相应的阳性发现。

(2)呃逆:呃逆发作顽固、频繁、声音响亮,在别人注意时尤为明显,无人时则减轻。

(3)过度换气:呈喘息样呼吸,虽然发作频繁而强烈,但无发绀与低氧征象。

(4)其他:如多饮多尿、鼓肠等。

五、诊断

(一)诊断依据

1. 有心理社会因素作为诱因。

2. 有下述表现之一者:

(1)有躯体运动不能障碍,如肢体瘫痪、站立不能,或步行不能;

(2)突然和出乎意料的抽搐发作,但并无意识丧失、咬舌、严重摔伤,或小便失禁。

(3)有躯体感觉障碍,如失、音失明、耳聋,或部分或整个躯体的某种或所有正常皮肤感觉的部分或全部丧失;

3. 没有可解释上述症状的躯体疾病。

4. 起病与应激事件之间有明确联系,病程多反复迁延。

(二)诊断标准

1. ICD-11诊断标准

ICD-11将转换障碍归入分离性障碍,分离性神经症状障碍(dissociative neurological symptom disorder),表现为运动、感觉或认知症状,提示存在运动、感觉或认知功能正常整合的中断或不连续,这种异常与目前已知的神经系统疾病、其他的精神行为障碍或健康情况不一致。症状不会发生于(排除)另一种分离性障碍。症状不是作用于中枢神经系统的物质或药物的生理效应(包括戒断效应),或睡眠-觉醒障碍所致的。

2. DSM-5诊断标准

A. 1个或多个自主运动或感觉功能改变的症状。

B. 临床检查结果提供了其症状与公认的神经疾病或躯体疾病之间不一致的证据。

C. 其症状或缺陷不能用其他躯体疾病或精神障碍来更好地解释。

D. 其症状或缺陷引起有临床意义的痛苦,或导致社交、职业或其他重要功能方面的损害或需要医学评估。

编码备注：转换障碍，不分症状类型。

ICD-10-CM 的编码基于症状类型（如下）。

标注症状类型：

F44.4 伴无力或麻痹。

F44.4 伴不正常运动（例如，震颤、肌张力障碍运动，肌阵挛、步态障碍）。

F44.4 伴吞咽症状。

F44.4 伴言语症状（例如，发声障碍、言语含糊不清）。

F44.5 伴癫病样发作或惊厥。

F44.6 伴麻痹或感觉丧失。

F44.6 伴特殊的感觉症状（例如，视觉、嗅觉或听力异常）。

F44.7 伴混合性症状。

标注如果是：

急性发作：症状出现少于 6 个月。

持续性：症状出现超过 6 个月或更长。

标注如果是：

伴心理应激源（标注应激源）。

无心理应激源。

六、鉴别诊断

1. 癫病

尤其是精神运动性癫病。发作前精神心理刺激因素不明显，多有腹部不适等先兆。可在尖叫后突然出现意识丧失，随处倒地，先强直，后阵挛，再恢复，发作分期明确。发作时瞳孔散大，对光反应消失，并有锥体束征，持续时间仅 1 分钟至数分钟，发作后入睡，清醒后完全遗忘。可与癔症性抽搐发作相鉴别。

2. 神经系统疾病和内科疾病

转换性障碍的躯体症状有主诉多、症状变化、累及的器官多等特点，常常难以用某种神经系统疾病或内科疾病进行一元化的解释，主要依据神经系统的检查，内科病的体征和实验室检查的阳性发现进行鉴别。

3. 诈病

诈病是指毫无病情，为了某种目的而装扮成疾病，或是虽有一定病情，为了达到某一目的而故意扩大病情的情况。其特点是：有非常明确的目的，有一定医学知识或有接触同类患者经历；乐于述说和表现自己的"症状"，而这些症状多属于主观感受性质的，并十分注意周围人对自己"症状"的态度和反应；"症状"多是突然出现，且目的一旦达到，病情会在不久的时期内痊愈。

七、会诊与治疗

（一）会诊

一方面转化性障碍的发作几乎可以模拟任何疾病，另一方面为数不少的神经精神疾病和内科疾病都可以出现癔症样发作。这种一病多症与多病一症的相互重叠、扑朔迷离，使转换性障碍真假难辨，易有误诊、漏诊，有时甚至造成严重后果。据文献报道，原先诊断为转换性障碍者，追踪随访，其中13%～30%的患者系器质性疾病，其中大多是神经系统疾病。因此，到综合医院就诊的患者的躯体症状，如果通过检查，不能以躯体疾病的病理生理机制解释，甚至和神经解剖生理相矛盾，非精神科医生要注意寻求与症状发生、发展或恶化密切联系的社会心理生活事件，让精神科医生尽早地参与到患者的检查和治疗过程中。

（二）治疗

1. 心理治疗

心理治疗是治疗此类精神障碍的基本措施，主要包括以下几个方面：

（1）暗示疗法：是消除转换障碍的有效措施，特别适用于急性起病的患者，可分为觉醒时暗示和催眠暗示两种。患者迫切要求治疗者，在觉醒状态下，通过语言暗示，或配合适当理疗、针刺或按摩，即可取得良好效果。病程较长，病因不甚明确的病例，往往需要借助药物或语言催眠疗法，消除患者的心理阻力，才能取得较好效果。

①觉醒时暗示：治疗开始时医生应向患者说明检查的结果；然后用简短、明确的语言向患者解释他的疾病是一种短暂的神经功能障碍；即将采取哪种治疗方法；在治疗的帮助下，失去的功能可以完全恢复正常；使患者对治疗产生高度的信心和迫切的治愈要求。对有运动和感觉障碍的患者，可选用10%葡萄糖酸钙10 ml静脉推注，或用感应电刺激患病部位，同时配合语言、按摩和被动运动，鼓励患者运用其功能；随即用语言强化，使患者相信在治疗的帮助下，失去的功能正在恢复或已经完全恢复；并进一步鼓励患者进行相应的功能活动。

②催眠暗示：治疗开始前先进行催眠感受性检验，检验的方法有多种，可选用其中的1～2种以确定患者是否适于语言催眠。例如让患者双足并立，背向医生，头部后仰，医生以手托其枕部，然后告诉患者，手拿开后，他应会向后跌倒。如果患者在医生的手拿开后立即向后倾倒，即表示患者具有一定催眠感受性，可选用语言催眠，在患者进入催眠状态下进行暗示治疗。如果患者催眠感受性不强，或医生对语言催眠缺乏经验，则可选用2.5%硫喷妥钠或异戊巴比妥钠10～20 ml缓慢静脉注射，使患者进入轻度意识模糊状态，然后按上述觉醒时暗示的方法，用语言进行暗示或配合电刺激、按摩、被动运动等方式进行暗示。

（2）催眠疗法：用于增强暗示感受性，消除转换症状。

（3）解释性心理疗法：主要目的在于：引导患者正确认识和对待致病的精神因素，认识疾病的性质，帮助患者分析个性存在的缺陷，以及克服个性缺陷的途径和方法。

（4）分析性心理疗法：着重寻探患者的无意识动机，引导患者认识无意识动机对健康的影响，并加以消除。可采取精神分析技术或领悟疗法。

（5）行为疗法：主要是采取循序渐进，逐步强化的方法对患者进行功能训练，适用于暗示治疗无效、肢体或言语有功能障碍的慢性病例。

（6）家庭疗法：当患者家庭关系因疾病受到影响，或治疗需要家庭成员配合时，宜采用这一治疗方法，以改善患者的治疗环境，取得家庭的支持。

2. 药物治疗

有人认为药物治疗的作用有限，似乎都不比暗示治疗更有效。但临床实践发现，转化性障碍患者除了典型的发作外，常常伴有焦虑、抑郁、脑衰弱、疼痛、失眠等症状。这些症状和身体不适感往往成为该病发作的自我暗示的基础，使用相应的药物有效控制这些症状，对治疗和预防该病的发作无疑是有益的。

3. 物理治疗

针刺或电兴奋治疗对转换性瘫痪、耳聋、失明、失音或肢体抽动等功能障碍，都可有良好效果；但应注意配合语言暗示进行。

八、预后

起病大多急骤，常由明显的精神因素促发，其后症状可逐渐增多。初次起病通常在童年晚期至成年早期，10 岁以前和 35 岁以后起病者较少见，但也有 80 岁以后首次发病的报道。中年或晚年初次起病，应首先想到是否为神经系统或其他躯体疾病。

多数初次发病者恢复迅速。如果病程超过 1 年，可能要持续多年才恢复。一般预后良好，多数未恢复的患者有癔症性人格障碍和社会适应困难。如果患者病前无人格缺陷、病因明确且能及时解决、病程短、治疗及时，大多数结局良好。

患者生病之后心理冲突得以缓和，不再出现焦虑；症状给患者带来的这类好处称为"原发性获益"；而疾病又可使患者从外界环境得到更多好处，如受亲友的关怀和照顾，免除了繁重的工作负担和责任等，则属于"继发性获益"。这两种"获益"尽管可给患者以眼前利益，但却不利于症状的消除，致使病程迁延，经久难愈。可见病程的长短和复发与否与病后是否正确处理密切相关，不当的处理或言语暗示，常可增加疾病的顽固性，而使病程延长。随访研究显示，本病多数预后良好，2/3 的该病患者都能完全康复，恢复工作，并从症状中解脱出来，少数如瘫痪或内脏功能障碍者病程迁延，残留症状，并因此严重影响工作和生活能力，甚至可因并发症而影响寿命。

[山东省精神卫生中心　米国琳]

第十二节　述情障碍

述情障碍（alexithymia）一词源于希腊文在希腊语中，"a"代表"缺乏"，"lexi"代表"言语"，"thymos"代表"情绪"。述情障碍（alexitymia）又译作"情感表达不能"或"情感难言症"。述情障碍的概念，最早由观察典型的心身疾病而来，早在 1948 年，Ruesh 发现这些病人有某些言词与信息表达的障碍，称之为"幼稚性人格"，并认为系心身医学的核心问题。不久 MacLean（1949）提出不少心身疾病患者由于言词表达及情绪体验存在明显缺损，而以躯体症状来表现，谓之"器官言语"，Freedman 等（1954）对不能描述情绪的患者称为"情绪盲"，

1963 年法国一些精神分析者描述在躯体或心身疾病患者中,有的缺乏幻想,Nemiah 等 (1970)也观察了 20 例心身疾病患者,其中 16 例有明显的情绪描述困难,并缺乏幻想, Krystal 等(1968、1970)报道精神创伤和药物依赖者也有这些情况,Sifneos 于 1972 年对这些表现命名为 alexlthymia,即缺乏用言词表达情绪的能力。

　　述情障碍并非一种独立的精神疾病,可为一种人格特征,也可为某些躯体或精神疾病时较常见到的心理特点,或为其继发症状。述情障碍患者不能恰当地表达情绪、缺少幻想,普遍存在于心身疾病、神经症和各种心理障碍的患者中。由于述情障碍者对情绪变化的领悟能力差,心理治疗反应不佳,常给治疗带来不利影响。述情障碍可能发生于很多疾病患者中,如冠心病、类风湿关节炎、偏头痛等;其发生也可能与心理因素有关的消化道疾病、皮肤病等有关,此外,还普遍存在于精神障碍如神经症、精神性疼痛等中。

一、流行病学

　　述情障碍的患病率,男性为 9%～17% ,女性为 5%～10%。在不同疾病中,其患病率存在差异,Kleiger 和 Jones 报道慢性呼吸系疾病患者述情障碍发生率达 47%,神经精神病患者的发生率为 30%～50% ,脑卒中后述情障碍发生率高达 68.1% ,冠心病患者的发生率为 47.0 %,心肌梗死患者的述情障碍发生率则高达 68.6%。

二、发病机制

　　述情障碍的病因尚未阐明,一般认为,述情障碍有原发性和继发性之分。原发性与性格有关,继发性则是疾病反应。其可能的病因及影响因素包括以下几个方面:

　　1. 大脑功能异常

　　曾有研究者提出了述情障碍神经系统异常机制的两种模型:①右半球功能受损导致情绪信息的加工缺失;②生成情绪信息的右半球向主控言语功能左半球的信息传递失败。研究者采用脑电图（EEG）、正电子放射断层扫描(PET)和功能磁共振成像(fMRI)等新技术检查了述情障碍的神经机制,发现患者的前额叶皮层,尤其是前扣带回皮层(ACC)和眶额叶皮层(OFC)等脑区可能存在活动异常。

　　一些其他脑区的结构也参与情绪体验和识别过程。Kano 等采用 PET 技术检验述情障碍个体在观看一组有面部表情图片时的脑活动,结果显示述情障碍个体的脑活动与正常个体有显著差异。他们右半球的中下额皮层、下顶叶皮层和枕叶皮层的血流量比正常被试少,且述情障碍得分越高,这些脑区的血流量越小。同时,左半球上额叶皮层、下顶叶皮层及小脑的血流量却比正常被试大。这一结果似乎与述情障碍者可能存在右脑半球活动抑制和左脑半球过度激活。

　　2. 人格

　　述情障碍与人格因素中紧张性、乐群性、忧虑性有明显的关联。人格因素中紧张性越高,述情障碍越严重,区分识别情感与躯体感受的能力越差,即在社会人群中易表现为战战兢兢,不能自已;而乐群性越高者区分和识别情感和躯体感受的能力越差,患者难以区别内在体验的变化,对出现的病态体验缺乏认识能力;忧虑性越高者越易缺乏和人接近的勇气,缺乏幻想,思维活动易局限于无意义的生活事件中。

述情障碍在人格与抑郁之间起中介作用。Masayo Kojima 的一项为期 6 个月的一项前瞻性研究发现,起初的述情障碍对之后的抑郁出现有预知作用。

也有研究发现,述情障碍与认知应对方式中的灾难化和责怪他人相关,灾难化的认知应对策略对述情障碍起到最主要的预测作用。

3. 家庭成长环境

(1)母婴关系:婴儿的第一语言是非言语的面部表情,母亲的情绪状态在决定儿童如何成长时是最重要的。忽视或漠视孩子面部表情的不同变化而又没有适当的反馈可能促进儿童表达一个无效的面部表情。父母反映出的对儿童的自我察觉的能力是另外的一个重要因素,如果成人不能认识和区分儿童的情感表达,可能影响儿童理解情感表达的能力。述情障碍和双亲教养的问题有关系,报道显示述情障碍和母亲照顾差异有显著的相关性。

McDougall 把述情障碍归之于母婴关系失调。Krystal 认为述情障碍系婴儿期精神创伤后情感发育的停滞,或为成年人灾难性情绪创伤后情感与认识功能的退化。Rickl(1981)认为述情障碍者早年有发育障碍,游戏和象征化能力缺乏,与外界交流有困难。McDottgall 和 Taylot 认为述情障碍者投射功能缺乏,发育期中多内向性所致。

Troisi 等指出述情障碍与不安全依附方式有关。不安全依附方式能使述情障碍的患者产生人际问题。Troisi 等发现不安全依附方式的患者中具有先占或恐惧型背景的比拒绝型背景的有较高程度的述情障碍。对亲密关系感到不安的患者,表现出情感理解和情感表达的障碍,以及更多的幻想,内在情绪敏感。而较少与他人亲近的个体易存在情感表达的障碍,缺少幻想性。

(2)家庭环境:母亲和父亲的述情障碍特征与子女的述情障碍特征显著相关,显示述情障碍在家系中存在连续性。有研究显示,儿童期的家庭情绪表达差与成年期的述情障碍存在有相关性。Kooiman 等的研究指出父母一方的情感知觉的缺乏和知觉的过分保护与高述情障碍有关联。

一项芬兰的流行病学调查发现违愿降生的子女和多子女的家庭与成人的述情障碍有关,生活在破裂家庭与述情障碍的程度存在显著的相关。也有研究显示:困难的识别情感与家庭情感介入障碍有关;外部导向的思维与家庭行为控制缺陷有关;受损的想象力与家庭的问题不合适解决有关。HonKaLami 等指出重型抑郁症患者持续时间长的述情障碍特征与儿童家庭粗暴的管教和不幸福有关。Modestin 等则发现述情障碍与家庭暴力有关。

4. 文化

众多研究发现述情障碍发生与社会经济文化有关。曾有研究对三种文化对象(欧洲裔美国人、亚洲裔美国人和马来西亚的大学生)述情障碍的平均程度和相关性进行了对比,研究显示,两个亚洲组比欧洲裔美国人组有较高的述情障碍的评分。另一个研究调查了欧洲裔美国大学生和亚洲裔美国大学生的文化、性别、情感及父母社会化和述情障碍的关系,研究显示在述情障碍和情感的社会化水平上存在文化和性别差异,这可能与父母用言语表现正面情感和用身体爱抚在西方文化中比亚洲文化更普遍有关。社会文化对述情障碍的影响在前东德和西德的居民中进行了比较研究,40 余年中这两个区域存在有不同的政治和社会制度,Brosig 等发现述情障碍发生率在居住在前东德人群中明显高,在他们看来这个发现是前东德的社会处境造成的。

Aino 等在芬兰的一项研究中显示,述情障碍发生与年龄增加有相关性,随着年龄的增长,述情障碍逐渐增多,年轻的一代比老一代更少患述情障碍,他们认为这种减少可能与公立学校的发展有关,可能是教育给个人言语化和分析自己的情感提供了一种工具,也与社会环境和其他早期的体验有关,还可能与年轻的那代人从农村迁移到城镇,更注重人际交往有关。Joukamaa 等在芬兰人群中发现述情障碍与在乡下成长有相关性,研究发现出生在上世纪 60 年代者中传统的芬兰生活方式在农村区域比在城市区域更普遍,说明传统的芬兰生活方式没有鼓励人们自由的表达他们的情绪和情感。

述情障碍发生与社会阶层、受教育程度也有相关,社会阶层较低者情感的言语和幻想均较少;文化程度低的人,更容易存在述情障碍。Borlles(1977)以心理测验检查心身疾病患者,发现社会阶层较低者反映情感的言语和幻想均较少。

5. 情绪因素

众多研究发现,抑郁症和述情障碍之间存在一定的关系。抑郁水平对述情障碍有重要影响。不同依恋特点的抑郁症患者表现出不同的述情障碍,抑郁症患者的成人依恋各因子与述情障碍存在一定的相关性,其中亲近及焦虑与述情障碍有关。述情障碍和消极应对与消极心理呈正相关,述情障碍既可直接导致个体产生消极心理,也可通过不良的应对方式间接导致消极心理的产生。一项对自杀未遂者述情障碍的研究发现述情障碍平均得分较高,且发现 95.4% 自杀未遂者存在抑郁症状,自杀未遂者伴有明显的抑郁且多伴有述情障碍。

述情障碍与焦虑水平也存在关联。有研究发现青少年焦虑症患者较正常同龄人有着更高的述情障碍,其描述情感的能力、认识和区别情感和躯体感受的能力、外向型思维能力的得分均低于对照组,说明患者不能适当表达自己的情绪,不透露内在的感受和欲望,常把精神痛苦表达于躯体不适。

三、述情障碍与器质性疾病的关系

述情障碍者由于注意偏向生理信息而忽略情绪信息,注意外部事物而离开了对内心活动的关注,对产生的负性情绪反应无法识别、辨识和描述,缺乏透露内在感受的能力,导致负性情绪情感不能得到及时疏泄而长期存在,最终可能导致躯体症状甚至躯体疾病的产生。国外不少学者认为述情障碍多见于冠心病、类风湿性关节炎、偏头痛、哮喘等传统心身疾病,目前研究发现更多疾病和述情障碍存在关联,比如高血压病等。目前较公认的观点为躯体化症状与述情障碍有关,但述情障碍究竟是发病的原因还是继发的表现,目前尚不能肯定。

1. 内分泌系统疾病

研究显示,糖尿病患者(包括 1 型糖尿病和 2 型糖尿病)存在明显的述情障碍。Leda 等发现糖尿病患者述情障碍总分≥60 分的比例达 22.2% ,对照组仅为 7.6%。Topsever 等报道糖尿病患者中存在述情障碍的比例为 65%。对于糖尿病病人来说,应对疾病有效方式包括掌握糖尿病相关知识和血糖自我管理能力,而述情障碍会损害患者这方面的能力。

糖尿病患者发生述情障碍的中介机制可能与糖尿病患者伴发的抑郁、焦虑情绪有关。

研究发现糖尿病患者发生抑郁、焦虑情绪的比例分别为 37.5% 和 33.9%。伴有抑郁、焦虑情绪的糖尿病病人显得更孤独，少有亲密的社会关系，很少对其社会关系发表意见，表现出对密切关系的恐惧，这可能引起述情障碍。存在述情障碍的糖尿病患者主要表现为缺乏幻想力，不能用语言恰当地表述自己的情绪，往往以躯体不适表达自己的情绪，人际关系上显得僵化、淡漠、刻板和保守。

2. 癌症

癌症患者其疾病本身、治疗产生的副作用、治病造成的经济危机、社会地位的变化等等对患者而言都是灾难性事件，容易造成继发性述情障碍。石玉中（1996）等使用 TAS-26 对癌症患者及健康人群进行了比较研究，发现癌症患者存在述情障碍，TAS 总分及各因子分均显著高于对照组。存在述情障碍的癌症患者主要表现为人际关系淡漠、刻板、僵化和保守；象征性思维显著减少，不能用言语准确、恰当地表达内心的感受、希望和动力，他们往往执着于外界事物的细枝末节，不善于辨别情绪状态和躯体感受，往往侧重于描述躯体不适，却谈不出自己的情绪状态。

Greer 和 Morris 对乳腺癌与良性肿瘤患者进行了比较研究，发现前者长期情绪释放困难，愤怒压抑、不对外表达、内泄，这种对愤怒的表达方式有时患者也无法意识。Temoshok 对 57 例恶性皮肤癌患者的研究发现，患者有合作、压抑愤怒、情感表达障碍等特征。

癌症的发生、发展与心理社会因素有关，癌症的诊断带给患者巨大的心理冲击，癌症的治疗应实施综合治疗，这是目前人们对肿瘤的综合性理解。对癌症患者的心理行为干预要针对两个层面的问题，其一是促使癌症发生的心理行为层面，如"C 型"人格，癌症易发行为（吸烟、不良饮食行为等），其二是癌症诊断给患者带来的后果，如情绪休克、绝望等。认识清楚这些问题，癌症的心理行为干预才能有的放矢。而述情障碍既可能是癌症的心理发病因素，也可能是癌症诊断的心理后果。由于他们广泛存在述情障碍，患者难以区别躯体不适和情绪障碍，对一般性的心理治疗易发生阻抗。因此，对癌症患者的述情障碍的干预就显得尤为重要。

3. 呼吸系统疾病

呼吸系统较多发生述情障碍的疾病为哮喘、慢性阻塞性肺病（COPD）。与常模比较，哮喘患者存有明显的述情障碍。其机制可能与个性特征密切相关。哮喘患者其人格特点多为内向、依赖顺从、自我中心、缺乏自信、易受暗示、适应性差、情绪变化较大等。哮喘患者内向、依赖顺从、适应性差的性格特点，可能导致患者难以区分其内心的情感体验和躯体感受，他们更多地把内心感受指向外界，倾向于外向型思维，而过分外向性思维会使患者对内心的冲突及欲望不能体察，不能及时对自身的心态进行调整，内心压力不断增加，哮喘患者便表现出较多的精神质和内倾性格特征，如内向、孤独，对人缄默冷淡，缺乏情感和情感投入，感觉迟钝，难以适应外部环境等。精神质和内倾个性特征越明显的哮喘患者，越难以认识和区别情绪和躯体的感受，并且外向型思维越突出，缺乏透露内在的态度、感受、愿望和欲念的能力越严重。提示精神质和内倾人格很可能是述情障碍较易发生的一个相对稳定的素质基础。

研究结果显示，COPD 患者述情障碍患病率（42.45%）明显高于普通人群（5.00%），说明 COPD 患者的述情障碍情况较普通人群严重。COPD 本身就是一严重的应激源，给患者带来极大的心理压力,由此引发相应的情绪、认知及行为等方面变化。COPD患者不能明确及时地感知自身实际状况,甚至低估病情严重程度,继而推迟了最初治疗建议。即使他们试图求助于医生,却因言语表达感觉困难经常导致不准确诊断和不适当治疗。COPD患者述情障碍发生的中介机制有两方面:一方面与抑郁和焦虑水平强烈相关;另一方面与消极应对方式有关。研究发现COPD患者述情障碍与"回避"和"屈服"应对方式明显相关,回避与屈服均为消极应对方式,表明述情障碍的发生与个体应对关系显著。屈服是述情障碍的重要影响因素。当个体对自身的感受无法描述表达出来的时候,采取这种办法更加消极,无法让外界感受其真实的躯体感受。病程长、预后差患者更倾向于选择屈服的应对方式。

4. 消化系统疾病

十二指肠溃疡是一种常见的、呈慢性过程的、反复发作的心身疾病。研究发现,十二指肠溃疡患者存在述情障碍,述情障碍量表的总分及各因子分均显著高于对照组。存在述情障碍的十二指肠溃疡患者主要表现为象征性思维显著减少,不能用言语恰当地表达自己的内心态度、感受、希望和动力,不善于辨别情绪状态和躯体感受,好描述躯体不适而不谈自己的情绪体验,并常表现为人际关系的淡漠、刻板、僵化和保守。

其发生的中介机制可能与伴有的焦虑、抑郁的情绪有关。十二指肠溃疡患者常伴有焦虑、抑郁不良情绪,这些情绪不能得到宣泄和正确的体验,导致神经内分泌系统功能紊乱,引起胃肠逆向异常运动等。焦虑或抑郁情绪与十二指肠疾病的关系极为复杂,既可是疾病的诱因,也可以是由疾病产生的结果或互为因果关系。述情障碍不仅与胃肠疾病的发生有关,更重要的是影响胃肠疾病的治疗效果和康复。

还有研究发现神经性呕吐、功能性消化不良患者也存在明显的述情障碍,目前此类研究较少,其中介机制尚待研究。

5. 心血管系统疾病

心血管系统存在述情障碍的疾病较多为冠心病、高血压病等,但发生述情障碍的中介机制存在差异。

众多研究发现冠心病患者存在述情障碍。在对多伦多述情障碍量表的因子分析发现,冠心病患者在描述情感的能力、认识和区分情感和躯体感受能力及外向性思维较正常人突出,而在幻想方面,冠心病患者与正常人相比无显著差异,可见冠心病患者虽有述情障碍,但幻想并不缺乏。杨菊贤等使用Ａ型行为量表、美国述情障碍量表等对100例冠心病和100例对照人群作了评定,结果发现冠心病组47例具有述情障碍,且这47例中95.7％具有Ａ型行为,而对照组中仅有4例具有述情障碍,此4例均为Ａ型行为,说明冠心病患者发生述情障碍与Ａ型行为密切相关,可能Ａ型行为参与了述情障碍的发生。

近来的研究发现高血压患者也存在述情障碍,主要表现为人际关系淡漠、刻板僵化和保守,象征性思维显著减少,不能用言语准确、恰当地表达内心的感受、希望和动力,不善于辨别情绪状态和躯体感受,往往侧重于描述躯体不适,却谈不出自己的情绪状态。研究中发现述情障碍的高血压患者缺乏幻想和想象力,很少做梦,回忆梦境多为陈旧的思维内容,缺乏鲜明奇妙而具象征性特征的原发性的过程,思维又过于具体和僵化。徐忠星在用抗抑郁剂治疗75例确诊的高血压伴述情障碍和抑郁情绪患者,并与病情相似的75例进行对比观察,结果发现治疗后,干预组抑郁症状发生率较对照组降低 40.78％,多伦多述情障碍量表平均得分下降 18.29％。结果提示高血压患者述情障碍与抑郁情绪有内在联系。高血压病患者述情障碍发生的中介机制可能与抑郁情绪有关。

6. 神经系统疾病

有研究发现 69.1％ 的脑卒中患者存在述情障碍。研究结果显示,脑卒中患者的焦虑、抑郁分值与多伦多述情障碍量表(TAS)总分及因子 1、因子 2 评分均明显高于正常对照组,而经过药物治疗及心理干预后,脑卒中患者的焦虑、抑郁分值与 TAS 总分及各因子评分较正常对照组明显下降,说明脑卒中患者存在明显的焦虑、抑郁情绪及述情障碍。述情障碍可能与焦虑、抑郁有关。

7. 皮肤系统疾病

银屑病作为一种皮肤科常见的慢性病,其发生、发展及预后与心理社会因素关系密切。关于银屑病述情障碍的研究较多,目前普遍认为银屑病患者存在述情障碍,难以区别躯体不适和情绪障碍,主要表现为缺少幻想和实用性思维为特征。

银屑病患者发生述情障碍可能与 A 型行为有关。1994 年的一项关于银屑病患者心理健康状况的对照研究发现,银屑病患者 A 型行为者占 58.06％,而在正常人中仅占 36.29％,发生的比例显著高于对照组。有研究发现银屑病患者伴有 A 型行为者多伦多述情障碍量表得分显著高于非 A 型行为患者,提示银屑病患者的述情障碍与 A 型行为特征存在密切关系。

四、述情障碍的评定

述情障碍较难检测和评定,问卷有:① Beth Israel 医院心身问卷(1972);②Sehalliag-Sifneos人格量表(1979);③Interoceptive Awareness Subscale 进食障碍问卷;④MMPI 述情障碍量表;⑤多伦多述情障碍量表(1984)。应用较广泛的是 1984 年 Taylor 等制定的多伦多述情障碍量表(Toronto alexithymia scale-26,TAS-26)。1991 年姚芳传等将 TAS-26 引入国内,并对大学生和医务人员进行评定,得到了国内较高文化人群的常模。TAS-26 包括了 26 个条目,按 1～5 分计分,分为 4 个因子:因子一为描述情感的能力;因子二为认识区分情绪和躯体感受能力;因子三为缺少幻想;因子四为缺乏透露内在态度、感受和欲望的能力。但在 TAS-26 的使用过程中,量表的缺点渐渐显露出来了。比如前两个因子具有高度相关性,并且有几个条目在两个因子中具有显著的跨因子负荷,缺乏幻想因子的组成条目与全部 TAS 的条目总的相关系数较低。另有研究发现,缺乏幻想因子与评估情感意识和外向性思维的因子存在负相关,提示评估缺乏幻想的条目与述情障碍的其他因子间缺乏理论上的一致性。故 Taylor 等对 TAS-26 进行了修订,并于 1994 年公布了 TAS-20 版本,经检验具有很好的信度和效度,并且避免了 TAS-26 的缺陷。TAS-20 由 3 个因子组成(F_1:缺乏识别情感的能力;F_2:缺乏描绘情感的能力;F_3:外向性思维)。目前 TAS-20 已有数个国家的版本(如意大利、日本、中国等)。袁勇贵等发现 TAS-20 具有较好的信度和效度。TAS-20 量表共 20 个条目,按 1～5 级评分,其中 4、5、l0、18、19 等 12 个条目按反向评分。因子一(F_1,缺乏识别情感的能力):1、3、6、7、9、13、14 共 7 条;因子二(F2,缺乏描绘情感的能力):2、4、11、12、17 共 5 条;因子三(F3,外向性思维):5、8、10、15、16、18、19、20 共 8 条。

五、述情障碍研究举例

1. 神经机制研究

Dewaraja 等采用偏侧化视觉匹配实验,采用 Schalling-Sifneous 个性量表(SSPS)和明尼苏达多项个性检查述情障碍量表(the minnesota multiphasic personality inventory alexithymia scale)筛查出 27 例高分者和 26 例低分右利手大学生被试者,言语任务使用单词,非言语任务采用物体素描。实验时先在中央视野同时呈现 3 个单词或 3 张素描,之后偏侧呈现 1 个词或 1 张素描,被试的任务是判断偏侧出现的刺激是否已在中央视野出现过。半球间(交叉条件下)和半球内(非交叉条件下)的差异可以通过反应手与视野的一致性来反映;相对传递速度用交叉条件下的反应时来检测。结果显示,高分组(述情障碍被试者)在非言语任务中右脑向左脑的传递速度比低分组(正常被试者)慢,而在言语任务中没有差异;言语和非言语任务中左脑—右脑的交叉传递在高低得分组都不存在差异。结果显示,述情障碍可能与非言语刺激从右脑到左脑的传递缺陷有关。

2. 多伦多述情障碍量表(TAS-20)信度和效度研究

袁勇贵等(2003)分别对两组受试者进行了多伦多述情障碍量表(TAS-20)评定,一组是正常人对照样本,另一组是精神病人样本。正常人对照样本为 112 例,男 58 例,女 54 例;年龄 17～52 岁,平均年龄(26.8±12.1)岁;大学生 52 例,医生 29 例,护士 12 例,工人 19 例。精神病人样本共 102 例,男 50 例,女 52 例,年龄 19～53 岁,平均年龄(32.6±13.4)岁;抑郁症 56 例,精神分裂症 29 例,神经症和心身疾病 17 例。TAS-20 中文版的信度研究结果显示,TAS-20 各分量表的重测相关系数为 0.687～0.893,表明该量表具有很好的跨时间稳定性。IDA 各分量表的条目与各分量表总分相关系数均在 0.246～0.770,同质性信度 Cronbach Ot 系数在 0.581～0.739,表明条目与各分量测试内容一致性较好。另外,IDA 各分量表的劈半相关系数在 0.558～0.803 也达到了心理计量学要求。在效度方面,TAS-20 分量表得分在正常人对照样本和精神病人样本患者 IDA 各分量表之间存在非常显著性差异,这说明 TAS-20 量表的区分效度也达到了要求。

上海市虹口区精神卫生中心　　　　徐阿红
上海交通大学医学院附属精神卫生中心　易正辉

第十三节　体像障碍

体像是个体对自身躯体外形的自我认知。体像障碍为个体对自身躯体外形认知的歪曲,即客观上身体外形并不存在缺陷,而个体想象出自己的缺陷,或者仅仅存在轻微的缺陷,但其主观想象具有奇特的丑陋而产生的极为痛苦的疾病。

一、概述

体像障碍(body image disturbance)又称躯体变形障碍(body dysmorphic disorder,BDD)、丑形恐惧或体像畸形症,由 Morselli 于 1886 年第一次在医学文献中提出,起初称之为"畸形恐怖(dysmorpho-phobia)""想象丑陋的苦恼(the distress of imagined ugliness)";国外学者最常用的是 100 多年前由 Morselli 提出的"畸形恐惧"一词,其含义是虽然一个人的外表正常,但是他却拥有自己外表丑陋或缺陷的主观感受。

20 世纪 80 年代中期,西方国家的研究人员开始注意到妇女的饮食紊乱现象,在探求饮食紊乱的原因时发现并提出了体像障碍这一概念。体像障碍既是一组症状群,伴发于多种疾病,如神经系统器质性疾病、各类精神疾病,也可以是一组独立疾病的概称,如躯体变形障碍等,又称为躯体变形障碍或变形恐怖症(dysmorphophobia)。

体像障碍具有不同的形式和性质。一般人在极度生理状况,如极度饥饿、疲劳等情况下也可能产生短暂的体像障碍。许多神经症都可伴发体像障碍,如焦虑、抑郁、神经性厌食等,一些重性精神病也伴发各种体像障碍,如有些病人称自己的脸变形了,这其实是一种感知综合障碍。体像障碍也可以作为一种独立的病症,在欧洲和美国,体像障碍被看作一个独立的病症,被命名为"丑性恐惧"和"躯体变形障碍"。体像障碍除了在精神科有涉及外,在神经科也有所涉及,大脑器质性病变引起的体像障碍常称为自体失认症。神经科所说的体像障碍是指:患者基本感知功能正常,但对自己身体部位的存在、空间位置和各部分之间的关系认识障碍,表现有自体部位失认、偏侧肢体忽视、痛觉缺失和幻肢症等,多见于非优势半球顶叶病变。躯体变形障碍概念的演变可见图 9-1:

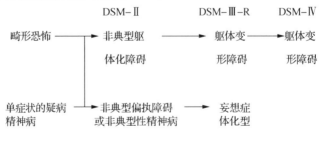

图 9-1　与体像畸形障碍有关的心理障碍概念的演变过程

二、流行病学

目前国际调查结果显示,发展中国家中体像障碍的发病率为 3.5%,而发达国家为 8.19%。何家声等(2001)在青少年学生中关于BDD的流行病学调查结果显示,大学生发病率为 5.62%。陈建国等(2004)对南京 2 所大学不同专业不同年级的学生进行调查发现,2.3% 的被调查者符合体像障碍的诊断标准,平均发病年龄为(15.4+3.5)岁。

美容整形外科与体像障碍有着密切的关联。有研究发现,在正畸科,体像障碍的发生率偏高。朱旭霞等(2011)对口腔正畸患者体像障碍的调查发现,普通人群组的体像障碍的发生率为 8.77%,而正畸组患者体像障碍的发生率则为 13.8%。

正常人群中体像障碍在 21～25 岁和 16～20 岁年龄段发生率较高,这可能与 16～20 岁时审美观还没有定型,在此阶段对自身容貌易出现认知扭曲,而在 21～25 岁年龄段,人们刚踏入社会,对自身在群体中的地位、角色以及与他人关系的关注度不断提高,往往会对自身容貌要求过高。

体像障碍者女性多于男性,这可能与社会普通观念中对女性外貌的要求明显较男性苛刻有关,女性较男性更注意自己的外貌特征,女生的生存遇到更多挑战,势必导致女生要以更高标准来要求自己,以获得机会,因此女性的体像认知问题可能更加突出。

学历水平也对体像障碍的发生产生影响。有研究发现,大学以上学历调查对象体像障碍的发生率明显高于高中及以下学历,这可能与受教育程度越高,所处的工作环境和人际环境竞争压力大,有意无意将生活和工作中的不顺与容貌的"缺陷"联系有关。

体像障碍在不同领域也有所不同。研究发现,艺术类大学生体像障碍得分显著高于非艺术类大学生,这可能与艺术类大学生对自己的体貌更为敏感,对自身外貌和身体技能的要求更为苛刻有关。

经济收入与体像障碍的发生也存在一定关联。有研究发现,高收入群体体像障碍的患病率高于低收入群体,这可能是因为经济收入高者,社会地位相对较高,人际交往较多,对自身的形象要求也随之增高,所以体像困扰问题更严重。

三、病因与发病机制

体像障碍的病因较复杂,与器质性和精神性因素都有关系。

1. 遗传因素

BDD 可能具有遗传倾向。Phillips 等对 200 名患者进行调查,发现其中 5.8% 患者的直系亲属患有 BDD。如果直系亲属中有 BDD 患者,发病风险比普通人高 4 倍。

2. 心理因素-精神动力学

精神分析的观点认为,BDD 源自个体对性冲突、情绪冲突、罪恶感,以及不良自我印象的无意识转换。BDD 患者会选择身体的某个部位来象征另外一个人的身体的某个部位,如鼻子象征男性的阴茎、嘴象征着女性的会阴等,这种象征对病人来说是十分重要的。有些患者会选择别人身体的某个部位加以认同,通常是选择父母的,当男性患者陷入对母亲有关的性认同时,会关注自己的鼻子,弗洛伊德认为,患者的鼻子象征着他的阴茎,他希望被阉割,而成为和母亲一样的女人。有人认为女性害怕变丑和遭人排斥的想法,隐藏于渴望具有性吸引力的潜意识中,她懂得"丑陋"使其称为意识中期望称为女性角色的失落者。有人认为乱伦愿望和阉割焦虑是体像障碍发生的潜在动力。

3. 文化

文化价值观是体像知觉产生的背景。体像是一种社会知觉,一定的体像总是产生于一定的文化背景中,人体文化和人体审美观无时无刻不在影响和人的体像知觉。随着社会经济和全球化的发展,人们饮食习惯、审美观和价值观发生了转变,大量的媒体营造出"以瘦为美"的氛围,女性越来越关注美容瘦身,现在很多男性也越来越关注"身材"。由于广告和媒体等的影响,越来越多的女性过分追求"骨感美",特别是女性大学生中的发病率更高。郑峥(2006)指出,文化因素对于 BDD 的产生和持续起了重要作用,尤其是在强调外貌和身体吸引力的文化背景下,不完美和缺陷被人们所否定。在认知一行为模型中,相关的文化因素还包括:与别人或理想化的标准进行比较。此种社会体像知觉干扰了正常的体像知觉,为体像障碍的发生提供了背景。

4. 性格

体像障碍跟个人性格有关,常见于五种人格,即回避性人格、强迫性人格、边缘性人格、自我挫败性人格和依赖性人格。体像障碍者多是完美主义者,自我批判者,且有明显不安全感、敏感、害羞和体力不足。追求完美的心态与青少年逐渐增强的爱美之心结合,很可能导致体像心理障碍。完美主义与体像障碍存在显著相关,害怕失败、过度谨慎和过度控制都是影响体像障碍程度的重要因素。害怕失败对体像障碍的影响更大。害怕失败是预测体像障碍程度的重要变量。越害怕失败的人对自己要求越高,这些高要求也包括对自身体貌的完美追求,即使发生很小的错误和失败也会体验到灾难感的不正常情绪体验及认知扭曲。这就可能会使其对自己的体像感到不满意,如果这种不满意程度不断加深就有可能对自己的躯体形态产生歪曲意识,加深其体像障碍程度。

体像障碍患者更缺乏自信,情绪恶劣,可能非常在意别人对自己容貌的评价,甚至是别人不经意的一句话也会引起强烈的反应,对容貌不满的念头始终占据脑海,自己可能已经意识到却无法自拔。在评价自身容貌时,所采用的标准可能有别于大众的审美观念,表现的更加内向,往往把生活中的不如意归结为自己自身容貌上的不完美,容易把改变的希望全部寄托在口腔正畸等美容手段上,因此寄希望于通过正畸改善自己容貌来增强自信,

5. 心理应激

4~6 岁是个体自我意像形成的关键时期,在这个阶段,儿童形成了"好的我"或"坏的我"的参照评价体系,儿童开始把自己所作所为与他人期望进行比较,形成了所谓的真实的自我和理想的自我。此时也是儿童形成积极或消极体像的第一个关键时期,儿童会将自己的身体与别人的相比,形成对自己身体的初步认知,并结合他人的评价,朦胧地形成消极和积极体像。因此,早年的负性创伤性事件(如:被他人取笑外貌、被羞辱)后,可能出现对自我形象的贬低,最终造成对自我体像认知的障碍。

同时,在青少年时期的创伤性事件,如外貌被取笑、被羞辱、受到躯体或性攻击、被男友或女友抛弃,也可引起自卑和自我形象贬低。比如有患者从小学到高中毕业,"矮冬瓜"的绰号一直跟随着他,而他对这个带有侮辱性的绰号深恶痛绝,这可能导致体像障碍的发生。在遇到应激事件后,社会支持的好坏也与体像障碍的发生存在关联。有研究发现,社会支持与

体像障碍呈负相关,说明良好的社会支持有助于顺利应付幼时的创伤性事件,有助于避免体像障碍的发生。

不和谐的家庭背景、不顺利的儿童经历所产生的不被爱、不被接受、不安全等持久的感觉,以及被别人耻笑等都与体像障碍的发生有关。当父母用美貌的标准去评价自己的孩子,拿自己的孩子与别人比较,拿其与外表有吸引力的兄弟姐妹比较等,都可能造成儿童对自身体像的不良认知。

6. 脑器质性病变

神经科所说的体像障碍一部分原因是脑血管疾病所导致的。李哲浩报道了2例因脑梗死致体像障碍,脑梗死因病灶部位不同,表现出各种各样的症状、体征。其中右顶叶脑梗死致体像障碍在临床上较少见,目前尚无统一认识。其病变部位多在右侧顶叶,而顶叶的功能是接受来自丘脑的各种感觉并对其进行综合分析、统一和判断。当顶叶与丘脑同时受到急性损害时,常可引起对自体结构运动状态与环境的关系的综合认识障碍而导致体像障碍,其病因多为急性脑血管病变或其他局限性急性脑损伤。

Deckersbach等发现,BDD患者的言语和非言语记忆编码紊乱。磁共振的初步研究结果显示,与正常对照组相比,患者组左尾核偏大,总白质量偏多。Feusener等用功能性磁共振成像研究发现BDD患者的面部视觉信息加工存在异常,表现为左半球活动相对增多,特别是外侧前额叶和外侧颞叶区的低空间频率活动增多。

四、临床表现

体像障碍的临床表现为患者过分关注自身容貌缺陷或想象缺陷(关注的部位主要集中在颌面部),且深受这种观念的折磨,患者有着强烈的美容整形愿望,且频繁观察自身容貌的变换。

(一)歪曲观念

BDD患者对自己外表的某些部位持有想象的或过分夸大缺陷的先占观念,表现为对这些缺陷的厌倦、反感、羞耻,经常深受这些观念的折磨,丧失正常思维而不能思考任何事情,他们经常抱怨"缺陷",如皱纹、斑点、瘢痕、面型不对称或比例失调、头发异常(包括害怕秃头)等。常见的先占观念发生部位是:脸型不对称或比例失调,如鼻子过小,形状不满意;雀斑或痣太大;痤疮粉刺;微小的瘢痕或擦伤;面部或躯干上太多的毛发;脱发、秃头;乳房/胸部的大小;肌肉太小或无力;生殖器形状或大小等。其中,牙齿、头发和皮肤是青春期对象重要的关注点。也有些患者主诉很模糊,例如认为自己的面孔"滑稽可笑"。

Phillips等对30名BDD患者所抱怨的缺陷部位进行了统计,结果发现,躯体变形障碍患者所抱怨的缺陷部位依次为:体毛、鼻子、皮肤、眼睛、脸型、骨架、嘴唇、下巴、腰/腹部、牙齿、膝盖、乳房/胸肌等。

(二)不良情绪

抑郁是BDD最严重的合并症之一。BDD患者的焦虑和抑郁症状较普通正畸患者明显。这表明BDD患者的心理健康情况较差,其原因可能是因为BDD患者过度关注容貌的"缺陷",对这些"缺陷"表现为厌倦、反感,并在相当长一段时间内深受这些观念的折磨,从而导致抑郁、焦虑等情绪的产生。由于 BDD 患者缺乏自信心,迫切想知道他人对自己所关注部分的评价,以期得出"这些部位是正常"的回答,但对于正面的评价会认为是有意讽刺,对负性评价又会特别敏感,这可能是导致其产生抑郁的不良情绪。

BDD 患者的抑郁与其对事物的认知有关,BDD 患者常是断章取义,武断臆测,无视优点或好结果而夸大缺点或坏结局,而这种歪曲的认知方式与其抑郁情绪密切相关,互相加强形成恶性循环,使得问题持续加重。

(三)不良行为

1. 整容行为

Crerand 等的研究表明,皮肤科 BDD 的患病率为 9%~15%,整形科 BDD 的患病率为 7%~15%。日本的一项调查显示,在 415 名整形外科患者中,20% 的男性和 3% 的女性符合 BDD 的诊断标准。对自身体像的不满可以使患者积极主动配合正畸医生的治疗,从而达到较好临床效果。然而,当患者存在体像认知障碍的时候,他的这种不满是来自于对体貌错误的、歪曲的认知,这类患者在接受整形或口腔正畸治疗后,往往不会对治疗效果感到满意,甚至少数病人在无法接受自己新形象的情况下,与医生发生冲突导致医疗纠纷。

2. 重复及掩饰行为

体像障碍者存在不同程度的重复行为,通常会频繁地通过照镜子或玻璃的反射来观察自己,并且反复征求朋友或家人对自己外表的评价,以期望得到这些部位是"正常"的保证,他们还会反复将自己的"缺陷"部位与别人进行比较,或者反复牵拉矫正自认为"缺陷"的脸部等部位。

BDD 患者由于有低自尊而需要通过一些掩饰行为来掩盖自认为缺陷的部位,这些行为包括过分的修饰,通常会寻求皮肤科或化妆品来纠正他们所感受的缺陷,患者每天花在感受和处理这些缺陷的时间超过 1 小时。大多数 BDD 患者会通过帽子、假发、化妆、体位或衣服来试图掩盖自己的缺陷。男性患者常用帽子来掩盖自己的缺陷,而女性患者则通过化妆或用手来遮盖自己不喜欢的躯体部位。

3. 社交回避行为

BDD 的症状也影响着社交活动。有研究发现,98% 的患者社交功能受损,74% 的患者职业功能受损。符合 BDD 者,有 69% 存在着社交回避行为。BDD 患者由于害怕人们指出他们的缺陷而回避社交,有的表现逃学或不工作,更有甚者,为避免别人观察自己的"缺陷"而闭门不出。他们经常难以与同事、家人或配偶保持亲密关系。一般来说,BDD 病人不结婚(占 75%),由于执着地关心自身缺陷而导致工作能力和工作业绩下降。

4. 自杀、自残行为

29% 的 BDD 患者企图自杀,有脸部感受缺陷的女患者更易自杀。Rauch 等在美国的研究表明,BDD 患者中,78% 的人有自杀念头,27.5% 的人有自杀行为。BDD 患者还较多出现自残行为,一些患者甚至会自己在家用一些自残的方法来纠正"缺陷",例如锉掉牙齿以改变下颌的形状、用钉子钉住自己松弛的脸部皮肤等。这可能与患者伴发的抑郁情绪有关,抑郁情绪影响了认知功能,歪曲的认知加重了抑郁情绪,两者相互影响、相互作用,形成恶性循环,导致自杀、自残行为发生。

（四）特殊类型体像障碍

脑损伤后患者可出现对自身身体空间表现的认知障碍,通常由顶叶特别是右侧顶叶损害所致,病因多为急性脑血管病变或其他局限性急性脑损伤。由于右半球病变时没有语言障碍,使得体像障碍尤为明显,但临床较少见,且患者多不承认患肢存在,故常被认为是精神症状,可能延误诊断和治疗。体像障碍其实也是一种失认的临床表现,主要包括:①疾病感消失,多表现为拒绝承认患肢存在;②偏侧躯体缺失,多否认瘫痪侧躯体是自己的一部分;③偏侧疼痛失认,患者对瘫痪半身疼痛感觉的失认;④自体部位失认,患者不能依照身体部位的名称指出相应的自身部位;⑤异处感觉,患者不能对皮肤所接受的刺激作出正确的判断;⑥运动性幻觉,患者觉得身体的一侧肢体发生了变化,变化的内容多种多样,如长、短、粗、细、轻、重、位置等。也有观点认为,体像障碍是自体空间的失认或人体自身的失认。

五、诊断

（一）历史演变

20 世纪初,欧洲的精神病学家开始对该综合征进行丰富多彩的描述,但是它未被列入 ICD-8 及 ICD-9,DSM-Ⅰ 及 DSM-Ⅱ 也未将其列入。在 DSM-Ⅲ 中"畸形恐惧"首次出现在美国精神疾病分类表中,但是它仅作为非典型躯体形式障碍的一个例子,并没有诊断标准。直至 1987 年,在 DSM-Ⅲ-R 中,"畸形恐惧"才被作为正式的诊断,并更名为躯体变形障碍(BDD)。1994 年 DSM-Ⅳ 将 BDD 作为独立的疾病单元归入躯体形式障碍。DSM-5 和 ICD-11 均将它列入强迫及相关障碍中。在我国的 CCMD-3 中,该病症被列入疑病症,尚未成为一个独立的诊断。我国的精神病学和医学心理学中,BDD 仅仅作为一个精神或病态心理的症状。

（二）诊断标准

1. ICD-11 诊断标准

躯体变形障碍(body dysmorphic disorder),表现为持续的先占观念,认为外表存在一处或多处缺陷或瑕疵,或者整体外貌丑陋,而这些在他人看来都是不被注意的或者微不足道的。有过度的自我关注(self-consciousness)体验,通常存在牵涉观念(即坚信他人注意得到,并评论、议论这些个体觉察到的缺陷或瑕疵)。作为对先占观念的反应,个体陷入反复而过度的行为,试图遮盖、改变这些缺陷,或明显回避社交情境,或回避那些因觉察得到的缺陷或瑕疵带来痛苦的刺激或情境。症状导致显著的痛苦,或导致个人、家庭、社交、学业、职业或其他重要领域功能的显著损害。

2. DSM-5 诊断标准

A. 具有一个或多个感知到的或他人看起来微小或观察不到的外貌方面的缺陷或瑕疵的先占观念。

B. 在此障碍病程的某些时间段内,作为对关注外貌的反应,个体表现出重复行为(例如,照镜子、过度修饰、皮肤搔抓、寻求肯定)或精神活动(例如,对比自己和他人的外貌)。

C. 这种先占观念引起具有临床意义的痛苦，或导致社交、职业或其他重要功能方面的损害。

D. 外貌先占观念不能用符合进食障碍诊断标准的个体对身体脂肪和体重的关注的症状来更好地解释。

标注如果是：

　　伴肌肉变形：个体具有认为自己的体格太小或肌肉不够发达的先占观念。即使个体也有对身体其他部位的先占观念，而这种情况经常有，此标注也应被使用。

标注如果是：

　　表明关于躯体变形障碍的信念的自知力的程度（例如，"我看起来很丑陋"或"我看起来是畸形的"）。

　　伴良好或一般的自知力：个体意识到躯体变形障碍的信念肯定或很可能不是真的，或者它们可以是或可以不是真的。

　　伴差的自知力：个体意识到躯体变形障碍的信念可能是真的。

　　缺乏自知力/妄想信念：个体完全确信躯体变形障碍的信念是真的。

（三）共病

　　BDD 患者常合并其他疾病或症状，如强迫症、抑郁症、妄想和社交恐惧症以及进食障碍等。在最初诊断 BDD 的病人中，30%符合强迫症诊断标准。BDD 常是其他重性精神障碍，如精神分裂症、抑郁症、器质性脑病综合征的症状。此外，BDD 可与多种人格障碍共病，尤其以 Schneider 所指的敏感性人格障碍多见，其他还包括强迫性、分裂样、自恋型或混合性人格障碍。Philips 发现，约有 60%的 BDD 的患者合并抑郁症状，62.5%的 BDD 患者合并焦虑症状。BDD 患者中，11%～12%合并有社交焦虑。BDD 患者通常会并发其他精神障碍，其中最常见的是抑郁。那些同时患有抑郁症和 BDD 的患者与单纯的抑郁症患者相比，心理社会功能更差，因此这些共病患者发生自杀的风险要高于单纯抑郁症患者。此外，BDD 患者多伴发焦虑障碍，尤其是社交恐惧症和强迫性障碍。在 BDD 与其他精神障碍的共病方面也存在性别差异，女性患者可能同时伴有进食障碍，而男性患者更易并发物质滥用或物质依赖。

（四）评估

　　BDD 的诊断十分困难，其部分原因在于患者通常试图将自己的病情隐藏。此外，DSM-Ⅳ对 BDD 的诊断标准也稍显主观。为进一步提高诊断的正确率，研究者们制定了几种筛查和诊断工具：躯体变形障碍问卷（body dysmorphic disorder questionnaire，BDDQ）、躯体变形障碍量表（body dysmorphic disorder examination，BDDE）。

　　郑峥于 2011 年修订躯体变形障碍问卷并检验其信度与效度，结果发现，BDDQ 中文版诊断 BDD 的灵敏度为 100%，特异度为 93%，问卷各条目两次测量结果之间的相关系数在 0.808～1.000 之间。BDDQ 中文版对诊断 BDD 有较好的信效度，适合作为 BDD 的筛查诊断工具。

　　程灶火于 2009 年编制体像障碍筛查问卷，体像自评问卷包含 31 个条目，涵盖体貌满意度、心理痛苦度、功能影响度和易貌愿望度等四个维度，问卷各因子与 SCL-90，MMPI，CBQ 等量表的多数因子有显著相关。

六、心身治疗

（一）心理治疗

1. 认知治疗

认知治疗认为情绪和行为的产生依赖于个体对环境情况所做的评价，而此评价又受个人的信念、假设、观念等认知因素的作用的影响。个体的认知观念又因早年的经验，成长过程中的创伤经历形成的观念，形成了自身的人格特征，并且这种个性特征在社会化过程中没有得到成长。一方面是情感需要，另一方面是对自己体像的不认可、厌恶、拒绝，从而形成内心的冲突，阻碍其两性关系的发展。让其重新正确认识自我，对自身的体像有一个正确的评价，改变不良认知。

杨冠华研究发现，作者对 BDD 患者采用认知重建、行为矫正、社会支持综合的心理干预后，患者的抑郁、焦虑情绪明显改善，生活质量中的心理功能、社会功能、躯体功能分较对照组及治疗前显著提高，表明心理干预能有效改善 BDD 患者的负性情绪，提高生活质量。由于 BDD 患者有着较高程度的焦虑、抑郁情绪和较低程度的生活质量，对于整形外科医生来说，早期识别 BDD 患者，并让患者采取正确有效的心理治疗显得尤为重要。

2. 认知行为疗法

认知行为疗法对于 BDD 也有较好的治疗效果。该疗法通过对患者实施暴露——行为干预，以及认知重构来达到治疗目的。认知行为疗法由暴露、反应预防和认知重建组成。暴露即让患者在社交环境中暴露所感觉的缺陷，暴露法迫使患者在令其产生痛苦感的社交场合暴露自己的"缺陷"（例如，不遮盖"缺陷"）；反应预防——诸如拿走镜子、限制化妆时间、盖住挖过的皮肤、停止使用化妆品等方法，来帮助患者避免 BDD 行为；认知重建帮助患者改变他们对外表的认知以及认为外表很重要的错误观念。

3. 精神分析治疗

运用精神分析法帮助其分析童年时期的痛苦经历引起的潜意识的矛盾冲突（特别是性方面的）是心理障碍的症结所在。虽然成年以后那些经历已经忘却，但潜意识中压抑的能量依然存在，一旦机会来临，就改头换面地表现出来，造成心理症状。而体像障碍一般出现在青春发育期，人在发育期由于第二性征的成熟，带来了形体的变化，青少年男女往往缺乏足够的心理准备，缺乏正确的性认识，进而产生体像障碍。故精神分析治疗帮助其清理早年生活的创伤，发掘其继续成长的良性动力，挖掘自我发展潜能。

（二）药物治疗

1. 抗抑郁药物治疗

目的在于改善患者抑郁、焦虑情绪以及关注体像的病理性认识。常用药物为选择性 5-羟色胺（5-HT）再摄取抑制剂（SSRIs），包括氟西汀、帕罗西汀、氟伏沙明、舍曲林等。有研究表明，氟伏沙明可有效缓解约 2/3 患者的症状。Hollander 等率先进行了 BDD 患者 SSRIs 的药物对照实验，发现 65% 的患者有效。Phillips 等对 1999 例 BDD 患者进行 6～16 周的回顾性研究，药物包括氟西汀（40～80mg/d），帕罗西汀（40～60 mg/d），氟伏沙明（200～300mg/d）及舍曲林（200mg/d），结果表明，大多数 SSRI 对治疗 BDD 有效。一般来讲，

SSRIS 用于治疗 BDD 时比治疗抑郁症时剂量要大一些。有研究表明，SSRIS 更大的剂量和更长的疗程对控制 BDD 的症状是很有效的。BDD 被认为是一种慢性病，需要 SSRIs 长期维持治疗。尽管有不少研究表明 SSRIs 对 BDD 病人有效，然而 SSRIs 对 BDD 的治疗作用尚未被 FDA 认可。

Rivera 等指出，其他药物如曲唑酮、碳酸锂、苯二氮䓬类、三环类（包括氯丙咪嗪）和抗惊厥药对 BDD 疗效甚微或无效。美国精神病学会建议病人每年至少看 3～4 次医生。大约 53% 的 BDD 患者在停止治疗 6 个月内复发。由于越来越多的研究显示低剂量药物维持治疗有高的复发率，故推荐在治疗开始和维持治疗期间处以同样的药物剂量。

2. 联合治疗

有研究发现，采用帕罗西汀合并无抽搐疗法电休克（MECT）治疗 BDD，结果显示帕罗西汀合并 MECT 治疗较单一帕罗西汀治疗 BDD 的效果更好、起效更快，但尚未得到广泛临床应用。

（三）外科治疗

1. 美容手术

可能有潜在的益处或根本没有益处。Sarwer 发现整形外科的病人有症状的恶化，有些病人的症状从一个焦点变成另一个焦点。Tignol 等对外表有轻微缺陷而要求美容手术的 24 例患者进行了 5 年的随访，他们中有 10 例是 BDD 患者，结果发现 7 例接受整形手术的 BDD 患者有 6 例仍是 BDD 患者，且存在严重症状与合并症。到皮肤科和美容外科治疗的患者被认为是最难治疗的病人，他们经常再三要求专家保证、不信医师的劝告、不相信进一步手术干预是不必要的。这些病人因不满意治疗结果而常导致医疗官司，出现类似于偏执狂（好诉讼）样表现者并不少见。因此，对怀疑有 BDD 的病人进行完全的会诊与讨论，如在计划外科手术前，请精神科会诊也许具有保护性意义，对有不切实际的手术期望和病态求术动机者更应推荐给精神科医生。

2. 手术-心理治疗

按照传统理论，颜面部体像障碍属于心理疾患，是美容医学治疗的禁忌证。但也有学者认为，医生拒绝为患者进行治疗，导致患者在不同医生之间来回奔波，且心理问题也迟迟得不到解决。因此，有选择性地对一些轻度容貌缺陷的患者在心理治疗基础上进行手术或口腔科治疗，即手术-心理疗法，可使心理治疗和手术治疗的效果起到相互促进的作用。

Edgerton 采用手术-心理疗法对 100 例有较严重心理障碍的整形美容就诊者实施治疗，即在心理治疗基础上施行手术治疗，术后平均随访 6.2 年，其中 82.8% 的患者心理状况有明显改善。Bolton 等对接受腹部整形手术的 30 名女性进行术前术后心理治疗，发现她们在体像满意和性接触方面明显改善。

七、预后

BDD 被认为是一个慢性疾病。BDD 患者的就医常从内科医生到皮肤科或整形科医生，最后才到精神科医生，起病后平均 6 年后才去看精神科。一般认为，BDD 患者如能同时接受充足、恰当的药物及心理治疗，其预后是良好的。一些未经治疗的患者可能发展成妄想或变得更抑郁甚至自杀。另外,在治疗有妄想的这类患者时,如与患者的妄想争论有可能会使患者变得更抑郁。

影响疾病预后的因素有:①发病诱因:如有无被虐待史。针对发病诱因治疗,预后相对较好。②病程长短:起病后及时就医,得到精神科专业治疗者,预后好;病程越长,疗效相对越差。③自知力:对疾病有自知力者,接受药物和心理治疗的动机高,预后较好。④合并症:合并抑郁、焦虑者,自杀观念和自杀企图率高,预后差。⑤治疗依从性好者,复发率低。

典型临床病例采撷

一位16岁的中学男生,有一天突然对其母亲说自己的鼻梁太矮了,要求去美容院做隆鼻手术,其父母断然拒绝,并试图说服儿子,告诉他鼻梁一点也不矮。实际也是这样,没有人认为他的鼻梁需要做手术来垫高。然而,鼻子问题成了这个男孩的一个心病,他几乎每天都要纠缠父母为他找医生隆鼻。直到有一天,他要去外地找一个在报刊上看到的医疗美容机构做手术,他父母才发现问题的严重性。他的父母带他去找美容外科医生,经过检查,医生拒绝为他做手术,并告知其父母,最好带他去看看精神科医生。为此,其父母为他找到一位著名的心理医生,医生与他谈话后,并没有发现明显的精神异常。心理医生感到束手无策,并让他的父母带他再去看美容医生,并认为尽管他的鼻子没有什么缺陷,但为了解决他的心理问题,还是可以做一个"心理安慰"手术,他的父母为此感到非常茫然。

诊断:体像障碍。

上海市虹口区精神卫生中心　　　　　　徐阿红
上海交通大学医学院附属精神卫生中心　　易正辉

第十四节　A型行为

A型行为(type A behaviour)(国内习惯称作A型性格)是美国著名心脏病专家M. Friedman和R. H. Roseman于20世纪50年代首次提出的概念。当时其发现许多冠心病人都有表现出共同而典型的行为特点,如雄心勃勃、争强好胜、醉心于工作,但缺乏耐心,容易产生敌意情绪,常有时间匆忙感和时间紧迫感等,他们把这类人的行为表现特点称为"A型行为类型"(type A behavior pattern,TABP);而相对地,缺乏这类特点的行为表现称之为"B型行为类型"(type B behavior pattern,TBBP),这些人表现从容不迫、按部就班、不争强好胜。TABP是一种行为方式,有时亦是一种个性特征。TABP曾被认为是一种冠心病的易患行为模式,当时该概念的提出被认为是心理学对于身心疾病研究的一大贡献。

A型行为类型并不是一种单一的心理素质和行为表现方式,而是包含了以人格为基础的行为、性格和情感元素的一个复合因素群或行为群。是不同的人格经由相应的竞争和挑战性环境塑造的一整套的外显行为,是介于典型的A型行为到典型的非A型行为之间的行为连续体。目前把行为类型分为五型:A、A⁻、M、B⁻、B。A型是A型行为人的极端型,有强烈的进取心和竞争欲;有时间紧迫感,人际关系不协调,有敌意倾向。A⁻是一种不那么明朗和极端的 A 型人。B 是 B 型行为人中的极端型,是与 A 型行为相反的一种类型,缺乏竞争性,喜欢不紧张的工作,喜欢过松散的生活,无时间紧迫感,有耐心,无主动的敌意。B⁻ 不像 B 型表现得那么明朗和极端。M 是介于 A 型和 B 型之间的一种混合型。

A 型行为是以一个人的遗传素质为基础,在社会文化环境的影响下逐渐形成的。一些研究表明,当今的社会鼓励人们沉迷于紧张的工作和家庭生活,为那些在日常生活和工作中能更快更有进取地思考、操作、行动和交往的人提供特殊的奖赏,使他们得到较好的工作、较多的收入,从而增加了 A 型行为类型者在人群中的比例。故而现在研究认为,A 型行为类型是一种社会学或社会经济学所造成的特异的活动和情感的复合体。

TABP 是一种复杂的临床现象,Friedman 认为 TABP 包括两个核心成分,即"时间紧迫感"和"过分竞争性和敌意",时间紧迫感被认为是长期从事注意力高度集中的工作或者高度紧张的脑力工作职业,使个体变得要以尽可能少的时间去获得更多的成就。过分竞争性和敌意,推测可能是由于父母过度强调成就而孩子在儿时缺乏无条件的爱,也可能是纠缠于由自己规定的成就随设置的时间压力。当这种行为的人遇到不良情绪应激,尤其在压抑、愤怒、沮丧后就形成了一系列行为特征。A 型行为的四个负性因子为"易发生恼火(aggravation)、激动(irritation)、发怒(anger)和不耐烦(impatience)",Friedman 称为 AIAI 反应,AIAI 反应是 A 型行为致病的重要因素。

A 型行为类型的人,由于对自己期望过高,以致在心理和生理上的负担都十分沉重。他们被自己顽强的意志力所驱使,抱着"只能成功,不能失败"的坚定信念,不惜牺牲自己的一切,乃至宝贵的生命,拼命直奔超出自己实际能力的既定目标。由于他们长期生活在紧张的节奏之中,其思想、信念、情感和行为的独特模式,源源不断地产生内部的紧张和压力。

A 型行为类型表现具体特征如下:①时间紧迫感,行为急促,工作速度快,不仅是怕误时,而且总想提前。②脾气急躁,缺乏耐心,情绪易波动,有闯劲,表现好斗、敏捷、有进取性。③争强好胜、暴躁:常常是雄心勃勃,目标远大,措施强硬,行为刚毅、果敢勇猛,只想到奋斗目标,不顾不良后果。有时甚至一意孤行,独断专横。④语言与动作的节奏快,走路办事匆忙,说话快、急,声音响亮,常带爆破性音调。⑤敌意:变动不定、过度的敌意,总是把周围的人看作自己的竞争对手,把外界环境中的不利因素比重看得大,有很强的对他人和环境的控制欲。

总之,A 型行为类型的人表现好胜心强,进取心强,急于求成,性急而缺乏耐心,过度警觉,敌意不安,心直口快,总感到时间紧张,任务紧迫,埋头工作而对生活其他方面很少过问。

一、A 型行为与躯体、心理健康关系

大量证据表明,什么人得病、什么时候得病,与人格因素有密切关系。A 型行为类型虽不是个体存在某些缺陷,是为了应付某种特定环境下进行特殊的竞争而产生的,但它却和躯体疾患,特别是心身疾患有着更为密切的关系,既可作为许多疾患的发病基础,又可改变许多疾患的过程。

A 型行为类型对个体消化、脑和神经、呼吸、循环、皮肤等多方面的健康均有损害,并经常伴有疲劳感,且 A 型行为对睡眠质量会产生不利影响。A 型行为类型最早被认为是一种冠心病的易患行为模式,TBPA 曾被作为是冠心病的独立危险因素。但目前对于 A 型行为

与冠心病的关系,存在着两种对立的观点:一种是肯定的观点,认为 A 型行为与冠心病有必然联系,甚至是其"倾向个性"或其"易患行为模式",这类观点曾较为普遍;另一种是否定的观点,认为将 A 型行为与冠心病连在一起的简单模型是不适宜的,强调 A 型行为者个性因素中与冠心病有关的有害核心是对外界的敌意和高度易激惹发怒联合作用,没有敌意的 A 型行为者(忙忙碌碌地工作),不属冠心病的危险性为,高敌视的性格才是冠心病的高危因素,而 TBPA 中其他特质,如时间紧迫感及竞争心强等并非致病因素。有的学者持反对观点,是否与研究的群体不同有关,还需更长时间的临床研究。

此外,国内已有较多高血压、心律失常、猝死、偏头痛、糖尿病、脑血管病、胆石症、胆囊炎、复发性口疮、甲亢和免疫系统疾病、银屑病、慢性颈肩腰腿痛及精神病等与 A 型行为关系的研究报道,均提示 A 型行为类型与之发生或预后有一定关系,但有关的结论尚需更深入的研究。

二、A 型行为与心身疾病相关的发生机制

长期的心理应激状态会导致生理机制的变化,进而引发疾病。实验室研究发现,A 型行为和个体对冠心病易感的生理反应类型有关,在受到威胁时,A 型行为类型者的植物神经系统和内分泌系统有过度激活的倾向,血中肾上腺素和去甲肾上腺素水平升高,若同时存在胆固醇升高、肥胖、吸烟、酗酒等危险因素,可间接地造成动脉硬化,从而导致心脏病。李勇等的研究发现,具有 A 型行为的糖尿病患者血浆生长激素及皮质醇水平升高,糖尿病患者血糖水平控制差与其 A 型行为有关,中介机制可能是激素水平的改变。国内外学者一致认为,A 型行为使人处于心理和生理上的紧张状态,打破了体内的相对平衡,人体为了维持新的平衡,会做出一系列反应,最常见的是促肾上腺素分泌增加,交感－肾上腺髓质系统和垂体-肾上腺皮质系统功能亢进,释放过量的肾上腺素、去甲肾上腺素、儿茶酚胺等,促使胆固醇、甘油三酯增高,动脉粥样硬化,血压上升,冠状动脉痉挛,并激活血小板,使血小板聚集,血液黏度升高,以致形成血栓,促发冠心病、高血压、脑血管病等。

Buell 指出,A 型性格的人遇到不良情绪应激,尤其是压抑、愤怒时,就构成 A 型行为表现,出现恼火、激动、发怒和急躁。此时,血与尿中儿茶酚胺增高,明显超过 B 型性格者。过量的去甲肾上腺素分泌持续过久,引起血液黏度增高,血小板黏附力和聚集性增加,同时使血栓素 A2 与前列腺素之间动态平衡失调。加速血栓形成,甚至可以引起急性心肌梗死。此外,Pintentfass 认为血液黏度增高是联系 A 型性格与冠心病的纽带。Timmis 和 Altura 等人认为,A 型性格在应激时,可引起儿茶酚胺与促肾上腺皮质激素的过量分泌,使血压波动,血脂增高,长期可导致游离脂肪酸的水平过高。此外有专家认为 A 型性格能激起特殊的神经内分泌机制,使血液中的血脂蛋白成分改变,血清胆固醇和甘油三酯平均浓度增加,而导致冠状动脉硬化,因此完全的 A 型性格对冠心病的猝死有预测价值。

三、行为干预纠正

一个人的性格类型,无疑有先天遗传的因素,但更为重要的仍然是后天环境中不良因素的作用。A 型行为并不是完全不能纠正的,在患者自己充分认识到 A 型行为的内容,觉得有必要去改正并有意地去努力后,经过一定的时间,A 型行为也是可以被更改的。必要时可

求助于心理治疗师。

传统训练 A 型行为的方法包括焦虑管理策略、认知行为压力管理、短期心理治疗及抗焦虑药物治疗。心理指导和健康教育能有效提高患者的自我管理和自我控制能力,并能帮助患者改善不良生活方式和人际关系等。许多研究发现对 A 型行为冠心病患者在原来治疗的基础上加以心理和行为疗法,临床症状及预后效果明显。培养 A 型行为者健康的行为、加强A 型行为者自我控制能力、进行心理治疗、放松训练和宣传教育等均对矫正 A 型行为有一定的效果。

Friedman 认为 A 型行为中的 AIAI 反应是影响健康的重要因素。AIAI 反应可促使患者长期处于应激状态,应激通过兴奋交感-肾上腺髓质轴,引起一系列神经内分泌的反应,改变机体的内稳态。通过对 A 型行为的矫正训练,可以减弱和缓和行为特征、降低交感神经的兴奋性,使血中儿茶酚胺和肾上腺素水平下降。A 型行为的矫正和训练关键是优化个性,摒弃"敌意"情绪,要充分发挥医生、家庭、社会支持系统的作用。根据患者的认知及反应方式、适应及改造能力、人格特征等给予适当的抗焦虑药物治疗,并配合一定的心理指导和行为训练,这样效果会更好。同时,引导 A 型行为者主动识别和避免引发 A 型行为的模式场合,学会在竞争中放松自己,学会控制自己的怒气,抑制 A 型行为的主要表现形式,达到改变 A 型行为特征的目的。

有研究证明,有氧运动以及太极拳运动是治疗 A 型性格的有效方法。太极拳通过调节生活节奏、释放心理压力、促进身心健康,打破强化 A 型行为的恶性循环,即:"快节奏生活方式→心理压力→A 型行为→快节奏生活方式",达到治疗 A 型行为或干预 A 型行为的目的。刘后振等的研究证实,太极拳运动的有氧运动和放松训练可以缓解和治疗心理疾患,对大学生抑郁、焦虑等心理疾患有明显的调节作用,可以改善大学生 A 型行为倾向,是一种矫正 A 型行为的有效方法。国内外研究显示,自觉减少学习、生活和人际交往中的压力,适当降低自己的生活目标,做到有劳有逸,可以改变 A 型行为特征。亦有研究者主张行为训练的关键是转变认知,改变相应价值观。但 A 型行为长程改善状况还有待于今后的进一步研究。

目前还没有直接治疗或降低 A 型行为的药物,对于情绪过度表现者,一般可采用精神科抗焦虑抗躁狂类药物稳定情绪。有研究证明,抗焦虑药物治疗对降低 A 型行为和血压都有明显的改善作用。

总而言之,对 A 型性格的人应进行干预,但不要全盘否定,且不能急于求成。对其性格中的某些特点可以保留,如做事利索、工作投入、要求严格、说话直率等;但对"敌意"思想和行为,则应通过学习、心理疏导加以矫正,即对自己的个性进行"优化",使他们注意在社会生活中与人为善、对人宽容、多合作、少对抗;同时还要逐渐做到随遇而安、顺其自然、减少抑郁、寻求快乐。A 型性格的人,只要"优化"个性,摒弃"敌意"情绪,完全可以扬长避短,做到身心健康,事业有成。

四、相关评定量表

目前国内外对 A 型行为的研究大多采用 A 型行为量表进行评定,用于测定 A 型行为的量表比较常用的有:结构访谈问卷(structure interview,SI)、詹金斯活动量表(Jenkins activity survey,JAS)、日常活动量表(common life scale,CLS)和 A 型行为问卷(type A behavior pattern questionnaire，TABPQ）等。此外，还有弗雷明翰 A 型量表（Framinghan type A scale，简称 FTAS）和得克萨斯 A-B 型行为测验（Texas A-B index，简称 TAI）等。

但各种量表所测得的研究结果一致性并不高。虽然临床检查被认为是测量 A 型行为的"金标准"，但由于需要各种设备，可操作性不高，而且测量结果有一定的主观性，未得到普及。国内研究一般采用的是由我国张伯源等于 1984 年主持修订的一种自陈式问卷：A 型行为问卷。该量表包括三个分量表：① "TH"有 25 题，测定时间匆忙感（time hurry），时间紧迫感（time urgency）和做事快节奏（do something rapidly）等特征；②"CH"有 25 题，测定竞争性（competitive）、缺乏耐性（impatience）和敌意情绪（hostility）等特征；③"L"有 10 题，为测谎题，用以考查被试回答量表问题是否诚实、认真。根据孙宁玲的测试，该量表重复测定的一致率达 72.1%，呈显著正相关（R=0.692，P<0.01），信度较高。这是国内采用最为广泛的测定 A 型行为的研究工具。

［上海市虹口区精神卫生中心　　　　　　　　介　勇］
［上海交通大学医学院附属精神卫生中心　易正辉］

第十五节　逛医行为

逛医行为（doctor shopping behaviors），是指病患为了同一疾病，在医治过程中未经任何医务人员的转介，就向第二个或更多个医师寻求医疗服务的行为表现。居民到医院或诊所看病的主要原因，应该是人感到不舒服或者身体有疾病，大病到大医院就诊，小病像感冒则到小医院看病，这是通常使用医疗资源的原则。但有一些人，未经转诊就到大医院就诊，或是在同一时间段为了同一种疾病反复到许多不同的医院及反复寻找不同的医生就医，这些均造成了医疗资源的过度使用。亦有些病患并非简单为相关躯体疾患去多个医师处就医，而是为了寻求获得非恰当的处方用药，特别是一些受限定的药物。另外，也有些居民，老年退休后因为生活失去重心，而将医院作为一个社交场所。以上这些过度使用医疗资源或者并非以医疗诊治疾病为目的的情况，广义上均可被定义为逛医行为，一般分为社会心理方面的逛医行为及精神障碍方面的逛医行为。狭义上的逛医行为指相关心身疾患或精神疾患所导致的反复求医行为。

一、流行病学

根据既往相关研究，因相应逛医行为定义限定及研究样本人群类型不同，其逛医行为的发病率范围从 6.3%～56% 不等。来自中国台湾的 Wang M J 和 Lin S P 对有上呼吸道感染的患者进行研究，发现其发生逛医行为的发病率为 6.3%。一项加拿大的研究中，Macpherson A K 等调查单一疾患去求诊于三个或更多医师或机构的患者，从而得出逛医行为的发病率为 18%。日本 Sato T 等和 Hagihara A 等的两项研究提示逛医行为的发病率分别为 23% 和 27.7%。来自中国香港的研究，Lo A Y 等对相关门诊就诊患者的调查，设定对同一疾患的诊治未经过相应专业转诊而寻求不同医生的行为为逛医行为，得出逛医行为的发病率分别为56％。总的来说,既往研究显示逛医行为的发病百分率有一个较大的可变范围。

二、病因

逛医行为的根源主要是病患为了更快更好地解决实际问题,认为医生没有解决自己的问题和对疾病的不了解,故一再游走于不同医生及不同医院之间,亦是因为不愿面对残酷的现实,寻求奇迹和任何可能的机会。具体造成逛医行为的原因有多种。

1. 社会心理方面原因

(1)居民普遍有"大医院好"的想法,许多居民一旦感到身体不适,无论是重大疾患或者只是一般的感冒,就一味到大医院就医,造成大医院人多为患,医疗资源过度使用。

(2)居民在就医过程中,可能对其在该医院中所接受的医疗服务不满意,也可能认为医生的诊疗水平差,治疗疗效不佳,医务人员的服务态度差等,于是就有了下一个可能会更好的观念,从而到其他医院就诊或找其他医生就诊。

(3)居民也有可能对医生的诊断不相信,或者是不愿意面对患病的事实,想要到其他医院咨询其他医生的意见来求证,来理清自己对疾病的疑惑,于是在尚未得到自己能够相信或者满意的答复时,居民会不断奔走于各大医院,一再游走于不同医生之间,是因为不愿面对残酷的现实,寻求奇迹和任何可能的机会。这是一种求生的表现。

(4)逛医行为亦有部分原因是因为诊治效果及疾病的沟通不良造成的。医生在于病患在治疗过程中的沟通上常常会有误解或者是不了解的情形发生,这个也可能是医生使用的专业性术语让病人不容易了解的因素;另外,病患的身份也会使得医生与其病患的互动关系不佳。而最大的问题是,病患未能给予医生足够的病史资料,医生也未能给予病患更多参与决定医疗诊治的过程。病患通常采取逛医行为是因为诊疗的效果以及医患关系不佳。

(5)逛医行为的出现还在于医患互动关系及相关医疗资讯的不平等。H. Jamous 和 B. Peloille 指出,医生专业知识跟病患解释的"不明确性"比例越高,而医生的专业越受到社会的肯定,相对地其权力也越高。病患在面对医生的专业时,往往质疑或者是全盘接受医生的说法,造成在诊治效果不佳的情况下,病患采取反复求医的行为。而病患与医生的距离感越大、不信任感越强,也造成病患的逛医行为。

(6)缺乏社会支持系统也是造成逛医行为的一个非常重要的因素。有些老人通常缺乏与人接触的机会,当他到医院看病的时候,医护人员或是病友们的慰问便成为老人的情感上的社会支持。而老人得到别人的关心后,便会持续地寻找这份关怀的来源。越缺乏社会支持的老人,越会有逛医行为,老人会一直去医院,其实是借看医生之名行寻求社会支持之实。这在基础社区医院更为常见。

2. 精神障碍方面原因

患者会逛医生及逛医院,除有严重的生理疾病如癌症或慢性疾病末期外,大都是因为患者有精神相关疾病。目前较常见引起逛医行为的精神障碍是躯体形式障碍,包括有躯体化障碍、未分化的躯体形式障碍、疑病障碍、躯体形式的植物功能紊乱、持续的躯体形式的疼痛障碍、其他躯体形式障碍及躯体形式障碍等,其中因疑病障碍而导致相关逛医行为更为突出。

三、逛医行为引起的相关问题

不论在哪里,逛街(shopping)往往是件令人心情愉快的事,但是逛医行为则多完全相反,会造成患者、医院医生与医疗保健制度的三败俱伤:①患者未获其利,患者身体不舒服问题,每一家医院的医生都无法看出全貌,最后就像瞎子摸象一样,没有医生知道患者问题的真相。②如果所有的病人都往大医院跑,每个人病人都要求医生加号看他,消化超量的门诊工作量,大大地降低了医生分配给每个人的看诊时间与质量,造成挂号慢、等待时间长、看病时间短的问题。③医疗保健资源浪费。由于目前国内居民就诊的基本自主性,有许多患者访遍国内各大医院名医,造成重复检查或用药等医疗资源的浪费。④相关处方药的不正当使用,造成药物依赖或滥用,引起可能的药物不良反应。

四、应对逛医行为

要加强对居民就诊过程的合理引导,充分引导完善相应社会家庭支持系统,亦更需加强医生对逛医行为的识别重视,对多种抱怨病人的在职教育训练,及重视居民对压力力造成的身体不舒服症状之心理卫生知识宣传教育。具体对患者而言需,明确要做好以下几点:

1. 尊重专业

目前许多患者常有"不需进行任何昂贵的仪器检查,也不用吃药,那我今天干吗来看医生?"的想法。事实上,对一些疾患,医生经过问诊及详细体格检查的医师,从患者的病史中,很快就可以归纳出患者的疾病种类、相关性及重要性,并可以省去患者不必要的仪器检查。既然来看门诊,就应当尊重医生的专业经验及建议。

2. 适度回馈

如果是复杂的疾病,很少有一次就可以确立诊断的;相反,即使是感冒之类的小病,也会随着病程的进展,而有症状上的变化。也就是说,不论是轻症或是重病,都需要依照门诊医师的建议按时服药、规则复诊、并向医师回馈上次门诊之后的变化,如果对于医嘱服从性不高,造成"看了十几家不同的医院,每位医师开的药只吃几次就不吃"的结果,到最后吃亏的还是患者本人。

3. 信任医师

如果门诊医师在仔细评估后,建议去看精神科医师门诊,绝对不要因为气馁愤怒而改看其他医院(好不容易可以理清身体的不舒服,如果改看其他医院,整个诊治情况又要重来一次了)。事实上,人的身心一体两面,经常会互相影响,如果看遍各科,身体的不舒服症状仍然找不出确切的原因与治疗方式。门诊医师会建议去看精神科医师门诊,也是基于帮助患者明确"是否心理方面因素,造成身体不舒服"的出发点。此时应当要相信医师的专业判断。如果觉得自己去看精神科门诊实在很难堪,也可以找个值得信赖的家属或好友陪伴。

此外,对于医生而言,对于精神相关疾病要有更好的诊断与治疗知识及相应沟通技巧,避免头痛医头、脚痛医脚的看病方式,避免只帮忙证明没有他担心的疾病,而应该在就诊时引导病人说出所有症状而作出正确的诊断及处置,必要时及时转诊,就可以减少许多不必要的就诊及检查,节约医疗资源,也可为病人及家属省下许多看病的时间及费用,减轻精神上煎熬。因此,需要由医生在职教育及病人卫生知识教育着手,加强心身医学基本知识的普及。

典型临床病例采撷

李老太在退休之后有许多时间花在看病上,常常跑医院,各大知名三级医院她都差不多跑遍了,有西医也有中医。说起自己看病的历史,她真是可以洋洋洒洒说个不停。麻烦的是,没有一家医院能过治好她的病,毛病时好时坏,弄得心情也不好。李老太手上拿着好几大袋分别来自不同医院的药,很无助地抱怨说:"这些不同三级医院专家开的药,我每袋只吃两三包,就知道没有效了……""社区医院看不了病的,我开始就去我们家旁边的三级甲等医院,可还是一样没用""更可气的是我明明不舒服,医生就只知道问我详细的病史,最后却又跟我说不用再做任何检查,让我白跑一趟""说是好医生但就是看不好我的病,去看他花那么长时间,几分钟就把我打发了""还有的医生更过分,我因为身体真的很不舒服才去医院的,他竟然建议我去看精神科医生,把我当成精神病"……

李老太愈发紧张焦虑,担心自己到底怎么了,自己该怎么办?

上海市虹口区精神卫生中心　　　　　介　勇
上海交通大学医学院附属精神卫生中心　易正辉

第十六节　自杀行为

一、概述

(一)自杀行为的概念

自杀行为(suicidal behavior)是指有意结束自己生命的行为。自杀行为本身并不是一种诊断,而是死亡原因的一种,特征为死亡是非自然的,是本人自身行为的结果;它既是在心理、生理、家庭、社会等各种因素影响下所采取的一种偏离社会的行为;在许多情况下也是通过这种行为来传达情绪、逃避内心深处的罪恶感和无价值感等。自杀的方式因国家、年代、民族、性别等而有所不同,但主要有几种,如割腕、上吊、高处坠落、过量服药和溺水等。自杀行为的背后蕴涵着许多复杂的动机和心理社会环境因素,因此作为科学术语,自杀一词的定义目前仍然没有完全的统一。但是自杀是可以认识的,也是可以预防的。

自杀问题涉及多学科,如社会学、医学(精神病学、法医学、急诊医学)、心理学、伦理学等;研究自杀行为和自杀现象的学科称为自杀学(suicidology),目前这一学科术语已得到广泛的接受和发展。

(二)自杀行为的分类

按照 ICD-10 的标准,将自杀分为自杀死亡(completed suicide)、自杀未遂(attempted suicide)和自杀意念(suicide idea)以及自伤行为(self-injury)。

自杀死亡是有意结束自己的生命并采取毁灭自我的行为,最终导致了死亡。自杀未遂是指有意结束自己的生命,并采取了相应的行为但未导致死亡的后果。自杀未遂者通常可能造成躯体损伤,但躯体损伤不是自杀未遂的必备条件。自杀意念是指有结束自己生命的意向,但没有采取任何实际行动,其基本特征是有了明确的伤害自己的意愿,但没有形成自杀的计划,也没有行动的准备,更没有实际的伤害自己的行为。自伤是指故意采取自我伤害(deliberate self-harm 或 deliberate self-injury)的行为,其后果可以导致伤痛甚至残疾,但并没有结束自己生命的意图。

总之,自杀死亡是一系列连续过程的终点,通常起于自杀意念,当其脑海中产生自杀意念、有自杀意图而又未被他人察觉和关注并加以干预,则有可能进一步发展为自杀未遂。自杀未遂与自杀死亡之间存在着密切的联系。长期随访研究发现,自杀未遂的人当中,10%～15%的人最终自杀死亡;同时既往有过自杀未遂行为的人自杀死亡的风险提高了60%～70%;因此既往的自杀未遂行为是预测发生自杀的重要因素,同时也是对其进行早期预防和干预的重要方面。

二、流行病学

1. 自杀死亡率

自杀死亡率通常简称自杀率(suicide rate),是指一年期间每 10 万人中自杀死亡人数。据世界卫生组织统计,在 2000 年全世界的自杀率为 16/10 万;世界各国的自杀率是不一致的,中、南美洲国家的自杀率较低,为 3/10 万;而白俄罗斯和俄罗斯两国高达 60/10 万;美国和加拿大两国的自杀率相近,为 12.7/10 万;英国的自杀率为 7.9/10 万。就欧洲而言,东欧、北欧国家报告的自杀死亡率较高,而地中海国家公布的自杀死亡率较低。在我国,近 10 年来自杀率也持续上升,Micheal R. Phillips 教授等对中国 1995—2002 年的自杀死亡及自杀未遂的研究发现,我国的自杀率为 23/10 万。各国的自杀死亡率差异很大,学者认为种族和文化是影响自杀死亡率的重要因素。

2. 自杀未遂率

由于自杀未遂未造成死亡,因而自杀未遂的数据很难精确。一般认为自杀未遂率是自杀死亡率的 8～20 倍。如保守地按自杀未遂人数是自杀死亡人数的 8 倍计算,卫生部门报道中国每年至少有 200 万人自杀未遂。

3. 自杀的社会人口学特征

(1) 性别分布:在世界大多数国家,男性的自杀死亡率高于女性,男性的自杀率通常是女性的 3 倍;而自杀未遂率则是女性高于男性,男女之比约为 1:3;自杀未遂率一般为自杀死亡率的 8～10 倍。在我国,女性总的自杀率高于男性,这是因为农村女性自杀率高于男性,而在城市,男女的自杀率相近。

(2) 年龄分布:在世界大多数国家和地区,自杀死亡率是随着年龄的增加而升高。在近二十年来,青少年自杀死亡率虽有升高的趋势,但在各年龄段中,仍以 60 岁及其以上的老年人自杀死亡率最高。在我国,有关统计数字表明,自杀死亡的年龄分布有两个高峰,一个是与世界大多数国家和地区一致,即老年人的自杀死亡率最高;而另一个则是在 25～34 岁年龄组,在女性尤为突出。出现这种情况可能与多种原因有关,但目前还没有可靠的资料对这种现象做出令人信服的解释。

(3) 城乡分布:在发达国家,农村人口的自杀死亡率远低于城市人口的自杀死亡率。有关研究非常一致地表明,中国农村居民的自杀死亡率比城市居民高 3～5 倍。实际上,与世界大多数国家比较,我国城市居民的自杀死亡率很低(10/10 万左右),而农村居民的自杀率则相对较高,一般超过 25/10 万。目前,学术界对此有多种解释,其中较令人信服的解释依然是农村地区农药的可获得性,以及自杀预防和救治力量的薄弱。目前,没有证据表明,我国农村较高的自杀死亡率与近二十年来我国农村发生的社会文化变迁有肯定的联系。因为一方面缺乏历史资料作为对照;另一方面经历了改革开放的我国城市自杀死亡率仍较低可间接说明,社会经济的发展和农村的现代化不一定会导致自杀率的增高。现代化对我国自杀率的影响可能会比较复杂,一方面,现代化导致的人民生活水平改善,农村居民教育程度和精神卫生服务水平提高,对降低农村的自杀率有利;另一方面,在现代化进程中,农村居民传统价值观念的改变和原有社会结构的解体＋也有可能成为某些自杀行为的间接原因。

除此之外,已婚者的自杀率较低,而未婚、离异、寡妇的自杀率较高;失业者、收入低者、文化教育水平低者的自杀率较高。

三、自杀相关因素

自杀的原因是复杂的,涉及生物、心理、社会和环境等多方面的因素。

1. 生物学因素

(1) 神经生物学因素:对自杀者的研究发现其中枢 5-羟色胺(5-HT)水平降低,同时脑脊液(CSF)中 5-HT 的代谢产物 5-羟吲哚乙酸(5-HIAA)减低,且下降程度与自杀的致死性呈正相关,并在相关的研究中得到了证实。5-HT 是在与多巴胺(DA)、去甲肾上腺素(NA)等相互作用下发挥作用的,因此 DA、NA 及相关受体和代谢产物也可能参与了自杀行为的发生。近来有研究发现,参与应激反应的下丘脑-垂体-肾上腺(HPA)轴与自杀的发生有一定的关联。但目前尚未发现可靠的、可以有效地预测自杀行为的生物学标记。

(2) 神经影像学因素:自杀未遂者的结构影像学研究发现自杀者的大脑结构存在不同程度的改变主要表现为额叶、颞叶和顶叶白质或灰质的高信号以及额叶和颞叶灰质体积的缩小;运用功能影像学技术对自杀未遂者的研究发现与情绪调控有关的前额叶皮层、杏仁体-海马、丘脑以及基底神经节等区域功能活动的改变及连接通路的破坏可能参与了自杀行为的发生。

(3) 遗传:自杀的遗传学研究发现,有自杀家族史的人其自杀的风险性较高;单卵双生子的研究也证实了自杀的遗传倾向。遗传学因素与自杀行为的关系可能源于对中枢神经系统信号传递或神经发育产生影响的任何一种基因表达。研究发现了许多与自杀行为相关联的自杀基因,主要为 5-HT 相关基因,包括色氨酸羟化酶(TPH)基因、5-羟色胺转运体(SERT)基因和 5-羟色胺受体(HTR1A、TR1B 和 HTR2A)基因等;7 号染色体上的色氨酸羟化酶(TPH)基因多态性与自杀相关。同时近年来研究也发现自杀行为与涉及去甲肾上腺素(NA)系统、调节应激相关的 HPA 轴和神经传导的基因具有显著的关系。这些因素构成了自杀的遗传易感性,如果在童年期或成年的早期阶段发现个体自杀的易感性并给予早期的预防和干预的话将有助于防止这种易感性的发展。

(4) 精神疾病:精神障碍与自杀存在明显关联,研究表明,50%～90%的自杀死亡者生前符合某种精神障碍,其中以心境障碍最多见;其次为精神活性物质滥用、精神分裂症和人格障碍等。其中重性抑郁症是自杀最为重要的危险因素之一,抑郁症的终身自杀风险为19%。

（5）躯体疾病:躯体疾病是一种应激因素,尤其是慢性和/或恶性疾病如癌症、AIDS、糖尿病、肾病和肝病等会给患者带来巨大的心理压力,这种情况下的自杀风险是很高的。同时躯体疾病也可伴发抑郁症,势必会增加自杀的风险。躯体疾病患者自杀主要与伴发的抑郁有关。

2. 心理学因素

（1）心理应激:重大的负性生活事件、自杀未遂史、急性应激、严重慢性应激、低生活质量、严重人际冲突及经济社会地位的改变等常会给个体带来心理应激并引起个体明显的情绪反应,这些都可能成为自杀的直接原因或诱因。当个体处于痛苦和心理冲突时期时,这些应激事件会使其产生绝望感(hopelessness)而起到"扳机"的作用,触发自杀。

（2）心理特征:某些人格特征、心理易感性、认知和应对方式也可能是自杀的危险因素。与高自杀风险有关的心理因素如低自尊、无望感、神经质、情绪稳定性和控制能力差、冲动及攻击性行为、自我意识不良或过于强烈的个人独立意识和不良的认知模式等。无望感是一种稳定的心理特质与自杀行为有十分密切的关联。研究发现自杀者一般存在着一些心理特征如冲动性、局限性认知、对立思维、解决问题能力的缺陷等,这些可能会使其作出冲动性行为。

3. 社会学因素

社会学家则以社会观点或从社会因素的角度对自杀进行研究,多着眼于社会组织制度等结构因素,以及社会系统失衡或作用失常的影响。对自杀产生影响的社会学因素主要包括:①人口学与时间因素(例如性别、种族、年龄与季节);②经济压力(例如贫穷、失业);③婚姻与家庭因素(例如离婚、家庭关系不和谐等);④宗教和文化信仰;⑤模仿效应(如媒体报道);⑥个人网络系统差,如社会隔离、孤独感、社会支持差,以及缺乏亲密的和可以信赖的人际关系等,失业、社会边缘化等社会环境因素都会导致成年人的自杀风险性增高。

4. 其他因素

包括:既往的自杀未遂史、头部外伤、吸烟、迁居和移民、社会经济状况、社会认可度以及社会工业化和都市化的进程等。最新研究发现吸烟较物质滥用和酒精依赖在自杀未遂者中更普遍,吸烟与自杀行为之间有一定的关联。

总之,自杀行为的发生与神经生物、心理和社会等多种因素相关,神经生物学因素构成了自杀的易感素质,并在社会心理应激下导致自杀的发生。因此,自杀是应激与素质等因素共同作用的结果。

四、自杀危险性的临床评估

对相关病人进行自杀危险性的评估,是预防自杀的重要环节和组成部分,也是一般精神科临床、精神病学会诊和心理咨询工作中遇到的常见问题。对自杀风险的评估,除要考虑与自杀相关的社会心理及遗传等远期危险因素外,还要注意识别和密切关注其近期危险因素,如遭遇负性生活应激事件、精神疾病、自杀观念以及绝望感等。

1. 先兆表现

大多数自杀者在采取自杀行为之前通常都会有一些表明其自杀意图的先兆,如果在早期能够识别和发现这些自杀先兆,便可以采取必要的措施进行及时的干预和预防。对自杀的一些先兆表现要提高警觉性和敏感性。自杀前的预兆主要包括最近有自杀的意念及自杀企图、有明确的自杀计划、对生活悲观绝望、情绪低落对生活丧失兴趣、情绪不稳定、行为的改变如突然清理东西,道歉,归还物品等、言语上流露出自杀的欲望等;其中最明显的预警信号是自杀意图的直接表露。有些学者提出可以通过寻找一些语言和行为上的线索,作为自杀行为的预警。自杀观念、自杀企图、自杀计划以及自杀未遂等都可能是自杀行为的前兆,其中自杀未遂则是最明显最直接的自杀前预兆,任何一次的自杀未遂都是自杀者在向外界发出求助讯号或者是为了解除痛苦等。40%～60%的自杀死亡者曾有自杀未遂史,因此要特别关注既往有过自杀未遂史的人群,及时发现自杀前的先兆,以防其采取更加致命的尝试。

2. 风险评估

自杀是由多种因素决定的行为,主要是通过对一些与自杀相关的高危因素来综合性地评估自杀的风险性。当评估了患者的一般危险因素之后,还应对其余的病史予以评估和完善,并且给予详细的精神检查。以前的医疗记录是评估自杀时十分重要的信息,应详细了解既往有无精神疾病的诊断或自杀行为,必要时还应向相关的当事人如患者的家属等进行了解以明确患者的有关情况。在了解患者既往情况的同时还应对其进行全面而详细的精神检查,尤其是心境的评估,并且不应忽略其认知功能。有资料表明,50%～90%的自杀者可追溯诊断为精神疾病,其中以心境障碍最多见,其次是滥用精神活性物质,精神分裂症,人格障碍等。精神疾病自杀率远高于一般人群,其中2/3的抑郁症患者有自杀意念,约15%的抑郁症患者最终死于自杀。约10%的精神分裂症患者最终死于自杀。此外滥用精神活性物质者如酒精依赖,海洛因依赖及人格障碍者自杀危险性是一般人群的5～10倍。因此对每一个有自杀危险性的病人,不管他(或她)有没有符合诊断标准的精神疾病,都应常规性地进行全面而详细的精神状况评估,重点注意精神状况是否影响了患者控制自己行为的能力,是否影响了分析问题和解决问题的能力,是否影响了对自杀行为后果的认知。抑郁症和精神分裂症患者受到幻觉、妄想的支配,对抗自杀意愿的能力明显下降甚至完全丧失,自杀的危险性较大应进行详细的精神检查。

评估当时自杀意念的频率及严重程度是评估自杀风险的重要线索。自杀观念出现的频率越频繁,自杀企图越严重的人群发生自杀行为的可能性越大。另外,过去有自杀未遂史,目前存在自杀观念者,很容易再次自杀。

自杀危险性的评估是一项很复杂、很困难,也是一项具有挑战性的工作,目前还没有一套合理的操作性评估标准,因此,临床医师要在掌握必要的资料的基础上合理地作出自杀风险性的评估,并且在实际工作中对有自杀观念或行为的患者都要对其进行自杀风险的评估。

3. 评估方法

对自杀风险的评估可以通过访谈、行为观察以及心理测量来进行。

(1)会谈法:对于个体的自杀企图和自杀意念,一般采用开放式的临床会谈收集资料,如询问个体情感、身体状况、应对机制、情绪反应和自杀想法等,以及是否有过酒精或者药物滥用,过去曾经有过的准自杀行为等。一般而言,自杀者在自杀前处于想死同时渴望被救助的矛盾心态时,从其行为与态度变化中可以看出蛛丝马迹。大约 2/3 的人都可观察到征兆,50％的自杀企图者在自杀前曾向他人谈论过自杀。

(2) 心理测量法:对个体进行心理测量也是一种比较常用的方法,用于对自杀的危险性进行评估的量表有很多种,如:自杀态度问卷、青少年生活事件量表、症状自评量表(SCL-90)、艾森克人格问卷(EPQ)、大学生人格调查问卷(UPI)等量表。这些量表又可分为自评量表和他评量表。目前国外常用 Beck 自杀意念量表(SIS)和自杀企图量表(SSI),主要是对一次或若干次自杀行为之后的个体再次自杀的危险性进行评估。

五、自杀的预防

1. 预防措施

(1) 早期识别和治疗抑郁症、酒精依赖和精神分裂症是自杀预防的重要措施之一。

(2) 培训初级卫生保健人员,使其能正确地识别和处理抑郁症患者则具有重要的意义。

(3) 减少自杀手段的可获得性,如在一般人群中有效地控制毒物的使用可降低自杀率,也不会造成其他自杀方法使用的增加。

(4) 改善急症救护条件,提高急症抢救成功率,能够降低自杀者的死亡率。

2. 我国自杀预防工作的重点

目前,自杀预防工作应从如下几个方面进行考虑:

(1) 自杀预防工作的重点在农村,这不仅是因为农村的自杀率高于城市和我国大部分的人口生活在农村地区,而且更重要的是,目前大多数农村医务人员缺乏基本的精神卫生、自杀预防和对自杀患者进行抢救的训练。

(2) 动员全社会的力量参与自杀预防工作。自杀预防工作的涉及面非常广泛,在学术界必须有社会学、人类学、医学专家(特别是公共卫生、精神病学专家)的参与,在社区必须有政府部门、教育部门、大众媒介的积极支持和配合。

(3) 采取综合性的自杀预防措施,包括在普通人群中开展心理卫生知识教育,消除公众对自杀行为的误解;提供基本的、可能的精神卫生和自杀预防服务;对基层医务人员进行基本的精神病学和自杀预防、救治知识的培训;有效控制农药的可获得性和生产低毒农药或者为农药设计安全瓶盖;建立自杀预防和救治的网络和咨询机构等。

[重庆医科大学附属第一医院　况利]

第十七节　攻击行为

一、概述

1. 定义

攻击行为(aggression)是一种故意伤害他人,给他人带来身体或者心理伤害且不符合社会要求的故意行为。伤害意图、伤害行为与社会评价,是攻击行为概念的三要素。攻击行为必须是伤害性的,包括实际的伤害行为和可能造成伤害的行为;另外,判断是否为攻击行为,必须考虑到行为者的动机,即行为的意图;并且攻击行为是社会所不允许的。

2. 分类

(1) 敌意性攻击行为(hostile aggression):一种源于愤怒、旨在将痛苦加于人的攻击行为。

(2) 工具性攻击行为(instrumental aggression):以攻击手段来达成某种目的,而非以造成伤害为目的的攻击行为。只是把伤害作为达到其他目的的一种手段。

大多数恐怖活动属于工具性攻击,罗伯特·佩普(Robert Pape)在 2003 年对 1980—2001 年间发生的所有自杀性爆炸事件进行研究后指出:"所有自杀性恐怖活动的一个共同特征是都有明确的、现实的和战略性目标"。谋杀大多是敌意性的,其中约有一半是因意见不合而爆发,这些谋杀是冲动性的情感爆发,但是有一些谋杀以及由于报复、性胁迫导致的暴力活动却是工具性的。

二、攻击行为的理论

在分析攻击行为的原因时,社会心理学家主要有三种观点:①人类有基于生物本能的攻击性驱力;②攻击行为是对挫折的自然反应;③攻击行为是习得的。

1. 生物学理论

(1) 本能论和进化心理优势:弗洛伊德认为,人类的攻击行为根源于一种自我破坏的冲动。攻击行为把这种对死原始的强烈欲求所蕴含的能量转向他人,称这种强烈欲求为"死本能"。洛伦兹认为攻击为更多的是适应性的而非自我破坏。弗洛伊德和洛伦兹都认为攻击行为的能量来自本能(instinctual),是非习得的和普遍的。这种能量如果得不到释放,这种能量就会越积越多,直到爆发为止,或者有一个合适的刺激使之得到发泄。攻击行为虽然的确有其生物学基础,但人类的攻击倾向不能被仅仅限定为一种本能行为。进化心理学家巴斯和沙克尔福德(Buss&Shackelford)发现攻击行为对我们的远古祖先在特定情况下的确有着适应意义。攻击行为对于获得资源、抵抗攻击、威吓乃至干掉情敌、防止配偶的不忠都是一种有效的策略。攻击行为的适应性价值有助于解释为什么攻击行为在人类的历史上更多地出现在男性之间。"这并非因为男人有一种'攻击本能',感觉到一些能量被压抑着必须释放。这是男人从他们成功的祖先那里继承而来的一种心理机制",从而帮助他们提高自己的基因在下一代中保留的几率。

（2）神经系统的影响：攻击行为是复杂的，并非简单地受大脑中某个特定区域控制，但是研究者在动物和人类身上发现了一些能够促进攻击行为的神经机制。当科学家激活这些脑区时，人们的敌意程度增加了；当这些脑区的活动被抑制，敌意程度下降。对杀人犯和死囚的研究证实，脑区异常可能导致异常的攻击行为。

（3）基因的影响：证据显示，人类攻击和犯罪行为有很重要的遗传基因因素。某些特定的反社会攻击行为具有高遗传性，而且在家族中的表现很明显。遗传因素影响神经系统对暴力线索的敏感性。一项对新西兰几百名儿童进行追踪的研究，结果显示攻击行为使由一种能够改变神经递质平衡的基因和童年时期的受虐待经历共同决定的。攻击性和反社会行为并非单纯地只受"不良"基因或"不良"环境的影响；相反，基因会使某些儿童对虐待更敏感，反应更强烈。

（4）生物化学因素

①5-HT：许多研究发现 5-HT 功能降低与冲动性暴力攻击行为密切相关，无论攻击行为是指向自己（自杀）还是他人。5-HT 功能下降会减少冲动行为的抑制，会刺激引出冲动行为。

②去甲肾上腺素：Lavine 研究发现伴攻击行为人群去甲肾上腺素代谢产物的水平高于健康人群。三环抗抑郁剂能提高去甲肾上腺素的水平，从而加重攻击行为。精神药理学研究提示降低去甲肾上腺素的水平能成功的降低攻击行为的发生。β 肾上腺素能阻断药对去甲肾上腺素和攻击行为都具有降低作用。

③睾酮：研究还表明：攻击行为和雄性激素（睾丸激素）也有关系。在动物实验研究中，睾酮对攻击行为的作用被证实。Dixson 对雄性成年猕个体的攻击行为和睾酮浓度间关系的研究发现，睾酮对雄性个体攻击行为的产生起促进作用，即睾酮浓度升高.该雄性个体的攻击性会增强。但睾酮对人类攻击行为的作用不明确。Dolan 对有人格障碍的男性罪犯的研究显示，高浓度的血浆睾酮与攻击行为高度相关，降低雄性激素水平的药物可以削弱有暴力倾向男性的攻击性。

2. 挫折-攻击理论（frustration-aggression theory）

挫折是指在达成某一目标时所受到的干扰或者阻碍，当我们达到一个目标的动机非常强烈，当我们预期达到满意的结果，但在行动过程中遇到障碍时，挫折便产生了。挫折产生攻击的动机。约翰·多拉德和他的同事认为，攻击总是由挫折引起的，而且挫折总会导致某种形式的攻击行为。Berkowitz 对该理论进行了修正，认为挫折产生的是愤怒和敌意，攻击行为的一种情绪准备状态。如果存在攻击性的线索，这种愤怒就可能激起攻击行为。目前看来上述理论中的两个假设是错误的，虽然挫折通常激发了愤怒，但是有些情况下这个对应是不成立的，而且愤怒的增加并不总是导致更多的攻击行为，挫折以外的其他因素也会导致攻击行为。

3. 社会学习理论（social learning theory）

学习理论使用操作性模式和模仿模式探讨攻击行为，把人类的攻击行为看作是根据个人直接的和替代的强化和惩罚的经历而习得和维持的。目前通过实验研究和观察研究，学习理论已经很好地建立起这样的假说,即攻击行为更有可能发生在成功的攻击经历或对攻击模式的观察之后。人们对攻击行为的学习不仅发生在亲身体验其后果时通过观察别人,人们也可以进行同样的学习。像很多社会行为一样,当看到比人表现攻击行为而没有受到惩罚时,我们会习得攻击行为。

三、攻击行为的影响因素

1. 厌恶事件

一些令人厌恶的体验会诱发攻击行为,比如疼痛、令人不适的炎热、受攻击、过度拥挤等。自然环境中的某些因素可能会影响个体的攻击行为,如气温、噪声,这些因素通过影响个体的厌恶情绪反应使其产生攻击性。Anderson 提出了热假设理论来说明气温与攻击性之间的关系,实验研究发现环境中较高的温度能够增加个体的攻击性行为。

2. 新闻媒介

人们通常认为,电影和电视中描述的暴力可能增加观众的攻击性。有一些证据表明观看电视中的暴力对反社会性攻击有长期的和直接的影响。厄仑(L. D. Eron)报道,儿童时代观看暴力节目与后来 22 年中的攻击行为包括犯罪性暴力有显著关系。他提出,电视暴力可能会增强攻击倾向。通过观看电视中暴力节目影响攻击性的过程是复杂的。一般认为这种影响依赖于对电视节目中攻击性的解决冲突方法的模仿。这种影响可能涉及唤醒水平的增强,当攻击性唤醒水平占优势时就会激发攻击性反应而容易引发攻击行为。另外,电视中重复播放暴力节目也可能会减弱个人对攻击的抑制作用而激发与暴力关联的想法进而引发观众的攻击行为。相关研究有明确的证据显示,观看媒体中的暴力,无论是即使的还是在长期的情况下,均会增加攻击行为和暴力行为的可能性。

Anderson 和 Dill 也发现,玩暴力电子游戏的时间越长,游戏者就会表现出越多的攻击行为。反复玩暴力电子游戏则会引发更多的暴力攻击性想法、情绪和行为。当观看了对暴力进行奖励的媒体内容时,观看者的敌意情绪和攻击行为都有所增加;观看了受到惩罚的媒体内容时,观看者的敌意情绪增加,攻击行为却没有增加;而当媒体中的暴力内容看起来像真实生活,或者当被试认同游戏中的攻击性角色时,会产生更多的攻击性行为。

3. 酒精

在一项实验研究中,喝醉的人会施加更强的攻击。实验室研究和警方资料都表明,一旦人们被激怒,酒精会使攻击行为更容易发生。有暴力倾向的人比一般人更可能饮酒,在喝醉以后更可能变得具有攻击性。酒精可以降低人们的自我觉知和考虑后果的能力,进而增加攻击行为发生的可能。酒精使人们的个性弱化,降低我们的抑制能力。

当然,影响攻击行为的因素还有很多,比如社会环境的变化、家庭的因素、成长和生活的环境、个体的认知因素以及个性人格特征。

四、攻击行为的干预和控制

攻击行为是人类社会的一个主要问题,了解如何减少攻击行为的发生具有十分重要的社会意义。理论和研究提供了控制攻击行为的几种方法:

1. 宣泄

年轻人应该学会排解他们的愤怒。如果一个人"压抑了自己的愤怒,我们就要找到一个出口。我们应该给他一个机会排出愤怒的湍流。"宣泄的概念一般认为是亚里士多德创造的。宣泄能够有效改善情绪,释放心中的愤怒。通过宣泄来减少和释放愤怒的情绪,进而减少攻击行为的发生。

2. 预想惩罚和报复

对惩罚和报复的害怕似乎明显可以减少攻击行为。大多数致命的攻击是一时冲动、激烈的攻击——因争辩、侮辱或受攻击而起,所以必须在攻击发生之前阻止他,学会用攻击以外的手段解决问题的方法。对惩罚和报复的预期的效果进行想象,有时候会抑制攻击,因为人会理性地避免未来的痛苦。当然,有的时候对惩罚和报复的畏惧,似乎容易引起对攻击的反击。

3. 替代性攻击

当由于某种原因,攻击感不能直接针对引起愤怒的对象时,当我们经常被一些人压制和骚扰却不能报复,我们可以通过别的方式表达攻击性,其中之一就是替代性攻击——想一个替代对象释放攻击性。例如被父母压制的儿童可能故意把牛奶浇到狗的身上。个体可以对比挫折来源更无风险的对象表达愤怒。一般来讲,替代性攻击大多倾向于更弱小或没有风险的对象。

4. 社会学习的观点

厌恶体验,如期望的破灭、人身攻击等都会导致敌意性攻击行为。社会学习的观点建议通过消除引发攻击的因素来控制它——减少令人厌恶的刺激、奖励和塑造非攻击行为和产生与攻击行为不一致的反应。

[重庆医科大学附属第一医院 况利]

第十八节 心身耗竭

耗竭是指长期暴露于连续、极度的(职业)应激环境,资源枯竭、应付失败,整合瓦解,代偿失调,而出现的过度心理疲惫、机体损耗的状态。"耗竭"一词最早于1969年由Bradley提出,其后于1974年由美国纽约的心理分析学家赫伯特·J.弗罗伊登贝格尔(Herbert J. Freudenberger)的 *Staff Burnout* 开创了对心身耗竭的研究。他提出了"心身耗竭综合征"(burnout syndrome,BS)这个概念。当时,他注意到曾经无比满意的工作,现在却让自己感到疲倦和失落。随着时间的推移,他又注意到身边的许多医生也变得情绪低落、愤世嫉俗,对病人也越来越冷淡、越来越漠不关心。因此,最早的相关研究多集中于医护人员方面,后发现在教师中也常见,表现为对学生的态度及反应不当,丧失理智,要更换或离开教师岗位。我国最近在警察、银行职员中也有研究。近年来,随着研究的深入,这种现象不只限于少数特定行业,而是普遍存在于职业界的。

心身耗竭(burnout)是一种常见而且严重的公共卫生问题,其发病机制目前尚不明确。

一般认为此综合征的关键病因可能是职业性的情绪负担过重,其多半是由重负荷而低挑战的职务所致。这些人的身心都饱受折磨——在心理方面,他们情绪容易波动、降低注意广度、无意义的情感、冷漠,而且注意力无法集中;在生理方面,他们疲劳、腰酸背痛、头痛及睡眠障碍,或者出现消化系统紊乱。这种因职业生涯而导致的身心俱疲的状态,被弗罗伊登贝格尔定义为"心身耗竭综合征"。此后 Maslach 等定义为:心身耗竭综合征是一种心理能量在长期奉献给别人的过程中被索取过多,而产生以极度的心身疲惫和感情枯竭为主的综合征,并且产生自卑、厌恶工作、失去同情心。

长期从事紧张、应激、工作压力大的工作,并且自身工作热情高,从不会拒绝和懈怠工作的人易患心身耗竭综合征,其中急救医疗护理工作者、肿瘤学家、麻醉科医生及教师等均有着较高的发生率,高学历、低工作年限、处于高工作压力环境及家庭条件欠理想等护理人员均属高危人群。研究显示,在护理人员中 ICU、外科及急诊科护士更易出现心身耗竭综合征。

一、影响因素

1. 外界因素

工作环境,工作量,工作风险,人际关系,家庭因素(经济困难、配偶的年龄偏大,家人或孩子的健康受到威胁)。

2. 自身因素

职业心理素质,受教育水平(护理人员中一般认为:教育程度越高,心身耗竭综合征的发生率越高,这与高学历层次护士对自身期望较高,工作中希望参与决策和管理的愿望高,容易导致在现实工作中产生失落感有关。有研究表明低工作年限高学历护士存在高水平的职业倦怠),自身价值感。

3. 其他

工作地位,工作经验,角色压力水平过高,人格因素等。有人认为,人格坚韧度越高,由于职业产生的紧张度就越低。赵然等的研究指出,A 型性格的护理人员工作满意率低,心理健康水平差,而其他因素如女性的自身敏感度较高,因此在感到职业倦怠时自责多见,会加重心身耗竭水平。

现在,我们已经很清楚地认识到,长期紧张在诱发心身耗竭综合征中扮演着重要角色。从生物进化的角度上说,人体的应激反应(stress reaction)是一种有效的保护性反应。如果这种紧张状态持续数周、数月甚至数年,身体便会不可避免地发生病变。持久的压力会引发高血压和心脏病、弱化免疫系统,使我们更加频繁地出现躯体不适。身体开始不舒服,精神和心理也会发生变化。他们会发现,自己很难集中精力,创意越来越少,记忆力也越来越差,并开始犯错。压力和对自身的不满会在精神上留下烙印。日渐消退的自尊和对失败的焦虑折磨着他们,使这些"心身耗竭综合征"患者丧失信心。

此外,心身耗竭综合征患者无法在工作以外的生活中找到生存的意义,因此对他们来说,"放松一下""关上电脑休息 5 分钟"之类的建议完全不起作用。所有想克服这个问题的人,都必须领会这一点:除了事业成功以外,其他事情也可以带来成就感。"那些令你在事业上飞黄腾达的个性,正是现在必须摆脱的东西。"舍德洛夫斯基相信,这就是症结所在。在对那些身心俱疲的经理们进行治疗的过程中,这位心理学家经常可以将他们的"人生规划"追溯到孩童时期。"比如,那些从小就学会必须守时,总是把事情做得非常完美的孩子,长大后便会从中受益",他说,凭借这种根深蒂固的观念,他们会在学校中表现出色,在随后的职业生涯中也是一样。不过,他们缺乏更健康的生活方式这一新技能。。

二、心身耗竭的演变过程

心身耗竭的演变过程如下:①强迫自己证明实力,过度膨胀的雄心壮志变成坚定的决心和强迫性行动。②终日忙于工作,事无巨细都亲自处理。③为了争取好成绩,睡觉、吃饭、探望朋友和家人等活动都被视为"不重要的其他需要",抛在一边。④工作中问题出现,忧心忡忡。身体病症从这一阶段开始。⑤孤僻、明哲保身和对基本生理需要的忽视,改变着身体的感觉。⑥听不进不同的意见,对工作要求苛刻,沉浸在沉重的工作压力中去。⑦停止了社会交往,处世淡漠。⑧焦虑不安,对许多事情都漠然无趣。⑨迷失了自我,生活变得毫无乐趣。⑩内心空虚,纵欲过度,暴饮暴食,毒品酒精滥用。⑪忧郁症,筋疲力尽。⑫心身耗竭综合征。

对许多心身耗竭综合征患者来说,发病原因大同小异。厄运往往会降临到最佳员工的头上——这些人总是欣然接受一大堆任务,并且干劲十足,工作已经成了展现他们个人价值的重要部分。为了处理那些堆积如山的公务,这位可怜的员工不得不加班加点,在办公室里一直熬到深夜,忽视身体锻炼,无视饮食规律(胡乱吃些不健康的快餐,或者干脆饿着肚子挺过一顿),取消私人约会,甚至错过孩子们的足球比赛,把自己完全孤立了起来。人类是社会性动物,当正常的人际交往被切断时,我们不可能感觉良好。瑞士联邦理工学院苏黎世分校的曼弗雷德·舍德洛夫斯基(Manfred Schedlowski)说:"来自家庭、朋友和同事的支持是抵抗压力的重要缓冲剂。"最近,他已经创建了一个课题小组,研究工作压力的起因与后果。

另一个危险因素,是他(或她)工作时拥有的支配权以及努力工作后得到的赏识。精神病学家于尔根·施泰德(Juergen Staedt)在德国柏林开设了 Vivantes 医疗中心。他提到这样一位患者:她曾是一位成功的部门主管,连续数年表现出色,直到公司进行了结构调整,虽然她极力争取,仍无力扭转部分下属惨遭解雇的命运——这无异于在她脸上扇了一记耳光。此后,失眠、厌食和怀才不遇的怨恨一直困扰着她,最终将她送进了施泰德的医疗中心。他解释说:"这样的挫折是生活的一部分。不过,心身耗竭综合征患者的个性会让他们无法跨越这些挫折。他们的整个自我形象都被敲得支离破碎了。"专家们把这种受挫称为回报危机,他们会觉得自己在工作上耗费的大量艰辛没有得到足够的重视。这种情况会使问题变得更加严重,这些患者的工作能力下降是迟早的事,他们会发现自己很难集中精力,创意越来越少,记忆力也越来越差,并开始犯错。"然后,恶性循环就开始了",施泰德解释说,"一旦意识到自己的工作不再像以前那样出色,身上的压力就会变重,事情会越来越糟。"他们将开始将自己的失误迁怒于同事,并批评和斥责他们。压力和对自身的不满会在精神上留下烙印。日渐消退的自尊和对失败的焦虑折磨着他们,使这些心身耗竭综合征患者丧失信心,毫无斗志,终日在痛苦中煎熬,他们可能会在酒精和药丸中寻求安慰,一些人甚至尝试自杀。

三、症状表现

他们在工作中全力以赴,在职场上平步青云,但令人满意的工作业绩背后却是大量的工作量、高风险、高责任心、高紧张度等。虽然压力很大,但他们一直坚持着。没人会在一夜之间彻底变得身心衰竭,恰恰相反,他们的精力是逐渐衰退的,速度慢得让许多人从未察觉出这些细微变化,直到情况已经变得相当严重。加班时间的延长,甚至在周末加班,他们会认为"没有问题——我现在只是有点疲劳而已"。这些患者往往是最后一个意识到自己病情严重的人。

心身耗竭综合征不是一个单独的疾病单元,而是许多心理和躯体疾病的基本症状或前奏。最常见的症状有:疲乏感、厌倦感、力不从心感、无能感、淡漠、敌意、易激惹、抑郁、焦虑、注意力不集中、工作动机削弱、工作效能下降、睡眠障碍、饮食及体重改变。如果自我保健不足,长期在耗竭状态下工作的人不仅会漠视、敌视服务对象,还会严重降低工作质量。

四、诊断

目前心身耗竭被研究人员看作一个与工作相关的综合征,它包含了三个维度:情感耗竭、去人格化以及低个人成就感。但既往的相关研究显示,目前没有一个标准的、可以被广泛接受的有效程序去诊断心身耗竭。现在心身耗竭综合征的诊断仅由医生相对随意去依据一个相关描述性的症状即提出诊断。此外,目前 ICD-10 及 DMS-Ⅳ 中亦均没有相关定义诊断标准,故而心身耗竭的诊断常常被用像抑郁症之类的诊断所代替,心身耗竭也可能是抑郁障碍的发展阶段。ICD-11"职业倦怠"应是同样的概念,WHO 对职业倦怠的定义为:"长期暴露于工作场所压力,且未能成功管理,所造成的一种综合征。"在 ICD-11 中,"职业倦怠"的诊断编码为 QD85,是"与就业或失业相关的问题"的一个子类别。根据诊断编码的描述,职业倦怠是一种概念化的综合征,是由于长期的工作压力导致的。ICD-11 特别指出,职业倦怠特指职业背景下的现象,不应用于描述生活其他领域的经验。其有以下三个方面的特征:能量消耗或疲惫感;②心理上对工作保持距离或对自己的工作感到消极和愤怒;③工作效能下降。同时,诊断"职业倦怠"需要排除以下疾病:调整障碍、与压力特别相关的疾病、焦虑或恐惧相关疾病、情绪障碍。

五、预防和治疗

首先,减少职业应激源,要有情绪能源的支持体制。组织上关心员工的心身健康,注意劳逸结合。在激烈紧张状态下进行困难的工作时,同事和上司的支持比什么都重要。提供必要的物质条件及组织措施,从认知、技能、社会支持等多方面提高员工水平。

其次,要明确认识到造成心身耗竭综合征的紧张状况和因素,保持有效的应对能力。我们必须要学会如何适当地释放压力,在工作以外的生活中找到生存的意义,其他事情也可以带来成就感。同时,由于现代社会压力几乎无处不在,我们也必须学会如何保护自己免受压力的影响。如果我们一开始就能避免落入过度工作和内心压力的恶性循环,就再理想不过了。舍德洛夫斯基评论说:"现在的商业社会中,压力几乎无处不在。如果你知道如何保护自己免受压力的影响,心身耗竭的危险就会大大降低。"压力的强弱是重要因素,却不是决定性因素。施泰德解释说："如果一个人每天工作 12 小时,每周工作 7 天,仍能找到一种合适的方式为自己减压,他也许就不会出现问题。另外,也有人哪怕只做兼职也已经压力沉重,并最终患上了心身耗竭综合征。"

最后,要改变自身的生活方式。不仅在工作中,工作之余也要寻求支持工作与生活得充实得到生活的乐趣。密切的社会接触,花时间与朋友、家人和同事相处,都有助于缓解压力。此外,学习一些放松技巧也会有帮助,如瑜伽或渐进性肌肉放松训练。心理学家德洛夫斯基强调,事情的关键是你必须先在头脑中跨出决定性的一步。他说:"在职业生涯的初期,当然越早越好——你必须接受这样一个观念:身体和精神健康的重要性,丝毫不亚于职位的晋升。"目前有研究表明,针对心身耗竭综合征的治疗应用认知行为治疗是有效的,而其他相关治疗缺乏相应治疗有效证据。

"重新制定人生规划"是治疗方案中最困难的部分,它与大脑的运作方式有关,学会的时间越久,重复实践的次数越多,事情在大脑中扎根越深。舍德洛夫斯基称:"重新学习生活习惯,改变早已根深蒂固的生活方式,是一个耗时很长的训练过程。"他建议进行为期 6 个月的非住院治疗,在此期间,患者要在日常生活中不断练习他们更加健康的新生活方式。

抗压法则——

抗压法则第一条:为你的身体留出一定的时间。相关的抗压方法非常简单,而且行之有效。这些方法包括:食用健康食品,有规律地锻炼身体,保证充足的睡眠。

抗压法则第二条:工作狂必须在紧张与放松之间寻求平衡,或者,套用一句行话——要找到工作和生活的平衡点。舍德洛斯基说:"每个人都必须找到自己的压力补偿机制。"某一个人也许可以通过长跑来减轻压力,另一个人的放松方法是躺在自家的沙发上听古典音乐,而第三个人更喜欢在花园里摆弄花草。这些习惯本身并不重要,重要的是我们需要全身心投入到一种令人愉快的活动中去。

六、心身耗竭水平的测量

心身耗竭领域研究使用的测量方法主要有两类:问卷测量法和客观测量法。问卷测量法又包括自陈问卷测量法和他评问卷测量法。从目前来看,自陈问卷测量法因为其经济实用的特性,是耗竭领域的主导测量方法,并还将在很长的一段时间内保持这一地位。

1. 自陈式问卷测量

(1) Maslach 耗竭问卷(Maslach burnout inventory,MBI):是由 Maslach 与 Jackson 编制(1981)和修订(1986)。MBI 包含三个维度,分别是:情绪衰竭(emotional exhaustion)、去人性化(depersonalization)和个人成就感(personal accomplishment)。现在可供使用的 MBI 共有三个版本:服务版 MBI——Human Services Survey、教育版 MBI——Educators Survey 和通用版 MBI——General Survey。服务版和教育版有 22 个项目,通用版有 16 个项目。MBI 在面世之后得到了最为广泛的应用和检验,目前在多数相关研究中 MBI 都是测量职业枯竭的首选工具。2002 年我国李超平博士等完成了 MBI-GS 在国内的修订。

(2) 耗竭测量表(BM):以色列心理学家 Pines 和 Aronson 于 1981 年开发了"耗竭测量表(burnout measure,BM)"。BM 包含三个部分,分别测量生理耗竭(physical exhaustion)、

情感耗竭(emotional exhaustion)、心理耗竭(mental exhaustion),最后合成一个总分,因此BM所测量的枯竭是单维的。BM为自测量表,其共有21个项目。BM与其他枯竭量表不同的一点是,它并不只测量由工作导致的枯竭状态,Pines认为,在其他一些情境中,如婚姻关系中长久的冲突也会使人陷入枯竭状态,因此BM的应用扩展到了婚姻、政治领域的研究。

(3) Oldenburg 枯竭问卷(OLBI):德国心理学家 Demerouti 于 2003 年开发了Oldenburg枯竭问卷(Oldenburg burnout inventory,OLBI)。与MBI和BM源于临床个案研究不同,OLBI的理论基础是工作要求-资源(JD－R)模型。OLBI包含两个维度:耗竭(exhaustion)和疏离工作(disengagement from work)。OLBI共有15个项目,均为陈述句。

(4) Shirom-Melamed 枯竭量表(SMBM):以色列心理学家 Shirom 和 Melamed 在 2002年开发了 Shirom-Melamed 枯竭量表(Shirom-Melamed burnout measure,SMBM)。SMBM的理论基础是资源守恒理论(conservation of resources theory,COR)。该理论认为:人们具有努力保护有用资源,并尽力将资源丧失的威胁减小的倾向。为了满足工作和角色的要求,人们需要投入资源,当资源不足,或者得不到预期的回报,或者造成资源的彻底丧失时,就会导致枯竭。SMBM共有16个项目,分别测量生理疲乏 physical fatigue、情感耗竭 emotional exhaustion、认知疲惫 cognitive weariness 三个部分。

2. 他评问卷及客观生理指标测量法

鉴于自陈式问卷测量有着先天不足的问题,如表面效度高、社会赞许性高、负面情绪唤起多等,容易造成测量结果的偏差。因此,有研究者使用他评问卷测量的方法研究枯竭。例如 Evers、Tomic、Brouwers 等人使用修改过的 MBI 评价老师的枯竭程度等。考虑枯竭有生理上的表现,因此从生理方面进行客观测量是可行的,如 Pruessner、Hellhammer、Kirschbaum 研究枯竭对于教师人群的激素水平的影响。但他评问卷测量法及客观生理指标测量法使用到目前为止还十分有限。

七、病例及病例分析

自从 9 年前在商界谋得职位后,拉里在工作中全力以赴,在职场上平步青云,始终保持着模范职业经理人的形象。28 岁那年,他进入美国一家咨询公司,不久便得到晋升,负责公司的很多事务。公司给他配了一辆车,外加一份让人美慕的高薪。令人满意的工作业绩背后,是连续不断的出差和每周 60～80 小时的工作,以及频繁的周末会议。但他对此并不介意。拉里说:"偶尔,我也会感叹这份工作带来的巨大压力,但我真的乐在其中。这么长时间以来,它带给我许多快乐。"直到有一天,拉里突然倒在自家公寓门外,出现严重头痛、心率加速和头晕目眩等症状,被送进了医院的重症室。一年后,他回忆说:"起初,我以为自己患了中风,但是医生却给出了一个意想不到的诊断结果。"心身耗竭综合征(burnout syndrome)——拉里是因为多年的过度操劳才病倒的。

许多专家相信,在这样一个"物尽其用,人尽其才"的时代,像拉里这样的病例并不罕见,且发病率正日益增长。美国职业安全健康研究所(National Institute for Occupational Safety and Health)旗下的一份刊物称:"现在,工作压力对员工健康造成的危害,也许比过去任何时候都要严重。"虽然,精力开始自然衰退的中年人因过度操劳而引发身心衰竭更常见,但同样情况也可能出现在青年人身上。2005年11月,Spherion公司在美国佛罗里达州的劳德代尔堡委托发起了一项哈里斯互动民意调查,结果发现,年龄在25~39岁之间的工人,1/3因为工作而感觉心力交瘁。

　　不久,弗罗伊登贝格尔开始在医学界以外的领域寻找案例——他发现,类似的情况在许多行业中普遍存在。很多人的身心都饱受折磨:在心理方面,他们情绪容易波动,睡眠不稳,而且注意力无法集中;在生理方面,他们腰酸背痛,或者出现消化系统紊乱。这种因职业生涯而导致身心俱疲的状态,被弗罗伊登贝格尔定义为"心身耗竭综合征"。

　　这种小毛病没有专门的统计数据支持,在一定程度上,是因为心身耗竭综合征在这个领域的"圣经"——《精神障碍的诊断及统计手册》(the Diagnostic and Statistical Manual of Mental Disorders)中,没有找到属于自己的分类。相反,它被归入了"未分化身体形式症"(undifferentiated somatoform disorder)。不过,即使没有确凿的统计数据,专家们仍一致认为:各行各业的工作压力正在增加,人们正在疲于奔命。

　　　　　　　　　　上海市虹口区精神卫生中心　　　　　　　介　勇
　　　　　　　　　　上海交通大学医学院附属精神卫生中心　易正辉

参考文献

[1] Lipowski Z J. Psychosomatic medicine: Past and present. Part III. Currentresearch[J]. CanadianJournal of Psychiatry Revue Canadienne De Psychiatrie,1986,31(1):14-21.

[2] Wise T N. Psychosomatics: past, present and future[J]. Psychotherapy and Psychosomatics,2014,83(2):65-69.

[3] Fava G A,Wise T N. Issues for DSM-V: Psychological factors affecting either identified or feared medical conditions: A solution for somatoform disorders[J]. The American Journal of Psychiatry,2007,164(7):1002-1003

[4] Mangelli L,Semprini F,Sirri L,et al. Use of the diagnostic criteria for psychosomatic research (DCPR) in a community sample[J]. Psychosomatics,2006,47(2):143-146.

[5] Porcelli P,de Carne M. Criterion-related validity of the diagnostic criteria for psychosomatic research for alexithymia in patients with functional gastrointestinal disorders[J]. Psychotherapyand Psychosomatics,2001,70(4):184-188.

[6] Grandi S,Fabbri S,Tossani E,et al. Psychological evaluation after cardiac transplantation: The integration of different criteria[J]. Psychotherapyand Psychosomatics,2001,70(4):176-183.

[7] Sonino N,Ruini C,Otolini F,et al. Psychosocial correlates of endocrine disease[J]. Eur Psychiatry,2000,15(supple):345.

[8] Porcelli P,Rafanelli C. Criteria for psychosomatic research (DCPR) in the medical setting[J]. Current Psychiatry Reports,2010,12(3):246-254.

[9] Porcelli P,Guidi J. The clinical utility of the diagnostic criteria for psychosomatic research: A review of studies[J]. Psychotherapy and Psychosomatics,2015,84(5):265-272.

[10] Galeazzi G M,Ferrari S,MacKinnon A,et al. Interrater reliability, prevalence, and relation to ICD-10 diagnoses of the diagnostic criteria for psychosomatic research in consultation-liaison psychiatrypatients[J]. Psychosomatics,2004,45(5):386-393.

[11] 李磊,张钰群,杜向东,等. Fava半定式访谈工具在中国抑郁和焦虑障碍患者中的运用[J]. 中

华行为医学与脑科学杂志，2016(9)：807－811.

［12］Guidi J，Rafanelli C，Roncuzzi R，et al. Assessing psychological factors affecting medical conditions：Comparison between different proposals[J]. General Hospital Psychiatry，2013，35(2)：141－146.

［13］Theorell T. Evaluating life events and chronic stressors in relation to health：Stressors and health in clinical work[J]. Advances in Psychosomatic Medicine，2012，32：58－71.

［14］Fink G. Stress Concept and Cognition，Emotion，and Behaviour[J]. Psychother Psychosom，2017，86：126.

［15］NemeroffC B. Paradise lost：The neurobiological and clinical consequences of child abuse and neglect[J]. Neuron，2016，89(5)：892－909.

［16］Schöttker B，Saum K U，Jansen E H J M，et al. Associations of metabolic，inflammatory and oxidative stress markers with total morbidity and multi-morbidity in a large cohort of older German adults [J]. Age and Ageing，2016，45(1)：127－135.

［17］McEwen B S. Physiology and neurobiology of stress and adaptation：Central role of the brain[J]. Physiological Reviews，2007，87(3)：873－904.

［18］McEwen B S，Bowles N P，Gray J D，et al. Mechanisms of stress in the brain[J]. Nature Neuroscience，2015，18(10)：1353－1363.

［19］McEwen B S，GianarosP J. Stress—and allostasis-induced brain plasticity[J]. Annual Review of Medicine，2011，62：431－445.

［20］Offidani E，Ruini C. Psychobiological correlates of allostatic overload in a healthy population[J]. Brain，Behavior，and Immunity，2012，26(2)：284－291.

［21］Mechanic D，VolkartE H. Illness behavior and medical diagnoses[J]. Journal of Health and Human Behavior，1960，1(2)：86.

［22］Mechanic D. Sociological dimensions of illness behavior[J]. Social Science & Medicine，1995，41(9)：1207－1216.

［23］American Psychiatric Association. Diagnostic and statistical manual of mental disorders：DSM-5 [M]. 5th ed. Arlington，VA：American Psychiatric Association，2013

［24］Fava G A，Grandi S. Differential diagnosis of hypochondriacal fears and beliefs[J]. Psychotherapy and Psychosomatics，1991，55(2/3/4)：114－119

［25］Noyes R Jr，Carney C P，LangbehnD R. Specific phobia of illness：：Search for a new subtype[J]. Journal of Anxiety Disorders，2004，18(4)：531－545.

［26］Cosci F，Fava G A. The clinical inadequacy of the DSM-5 classification of somatic symptom and related disorders：An alternative trans-diagnostic model[J]. CNS Spectrums，2016，21(4)：310－317.

［27］Cosci F. Assessment of personality in psychosomatic medicine：Current concepts [J]. Adv Psychosom Med，2012，32：133－159.

［28］Friedman M，RosenmanR H. Type A behavior and your heart[M]. New York：Knopf，1974

［29］Zohman B L. Type a behavior and your heart[J]. Psychosomatics，1975，16(1)：43.

［30］Sirri L，Fava G A，Guidi J，et al. Type A behaviour：A reappraisal of its characteristics in cardiovascular disease[J]. International Journal of Clinical Practice，2012，66(9)：854－861

［31］SnaithR P，Taylor C M. Irritability：definition，assessment and associated factors[J]. TheBritish Journal of Psychiatry：the Journal of Mental Science，1985，147：127－136.

［32］Klabbers G，Bosma H，van den Akker M，et al．Cognitive hostility predicts all-cause mortality irrespective of behavioural risk at late middle and older age［J］．EuropeanJournal of Public Health，2012，23（4）：701－705．

［33］Sonino N，Navarrini C，Ruini C，et al．Persistent psychological distress in patients treated for endocrine disease［J］．Psychotherapyand Psychosomatics，2004，73（2）：78－83．

［34］吴爱勤．心身医学分类诊断评估策略［J］．实用医院临床杂志，2015，12（6）：1－6．

［35］Porcelli P，Fava G A，Rafanelli C，et al．Anniversary reactions in medical patients［J］．TheJournalof Nervous and Mental Disease，2012，200（7）：603－606．

［36］Frank J D．Persuasion and Healing．Baltimore［M］．Washington：Johns Hopkins University Press，1961．

［37］Kubie L S，Frank J D．Persuasion and healing［J］．TheJournal of Nervous and Mental Disease，1961，133（6）：561－566．

［38］Schmale A H Jr，Engel G L．The giving up-given up complex illustrated on film［J］．Archivesof General Psychiatry，1967，17（2）：135－145．

［39］Tecuta L，Tomba E，Grandi S，et al．Demoralization：a systematic review on its clinical characterization［J］．Psychological Medicine，2015，45（4）：673－691．

［40］SweeneyDR．Differentiation of the "giving-up" affects-helplessness and hopelessness［J］．Archivesof General Psychiatry，1970，23（4）：378．

［41］Benedetti F．the neuroscience behind the doctor-patient relationship［M］．New York，New York：Oxford University Press，2011

［42］Treliving L．The patient's brain：The neuroscience behind the doctor-patient relationship．byfabriziobenedetti．Oxford university press．2010．34．95（pb）．304pp．ISBN：9780199579518［J］．BritishJournalof Psychiatry，2011，199（2）：168－169．

［43］李胜兰．躯体疾病患者绝望水平及与神经质、领悟社会支持关系研究［D］．长沙：中南大学，2014．

［44］EysenckH J．Genetic and environmental contributions to individual differences：The three major dimensions of personality［J］．Journalof Personality，1990，58（1）：245－261．

［45］Wright C I，Williams D，Feczko E，et al．Neuroanatomical correlates of extraversion and neuroticism［J］．Cerebral Cortex，2006，16（12）：1809－1819．

［46］邱林，郑雪．主观幸福感的结构及其与人格特质的关系［J］．应用心理学，2005，11（4）：330－335．

［47］Waldron J S，Malone S M，McGue M，et al．Genetic and environmental sources of covariation between early drinking and adult functioning［J］．PsychologyofAddictive Behaviors：Journal of the Society of Psychologists in Addictive Behaviors，2017，31（5）：589－600．

［48］McCrae R R，Costa P T Jr．Validation of the five-factor model of personality across instruments and observers［J］．JournalofPersonalityand Social Psychology，1987，52（1）：81－90．

［49］SansoneR A，SansoneL A．Doctor shopping：A phenomenon of many themes［J］．InnovationsinClinical Neuroscience，2012，9（11/12）：42－46．

［50］Ahluwalia R，Bhatia N K，Kumar P S，et al．Body dysmorphic disorder：Diagnosis，clinical aspects and treatment strategies［J］．Indian Journalof Dental Research：Official Publication of Indian Society for Dental Research，2017，28（2）：193－197．

[51] Kelly M M，Zhang J X，Phillips K A. The prevalence of body dysmorphic disorder and its clinical correlates in a VA primary care behavioral health clinic[J]. Psychiatry Research，2015，228(1)：162-165.

[52] Ajiboye P O，AbiodunO A，Tunde-AyinmodeM F，et al. Psychiatric morbidity in stroke patients attending a neurology clinic in Nigeria[J]. African Health Sciences，2013，13(3)：624-631.

[53] 陆林. 沈渔邨精神病学[M]. 6 版. 北京：人民卫生出版社，2018.

[54] Stacey L. Chamberlin，Brigham Narins. The Gale Encyclopedia of Neurological Disorders[M]. Farmington Hills：Gale Group，2005.

[55] Ellen Thackery，Madeline Harris. Gale encyclopedia of mental disorders[M]. Farmington Hills：Gale Group，2003.

[56] David A. Greenberg，Michael J. Aminoff，Roger P. Simon. Clinical Neurology[M]. 5th. ed New York：McGraw-Hill，2003.

[57] 张娜，贺建华. 综合医院老年患者谵妄的临床特点及诊治[J]. 临床药物治疗杂志，2012，10(2)：36-40.

[58] 汪春运. 谵妄的诊断和治疗[J]. 国际精神病学杂志，2012，39(1)：51-54.

[59] 李喜元，尹吉东，从洪良. ICU 谵妄的诊断评估工具和处理新进展[J]. 医学综述，2011，17(5)：764-766.

[60] Bledowski J，Trutia A. A review of pharmacologic management and prevention strategies for delirium in the intensive care unit[J]. Psychosomatics，2012，53(3)：203-211.

[61] Holly C，Cantwell E R，Jadotte Y. Acute delirium：Differentiation and care[J]. Critical Care Nursing Clinics of North America，2012，24(1)：131-147.

[62] Simone M J，Tan Z S. The role of inflammation in the pathogenesis of delirium and dementia in older adults：A review[J]. CNS Neuroscience& Therapeutics，2011，17(5)：506-513.

[63] Flaherty J H，Gonzales J P，Dong B R. Antipsychotics in the treatment of delirium in older hospitalized adults：A systematic review[J]. Journal of the American Geriatrics Society，2011，59：S269-S276.

[64] Gilchrist N A，Asoh I，Greenberg B. Atypical antipsychotics for the treatment of ICU delirium[J]. Journal of Intensive Care Medicine，2012，27(6)：354-361.

[65] Voyer P，McCusker J，ColeM G，et al. Prodrome of delirium among long-term care residents：What clinical changes can be observed in the two weeks preceding a full-blown episode of delirium? [J]. International Psychogeriatrics，2012，24(11)：1855-1864.

[66] Cole MG，McCusker J，Voyer P，et al. Symptoms of delirium occurring before and after episodes of delirium in older long-term care residents[J]. Journal of the American Geriatrics Society，2012，60(12)：2302-2307.

[67] Aguirre E. Delirium and hospitalized older adults：A review of nonpharmacologictreatment[J]. Journalof Continuing Education in Nursing，2010，41(4)：151-152.

[68] Hatherill S，FlisherAJ. Delirium in children and adolescents：A systematic review of the literature[J]. Journal of Psychosomatic Research，2010，68(4)：337-344.

[69] Khan B A，Zawahiri M，Campbell N L，et al. Delirium in hospitalized patients：Implications of current evidence on clinical practice and future avenues for research：A systematic evidence review[J]. JournalofHospital Medicine，2012，7(7)：580-589.

[70] BlazerD G，vanNieuwenhuizen A O. Evidence for the diagnostic criteria of delirium：An update

[J]. CurrentOpinion in Psychiatry，2012，25(3)：239-243.

[71] Dasgupta M，Hillier L M. Factors associated with prolonged delirium：A systematic review[J]. International Psychogeriatrics，2010，22(3)：373-394.

[72] Cole M G，Ciampi A，Belzile E，et al. Persistent delirium in older hospital patients：A systematic review of frequency and prognosis[J]. Age and Ageing，2009，38(1)：19-26..

[73] Devlin J W，Al-QadheeNS，Skrobik Y. Pharmacologic prevention and treatment of delirium in critically ill and non-critically ill hospitalised patients：A review of data from prospective，randomisedstudies [J]. Best Practice&ResearchClinical Anaesthesiology，2012，26(3)：289-309.

[74] McKhann G M，KnopmanD S，Chertkow H，et al. The diagnosis of dementia due to Alzheimer's disease：Recommendations from the National Institute on Aging-Alzheimer's Association workgroups on diagnostic guidelines for Alzheimer's disease[J]. Alzheimer's& Dementia，2011，7(3)：263-269.

[75] del Ser T，Barba R，Morin M M，et al. Evolution of cognitive impairment after stroke and risk factors for delayed progression[J]. Stroke，2005，36(12)：2670-2675.

[76] Sachdev P S，Chen X H，Brodaty H，et al. The determinants and longitudinal course of post-stroke mildcognitiveimpairment[J]. JournaloftheInternational Neuropsychological Society：JINS，2009，15(6)：915-923.

[77] 张新卿. 从阿尔茨海默病新诊断指南看轻度认知功能损害概念的变化[J]. 中华老年多器官疾病杂志，2012，11(4)：241-243.

[78] Moorhouse P，Rockwood K. Vascular cognitiveimpairment：Current concepts and clinical developments[J]. The Lancet Neurology，2008，7(3)：246-255.

[79] 沈渔邨. 精神病学[M]. 4版. 北京：人民卫生出版社，2001.

[80] 徐韬园. 现代精神医学[M]. 上海：上海医科大学出版社，2000.

[81] 江开达. 精神医学新概念[M]. 2版. 上海：复旦大学出版社，2004.

[82] (德)诺斯拉特·佩塞施基安(NossratPeseschkian)著；张芸等译. 身心疾患治疗手册：跨文化、跨学科的积极心理疗法[M]. 北京：社会科学文献出版社，2002.

[83] 刘斌志. 震后失依青少年哀伤经验的社会工作研究：基于汶川地震灾区的深入访谈[J]. 社会工作，2013(1)：77-85.[知网]

[84] 刘建鸿，李晓文. 哀伤研究：新的视角与理论整合[J]. 心理科学进展，2007，15(3)：470-475

[85] 贾晓明. 从民间祭奠到精神分析-关于丧失后哀伤的过程[J]. 中国心理卫生杂志，2005，19(8)：569-571.

[86] Hammett EB，MaltbieAA，CavenarJ OJr，et al. Atypical grief：Anniversary reactions[J]. Military Medicine，1979，144(5)：320-321.

[87] 沈渔邨. 精神病学[M]. 4版. 北京：人民卫生出版社，2001.

[88] 吴文源. 焦虑障碍防治指南大众本[M]. 北京：人民卫生出版社，2012.

[89] 王晓岩. 焦虑症的临床表现及分类[J]. 中国社区医师，2007，23(19)：46.

[90] 孙学礼. 精神病学[M]. 北京：高等教育出版社，2003.

[91] 李广智. 抑郁症[M]. 北京：中国医药科技出版社，2009.

[92] 杨炼红. 专家解答抑郁症[M]. 西安：第四军医大学出版社，2011.[LinkOut]

[93] James Morrison. 精神科临床诊断[M]. 北京：中国轻工业出版社，2009.

[94] 许天红. 抑郁障碍[M]. 北京：中国医药科技出版社，2004.

[95] 吴文源. 心身医学基本技能[M]. 上海：同济大学出版社，2009.

［96］方贻儒. 抑郁障碍［M］. 北京：人民卫生出版社，2012.

［97］许又新. 躯体化障碍的诊断和性质［J］. 中国心理卫生杂志，2011，25(7)：494－495.

［98］姚玉芳，胡波. 躯体化障碍的临床特征、治疗及临床转归的研究［J］. 国际精神病学杂志，2011，38(1)：10－14.

［99］王玉，党海红. 躯体化障碍治疗进展［J］. 临床心身疾病杂志，2010(2)：183－185.

［100］王志阳，施慎逊，王立伟. 躯体化障碍患者临床特征的调查［J］. ，中华全科医学杂志，2009，8(6)：381－384.

［101］阙中有. 躯体化障碍的临床诊断与治疗［J］. 中国实用乡村医生杂志，2011(7)：36－38.

［102］高梦琦，张茂清. 躯体化障碍的识别和治疗［J］. 中国实用乡村医生杂志，2013(3)：7－9.

［103］董丽平，赵海宁，陈应柱. 躯体化障碍患者的临床特征［J］. 临床精神医学杂志，2011，21(1)：40－42.

［104］温丽霞. 躯体化障碍在心内科的发病率［J］. 中国保健营养，2012，22(10)：1358.

［105］李昌俊，郑涌，刘新丰. 躯体化症状如何产生？：躯体化的认知理论述评［J］. 中国神经精神疾病杂志，2009，35(8)：507－509.

［106］李昌俊，郑涌，刘新丰. 躯体化症状如何产生？：躯体化的认知理论述评［J］. 中国神经精神疾病杂志，2009，35(8)：507－509.

［107］Rachman S. Health anxiety disorders：A cognitive construal［J］. Behaviour Research and Therapy，2012，50(7/8)：502－512.

［108］Bourgault-Fagnou M D，Hadjistavropoulos H D. Understanding health anxiety among community dwelling seniors with varying degrees of frailty［J］. Aging & Mental Health，2009，13(2)：226－237.

［109］Sunderland M，Newby J M，Andrews G. Health anxiety in Australia：Prevalence，comorbidity，disability and service use［J］. TheBritish Journal of Psychiatry：the Journal of Mental Science，2013，202(1)：56－61.

［110］Abramowitz J S，Olatunji B O，Deacon B J. Health anxiety，hypochondriasis，and the anxiety disorders［J］. Behavior Therapy，2007，38(1)：86－94.

［111］Fink P，Ørnbøl E，Christensen K S. The outcome of health anxiety in primary care. A two-year follow-up study on health care costs and self-rated health［J］. PLoS One，2010，5(3)：e9873.

［112］McManus F，Surawy C，Muse K T，et al. A randomized clinical trial of mindfulness-based cognitive therapy versus unrestricted services for health anxiety（hypochondriasis）［J］. Journal of Consultingand Clinical Psychology，2012，80(5)：817－828.

［113］Salkovskis P M，Rimes K A，Warwick H M C，et al. The Health Anxiety Inventory：Development and validation of scales for the measurement of health anxiety and hypochondriasis［J］. Psychological Medicine，2002，32(5)：843－853.

［114］Fergus T A，Valentiner D P. Reexamining the domain of hypochondriasis：Comparing the Illness Attitudes Scale to other approaches［J］. Journal of Anxiety Disorders，2009，23(6)：760－766.

［115］Muse K T，McManus F，Hackmann A，et al. Intrusive imagery in severe health anxiety：Prevalence，nature and links with memories and maintenance cycles［J］. Behaviour Researchand Therapy，2010，48(8)：792－798.

［116］Ferguson E. Health anxiety moderates the daytime cortisol slope［J］. Journal of Psychosomatic Research，2008，64(5)：487－494.

[117] Rask C U，Elberling H，Skovgaard A M，et al. Parental-reported health anxiety symptoms in 5-to 7-year-old children：The Copenhagen child cohort CCC 2000[J]. Psychosomatics，2012，53(1)：58-67.

[118] 吴文源. 躯体形式障碍[M]. 北京：人民卫生出版社，2012.

[119] AssociationA P. Desk reference to the diagnostic criteria from DSM-5[M]. Washington，DC：American Psychiatric Publishing，2013

[120] Phillips K A. Somatoform and Factitious Disorders [M]. Annotatededition：American Psychiatric Association Publishing，2001

[121] Seivewright H，Green J，Salkovskis P，et al. Cognitive-behavioural therapy for health anxiety in a genitourinary medicine clinic：Randomised controlled trial[J]. The British Journal of Psychiatry：the Journal of Mental Science，2008，193(4)：332-337

[122] Hart J，Björgvinsson T. Health anxiety and hypochondriasis：Description and treatment issues highlighted through a case illustration[J]. Bulletin of the Menninger Clinic，2010，74(2)：122-140.

[123] 沈渔邨. 精神病学[M]. 5版. 北京：人民卫生出版社，2009.

[124] Michael Gelder，Paul Harrison，Philip Cowen原著. 刘协和，李涛主译. 牛津精神病学教科书：中文版[M]. 5版. 成都：四川大学出版社，2010.

[125] 吴文源. 焦虑障碍防治指南[M]. 北京：人民卫生出版社，2010.

[126] 肖世富，严和耽，陆余芬，等. 世界卫生组织初级卫生保健病人心理障碍合作研究的上海样本结果[J]. 中华精神科杂志，1997，30(2)：90-94.

[127] 秦晓霞，王威，金秋，等. 沈阳市综合医院焦虑障碍患病率及特征[J]. 中国全科医学，2007，10(11)：899-901.

[128] 何燕玲，张岚，刘哲宁，等. 综合医院就诊者中焦虑障碍的检出率[J]. 中国心理卫生杂志，2012，26(3)：165-170.

[129] 李家磊，姜荣环，马弘，等. 北京部分综合医院门诊就诊者焦虑障碍的现况调查[J]. 中国全科医学，2013，16(13)：1173-1175.

[130] Kroenke K，Spitzer R L，Williams J B W，et al. Anxiety disorders in primary care：Prevalence，impairment，comorbidity，and detection[J]. Annals of Internal Medicine，2007，146(5)：317-325.

[131] Phillips M R，Zhang J X，Shi Q C，et al. Prevalence，treatment，and associated disability of mental disorders in four provinces in China during 2001-05：An epidemiological survey[J]. The Lancet，2009，373(9680)：2041-2053.

[132] Wagner R，Silove D，Marnane C，et al. Delays in referral of patients with social phobia，panic disorder and generalized anxiety disorder attending a specialist anxiety clinic[J]. Journal of Anxiety Disorders，2006，20(3)：363-371.

[133] 刘传新，段明君，李斌，等. 综合医院就诊患者躯体疾病与抑郁焦虑障碍共病的现状调查[J]. 济宁医学院学报，2011，34(5)：369-371.

[134] 黄雨兰，李晓佳，褚成静，等. 成都市综合医院门诊抑郁和焦虑障碍调查[J]. 临床精神医学杂志，2011，21(4)：260-262.

[135] 彭红莉，唐秋萍，郝以辉，等. 长沙市综合医院门诊就诊者焦虑与抑郁障碍的调查[J]. 中国临床心理学杂志，2008，16(3)：300-301.

[136] 倪英，黄悦勤，刘肇瑞，等. 综合医院非精神/心理科门诊焦虑障碍现况调查[J]. 中国心理卫生杂志，2011，25(11)：801-805.

[137] 陈春凤，高静芳，张吉营. 综合医院精神科会诊-联络1247例临床分析[J]. 浙江中医药大学学

报，2012，36(1)：39 - 41.

[138] 许秀峰，白燕，张丽玲. 综合医院中精神科会诊病例的临床分析[J]. 中华精神科杂志，2004，37(1)：61.

[139] 龚梅恩，刘军，黄学军. 综合医院精神科会诊-联络 277 例临床分析[J]. 广州医药，2006，37(3)：72 - 74.

[140] Lazare A. Current concepts in psychiatry. Conversion symptoms[J]. The New England Journal of Medicine，1981，305(13)：745 - 748.

[141] Kraulis W. Zur vererbung der hysterischen reaktionsweise[J]. Zeitschrift Für Die Gesamte Neurologie Und Psychiatrie，1931，136(1)：174 - 258.

[142] Slater E. Genetic investigations in twins[J]. JournalofMental Science，1953，99(414)：44 - 52.

[143] Steckel H A. Psychiatry and the war[J]. AmericanJournal of Psychiatry，1944，101(3)：423 - 424.

[144] Weddington W W Jr. Conversion reaction in an 82-year-old man[J]. TheJournalofNervous and Mental Disease，1979，167(6)：368 - 369.

[145] 徐斌，徐又佳. 心身疾病：心理生理障碍[M]. 北京：人民卫生出版社，2009.

[146] 姚芳传. 述情障碍[J]. 国外医学精神病学分册，1991，18(3)：141 - 144.

[147] 袁勇贵，沈鑫华，张向荣，等. 多伦多述情障碍量表(TAS-20)的信度和效度研究[J]. 四川精神卫生，2003，16(1)：25 - 27.

[148] 姚芳传，徐长宽，陈启豹，等. 多伦多述情障碍量表的初步试用[J]. 中国心理卫生杂志，1992，6(5)：217 - 218.

[149] Joukamaa M，Kokkonen P，Veijola J，et al. Social situation of expectant mothers and alexithymia 31 years later in their offspring：A prospective study[J]. PsychosomaticMedicine，2003，65(2)：307 - 312.

[150] 周丽. 述情障碍的神经机制[J]. 神经疾病与精神卫生，2007，7(1)：61 - 62.

[151] Farmer R，Sundberg N D. Boredom proneness：The development and correlates of a new scale [J]. JournalofPersonality Assessment，1986，50(1)：4 - 17.

[152] Le H N，Berenbaum H，Raghavan C. Culture and alexithymia：Mean levels，correlates，and the role of parental socialization of emotions[J]. Emotion (Washington，D C)，2002，2(4)：341 - 360

[153] 张蕾，汪凯. 述情障碍的神经基础[J]. 中国神经精神疾病杂志，2007，33(4)：254 - 256.

[154] 王奇艳. 心理社会因素在述情障碍病因的研究[J]. 中国民康医学，2009，21(23)：3034 - 3035.

[155] Matti J，Luutonen S，Reventlow H V，et al. Alexithymia and childhood abuse among patients attending primary and psychiatric care：Results of the RADEP study[J]. Psychosomatics，2008，49(4)：317 - 325.

[156] 唐秋萍，张付全，邓云龙，等. 述情特征与心身症状及人格评量的相关[J]. 中国临床心理学杂志，2004，12(1)：23 - 26.

[157] Bar-On R，Parker J D A. The handbook of emotional intelligence：theory，development，assessment，and application at home，school，and in the workplace[M]. 1st ed. San Francisco，Calif.：Jossey-Bass，2000

[158] Franz M，Popp K，Schaefer R，et al. Alexithymia in the German general population[J]. Social Psychiatry andPsychiatric Epidemiology，2008，43(1)：54 - 62.

[159] 袁茵，毛文君，卢莲. 抑郁症患者依恋类型、述情障碍与防御方式的相关性研究[J]. 中华行为

医学与脑科学杂志，2012(1)：44－46.

［160］李树雯，姚桂英，贵艳玲，等. 护理人员述情障碍及应对方式与消极心理的关系研究［J］. 中国全科医学，2012，15(20)：2365－2367.

［161］Quigley K M. The adult cancer survivor：Psychosocial consequences of cure［J］. SeminarsinOncologyNursing，1989，5(1)：63－69.

［162］刘明矾，蚁金瑶，姚树桥. 大学生认知应对策略、神经质和述情障碍的相关研究［J］. 中国行为医学科学，2007(3)：261－263.

［163］Chatzi L，BitsiosP，SolidakiE，et al. Type 1 diabetes is associated with alexithymia in nondepressed，non-mentally ill diabetic patients：A case-control study［J］. Journalof Psychosomatic Research，2009，67(4)：307－313.

［164］Friedman S，Vila G，Even C，et al. Alexithymia in insulin-dependent diabetes mellitus is related to depression and not to somatic variables or compliance［J］. Journalof Psychosomatic Research，2003，55(3)：285－287.

［165］白慧丽，黄玉华，郭永贵，等. 2型糖尿病患者的情绪障碍和述情障碍［J］. 中国行为医学科学，2004(6)：644. ［166］石玉中，寇振芬，张利国，马长花. 癌症患者的述情障碍［J］. 中国临床心理学杂志，1996，4(3)：175－176.

［167］黄丽，蒋建青. 癌症患者的述情障碍［J］. 中国临床康复，2004，8(26)：5646－5647.

［168］李萍，孙宏伟，庄娜，等. 哮喘患者述情障碍与心理健康及人格特征的相关研究［J］. 中国临床心理学杂志，2008，16(2)：213－214.

［169］任显峰，白慧丽，郑素娟. 冠心病患者的情绪障碍和述情障碍［J］. 健康心理学杂志，2003，11(3)：231-232.

［170］张智，朱戎，范红. 50例功能性胃肠疾病患者的述情障碍及睡眠质量分析［J］. 中国临床心理学杂志，2003，11(1)：58－59.

［171］Sommers J，Vodanovich S J. Boredom proneness：Its relationship to psychological- and physical- health symptoms［J］. JournalofClinical Psychology，2000，56(1)：149－155.

［172］［29］MattilaA K，SalminenJ K，NummiT，et al. Age is strongly associated with alexithymia in the general population［J］. Journalof Psychosomatic Research，2006，61(5)：629－635.

［173］李艳玲，张春舫，高莉梅，等. 慢性阻塞性肺疾病患者述情障碍及其相关因素分析［J］. 广东医学，2012，33(22)：3474－3477.

［174］袁勇贵. 述情障碍在中国的研究现状［J］. 健康心理学杂志，2002，10(4)：318－320.

［175］何松彬，唐维国. 长期生存癌症患者的述情障碍［J］. 中国心理卫生杂志，2002，16(9)：609－610.

［176］吕路线，石玉中，季卫东，王新法，刘健，朱华. 高血压病和述情障碍［J］. 中原精神医学杂志，1995(2)：86－87.

［177］Salminen J K，Saarijärvi S，Aärelä E. Two decades of alexithymia［J］. Journal of Psychosomatic Research，1995，39(7)：803－807.

［178］任显峰，白慧丽，郑素娟. 冠心病患者的情绪障碍和述情障碍［J］. 健康心理学杂志，2003，11(3)：231－232.

［179］Lumley M A，Mader C，Gramzow J，et al. Family factors related to alexithymia characteristics［J］. Psychosomatic Medicine，1996，58(3)：211－216.

［180］Taylor G J，Bagby R M，Parker J D A. The 20-Item Toronto Alexithymia Scale. IV. Reliability and factorial validity in different languages and cultures[J]. Journal of Psychosomatic Research, 2003, 55 (3): 277 - 283.

[181] 王坤红, 胡小娟, 王雷, 等. 脑卒中患者的焦虑抑郁情绪及述情障碍调查[J]. 现代中西医结合杂志, 2011, 20(24): 3017 - 3018.

[182] 孙振晓, 于相芬, 岳秀奎. 银屑病患者的行为与述情障碍[J]. 上海精神医学, 1997, 9(2): 83 - 84.

[183] 李新纯, 刘铁桥. 体像障碍的临床研究进展[J]. 国际精神病学杂志, 2008, 35(3): 131 - 134.

[184] 周金娟. 抑郁的背后: 体像障碍[J]. 科学与财富, 2011(7): 99 - 100.

[185] 何伦. 幻想丑陋: 体像与体像障碍的探索[M]. 北京: 北京出版社, 2001.

[186] 许辉. 脑梗死致体像障碍 2 例报告[J]. 神经损伤与功能重建, 2012, 7(5): 387.

[187] 郑铮, 张宁, 何伦. 躯体变形障碍研究进展[J]. 中国临床心理学杂志, 2006, 14(6): 612 - 613.

[188] Wilson J B, Arpey C J. Body dysmorphic disorder: Suggestions for detection and treatment in a surgical dermatology practice[J]. DermatologicSurgery, 2004, 30(11): 1391 - 1399.

[189] V. Mark Durand, David H. Barlow. 异常心理学基础[M]. 张宁, 等译. 西安: 陕西师范大学出版社, 2005.

[190] 朱旭霞, 姚本栈, 程灶火, 等. 口腔正畸人群体像障碍发生率的对照研究[J]. 中华口腔正畸学杂志, 2011, 18(2): 113 - 114.

[191] Sarwer D B, CrerandC E, Didie E R. Body dysmorphic disorder in cosmetic surgery patients[J]. Facial Plastic Surgery: FPS, 2003, 19(1): 7 - 18.

[192] Mayville S, Katz R C, Gipson M T, et al. Assessing the prevalence of body dysmorphic disorder in an ethnically diverse group of adolescents[J]. Journal of Child and Family Studies, 1999, 8(3): 357 - 362.

[193] 姚本栈, 黄慧, 程灶火, 等. 口腔正畸临床体像障碍患者心理健康状况对照研究[J]. 中国健康心理学杂志, 2009, 17(12): 1432 - 1434.

[194] 何家声, 何伦, 鲁龙光, 等. 体像障碍的流行病学调查[J]. 临床精神医学杂志, 2001, 11(3): 164.

[195] 全丽娟. 大学生体像障碍与完美主义的关系研究[J]. 中国电力教育, 2009(12): 156 - 157.

[196] Phillips K A. Quality of life for patients with body dysmorphic disorder[J]. The Journal of Nervous and Mental Disease, 2000, 188(3): 170 - 175.

[197] 廖艳辉, 刘铁桥, 唐劲松, 等. 487 名大学医学新生进食障碍和体像关注调查分析[J]. 中华行为医学与脑科学杂志, 2010(8): 752 - 753.

[198] Phillips K A, Didie E R, Menard W, et al. Clinical features of body dysmorphic disorder in adolescents and adults[J]. Psychiatry Research, 2006, 141(3): 305 - 314.

[199] Peter J Cooper Ph D D P, Taylor B Sc M J, Zafra Cooper Ph D D P, et al. The development and validation of the body shape questionnaire[J]. International Journal of Eating Disorders, 1987, 6(4): 485 - 494.

[200] 潘晓红, 徐群英, 姚彦, 等. 青春期少女自我体像及相关问题调查[J]. 中国心理卫生杂志, 2002, 16(8): 542 - 544.

[201] Oosthuizen P, Lambert T, Castle D J. Dysmorphic concern: Prevalence and associations with clinical variables[J]. Australian and New Zealand Journal of Psychiatry, 1998, 32(1): 129 - 132.

[202] 黄爱国, 陈建国, 沈永健. 体像障碍患者人格特征研究[J]. 中华行为医学与脑科学杂志, 2009, 18(4): 314 - 316.

［203］石乐. 口腔正畸患者心理特点分析［J］. 中国社区医师（医学专业），2009，25(9)：72.

［204］Williams J，Hadjistavropoulos T，Sharpe D. A meta-analysis of psychological and pharmacological treatments for Body Dysmorphic Disorder［J］. Behaviour Research and Therapy，2006，44 (1)：99-111.

［205］杨冠华，雷全友，杜太超，等. 心理干预对体像障碍患者情绪及生活质量的影响［J］. 临床心身疾病杂志，2008(5)：416-417.

［206］Phillips K A，Castle D J. Body dysmorphic disorderIn Disorders of body image［J］. GHampshire：Wrightson Biomedical，2002，101.

［207］Veale D. Outcome of cosmetic surgery and "DIY" surgery in patients with body dysmorphic disorder［J］. Psychiatric Bulletin，2000，24(6)：218-221.

［208］叶丽红，骆伯巍，高亚兵，等. 大学生体像烦恼及体像关注性别差异分析［J］. 中国公共卫生，2006，22(6)：658-659.

［209］Neziroglu F，Khemlani-Patel S. A review of cognitive and behavioral treatment for body dysmorphic disorder［J］. CNS Spectrums，2002，7(6)：464-471.

［210］Hepburn S，Cunningham S. Body dysmorphic disorder in adult orthodontic patients［J］. American Journal of Orthodontics and Dentofacial Orthopedics，2006，130(5)：569-574.

［211］徐泽. 伴有体像障碍口腔正畸患者采用认知疗法的临床疗效分析［J］. 吉林医学，2012，33 (26)：5617-5619.

［212］陈小平，宋建良，朱晓华. 问题患者与体像障碍［J］. 中华整形外科杂志，2005(4)：306-308.

［213］Phillips K A，Albertini R S，Rasmussen S A. A randomized placebo-controlled trial of fluoxetine in body dysmorphic disorder［J］. Archives of General Psychiatry，2002，59(4)：381-388.

［214］李振宇. 帕罗西汀联合 MECT 治疗体像障碍对照研究［J］. 中国当代医药，2011，18(11)：41-42.

［215］Otto M W，Wilhelm S，Cohen L S，et al. Prevalence of body dysmorphic disorder in a community sample of women［J］. The American Journal of Psychiatry，2001，158(12)：2061-2063.

［216］朱武，杜乾君，易运连，张其亮. 女性减肥者的体像问题与社会支持及性格的关系［J］. 中国心理卫生杂志，2005，19(3)：149-151.

［217］刘瑶，张伯华. 心身医学概论［M］. 合肥：安徽大学出版社，2004.

［218］张洪明. 心身疾病［M］. 赤峰：内蒙古科学技术出版社，1997.

［219］徐斌. 心身医学：心理生理医学基础与临床［M］. 北京：中国科学技术出版社，2000.

［220］徐斌，徐又佳. 心身疾病：心理生理障碍［M］. 北京：人民卫生出版社，2009.

［221］李丽，谢光荣. 国内 A 型行为研究现状［J］. 临床心身疾病杂志，2009(2)：176-179.

［222］邱服冰. A 型行为与太极拳运动［J］. 体育学刊，2001，8(2)：66-67.

［223］陈善平，张秋君，李淑娥. 太极拳教学对大学生 A 型行为的影响［J］. 中国体育科技，2005，41 (2)：91-93.

［224］李海林，袁勇贵. 神经症患者防御方式与行为类型的相关性研究［J］. 中国行为医学科学，2003 (2)：155-156.

［225］蔡篮. A 型行为者的身心危害及其调整与矫正训练［J］. 医学文选，2001(5)：718-719.

［226］李勇，吴爱勤，贺丹军. 2 型糖尿病严重程度与 A 型行为的关系探讨［J］. 中国行为医学科学，2003(6)：648-649.

［227］张立雲. 逛医师的逻辑：求医历程的的分析［J］. 台湾社会学学刊，1998，21：59-87.

［228］成令方. 医用关系的知识与权力［J］. 台湾社会学学刊，2002，3：12-71.

［229］Hagihara A，Tarumi K，Odamaki M，etal. A signal detection approach to patient-doctor communication and doctor-shopping behaviour among Japanese patients[J]. Journal of Evaluationin Clinical Practice，2005，11(6)：556－567.

［230］Sansone R A，Sansone L A. Doctor shopping：A phenomenon of many themes[J]. Innovations in Clinical Neuroscience，2012，9(11/12)：42－46.

［231］郝伟. 精神病学[M]. 6 版. 北京：人民卫生出版社，2008.

［232］沈渔邨. 精神病学[M]. 5 版. 北京：人民卫生出版社，2009.

［233］江开达. 精神病学[M].北京：人民卫生出版社，2005.

［234］范俭雄，耿德勤. 精神病学[M]. 2 版.南京：东南大学出版社，2009.

［235］(美)戴维·迈尔斯(David G. Myers)著.侯玉波,乐国安,张智勇等译. 社会心理学[M]. 北京：人民邮电出版社，2006.

［236］(美)S.E. Taylor 等著.谢晓非等译. 社会心理学[M]. 北京：北京大学出版社，2004.

［237］徐斌. 心身医学：心理生理医学基础与临床[M]. 北京：中国科学技术出版社，2000.

［238］徐斌，徐又佳. 心身疾病：心理生理障碍[M]. 北京：人民卫生出版社，2009.

［239］梅辛. 不要倒在"心身耗竭综合征"前[J]. 中国健康月刊，2006(12)：18－19.

［240］唐艳超，李玲，林琳. 护理人员心身耗竭综合征研究进展[J]. 解放军护理杂志，2007,24(13)：28－30.

［241］谭西顺. 慎防心身耗竭综合征[J]. 劳动保护，2009(3)：114－115.

［242］Korczak D，Huber B，Kister C. Differential diagnostic of the burnout syndrome[J]. GMS Health Technology Assessment，2010，6：Doc09.

［243］Korczak D，Wastian M，Schneider M. Therapy of the burnout syndrome[J]. GMS Health Technology Assessment，2012，8：Doc05.

［244］Embriaco N，Papazian L，Kentish-Barnes N，et al. Burnout syndrome among critical care healthcare workers[J]. Current Opinion in Critical Care，2007，13(5)：482－488.

第十章　心理生理障碍

第一节　进食障碍

进食障碍(Eating Disorders，ED)是一种慢性的精神疾患，包括神经性厌食(Anorexia Nervosa，AN)、神经性贪食(Bulimia Nervosa，BN)和不典型进食障碍(Atypical Nervosa)。它们有着许多共同特征，如异常的进食习惯或控制体重的行为；害怕发胖和对体型、对体重的歪曲认识与期望。流行病学调查显示，进食障碍的年发病率为(5～10)/10万。女性神经性厌食症的终身患病率从狭义的0.5%到广义的3.7%；而神经性贪食症在女性的终身患病率为1.1%～4.2%不等。一般认为进食障碍在男孩中不普遍，女性和男性的患病率之比为(6.1～10)：1。常常起病于青少年期或成年早期，青春期以前或40岁以后起病的罕见。

一、神经性厌食

AN是一种对体重和食物的先占观念，指向减轻体重的行为，特殊的处理食物方式，体重明显减轻，极度害怕体重增加，体像障碍及闭经为特征的疾病。"厌食(anorexia)"在希腊语中意为"没有食欲(loss of appetite)"，但这种讲法不是太正确，疾病初期，患者并非没有食欲而是有意识地节食。

(一)病因和发病机制

1. 生物学因素

Treasure等1989年报道AN在单卵双生子中有55%的同病率，双卵双生子中有5%同病。Vink等2001年发现刺鼠肽基因相关蛋白神经元等位基因多态性与AN有关，他们比较了45例AN患者与244名健康对照者，其中AN患者有两种基因型出现频率较对照组增多，另一种基因型与对照组比较差异无显著性，说明前两种基因型与AN相关。5-羟色胺能产生饱腹感，所以理论上讲，AN可能存在5-羟色胺活动增高。但实际研究的结果发现色氨酸(5-羟色胺合成前体)水平高低不一致。另有研究发现，5-HT$_{2A}$R基因启动区(−1438A∗G)的等位基因突变与AN有关。Kaye等在1984年提出病程较长的AN患者在体重至少增加了正常范围的15%后，其脑脊液中去甲肾上腺素水平低下。低剂量多巴胺和多巴胺激动剂刺激食欲，而高剂量多巴胺则抑制食欲。神经肽Y是一种内源性的强大的刺激进食行为的神经肽，通常情况下食物摄入减少，其分泌会增加，但对于AN患者，这种刺激作用几乎没有。Russell等在1969年提出闭经可能最初由下丘脑功能异常引起，之后则是因为心理应激使之加重。瘦素是由脂肪细胞分泌的蛋白类激素，是一种抵抗饥饿的保护性物质，有研究发现低体重AN患者血清中瘦素水平下降。生长激素释放肽是由胃分泌的一种胃肠肽,可以间接刺激产生饥饿。体重过轻的 AN 患者,生长激素释放肽水平升高。总之,相关的因素较多、较复杂。

2. 心理社会因素

（1）心理因素

①认知因素:进食障碍患者具有明显的体型认知歪曲,一直认为自己过胖、体形肥大。虽然已经极度消瘦,仍然觉得自己不够苗条。进食障碍产生的直接原因就是个体对体型的不满。

②人格因素:低自尊、低自我评价、高神经质水平、完美主义倾向等较为常见。

③情绪因素:大多数进食障碍患者都表现出消极的情绪特征,他们抑郁、焦虑、烦躁、冲动、易怒等消极情绪的水平都显著高于正常人,而且这些消极情绪通常伴随着进食障碍整个病程。

（2）社会因素

①社会文化:后工业化及高收入国家患病率较高,这些国家主流的社会价值观念崇尚的是"以瘦为美",尤其是女性。如今越来越多的发展中国家、不发达国家也如此。影视、报纸杂志上的美女身材几乎都是很苗条的。为了达到苗条,多数人认为节制饮食是正常的。某些职业,如芭蕾舞演员、模特等对身材的要求更高。

②家庭:家庭沟通方式、成员关系、父母婚姻和谐度、父母管教子女的态度和方式、父母本身的人格特征以及父母的进食行为和对自己身材的看法,都会对子女进食障碍的发生产生影响。有研究发现患者发病还与童年所受的虐待有关。进食障碍患者家庭有较多的敌意、混乱、孤独,且缺乏良好的教育方式和共情。

（二）临床表现

神经性厌食的核心症状是怕胖而有意节食,有的患者还利用运动、呕吐、导泻等手段减轻体重。有些患者骨瘦如柴,但仍认为自己很胖,存在明显的体像障碍。有的患者存在间歇发作的暴饮暴食,事后后悔,自我诱导吐出或不经诱导吐出。

身体上可见消瘦,皮下脂肪明显减少,存在心动过缓、头昏、低血压、低体温等,常常出现内分泌功能紊乱,男的性欲减退或阳痿、女的闭经。严重患者可因低蛋白血症而致水肿,有的因衰竭或合并其他躯体疾病而死亡,住院患者的死亡率约为 10%。如厌食发生较早,可以出现发育不良或停滞。

精神心理方面主要表现为情绪不稳、焦虑、抑郁,甚至可以出现典型的重症抑郁发作。严重者可有自杀意愿和行为。AN 的年自杀率为 12/10 万。

（三）诊断和鉴别诊断

1. ICD-11 诊断标准

神经性厌食（Anorexia Nervosa）表现为相对于个体身高、年龄、生长发育阶段的,显著的低体重。成人的体重指数（BMI）低于 18.5 kg/m²,儿童和青少年的体重低于相应年龄 BMI（BMI-for-age）的第 5 百分位数。低体重不是无法获得食物和其他健康问题所致的。低体重伴有持续性的、防止体重回升的行为模式,包括减少能量摄入为目的的行为（限制性摄食),清除行为（例如,自我催吐、滥用泻药）,以及增加能量消耗为目的的行为（例如,过度运动锻炼）,

通常伴有对体重增加的恐惧。低体重或体型是个体自我评价的中心,或个体不正确地感觉自己的体重和体型处于正常水平、甚至过重。

6B 80.0 神经性厌食伴显著低体重

神经性厌食伴显著低体重,需满足神经性厌食的定义性需求,且 BMI 在 $18.5 \text{ kg/m}^2 \sim 14.0 \text{ kg/m}^2$ 之间。对于儿童或青少年,体重在相应年龄 BMI 的第 5 百分位至第 0.3 百分位之间。

6B80.00 神经性厌食伴显著低体重,限制性模式,需满足神经性厌食伴显著低体重的定义性需求,且个体通过限制性摄食、禁食维持低体重,或在此基础上合并增加能量消耗的行为(例如,过度运动锻炼)以维持低体重。个体没有暴食或清除行为。

6B80.01 神经性厌食伴显著低体重,暴食-清除模式,需满足神经性厌食伴显著低体重的定义性需求,存在暴食发作或清除行为。个体通过限制摄食、通常伴明显的清除行为排出摄入的食物(例如自我催吐,滥用泻药或灌肠剂),诱发体重减轻及维持低体重。此模式也适用于仅有暴食发作,无清除行为的个体。

6B80.0Z 神经性厌食伴显著低体重,未特定

6B80.1 神经性厌食伴危险低体重

神经性厌食伴危险低体重,需满足神经性厌食的定义性需求,且 BMI 在 14.0 kg/m^2 以下。对于儿童或青少年,体重在相应年龄 BMI 第 0.3 百分位以下。在神经性厌食中,危险低体重是个重要的预后因子,它与躯体并发症、显著升高的病死率有高度相关性。

6B80.10 神经性厌食伴危险低体重,限制性模式

神经性厌食伴危险低体重,限制性模式,需满足神经性厌食伴危险低体重的定义性需求,且个体通过限制性摄食、禁食维持低体重,或在此基础上合并增加能量消耗的行为(例如,过度运动锻炼)以维持低体重。个体没有暴食或清除行为。

6B80.11 神经性厌食伴危险低体重,暴食-清除模式

神经性厌食伴危险低体重,暴食-清除模式,需满足神经性厌食伴危险低体重的定义性需求,存在暴食发作或清除行为。个体通过限制摄食、通常伴明显的清除行为排出摄入的食物(例如自我催吐,滥用泻药或灌肠剂),诱发体重减轻及维持低体重。此模式也适用于仅有暴食发作,无清除行为的个体。

6B80.1Z 神经性厌食伴危险低体重,未特定

6B80.2 神经性厌食恢复期,正常体重

从神经性厌食症恢复的个体中,成人 BMI 大于 18.5 kg/m^2,或儿童、青少年的相应年龄 BMI 位于 5 百分位数以上。此诊断做出后应保留,直到完全和持久的恢复,即保持健康水平的体重,减轻体重的行为停止,且不依赖治疗(例如,在停止强化治疗后至少 1 年)。

6B80.Y 其他特定的神经性厌食症

6B80.Z 神经性厌食症,未特定

2. DSM-5 诊断标准

A. 相对于需求而言,在年龄、性别、发育轨迹和身体健康的背景下,出现了因限制能狱的摄取而导致显著的低体重。显著的低体重被定义为低于正常体重的最低值或低于儿童和青少年的最低预期值。

B. 即使处于显著的低体重,仍然强烈害怕体重增加或变胖或有持续的影响体重增加的行为。

C. 对自己的体重或体型的体验障碍,体重或体型对自我评价的不当影响,或持续地缺乏对目前低体重的严重性的认识。

标注是否是:

> **F50.01 限制型:**在过去的三个月内,个体没有反复的暴食或清除行为(即自我引吐或滥用泻药、利尿剂或灌肠)。此亚型所描述的体重减轻的临床表现主要是通过节食、禁食和/或过度锻炼来实现。

> **F50.02 暴食/清除型:**在过去的三个月内.个体有反复的暴食或清除行为(即自我引吐或滥用泻药、利尿剂或灌肠)。

标注如果是:

> **部分缓解:**在先前符合神经性厌食的全部诊断标准之后,待续一段时间不符合诊断标准 AC 低体重,但诊断标准 BC 强烈害怕体重增加或变胖或有影响体重增加的行为或诊断标准 CC 对体重或体型的自我感知障碍,则仍然符合。

> **完全缓解:**在先前符合神经性厌食的全部诊断标准之后,持续一段时间不符合任何诊断标准。

标注目前的严重程度:

> 对于成年人而言,严重性的最低水平基于目前的体重指数(BMI)(参见如下),对于儿童和青少年而言,则基于 BMI 百分比。以下是来自世界卫生组织的成年人消瘦程度的范围;儿童和青少年则应使用对应的 BMI 百分比。严重程度的水平可以增加到反映临床症状,功能障碍的程度和指导的需要。

> **轻度:**BMI$\geqslant$17 kg/m^2。

> **中度:**BMI 16~16.99 kg/m^2。

> **重度:**BMI 15~15.99 kg/m^2。

> **极重度:**BMI$<$15 kg/m^2。

3. 鉴别诊断

(1)躯体疾病所致的体重减轻:包括慢性消耗性疾病,脑肿瘤,肠道疾患如克隆氏病或吸收不良综合征等。

(2)正常节食:有意识地控制体重,但无体像障碍和内分泌、情绪障碍。

(3)抑郁障碍:抑郁障碍可以出现消瘦、食欲减退等表现,但核心是抑郁情绪、兴趣减退等,伴随症状有思维迟缓、少语少动等。神经性厌食可以出现抑郁症状,但核心症状是怕胖及体像障碍。有时两种疾病可以共存。

（四）心身治疗

因为不少患者往往不认为自己有病，不配合治疗，所以治疗较为困难。对于这类患者，如何建立起治疗性医患关系、增加依从性，尤其重要。治疗一般原则是纠正营养不良，增加体重，同时或稍后开展心理和药物治疗。

1. 心理治疗

主要采用认知、行为、家庭治疗。认知治疗的主要目的是改变不良认知，消除对肥胖的过分担忧、体像障碍、自卑等。行为治疗常采取阳性强化法，逐步建立起良好的进食习惯，达到目标体重。体重增加宜采取循序渐进的方式，以每周 1.0～1.5 kg 为宜。强调与病人一起制订饮食计划，增加依从性。家庭治疗主要是调整家庭成员的相互关系，改变不良的家庭动力模式，因为这样的家庭往往存在对患者过度控制、过度保护等问题。有证据表明，基于家庭的治疗（family-based treatment，FBT）是儿童青少年患者的最佳疗法。

2. 躯体治疗

（1）恢复体重：提供高热量饮食或/和静脉营养，足够的维生素和微量元素；餐前肌注胰岛素，增加食欲。

（2）精神药物治疗：最先用于治疗神经性厌食的药物是氯丙嗪。最近有人用奥氮平，对部分患者有效。抗抑郁药物 SSRIs、TCAs、NaSSA 等，临床上较常用，均取得一定效果。有报道，米帕明 50～200 mg/dl，阿米替林 150 mg/dl，对伴有贪食呕吐者效果好。另外，有报道认为赛庚啶可促进体重增加和减轻限食型厌食症患者的抑郁症状。

（五）预后

常为迁延性病程，缓解和复发交替，并有持久存在的营养不良、消瘦、人格缺陷。40%～60%的患者恢复较好，5%～15%的患者死于营养代谢障碍、感染和衰竭，个别死于意外和自杀。最低体重出现的次数较多和持续时间较长，与不良预后有关。

典型临床病例采撷

王某某，女性，15 岁，未婚，学生，初中二年级文化，湖州籍。因"怕胖、进食少、消瘦等一年"入院。

患者于一年前因总感觉自己很胖，故而节制饮食。后出现胃部不适，进食后即有胃胀、恶心，甚至呕吐，遂进一步控制饮食，近一年来体重下降约 10 千克。曾于 2012 年 2 月 23 日至 3 月 8 日住市中心医院，诊断为"1. 慢性胃炎；2. 神经性厌食；3. 营养不良"。胃镜示"慢性浅表性胃炎"，头颅 MR"未见明显异常"。经莫沙比利片及输液营养治疗（不详）后患者体重稍有增加，但仍认为进食后会腹胀而少食或拒绝进食，一天吃一至两餐，每餐吃几口，仍有时呕吐。一周前在我科门诊诊断"进食障碍"，经"米氮平片，7.5 mg，睡前"治疗效果不明显，今来住院治疗。门诊诊断"神经性厌食"。

体格检查：血压：90/60 mmHg，体重 32 kg，身高 155 cm，体重指数为 13.2，消瘦，皮下脂肪少，皮肤弹性差，心肺腹及神经系统查体未见明显异常。

精神检查：意识清，定向力佳，接触合作，对答切题，有持续害怕发胖的超价观念，未引出幻觉、妄想等其他精神病性症状，智能正常，有部分自知力；情绪略低，焦虑，称自己不瘦、吃了东西肚子胀、不能再多吃,自我评价低,无消极观念,食欲下降,意志行为无其他异常。

辅助检查:HAMD 评分 16 分,HAMA 评分 15 分。

诊断:①神经性厌食;②营养不良。

二、神经性贪食

神经性贪食(BN)是一种以暴食和清除为特征的疾病,患者有反复发生和不可抗拒的摄食欲望及暴食行为,随后为了防止体重增加而采取不正当的补偿性清除。

(一)病因和发病机制

1. 生物学因素

Treasure 等于 1989 年报道,BN 中单卵、双卵双生子的同病率分别为 35%、30%。AGRP(Agouti-related protein,Agouti 相关蛋白)基因是一种通过诱导进食来维持体重的蛋白。将 AGRP 注入啮齿动物脑内可刺激进食,AGRP 也可通过抑制黑皮素受体来增加进食。AGRP 基因位于第 16 号染色体上,共有三种不同突变。Roger A. H. Adan 等发现 AGRP 等位基因多态性与 AN 有关。他们比较了 45 名 AN 患者与 244 名健康对照者,其中 AN 患者有 2 种 AGRP 基因出现频率较对照组增多,另一种基因型与对照组相比无差别,说明前两种基因型与 AN 相关。

BN 患者存在 5-羟色胺功能失调,如催乳素对 5-羟色胺受体激动剂 m-CPP 反应迟钝。对康复后的女性 BN 患者进行 PET 扫描,发现两侧中间眶额叶皮层 5-HT$_{2A}$受体显著减少。

儿童期肥胖及青春期发育较早也是 BN 的风险因素。

2. 心理社会因素

除了和神经性厌食相类似的社会、心理因素外,精神动力学派对于贪食症的研究大致有两种取向:一是对象联系观点,认为是分离—个体化中实践阶段的发展停滞导致继续使用身体作为转换性对象,暴食与泻吐则重现了分离—个体化时婴儿与母亲的斗争;二是结构观点,强调个体通过暴食来防御内心冲突所导致的焦虑。

Johnson 等认为,神经性贪食症患者试图通过吃来改善他们的情绪,但这种方式最终会导致患者对进食失去控制,这时对进食的罪恶感开始出现,进食不再使他们感到轻松,反而产生了消极情感。因此,泻吐最终代替暴食成为减轻压力的方式。

(二)临床表现

核心症状是难于克制的暴食。暴食可以发生在情绪低落、焦虑时,也可以发生在没有明显情绪障碍时。发作时进食量大、速快,甚至吃到"再也吃不下"为止。事后因害怕体重增加而采取"抵消"措施,如:过度运动、诱发或自发呕吐、导泻、服用利尿剂或/和减肥药。但典型的 BN 患者体重往往在正常范围或超重,18.5≤BMI<30,当然超重者较少。

暴食行为常常是偷偷进行的。暴食后可出现内疚、自我贬低、担忧、情绪低落或焦虑,甚至消极自杀意念或行为。部分患者可以伴有偷窃和欺骗行为。

(三)心身诊断和鉴别诊断

1. ICD-11 诊断标准

神经性贪食表现为频繁而持续的暴食发作(例如,每周 1 次或更多,持续至少 1 个月以上）。暴食发作定义为在独立的一段时间内，体验到对进食行为失去控制，个人进食明显增多，或较平常明显不同，并无法停止进食或对进食类型或数量进行控制。暴食障碍伴有反复的、不适当的代偿行为以预防体重增加（例如自我催吐，滥用泻药或灌肠剂，剧烈运动）。个体存在与体重或体型相关的先占观念，这种先占观念对自我评价有强烈的影响。个体无显著的低体重，不满足神经性厌食的诊断需求。

2. DSM-5 诊断标准

A. 反复发作的暴食。暴食发作以下列 2 项为特征：

    1. 在一段固定的时间内进食（例如，在任何 2 小时内），食物量大于大多数人在相似时间段内和相似场合下的进食量。

    2. 发作时感到无法控制进食（例如，感觉不能停止进食或控制进食品种或进食数量）。

B. 反复出现不恰当的代偿行为以预防体重增加，例如，自我引吐，滥用泻药、利尿剂或其他药物，禁食或过度锻炼。

C. 暴食和不恰当的代偿行为同时出现，并且出现频率维持在 3 个月内平均每周至少 1 次。

D. 自我评价受到身体体型和体重的过度影响。

E. 该障碍并非仅仅出现在神经性厌食的发作期。

标注如果是：

    部分缓解：在先前符合神经性贪食的全部诊断标准之后，持续一段时间符合部分的诊断标准。

    完全缓解：在先前符合神经性贪食的全部诊断标准之后，待续一段时间不符合任何诊断标准。

标注目前的严重程度：

    严重程度的最低水平基于不恰当代偿行为的频率（参见如下）。

    严重程度的水平可以增加到反映其他症状和功能障碍的程度。

    轻度：每周平均有 1～3 次不恰当的代偿行为的发作。

    中度：每周平均有 4～7 次不恰当的代偿行为的发作。

    重度：每周平均有 8～13 次不恰当的代偿行为的发作。

    极重度：每周平均有 14 次或更多不恰当的代偿行为的发作。

3. 鉴别诊断

（1）导致反复呕吐的上消化道疾病。体检、实验室检查及辅助检查可资鉴别。

（2）Kleine-Levin 综合征：该综合征除了发作性暴食外，还伴有发作性嗜睡、定向障碍、躁狂、冲动等精神症状，男性较多。

（3）颞叶癫痫：除了暴食行为外还有抽搐或精神自动症表现，脑电图、CT 可有特征性改变。

（4）其他精神障碍：部分人格障碍、冲动控制障碍也可以出现暴食，但这些相关障碍均有其特征性表现，可资鉴别。

（四）心身治疗

1. 心理治疗

心理治疗的方法有认知行为治疗、精神分析及家庭干预,改变患者对体型、体重的不恰当看法,改善抑郁情绪,减少贪食行为。但遗憾的是,到目前为止无法预测哪种方法对某一特定个体最有效。NICE 推荐,成年人可用专门针对 BN 的 CBT 治疗,一般 16～20 次,或治疗 4～5 个月。青少年也可以用 CBT,但需考虑年龄因素、心智发展水平及当时的表现、情景等。

2. 躯体治疗

（1）营养状况的恢复及对症治疗　按照患者目前的营养状况、实验室水和电解质检查结果、目标体重等因素来确定需每天补充的营养物种类、数量。

（2）药物治疗

①抗抑郁药:尽管有药理学实验证实药物对 BN 的治疗是有效的,然而只有氟西汀是美国食品与药物管理局批准用于治疗 BN 的药物。研究表明,氟西汀 60 mg/d,服用至少 6 周,可以减少暴食、清除和 BN 相关症状。继续治疗到 52 周,可以预防复发。西酞普兰、氟伏沙明、舍曲林、曲唑酮、丙咪嗪、地昔帕明等也被报道有效,但由于脱落率高,所以实验结果往往不准确,疗效仍需进一步考证。

②抗精神病药物:检索 Pubmed 数据库,未发现可以有效治疗 BN 的抗精神病药物,大概是因为抗精神病药物(如氯丙嗪、氯氮平、奥氮平)与体重增加及改善食欲有关,会加剧暴食发作。另外,中枢神经及植物神经系统、锥体外系等副反应,使 BN 患者难以耐受。2007 年的一项病例报道显示,3 例 BN 患者,予阿立哌唑 7.5～15 mg/d 配合抗抑郁及抗癫痫药,经 17～41 个月治疗,结果阿立哌唑明显改善了暴食发作、体形观念及焦虑、抑郁、强迫观念,另外使体重逐渐恢复,社会功能得到提高。

③其他药物:5-HT$_3$ 拮抗剂昂丹司琼(Ondansetron),是一种 5-HT$_3$ 拮抗剂,可以减少暴食和催吐。抗癫痫药托比酯,平均用量 100 mg/d,与安慰剂相比,减少了暴食-清除频率(50%～75%的患者),改善了焦虑情绪、对体形不满及求瘦的心理。另外还改变了进食态度,体重减轻也比对照组明显,但对抑郁症状改善不明显。

（五）预后

许多患者异常的进食行为可以持续好几年,病程呈慢性或间歇发作的特点。长期随访发现,许多患者经过治疗或没经过治疗症状均得到缓解,但治疗与否对结果还是有影响的。缓解期超过一年的患者远期效果也较好。有较严重精神障碍共病的患者预后较差。

典型临床病例采撷

邹某某,女性,25 岁,未婚,工人,本科,湖州籍。因"控制不住多食 3 年"入院。

患者始于 3 年前因担心发胖而不敢多食,当时较为消瘦,后渐起常反复一次性吃大量食物,食后又后悔,担忧发胖,多次自行用手指刺激咽部后呕吐胃内容物,经父母劝导无效,为此心烦、睡不好,病后 2 月即来我院住院,查过"胃镜"等相关检查无异常,诊断"进食障碍",予"百优解"治疗 2 天自动出院,出院后在门诊调整用药,上述现象一直无改善,现服用"百优解片 30 mg/d",影响正常生活,今在家人要求下再来住院治疗。门诊诊断"神经性贪食"。

体格检查:体温:36.5℃;呼吸:18 次/分;脉搏:70 次/分;血压:96/68 mmHg,体重 56 kg,身高 158 cm,BMI 为 22.4,心肺腹及神经系统查体未见明显异常。

精神检查:意识清,定向力可,接触合作,对答切题,称有时对食物无法抗拒、但害怕发胖,未引出幻觉、妄想等精神病性症状,智能正常,自知力存在;情绪低落伴焦虑,自我评价一般,情感协调,食欲增强,意志行为无其他异常。

诊断:神经性贪食

第二节　睡眠障碍

一、非器质性失眠症

（一）概述

失眠通常指患者对睡眠时间和(或)质量不满足并影响白天社会功能的一种主观体验。按临床常见的失眠形式有:①睡眠潜伏期延长:入睡时间超过 30 min;②睡眠维持障碍:夜间觉醒次数≥2 次或凌晨早醒;③睡眠质量下降:睡眠浅、多梦;④总睡眠时间缩短:通常少于 6 h;⑤日间残留效应:次晨感到头昏、精神不振、嗜睡、乏力等。失眠症是一种持续相当长时间的睡眠的质和/或量令人不满意的状况。普通人群中失眠症状的发生率约 1/3,10%～15% 的患者有白天功能影响,6%～10% 符合失眠症诊断标准。DSM-5 将失眠障碍 (insomnia disorder)分为:发作性,症状群存在至少 1 个月但少于 3 个月;持续性,症状群持续 3 个月以上;复发性,1 年中发作 2 次或以上。

（二）病因和发病机制

女性和年长是失眠症的易感因素。单卵双生较双卵双生有更高的共患率;一级亲属的患病率较普通人群高。

失眠常被认为是觉醒水平增高引起的。功能影像学显示,与健康人相比,失眠患者觉醒与睡眠期间的葡萄糖代谢率增加,NREM 睡眠期脑干觉醒中心代谢率降低也减弱。1987 年,Spielman 等创立的行为学模式认为:个体易感性因素－生理功能或认知水平的高度觉醒与外部诱发因素或应激源相互作用而导致急性失眠。失眠的固化因子是不良的应对策略,如在床上待更多的时间,有时尽管失眠的诱因已经消退,但是固化因子会使失眠迁延或者加重。

失眠可有多种因素引起。常见原因有:①心理因素,各种不愉快的事件造成负面情绪影响,出现失眠;对睡眠不适当的期待,如要求很快入睡、自己不想醒来时就不能醒等等。②环境因素:如睡眠环境过分嘈杂或突然改变等。③睡眠规律改变:如轮班工作、洲际旅行等。④生理因素:过分疲劳、饥饿等。⑤药物食物因素,如服用中枢兴奋药、酒、咖啡等。⑥精神疾病:抑郁症、焦虑症等。⑦各种躯体疾病,如疼痛、帕金森病等。

（三）临床表现

持续相当长时间的睡眠的质和/或量令人不满意的状况，可以表现为入睡困难、觉醒次数增多、醒后再入睡困难、睡眠质量不佳、持续睡眠时间减少等。就寝时，失眠的人会描述自己感到紧张、焦虑、担心或抑郁，思想像是在赛跑。他们常常过多地考虑如何得到充足的睡眠，担心个人问题、健康状况，甚至死亡。清晨，他们常诉感到心力交瘁；白天的特征是感到抑郁、担心、紧张、易激惹和对自身过于专注。

（四）诊断

1. ICD-11 诊断标准

ICD-11 中将失眠分为慢性失眠症和短期失眠症。

（1）**慢性失眠症**：是一种频繁而持久的难以开始或维持睡眠的疾病，尽管有充足的睡眠机会和环境，它会导致一般的睡眠不满和某种形式的白天功能损害。白天的典型症状包括疲劳、情绪低落或易怒、全身不适和认知障碍。睡眠障碍和相关的日间症状每周至少发生几次，持续至少 3 个月。一些患有慢性失眠症的人可能表现出更间歇性的过程，反复发作的睡眠/觉醒困难持续数周，持续数年。在没有日间障碍的情况下报告睡眠相关症状的个体不被认为有失眠障碍。如果失眠是由于另一种睡眠-觉醒障碍、精神障碍、另一种医学状况、或某种物质或药物引起的，只有在失眠是临床关注的独立焦点时，才应该诊断为慢性失眠症。

（2）**短期失眠症**：短期失眠的特点是难以开始或维持少于 3 个月的睡眠，尽管有充足的睡眠机会和环境，并导致一般的睡眠不满和某种形式的白天功能损害。白天的典型症状包括疲劳、情绪低落或易怒、全身不适和认知障碍。在没有日间障碍的情况下报告睡眠相关症状的个体不被认为有失眠障碍。如果失眠是由于另一种睡眠-觉醒障碍、精神障碍、另一种医学状况或某种物质或药物引起的，只有在失眠是临床关注的独立焦点时，才应诊断为短期失眠。

2. DSM-5 诊断标准

A. 主诉对睡眠质或量的不满，伴有下列 1 个（或更多）相关症状：

　1. 入睡困难（儿童可以表现为在没有照料者的干预下入睡困难）。

　2. 维持睡眠困难，其特征表现为频繁地觉醒或醒后再入睡困难（儿童可以表现为在没有照料者的干预下再入睡困难）。

　3. 早醒，且不能再入睡。

B. 睡眠紊乱引起有临床意义的痛苦，或导致社交、职业、教育、学业、行为或其他重要功能的损害。

C. 每周至少出现 3 晚睡眠困难。

D. 至少 3 个月存在睡眠困难。

E. 尽管有充足的睡眠机会，仍出现睡眠困难。

F. 失眠不能更好地用另一种睡眠-觉醒障碍来解释，也不仅仅出现在另一种睡眠-觉醒障碍的病程中（例如. 发作性睡病、与呼吸相关的睡眠障碍、昼夜节律睡眠-觉醒障碍、睡眠异态）。

G. 失眠不能归因于某种物质的生理效应(例如,滥用的毒品、药物)。

　　H. 共存的精神障碍和躯体状况不能充分解释失眠的主诉。

标注是否是:

　　伴非睡眠障碍的精神共病:包括物质使用障碍。

　　伴其他医学共病。

　　伴其他睡眠障碍。

标注如果是:

　　间歇性:症状持续至少 1 个月但少于 3 个月。

　　持续性:症状持续 3 个月或更长。

　　复发性:1 年内发作 2 次(或更多)。

(五)鉴别诊断

　　(1)其他精神疾病所致的继发性失眠:如广泛性焦虑障碍的继发失眠往往表现入睡困难,但其核心症状是焦虑情绪及植物神经功能紊乱。

　　(2)躯体疾病伴发失眠:如充血性心力衰竭和慢性肺部疾病几乎都伴有睡眠障碍。体检、实验室和辅助检查可资鉴别。

(六)心身治疗

1. 心理治疗

(1)睡眠卫生教育:主要是帮助失眠患者认识不良睡眠习惯在失眠的发生与发展中的影响作用,分析寻找形成不良睡眠习惯的原因,建立良好的睡眠习惯。睡眠卫生教育的内容包括:

①睡前数小时(一般下午 4 点以后)避免使用兴奋性物质(咖啡、浓茶或吸烟等);

②睡前不要饮酒,酒精可干扰睡眠;

③规律的体育锻炼,最好安排在下午三四点钟,睡前应避免剧烈运动;

④睡前不要大吃大喝或进食不易消化的食物,尽量不食蒜味重和味精多的食物;

⑤睡前 1 小时内不做容易引起兴奋的脑力劳动或观看容易引起兴奋的书籍和影视节目;

⑥卧室环境应安静、舒适,光线及温度适宜;

⑦保持规律的作息时间。

(2)认知行为疗法

①保持合理的睡眠期望;

②不要把所有的问题都归咎于失眠;

③保持自然入睡,避免过度主观的入睡意图(强行要求自己入睡);

④不要过分关注睡眠;

⑤不要因为一晚上没睡好就产生挫败感;

⑥培养对失眠影响的耐受性。

认知行业疗法通常是认知治疗与行为治疗(刺激控制疗法、睡眠限制疗法)的综合,同时还可以叠加松弛疗法。

2. 药物治疗

（1）苯二氮䓬类受体激动剂：包括传统的和新型的非苯二氮䓬类药物。艾司唑仑、氟西泮、夸西泮、替马西泮、三唑仑获美国 FDA 批准，用于失眠的治疗。新型非苯二氮䓬类药物包括唑吡坦、唑吡坦控释剂、佐匹克隆、右佐匹克隆和扎来普隆，具有与传统苯二氮䓬类药类似的催眠疗效，但不良反应较少，一般不产生依赖。

（2）褪黑素和褪黑素受体激动剂：褪黑素临床应用尚无一致性结论，故不建议将褪黑素作为催眠药物来使用。褪黑素受体激动剂包括雷美尔通、特斯美尔通（Ⅲ期临床中）、阿戈美拉汀等。褪黑素受体激动剂可以作为不能耐受前述催眠药物患者以及已经发生药物依赖患者的替代治疗。

（3）抗抑郁药物：部分抗抑郁药具有催眠镇静作用，在失眠伴随抑郁、焦虑心境时应用较为有效。主要有多塞平、阿米替林、米氮平、曲唑酮等。一般剂量较少，如多塞平 3～6 mg，睡前服用；米氮平 7.5 mg，睡前服用。

（4）抗精神病药物：一般不推荐使用。但在上述药物均无效时，可以选择有较强睡眠作用的非典型抗精神病药物，如喹硫平，使用剂量一般不超过 75 mg。

（5）抗组胺药：通科医师有时会选用。一般不推荐在慢性失眠症患者中使用，因为存在疗效和安全性问题。

（七）预后

失眠症病程常呈发作性，反复发作的睡眠困难往往和应激事件有关。1～7 年的随访发现，慢性化的比例在 45%～75% 之间。

典型临床病例采撷

患者翁某某，女性，35 岁，已婚，农民，浙江瑞安籍，小学文化。因"反复眠差 4 个月"入院。患者约于 4 个月前原因不明渐起反复夜眠差，表现入睡困难、早醒、白天乏力，工作稍受影响，在外院多次治疗，均诊断"失眠症"，经服用"氯硝西泮片、奥氮平片、喹硫平片"等多种药物治疗，效果差。近 5 天来口服"氯硝西泮片，2 mg，睡前；坦度螺酮片 10 mg，3/日"，效仍差。自觉患病来几乎天天不好睡，担忧健康问题，为此痛苦，今来我院进一步求治，门诊诊断"失眠症"。

既往史：患者有"宫外孕"手术史，无其他重要内外科疾病史，否认药物过敏史，否认输血史。

个人史：病前个性外向，人际关系尚可。

家族史：否认两系三代内其他成员有精神异常史者。

体格检查：一般情况可，心肺腹无殊，神经系统未见明显阳性体征。

辅助检查：门诊查血常规、生化、甲状腺功能、生殖激素、头颅 CT 平扫、脑电图检测均未见明显异常；新测 HAMA 评分 15 分，HAMD 评分 10 分。

精神检查：意识清，定向力可，接触合作，对答切题，未引出幻觉，妄想等精神病性症状，焦虑症状明显，主要是担心失眠，意志力未见明显改变，智能正常，自知力完整。

初步诊断：非器质性失眠症

二、非器质性嗜睡症

嗜睡症指白昼睡眠过度及睡眠发作(并非由于睡眼量由不足)或醒来时达到完全觉醒状态的过渡时间延长的一种状况。嗜睡症在白天嗜睡为主诉的睡眠障碍门诊中约占 5%～10%,常常在 15～25 岁间起病。按 DSM-5 的标准分为:急性:病程少于 1 个月;亚急性:病程 1～3 个月;慢性:大于 3 个月。轻度:一周中有 1～2 天白天难于维持满足生活、社交、工作等需要应该有的警觉性水平要求;中度为 3～4 天;重度为 5～7 天。

(一)病因和发病机制

确切病因不明。有家族性,属常染色体显性遗传。有些患者和颅脑外伤、感染有关。有些病人自己将他们在不恰当的时刻入睡的倾向与白天特定的不愉快经历联系起来。而另一些人即使当有经验的医师证实这些经历的存在,依然否认这一联系。在另外一些情况下,情绪或其他心理因素难以确认,但缺乏进一步的器质性因素假设。

(二)临床表现

表现为在安静或单调环境下,经常困乏嗜睡,并可不分场合甚至在需要十分清醒的情况下,也出现不同程度、不可抗拒的入睡。且并非因睡眠不足、药物、酒精、躯体疾病所致,也非某种精神障碍所致。睡眠肌无力部分患者也可见。睡眠中被叫醒后,很难保持完全清醒状态。

(三)诊断

1. ICD-11 诊断标准

特发性睡眠过度的特征是在没有猝倒或下丘脑泌素缺乏(如果确定)的情况下,每天都有无法抑制的睡眠需求或白天进入睡眠,持续至少几个月。多导睡眠图/多重睡眠潜伏期测试(MSLT)的嗜睡症特征[即,两个或多个睡眠开始的快速眼动期(SOREMP's),或 MSLT 上的一个或多个 SOREMP's 和前一夜多导睡眠图上的一个 SOREMP's]也不存在。白天嗜睡不能用其他疾病(如睡眠不足综合征、阻塞性睡眠呼吸暂停、昼夜节律睡眠-觉醒障碍)、某种物质或药物或某种医疗状况更好地解释。多睡症的客观证据是 MSLT 显示平均睡眠潜伏期≤8 分钟,或多导睡眠仪或腕部活动仪显示 24 小时睡眠时间为 11 小时或更长。长期和严重的睡眠惯性经常被观察到,包括持续的醒来困难和反复入睡,易怒,自动行为和混乱。与嗜睡症相比,小睡时间通常很长,通常超过 60 分钟,而且让人精神萎靡。

注:一个明确的诊断需要每天有无法抑制的睡眠需求或白天进入睡眠,通过多次睡眠潜伏期试验(MSLT/PSG)客观证明过度嗜睡和缺乏 REM 相关发现。

2. DSM-5 诊断标准

A. 尽管主要睡眠周期持续至少 7 小时,自我报告的过度困倦(嗜睡)至少有下列 1 项症状:

1. 在同一天内反复睡眠或陷入睡眠之中。

2. 延长的主要的睡眠周期每天超过 9 小时,且为非恢复性的(即非精神焕发的)。

3. 突然觉醒后难以完全清醒。

B. 嗜睡每周至少出现 3 次,持续至少 3 个月。

C. 嗜睡伴有显著的痛苦,或导致认知、社交、职业或其他重要功能的损害。

D. 嗜睡不能更好地用另一种睡眠障碍来解释,也不仅仅出现在另一种睡眠障碍的病程中(例如,发作性睡病、与呼吸相关的睡眠障碍、昼夜节律睡眠-觉醒障碍,或睡眠异态)。

E. 嗜睡不能归因于某种物质的生理效应(例如,滥用的毒品、药物)。

F. 共存的精神障碍和躯体状况不能充分解释嗜睡的主诉。

标注如果是:

伴精神障碍(包括物质使用障碍)。

伴躯体状况。

伴另一种睡眠障碍。

标注如果是:

急性:病程少于 1 个月。

亚急性:病程 1～3 个月。

持续性:病程超过 3 个月。

标注目前的严重程度:

标注严重程度基于维持日间清醒困难的程度,表现为在任何一天内,出现多次不可抗拒的睡眠发作,例如,当久坐、驾驶,拜访朋友或工作时。

轻度:1～2 天/周难以维持日间清醒。

中度:3～4 天/周难以维持日间清醒。

重度:5～7 天/周难以维持日间清醒。

（四）鉴别诊断

（1）发作性睡病:除白天睡眠过度、睡眠发作外,通常伴有一种或多种附加症状,如摔倒、睡眠麻痹及入睡前幻觉,睡眠发作是无法抗拒的,使人精神较振奋;夜间睡眠是片段的、缩短的。与之相反,嗜睡症在白天发作次数较少,但持续时间较长;病人常能阻止其发生;夜间睡眠通常是延长的,在醒转时,要想达到完全的觉醒状态相当困难(睡眠酩酊状态)

（2）睡眠呼吸暂停相关的嗜睡症及其他器质性嗜睡症:多数睡眠呼吸暂停病人除了有日间睡眠过多的症状外,还有夜间呼吸暂停、典型的间歇性鼾音以及肥胖、高血压、阳痿、认知缺损、夜间多动及多汗、晨起头痛与共济运动不良等。多导睡眠脑电图可资鉴别。其他器质性嗜睡症可通过病人的临床表现及相应的实验室检查,找到肯定的器质性致病因素,从而同非器质性嗜睡症相鉴别。

（五）心身治疗

1. 行为干预

鼓励患者晚上至少 8 小时的睡眠,白天定时小睡至少 2 次。避免倒班工作。可以要求患者做失眠日记,检查是否有未遵守制定的睡眠时间、忘记服药及其他不利病情恢复的行为,通过奖励和惩罚方法,规范行为。

2. 药物治疗

传统的兴奋药包括哌甲酯、右苯丙胺、甲基苯丙胺等。较新的药物如莫达非尼,是一种多巴胺转运体抑制剂,虽没有传统药物效果好,但不易产生耐受性。

（六）预后

起病后病情往往是持续、稳定的,直到治疗开始。合并其他疾病,如呼吸相关睡眠障碍时,会加重睡眠障碍。随意打盹会随年龄增加而增加。部分患者共病抑郁症或双相障碍。

三、非器质性睡眠-觉醒节律障碍

睡眠-觉醒节律障碍是指人体睡眠-觉醒节律与环境所允许的睡眠-觉醒节律之间不同步,导致病人主诉失眠或嗜睡。ICD-11 诊断标准中包括:睡眠-觉醒时相延迟障碍、睡眠-觉醒时相前移障碍、不规则型睡眠-觉醒节律障碍、非 24 小时型睡眠-觉醒节律障碍、倒班工作型睡眠-觉醒节律障碍、时差型睡眠-觉醒节律障碍、未特指的睡眠-觉醒昼夜节律障碍。DSM-5 诊断标准中包括:睡眠时相延迟型、睡眠时相提前型、睡眠-觉醒不规则型、睡眠-觉醒非 24 小时型、倒班工作型。

（一）病因和发病机制

生活没有规律,起居无常或多变,部分病人还伴随情绪障碍。其主要原因还是生物性的,睡眠与觉醒节律受网状上行激动系统、睡眠中枢与觉醒中枢的调节,当精神因素影响这些部位的功能时,就会产生睡眠-觉醒时相的变化。

（二）临床表现

患者的睡眠-觉醒节律和大多数人的节律不一样,在主要睡眠时段失眠、在应该清醒时段出现嗜睡。

（三）诊断和鉴别诊断

诊断要点:①个体的睡眠—觉醒形式与特定社会中的正常情况及同一文化环境中为大多数人所认可的睡眠—觉醒节律不同步;②在主要的睡眠相时失眠,在应该清醒时嗜睡,这种情况几乎天天发生并持续 1 个月以上,或在短时间内反复出现;③睡眠量、质及时序的不满意状态使病人深感苦恼,或影响了社会或职业功能。

1. ICD-11 诊断标准

昼夜节律睡眠-觉醒障碍是由于昼夜节律计时系统的改变或内源性昼夜节律与外部环境的失调而引起的睡眠-觉醒周期的紊乱(典型表现为失眠、过度嗜睡或两者兼有)。应使用睡眠日志,如果可能,需要至少一周的活动记录仪来确定具体的睡眠-觉醒时间表紊乱。

（1）睡眠-觉醒时相延迟障碍:延迟的睡眠-觉醒相障碍是一种反复出现的睡眠-觉醒时间表紊乱的模式,其特征是与常规或期望的睡眠时间相比,主要睡眠时间持续延迟。这种障碍导致入睡困难和在需要或需要的时间醒来困难。如果允许延迟睡眠时间,那么睡眠的质量和持续时间基本上都是正常的。这些症状应该至少持续几个月,并导致严重的痛苦或精神、身体、社会、职业或学业障碍。

（2）睡眠-觉醒时相前移障碍:睡眠-觉醒时相前移障碍是一种反复出现的睡眠-觉醒时

间紊乱模式,其特征是与常规或期望的睡眠时间相比,主要睡眠时间持续提前(提前)。这种紊乱会导致晚上嗜睡(在需要的就寝时间之前)和在需要或要求的时间之前醒来。如果允许提前睡眠,那么睡眠的质量和时间基本上都是正常的。这些症状应该至少持续几个月,并导致严重的痛苦或精神、身体、社会、职业或学业障碍

（3）不规则型睡眠-觉醒节律障碍:不规则睡眠-觉醒节律紊乱的特征是缺乏一个明确定义的睡眠和觉醒周期。在 24 小时内,睡眠会以不同的时间段分布在多个时间段。患者通常会抱怨失眠和/或日间过度嗜睡。这些症状应该至少持续几个月,并导致严重的痛苦或精神、身体、社会、职业或学业障碍。

（4）非 24 小时型睡眠-觉醒节律障碍:非 24 小时睡眠-觉醒节律障碍的特征是间歇性的失眠和/或白天嗜睡,与相对正常的睡眠交替出现,这是由于昼夜节律时钟缺乏对 24 小时环境周期的配合。昼夜节律/睡眠-觉醒周期的周期长度通常超过 24 小时。症状发生时,由昼夜节律控制的睡眠-觉醒倾向与环境的昼夜周期处于或不处于同一阶段。这种障碍最常见于完全失明的个体。这些症状应该至少持续几个月,并导致严重的痛苦或精神、身体、社会、职业或学业障碍

（5）倒班工作型睡眠-觉醒节律障碍:昼夜节律睡眠-觉醒障碍,倒班工作类型的特征是抱怨失眠和/或过度嗜睡,这是由于工作倒班与全部或部分传统的夜间睡眠时间重叠造成的。这种紊乱还与总睡眠时间的减少有关。这些症状应该至少持续几个月,并导致严重的痛苦或精神、身体、社会、职业或学业障碍。

（6）时差型睡眠-觉醒节律障碍:昼夜节律睡眠-觉醒障碍,时差型的特征是内源性昼夜节律时钟产生的睡眠和觉醒周期的时间与穿越至少两个时区所需的睡眠和觉醒模式之间的暂时不匹配。个人抱怨睡眠紊乱、嗜睡和疲劳、身体症状(例如肠胃不适)或白天功能受损。症状的严重程度和持续时间取决于旅行的时区数量、旅行时睡眠的能力、在新环境中接触到适当的昼夜节律时间线索、在生物夜晚清醒时对昼夜节律失调的耐受性以及旅行的方向。这些症状会导致严重的痛苦或精神、身体、社会、职业或学业障碍。

2. DSM-5 诊断标准

 A. 一种持续的或反复发作的睡眠中断模式,主要是由于昼夜节律系统的改变,或在内源性昼夜节律与个体的躯体环境或社交或职业时间表所要求的睡眠觉醒周期之间的错位。

 B. 睡眠中断导致过度有睡意或失眠. 或两者兼有。

 C. 睡眠紊乱引起有临床意义的痛苦,或导致社交、职业和其他重要功能的损害。

标注是否是:

 G47.21 睡眠时相延迟型:一种延迟的睡眠起始和觉醒时间的模式,不能在期望的或常规可接受的较早时间入睡和觉醒。

标注如果是:

 家族型:存在睡眠时相延迟的家族史。

标注如果是:

 与非 24 小时睡眠-觉醒重叠型:睡眠时相延迟型可能与另一种昼夜节律睡眠-觉醒

障碍,非 24 小时睡眠-觉醒型重叠。

G47.22 睡眠时相提前型:一种提前的睡眠起始和觉醒时间的模式,且不能保持觉醒或睡眠到期望的或常规可接受的较晚的睡眠或觉醒时间。

标注如果是:

家族型:存在睡眠时相提前的家族史。

G47.23 睡眠-觉醒不规则型:一种暂时的混乱的睡眠-觉醒模式,以致睡眠和觉醒周期的时间在 2 4 小时内是变化的。

G47.24 非 24 小时睡眠-觉醒型:一种睡眠—觉醒周期与 24 小时的环境不同步的模式,伴持续的每日睡眠起始和觉醒时间的漂移(通常为越来越晚)。

G47.26 倒班工作型:与倒班工作时间表(即需要非常规的工作时间)相关的在主要睡眠周期中失眠和/ 或在主要觉醒周期中过度有睡意(包括无意的睡眠)。

G47.20 未特定型

标注如果是:

间歇性:症状持续至少 1 个月但少于 3 个月。

持续性:症状持续 3 个月或更长。

复发性:1 年内发作 2 次(或更多)。

3. 鉴别诊断

(1)神经系统器质性疾病:特别是会影响昼夜节律调停点、传入神经传出神经结构的视觉通路损害、肿瘤、痴呆及卒中等疾病,需与之鉴别。

(2)其他精神疾病:心境障碍及某些其他障碍会产生社会退缩,接受的信息量少,可以加重睡眠节律紊乱。抑郁发作时早醒、焦虑障碍难于入睡,需和睡眠时相提前或延迟相鉴别。

(四)心身治疗

调整入睡和觉醒时间,以恢复正常节律。如睡眠时相延迟障碍,建议每 2 天晚睡 3 小时左右,直至睡眠恢复正常。睡眠时相前移障碍,则每 2 天提前 2 小时左右。在治疗期间至少有一周的时间可以自由支配,并坚持严格的睡眠-觉醒时间。治疗的成功取决于疾病的严重程度、伴发的精神病理状况、治疗的依从性、生活事件等。

四、睡行症(夜游症)

睡行症或夜游症是睡眠和觉醒现象同时存在的一种意识改变状态。睡行症发作时,患者通常在夜间睡眠的前三分之一段起床,走动或做一些简单的活动。患者可呈现出低水平的注意力、反应性及运动技能。儿童常见,发生率为 $10\%\sim20\%$,成人仅 $1\%\sim4\%$,最常见于 5~10 岁儿童。

(一)病因和发病机制

遗传学因素起重要作用,约 80% 的患者有阳性家族史。父母双方均患病时,子女患病风险高达 60%。镇静催眠药的使用、睡眠剥夺、作息时间安排不当、疲劳、身体和心理应急等,会增加发病风险。80% 的成年患者是从儿童延续过来的。儿童睡行症和精神障碍无关,但多种精神障碍会增加疾病从儿童延续到成年的风险。

（二）临床表现

常发生在入睡后 1～2 小时，突然从床上起来，双目凝视。一般只做一些比较简单的动作，如走动、上厕所、去厨房等，也可以做较复杂的动作，如能避开障碍物去倒水等。动作通常较为笨拙。难于被唤醒，常持续数分钟到数十分钟，然后自行回到床上。若试图叫醒他，可能需要较长时间才能完全清醒。有时表现冲动或易激惹。次日对睡行过程完全或部分遗忘。

（三）诊断和鉴别诊断

1. ICD-11 诊断标准

睡行症在 ICD-11 中属于"非 REM 睡眠唤醒障碍"，该类障碍的特征是经历或行为，如混乱、移动、恐惧或极端自主唤醒，这些通常是深层非快速眼动（N3）睡眠不完全唤醒的结果。一个例外是与睡眠有关的进食障碍，据观察在非快速眼动睡眠的所有阶段都会出现进食障碍。这组障碍的特征还包括对事件的部分或完全失忆，对其他人在事件期间干预或引导患者的努力不恰当或缺乏反应，以及有限（例如，一个单一的视觉场景）或没有相关的认知或梦意象。这些经历或行为严重到足以对个人、家庭、社会、教育、职业或其他重要功能领域造成重大痛苦或严重损害，或对个人或他人造成重大伤害的风险（例如，对抑制个体的努力做出的反应是抽打或打击）。睡行症的特征是在深度睡眠的部分觉醒过程中行走和其他复杂行为。

2. DSM-5 诊断标准

睡行症在 DSM-5 中属于"非快速眼动睡眠唤醒障碍"，"非快速眼动睡眠唤醒障碍"诊断标准如下：

A. 反复发作的从睡眠中不完全觉醒，通常出现在主要睡眠周期的前三分之一，伴有下列任一项症状：

    1. 睡行：反复发作的睡觉时从床上起来和走动。睡行时、个体面无表情、目不转睛；对于他人与他或她沟通的努力相对无反应；唤醒个体存在巨大的困难。

    2. 睡惊：反复发作的从睡眠中突然惊醒，通常始于恐慌的尖叫。每次发作时有强烈的恐惧感和自主神经唤起的体征，如瞳孔散大、心动过速、呼吸急促、出汗。发作时，个体对于他人安慰的努力相对无反应。

B. 没有或很少（例如，只有一个视觉场景）有梦境能被回忆起来。

C. 存在对发作的遗忘。

D. 此发作引起有临床意义的痛苦，或导致社交、职业或其他重要功能方面的损害。

E 该障碍不能归因于某种物质（例如，滥用的毒品、药物）的生理效应。

E 共存的精神和躯体障碍不能解释睡行或睡惊的发作。

编码备注：ICD-10-CM 的编码基于亚型。

标注是否是：

    FS1.3 睡行型。

标注如果是：

> 伴与睡眠相关的进食。

> 伴与睡眠相关的性行为（睡眠性交症）。

> FS1.4 睡惊型。

3. 鉴别诊断

（1）精神运动性癫痫：精神运动性癫痫绝少只在晚上发作。在癫痫发作时，个体对环境刺激完全无反应，且常见吞咽、搓手等持续动作；脑电图中有癫痫性放电可证实此诊断。但并不除外癫痫与睡行症共存的可能。

（2）分离性漫游：在分离性障碍中，发作持续时间要长得多，病人警觉程度更高，并能完成复杂的、有目的的行为。此外，分离性障碍在儿童中罕见，且典型发作是开始于清醒状态。

（四）心身治疗

大多数患儿不需治疗。调节睡眠-觉醒时间、避免睡眠剥夺，可以减少发作的频率。要给患者一个安全的睡眠环境：锁门、关窗，走廊及房间要有夜灯。

必要时可以药物治疗，可选择地西泮、氯硝西泮等睡前服用。

五、睡惊症（夜惊症）

睡惊症（或称夜惊症）是出现于夜间的极度恐惧和惊恐的发作，伴有强烈的语言、运动形式及植物神经系统的高度兴奋，多发生在睡眠的前三分之一阶段。

本病的发生率：儿童约为 3%，成年人少于 1%。

（一）病因和发病机制

发病机制不确切，遗传因素可能起到较大的作用。有研究显示，单卵双生者比双卵双生者患病机会明显增加；患者一级亲属患病风险增加 10 倍。其他外源性、内源性因素可能都起到一定作用。

（二）临床表现

患者在睡眠的前三分之一阶段突然惊叫着坐起或下床，常常冲向门口似乎要夺路而逃，但很少会离开房间，伴有心率增快、呼吸急促、出汗、瞳孔扩大等表现。每次发作时间 1～10 分钟。个体不仅对他人的努力相对无反应，而且有几分钟会丧失定向。如果家人想平息夜间惊恐发作，可能会导致其更强烈的恐惧。醒后对发作通常不能回忆。

由于以上这些临床特点，个体在睡惊发作期间极有可能受伤。

（三）诊断和鉴别诊断

1. ICD-11 诊断标准

睡惊症在 ICD-11 中属于"非 REM 睡眠觉醒障碍"，睡惊症的特征是从深度睡眠中部分唤醒时的突然恐怖发作，通常以一种可怕的尖叫声等声音开始。患者经历强烈的恐惧，伴有自主兴奋的迹象，如瞳孔扩张、心动过速、呼吸过速和出汗

2. DSM-5 诊断标准

睡惊症在 DSM-5 中也属于"非 REM 睡眠觉醒障碍"，具体参见本章睡行症中关于"非快

速眼动睡眠唤醒障碍"的诊断标准。

3. 鉴别诊断

（1）癫痫发作：癫痫绝少只在夜间发作，而脑电图的异常更能倾向于癫痫的诊断。

（2）梦魇：只是很有限的言语及躯体运动。与睡惊症相反，梦魇可发生于夜间的任一时段，个体很容易被唤醒，而且对梦的经过能详细、生动地回忆。

（四）心身治疗

调整诱发因素，提高睡眠环境的安全性。

健康宣教，让家人善待患者，以减少患者发病时对周围环境的恐惧性体验。

必要时可以采取药物治疗，如苯二氮䓬类药物治疗。

六、梦魇

梦魇是指为焦虑或恐惧所占据的梦境体验。约有 1.3%～3.9% 的父母报告他们学龄前的孩子常常或总是有梦魇。患病率从 10～13 岁（包括男女）开始增加，一直持续到 20～29 岁（女性）。在成年人，每月至少一次梦魇的患病率为 6%，常常发生梦魇的患病率为 1%～2%。

（一）病因和发病机制

儿童往往是看了恐怖的书、电影等后发生，成人则常常和应激事件有关。睡眠剥夺、睡眠不规律、紧张等会增加患病风险，部分药物的使用或突然停用可以诱发。

（二）临床表现

梦境中常常是处于危险境地，患者紧张、害怕，叫喊或动弹不得，醒来后就变得清醒，能回忆梦境内容，并可仍然有恐惧。多发生在 REM 睡眠阶段。

（三）诊断和鉴别诊断

1. ICD-11 诊断标准

梦魇在 ICD-11 中属于"REM 睡眠相关性异态睡眠"，该类异态睡眠的特征是与快速眼动睡眠相关的经历或行为，如发声或复杂的运动行为、睡眠瘫痪或噩梦。这些经历非常严重，足以在个人、家庭、社会、教育、职业或其他重要功能领域造成重大痛苦或重大损害，或对个人或他人造成重大伤害的风险。梦魇的特征是反复出现的、生动的、极度焦虑的梦，通常会对个体造成威胁，通常发生在快速眼动睡眠期间，通常会导致焦虑醒来。觉醒后很快就会有方向感和警觉。

2. DSM-5 诊断标准

A. 反复出现的延长的极端烦躁和能够详细记忆的梦，通常涉及努力避免对生存、安全或躯体完整性的威胁，且一般发生在主要睡眠期的后半程。

B. 从烦躁的梦中觉醒，个体能够迅速恢复定向和警觉。

C. 该睡眠障碍引起有临床意义的痛苦，或导致社交、职业或其他重要功能方面的损害。

D. 梦魇症状不能归因于某种物质（例如，滥用的毒品、药物）的生理效应。

E. 共存的精神和躯体障碍不能充分地解释烦躁梦境的主诉。

标注如果是：

在睡眠开始时。

标注如果是：

伴有关的非睡眠障碍，包括物质使用障碍。

伴有关的其他躯体疾病。

伴有关的其他睡眠障碍。

标注如果是：

急性：梦魇病程为 1 个月或更短。

亚急性：梦魇病程大于 1 个月少于 6 个月。

持续性：梦魇病程为 6 个月或更长。

标注目前的严重程度：

严重程度是根据梦魇发生的频率来分级：

轻度：平均每周发作少于 1 次。

中度：每周发作 1 次或更多，但并非每晚发作。

重度：每晚发作。

3. 鉴别诊断

（1）睡惊症：多在睡眠期的前三分之一出现，以强烈的焦虑、惊叫、过多的躯体运动及自主神经高度兴奋为显著特征。睡惊症病人都不能详尽地回忆梦境内容。

（2）心血管、呼吸系统器质性疾病：这类疾病也可以出现梦魇，病史、实验室及辅助检查可资鉴别。

（四）心身治疗

一般不需特殊治疗。对发作频繁者，了解有无心理社会因素，并按需进行心理治疗。避免看一些恐怖的书、电影等。如正在用药，可以进行药物调整，或渐停药物。

第三节　性功能障碍

性功能障碍有各种表现形式，即个体不能参与他／她所期望的性关系。性功能障碍包括兴趣缺乏，快感缺乏，不能产生为有效的性行为所必需的生理反应（如勃起），或不能控制或体验到高潮。此类障碍的成因复杂，包括器质性、功能性、药源性等，但有些案例难于区分是器质性还是功能性障碍。这里讨论的性功能障碍主要是涉及心理、社会因素的。常见的非器质性性功能障碍包括性欲减退或缺乏、男性勃起障碍、性高潮功能障碍、早泄、非器质性阴道痉挛、非器质性性交疼痛等。

ICD-11 将性功能障碍分为：暴露障碍、窥视障碍、恋童障碍、强迫性性施虐障碍、摩擦障碍、涉及非同意个体的其他性心理障碍、涉及单独行为或同意个体的性心理障碍、性心理障碍，未特定。

DSM-5 将性功能障碍分为：延迟射精、勃起障碍、女性性兴趣/唤起障碍、生殖器－盆腔疼痛/插入障碍、男性性欲低下障碍、早泄、物质/药物所致的性功能障碍、其他特定的性功能障碍、未特定的性功能障碍。

一、性欲减退或缺乏

性欲减退或缺乏指成人持续存在性兴趣和性活动降低或缺乏。它并不是继发于其他性问题,如勃起不能或性交疼痛。性欲缺失或减退并不排斥性的快感或唤起,只是性活动不易起动。

(一)病因

病因是多方面的,包括心理的、生物的、社会的,如女性长期受错误的传统观念影响而压抑性行为,对性生活持否定、排斥的态度;夫妻关系不和谐,一方有外遇;生活在大家庭中,生活环境私密性差;害怕性病或对身体造成不良影响等。

(二)诊断

性欲减退者缺乏对性生活的主观愿望,当性被剥夺时也不会有挫折感,且性生活频率低,一般每月不足 2 次。但性生活频率并非是判断的可靠标准,因为女性可在配偶压力之下被迫参与较多的性生活。同时在判断是否为性欲减退时,还应排除躯体疾病或药物所致性欲减退或消失。

(三)心身治疗

1. 一般性治疗

首先使患者与性伴侣了解生殖系统解剖和性过程的正常生理反应。

2. 心理治疗

性欲减退或缺乏多数是因心理因素引起,治疗应以心理治疗为主,配合药物治疗。主要技术有性感集中疗法,通过夫妻间循序渐进的身体接触(拥抱、抚摸、按摩等触觉刺激的手段),消除既往性生活中的焦虑、恐惧等不良情绪及体验,增加亲密接触过程中的欣快感,融洽夫妻关系。在循序渐进学习正确性行为模式的过程中,性功能的自然性会逐渐恢复,其功能障碍也会逐渐消除。性感集中训练包括两个阶段,即:非生殖器性感受集中训练和生殖器性感受集中训练。可通过两阶段四步法进行:第一阶段,非生殖器性感集中训练。第一步,性认识的一致与焦虑的松弛(3~5 天);第二步,非性器官的肉体及情感交流(3~5 天)。第二阶段,生殖器性感集中训练。第三步:性器官的爱抚(2~3 天);第四步:治疗性性交活动(4~5 天)。

3. 药物治疗

(1)性激素治疗:适用于性激素水平低,如绝经、双侧卵巢切除术后、卵巢早衰者等。7-甲异炔诺酮,患者服用后性欲和性生活质量可明显增强或改善。

(2)曲唑酮:国外研究报道,使用后 60% 的女性性欲增强。

(3)其他药物:拟多巴胺能药物,如安非他酮的性欲改善率为 63%;拟去甲肾上腺素能药物,如哌甲酯、右苯丙胺等,均可治疗性欲减退。

二、男性勃起障碍

男性勃起障碍是指成年男性在性活动的场合下有性欲,但难以产生或维持进行满意的性交所需要的勃起。这是男性常见的健康问题,主要影响 40 岁以上的男性,其患病率随年龄的增长而增高。

(一)诊断

正常阴茎勃起需要心血管、神经、内分泌系统及心理因素的相互协同,其中任一方面失常都会造成勃起功能障碍。如果在某些特定的场合,如手淫时、或睡眠中、或与另一伴侣在一起时可正常勃起,那么便可能是心因性的。否则,为使非器质性勃起功能障碍的诊断成立,就需要依靠特殊的检查(如测量夜间阴茎膨胀度)或心理治疗的效果来定。

(二)心身治疗

(1) 性教育:向患者及其伴侣提供男女性生理、性心理等相关性知识。

(2) 性心理治疗主要包括性感集中训练法。交流训练:在性治疗的过程中,治疗师对患者及伴侣进行交流训练,以提高他们的沟通能力,改善伴侣之间的关系。

(3) 药物治疗:①选择性 5 型磷酸二酯酶抑制剂:包括西地那非(Sildenafil)、他达拉非(Tadalafil)、伐地那非(Vardenafil)、乌地那非(Udenafil)和米罗那非(Mirodenafil)。②睾酮替代治疗:尽管睾酮在维持阴茎充分勃起功能中具有重要作用,但是治疗 ED 的作用有限。睾酮替代治疗仅推荐用于已经证实生物可利用睾酮浓度低的患者。

三、性高潮功能障碍

性高潮功能障碍指性交时性高潮不出现,男性表现为不射精,女性则直接称为性高潮障碍。

(一)病因

1. 心理因素

男性不射精的病因有功能性和器质性两类,但多数是功能性的,即由心理因素引起,如由于性知识缺乏或认为性是污秽不洁的,对配偶厌恶、憎恨等。女性性高潮障碍也类似,也以功能性原因为主。

2. 文化因素

如现代社会对男女在性方面存在明显的双重标准,认为女性应该是被动、羞涩、不能过分表现性的兴趣等等,均可能成为危险因素。

(二)心身治疗

1. 一般治疗

向患者及其伴侣提供男女性生理、性心理等相关性知识,同时进行去羞训练。

2. 心理治疗及药物治疗

对男性:系统脱敏法。开始时,指导男方与其配偶从事性游戏。在性活动的最后阶段,应该尝试任何所能采取的方式达到性高潮。如某一男子仅能躲在浴室门后手淫才能到射精,那么就设计一个渐进的过程:从一个人偷偷地,到自己的配偶在场,最后和配偶顺利完成性交并射精。

对女性:(1)让女学会享受自己的身体,特别是生殖器区域(性敏感灶练习)。(2)学会主动追求、配合,共同享受性生活。(3)性治疗:手淫、使用震动器。(4)药物:①每天服用甲睾酮 5 mg,可提高性欲,促进性高潮。②也可局部用药,如 6% 樟脑、3% 的薄荷醇润滑胶冻涂于阴蒂部。③雌激素替代:如口服倍美力,经皮吸收药物有伊洛思凝胶,阴道用药如雌二醇环。④血管活性药物,如西地那非。⑤多巴胺受体激动剂,如阿扑吗啡。

四、早泄

无法控制射精以使性交双方都不能享受性快感。在严重的病例中,未进入阴道或还未动作时就出现射精。早泄多不是器质性的,但可作为器质性损害(如勃起不能或疼痛)的一种心理反应而出现。DSM-5 中注明有终身性的,即有性活动开始就有;获得性的,即曾经有过正常性活动,早泄是后来发生的。还注明为广泛性的,即不限于特定刺激、场景和性伴侣的;境遇性的,即限于特定刺激、场景和性伴侣的。轻度:插入阴道后 30 秒到 1 分钟射精的;中度:15~30 秒就射精;重度,性交开始前、刚开始或插入阴道 15 秒内就射精。若以插入阴道不到 1 分钟及射精作为早泄标准,早泄患病率约为 1%~3%,且随年龄而增加。

(一)病因

早泄的原因目前尚不清楚,有多种因素。

(1)心理因素:由于自罪感、不安感。

(2)生理因素:如阴茎敏感性过高即射精阈值低;射精反射过度活跃(泌精、射精、球海绵体肌反射过快)。

(3)遗传易感(家族遗传性)。

(4)中枢 5-羟色胺受体敏感性(5-羟色胺 2C 受体低敏感,5-羟色胺 1A 受体高敏感,或受体基因多态性)等。

(二)心身治疗

1. 心理、行为治疗

(1)心理治疗:基于早泄是心理、精神因素影响而产生的压抑、性信心减弱、焦虑、窘迫、痛苦等导致的一类性关系紧张、频发的性功能障碍。对患者进行教育,纠正错误认知,让其认识到早泄的"功能性"特点。

(2)行为治疗:行为治疗是通过物理行为削弱射精生理反射。目的是提高射精阈值,重新建立正常的性生理反射,纠正此前已形成的病理性神经反射。临床常用技术有:①最简单的行为疗法是性交时使用阴茎套。②行为训练治疗方法,停-动技术(stop-start)间歇刺激疗法。③性感集中训练加挤捏技术,又称耐受性训练,其成功率报道为 25%~60%。

2. 药物治疗

(1)外用药:①局麻药:5% 利多卡因-丙胺卡因霜,在性交前 20~30 分钟时涂抹于阴茎头及其周围敏感区。②SS 霜,由 9 种草药萃取的制剂,性交前 1 小时涂抹于阴茎头处,并在即将性交前清洗干净。

（2）选择性 5-羟色胺再摄取抑制剂：常用的包括西酞普兰、氟西汀、氟伏沙明、帕罗西汀和舍曲林。

（3）5 型磷酸二酯酶抑制剂：如西地那非。

五、非器质性阴道痉挛

阴道周围的肌肉挛缩，导致阴道入口的封闭，使阴茎不能插入或引起疼痛。

（一）病因

原因多为心因性的，如怕痛、怕被传染上性病、羞涩或有性创伤。

（二）心身治疗

1. 一般性教育

向患者及其伴侣提供男女性生理、性心理等相关性知识，同时进行。去羞训练。

2. 系统脱敏

先让患者学会放松，然后想象配偶在接近她，正在进行性交。然后消除阴道反应：先用线状导管插入阴道，并逐渐增粗，最后放入一根和阴茎相似的导管，并建议将导管留置在阴道过夜。在家中可用干净的手指插入，当能顺利插入两根手指，并能感到舒适，即可以完成正常性交。

六、非器质性性交疼痛

性交疼痛（性交时的疼痛感）在男性和女性都可见到，它常与局部的病理状况有关，但在有些病例中，并无明显原因可见，而情绪因素显得重要，不存在其他原发的性功能障碍（如阴道痉挛或阴道干燥）。北美女性约 15% 有性交疼痛。

（一）病因

引起性交疼痛的常见心理因素：女性早年接受家庭不正确的性教育，使婚后性交同焦虑、恐惧、有罪的情绪联系起来；未婚时遭受过暴力强奸，初婚时丈夫动作粗暴，因此使以后性交同疼痛联系起来；夫妻间感情不和、担心性交怀孕、居室不严密、疲劳等等，均会减退性兴奋或引不起性兴奋，导致阴道滑润不足而引起性交疼痛。

（二）心身治疗

1. 一般性教育

向患者及其伴侣提供男女性生理、性心理等相关性知识。

2. 心理行为治疗

放松训练、系统脱敏等方法。

3. 物理治疗

女性骨盆、外阴肌肉放松治疗，增加血液循环和肌肉灵活性。

[浙江省湖州市第三人民医院 沈鑫华]

-------------------------------------- 参考文献 --------------------------------------

［1］Tamburrino M B，McGinnis R A．Anorexia nervosa．A review［J］．PanminervaMedica，2002，44（4）：301－311．

［2］Treasure J．Bulimia nervosa and anorexia nervosa［J］．The Practitioner，1989，233(1479)：1525－1527．

［3］Vink T，Hinney A，van ElburgA A，et al．Association between an agouti-related protein gene polymorphism and anorexia nervosa［J］．Molecular Psychiatry，2001，6(3)：325－328．

［4］Kaye W H．Abnormalities in CNS monoamine metabolism in anorexia nervosa［J］．Archives of General Psychiatry，1984，41(4)：350．

［5］申远，李春波，吴文源．进食障碍的病因学研究进展［J］．上海精神医学，2003,15(S1)：48－50．

［6］徐强．从心理学视角探讨进食障碍的成因［J］．桂林师范高等专科学校学报，2010，24(1)：113－116．

［7］陈健．个体心理学理论视野下的进食障碍［J］．齐齐哈尔医学院学报，2007,28(6)：703－705．

［8］李秀亮．进食障碍的病因及治疗［J］．中国健康心理学杂志，2010，18(5)：633－635．

［9］柳娜，张亚林，贺达仁．进食障碍发病机制的研究进展与思考［J］．医学与哲学(临床决策论坛版)，2009，30(9)：52－54．

［10］陈清刚．进食障碍与社会心理因素［J］．中国行为医学科学，2006(11)：1053－1054．

［11］陈珏，张明岛，肖泽萍．神经性厌食症的社会心理因素［J］．上海精神医学，2004,16(5)：298－300．

［12］范青，马玮亮，季建林．女性进食障碍的心理社会学因素研究［J］．国外医学妇幼保健分册，2005,16(1)：55－57．

［13］陈瑞，陈红，羊晓莹．进食障碍预防的理论模型［J］．中国临床心理学杂志，2007,15(4)：445－446．

［14］周朝昀，陈珏．进食障碍的危险因素研究进展［J］．国际精神病学杂志，2010，37(2)：100－103．

［15］孔伶俐．5-羟色胺与进食障碍［J］．国际精神病学杂志，2006，33(3)：159－161．

［16］武萌，武成莉．进食障碍影响因素的探讨［J］．社会心理科学，2006,21(4)：88－92．

［17］曹宁宁．神经性厌食症社会心理影响因素［J］．医药论坛杂志，2011，32(20)：188－190．

［18］赵丽珠，刘丹，李晓苗．进食障碍研究进展［J］．首都公共卫生，2007，1(5)：207－209．

［19］张翀．女性青少年进食障碍的影响因素及其干预措施［J］．聊城大学学报(社会科学版)，2010(2)：203－204．

［20］Yager J，Andersen A E．Anorexia nervosa［J］．New England Journal of Medicine，2005，353(14)：1481－1488．

［21］Lock J．Treatment of adolescent eating disorders：Progress and challenges［J］．Minerva Psichiatrica，2010，51(3)：207－216．

［22］Zipfel S，Wild B，Groß G，et al．Focal psychodynamic therapy，cognitive behaviour therapy，and optimised treatment as usual in outpatients with anorexia nervosa（ANTOP study）：Randomised controlled trial［J］．The Lancet，2014，383(9912)：127－137．

［23］Adan R A H，Hillebrand J J G，De RIJKE C，et al．Melanocortin system and eating disorders［J］．Annals of the New York Academy of Sciences，2003，994(1)：267－274．

［24］朱新，张晨．神经性厌食症的心理治疗［J］．精神医学杂志，2011，24(3)：232－234．

［25］申景进，陈向一．神经性厌食症与家庭治疗研究［J］．国际精神病学杂志，2008，35(4)：245－248．

[26] 黄悦. 神经性厌食症的药物治疗[J]. 中国心理卫生杂志，2007，21(10)：724－726.

[27] Mitchell J E，Roerig J，Steffen K. Biological therapies for eating disorders[J]. International Journal of Eating Disorders，2013，46(5)：470－477.

[28] 桑园，谢玮. 神经性贪食症的成因及治疗[J]. 校园心理，2010，8(6)：396－397.

[29] 贾秀珍，陈珏. 神经性贪食的药物治疗[J]. 国际精神病学杂志，2012，39(1)：55－58.

[30] McElroy S L，GuerdjikovaA I，Mori N，et al. Current pharmacotherapy options for bulimia nervosa and binge eating disorder[J]. Expert Opinion on Pharmacotherapy，2012，13(14)：2015－2026.

[31] Hay P. A systematic review of evidence for psychological treatments in eating disorders：2005－2012[J]. International Journal of Eating Disorders，2013，46(5)：462－469.

[32] 潘集阳. 睡眠障碍临床诊疗[M]. 广州：华南理工大学出版社，2001.

[33] 中华医学会神经病学分会睡眠障碍学组. 中国成人失眠诊断与治疗指南[J]. 中华神经科杂志，2012，45(7)：534－540.

[34] Association A P. Diagnostic and statistical manual of mental disorders：DSM-5[M]. 5thed. Arlington，VA：American Psychiatric Association，2013

[35] Schutte-Rodin S，Broch L，Buysse D，et al. Clinical guideline for the evaluation and management of chronic insomnia in adults[J]. Journalof Clinical Sleep Medicine：JCSM：Official Publication of the American Academy of Sleep Medicine，2008，4(5)：487－504.

[36] Silber M H. Clinical practice. chronic insomnia[J]. The New England Journal of Medicine，2005，353(8)：803－810.

[37] Roehrs T，Roth T. Insomnia pharmacotherapy[J]. Neurotherapeutics：the Journal of the American Society for Experimental Neuro Therapeutics，2012，9(4)：728－738.

[38] Pinto LR Jr，AlvesR C，Caixeta E，et al. New guidelines for diagnosis and treatment of insomnia[J]. ArquivosDe Neuro-Psiquiatria，2010，68(4)：666－675.

[39] Lai L L，Tan M H，Lai Y C. Prevalence and factors associated with off-label antidepressant Prescriptions for insomnia[J]. Drug，Healthcare and Patient Safety，2011，3：27－36.

[40] Santos MoraesW A，Burke P R，CoutinhoP L，et al. Sedative antidepressants and insomnia[J]. RevistaBrasileiraDe Psiquiatria (Sao Paulo，Brazil：1999)，2011，33(1)：91－95.

[41] VandeGriend J P，Anderson S L. Histamine-1 receptor antagonism for treatment of insomnia[J]. Journal of the American Pharmacists Association，2012，52(6)：e210－e219.

[42] McCall C，McCall W V. What is the role of sedating antidepressants，antipsychotics，and anticonvulsants in the management of insomnia? [J]. Current Psychiatry Reports，2012，14(5)：494－502.

[43] Robert E. Hales，Stuart C. Yudofsky，Glen O. Gabbard 主编. 张明园，肖泽萍主译. 精神病学教科书[M]. 北京：人民卫生出版社，2010.

[44] Paul R. Carney，Richard B. Berry，James D. Geyer. 韩芳，吕长俊主译. 临床睡眠疾病[M]. 北京：人民卫生出版社，2011.

[45] Kryper M H，Roth T，Dement W C. Principles and Practice of Sleep Medicine，Fourth E-dition[M]. St. Louis：Saunders，2005

[46] Stahl S M. Stahl's Essential psychopharmacology：neuroscientific basis and practical applications[M]. 3rd ed. Cambridge：Cambridge University Press，2008

[47] 许毅. 性的奥秘：性知识导读[M]. 北京：人民卫生出版社，2000.

[48] American Psychiatric Association. Diagnostic and statistical manual of mental disorders：DSM-5[M]. 5thed. Arlington，VA：American Psychiatric Association，2013

[49] Robert E. Hales，Stuart C. Yudofsky，Glen O. Gabbard. 张明园，肖泽萍主译. 精神病学教科书

［M］.北京：人民卫生出版社，2010.

［50］王蓉，黄萍，赵成元.女性性欲减退和性厌恶的诊断及治疗［J］.实用妇产科杂志，2005，21(1)：5－7.

［51］王鸿祥，高龙.性感集中训练疗法［J］.家庭医学(下半月)，2008(11)：24－25.

［52］胡丽娜，刘云，丁勇利.女性性功能障碍［J］.现代妇产科进展，2003，12(6)：476－477.

［53］饶婷，张孝斌.女性性功能障碍的药物治疗进展［J］.中华男科学杂志，2007，13(11)：1023－1027.

［54］雷雨，阚延静，潘连军.女性性功能障碍的诊治进展［J］.中国妇幼保健，2012，27(34)：5635－5638.

［55］杨春，袁亦铭，辛钟成.女性性功能障碍生理学研究进展［J］.中国男科学杂志，2005，19(6)：59－61.

［56］朱兰，孙之星，娄文佳.女性性功能障碍诊治中的注意事项［J］.中国实用妇科与产科杂志，2012，28(10)：790－792.

［57］张唯力.男性性功能障碍的定义及诊断问题［J］.医学新知杂志，2006，16(2)：66－69.

［58］郭宏波.勃起功能障碍的治疗现状和研究进展［J］.临床和实验医学杂志，2013，12(3)：222－224.

［59］李路，刘继红，白剑，等.勃起功能障碍的研究进展：第25届欧洲泌尿外科学会年会会议纪要［J］.中国男科学杂志，2010，24(8)：59－62.

［60］郭军，王福，耿强，等.国际性医学会(ISSM)《早泄诊治指南(2010年版)》解读［J］.中国性科学，2011，20(7)：5－8.

［61］杨大中，马晓年.女性性高潮障碍［J］.实用妇产科杂志，2005，21(1)：8－10.

［62］胡存利，吴雅冬.女性性高潮障碍病因分析及治疗［J］.黑龙江医药科学，2010，33(4)：85－86.

［63］中国性学会性医学专业委员会男科学组.早泄诊断治疗指南［J］.中华男科学杂志，2011，17(11)：1043－1049.

［64］张俊强，刘和，李汉忠.早泄的诊断与治疗进展［J］.中国性科学，2006，15(1)：36－37.

［65］范永毅.早泄的诊治进展［J］.齐齐哈尔医学院学报，2009，30(18)：2295－2297.

［66］徐世田，吴小候.早泄治疗的新进展［J］.重庆医学，2010，39(21)：2975－2977.

［67］关艳冰.阴道痉挛的诊治体会［J］.中国性科学，2004，13(12)：14－15.

［68］李本富.女性性交疼痛的原因与治疗［J］.实用妇产科杂志，2005，21(1)：10－11.

［69］张爱霞，陈湘玉，潘连军，等.女性性交痛相关因素分析［J］.中华男科学杂志，2011，17(12)：1073－1077.

第十一章　应激相关障碍

由应激性事件或重大疾病引起的一系列异常生理、心理和行为反应,统称为应激相关障碍。CCMD-3、ICD-10 和 DSM-Ⅳ 这三种疾病分类系统中都将应激相关障碍分为三种类型——急性应激障碍、创伤后应激障碍和适应障碍。

第一节　急性应激障碍

急性应激障碍(acute stress disorders,ASD)又称急性应激反应,是由于突然发生异乎寻常的强烈应激性生活事件所引起的一过性精神障碍。本病可发生于任何年龄,但多见于青年人,患病率无性别差异。国外有报道称,机动车交通事故幸存者中急性应激障碍的发生率为 13%,在暴力犯罪的受害者中发生率为 19%,在大规模屠杀事件的目睹者中发生率为 33%。国内学者对唐山大地震孤儿的调查发现,急性应激障碍的发病率为 47%。

一、病因

(一)创伤性事件

突如其来且超乎寻常的威胁性生活事件和灾难是发病的直接因素,应激源对个体来讲是难以承受的创伤性体验,或认为对生命安全具有严重的威胁性。常见的创伤性应激事件有:

(1)严重的生活事件:如严重的交通事故;亲人突然死亡,尤其是配偶或子女;遭受歹徒袭击;被奸污或家庭财产被抢劫等。

(2)重大的自然灾害:如地震、飓风、海啸、特大山洪暴发,大面积火灾等。

(3)战争场面:交战双方短兵相接,遭受炮击、轰炸。

(二)发病的理论假说

经历创伤性应激事件是发病的关键,但事实上并非所有经历严重应激事件的人都会出现精神障碍,只是其中少数人发病,这表明个体存在易感性和应对能力的差异。因此,在分析具体病例时,要把应激源的性质、严重程度、当时处境和个性特点等进行综合性分析及考虑。此外,机体的健康状况也是需要考虑的因素之一,若同时存在躯体重病或器质性脑病,急性应激障碍发生的危险性可能随之提高。

Kaplan 将应激的后果归纳为三期:第一期为冲击期,当个体遭遇应激后,处于一种"茫然"休克状态,表现出某种程度的定向力障碍和注意力分散,一般持续数分钟到几小时。这是本病急性期的临床主要症状。第二期以明显的混乱、模棱两可及变化不定为特点,并伴有情绪障碍,如焦虑、抑郁或暴怒等表现。第三期为长期的重建和再度平衡,可能出现两种结果:一种是功能增强和心理状况的改善;另一种是心理、躯体或人际关系障碍,并可能趋向慢性化。

按照巴甫洛夫学派的观点,急剧、超强的应激源作用于高级神经活动过程,可以导致兴奋、抑制和灵活性的过度紧张及相互冲突,中枢神经系统为了避免进一步的损伤,往往产生超限抑制。超限抑制属于保护性抑制,在抑制过程的扩散中,中枢神经系统低级部位的功能,包括一些非条件反射,会脱抑制而释放出来,这就产生了皮层与皮层下活动相互作用的异常形式。在临床上可表现为一定程度的意识障碍、精神运动性兴奋或精神运动性抑制状态、无目的的零乱动作和不受意识控制的情绪障碍等。

二、临床表现

1. 发病的时间特点

急性应激障碍心身反应的发生急剧,一般在遭受超强应激性生活事件的影响后几分钟出现反应。持续时间短,一般在几小时至一周内症状消失。恢复后对病情可有部分或大部分遗忘,难以全面回忆。

2. 症状表现

(1)意识障碍:多数病人初发症状为"茫然"状态或"麻木",并伴有一定程度的意识障碍。意识障碍表现为意识范围缩小,注意力狭窄,不能领会外在刺激,并有定向力障碍,因此病人可表现为难以进行接触。偶有自发只言片语,词句零乱不连贯,令人难以理解。

(2)木僵状态:随着病情的发展,可见对周围环境反应的进一步退缩,有的病人可呈现木僵状态。此时,病人自发活动明显减少,可在长时间内毫无动作,保持呆坐或卧床不起。虽有时睁眼,眼部运动协调,但缄默不语。

(3)激越性活动过多:如兴奋、失眠、无目的的漫游活动,也可能表现出愤怒和表演性行为。偶尔还出现所谓的"逃跑"反应,如司机驾车离开交通事故发生地。

(4)自主神经系统症状:如心动过速、震颤、出汗、面部潮红等,提示交感神经活动活跃。

(5)焦虑和抑郁:焦虑与抑郁常同时发生,因应激性事件通常与危险和丧失连在一起。

(6)回避:当事者常对与应激事件有关的话题避而不谈,也不愿去想有关的事,回避那些能勾起回忆的物品。

(7)否认:觉得事件并未真的发生,或者已想不起当时经过。一般情形下,随着焦虑情绪的减轻,回避与否认也逐渐消失,有关事件又被回忆起来。

(8)症状变异:急性应激障碍的心身反应症状有较大的变异性,并非所有的反应都遵循以上的顺序。症状变异的主要原因可能是患者的应对策略与防卫机制不同,如有些患者能够继续维持正常的功能,直至抑郁和焦虑逐渐减轻消失,以度过该阶段。但有时应对策略也可能是非适应性的,例如,采取过量饮酒和服药以减轻痛苦。患者采用的防卫机制也可能是退行、置换以及投射等适应性较差的方式。另外,有时患者的症状是应激性事件以鲜明的回忆闯入意识领域成为表象和闪回或噩梦,如果这一状态持续,便称为创伤后应激障碍。

三、诊断

1. ICD-11 诊断标准

急性应激反应在 ICD-11 中不再属于应激特有相关障碍,属于第 24 类"影响健康状态或与保健机构接触的因素",是指由于接触到具有极度威胁或恐怖性质的事件或情况(例如自然或人为灾害、战斗、严重事故、性暴力、攻击,无论是短期还是长期)而产生的短暂的情感、身体、认知或行为症状。症状可能包括焦虑的自主神经症状(如心动过速、出汗、脸红)、眩晕、困惑、悲伤、焦虑、愤怒、绝望、过度活跃、不活跃、社交退缩或麻木。考虑到应激源的严重程度,对应激源的反应被认为是正常的,通常在事件发生后几天内或从威胁情境中消失后开始消退。

2. DSM-5 诊断标准

A. 以下述一种(或多种)方式接触实际的或被威胁的死亡、严重的创伤或性暴力:

1. 直接经历创伤性事件。

2. 亲眼目睹发生在他人身上的创伤性事件。

3. 获悉亲密的家庭成员或亲密的朋友身上发生了创伤性事件。注:在实际的或被威胁死亡的案例中,创伤性事件必须是暴力的或事故。

4. 反复经历或极端接触于创伤性事件的令人作呕的细节中(例如,急救员收集人体遗骸;警察反复接触虐待儿童的细节)。

注:此标准不适用于通过电子媒体、电视、电影或图片的接触,除非这种接触与工作相关。

B. 在居于侵入性、负性心境、分离、回避和唤起这 5 个类别的任一类别中,有下列 9 个(或更多)症状,在创伤性事件发生后开始或加重:

侵入性症状

1. 对于创伤性事件反复的非自愿的和侵入性的痛苦记忆。注:对儿童来说,重复性游戏可能会出现在表达创作性主题的场合。

2. 反复做内容和/或情感与创伤性事件相关的痛苦的梦。注:儿童可能做可怕但不能识别内容的梦。

3. 分离性反应(例如,闪回),个体的感觉或举动好像创伤性事件重复出现(这种反应可能连续地出现,最极端的表现是对目前的环境完全丧失意识)。

注:儿童可能在游戏中重演特定的创伤。

4. 对象征或类似创伤性事件某方面的内在或外在线索,产生强烈或长期的心理痛苦或显著的生理反应。

负性心境

5. 持续地不能体验到正性的情绪(例如,不能体验到快乐、满足或爱的感觉)。

分离症状

6. 个体的环境或自身的真实感的改变(例如,从旁观者的角度来观察自己,处于恍惚之中、时间过得非常慢)。

7. 不能想起创伤性事件的某个重要方面(通常由于分离性遗忘症,而不是由于脑损伤、酒精、毒品等其他因素）。

回避症状

8. 尽量回避关于创伤性事件或与其高度有关的痛苦记忆、思想或感觉。

9. 尽量回避能够唤起创伤性事件或与其高度有关的痛苦记忆、思想或感觉的外部提示（人、地点、对话、活动、物体、情景）。

唤起症状

10. 睡眠障碍（例如，难以入睡或难以保持睡眠或休息不充分的睡眠）。

11. 激惹的行为和愤怒的爆发（在很少或没有挑衅的情况下），典型表现为对人或物体的言语或身体攻击。

12. 过度警觉。

13. 注意力有问题。

14. 过分的惊跳反应。

C. 这种障碍的持续时间（诊断标准 B 的症状）为创伤后的 3 天至 1 个月。

注：症状通常于创伤后立即出现，但符合障碍的诊断标准需持续至少 3 天至 1 个月。

D. 这种障碍引起临床上明显的痛苦. 或导致社交、职业或其他重要功能方面的损害。

E. 这种障碍不能归因于某种物质（例如，药物或酒精）的生理效应或其他躯体疾病（例如，轻度的创伤性脑损伤），且不能更好地用"短暂精神病性障碍"来解释。

四、治疗与预后

减轻情绪反应和帮助患者更有效地应付遗留的问题，是急性应激障碍治疗的有效方法。支持性心理治疗和认知疗法对患者有帮助。如患者存在严重的焦虑，可服用抗焦虑药物一两天。如有严重的睡眠障碍，则可服促眠药物。

由于急性应激反应多持续短暂，因此大多数患者由全科医生、给予治疗的内科或外科医生（如交通事故后）或医疗小组的护士或咨询员处理。必要时请精神科医生会诊。

急性应激障碍经及时治疗预后良好，患者精神状态可完全恢复正常。

第二节　创伤后应激障碍

创伤后应激障碍（post traumatic stress disorder，PTSD）是对异乎寻常的威胁性、灾难性事件的延迟和（或）持久的反应。创伤性事件是 PTSD 诊断的必要条件，但不是 PTSD 发生的充分条件。虽然大多数人在经历创伤性事件后都会出现程度不等的症状，但有研究表明只有部分人最终成为 PTSD 患者。影响 PTSD 发生的相关危险因素有：精神障碍的家族史与既往史、童年时代的心理创伤（如遭受性虐待、10 岁前父母离异）、性格内向及有神经质倾向、创伤事件前后有其他负性生活事件、家境不好、躯体健康状态欠佳等。

一、病因及发病机制

（一）病因

1. 应激源

诊断 PTSD 的必要条件是存在异乎寻常的应激性事件，但事件中的患者并不一定直接遭受躯体伤害或人身威胁，事件的卷入者如重大事故的旁观者也可能发展成 PTSD。因此，DSM-Ⅳ 将 PTSD 的应激源描述为卷入实际或威胁性的死亡或者严重的伤害，或者对自身或他人的躯体完整性构成威胁。

2. 遗传因素

双生子研究表明，PTSD 易患性的差异部分来自遗传。True 等对越战期间在美国军队服役的 2224 对单卵和 1818 对双卵男性双生子进行了研究，在均衡了战争暴露程度后，遗传差异可解释 1/3 的自我报告 PTSD 易患性上的变异，而儿童及青少年期生活环境因素对变异没有明显影响。

3. 其他素质因素

创伤后应激障碍的易患性与人格、年龄（儿童与老人更易患病）、性别（女性易感）和精神疾病史、创伤性经历等相关。其他可能的素质因素有威胁性事件在记忆中的不同评估或印象。

4. 神经内分泌因素

PTSD 患者存在神经内分泌的异常，研究发现其去甲肾上腺素系统敏感性增强、皮质醇水平下降。

（二）发病的理论假说

认知理论认为，创伤后应激障碍是由于正常的情绪加工工程超负荷，致使记忆以未经加工的形式持续存在，并闯入意识领域。支持这一观点的证据是：PTSD 的患者多有对创伤事件不完整的凌乱回忆。对创伤事件反应的个体差异是因为每个人对创伤及其效应的评估存在差异。

二、临床表现

PTSD 可能在应激性事件后不久即开始，或在经过一段时间间隔（常常数天，偶尔数月，但很少超过六个月）后出现。绝大部分患者在约三个月内缓解，但部分可持续数年。创伤后应激障碍表现为在重大创伤性事件后出现以下一系列特征性症状：

1. 警觉性增高（hyperarousal）

表现为持续的焦虑、易激惹、失眠和注意力下降。

2. 闯入（intrusions）体验

病人以各种形式重新体验创伤性事件，有驱之不去的闯入性回忆、频频出现的痛苦梦境。有时可见病人处于意识分离状态，持续时间可从数秒钟到几天不等，称为闪回（flash back),此时病人仿佛又完全身临创伤性事件发生时的情境,重新体验事件发生时所伴发的各种情感。病人在面临、接触与创伤性事件相关联或类似的事件、情景或其他线索时,出现强烈的心理痛苦和生理反应。最典型的症状是闪回、噩梦及闯入性表象,有时合起来被称为重新体验症状。

3. 回避(avoidance)

在创伤性事件后病人对与创伤相关的刺激存在持续的回避。回避的对象不仅限于具体的场景与情境,还包括有关的想法、感受及话题。病人不愿提及有关事件,避免有关的交谈,在创伤性事件后的媒体访谈及涉及法律程序的取证过程往往给当事人带来极大的痛苦。对创伤性事件的某些重要方面失去记忆也被视为回避的表现之一,回避的同时,还有被称之为"心理麻木"或"情感麻痹"的表现。病人在整体上给人以木然、淡然的感觉。病人自己感到似乎难以对任何事情发生兴趣;感到与外界疏远、隔离,甚至格格不入;似乎对什么都无动于衷,难以表达与感受各种细腻的情感;对未来感觉心灰意冷,轻则抱听天由命的态度,严重时可能万念俱灰,以致自杀。

4. 其他症状

抑郁症状很常见,负罪感也常见于灾难的幸存者。在经历创伤性事件后,有些幸存者会重新痛苦地思索人生的目的与意义。也有认为分离症状与人格解体也是重要的症状,患者可能出现适应不良的应对反应,如持续的攻击性行为、过度饮酒或用药,以及故意自伤和自杀。

三、诊断和鉴别诊断

1. ICD-11诊断标准

创伤后应激障碍是一种暴露于单个或一系列极端威胁或恐怖的事件后可能发生的障碍,表现为以下特征:

(1) 创伤经历的在体验,即创伤事件以栩栩如生的侵入性记忆、闪回或梦魇等形式在当下再现。通常伴有强烈的、压倒性的情感,多为恐惧或恐怖,以及伴有强烈的躯体感觉;

(2) 回避行为,回避对创伤事件思维或记忆,或回避使人想起创伤事件的活动、情境或人物。

(3) 对目前威胁的持续性高水平觉察,如可表现为高度警觉,或在遇到刺激(如突发的响声)时出现强烈的惊跳反应。

这些症状持续至少几周,导致个人、家庭、社交、学业、职业或其他重要领域功能的显著损害。

2. DSM-5诊断标准

A. 以下述1种(或多种)方式接触实际的或被威胁的死亡、严重的创伤或性暴力:

1. 直接经历创伤性事件。

2. 亲眼目睹发生在他人身上的创伤性事件。

3. 获悉亲密的家庭成员或亲密的朋友身上发生了创伤性事件。在实际的或被威胁死亡的案例中,创伤性事件必须是暴力的或事故的。

4. 反复经历或极端接触于创伤性事件的令人作呕的细节中（例如,急救员收集人体遗骸;警察反复接触虐待儿童的细节）。

注：诊断标准 A4 不适用于通过电子媒体、电视、电影或图片的接触,除非这种接触与工作相关。

B. 在创伤性事件发生后,存在以下一个（或多个）与创伤性事件有关的侵入性症状：

1. 创伤性事件反复的、非自愿的和侵入性的痛苦记忆。

注：6 岁以上儿童,可能通过反复玩与创伤性事件有关的主题或某一方面来表达。

2. 反复做内容和/ 或情感与创伤性事件相关的痛苦的梦。

注：儿童可能做可怕但不能识别内容的梦。

3. 分离性反应（例如,闪回）,个体的感觉或举动好像创伤性事件重复出现.（这种反应可能连续出现,最极端的表现是对目前的环境完全丧失意识）。

注：儿童可能在游戏中重演特定的创伤。

4. 接触于象征或类似创伤性事件某方面的内在或外在线索时 · 产生强烈或持久的心理痛苦。

5. 对象征或类似创伤性事件某方面的内在或外在线索 · 产生显著的生理反应。

C. 创伤性事件后,开始持续地回避与创伤性事件有关的刺激,具有以下 1 项或 2 项情况：

1. 回避或尽量回避关于创伤性事件或与其高度有关的痛苦记忆、思想或感觉。

2. 回避或尽量回避能够唤起关于创伤性事件或与其高度有关的痛苦记忆、思想或感觉的外部提示（人、地点、对话、活动、物体、情景）。

D. 与创伤性事件有关的认知和心境方面的负性改变,在创伤性事件发生后开始或加重,具有以下 2 项（或更多)情况：

1. 无法记住创伤性事件的某个重要方面（通常是由于分离性遗忘症. 而不是诸如脑损伤、酒精、毒品等其他因素所致）。

2. 对自己、他人或世界持续性放大的负性信念和预期（例如. "我很坏","没有人可以信任","世界是绝对危险的","我的整个神经系统永久性地毁坏了"）。

3. 由于对创伤性事件的原因或结果持续性的认知歪曲,导致个体责备自己或他人。

4. 持续性的负性情绪状态（例如,害怕、恐惧、愤怒、内疚、羞愧）。

5. 显著地减少对重要活动的兴趣或参与。

6. 与他人脱离或疏远的感觉。

7. 持续地不能体验到正性情绪（例如. 不能体验快乐、满足或爱的感觉）。

E. 与创伤性事件有关的警觉或反应性有显著的改变,在创伤性事件发生后开始或加重,具有以下 2 项（或更多)情况：

1. 激惹的行为和愤怒的爆发（在很少或没有挑衅的情况下）,典型表现为对人或物体的言语或身体攻击。

2. 不计后果或自我毁灭的行为。

3. 过度警觉。

4. 过分的惊跳反应。

5. 注意力有问题。

6. 睡眠障碍(例如,难以入睡或难以保持睡眠或休息不充分的睡眠)。

F. 这种障碍的持续时间(诊断标准 B 、C 、D 、E) 超过 1 个月。

G. 这种障碍引起临床上明显的痛苦,或导致社交、职业或其他重要功能方面的损害。

H. 这种障碍不能归因于某种物质(例如,药物、酒精)的生理效应或其他躯体疾病。

标注是否是:

伴分离症状: 个体的症状符合创伤后应激障碍的诊断标准。此外,作为对应激源的反应,个体经历了持续性或反复的下列症状之一:

1. 人格解体: 持续地或反复地体验到自己的精神过程或躯体脱离感,似乎自已是一个旁观者(例如,感觉自己在梦中;感觉自我或身体的非现实感或感觉时间过得非常慢);

2. 现实解体: 持续地或反复地体验到环境的不真实感(例如,个体感觉周围的世界是虚幻的、梦幻般的、遥远的或扭曲的)。

注:使用这一亚型,其分离症状不能归因于某种物质的生理效应(例如,一过性黑蒙,酒精中毒的行为)或其他躯体疾病(例如,复杂部分性癫病)。

标注如果是:

伴延迟性表达: 如果直到事件后至少 6 个月才符合全部诊断标准(尽管有一些症状的发生和表达可能是立即的)。

3. 鉴别诊断

本病需与应激引起先前的焦虑或情绪障碍恶化、急性应激障碍(按不同病程区分)、适应障碍(按不同症状类型区分)相鉴别。

四、治疗与预后

1. 灾难预案

灾难预案是保证对重大灾难的心理影响能做出尽快而又适切的反应的必要措施。可以招募和训练能在短时间内迅速集合的救助人员帮助受害者。在灾难现场要决定是优先考虑受害人或者其亲友(包括儿童),还是深受既往经历影响的急救人员。

2. 即刻干预

PTSD 的最初干预与前述急性应激反应相同,即尽可能以同情的支持和帮助解决实际问题。焦虑情绪严重时可给予苯二氮䓬类药物,或给予促眠药物数晚,暂时帮助其睡眠。

3. 后续治疗

(1) 咨询:提供情绪上的支持,鼓励复述受创经历,并结合其既往的经历,以加速度过有关情绪反应。治疗可能要处理患者自责(患者觉得自己在事件中有过错),对其他人死亡的悲伤和对自己幸免于难的内疚以及有关生与死的目的、意义等问题。遭受人身攻击或强奸的受害人可能需处理其他问题。

(2) 认知行为治疗 包括以下几个部分:

①了解对严重应激的正常反应,以及直面与创伤事件有关的情境和回忆的重要性。

②对症状进行自我监控。

③暴露于回避情境。

④对创伤事件的映象回忆,将之与患者的其他经历整合为一体。

⑤进行认知重构。

⑥愤怒处理,这是针对仍对创伤事件及其诱因感到愤怒的人。

4. 药物治疗

临床试验没能提供明确的用药指南,如果患者有明显的焦虑,可用抗焦虑药物,但长期使用易致依赖,故有人不主张用于确诊的创伤后应激障碍患者。如果临床医生觉得有必要采用药物治疗,可试用帕罗西汀等5-羟色胺重摄取抑制剂类抗抑郁药物,或有镇静作用的抗抑郁药物。

创伤后应激障碍患者中有一半可以在第一年中恢复,其余人会持续更长。研究提示,患者的起始症状越严重,恢复就越困难。

典型临床病例采撷

李某,女35岁,公司会计。悲伤、焦虑、心慌、失眠3年,不能工作,生活需要他人照顾。

患者三年前骑电动车接孩子放学的途中,遭遇大客车刮碰摔倒,致7岁的女儿被摔到车轮下当场死亡。患者在遭遇车祸的同时还目睹了女儿被卷在车轮下的境况,极度惊恐和悲痛,几乎晕厥。车祸后患者被紧急送医院治疗,身体外伤很快恢复,但时常担心、害怕,感到心慌、胸闷,入睡困难,不愿出院。

患者因悲痛没能处理女儿的身后事,也一直回避谈赔偿事宜。亲戚和朋友不能在其面前谈论有关孩子的话题,不能看到女儿的东西。

患者经常梦见车祸,梦见和女儿分离。每当脑海中出现女儿车祸时的画面时就抱着女儿的照片哭泣,不由自主地回忆事故发生当天的细节,反复思考同样的问题:为什么要带女儿走那条路?为什么没听到大车刹车的声音?等等。她认为女儿的去世是自己造成的,感觉自己对不起女儿,感觉没有孩子的生活没有希望,活着没有意思。

诊断:创伤后应激障碍

第三节 适应障碍

适应障碍(adjustment disorder)是一种短期和轻度的烦恼状态及情绪失调,常影响到社会功能,但不出现精神病性症状。本病的发生是对某一明显的处境变化或应激性生活事件所表现的不适反应,如更换工作、考入大学、移居国外、离退休后或患严重躯体疾病等。绝大多数患者的症状持续数月,少部分人可持续若干年。有报告成年人的预后较好,某些青少年适应障碍者到成年后出现精神病性障碍。病人中男女两性无明显差异;也有报道在成年人中以女性多见,女男之比约为2∶1。任何年龄皆可发病,但多见于成年人。

一、病因

1. 应激源

引起适应障碍的应激源可以是一个或多个，如丧偶；事业失败和亲人伤亡接踵而来。应激事件可以突然发生也可以是缓慢出现，如自然灾难或家庭成员长期关系不融洽。某些应激源发生特定的时期，如新婚期，毕业生寻求职业，离、退休等。通常情况下，应激源的严重程度不能预测适应障碍的严重程度，还要考虑应激源的性质、持续时间、可逆性、处境和个体性格特征等方面的因素。例面临重大应激源，如被扣作人质，遭受恶劣的非人道待遇，此时情绪或行为方面的障碍则难以避免。若当事人存在脆弱易感性，对应激源的体验较深，也是危险因素之一。适应障碍也可发生在一个团体中，如学校、自然灾害人群等。

2. 人格特点

适应障碍者的病前个性心理特征（即人格）对发病起着不可忽视的作用。个体的脆弱性特点过分压抑、易焦虑，认知和行为不灵活等。

二、临床表现

1. 时间特点

大多数患者在生活环境或生活状态改变后一月内开始发病，症状至少会持续一个月以上。如果应激因素消除，病情会在半年内缓解。

2. 症状特点

病人的临床症状变化较大，通常以情绪和行为异常为主要表现。常见的有：

（1）情绪反应：焦虑不安、烦恼、抑郁心境、胆小害怕、注意力不能集中、惶惑、不知所措和易激惹等。

（2）行为反应：行为退缩、精神不振；影单行只、独处寡居；不修边幅、不通世故；甚至酗酒或药物滥用、自杀及暴力倾向等适应不良行为。

（3）躯体反应：紧张性头痛、腰痛、颈痛、四肢痛；心悸、气促、脉搏加快；入睡困难、自觉多梦、梦呓、梦魇、夜惊、易醒、早醒；食欲下降、腹泻或便秘；性功能障碍等。

（4）其他反应：个别患者可出现兴趣索然、无动力、快感缺失和食欲不振等，但较为则罕见。有报道适应障碍的症状与年龄有某些联系：老年人常伴有躯体症状；成年人多见抑郁或焦虑症状；青少年以品行障碍（即攻击或敌视社会行为）常见；儿童则可表现退化现象，如尿床、幼稚言语或吮拇指等形式。

病人的临床相可有占优势的症状群，也可以混合症状群出现。

三、诊断与鉴别诊断

（一）诊断

1. ICD-11 诊断标准

适应障碍是一种对可识别的心理社会应激源或多个应激源（例如，离婚、患病、残疾、社会—经济问题、在家庭或工作中发生冲突)的适应不良性反应,通常在应激源后的 1 个月内出现。

适应障碍表现为对应激源及其后果的先占观念,包括过度的担忧、反复而痛苦地想有关应激源的事情、或不断地对它们的"含义"(implications)思维反刍(rumination);也表现为难以适应应激源,导致个人、家庭、社交、学业、职业或其他重要领域功能的显著损害。

这些症状的特异性或严重程度必须不满足另一种精神行为障碍的需求,且通常在应激源出现后 6 个月内消失(除非应激源持续了较长时间)。

2. DSM-5 诊断标准

A. 在可确定的应激源出现的 3 个月内,对应激源出现情绪的反应或行为的变化。

B. 这些症状或行为具有显著的临床意义,具有以下 1 项或 2 项情况:

    1. 即使考虑到可能影响症状严重度和表现的外在环境和文化因素,个体显著的痛苦与应激源的严重程度或强度也是不成比例的。

    2. 社交、职业或其他重要功能方面的明显损害。

C. 这种与应激相关的症状不符合其他精神障碍的诊断标准,且不仅是先前存在的某种精神障碍的加重。

D. 此症状并不代表正常的丧痛。

E. 一旦应激源或其结果终止,这些症状不会持续超过随后的 6 个月。

标注是否是:

    伴抑郁心境: 主要表现为心境低落、流泪或无望感。

    伴焦虑: 主要表现为紧张、担心、神经过敏或分离焦虑。

    伴混合性焦虑和抑郁心境: 主要表现为抑郁和焦虑的混合。

    伴行为紊乱: 主要表现为行为紊乱。

    伴混合性情绪和行为紊乱: 主要表现为情绪症状(例如,抑郁、焦虑)和行为紊乱。

    未特定的: 不能分类为任何一种适应障碍特定亚型的适应不良反应。

临床类型分为短期抑郁反应、中期抑郁反应、长期抑郁反应、混合性焦虑抑郁反应、品行障碍为主的适应障碍、心境和品行混合性障碍为主的适应障碍等。

不少精神障碍都可能有应激诱因,所以不能视应激的存在为诊断依据,主要看临床表现:①情绪和行为异常多在应激源发生后 1 个月内出现;②有明显的苦恼;③影响社会功能;④应激源消失后,症状不应持续存在超过 6 个月;⑤除外失恋或居丧引起的情绪异常,这属于正常心理反应。

应该注意的是,对青少年确诊时要多加考虑和分析。

(二) 鉴别诊断

1. 急性应激障碍

适应障碍与急性应激障碍同属心理创伤后应激障碍,两者在病因方面难以说明孰轻孰重。主要鉴别在于临床表现和疾病过程;急性应激障碍发病迅速,症状多在数分钟到数小时之内充分发展。临床相虽然变化较大,但以精神运动性兴奋或精神运动性抑制为突出表现,而不是以情绪和行为异常为主。此外,可伴有一定程度的意识障碍,不能完全回忆。整个病程缓解也快,一般为几小时至一周之内。

2. 创伤后应激障碍

本病与适应障碍虽都不是急性发病,但在临床症状上有可鉴别之点。创伤后应激障碍表现为创伤性体验反复重现,并伴有错觉或幻觉。同时可有睡眠障碍、易激惹或惊跳反应等持续性警觉性增高症状;还可有持续的回避,极力避免回想或参加引起痛苦的经验或回忆,甚至不愿与人接触。

3. 重度抑郁症

适应障碍与抑郁症的鉴别在情绪上有时难以分清,这需要有临床的实践经验,并无绝对的鉴别标准。一般来讲,抑郁症的情绪异常较重,并常出现消极念头,甚至有自杀的企图和行为。整个临床相有早晚变化。若长期观察可从病程方面予以鉴别,不少还有躁狂相的循环发作。

4. 焦虑症

主要是与广泛性焦虑症的鉴别,本病不仅病程较长,且常伴有明显的植物神经系统失调症状,睡眠障碍也很突出。病前没有值得重视的应激源可寻。

5. 人格障碍

人格障碍虽然在适应障碍发病上不可忽视,但不是临床相的显著表现。实践中可见人格障碍能被应激源加剧,但人格障碍早在幼年时期即已明显,应激源不是人格障碍形成的主导因素。病人并不为人格异常所苦恼,而基本上持续到成年甚至终生。在此也要指出,人格障碍病人出现新的症状符合适应障碍诊断标准时,两个诊断应同时并列,如偏执性人格障碍和抑郁心境的适应障碍。

6. 躯体疾病引起的情绪障碍

如心血管病、脑血管病等,都可能出现焦虑抑郁状态,要同适应性障碍鉴别。

应激性生活事件可能会诱发抑郁症、焦虑症、精神分裂症及其他精神障碍,如果达到了其他精神障碍的诊断标准,就不再诊断为适应障碍。因此在实际工作中作出这一诊断前通常应排除抑郁症和焦虑症。诊断的另一要求是适应障碍发生在环境改变后不久,DSM-IV与 ICD-10 均要求在三个月内,后者还指出大多是在一个月内开始。诊断的要点是如果考虑到患者病前的人格和经历,其反应与应激性体验应是相称的,也是可以理解的。

四、治疗与预后

1. 心理治疗

当应激源消失后,若情绪异常仍无明显好转,则需要进行心理治疗。心理治疗除与病人交谈外,更应帮助他们如何解决应激性问题,也可让他们发泄一下情绪,这对改善社会功能有积极作用。对青少年的行为问题,除个别指导外,还要进行家庭治疗,定期进行心理咨询是必要的,给予鼓励。

2. 药物治疗

对情绪异常较明显的病人,为加快症状的缓解,可根据具体病情选用抗焦虑剂或抗抑郁剂。以低剂量、短疗程为宜。在药物治疗的同时,心理治疗应继续进行,特别是对那些恢复较慢的病人,更为有益。

给予适当治疗,预后显示良好。当应激源消失后,一般几个月,最长不超过 6 个月即可恢复正常。有报道指出,青少年比成年病人病程要稍长些,并且伴有自杀行为。同时还要注意这些青少年来门诊时有无物质滥用或依赖问题。对那些数年不愈的病人,应考虑应激源是否未完全消除,并仔细深入接触,观察有无其他精神障碍未被发现的可能。

[山东大学医学院医学心理学研究所 潘芳]

参考文献

[1] 姜乾金. 心身医学[M]. 北京:人民卫生出版社,2007.

[2] 刘新民. 变态心理学[M]. 北京:人民卫生出版社,2007.

[3] Michael Gelder,Paul Harrison,Philip Cowen 著. 刘协和,李涛主译. 牛津精神病学教科书:中文版[M]. 5 版. 成都:四川大学出版社,2010.

[4] 郝伟. 精神病学[M]. 6 版. 北京:人民卫生出版社,2008.

第十二章　躯体疾病所致精神障碍

第一节　概述

躯体疾病所致精神障碍(mental disorders due to physical diseases)是由于除脑以外的各种躯体疾病,如躯体感染、内脏器官疾病、内分泌障碍、营养代谢疾病等影响脑功能所致的一类精神障碍。由于精神障碍是在原发的躯体疾病基础上产生的,精神障碍是躯体疾病全部症状的一个组成部分,故又称症状性精神病。一般起病较急的躯体疾病常引起急性脑病综合征(如谵妄),多发生在疾病高峰期;慢性起病及疾病早期和恢复期常以脑衰弱综合征为主,进而可引起慢性脑病综合征(如智能损害、人格改变等)。这类精神障碍的发病机制主要是由于毒素作用、能量供应不足、神经递质改变、酸碱平衡紊乱等影响了脑功能,产生一系列精神症状,出现意识障碍、认知障碍、人格改变、精神病性症状、情感症状、神经症症状或以上症状的混合状态,具有症状多变和错综复杂的特点。患者都具有躯体阳性体征及实验室阳性所见。病程及预后取决于躯体疾病的病程和严重程度,一般在恢复后不遗留精神缺陷,少数严重患者可遗留人格改变或智能减退。

一、病因

(1)各种微生物、寄生虫、病毒、细菌的毒素直接作用于神经系统,导致脑细胞的损害或功能失调。

(2)感染时机体代谢旺盛,代谢产物蓄积,高热、缺氧,能量供给不足,水、电解质和酸碱平衡紊乱、脑细胞水肿等影响脑功能。

(3)重要内脏器官心、肺、肝、肾病变,内脏功能由代偿转为失代偿,循环、呼吸、代谢、解毒等功能障碍,导致脑供血、供氧障碍、代谢产物积蓄,继而出现精神障碍。

躯体疾病所致精神障碍的临床表现不完全取决于疾病的病理生理过程,有时心理社会因素在精神症状的发生中起作用。

二、临床表现特点

1. **躯体感染所致精神障碍的临床共同特点**

(1)意识障碍:这是急性期最多见的症状;

(2)幻觉症:幻听多见,内容较固定,持续时间久,多能自动恢复;

(3)虚弱状态:多见于末期或恢复期,躯体或精神的虚弱或衰竭表现为感觉过敏、易极度疲劳、情绪非常脆弱。

2. 内脏疾病所致精神障碍的临床共同特点

（1）精神症状的非特异性：不同病因可引起相似的精神障碍；

（2）精神障碍与原发躯体疾病在程度上往往呈平行关系，症状反复，错综复杂；

（3）症状有昼轻夜重特点；

（4）临床常见综合征有：脑衰弱综合征、意识障碍综合征、器质性情感障碍综合征、痴呆综合征、遗忘综合征、精神病性症状。

三、诊断

1. ICD-10 诊断标准

ICD-10 中"器质性（包括症状性）精神障碍"在 ICD-11 变更为"神经认知障碍"，在分类上保留谵妄、轻型神经认知障碍、遗忘障碍和痴呆，并对痴呆的类型进行重新梳理和归类。在 ICD-10 中，该类障碍属于"脑损害和功能紊乱及躯体疾病所致的其他精神障碍"，诊断标准如下：

将某一临床综合征归类于此需存在以下证据：

（1）与综合征之一有关的大脑疾病、损害或功能紊乱、或系统性躯体疾病存在的证据；

（2）精神综合征的起病与作为基础的疾病的进展有时间关系（几周或几个月）；

（3）精神障碍随着所推测的作为基础的疾病的缓解或改善而恢复；

（4）无证据提示精神综合征有其他病因（例如家族史强阳性或诱发的应激）。

根据 1 和 2 可作出临时性诊断，如四种情况均存在，则诊断的肯定性显著增加。

2. CCMD-3 诊断标准

［症状标准］

（1）通过病史、躯体及神经系统检查、实验室检查发现躯体疾病的证据；

（2）精神障碍的发生、发展及病程与原发躯体疾病相关，并至少有下列一项：①智能损害；②遗忘综合征；③人格改变；④意识障碍（如谵妄）；⑤精神病性症状（如幻觉、妄想或紧张综合征等）；⑥情感障碍（如抑郁或躁狂综合征等）；⑦神经症样症状；⑧以上症状的混合状态或不典型表现；

（3）无精神障碍由其他原因导致的足够证据（如酒精或药物滥用、应激因素）。

［严重标准］ 社会功能受损。

［病程标准］ 精神障碍的发生、发展及病程与原发性躯体疾病相关。

［排除标准］ 排除精神分裂症、情感性精神障碍的严重躁狂发作或抑郁发作。

［鉴别诊断］

（1）精神分裂症 躯体疾病时所表现的精神分裂样症状，其思维障碍不明显，极少有联想散漫、思维破裂、逻辑障碍、被控制感、被洞悉感等，且精神症状与躯体疾病在发生发展、转归等方面有时间上的密切关系，精神症状可因躯体疾病的好转而好转。

（2）抑郁症 躯体疾病时所表现的抑郁症状，多以焦虑、苦闷为主，但思维迟滞、联想迟钝较少，精神运动性抑制也不明显。且抑郁症状与躯体疾病在发生发展、转归等方面有时间上的密切关系，抑郁症状可因躯体疾病的好转而好转。

（3）躁狂症　躯体疾病时所表现的躁狂症状,患者虽有欣快、欢乐等情感反应,但活动并不增多,且精神的充沛、旺盛不明显,意念飘忽、言多语快也罕见。且躁狂症状与躯体疾病在发生发展、转归等方面有时间上的密切关系,躁狂症状可因躯体疾病的好转而好转。

四、治疗与护理

1. 病因治疗

积极治疗原发躯体疾病。

2. 对症治疗

应用相应精神药物对症治疗,剂量宜小,增量宜慢,注意药物副反应、禁忌证及药物相互作用,精神症状缓解后应停药。

3. 支持治疗

能量供给,维持水、电解质平衡和维生素的补充。

4. 心理治疗

一般在意识障碍恢复之后,患者能接受心理治疗时,根据具体精神障碍选择心理治疗方法。

5. 加强护理

良好的护理关系到躯体性精神障碍的预后和结局,既要注意对躯体疾病的护理,又要做好精神科特殊护理,防止自杀、自伤、摔倒、冲动、毁物等。

第二节　躯体感染所致精神障碍

躯体感染所致的精神障碍是指由病毒、细菌、螺旋体、真菌、原虫或其他微生物、寄生虫等所致的全身感染,如败血症、钩端螺旋体病、恶性疟疾、血吸虫病、人类免疫缺陷病毒（HIV）感染等所致精神障碍,颅内无直接感染证据。常见于流行性感冒、肺炎、疟疾、急性菌痢、伤寒、副伤寒、流行性出血热等疾病所致的精神障碍。

一、病因

各种急、慢性感染是引起这类精神障碍的原因,发病机理未明,一般认为精神障碍发生与多因素有关,病原体性质、毒素强度、数量以及感染引起机体代谢的异常,或伴有脑组织暂时的水肿、出血、缺氧等,体温升高、机体消耗衰竭等,均可成为精神障碍的病因。

二、临床表现

各类常见躯体感染所致的精神障碍的临床表现特点:

（一）流行性感冒所致精神障碍

流行性感冒时的精神症状多出现在发热期或发热后期,且精神症状的发生有一定的过程。早期可出现头痛、全身衰弱、易疲劳、极度无力、白天嗜睡，晚间失眠。精神症状可见嗜睡、感知障碍、非真实感，伴有心前区疼痛感的恐怖发作，带有抑郁色彩的情绪障碍。发热期可出现焦虑、抑郁症状，病人出现坐立不安、自罪自责，可出现妄想内容，但被害妄想少见，症状持续短暂。热退后病人主要表现为衰弱状态或抑郁状态，注意力分散，思维联想迟钝，理解能力减弱。症状可持续一段时间，愈后不遗留任何后遗症。高热时可出现意识障碍，如嗜睡状态及意识模糊，病人在意识模糊时可产生一种特殊形式的潮湿性幻觉，此为流感时特有的精神障碍，表现为病人感到仿佛有水或其他液体被灌入或注入到体内，以致身体感到肿胀；此时病人可出现被水淹没的焦虑、妄想观念等，此症状可维持数小时至数日。

（二）肺炎所致精神障碍

肺部急性感染所致精神症状的发生多在高烧时，以意识障碍多见，常为意识模糊，严重的谵妄状态少见，但在老年人或小儿患者中却易产生谵妄状态。意识障碍的出现与细菌毒素、脱水和大量出汗所致的缺钠、急性低氧血症等因素有关。这种意识障碍，氧气吸入治疗最有效。意识障碍的持续时间一般不长，并随肺炎的控制而好转。在慢性肺气肿、慢性支气管炎和支气管哮喘时，也可出现精神症状，如记忆力减弱、嗜睡、回答问题迟钝、理解困难、时间地点定向障碍，直至昏迷；或相反表现，出现易激惹、情绪恶劣或躁狂状态。

（三）疟疾所致精神障碍

疟疾所致精神障碍多发生在脑型疟疾，在疟疾死亡的病例中90％以上是脑型疟疾，这是由一种毒力很强的亲神经的恶性疟原虫感染所引起的疟疾。脑型疟疾病情变化较快，病人开始多先出现剧烈头痛、恶心、呕吐、烦躁不安，随之出现不同程度的意识障碍；还可表现情感淡漠、反应迟钝或处在一种嗜睡状态；也有的表现为昏迷、谵妄、兴奋。神经系统可见颈部强直、克氏征阳性、锥体束征阳性、浅反射亢进、肌张力增高。大多数病人有痉挛发作、大小便失禁，偶有偏瘫、截瘫、斜视、失语、失听等，颅内压可增高。大多数病人经治疗后恢复健康，少数残留震颤、吞咽障碍等症状。及时诊断、正确治疗且治疗充分，是预防脑型疟疾的关键。

（四）急性细菌性痢疾所致精神障碍

成人患急性细菌性痢疾极少出现精神障碍，但在老年人或儿童以及体质差者则较多。儿童患痢疾时，多在病前有精神创伤或在躯体疾病的基础上发生精神症状，主要表现为意识障碍，可出现初期谵妄、发烧谵妄及虚脱谵妄；也可出现妄想，如病儿说怕有人要毒死他而拒绝进食，说有人要杀害他而恐惧等，也可出现癫痫发作。

（五）伤寒、副伤寒所致精神障碍

这类传染病较易出现精神症状。一般在病后一周，患者有嗜睡、表情呆板、反应迟钝及谵妄，第二周或第三周出现明显精神症状，或出现谵妄、辗转不安，喃喃自语，或高声吵闹，或出现丰富的幻觉、错觉，伴有紧张、恐惧情绪。少数病人还出现虚构症状。值得注意的是：在全球范围内，伤寒病由于地区不同、气候不同，所表现的精神症状有很大差异，发生精神症状的诱发因素复杂，与感染、精神因素都有关系。有的伤寒病临床表现以精神症状为其主要临床相，而无发热及其他伤寒病症状，易误诊为急性精神分裂症、严重抑郁症、轻躁狂或急性脑综合征，应给予高度注意。

（六）流行性出血热所致精神障碍

这是一种以发热、出血为主要临床表现的急性传染病,其流行呈地方性及散发性。本病发病机理尚不完全清楚,其精神障碍的产生难以阐明,可能与细菌毒素、高热、脑部水肿、缺氧和坏死,以及由于并发尿毒症、肺水肿、内脏出血、心肌损害、衰竭等因素有关。本病约有三分之一的病例出现精神障碍,临床以意识障碍为多见,可从嗜睡、昏睡直到昏迷状态,也可有谵妄、精神错乱状态的表现。这类意识障碍常发生在低血压期和少尿期。少数病例可呈现烦躁不安、兴奋躁动,而意识障碍不明显,偶可发现假性痴呆。神经系统症状可有痉挛发作、锥体束征、脑膜刺激征、去皮质综合征、颅内出血、眼底出血及震颤等。

三、诊断

CCMD-3 诊断标准

[症状标准]

1. 符合躯体疾病所致精神障碍的诊断标准;

2. 有明显的感染史;

3. 在体检或病原微生物检查中可发现与感染相关的症状、体征与实验室检查所见。

[严重标准] 社会功能受损。

[病程标准] 精神障碍的发生、发展及病程与原发性感染相关。

[排除标准] 排除其他疾病的意识障碍,如中毒性谵妄、癔症样意识障碍等;排除精神分裂症。

四、治疗与护理

1. 病因治疗

控制感染是最根本的措施。根据感染病原体的种类和感染性质,给予相应的抗感染治疗。抗感染治疗要及时,药量要充分;可配合中药治疗。对艾滋病的治疗主要是抗病毒,抗机会感染及提高机体免疫力三方面。

2. 对症治疗

对症治疗的目的,一是及早控制精神症状,特别是兴奋、躁动不安的病人,往往会出现自伤、伤人等危险行为。二是防止躯体功能失代偿的进一步加剧,防止病人出现严重衰竭。可选用安定 10 mg,肌内注射,bid。能口服者可给予氯硝安定 2～8 mg,qn,效果更佳。还可选用奋乃静或氯丙嗪等药物肌内注射。对年老体弱或儿童,在应用上述药物时应减量。对有明显幻觉妄想或有较长时间兴奋的病人,可进行抗精神病药物(如氯丙嗪、奋乃静、利培酮、奥氮平等)系统治疗,一般 1～2 周或 1～2 个月左右见效。意识障碍患者应避免使用精神药物。兴奋躁动、行为紊乱明显的患者可选用镇静药与抗精神病药,如阿普唑仑、奋乃静等。抑郁状态可应用抗抑郁剂,如阿米替林、氟西汀、帕罗西汀、西酞普兰、氟伏沙明等。

3. 营养与支持治疗

注意纠正酸碱平衡和水电解质紊乱,补充营养、B 族维生素和维生素 C,还可给予神经营养代谢药物,以促进脑神经细胞功能的恢复,如谷氨酸、三磷酸腺苷、辅酶 A、细胞色素 C 或能量合剂。

4. 心理治疗

给予解释、安慰等解除患者的心理负担。

5. 护理

环境要安静,尽量避免不良刺激,对幻觉、妄想丰富,恐惧、兴奋的病人要设专人护理,以免发生自伤、伤人等意外事故。

第三节　内脏疾病所致精神障碍

内脏疾病所致精神障碍是指由重要内脏器官如心、肺、肝、肾等严重疾病导致脑供血、供氧不足,或代谢产物积累,或水与电解质平衡紊乱,继发脑功能紊乱所引起的精神障碍。常见的内脏器官疾病所致的精神障碍包括肺脑综合征、心脑综合征、肝脑综合征、肾脏综合征等。

一、病因

(1) 躯体疾病产生的生物因素直接造成精神障碍:躯体疾病导致能量供应不足,如脑供血不足、脑缺氧等,毒素作用,水,电解质平衡紊乱,应激反应,神经递质改变等均可导致精神障碍。

(2) 身心障碍:患者对躯体疾病产生心理反应,如对患某种躯体疾病产生焦虑、抑郁、易激惹、多疑、孤独感等。

大部分病例中,往往是上述两者共同作用。

二、诊断与鉴别诊断

1. CCMD-3 诊断标准

(1) 符合躯体疾病所致精神障碍的诊断标准;

(2) 有脏器病变的证据,精神障碍的发生和病程与该内脏疾病的严重程度相关。

2. 鉴别诊断

内脏器官疾病所致意识改变须与糖尿病、安眠镇静药物中毒、脑血管意外、脑部感染等所致的意识障碍相鉴别,鉴别依据主要是详细追问病史、仔细体检及相应的实验室证据。

三、分类

(一) 肺性脑病所致精神障碍

肺性脑病又称呼吸性脑病,是指由于慢性肺部疾病引起肺功能不全而出现的精神障碍和神经症状。本病除慢性肺气肿、慢性支气管炎、肺纤维症、肺结核等慢性阻塞性呼吸系疾病外,其他呼吸障碍性疾病如侧索硬化症、肌萎缩、脊髓灰质炎、重症肌无力、胸部运动障碍引起的脊椎侧弯症、充血性心力衰竭、颅内压增高症和持续性肺泡换气症等,也可引发精神障碍,因而通称为呼吸性脑病。

1. 临床表现

（1）精神症状:①意识障碍,最为多见,先由嗜睡开始,有睡意常在吃饭中发生,逐渐向嗜睡发展,进而昏睡;②朦胧状态,多为阵发性;③谵妄状态或错乱状态,多由昏睡发展而来;④躁狂状态,情感欣快、话多,但联想奔逸不显,常伴有轻度意识障碍;⑤抑郁状态,焦虑、抑郁、伤感等;⑥幻觉妄想状态,偶有短暂的幻视、幻听和被害妄想等。

（2）神经症状:常为扑翼样震颤、痉挛发作、肌阵挛等。

2. 治疗原则

（1）避免诱发肺性脑病的各种因素,如预防呼吸道感染、充血性心力衰竭、气胸和血压下降,禁用或慎用麻醉药、催眠药和抗精神病药。

（2）加强通气功能,加速二氧化碳排出,但不可吸入高浓度氧;改善脑缺氧,降低颅内压,维持电解质及酸碱平衡和控制感染。

（3）兴奋躁动严重时可肌注氯硝安定或氟哌啶醇。

（4）可用促进脑代谢药如 ATP、辅酶 A 等。

（二）心脏疾病所致精神障碍

各类心脏疾病都可能因循环障碍而造成脑部缺血、缺氧及水肿等病理改变,故常由此引起大脑功能紊乱或精神障碍。

1. 临床表现

（1）冠状动脉硬化性心脏病伴发的精神障碍:是指在冠状动脉硬化性心脏病过程中,由于脑部慢性缺氧引起的精神障碍和神经症状。可见:①焦虑抑郁状态。②幻觉妄想状态:内容多为被害性,焦虑、易激动、抑郁等;偶可出现幻听,多为议论性和命令性幻听。③少数出现痴呆状态。④失神、晕厥发作:症状出现前常先有心前区轻度疼痛、恶心,继而出现黑蒙、短暂的意识丧失。⑤神经症状:癫痫样痉挛发作、脑卒中等表现。

（2）心律失常所致的精神障碍:由于心律失常而出现心源性脑缺氧综合征,表现为兴趣减少、记忆降低、联想困难等症状,有的出现抑郁、兴奋性增高、死亡恐惧感、嗜睡、无欲或梦样状态等异常。

（3）风湿性心脏病伴发的精神障碍:是指主要由于心脏瓣膜狭窄和闭锁不全,引起脑部缺血、缺氧导致的精神障碍和神经症状。可见:①神经衰弱综合征:多为倦怠、烦躁、失眠、气短。②癔病样症状:常为癔病样抽搐、情感不稳等。③幻觉和妄想状态。④躁狂或抑郁状态。⑤木僵状态。⑥意识障碍:如脑缺血发作、嗜睡、谵妄等状态。⑦神经症状:可有脑梗死、癫痫样痉挛发作或脑梗死合并疼痛、蛛网膜下腔出血等。

（4）心内膜炎所致的精神障碍:是指由于心内膜炎症脑部缺血缺氧引起的精神障碍和神经症状。可见:①幻觉妄想状态。②精神分裂样精神病表现。③意识丧失发作,如有发热往往出现谵妄状态。④神经症状:可有脑栓塞、脑出血、脑脓肿等。

2. 治疗原则

（1）药物、手术等综合治疗心脏原发病，改善心脏功能。

（2）根据不同精神症状应用相应精神药物，如抗抑郁药、抗焦虑药、小剂量抗精神病药等。

（3）心理康复治疗：做好心理、家庭、社会等方面的再适应，减少康复阶段的应激。

（三）肝性脑病

肝性脑病一般是指急、慢性或特殊性肝脏疾病所致的神经精神障碍，又称肝脑综合征。按发病病因、起病缓急、肝功损害程度和发病诱因不同，可分为急性、慢性肝性脑病。

1. 急性肝性脑病

急性肝性脑病是指原发性肝疾病引起肝实质损害，急剧发生严重肝功能不全所致的精神障碍和神经症状。

（1）精神障碍：①抑郁状态或兴奋状态。②意识障碍：病初多表现迟钝、少动、少言等；兴奋时可有躁动、多言、喊叫或轻躁狂表现；嗜睡、谵妄或错乱以至昏迷。③幻觉或错觉。④智力障碍：少数在后期可有短暂或不可逆的遗忘或痴呆状态。

（2）神经症状：多在精神障碍之后出现，如发音不清、扑翼样震颤。眼球震颤多发生在昏迷先兆时，并可有痉挛发作、肌阵挛、肌张力增高、病理反射等。

2. 慢性肝性脑病

慢性肝性脑病是指继发性或门体循环性脑病在病程中，由于肝组织损害，急剧出现肝功能不全所致的精神障碍和神经症状。

（1）精神障碍：①意识障碍：为慢性肝性脑病的主要症状之一，多为嗜睡或逐渐由昏睡向昏迷发展。②智力障碍：领悟、记忆、计算、判断不良，后期进入痴呆状态。③行为障碍：与意识障碍常同时出现且不易分割，常见行为紊乱，如倒穿衣裤、当众便溺等。④人格改变：表现为情绪不稳定、动作浮躁、急躁易怒、缺乏礼貌等。

（2）神经症状：主要为扑翼样震颤、手足徐动症、肌阵挛、构音障碍、锥体束征、小脑症状、帕金森综合征等。

（3）脑电图所见：早期多显示弥漫性两侧同步高幅 θ 波，后可有同步高幅 δ 波。昏迷加深可有特征性三相波，多在额叶，左右对称。

3. 治疗原则

（1）积极预防和治疗肝脏原发病，改善肝功能。

（2）避免出现精神障碍的诱发因素，如炎症、发热、手术和心理应激。

（3）维持电解质及酸碱平衡和控制感染。

（4）对兴奋、躁动或谵妄明显的患者，可肌注氯硝安定或氟哌啶醇。对精神病性症状，可小剂量采用安全性高、副反应小的抗精神病药。

（四）内分泌疾病所致精神障碍

由内分泌疾病引起内分泌功能亢进或减退所致的精神障碍，随原发疾病的严重程度而变动。

1. 临床表现

（1）甲状腺功能亢进症引起的精神症状：情绪不稳、焦虑、过敏等兴奋性增高表现，少数有抑郁、淡漠（淡漠型甲亢）、幻觉妄想及意识障碍。

（2）甲状腺功能减退症（黏液性水肿）引起的精神症状：精神萎靡、情感淡漠、痴呆、抑郁及意识障碍等。

（3）甲状旁腺功能减退症引起的精神症状：智力障碍、意识障碍及"假性神经症"，如神经质、易激惹、社会退缩等。

（4）甲状旁腺功能亢进症引起的精神症状：意识障碍，神经衰弱综合征如抑郁、精力不足等。

（5）肾上腺皮质增多症引起的精神症状：最常见的是抑郁，其次是智能减退、幻觉、妄想症状。

（6）肾上腺皮质功能减退症（艾迪生病）引起的精神症状：抑郁、违拗、淡漠、记忆困难、倦怠失眠、意识障碍等。

（7）垂体前叶功能亢进引起的精神症状：人格改变、抑郁状态及智能减迟。

（8）垂体前叶功能减退引起的精神症状：精神淡漠、记忆减退、抑郁状态及意识障碍等。

（9）经前期紧张综合征的精神症状：主要是心境改变，如易激惹、抑郁、情绪不稳、焦虑、哭泣、敌意、失眠、易疲劳等。

（10）更年期综合征的精神症状：负性情感改变为主，表现为抑郁、焦虑、紧张、情绪不稳、易激惹、食欲不振、倦怠乏力、注意力不集中等。

2. 诊断和鉴别诊断

（1）CCMD-3 关于内分泌疾病所致精神障碍的诊断标准：①符合躯体疾病所致精神障碍的诊断标准；②有内分泌疾病及内分泌功能亢进或低下的证据，精神障碍的发生和病程与内分泌功能障碍的严重程度相关。

（2）鉴别诊断：从病史、体格检查、实验室和其他辅助检查可以找到内分泌疾病的证据，排除抑郁症、神经症及精神分裂症的诊断。

3. 治疗原则

（1）激素替代治疗：对于甲状腺功能减退症、肾上腺皮质功能减退症、垂体后叶功能减退、更年期综合征等，均应用相应激素作替代治疗。

（2）手术与放射治疗：甲状腺功能亢进、甲状腺功能减退、甲状腺功能亢进、肾上腺皮质增多症等可掌握适应证，采用手术治疗与放疗。

（3）对症处理：根据精神症状可采用少量镇静药、抗抑郁药等。

（4）心理治疗：给予安慰、支持、解释、暗示等方法，改善其精神症状。

（五）围生期精神障碍

围生期精神障碍是指在妊娠过程及生产以后由于脑垂体为主的内分泌病理生理的改变所致的精神障碍和精神症状。

1. 临床表现

（1）妊娠初期表现：①情感不稳：焦虑、激动、过敏、多疑等。②神经衰弱综合征。③伴有意识障碍的躁狂状态:多言、忙碌、外出徘徊等,但情感喜悦、联想奔逸的感染性不强,类似谵妄性躁狂症。④躯体症状:口渴、少尿、异食、血压下降

(2)妊娠后期表现及生产后的表现:①神经症性症状:如疑病、神经衰弱症状等。②抑郁症状。产后抑郁发生率较高,主要表现为情绪低落、悲观、易哭、话少、易发脾气、早醒等。③意识障碍:多为谵妄或错乱状态。④精神障碍多短暂,妊娠期精神症状常在分娩后消失。

(3)产后精神病:此概念目前有争议,临床表现有:①谵妄或错乱状态。②幻觉或妄想状态:多为较系统的妄想或言语性幻听,联想松弛,并有离奇行为;也可见紧张综合征或木僵状态,类似精神分裂样精神病。③躁狂或抑郁状态:较明显的欣快、冲动、攻击及轻度意识障碍;抑郁状态表现为抑郁和苦闷、伤感焦虑,有的进入木僵,类似抑郁性木僵。

2. 诊断要点

(1)符合躯体疾病所致精神障碍的诊断标准。

(2)精神障碍的发生、病程和病情与妊娠过程相关。

3. 治疗原则

(1)分娩前后预防局部或全身性感染。(2)激素治疗:应用肾上腺皮质激素、甲状腺素、雌激素等。

(3)精神障碍的处理:可采用半衰期较短的抗焦虑药,如安定、舒乐安定等。对明显兴奋、躁动者,可用少量氯丙嗪、舒必利等。对抑郁状态,可用阿米替林等或抗焦虑药物。对具有强烈自杀行为或不能控制的兴奋,应考虑电休克治疗。

(4)用药要考虑对胎儿或婴幼儿的影响,尽量采用非药物治疗,如支持、安慰等一般性心理治疗及放松训练、催眠疗法等。

第四节　烧伤所致精神障碍

烧伤的死亡率取决于烧伤的严重程度以及患者的年龄,通常儿童和老年人烧伤后的死亡率较高。一方面,精神障碍患者容易遭受严重的烧伤,比如美国的流行病学调查发现,成年住院烧伤患者中,14%～21%患有物质依赖障碍,8%～12%患有痴呆,另有24%～39%患有其他精神障碍;另一方面,烧伤患者住院期间有较高的风险易出现各种精神症状,包括谵妄、物质戒断症状和心境障碍等。

一、谵妄

通常,烧伤患者在严重烧伤后的最初24～72小时内会出现短暂的清醒期,在此期间可以评估患者的病史、人格动力学资料和应对模式。清醒期后,30%～70%的严重烧伤患者会出现谵妄,其可能的原因是应激和烧伤导致的代谢障碍。此时,纠正代谢障碍和控制感染有助于逆转烧伤患者的精神症状。此外,可以首选神经镇静剂作为治疗谵妄症状的药物,此类药物可以缓解恐惧、焦虑、激越、疼痛和失眠等症状。氟哌啶醇因为其较少的心血管和抗胆碱能不良反应,是治疗上述症状的较好选择。

二、疼痛

医生往往忽视烧伤患者的疼痛症状。烧伤患者一般会面临持续的疼痛,但最值得重视的是换药和清创时的疼痛,这两种操作都可能会导致急性且剧烈的疼痛。烧伤患者最恐惧不安的时候就是换药前的那一刻。以患者满意为准的疼痛控制对于改善患者生活质量、心理健康水平以及躯体健康都是有必要的。治疗疼痛时可以选用麻醉剂美沙酮,因其高吸收率和慢清除率,是一个较好的选择;在应用哌替啶的时候应该注意哌替啶的代谢产物——去甲哌替啶,因为去甲哌替啶是一种中枢神经系统刺激剂,有可能导致精神状态的改变。另外,镇静剂、抗抑郁剂和精神兴奋剂都是麻醉剂的有效增效剂。建议烧伤科医生在换药或清创前 45~60 分钟应用短效的麻醉剂(如芬太尼),为患者止痛。

有些医生使用催眠术帮助患者控制疼痛,但是一般认为催眠术不能替代有效地药物治疗,因为催眠术的效果受太多因素的影响,如患者的催眠感受性、疼痛的严重程度、病房里嘈杂的环境以及继发的精神障碍(如谵妄)等。这些因素都限制了催眠术在病房的应用。

三、情绪症状

烧伤患者极易出现躯体原因引起的继发性情绪症状,这一点医生应该特别注意。烧伤患者出现各种原因所致继发性抑郁的风险增加,这些危险因素包括代谢或者电解质紊乱以及感染。烧伤患者水分丢失的速度数倍于正常人,在烧伤患者中低血容量休克非常常见。休克过后,患者将经历一段分解代谢旺盛并处于负氮平衡的时期。另一方面,烧伤患者常伴随有厌食、体重降低、疲倦和精神不振等症状,这些症状会使缺乏经验的临床医生过度诊断抑郁。

四、精神活性物质戒断症状

在美国,超过五分之一的烧伤患者同时患有物质依赖障碍。这些患者住院之初可能会出现精神活性物质戒断症状,并且,这些症状往往出现在烧伤治疗的关键期。临床医生应该预见到并仔细观察有无如下物质依赖的戒断症状:酒精、鸦片、苯巴比妥和镇静催眠药等。如果这些戒断症状没有得到早期妥善处理的话,往往会使得病情变得更加复杂。所以从烧伤患者入院之初,医生就需要询问患者家属有关患者物质依赖的情况。如果家属表示患者长期大剂量、频繁使用某些精神活性物质,那就提示需要采取措施预防患者出现戒断症状。

五、濒死烧伤患者的心理社会问题

严重烧伤的死亡率相当高,往往在患者意识清楚的时候他们就能感觉到这一点。作为这些患者的医生,需要考虑为他们提供如下问题的咨询:死亡、否认、垂死的过程、丧失感、疼痛控制、未完成的事业或愿望、信仰方面的需要以及最后的心愿等等。"否认"在严重的烧伤患者中很普遍,尤其在病程早期,这些患者无法接受烧伤的现实,更不愿相信烧伤的后果。此时医生不要急于挑战这些否认,尤其是在烧伤之初,此时医生应温和而诚实地回答一些直接的问题,比如"我是不是要死了?"

六、康复中的心理问题

当患者从烧伤中恢复后,他们仍然要面临很多问题,比如身体形象的改变、经济困难、出院后如何继续护理、家人的不理解、工作能力的下降以及低自尊等。面部烧伤往往比其他部位的烧伤导致更多的心理问题。在患者准备好之前,不要强迫患者直面他们的畸形,如有些患者可能选择等几个星期再照镜子。医生此时可以采用短程心理治疗、家庭讨论和真诚的解释等治疗方式,以此帮助患者面对烧伤的长期影响和漫长的再适应过程。在住院期间给患者更多的做决定的机会,有助于患者重建控制感、减少依赖感,这些机会包括决定何时吃饭、何时探视、何时换药、何时进行物理治疗、何时睡觉以及一些医疗决定等。

有些烧伤患者可能需要长期的心理治疗,以帮助他们适应毁容、体形变化以及低自尊等问题。一项研究发现,35.3%的烧伤患者,在烧伤后 2 个月内符合创伤后应激障碍的诊断;在第 6 个月,有 40%的患者符合这一诊断;在第 12 个月,有 45.2%的患者符合这一诊断。认知疗法或团体疗法有助于患者自我接纳和心理成长。

[东南大学附属中大医院　　　　　袁勇贵]
[中南大学湘雅三医院　邓云龙　马鑫]

·· 参考文献 ··

[1] 袁勇贵,唐勇. 精神科门急诊手册[M]. 南京:江苏科学技术出版社,2006.

[2] 姚芳传,王克威. 精神科查房手册[M]. 南京:江苏科学技术出版社,2003.

[3] Fauerbach J A, Lawrence J W, Munster A M, et al. Prolonged adjustment difficulties among those with acute posttrauma distress following burn injury[J]. Journal of Behavioral Medicine,1999,22(4):359－378.

第十三章 心血管系统心身疾病

有不少研究证实,抑郁和心血管疾病之间存在联系。这些研究通过大量的荟萃分析,证实了心理障碍和心血管疾病发病率及死亡率之间的关系。

第一节 冠心病

早在一百多年前医生即有猜想,精神心理情绪等因素可能在心脏病的发生发展中起重要作用,这是对心身机制联系的模糊认识。随着医学的发展,有大量的证据表明,包括抑郁和焦虑在内的精神和心理问题对人的心脏有不良影响。

一、流行病学

在急性心肌梗死和冠脉搭桥术之后,患者重性抑郁的发病率大约为15%,如果包括中等程度抑郁在内,则发病率大概为40%。近来,EUROASPIRE Ⅲ的研究调查了8580名因冠心病入院的患者,通过 HAD(the Hospital Anxiety and Depression)诊断发现,在男性患者中发病率为8.2%~25.7%,女性为10.3%~62.5%。这一结果与澳大利亚和新西兰一项长达6年的普伐他汀对缺血性疾病长期干预试验得到的结果是一致的,这项研究采用 BDI-Ⅱ(Beck Depression Invention)调查问卷发现,27%的男性和35%的女性合并抑郁。2006年的一项系统回顾提示,患有抑郁症的个体发生冠心病的风险较无抑郁症者提高1.6倍。在 White hall Ⅱ 研究中,对5936名健康人群连续追踪观察6年,发现患有抑郁症者发生冠心病的 hazard ratio 为1.93。在 Nurses Health 研究中,在1976年共注册121700名30~55岁之间的来自美国11个州的女性,其中78282名女性诊断为抑郁症,在6年的随访当中,4654名女性死亡,其中979名死于心血管疾病,抑郁可以增加全因死亡率,且其年龄调整的相对风险为1.76%。在病例对照 INTERHEART 研究中,共纳入来自52个国家的11119名 MI 患者,发现压力状态和抑郁是冠心病的重要危险因素,其冠心病人群归因危险度(population attrition risk,PAR)为32.5%,与吸烟同样重要,是比糖尿病和高血压更为重要的危险因素。一项关于健康和生活质量的系统回顾发现,高达20%的冠心病患者符合重性抑郁的诊断标准,有高达47%的患者患有抑郁症状而且这种症状持续时间很长。在 Carney 的综述中提出,至少2/5的 ACS 患者有临床抑郁表现,但在普通人群中仅有4%~7%,如果采用 DSM-5 作为诊断标准,在冠心病患者中的发病率似乎低一些,为15%~20%,但是轻度抑郁和抑郁症状者也达30%~50%。

冠心病和抑郁共病会导致其他的一些负面影响,如重返工作状态的可能性减少、运动耐量降低、治疗依从性差、失能、生活质量差、认知功能减低、过度依赖他人等,而且冠心病和抑郁共病的个体显然为冠心病高风险人群,但是患者对冠心病的干预反而减少。

二、冠心病常伴发的心理问题

1. 焦虑障碍

焦虑障碍是常见的情感障碍,是指无明确对象的内心紧张不安,预感到将要发生某些危险事件的不愉快心境或体验,并伴有兴趣丧失、无愉快感、精力减退或疲乏感。患者不但有焦虑症状,而且存在着大量的躯体症状及植物神经症状,其发病率有不断增高的趋势。但在临床上,非精神科医师对此大多认识不足,往往特别关注躯体症状,而忽视了患者心理状况对疾病的影响,忽视了生物-心理-社会在疾病中发生、发展及转归中的相互关系。

焦虑临床上分为慢性焦虑(又称广泛性焦虑)和急性焦虑(又称为惊恐发作)。慢性焦虑患者往往由于胸痛、胸闷、气短等症状就诊心内科,容易被误诊为冠心病、心绞痛。急性焦虑发作则表现为突然出现的心悸、胸闷、呼吸困难,伴出大汗等,同时伴强烈的惊恐感、濒死感,有的患者夜间发作,除上述症状外还有被迫坐起、要求吸氧等类似急性左心衰的症状,发作时都有心动过速,常就诊医院急诊科。因为症状重,很容易被误诊为急性左心衰。据国外文献报道,就诊急诊科的胸痛患者,有超过50%是非心源性的,其中16%~25%是惊恐发作。惊恐发作在心内科患者中也高达31%~56%。对于此类患者,单纯抗心绞痛、抗心衰治疗往往效果不佳,若同时给予抗焦虑及心理行为治疗可以收到比较好的疗效。

2. 抑郁障碍

抑郁障碍是指以显著而持久的情绪低落、活动能力减退、思维与认知功能迟缓为临床主要特征的精神疾病,严重威胁患者的心身健康,其发生与心理和社会因素有密切关系。冠心病患者出现抑郁症状的主要表现有情绪低落、消极悲观、自责失望、思维迟钝、反应缓慢、兴趣下降;可有睡眠障碍、食欲下降、体重减轻等躯体化症状,严重者可出现自杀。国内外研究均表明,冠心病患者常常伴发抑郁症状。Koening 等在 404 例冠心病、心力衰竭伴有抑郁症状的患者中发现 157 例抑郁症患者,平均随访 20.2 周,有 47.8%的患者随着抑郁症状减轻而心衰症状有明显好转;在心衰伴轻度抑郁的 247 例患者中,平均随访 13.3 周,有 60%患者随着抑郁的缓解,心力衰竭症状也获得显著改善。国内苏便苓等应用抑郁自评量表(SDS)评价 169 例慢性充血性心力衰竭患者,发现 103 例有较明显的抑郁表现。

关于抑郁症,有多种分类方法,对于心衰合并的抑郁症,常依据症状的严重度分为轻度、中度和重度。轻度抑郁患者有包括情绪低落或快感缺乏在内的至少 2 种以上、5 种以下症状,引起社会、工作或其他重要方面的部分功能损害,症状持续两周以上;重度抑郁通常具有包括情绪低落或快感缺失在内的 5 种以上症状,造成社会、工作或其他方面的严重功能损害。中度则介于两者之间。

三、发病机制

有许多行为学和生物学机制可以解释抑郁和冠心病之间的关系。

(一)血小板活化

多个病例对照研究发现,在冠心病患者中存在血小板高反应性,Laghriss-Thode 的研究显示,抑郁合并冠心病的患者中血小板因子 4(PF4)和 β-血小板球蛋白(β-TG,一种血小板聚集的标记物)水平高于无抑郁的冠心病患者。在三项有关急性冠脉综合征后的患者的研究中同样发现,PF4、β-TG、血小板/内皮细胞黏附因子-1 在冠心病和抑郁共病的患者中高于不合并抑郁的心肌梗死或不稳定心绞痛患者。血小板聚集力增加可能也是抑郁症合并心血管疾病患者病死率增加的因素,有证据表明焦虑抑郁患者的凝血功能明显异常。焦虑、抑郁情绪可使交感神经系统活动亢进,引起血中去甲肾上腺素浓度升高,可使血小板反复被激活,释放多种促凝物质及血栓烷素 A2,促使冠状动脉收缩,血栓形成,加重心肌缺血,诱发心肌梗死和猝死。

(二)炎症与抑郁

冠心病和急性冠脉患者的炎症反应生物标记物升高包括 C-反应蛋白(CRP)、可溶性细胞黏附分子-1(sICAM-1)、可溶性血管细胞黏附分子-1、肿瘤坏死因子 α(TNF-α),这些炎症反应生物标记物明显增加心血管事件的风险。伴有冠心病的抑郁患者中,CRP 值明显高于无抑郁者。Cardiovascular Heart Study 研究表明,65 岁以上无冠心病的 CRP 水平的患者抑郁症状明显增加。同样,ATTICA 研究也提示,在 853 名参与者中抑郁症状与 CRP 正相关;同样 sICAM-1 也与抑郁有关,脑组织中血管内皮细胞表达 sICAM-1 与抑郁的发展相关,另外心理应激增加了外周血粒细胞、淋巴细胞和单核细胞的 sICAM-1 的表达。很多研究提示,抑郁与冠心病共病时炎症因子增加,抗炎因子减少,这同样增加了心血管事件再发的风险。

(三)自主神经功能与抑郁

自主神经功能紊乱表现为交感神经活性增强,迷走神经功能减低,许多研究提示抑郁个体相对于非抑郁个体,心率变异性(HRV)减低。HRV 是一种心脏自主神经调节的非创伤性指标,应用 ENRICHD 试验数据。Carney 和他的同事发现,在心肌梗死后抑郁患者出现低频 HRV。同样,过度激活的交感兴奋是急性冠脉综合征患者冠脉事件再发的重要因素。焦虑障碍与额叶、颞叶功能下降有关,焦虑时机体存在自主神经的不稳定,可引起冠状动脉的动力异常、冠脉痉挛而使心肌缺血加重,导致心肌收缩力下降,加重心脏负荷。另外,焦虑可使交感神经张力增高、血压升高、心率增快,使心肌氧耗增加,加重心肌缺血;血压增高使心脏后负荷增加,进一步加重心衰。HRV 的下降表明自主神经的控制能力降低,在焦虑与惊恐发作时,往往表现为高度的迷走张力与 HRV 的下降,表明焦虑时存在自主神经的不稳定。Tucker 等指出,惊恐发作时 HRV 降低,心电极不稳定,易发生严重心律失常,是发生心源性猝死的危险因素。Tucker 对 17 例惊恐发作并有 HRV 降低的患者,应用帕罗西汀——一种新型抗焦虑药物治疗,20mg/d,服用 4 周,患者 HRV 均有上升,惊恐发作减少 50 %以上。由此得出,抗焦虑治疗使 HRV 上升,可以增加自主神经的稳定性,减少严重心律失常与心源性猝死的发生。

(四)睡眠结构破坏

抑郁患者总的睡眠时间减少、睡眠潜伏期延长、早醒、睡眠连续性破坏、失眠,这些都会进一步加重抑郁情绪。研究发现,抑郁患者与正常人群的从睡眠开始到出现快波睡眠(REM)的时间不同。抑郁患者相对于正常人群慢波睡眠减少,而且抗抑郁药物应用显然可以逆转这些睡眠指标,增加总的慢波睡眠时间。而对于 ACS 患者,REM 提示交感活性增强,可以激活血栓的形成过程,增加血流动力学对血管壁的压力,导致斑块破裂,改变心脏电生理性质。

（五）昼夜节律改变

内源性昼夜节律调节是激素、心理和生理共同作用的结果,这与体温调节、中枢体温及褪黑素均有关系。有研究提示在抑郁状态时,患者平均体温增加,体温广度(最高体温减去最低体温)减少,抗抑郁药物改善抑郁患者的中枢体温调节,包括减少夜间最低体温、增加体温广度。冠心病患者多存在昼夜节律,而抑郁患者昼夜节律破坏可以解释一定程度上的冠心病风险性。

（六）焦虑可以引起 Q-T 间期离散度增加

Piccirillo 等报道焦虑障碍可使 Q-T 间期离散度(QTd)增加,其机制是焦虑患者自主神经的不稳定性,引起心脏复极不稳定。这是增加心源性猝死危险性的重要因素之一。

（七）行为因素

抑郁可以影响急性冠脉综合征后患者的行为学因素,例如对药物和二级预防措施的依从性减低、不能依从健康生活方式、对疾病具有恐惧和疑心。

四、冠心病伴发心理障碍对患者的影响

（一）生活质量下降

对于预后差的冠心病和急性冠脉综合征,共病抑郁后生活质量明显下降。例如有抑郁病史的急性冠脉综合征患者,其自述心绞痛症状是无抑郁者的 2 倍,体力活动受限相关的生活质量下降是无抑郁者的 3 倍。在 Heart and Soul Study 研究中发现,伴有抑郁的患者自述其与心功能减低有关的生活质量下降未得到传统的心功能指标如射血分数和心肌缺血的证实。

（二）医疗成本增加

冠心病与抑郁共病可以明显增加呼叫救护车、住急诊室、病床使用时间延长和失能的几率。对于合并抑郁的心肌缺血女性患者,其 5 年用于心血管疾病的费用比不合并抑郁者高 15%～53%;对于急性心梗后的合并抑郁的患者,其后 1 年用于门诊、急诊和再入院的费用(不包括心理疾病支出的费用)比不合并抑郁者高 41%。美国 WISE(Women's Ischemia Syndrome Evaluation)研究入选 868 名女性,根据不同的诊断标准判定,在这一群体中合并抑郁的占总数的 17%～45%,合并抑郁的患者年心血管疾病的支出较非抑郁者高 1 500～3 300 美元,5 年间医疗费用支出增加 15%～53%。Katon 等报道,与那些对抗抑郁药物依从性不好的患者相比,对抗抑郁治疗依从性好的患者,对伴发的躯体疾病治疗的依从性较高,并且能显著降低躯体疾病的治疗费用,其中依从性好的冠心病/血脂异常患者较依从性不好的患者降低 17%,而冠心病/血脂异常/糖尿病者则降低 14%;这些患者的总住院费用也显著降低,前者降低 6.4%、后者降低 19.8%。

（三）预后差

在急性冠脉综合征患者,抑郁除了增加医疗成本、增加死亡率外,流行病学资料同样提

示抑郁是冠心病再发的预测因子。抑郁症状是独立的冠心病预测因子,但是重性抑郁相对于抑郁情绪有更强的预测作用。前瞻性观察研究发现,在冠心病患者中合并抑郁症状的全因死亡风险比为 1.80(95% CI,1.46~2.51),而心肌梗死再发风险比为 1.80(95%CI,1.33~2.85)。

五、对冠心病患者抑郁的筛查

因为冠心病合并抑郁的高发病率,在冠心病患者中筛查抑郁非常重要,识别抑郁同时提供良好的医疗是很必要的。而对于虽无症状但有明显的心血管危险因素的患者(如糖尿病),也应该进行筛查。

有很多自评量表工具,包括 Patient Health Questionaire(PHQ-2,PHQ-9),Cardiac Depression Scale (CDS),BDI-I 和 BDI-II,Hospital Anxiety and Depression Scale。BDI 在心脏病患者中是应用较多的工具,而 CDS 是由 the Expert Working Group (DLH)专门为心脏病患者设计的,它的简化版仅有 5 个问题。PHQ-9 在心脏病患者中的应用也非常广泛,主要应用于卫生保健中心。其他一些简单的工具如 Kesser Pschological Distress Scale (K10),作为一种筛查一般困扰情绪的工具,往往会过度诊断抑郁。K10 现应用于澳大利亚的心理健康计划,但尚无证据说明它可以应用于冠心病患者中。

为了进一步认识简单筛查量表对于心血管病的重要性,2008 年美国 AHA(American Heart Association)提出应用 PHQ-2。PHQ-2 是 PHQ-9 的简写版,仅为 PHQ-9 的前两个问题。AHA 推荐在经过 PHQ-2 筛查后可以应用 PHQ-9,并指出对于阳性患者应该转诊至专业机构诊断和治疗抑郁。PHQ-2 和 PHQ-9 尤其具备特异性和敏感性,PHQ-2 和 PHQ-9 可以预测心血管疾病。在 Heart and Soul Study 中,对于 PHQ-2 阳性答案可以预测 55% 的心血管事件,但尚需进一步研究用来评价 PHQ-2 和 PHQ-9 在不同临床疾患,年龄、种族、城市农村人群中的有效性。AHA 的推荐中含蓄地指出,在 CHD 患者中筛查抑郁可以指导正确的治疗、转诊,但也有研究认为抑郁筛查对其治疗和获益没有影响。

National Heart Foundation of Australian 推荐 PHQ-2 和简明 CDS 作为简单的筛查工具,用于冠心病患者的常规筛查。常规筛查可以在首诊时和随访过程中进行。随访过程中筛查应该在心血管事件之后 2~3 个月,每年进行 1 次,也应该在具有主要心血管危险因素的患者中进行。目前仍缺乏大规模关于抑郁筛查的 RCT 研究。

影响在冠心病患者中筛查抑郁的因素有:时间少,缺乏转诊专家,缺少培训或认为无用。心血管专家和初级卫生工作者认为,这其中最主要的问题在于时间短,缺少转诊的心理健康机构,缺乏证据支持筛查,同样缺乏相关观察研究或 RCT 研究来评估急性冠脉综合征后患者筛查和治疗抑郁的费效比。2005 年,一项关于在初级卫生保健中心进行的关于严重抑郁筛查(非 ACS 患者)的 RCT 荟萃分析指出,这种筛查策略并没有增加抑郁的检出率和治疗率,对生存质量、抑郁症状、其他疾病,包括费效比似乎也没有影响。2008 年 Cochrane 更新的研究同样为令人失望的结果,故迫切需要循证医学支持的指南推出。

六、冠心病患者抑郁的治疗

（一）联合治疗

尽管有不同的个体治疗策略，在冠心病和抑郁共病的患者中还是推荐合作医疗（collaborative-care）和阶梯治疗（stepped-care）的治疗策略。合作医疗治疗的核心精神为健康团队采取合作的方式共同管理患者，如，这种治疗方式可以改善冠状动脉旁路移植术后患者的抑郁状态，但对其器质性疾病的治疗和再住院率没有改善。对共病控制欠佳的糖尿病和冠心病患者，合作医疗治疗可以改善抑郁状态，降低糖化血红蛋白、低密度脂蛋白水平和收缩压。在 COPES（Coronary Psychosocial Evaluation Studies）研究中应用阶梯治疗的策略治疗急性冠脉综合征合并持续抑郁，发现抑郁症状减轻，在干预组中仅有 3 名患者（4%）罹患严重心血管事件，而常规治疗组为 10 名患者（13%），而且 6 个月随访过程结束后发现阶梯治疗的治疗组可以降低 43% 的医疗费用。

（二）药物治疗

理想的药物需符合以下要求：①有效消除焦虑或抑郁，不引起镇静作用；②不影响认知和记忆功能；③产生松弛作用，但不引起共济失调；④耐受性好，不影响心、肝、肾的功能，适宜长期应用，不成瘾；⑤价格相对便宜。

在临床上焦虑与抑郁这两种情感障碍可同时存在，在 ICD-11 中有"混合性焦虑和抑郁障碍"（Mixed Anxiety and Depression Disorder，MADD），在 DSM-5 中有"抑郁障碍，伴焦虑痛苦"这一诊断，与单一的焦虑或抑郁比较，尚有以下的特点：①躯体化症状显著；②更易变成慢性；③预后比单一焦虑或抑郁差；④更可能自杀。由于临床上焦虑和抑郁两种情感障碍常有不同程度的合并出现，因此理想的药物是同时具有抗焦虑和抗抑郁作用。

临床上常用的药物包括：

1. 苯二氮䓬类药物

常用的有安定、罗拉 、舒乐安定、佳静安定、氯硝安定和多美康。此类药物的优点是：①抗焦虑作用迅速可靠；②产生松弛作用；③价格相对便宜。缺点是：①有成瘾性；②缺少抗抑郁作用。

2. 三环类药物

常用的有阿米替林、多虑平、氯丙咪嗪、马普替林。此类药物的优点是：①抗抑郁和抗焦虑均有效；②不影响认知和记忆功能；③耐受性较好，不成瘾；④价格相对便宜。缺点是该类药物可抑制肝脏细胞色素 Cyp 同工酶，抑制的结果是使通过该酶代谢和清除的药物血浆浓度增高，如 Ic 类抗心律失常药物（普鲁帕酮）、单胺氧化酶抑制剂（MAOI）等，不宜与三环类药物同用；阻滞去甲肾上腺素再摄取的结果是使其血浆浓度升高，其结果可能出现心动过速、心律失常、高血压和心肌氧耗量的增加。因此在三环类药物类药物的说明书中都有心血管疾病患者慎用的说法。

3. 选择性 5-羟色胺（5-HT）再摄取抑制剂（SSRIs）

常用的有氟西汀、帕罗西汀、舍曲林、氟伏沙明和西酞普兰。此类药物的优点是：①由于对 5-HT 再摄取的抑制有高度选择性,对肝脏细胞色素 Cyp 同工酶的抑制不明显,不增加心血管事件的危险性,心血管疾病患者可以安全地使用;②抗抑郁和抗焦虑均有确实疗效,包括抗重度抑郁和重度焦虑;③耐受性好,不影响肝肾功能,不成瘾。但缺点是:①起效慢,一般 2 周开始有效,不少病人不能接受;②部分病人服用后感到乏力、恶心、头晕而放弃;③价格偏高。

(三)心理治疗

心理学治疗方法可以改善抑郁状态,但对冠心病无影响。Cochrane 荟萃分析提示,对冠心病患者行心理干预可以较少或中等程度改善抑郁状态,但无证据提示可以减少冠心病患者总死亡率、再血管化和非致死性心肌梗死的风险。

冠心病合并抑郁患者无论其对药物还是生活方式治疗的依从性差,不合并抑郁患者的治疗依从性三倍于合并抑郁患者。

经过筛查诊断抑郁后可以立即启动治疗或转诊至心理精神机构。有一项研究调查了澳大利亚的心脏科医生,其中仍有 43% 的心脏科医生认为没有必要治疗抑郁,这提示在专科医生中尚需提高筛查治疗抑郁的意识。

典型临床病例采撷

某男性,38 岁,出租汽车司机。十年来反复、频繁发作胸闷,"心脏病"已经造成妻离子散。急诊室及心电图室每个医生对其都非常熟识,因为他听到医生说心脏病要在发作的当时做心电图才有诊断价值,所以他总是会来到医院后不挂号、不看医生而直接冲入心电图室或晚间到急诊室要求立即行心电图检查,因为他又发作胸闷了,要做即刻心电图。而百分之百的情况下心电图检查都是正常的,因此他被告知是心脏神经症。但是他不接受这个诊断并拒绝应用相关药物,仍然频访急诊室。

三年前曾将其收入院行冠状动脉造影术,以期获得明确的无心脏病的证据,他在躺到冠状动脉造影床上时会突然跳下床,害怕检查,被医生安抚后重新躺下,造影结果也是正常的。但是近三个月连续两次发作当时的心电图都出现了明确的心肌缺血的改变,冠状动脉造影证实了冠心病的存在,说明他经历了长期的焦虑、心脏神经症后确实发生了冠状动脉病变。

第二节　高血压病

高血压是心血管疾病中的常见病、多发病,目前已有多个随访资料表明焦虑、抑郁和随后的高血压发病率之间存在密切联系,焦虑和抑郁是高血压发生的独立预测因子。研究显示,高血压病和心律失常合并焦虑和抑郁障碍高达 30%~50%。国外研究发现,在原发性高血压患者中抑郁的发生率为 20%~40%,且不受年龄和性别的影响。另有研究用一般生活质量量表评价情感障碍症状,发现抑郁和焦虑症状与高血压发生率增高相关。同时还有研究发现抑郁症状与高血压发生显著相关,高分值的抑郁症状使产生高血压的危险性增加一倍,抑郁症可能是原发性高血压的重要危险因素。但是也有不同的研究结果,横断面研究与纵向研究结果不尽相同。德国的 Buchholz 等发现,具有焦虑和愤怒人格的人容易发生高血压,并往往表现盐敏感性;16 例盐敏感的高血压患者在给予一定量的情绪应激后,可表现为明显的焦虑、情绪激惹和愤怒,这 16 例患者均伴有明显的收缩压与舒张压上升;而对照组在给予同样的情绪应激后,不出现显著的焦虑和愤怒,血压上升不明显。美国的 Picot 等观察黑人女性护理员们的心情与白天动态血压改变的联系,发现焦虑和愤怒与血压的上升相关密切,小怒时舒张压上升,大怒时收缩压与舒张压均上升。俄罗斯的 Mazur 等对 178 例原发性高血压患者进行 24 小时动态血压监测的结果发现:①夜间睡眠不佳的患者,其夜间血压下降不显著。②白天血压的上升与焦虑状态密切相关;在有焦虑的患者中,头晕、头痛、胸闷等躯体症状明显,且运动耐量下降。而另一些研究报道无相关性,甚至为负相关,其原因在于不同类型的心理障碍有不同的病理生理机制,而且躯体化症状与心血管危险因素的相关性不同。人群流行病学资料提示,关于高血压的认定可以通过血压数值的升高和降压药物的应用两方面来判定。Hamer 认为心理障碍的程度决定于对高血压的认识而非高血压本身。Gutenberg Health Study 研究分析认为,"控制的高血压"与抑郁的增加有关。

一、可能的发病机制

(一)不健康的生活方式

流行病学研究表明,原发性高血压的发生与高盐饮食、超重、肥胖、缺少运动、吸烟、酗酒、赌博等不良生活习惯和行为有关。长期的紧张情绪变化可引起自主神经系统功能失调,表现为交感神经兴奋性增强、心率加快、血压上升、血糖增高、血凝增加、肾上腺素和去甲肾上腺素升高,血脂增高,其结果是血管收缩,导致原发性高血压。这些不良因素又直接或间接地受到心理和环境因素的影响。

(二)心理社会因素

原发性高血压与个体的心理生理素质、行为习惯及生活方式有关。有研究表明 A 型性格是引起原发性高血压的危险因素,A 型性格者其交感神经活性增加明显大于 B 型者。A 型性格内容包括:①过分争先和雄心壮志;②过高的工作要求,且常对工作成就不满足;③情绪易波动;④有闯劲,其表现为好斗、敏捷和强烈的进取心;⑤过分竞争和好胜;⑥时间紧迫感和匆忙感;⑦变动不定的敌意;⑧习惯艰苦紧张的工作,即便休息也难以松弛下来;⑨不耐烦,情绪急躁;⑩常常同时进行多种思维与动作,与言语动作的节奏快。而 B 型性格以性情温和、言语与动作较慢以及缺少竞争性为特征。研究还证明,A 型行为的原发性高血压患者血中儿茶酚胺水平高于 B 型行为的原发性高血压患者,更高于正常对照组,而血中儿茶酚胺可以直接激活血小板,使血管内皮受损,促进原发性高血压的进一步发展。

(三)自主神经功能失调

患者焦虑时机体存在自主神经的不稳定,可使交感神经张力增高、血压升高、心率增快。在焦虑与惊恐发作时,往往表现为高度的迷走张力与心率变异性的下降,表明焦虑时存在自主神经的不稳定。日本的 Saito 等研究医生们高血压(WCH)与焦虑的关系,发现紧张引起交感张力增加,使医师测压结果明显高于家中自测血压。Saito 报道 WCH 组 48 例、正常血压对照组 12 例的分析结果,早上 9 点测血清皮质素:WCH 组为平均(21.5±0.5)$\mu g/mol$,

对照组为平均(14.3±0.9)μg/mol,休息 2 小时后,两组皮质素的差异不大。早上 9 时血压升高情况:WCH 组较对照组血压上升明显。Yu 等报道,心情紧张、焦虑、愤怒、敌意等情绪与淋巴细胞、β-肾上腺受体密度密切相关,心情紧张和焦虑增加时,β-肾上腺受体下调明显,表现为心率增快、血压上升。

(四)心理障碍引起下丘脑功能失调

焦虑抑郁等不良的心理问题作用于人体时,经中枢神经系统接受、整合,产生紧张、恐惧、忧郁愤怒等情绪,并将这种信息传至下丘脑,引起一系列神经及内分泌反应。其方式主要有:①下丘脑功能失调,血管收缩运动神经活动亢进,交感神经兴奋,肾上腺髓质内分泌增加,心脏排血量增加,全身细小动脉痉挛,管腔变小,血流阻力增加,出现血压增高。②下丘脑功能失调,垂体-肾上腺皮质轴活动增加,类固醇激素增多,导致水钠潴留,血压升高。③下丘脑功能失调,垂体加压素分泌增多,导致肾脏缺血,通过肾素-血管紧张素-醛固酮系统引起水钠潴留,小动脉收缩,血压升高。如果心理社会应激、情绪应激强烈而持久存在,就会使神经、体液、内分泌等系统的血压调节机制遭受破坏,最终形成持久性的血压升高。

二、不同的降压药物与焦虑抑郁的关系

1. β-受体阻滞剂与抑郁、焦虑

一些病例报道研究和综述中提到脂溶性 β-受体阻滞剂与抑郁有关。Hallas 发现在应用 β-受体阻滞剂的患者当中,处方新型抗焦虑药物的几率大于应用利尿剂。但是这些试验没有考虑到苯二氮䓬类和其他睡眠药物的应用问题,这些混杂因素的影响使 β-受体阻滞剂与高血压之间的关系很难判定。在 HUNT2 研究中观察了 5 800 名应用普萘洛尔的患者,极少有发生抑郁的,而且也有报道长期使用未见发生。大多数研究 β-受体阻滞剂与抑郁关系为阴性结果。有研究指出,β-受体阻滞剂无论为脂溶性还是水溶性,均与抑郁无关。

β-受体阻滞剂可以用于治疗焦虑,而且增强 SSRIs 在急性焦虑症和强迫症当中的应用作用。但是在 HUNT2 研究中也未发现应用 β-受体阻滞剂与焦虑之间有负性相关,这可能是因为 HADS-A 主要关注于焦虑的认知功能而非躯体症状,躯体症状易受 β-受体阻滞剂的影响。

综合上述研究,β-受体阻滞剂在治疗高血压中是一个安全的选择。

2. 钙拮抗剂与抑郁

钙拮抗剂在某些研究中也提到与抑郁有关,但是因为这些试验的设计和众多的混杂因素,使结果很难判定。

3. 血管紧张素转换酶抑制剂(ACEI)与抑郁

ACEI 与抑郁的关系也不一致。卡托普利和赖诺普利在一些病例报道中和小型研究中可以治疗抑郁;在 HUNT 研究中仅轻微减少抑郁症状,但无统计学差异。

4. 多种药物联合降压治疗与抑郁的风险

随着年龄增加,冠心病及共病会导致药物量和数量的增加,而多种药物联合治疗,年龄增加和共病状态是重要的药物副作用和药物相互作用危险因素,处方一种以上的药物会增

加心理和行为方面的副作用。在 HUNT 研究中多种药物联合增加抑郁风险。

5. 降压药物的依从性与抑郁

在高血压与抑郁共病时,患者对降压药物的依从性明显减低。

在高血压患者中抑郁者的筛查和治疗基本同"冠心病",此处不再赘述。

第三节　心因性心律失常

心律失常的启动需要有易感的心肌底物和始动因素,例如缺血性室性心动过速。经历过心肌梗死的心肌瘢痕组织和周围存活的心肌组织就是一种易感的心肌底物,当有室性早搏刺激时就可以激发室性心动过速。情绪因素可以作为这种心肌底物和诱发因素之间的联系

一、有关情绪和心律失常的研究

1. 愤怒

在所有情绪因素中,愤怒可明显引发室性心律失常。Lampert 应用病例交叉研究了277 例安装埋藏自动除颤复律起搏器(ICD)的患者,评估情绪在室性心动过速中的作用。病人在指导下记录自己在 ICD 除颤和之后控制过程中的情绪状态。相比于稳定状态,愤怒在室速发作之前 15 分钟出现非常频繁,而其他情绪因素如焦虑、担心、悲伤,和稳定状态相比无明显差异。Burg 报道了同样人群的进一步研究,应用定量分析发现,其中 17 名在事件发生之前至少有中度愤怒情绪。在 ICD 患者中因情绪诱发的室性心动过速(VT)事件更倾向于暂停和多形性。

2. 抑郁

与愤怒不同,抑郁和抑郁情绪更多情况是研究与心律失常的长期关系。主要是关注抑郁与冠心病患者预后之间的关系,也有研究抑郁和终点事件如心脏性猝死之间的关系。虽然 SCD 经常是由于室性心动过速和心室纤颤(VF)引起,但是在既往无冠心病患者中,因为心跳骤停而引起的 SCD 逐渐增加。

Empana 报道的病例对照研究评估了自美国华盛顿州的一个健康组织招募者的资料,2228 名 40～79 岁门诊因心跳骤停而进入急诊室或救护车的患者,发现相对于无抑郁者,轻度抑郁发生心跳骤停的风险为 1.30(OR 1.30,95％CI 1.04－1.63),而严重抑郁为 1.77(OR 1.77,95％ CI 1.28～2.45)。在排除服用抗抑郁药物的患者之后,抑郁本身与心跳骤停之间相关。Lwukinen 基于人口的队列研究分析了 915 名 70 岁以上生活在芬兰北部地区的老年人,包括高血压、糖尿病、充血性心力衰竭在内的多因素分析发现,基线调查问卷的抑郁症状与 SCD 风险增加有关(HR 2.74,95％ CI 1.37～5.50),剔出抗抑郁药物后并没有改变这一结果。在包含 63000 名无已知冠心病的女性中,Nurse Health Study 多变量分析(包括高血压、糖尿病、高胆固醇血症),通过 Mental Health Interventory 评估低于 53 分或应用抗抑郁药物与 SCD 有关(HR 2.33,95％ CI 1.47～3.70)。但是还尚未清除这种相关性是

否与抗抑郁药物有关。与上述人群研究不同，Irvine 在多中心的 Canadian Amiodarone Mycardial Infarction Arrhythmia Trial 试验中，入组 671 名急性心肌梗死心电监护提示频发室性早搏的患者，应用胺碘酮和安慰剂对照研究，调整了心肌梗死和充血性心力衰竭的因素后发现，安慰机组 BDI≥10 分与 2 年的 SCD 相关(RR 2.45,95% CI 1.14～5.35)，在胺碘酮组无相关性。但是在这一模型中加入了呼吸困难和乏力之后，抑郁症状与 SCD 的相关性减弱 30%，不再有统计学意义(RR 1.73,95% CI 0.75～0.98)，躯体症状会混淆抑郁与 SCD 的相关性。在 the Triggers of Ventricular Arrhythmias Study 中，645 名 ICD 患者，通过抑郁症流行病学研究中心评分的抑郁症状在与其他多变量分析(左室射血分数、心衰指数、先前 ICD 放电次数)中抑郁与 VT/VF 引发的 ICD 放电次数有关。在 AF-CHF(the Atrial Fibrillation-Congestive Heart Failure)研究中，试验的 974 名患者患有房颤、心衰，均具有高死亡风险，抑郁同样与心律失常性死亡相关。

3. 焦虑

对 1012 名新近植入 ICD 的患者发现，那些应用 the State-Trial Anxiety Inventiory 评分有焦虑状态的患者，在 1 年的随访中发生室性心律失常的风险增加(HR 1.91,95% CI 1.33～2.75)，调整其他危险因素，包括冠心病、糖尿病和 β 受体阻滞剂应用等，Lamper 研究表明心理应激和室性心律失常的关系，发现利用侵入性程序刺激诱发 VT，在心理应激状态下 VT 容易诱发而且很难终止。

恐惧性焦虑是一种由特定刺激引发的焦虑，在人群中发病率为 5%～12%。Kawachi 用 CCI(Crown-Crisp index)研究恐惧性焦虑与死亡率之间的关系，随访观察了 33999 名男性，在 2 年随访中发现 CCI 评分≥3 分者，与心源性死亡相关，多变量模型分析发现这种心源性死亡率的增加主要是因为心源性猝死增加(RR 6.08,95% CI 2.35～15.73)。在 NHS 中，72359 名心脏病史的女性，12 年随访当中，CCI≥4 分者，SCD 风险增加(HR 1.59,95% CI 0.97～2.60)，在调整其他混杂因素(高血压、糖尿病、高脂血症)之后，这种心脏能加 SCD 的风险仍保留($P=0.06$)。

焦虑与抑郁经常为共病状态，针对这一问题，the Very Anxious Group Under Scrutiny Study 观察了 940 名通过心导管检查诊断为冠心病的患者，这一研究非常独特地以室性心律失常作为研究终点，通过医疗报告判定持续性或非持续性室性心动过速或室颤，通过 BDI 和 CCI 评价焦虑与抑郁。在 3 年的随访当中，97 名(10.3%)患者发生室性心律失常，BDI 评分≥10 分。与其他因素(左室射血分数和心律失常病史)相比，与 VT 相关(OR 1.4,95% CI 1.1～1.9)。在同时有 BDI 和 CCI 评分中，抑郁症状(OR 1.3,95% CI 0.99～1.7)和恐惧性焦虑(OR 1.3,95% CI 0.98-1.8)各自独立增加心律失常的风险，而混合因素则更可强烈预测 VT(OR 1.6,95% CI 1.2～2.1)。The Vary Anxious Group Under Scrutiny Study 认为，焦虑和抑郁通过共病途径增加心律失常风险，这可以解释其增加冠心病风险的原因。

4. 心房颤动

与 VT 和 ICD 关系研究不同，现在仅有很少的研究关于情绪因素和 AF 之间的关系，而且结果不一致。Lampert 及其同事观察了 75 名阵发性和持续性 AF 的患者，在其 AF 发作前多为负性情绪，而很少有高兴的情绪。一项来自台湾的人群基础和人群队列研究包括

3888 名诊断急性焦虑症(Panic Disorder，PD)和 38880 名对照,在 7 年的随访中发现 PD 组 AF 风险为 1.2%、对照组为 0.9%。多因素分析包括年龄、性别、高血压、CHF、瓣膜性心脏病、慢性阻塞性肺疾病均能增加 PD 组的 AF 风险(HR 1.73，95% CI 1.27~2.37)。

然而,一项前瞻性队列分析了 30746 名女性,无已知心脏病,通过 5 条目问卷筛查情绪问题,其与 AF 风险无相关性,这可能与情绪对 AF 影响的年龄差异有关。在 Framingham offspring 基线水平下,压力、愤怒、敌意在男性可预测 10 年冠心病风险,女性则无。

二、发病机制

情绪因素导致心律失常研究得比较多,是因为心脏的自主神经功能,如交感神经功能活化和副交感神经功能减退。Grippo 研究了大鼠抑郁模型,在给予应激之后心律增加,心率变异性减低,室性心律失常增加。这种作用强于乌头碱注射。Garney 发现心肌梗死后的抑郁患者,24 小时心电监护提示心率变异性减低。一项分析了 311 名抑郁和 367 名非抑郁的心肌梗死患者的冠心病患者康复的可促进性(the Enhancing Recovery in Coronary Heart Disease)中发现,心率变异性减低介导了抑郁和死亡之间的关系。

情绪因素导致心律失常的另一个原因为影响心脏复极的稳定性,可以引起 ICD 患者 T 波改变,随之可以引起 ICD 患者的 VT/VF 事件。这一工作提示愤怒引起室性心律失常的短期机制为复极不稳定。有研究抑郁与复极化关系。Carney 对比了 20 例有抑郁和 20 例无抑郁的心肌梗塞后的患者,发现其 QT 变异指数(一项室性心律失常的指标)明显高于非抑郁者。但是可能有性别差异,在急性冠脉综合征的抑郁女性 QT 延长,而男性没有。QTd 是最长间期与最短间期的差距,正常成人的 QTd 为 2 040 ms ,大于 60 ms 者使心脏死亡率增加 20.4 倍,猝死者的 QTd 均大于 90 ms。QTd 随心室肌复极不同步的延长而增加,随之发生恶性心律失常而引起猝死。在焦虑与惊恐发作时,往往表现为高度的迷走张力与 HRV 的下降,表明焦虑时存在自主神经的不稳定。Tucker 等指出,惊恐发作时,HRV 降低,心电极不稳定,易发生严重心律失常,是发生心源性猝死的危险因素。

大脑中的特定区域与心律失常前的情绪有关。Lane 和 Jenning 提出了脑心偏侧假说(brain heart laterality hypothesis):情绪在大脑半球的偏侧优势与自主神经输入的大脑皮层、心脏复极化的不稳定性和 SCD 有关,通过正电子发射断层和 ECGs 在心理和机体应激下评价脑和心脏活性可以证实。Critchley 提出,心脏病患者右侧皮层优势和心电复极有关。

研究者在大规模人群中观察情绪因素和心血管疾病之间的关系,例如:在应激性心肌病,始作俑者为儿茶酚胺风暴,而其中抑郁可以增加发展成应激性心肌病的可能性。在应激性心肌病中,抑郁非常常见,且抑郁共病急性焦虑时去甲肾上腺素分泌增加。

关于急性情绪和 AF 与自主神经激活之间的关系尚不清楚,不同于 VT/VF,副交感神经激活在发展为 AF 中可能扮演重要角色,特别是对年轻人和那种特发性房颤。心率变异性增加是一种副交感心律调节的标志物,与 AF 复率后再发的高风险有关。目前还需进一步工作阐明情绪因素与房性和室性心律失常之间的关系。

总之,焦虑和抑郁可以激活神经内分泌机制,激活交感神经活性,通过肾上腺素分泌,激活 β 受体,使浦肯野纤维细胞的自律性增加,复极离散度增加,心室异位激动的阈值下降,最终导致室性心律失常的发生;可以分泌持续而过量的儿茶酚胺,可诱发冠脉痉挛,加重心肌缺血。同时,抑郁时体内去甲肾上腺激素、5-羟色胺水平的异常除与抑郁症有关外,还会影响血压、心功能及血管功能。脑脊液中 5-羟色胺(5-HT)代谢产物 5-羟基吲哚酸(5-HIAA)浓度降低,部分脑桥细胞核中 5-HT、5-HIAA 含量下降. 使作用于心脏的神经冲动传导受到影响,且室颤阈降低。

三、心肌梗死后抑郁的治疗

目前很多有关治疗心肌梗死后抑郁的试验提示,尚无证据证实治疗抑郁可以改善心血管事件的发生和预防心律失常。同样在 Cardiac Arrhythmia Suppression Trial 中抗心律失常治疗可以导致心肌梗死后患者因室性早搏引起的死亡率增加,而治疗抑郁也不能改变心律失常。AF-CHF 试验是一个纳入 1 376 名心衰合并房颤的患者的对于节律控制和频率控制的多中心、随机对照研究,尽管主要试验中两组之间的心血管死亡率有变化,但是对其中233 名有高焦虑评分的患者的亚组分析提示,节律控制相对于频率控制有很好的心血管获益(HR 0.54 ;95% CI 0.32~0.93,P=0.022).

心理压力和负性情绪都是非常重要的心律失常危险因素,但是仍有很多问题没有解决。

[西安交通大学医学院第一附属医院　王东琦　任延平]

第四节　心脏神经症

心脏神经症(cardiac neurosis)曾被称为心脏神经官能症、神经性循环衰竭、心神经衰弱等,以心悸、胸痛、气短为主要表现而缺乏器质性心血管疾病的证据。它是精神心理范畴的疾病,包括躯体形式障碍、抑郁症、焦虑症等疾病引起的类似心血管系统疾病的症状,虽然其属于精神科疾病,但患者往往就诊于综合医院非精神科室,因此非精神专科的医务人员对此病要有充分的认识。

一、病因

心脏神经症的病因尚不清楚,可能与下列因素有关:

1. 患者神经敏感类型

患者平时对于工作中的不顺利或领导的稍不满意过于敏感而感到工作得特别辛苦、特别疲劳,对通常出现的生理现象和异常感觉过分关心,反复就医或要求医学检查,但阴性的检查结果和医生的合理解释均不能打消其疑虑。他们按照网络上查到的症状对号入座,自行作出"心脏病"的诊断,就诊时把自己的症状写成备忘录。有的高血压患者一天会测 5 次以上的血压,对于"生理性杂音""窦性心律不齐"这样的任何一项不完全正常的检查结果都会特别的关注、紧张,总是往最坏处想,并因此失眠。亲属、同事或邻居中有猝死的病例常常是这类患者发病的诱因。

2. 医源性因素

由于医务人员解释工作不足或诊断上的不慎重,将非器质性心脏病误诊为心脏病,则常常是本病的起病因素。如心电图检查有 ST-T 改变就立即诊断为冠心病,24 小时心电图检查出现一些早搏就认为有心肌炎可能,从而造成患者精神负担过重、紧张、焦虑而诱发本病。只要曾有过一位医生说"有病",则再多的医生说"无病"都不能被患者接受。

3. 遗传性

同一家族存在易患神经症的倾向,往往同一家族父母、兄弟、姊妹均有不同程度的神经症表现。

二、发病机制

心血管系统受神经和内分泌系统的调节,其中神经系统的调节起主导作用。当中枢神经系统功能失调时,交感和迷走神经的正常活动也受干扰,心血管系统的功能因而发生紊乱,产生一系列交感神经张力过高的表现。

精神、环境等的刺激可引起各种生理改变,主要表现为交感神经活性增加和肾上腺皮质激素分泌增加,因而普萘洛尔等 β 肾上腺素能受体阻滞药治疗心脏神经症的疗效较好。这些患者同时伴有高动力循环的表现,如左心室射血速度增快、心排血量增加、动脉搏动增强和偶见的收缩压升高。经 β 肾上腺素能受体阻滞剂治疗上述表现可全部消失,更进一步支持本症存在 β 肾上腺素能受体功能亢进综合征。

另外,心脏神经症的发病可能与患者对疾病的认识程度有关,也可能与其表达感情的语言能力有关,不擅长表达者更可能以躯体症状形式将精神的焦虑表现出来,即文化因素可能导致患者以躯体主诉来表达情感困惑。

三、临床表现

心脏神经症的症状繁多且反复易变,但阳性体征很少,以自主神经功能紊乱为主要表现,常合并有多样、多系统的躯体症状,比如消化系统症状(腹胀、腹痛、恶心等)、神经系统症状(乏力、视物模糊、手抖、失眠、头晕、头痛等)、肌肉骨骼运动系统症状(腰背部和关节疼痛等)及呼吸系统症状(咽痒、咳嗽等),却不会有突出的焦虑或抑郁主诉。这也是患者反复就诊于综合医院而得不到正确诊治的原因。心脏神经症的主要表现有:

1. 心悸

是最常见的症状,自觉心跳、心前区搏动和不适,越是安静休息时症状越重,运动、活动时反而感觉不到心悸。客观检查无任何发现,有时可见心尖搏动较强有力,或心率偏快,偶有房性或室性期前收缩或短暂阵发性室上性心动过速。生气、激动或轻度活动可使心率不相称地明显加快。

2. 呼吸困难

患者常感到空气不足,呼吸不畅,不能在地下超市里面停留,晚间要起床开窗,立于窗前呼吸新鲜空气,大口叹气可缓解气短。呼吸困难在躺下时减轻,故与心源性呼吸困难不同。偶尔会因为大口深呼吸导致二氧化碳排出过多,出现轻度呼吸性碱中毒而出现四肢发麻、手足抽搐以及头晕等表现,即为换气过度综合征。

3. 心前区疼痛或不适

患者自以为是冠心病心绞痛,但其疼痛部位与性质与典型心绞痛不同,疼痛部位多变且不固定,多局限于心尖区及左乳房下区局限的手指头大的小范围内,亦可在剑突下或右前胸或左胸、背等处有一个点的疼痛。疼痛为历时数秒的刺痛或刀割样疼痛,或持续数小时甚至数天的轻微隐痛。有些患者用手按压疼痛部位可使疼痛缓解,另一些患者述说不能左侧卧位,会有心脏受压的感觉。疼痛不是发生在劳累当时,而常在活动后、精神疲劳后、甚至休息时出现。

4. 神经衰弱症状

患者常诉乏力,头晕、头痛,一阵阵出汗,脸红灼热感,后背一阵阵发凉,失眠、早醒、多梦,易激动,食欲不振、恶心呕吐,不固定的肌肉跳动及焦虑状态。

5. 体格检查表现

患者面容忧郁,面部似乎从无舒展之时,手掌多汗,两手颤抖。在医院诊室测量血压时常常有血压轻微升高且波动性大,这可能与血管运动中枢功能失调或白大衣高血压有关。心率常增快,心尖搏动强而有力,第一心音亢进,心尖区可闻及柔和收缩期杂音,或胸骨左缘第 2～3 肋间生理性收缩期杂音,偶有期前收缩。膝反射亢进,划痕试验多数阳性。心脏 X 线检查多无异常。心电图无特异性改变,可有窦性心动过速、窦性心律不齐,偶尔 II、III 和 aVF 导联 T 波平坦或轻度倒置,时隐时现。活动平板负荷试验阳性亦不少见。普萘洛尔(心得安)试验大多数能使患者心率减慢、心电图 ST-T 改变恢复正常、运动试验转为阴性。

四、诊断

1. 除外器质性心血管疾病

根据主诉多(以不明原因的胸痛、胸闷、气短或心悸为主)而体征较少,多次就诊且多次进行详细的全身和心血管系统方面的检查均不能找到器质性心脏病的证据,各种检查结果均为阴性(尤其是中老年女性患者),加上全身神经衰弱的表现应考虑心脏神经症的诊断。但必须强调的是,不可轻易诊断本病,必须首先按器质性心脏病给予认真检查,寻找证据,直至证据确凿地排除器质性心脏病。

2. 心血管疾病合并心脏神经症

器质性心脏病与心脏神经症同时存在时诊断比较困难。常常发现有不少心脏病患者整日愁容满面,情绪低落,周身有各种不舒服,但是这些症状与心血管疾病本身无关,且查无客观证据来解释这些不舒服,即为医学无法解释的症状(unexplained medical symptoms, UMS),而抗焦虑、抗抑郁治疗有效。特别是老年心血管疾病患者,更是主诉很多,并且常常涉及多个系统、多个脏器,有可能是心力衰竭、心绞痛发作或发作性心动过速时心肌缺血、心功能下降导致心排血量减少的结果,表现为心脏神经症及脑衰综合征等。心脏神经症的成因可能与心脏病的发作直接有关,由心血管病诱发,有因果关系,但是更多的无因果关系,只是患者在出现任何的不适时都首先会归因为心脏病。还有些经过介入治疗的患者,出现任何不适都会想到是介入的支架或起搏器出了问题。

在采集病史时,医护人员要采取和善、真诚、支持、理解的态度,对于患者的疾病和症状不要急于持否定态度,应耐心、反复地用科学常识进行讲解,以坚定的态度予以保证,慎重地将检查结果告知患者,并指出疾病的本质。要根据临床表现和实验室检查来判断心血管病的严重程度,以及神经症所占据的成分。对于心脏神经症的诊断,一定要有确切的证据证明目前的不适与原有心脏疾病无关。

3. 试验性治疗帮助确诊

心血管疾病与心脏神经症两者是双向相关,即心血管疾病容易合并心脏神经症、心脏神经症患者容易早发心血管病。因此诊断心脏神经症必须慎重,以免延误了器质性心脏病的诊断与治疗。试验性治疗常常是内科医生用于作出诊断的有效方法。按照心血管疾病治疗无效而按照心脏神经症治疗有效时,可以确诊心脏神经症,也容易为患者所接受。

五、鉴别诊断

心脏神经症应与下列疾病鉴别:

1. 甲状腺功能亢进

心悸、紧张、多汗、易激动、心率增快、心搏动增强、手震颤等症状类似心脏神经症表现,但检查血清 TSH、FT_3、FT4可资鉴别。

2. 心绞痛

典型的心绞痛以胸骨后痛为常见,呈胸部紧束、压迫、烧灼感,可放射至左肩或左臂内侧,一般持续 3~5 min,停止活动或舌下含服硝酸甘油很快缓解,常由体力活动所诱发,发作时心电图有 ST 段的压低或抬高。心脏神经症的胸痛部位不固定,为一过性刺痛、刀割样痛或持续性(几小时)隐痛,休息时易发可资区别。但不少冠心病早期,心绞痛不典型,尤其是更年期女性,心电图同样有类似缺血的改变(ST 段下降、T 波低平或倒置),此时鉴别诊断有一定困难。必要时可做冠状动脉 CT 或冠状动脉造影,有助诊断。另要注意有些患者主诉胸闷,冠状动脉狭窄病变明确,但是治疗后,甚至支架解决了狭窄病变,患者的症状仍然存在,而抗焦虑、抗抑郁治疗后症状消失,可证明胸闷症状来源于心脏神经症。

3. 心律失常

心悸患者存在心律失常时经过心电图及 24 小时动态心电图可以获得明确诊断,但是心脏神经症患者症状颇多而发作当时心律、心率没变化,心电图无异常的客观证据。另外要注意有些患者发作性心慌,同时 24 小时动态心电图确实发现了心律失常,但是发生心律失常的时候并没有心慌的症状,而心慌发作时并无任何心律失常,治疗心律失常后症状并没有减轻或消失,相反抗焦虑、抗抑郁治疗后症状消失,证明心慌的症状来源于心脏神经症而不是心律失常。

4. 心力衰竭

表现为呼吸困难的左心衰患者具有客观的心脏扩大、心脏功能异常的证据,如有风湿性心脏病、高血压病或先天性心脏病的病史,特别是心脏超声表现为心腔扩大或心室壁增厚、心脏射血分数降低等。心脏神经症存在主观的呼吸困难而没有客观心血管疾病的证据,而呼吸困难并非发生在活动、劳累时,大叹气可缓解,按照心力衰竭治疗不改善,而抗焦虑、抗抑郁后症状消失,则可证明呼吸困难症状来源于心脏神经症,而非心力衰竭。

5. 老年人的隐匿性感染性疾病

有些老年人出现头晕、胸闷、乏力、心悸、心率加快、低热及睡眠不好等症状,易与心脏神经症相混淆。如由于呼吸道感染、肺外结核、慢性泌尿道或胆道系统感染所致。体温不是很高,但尿检有些异常,血沉升高、白细胞增多和经腹部超声或 CT 检查可发现病灶,有助于鉴别。

六、治疗

1. 用客观无病证据治疗

心脏神经症的患者经过对其认真、真诚的解释后,症状多半会缓解一半以上或消失,但是容易再次被诱发。对于这部分患者,仅靠医生的解释是不够的,因此只要患者有顾虑、有担忧,经济条件允许的话,就一定要运用目前所具备的设备一个一个地除外器质性疾病,证明他们确实没有器质性心血管疾病、目前心脏状态良好。也就是,一定要拿出真凭实据来说服患者目前没有器质性心血管疾病。

2. 药物治疗

对于心脏神经症的患者,只是告知没有器质性心血管病是不够的,要解除他们的痛苦、消除症状,他们才可以彻底放心。氟哌噻吨美利曲辛是综合医院非精神科医生的有力助手,比其他抗焦虑、抗抑郁药物起效快,1～2 天即可显现明显效果,因此说服力强,可证明患者并得了非器质性心血管疾病,否则氟哌噻吨美利曲辛不会有这样明显的效果,由此得到患者及家属都满意的结果。

3. 心血管疾病与心脏神经症合并治疗

对于心血管疾病合并心脏神经症的患者要特别慎重而仔细。心血管疾病患者中抑郁症的患病率介于 $16\%～23\%$ 之间,平均为 19%。已有很多证据表明焦虑、抑郁等情绪障碍既是心血管疾病的促发因素,也是影响心血管疾病发展及预后的不良因素,因此在处理心血管疾病的同时要同时处理心脏神经症。综合医院非精神科的心血管医生要学会认识、处理心脏神经症,更不能有意无意地增加患者医源性的心脏神经症。

4. 认知和行为治疗

对于中、重度的心脏神经症患者,转诊至精神专科是必要的。认知和行为治疗与药物治疗相结合会有较好效果。

七、预后

心脏神经症本身的预后良好,不会有生命危险,但是心血管疾病合并心脏神经症的现状越来越受到人们的重视。美国报道了一组 153 位退伍军人因心衰行心脏再同步化(CRT-D)治疗患者的回顾性对比研究,其中 42.5% 的人合并情绪障碍即心脏神经症。研究显示合并心脏神经症与不合并心脏神经症的患者,心衰加重的发生率为 47.7% VS 27.3%,$P=$

0.009；心衰加重加死亡的人数两组的比例为 58.5% VS 39.8%，$P=0.022$。证明心脏神经症是心衰患者的独立的预后预测因素。意大利研究者对于置入支架的冠心病患者的研究发现，合并心脏神经症的患者更容易中断药物治疗和发生不良心血管事件。美国对 30 个安置了 ICD 患者进行研究发现，与预后相关的是心理健康或心理病态，而不是心脏病本身。高血压、冠心病、焦虑障碍三组患者，多元横断面研究表明焦虑与高血压呈双向的相关性。澳大利亚对心脏手术后新发房颤的情况进行研究发现，术后有焦虑抑郁的患者房颤的发生率显著增高。

　　总之，焦虑、抑郁是不少心血管疾病的危险因素，同时心血管疾病患者常常引起或加重心脏神经症，两者呈双向相关性。美国一项 500 多例稳定性冠心病的患者的研究发现，是否合并心理疾病是死亡率的独立预测因素。因此心脏神经症的预后不能说是良性的，因为它的存在和心脏病的发作往往相互影响、相互作用、相互强化，对心血管疾病的发生发展产生负性影响，增加心血管疾病的病死率。而且，存在心理障碍常会比躯体疾病有更严重的社会功能残缺，患者所引起的绝望、无助往往超过一般躯体疾病所带来的痛苦。医生要正确判断患者症状的来源，从而有的放矢治疗，才能够及时解决患者的痛苦，改善预后。

［大连医科大学附属第二医院　朱宁］

参考文献

［1］Koenig H G. Depression outcome in inpatients with congestive heart failure［J］. Archives of Internal Medicine，2006，166(9)：991－996.

［2］苏便苓，李拥军，刘振红. 心理干预对慢性充血性心力衰竭伴抑郁患者心脏功能的影响［J］. 中国康复医学杂志，2006，21(4)：354－355.

［3］ThombsB D，Bass E B，Ford D E，et al. Prevalence of depression in survivors of acute myocardial infarction［J］. Journal of GeneralInternal Medicine，2006，21(1)：30－38.

［4］Cooney M T，Kotseva K，Dudina A，et al. Determinants of risk factor control in subjects with coronary heart disease：A report from the EUROASPIRE Ⅲ investigators［J］. European Journal of Preventive Cardiology，2013，20(4)：686－691.

［5］Stewart R. Depression and cardiovascular morbidity and mortality：Cause or consequence？［J］. European Heart Journal，2003，24(22)：2027－2037.

［6］Nicholson A，Kuper H，Hemingway H. Depression as an aetiologic and prognostic factor in coronary heart disease：A meta-analysis of 6362 events among 146538 participants in 54 observational studies［J］. European Heart Journal，2006，27(23)：2763－2774.

［7］Nabi H，Shipley M J，Vahtera J，et al. Effects of depressive symptoms and coronary heart disease and their interactive associations on mortality in middle-aged adults：The Whitehall II cohort study［J］. Heart (British Cardiac Society)，2010，96(20)：1645－1650.

［8］Pan A，Lucas M，Sun Q，et al. Increased mortality risk in women with depression and diabetes mellitus［J］. Archives of General Psychiatry，2011，68(1)：42－50.

［9］Yusuf S，Hawken S，Ôunpuu S，et al. Effect of potentially modifiable risk factors associated with myocardial infarction in 52 countries (the INTERHEART study)：Case-control study［J］. The Lancet，2004，364(9438)：937－952.

［10］Sørensenf C，Friis-Hasché E，Haghfelt T，etal. Postmyocardial infarction mortality in relation to depression：A systematic critical review［J］. Psychotherapyand Psychosomatics，2005，74(2)：69－80.

［11］Carney R M，Freedland K E. Depression in patients with coronary heart disease［J］. The American Journal of Medicine，2008，121(11 Suppl 2)：S20－S27.

［12］Eaton W W，Kalaydjian A，ScharfsteinDO，etal. Prevalence and incidence of depressive disorder：The Baltimore ECA follow-up，1981－2004［J］. ActaPsychiatricaScandinavica，2007，116(3)：182－188.

［13］Frasure-Smith N，Lespérance F. Recent evidence linking coronary heart disease and depression［J］. Canadian Journal of Psychiatry Revue Canadienne De Psychiatrie，2006，51(12)：730－737.

［14］Rumsfeld J S，MagidD J，PlomondonM E，et al. History of depression，angina，and quality of life after acute coronary syndromes［J］. American Heart Journal，2003，145(3)：493－499.

［15］Rutledge T，Vaccarino V，Johnson B D，et al. Depression and cardiovascular health care costs among women with suspected myocardial ischemia：Prospective results from the WISE（women's ischemia syndrome evaluation）study［J］. JournaloftheAmerican College of Cardiology，2009，53(2)：176－183.

［16］Frasure-Smith N，Lespérance F，Gravel G，et al. Depression and health-care costs during the first year following myocardial infarction［J］. JournalofPsychosomatic Research，2000，48(4/5)：471－478.

［17］van MelleJ P，de Jonge P，KuyperA M G，et al. Prediction of depressive disorder following myocardial infarction：Data from the Myocardial INfarction and Depression-Intervention Trial（MIND-IT）［J］. International Journalof Cardiology，2006，109(1)：88－94.

［18］SerebruanyV L，Glassman A H，MalininA I，et al. Enhanced platelet/endothelial activation in depressed patients with acute coronary syndromes：Evidence from recent clinical trials［J］. Blood Coagulation ＆ Fibrinolysis，2003，14(6)：563－567.

［19］MyersG L，Rifai N，Tracy R P，et al. CDC/AHA Workshop on Markers of Inflammation and Cardiovascular Disease：Application to Clinical and Public Health Practice：Report from the laboratory science discussion group［J］. Circulation，2004，110(25)：e545－e549.

［20］Kronfol Z，House J D. Lymphocyte mitogenesis，immunoglobulin and complement levels in depressed patients and normal controls［J］. ActaPsychiatricaScandinavica，1989，80(2)：142－147.

［21］Taylor J A，Carr D L，Myers C W，etal. Mechanisms underlying very-low-frequency RR-interval oscillations in humans［J］. Circulation，1998，98(6)：547－555.

［22］BencaRM. Sleep and psychiatric disorders［J］. Archivesof General Psychiatry，1992，49(8)：651.

［23］Egede L E，Ellis C. Diabetes and depression：Global perspectives［J］. Diabetes Research and Clinical Practice，2010，87(3)：302－312.

［24］Thombs B D，de Jonge P，Coyne J C，et al. Depression screening and patient outcomes in cardiovascular care［J］. JAMA，2008，300(18)：2161.

［25］Kessler R C，Andrews G，ColpeL J，et al. Short screening scales to monitor population prevalences and trends in non-specific psychological distress［J］. Psychological Medicine，2002，32(6)：959－976.

［26］Lichtman J H，iggerJ T，lumenthalJA，et al. Depression and coronary heart disease：recommendations for screening，referral，and treatment：a science advisory from the American Heart Association Prevention Committee of the Council on Cardiovascular Nursing，Council on Clinical Cardiology，Council on Epidemiology and Prevention，and Interdisciplinary Council on Quality of Care and Outcomes Research：endorsed by the American Psychiatric Association［J］. Circulation，2008，118：1768－1775.

［27］Post-MyocardialInfarctionDepressionClinicalPractice Guideline Panel. AAFP guideline for the detection and management of post-myocardial infarction depression［J］. Annals of Family Medicine，2009，7 (1)：71 - 79.

［28］Graham I，MembersA F，AtarD，et al. European guidelines on cardiovascular disease prevention in clinical practice：Executive summaryFourth Joint Task Force of the European Society of Cardiology and Other Societies on Cardiovascular Disease Prevention in Clinical Practice (Constituted by representatives of nine societies and by invited experts)［J］. European Heart Journal，2007，28(19)：2375 - 2414.

［29］Gilbody S，House A，Sheldon T. Screening and case finding instruments for depression［J］. Cochrane Database ofSystematic Reviews，2005，CD002792.

［30］Gilbody S，Sheldon T，House A. Screening and case-finding instruments for depression：A meta-analysis［J］. CMAJ：Canadian Medical Association Journal ＝ Journal De l'AssociationMedicaleCanadienne，2008，178(8)：997 - 1003.

［31］RollmanB L，BelnapB H，LeMenagerM S，et al. Telephone-delivered collaborative care for treating post-CABG depression：A randomized controlled trial［J］. JAMA，2009，302(19)：2095 - 2103.

［32］KatonW J，Lin E H B，Von Korff M，et al. Collaborative care for patients with depression and chronic illnesses［J］. The New England Journal of Medicine，2010，363(27)：2611 - 2620.

［33］StrikJ J，Honig A，Lousberg R，et al. Efficacy and safety of fluoxetine in the treatment of patients with major depression after first myocardial infarction：Findings from a double-blind，placebo-controlled trial［J］. PsychosomaticMedicine，2000，62(6)：783 - 789.

［34］Glassman A H，O'Connor C M，CaliffR M，et al. Sertraline treatment of major depression in patients with acute MI or unstable angina［J］. JAMA，2002，288(6)：701 - 709.

［35］Berkman L F，Blumenthal J，Burg M，et al. Effects of treating depression and low perceived social support on clinical events after myocardial infarction：The Enhancing Recovery in Coronary Heart Disease Patients (ENRICHD) Randomized Trial［J］. JAMA，2003，289(23)：3106 - 3116.

［36］Lespérance F，Frasure-Smith N，Koszycki D，et al. Effects of citalopram and interpersonal psychotherapy on depression in patients with coronary artery disease：The Canadian Cardiac Randomized Evaluation of Antidepressant and Psychotherapy Efficacy (CREATE) trial［J］. JAMA，2007，297(4)：367 -379.

［37］Honig A，KuyperA M G，ScheneA H，et al. Treatment of post-myocardial infarction depressive disorder：A randomized，placebo-controlled trial with mirtazapine［J］. PsychosomaticMedicine，2007，69 (7)：606 - 613.

［38］Davidson K W，Rieckmann N，Clemow L，et al. Enhanced depression care for patients with acute coronary syndrome and persistent depressive symptoms：Coronary psychosocial evaluation studies randomized controlled trial［J］. ArchivesofInternal Medicine，2010，170(7)：600 - 608.

［39］Whalley B，Rees K，Davies P，et al. Psychological interventions for coronary heart disease［J］. Cochrane Database ofSystematic Reviews，2011，CD002902.

［39］Hamer M，Batty G D，Stamatakis E，etal. Hypertension awareness and psychological distress ［J］. Hypertension，2010，56(3)：547 - 550.

［41］Johansen A，Holmen J，Stewart R，etal. Anxiety and depression symptoms in arterial hypertension：The influence of antihypertensive treatment. The HUNT study，Norway ［J］. EuropeanJournalofEpidemiology，2012，27(1)：63 - 72.

［42］Pollack M H. Comorbid anxiety and depression［J］. TheJournal of Clinical Psychiatry，2005，66 (Suppl 8)：22－29.

［43］Stoudemire A，Brown J T，Harris R T，et al. Propranolol and depression：A reevaluation based on a pilot clinical trial［J］. PsychiatricMedicine，1984，2(2)：211－218.

［44］KoD T，Hebert P R，Coffey C S，et al. Beta-blocker therapy and symptoms of depression，fatigue，and sexual dysfunction［J］. JAMA，2002，288(3)：351－357.

［45］Schwaber E A. Social anxiety disorder［J］. N Engl J Med，2006，355(25)2702.

［46］ZamorskiM A，AlbucherR C. What to do when SSRIs fail：Eight strategies for optimizing treatment of panic disorder［J］. AmericanFamily Physician，2002，66(8)：1477－1484.

［47］Keller S，FrishmanW H. Neuropsychiatric effects of cardiovascular drug therapy［J］. Cardiologyin Review，2003，11(2)：73－93.

［48］Hemingway H，Malik M，Marmot M. Social and psychosocial influences on sudden cardiac death，ventricular arrhythmia and cardiac autonomic function［J］. European Heart Journal，2001，22(13)：1082－1101.

［49］Lampert R，Joska T，Burg M M，et al. Emotional and physical precipitants of ventricular arrhythmia［J］. Circulation，2002，106(14)：1800－1805.

［50］Stopper M，Joska T，Burg M M，et al. Electrophysiologic characteristics of anger-triggered arrhythmias［J］. Heart Rhythm，2007，4(3)：268－273.

［51］Rea T D，Eisenberg M S，Sinibaldi G，etal. Incidence of EMS-treated out-of-hospital cardiac arrest in the United States［J］. Resuscitation，2004，63(1)：17－24.

［52］EmpanaJ P，Jouven X，Lemaitre R N，et al. Clinical depression and risk of out-of-hospital cardiac arrest［J］. ArchivesofInternal Medicine，2006，166(2)：195－200.

［53］Luukinen H，Laippala P，HuikuriH V. Depressive symptoms and the risk of sudden cardiac death among the elderly［J］. European Heart Journal，2003，24(22)：2021－2026.

［54］Whang W，KubzanskyL D，Kawachi I，et al. Depression and risk of sudden cardiac death and coronary heart disease in women：Results from the nurses' health study［J］. Journal of the American College of Cardiology，2009，53(11)：950－958.

［55］Irvine J，Basinski A，Baker B，et al. Depression and risk of sudden cardiac death after acute myocardial infarction：Testing for the confounding effects of fatigue［J］. Psychosomatic Medicine，1999，61 (6)：729－737.

［56］Whang W，Albert C M，Sears S F Jr，et al. Depression as a predictor for appropriate shocks among patients with implantable cardioverter-defibrillators：Results from the Triggers of Ventricular Arrhythmias (TOVA) study［J］. Journal of the American College of Cardiology，2005，45(7)：1090－1095.

［57］Frasure-SmithN，Lespérance F，Habra M，et al. Elevated depression symptoms predict long-term cardiovascular mortality in patients with atrial fibrillation and heart failure［J］. Circulation，2009，120(2)：134－140.

［58］Habibović M，Pedersen S S，van den BroekK C，et al. Anxiety and risk of ventricular arrhythmias or mortality in patients with an implantable cardioverter defibrillator［J］. PsychosomaticMedicine，2013，75 (1)：36－41.

［59］Lampert R，Jain D，Burg MM，etal. Destabilizing effects of mental stress on ventricular arrhythmias in patients with implantable cardioverter-defibrillators［J］. Circulation，2000，101(2)：158－164.

［60］Kawachi I，ColditzG A，Ascherio A，et al. Prospective study of phobic anxiety and risk of coronary heart disease in men［J］. Circulation，1994，89(5)：1992－1997.

［61］Albert C M，ChaeC U，RexrodeKM，etal. Phobic anxiety and risk of coronary heart disease and sudden cardiac death among women［J］. Circulation，2005，111(4)：480－487.

［62］Watkins L L，Blumenthal J A，Davidson J R T，et al. Phobic anxiety，depression，and risk of ventricular arrhythmias in patients with coronary heart disease［J］. Psychosomatic Medicine，2006，68(5)：651－656.

［63］Cheng Y F，LeuH B，Su C C，et al. Association between panic disorder and risk of atrial fibrillation：A nationwide study［J］. Psychosomatic Medicine，2013，75(1)：30－35.

［64］EakerE D，Sullivan L M，Kelly-Hayes M，etal. Tension and anxiety and the prediction of the 10-year incidence of coronary heart disease，atrial fibrillation，and total mortality：The Framingham Offspring Study［J］. Psychosomatic Medicine，2005，67(5)：692－696.

［65］GrippoA J，Santos C M，Johnson R F，et al. Increased susceptibility to ventricular arrhythmias in a rodent model of experimental depression［J］. American Journal of Physiology-Heart and Circulatory Physiology，2004，286(2)：H619－H626.

［66］Carney R M，Blumenthal J A，Freedland K E，et al. Low heart rate variability and the effect of depression on post-myocardial infarction mortality［J］. Archivesof Internal Medicine，2005，165(13)：1486－1491.

［67］Carney R M，Freedland K E，Stein P K，et al. Effects of depression on QT interval variability after myocardial infarction［J］. Psychosomatic Medicine，2003，65(2)：177－180.

［68］Critchley H D，Taggart P，Sutton P M，et al. Mental stress and sudden cardiac death：Asymmetric midbrain activity as a linking mechanism［J］. Brain，2004，128(1)：75－85.

［69］Abraham J，MuddJ O，KapurN，et al. Stress cardiomyopathy after intravenous administration of catecholamines and beta-receptor agonists［J］. Journal of the American College of Cardiology，2009，53(15)：1320－1325.

［70］Thomas S A，Friedmann E，Wimbush F，etal. Psychological factors and survival in the cardiac arrhythmia suppression trial (CAST)：A reexamination［J］. American Journalof Critical Care：an Official Publication，American Association of Critical-Care Nurses，1997，6(2)：116－126.

［71］Roy D，Talajic M，Nattel S，et al. Rhythm control versus rate control for atrial fibrillation and heart failure［J］. The New England Journal of Medicine，2008，358(25)：2667－2677.

［72］vanBeekM H C T，VoshaarR C O，vanDeelenF M，et al. The cardiac anxiety questionnaire：Cross-validation among cardiac inpatients［J］. International Journal of Psychiatry in Medicine，2012，43(4)：349－364.

［73］Dragioti E，Vitoratou S，Kaltsouda A，et al. Psychometric properties and factor structure of the Greek version of the Cardiac Anxiety Questionnaire (CAQ)［J］. Psychological Reports，2011，109(1)：77－92.

［74］OhCH，Lim HK，Chung J，et al. The psychopathological influence of congenital heart disease in Korean male adolescents：An analysis of Multiphasic personal inventory test results［J］. Yonsei Medical Journal，2012，53(6)：1107－1112.

［75］Aronow W S，Fleg J L，Pepine C J，et al. ACCF/AHA 2011 expert consensus document on hypertension in the elderly：a report of the American College of Cardiology Foundation Task Force on

Clinical Expert Consensus documents developed in collaboration with the American Academy of Neurology, American Geriatrics Society, American Society for Preventive Cardiology, American Society of Hypertension, American Society of Nephrology, Association of Black Cardiologists, and European Society of Hypertension[J]. J Am CollCardiol, 2011,57(20):2037 – 2114.

[76] Shalaby A, Brumberg G, El-Saed A, et al. Mood disorders and outcome in patients receiving cardiac resynchronization therapy[J]. Pacing and Clinical Electrophysiology, 2012, 35(3): 294 – 301.

[77] De Servi S, Roncella A, Reimers B. Causes and clinical implications of premature discontinuation of dual antiplatelet therapy[J]. Current Opinionin Cardiology, 2011, 26(Suppl 1): S15 – S21.

[78] Salmoirago-Blotcher E, Crawford S, Carmody J, et al. Characteristics of dispositional mindfulness in patients with severe cardiac disease [J]. Journal of Evidence-Based Complementary & Alternative Medicine, 2011, 16(3): 218 – 225.

[79] de Schutter A, Lavie C J, Milani R V. Relative importance of comorbid psychological symptoms in patients with depressive symptoms following phase II cardiac rehabilitation[J]. PostgraduateMedicine, 2011, 123(6): 72 – 78.

[80] Player M S, Peterson L E. Anxiety disorders, hypertension, and cardiovascular risk: Areview [J]. International Journal of Psychiatry in Medicine, 2011, 41(4): 365 – 377.

[81] Tully P J, BennettsJ S, Baker R A, et al. Anxiety, depression, and stress as risk factors for atrial fibrillation after cardiac surgery[J]. Heart& Lung, 2011, 40(1): 4 – 11.

第十四章 呼吸系统心身疾病

呼吸系统直接与外界相通,对因各种物理、化学、生物因素侵袭而引起的呼吸系统疾病,人们早已熟知,但对各种情绪、心理及社会文化因素与呼吸系统疾病发生发展的关系,却较为陌生。其实,稍加留心就会发现,生活中因社会心理因素诱发或加重呼吸系统疾病的例子并不少见,如哮喘病人在情绪激动或紧张的情况下哮喘会急性发作、过度呼吸综合征病人总与一定的人格特征相联系等,说明呼吸系统也存在心身疾病。

呼吸器官的功能部分受自主神经支配,因此我们不用担心在睡眠或注意力不集中时而"忘了"呼吸;但同时其功能也部分地受意识支配,所以我们能够随意地改变呼吸的频度及幅度,也会在紧张、恐惧的情况下出现呼吸急促和困难的现象。呼吸功能的这种两重性支配说明呼吸系统具有产生心身疾病的解剖生理基础,同时也决定了呼吸系统心身疾病具有其自身的特点。

呼吸系统心身疾病最核心的一个症状是呼吸困难,而呼吸困难是一个主观症状,它是病人自我感觉到的呼吸费力或气短、气促,与病人疾病的实际严重程度并不一定成比例关系。如有的病人仅有轻微的生理学改变,但已表现为异常严重的呼吸困难;反之,也有的病人肺功能损害已十分严重,病人却否认有呼吸困难。因此,有学者建议把有呼吸困难感而没有呼吸功能障碍的情况作为心身疾病的呼吸困难症状。

呼吸是维持生命的重要功能之一,呼吸状况直接关系到一个人生命的安危。所以,当病人一旦感受到呼吸困难,就会立即产生焦虑、恐慌心理,严重者会有濒死感,反复发作的呼吸困难还会使病人产生萎靡不振、悲观厌世的抑郁心理。而焦虑、抑郁等消极情绪的反复出现、长期存在,又会加重病人的呼吸困难。久而久之,病人的情绪障碍固定下来,对其工作、生活、学习均产生影响;而在此基础上,心理社会因素又很容易诱使其疾病发作,病人就陷入了一个不能自拔的怪圈。

第一节 支气管哮喘

支气管哮喘是因抗原性或非抗原性刺激引起的一种支气管反应性过度增高的疾病,通过神经体液调节而导致气道可逆性的痉挛、狭窄,临床上表现为发作性带有哮鸣音的呼气性呼吸困难,持续数分钟至数小时,可自行或经治疗后缓解;严重时可延续数日至数周或呈反复发作病程。长期反复发作常并发慢性支气管炎和肺气肿。据局部地区调查显示,其在我国的患病率约为 $0.5\% \sim 2.0\%$,也有报道高达 5.29%。本病可发生于任何年龄,但半数以上在 12 岁以前起病。成人男、女发病率大致相仿,约 20% 的病人有家族史。

哮喘可大致分为两大类,即外源性哮喘和内源性哮喘。外源性哮喘常于幼年发病,具有明显的对多种过敏原的变态反应史。内源性哮喘常于成年开始,具有支气管迷走神经反应性增高的特性,倾向于常年发作,且较严重。外源性哮喘与内源性哮喘在发病过程中可相互影响而混合存在。

一、病因及发病机制

(一)病因

1. 躯体因素

有过敏体质的人接触抗原后,在细胞介导下,浆细胞产生 IgE,后者附着在肥大细胞和嗜碱性粒细胞上。当再次接触抗原时,钙离子进入肥大细胞内,细胞释放组胺、嗜酸粒细胞趋化因子等,使平滑肌立即发生痉挛,此为速发性哮喘反应。更常见的是不少患者在接触抗原数小时乃至数十小时后方始发作哮喘,称为迟发性哮喘反应,这是气道变应性炎症的结果。此时,支气管壁内(以及支气管肺泡灌洗液内)有大量炎性细胞(巨噬细胞、嗜酸性细胞、中性粒细胞等),释放出多种炎性递质,如白三烯、前列腺素、血栓素及血小板活化因子等,引起微小血管渗漏、支气管黏膜水肿、腺体分泌增加,以及渗出物阻塞气道,有的甚至形成黏液栓,导致通气障碍和气道高反应性。气道变应性炎症还表现在气道上皮损伤,神经末梢暴露,受炎性因子作用后释放神经肽、P 物质等,进一步加重黏膜水肿、腺体分泌和支气管平滑肌痉挛。

以往认为气道平滑肌收缩引起气道狭窄是引起哮喘的唯一原因,因而治疗主要在于解除支气管痉挛,现在认识到血小板活化因子等递质引起气道黏膜水肿、腺体分泌增加、黏液纤毛清除功能障碍,加上管腔内黏液栓阻塞,也是哮喘发作的重要机制。

2. 心理社会因素

(1)生活事件:大量研究表明负性生活事件能够诱发、加重哮喘,在哮喘患者中以生活事件量表评定,通常负性事件分值超过 30 分。高危家庭如单亲家庭、家庭成员患病或家庭长期处于矛盾状态,哮喘发病率显著提高。研究表明,丧偶、失业也是引起哮喘患者死亡的重要原因。Lang 等也观察到黑人、妇女、低收入阶层中哮喘死亡率较高。Mohan 等还发现34 例哮喘死亡病例中有 25 例经历了较多生活压力,其中的家庭压力包括照顾年老困难亲属或孤独内向儿童、与酗酒者同住、家庭严重不和谐、就业压力大等。

(2)情绪因素:情绪与哮喘的关系早已引起国内外学者的重视。Levitan 曾报道 6 例哮喘患者是在悲伤时第一次发病。Weinstein 调查了 268 例哮喘患儿的母亲,发现 40 ％的哮喘患儿哭泣时喘息加重。Miller 等研究发现,悲哀可引起哮喘患者气道收缩。Isenberg 等综合了 1992 年以前的有关资料,通过测量一秒钟用力呼气量(FEV1),发现 35％～40％的哮喘患者经暗示可诱发其支气管收缩,而经暗示也可缓解其支气管收缩;而非哮喘患者则无此反应。王琳等观察到情绪作为哮喘发作诱因,诱发频度由高到低依次为:焦虑、愤怒、抑郁、恐惧、兴奋。Smoller 等进一步发现,成功识别和治疗焦虑能减少哮喘发病并提高患者生活质量。Forero 等的研究表明,哮喘青少年代表学生中主要的易受伤害群体,有更多消极情绪,常感到孤独、敌对和无助。Badoux 等通过简要症状调查表检测发现,与健康人相比较,成年哮喘患者躯体化、强迫症状、人际关系敏感、恐惧、焦虑、抑郁、敌对、偏执和精神病性因子分均明显增高。

3. 人格特征

心理学工作者自 20 世纪 20 年代起就开始探讨哮喘患者独特的人格特征。国内学者曾用明尼苏达多相个性调查表(MMPI)、艾森克人格问卷(EPQ)、卡特尔 16 项个性因素测定(16PF)探讨哮喘患者人格特征,发现男女两性均表现顺从、随和,工作有恒、负责,其心理防御机制不成熟的一面形成被动、敏感、懦弱的性格特征。也有人曾对哮喘患者作画人测验,显示有寻求援助和保护痕迹,很少怀有敌意或攻击他人倾向。早期王大川等用徐振雷修订的行为特征问卷调查,发现自我克制、情绪压抑、内蕴性强等所谓"C"型性格者,容易患哮喘,还发现其不善于发泄情绪、愤怒,可使机体免疫功能发生变化。可见,愤怒的表达方式在疾病的发生中起一定作用。

(二) 发病机制

社会心理因素引发哮喘的机制十分复杂,有关的理论及假说较多,目前尚没有一种理论能够完全解释心理因素的作用。可能的机制有以下几种:

1. 神经-免疫机制

早期认为,精神紧张时大脑边缘系统抑制下视丘的神经内分泌细胞,使脑垂体的 ACTH 分泌减少,引起哮喘发作。心理因素可通过大脑皮层影响变态反应的发生。近代研究证明,心理应激能够影响中枢神经系统和免疫系统之间的相互作用,这部分是通过激素和神经肽来实现的,从受体水平和基因水平起作用,通过单核细胞亚群之间的相互作用而影响细胞因子和其他信使分子的产生,进而影响机体的免疫功能。如学生在应考期间,他们体内的 T 淋巴细胞对 T 细胞分裂素的增殖反应减弱,T 淋巴细胞表面的白介素-2(IL-2)的表达及其受体 mRNA 的水平也降低。另外,用体外分裂素刺激时,周围血中淋巴细胞合成丙种干扰素的能力也降低。在其他急性心理应激实验中观察到,T 淋巴细胞有丝分裂和血循环中自然杀伤细胞以及 T 抑制细胞的数量有变化。

2. 神经机制

主要通过迷走神经介导。哮喘患者的胆碱能神经敏感性增高,心理障碍可导致迷走神经张力增高,诱发或加重支气管痉挛。某些患者在应激状态下哮喘症状改善,随后又恶化,原因可能为应激期交感神经兴奋,随后迷走神经张力增高。Kotses 等认为面部肌肉张力可以影响气道内径,因为心理情绪可以引起面部肌肉张力增高,通过三叉-迷走神经反射引起支气管痉挛。心理应激变化可引起深呼吸,通过肺牵张感受器导致迷走神经张力增高。应用阿托品可阻断由暗示或抑郁诱发的支气管痉挛,也支持这一假说。许多研究表明迷走神经张力增高引起的哮喘发作以大气道阻塞为主。

3. 过度通气

患者在心理应激状态如紧张、焦虑、恐惧、害怕等情况下,会出现过度通气,导致气道水肿及其黏膜的毛细血管收缩。这些因素刺激具有高反应性的气道,可诱发或加剧哮喘。哮喘发作反过来又会促进过度通气,使病情进一步加剧,形成恶性循环。过度通气同时也刺激肺牵张感受器,引起迷走神经张力增高。

4. 个体定式反应

这是对应激的一种特定的反应。如某些哮喘患者在观看血腥场面或出现哮喘严重发作镜头的电影时有支气管收缩反应,而非哮喘者则无此现象。

此外,哮喘长期反复发作可使患者产生心理障碍。这种心理障碍产生的原因也是多方面的,既可源自哮喘病本身,也可来自治疗、社会、家庭甚至医护人员。

(1) 对哮喘病缺乏正确的认识:认为哮喘病不能根治,担心哮喘随时发作,或从书刊和电影中看到哮喘患者死亡的情景,因而产生恐惧、紧张、悲观失望。

(2) 哮喘症状的影响:哮喘发作时出现的胸闷、咳嗽和呼吸困难等症状,均可直接影响患者的心理状态。哮喘发作时过度通气和低碳酸血症可导致脑血流减少、脑供氧不足,使患者产生类似窒息时伴发的紧张和恐惧。

(3) 药物影响:一些治疗哮喘的药物可引起心理或情绪的改变。如肾上腺素能受体激动剂,大剂量使用时会引起心悸、肌肉颤动和易激动;茶碱类药物有轻度的中枢神经系统兴奋作用,可使动物攻击性行为增加;口服较大剂量固醇激素可以发生情感障碍;抗组胺类药物会引起嗜睡、抑郁。

(4) 社会、家庭和医务人员的影响:病人社会活动减少和社会角色的变化可使其自尊心降低,产生失助感和抑郁心情。有些父母对哮喘患儿的反复发作产生厌烦,导致患儿自卑、抑郁或神经质。母亲对患儿的过多照顾可使患儿产生依赖感,当母亲离开时会产生焦虑、惊恐。就医时医务人员的表情和言行也会对患者的心理产生影响。

(5) 与哮喘有关的事件影响:如外出忘记带支气管扩张剂、哮喘发作季节的来临、居住地点距离医院较远等,都会引起患者紧张不安。

三、临床表现

(一) 躯体表现

无论是内源性哮喘还是外源性哮喘,轻症患者可以逐渐自行缓解,缓解期无任何症状或异常体征。发作时,主要表现为伴有哮鸣音的呼气性呼吸困难、喘鸣、咳嗽、大量黏稠痰、窒息感、发绀及一系列由于缺氧而引起的症状,每分钟呼吸在 28 次以上、脉搏达 110 次以上。有时严重发作可持续一两天之久,称为"重症哮喘"。危重病人呼吸肌严重疲劳,呈腹式呼吸(矛盾呼吸),出现奇脉。病人不能活动,一口气不能说完一句话,胸部呼吸音消失,呼吸和脉搏都更快,血压下降,大汗淋漓,严重脱水,神志焦躁或模糊,急需正确处理。

(二) 心理表现

哮喘长期反复发作,可使患者产生心理障碍。Badoux 等应用简要症状调查表(brief symptom inventory, BSI)测验了 102 例成年哮喘患者和 252 例健康成人,结果显示哮喘组的心理障碍总评分较健康组显著增高,而且所调查的躯体化、强迫症状、人际关系敏感、恐惧、焦虑、抑郁、敌对、偏执和精神病性等 9 个因子的分值亦均明显高于健康组。Garr 等调查了 93 例成年哮喘患者,发现他们均发作严重且符合 DSM-Ⅲ 的惊恐障碍诊断标准。Cibbald 应用一般健康问卷调查了 210 例成年哮喘患者,结果发现 38% 患者有心理障碍。Viney 等比较了哮喘和非哮喘患者,发现哮喘儿童中有敌对和失助情绪者比非哮喘儿童为多。也有研究发现,哮喘儿童常有焦虑、抑郁、悲观、孤独、无名惊恐和自尊心降低,甚至有自杀想法,对应激状态和慢性疾病的应对方式及与家庭成员之间的关系也较差。一般认为哮喘患者的心理障碍多表现为抑郁和焦虑,而重度哮喘患者心理障碍的发生率较高。Belloch 调查了 51 例哮喘病患者,发现明尼苏达多相人格调查表(MMPI)的抑郁评分与年龄、性别、病程、病情的严重程度及夜间症状相关,而焦虑特质调查表(STAI-T)的评分与性别、夜间症状和自动思想问卷(ATQ)评分相关。

四、诊断

1. 临床诊断

(1) 反复发作喘息、呼吸困难、胸闷或咳嗽,发作多与接触变应原、冷空气、物理与化学性刺激、上呼吸道感染、运动等有关。

(2) 发作时双肺可闻及散在或弥漫性、以呼气相为主的哮鸣音,呼气相延长。

(3) 上述症状可经治疗缓解或自行缓解。

(4) 除外其他疾病所引起的喘息、呼吸困难、胸闷和咳嗽。

(5) 对不典型哮喘,可做支气管激发试验证实气道高反应性的存在。

2. 心理诊断

通过心理学检查如个性测验可能会发现患者个性存在某些问题,但多无特征性。因此,临床上判断患者的发病是否与心理因素相关时比较困难,鉴于此,日本学者吾乡在 1969 年提出一种新的"心因性哮喘"疾病概念,其诊断标准是:①患者有与客观症状不相协调的哮喘发作主诉,但是缺乏主观治疗愿望。②患者无呼吸道感染,分泌物不多,呈轻度呼吸困难,有呼气样呼吸困难感觉,并出现剧烈咳嗽症状。③入院后症状很快消失,出院或外出时又很快引起发作。④患者在考虑某种要求和愿望时必然引起发作,如想到"手边无药物"时就会立刻发作。⑤患者对自己疾病的预后有强烈的悲观心理。⑥发病前后,存在其他心身疾病表现。

很显然,此标准太过严格,因为在临床实际工作中,因过敏或支气管感染的所谓纯心因性哮喘是几乎没有的,大部分患者哮喘发作受包括心理因素在内的多种因素综合影响。因此,从临床诊断治疗的角度出发,有学者建议,凡具有下列情况的哮喘患者可考虑有心理因素存在:①哮喘的发病或以后的发作,显然与精神刺激或情绪波动有关。②通过暗示或相应的心理条件可诱致哮喘发作。③患者表现为不安倾向、神经质、自我中心、情绪不稳、社会不适应、消极或欲求水平高等性格。④幼儿时期有分离体验、心理外伤体验。⑤既往史中有其他心身疾病或神经症。⑥有回避疾病倾向,反复住院缓解、出院恶化。⑦可见由于心理驱使而引起症状变化。

五、鉴别诊断

1. 心源性哮喘

急性左心功能不全常于夜间发生阵发性呼吸困难,亦可伴有哮鸣音、颇似哮喘,但心源性哮喘多有高血压、冠心病、二尖瓣狭窄等病史和体征,可咳血性泡沫痰,双侧肺底可闻湿性啰音,胸部 X 线检查有心脏增大,肺充血征。若一时难以鉴别,可先注射氨茶碱缓解症状后再进一步检查。

2. 喘息型慢性支气管炎

多发生于中或老年人,以慢性咳嗽为主,并发喘息,常有感染表现。两肺有干、湿性啰音。病程迁延,可有明显肺气肿,肺弥散功能障碍,可与哮喘鉴别。

六、治疗

哮喘发作时应以药物治疗为主。一般的处理原则是:解痉、抗炎、去除气道黏液栓,保持呼吸道通畅,防止继发感染。常用的药物包括:拟肾上腺素药物、茶碱类药物、抗胆碱能药物、钙拮抗剂以及肾上腺糖皮质激素等。为了促进排痰,有时也使用祛痰剂如溴己新或氯化铵合剂。重度哮喘则必须按急诊进行合理抢救。

缓解期治疗的目的是:巩固疗效、防止或减少复发、改善呼吸功能,因此,除了针对过敏原作脱敏治疗以及增强体质、进行必要的体育锻炼外,还应着重从心理、行为的角度防治支气管哮喘。

1. 健康教育

对哮喘患者的健康教育主要是通过传授疾病的有关知识,教会患者如何避免感染、过敏及各种心理诱发因素,并教会患者在哮喘发作时的自我处理,增强其与疾病作斗争的信心,逆转不良的心理状态带来的不良影响,以达到减少哮喘发作、改善生活质量的目的。

2. 系统脱敏疗法

教导或训练患者逐渐适应某些应激状态。对于过分依赖母亲的年幼哮喘患者,可先使其与母亲暂时分离,如让其参加夏令营,然后逐渐延长分离时间;鼓励患儿与其他孩子一起玩耍、上课时主动回答问题等。对成人,则使之逐渐增加社会交往,克服自卑感。

3. 生物反馈疗法

以前额的肌电反馈放松疗法效果较好,这一疗法可以降低面部肌肉张力,通过改进三叉-迷走神经反射从而改善肺功能。对于儿童患者,生物反馈疗法不仅可以缓解哮喘症状、减少或预防哮喘发作,而且能够减轻焦虑、恐惧等心理障碍。但对于处于严重发作期的患儿,禁止应用本方法。

典型临床病例采撷

患者姜某,女,11 岁,小学三年级学生。患者幼年生长发育良好,一岁会走路,两岁时说话就非常清楚,三岁上幼儿园,表现尚合群。五岁那年,在一次重感冒后不幸并发肺炎,随后开始出现哮喘发作,经治疗病情曾一度稳定,偶有发作但不严重。七岁以后患儿开始上学,可能由于学习紧张和劳累,哮喘发作稍有增多。家长为此非常在意,很快其母就辞了职,一心在家照顾孩子,但这以后家长的关心完全变成溺爱,对患儿几乎百依百顺,不管提什么要求都满口答应,尽力满足。而在学校,患儿由于缺课,成绩一直较差,再加之因病受同学戏弄,性格变得孤僻、内向,朋友越来越少。在家的"舒展自由"和在校的"孤独委屈"反差实在太大了,患儿因此逐渐厌倦上学,最后干脆拒绝上学,为此寻求心理医生的帮助。

第二节 过度换气综合征

一、概述

过度换气综合征又称高通气综合征,是指为了维持正常的血氧分压和二氧化碳分压而进行的过多换气。临床上主要表现为呼吸频率和(或)呼吸深度增加、感觉异常、肌强直等,可由于过度换气导致呼吸性碱中毒,出现胸闷、胸痛、呼吸困难、心悸、大汗、面色苍白、面部口唇及全身麻木、发僵、抽搐等临床症状。除过度换气及伴随症状外,还可出现其他症状,如感觉和运动功能障碍、内脏器官和植物神经功能失调等。由于复发频度低,发作间歇期患者往往因害怕再发而表现为持续性焦虑。

本综合征在临床上较常见,起病呈发作性,女性多于男性,高峰年龄为 15～29 岁。有研究报道在专科门诊大约 6% 的病人被诊断为过度换气综合征,而在普通内科门诊约有 10% 的病人是过度换气综合征。本综合征由 Da Costa 于 1871 年首次报道,此后国内外许多学者对其进行了大量研究。日本著名心身医学家安藤认为此不是一个独立的疾病,因为一切神经症类型,如焦虑性神经症、癔症、疑病症、恐怖症和强迫性神经症,以及心脏神经症、癫痫、甲状旁腺功能减退等,病人皆可产生本病的临床表现。Gottlieb 报道,其诊所约 40% 的过度换气综合征病人无明显器质性原因。目前多数学者认为,本综合征是在明显心理因素作用下出现的不随意过度换气状态,是临床常见的心身疾病。

过度换气综合征可以由躯体疾病或精神疾病引起,根据病因的不同,可分为器质性换气综合征和非器质性过度换气综合征。非器质性过度换气综合征起病与应激事件密切相关,大多有明显的社会心理因素为诱因,多半是在惊吓、恐惧等异常情绪状态下,或见到家庭成员遭受呼吸困难折磨时而诱发。

二、病因及发病机制

可能的病理生理机制是血浆 HCO_3^- 浓度下降,pH 值升高,引起血管痉挛(脑及心的中型动脉尤为明显),导致脑血流减少,出现意识障碍及脑电图异常。血清 Ca^{2+} 浓度降低,神经及肌肉细胞内钾离子减少,导致神经肌肉兴奋性增加及痉挛。心脏方面表现为心跳加快、心绞痛,心电图显示 T 波倒置、ST 段降低以及 QT 间期延长等。若空气大量吞入胃部,可使之过度扩张,出现腹痛或腹胀。四肢麻木与感觉异常除因呼吸性碱中毒外,尚与交感神经兴奋而使皮肤血管收缩有关。此外有研究报道显示,患者的临床表现尚与发作时的生理状况有一定关系,如血糖水平较低则常发生昏厥及意识丧失;如血糖基本正常则常呈现感觉异常或麻木。在焦虑或激动的过度换气后,继发肺泡及动脉血二氧化碳张力下降,而静脉血二氧化碳张力降低不明显,因此出现呼吸性碱中毒表现。

碱中毒时细胞内 H^+ 移至细胞外起代偿作用,同时细胞外 K^+ 进入细胞内,造成细胞外液低钾,形成低钾血症。另外,碱中毒时肾小管上皮细胞排 H^+ 减少,H^+-Na^+ 交换减少,K^+-Na^+ 交换增加,故随尿排钾增多,机体含钾总量减少,致低钾血症。据相关文献报道,有

37.78% 的心因性过度换气综合征患者继发低钾血症。

三、临床表现

主要表现有：心慌气短、胸部紧迫感或胸痛、头痛、头晕、视力模糊、口周及四肢麻木、震颤、眼前发黑等，少数患者可有肌肉强直、肌痉挛、手足抽搐、昏厥及神智丧失，亦可出现疲劳、虚弱、衰竭及紧张、焦虑、失眠、梦魇等情绪和睡眠障碍，个别患者同时伴有大笑、大叫等精神异常表现。患者大多有神经质或癔病性格倾向，女性多于男性，尤以青年妇女为多见。急性过度换气以后，呼吸频率和深度下降，会产生严重的大脑动脉血管收缩而导致大脑缺氧，有的患者可出现意识模糊。常见的心电图变化包括 S-T 段的明显压低、T 波的平坦和倒置等，有的患者会出现心律失常，较常见的是窦性心动过速。

四、诊断

具有典型症状者，诊断一般并不困难。多年前日本研究者安藤对本症提出的诊断标准，对目前临床实际工作仍有一定的指导意义，具体如下：

（1）出现发作性过度呼吸，表现为不安倾向、神经质、自我中心、情绪不稳、社会不适应。

（2）具有呼吸困难感，窒息样呼吸的呼吸症状和胸部压抑感、胸痛、心悸等呼吸系统症状，进而出现四肢麻木、僵硬等周围神经肌肉系统症状。

（3）进行过度呼吸实验（用正常呼吸的 2 倍速度进行呼吸，使之充分换气，由鼻部吸气，从口部呼气），3 分钟后患者即可产生类似症状。

（4）停止过度呼吸和采用纸袋内呼吸方式，症状可以消失。

（5）排除其他器质性疾病。

五、鉴别诊断

诊断非器质性过度换气综合征前首先需要排除器质性过度换气综合征。引起器质性过度换气综合征的常见疾病为代谢性酸中毒、药物中毒、肝硬化和器质性中枢神经系统障碍等器质性疾病，原发疾病的临床特点和阳性检查结果使鉴别并不困难。如患者伴有抽搐时，还需与癫痫大发作、缺钙性抽搐、低血糖性抽搐等相鉴别。本综合征可出现多种表现形式的胸痛，持续时间可从数分钟到数小时，常为刺痛，并且呈放射状迁移，需与心绞痛进行鉴别。

在许多情况下，由于非器质性过度换气综合征起病时常常由社会心理因素引起，并且许多患者表现为明显的焦虑情绪，所以还需与精神科疾病如癔病和惊恐发作相鉴别——癔病的发病有一定的社会心理因素，但癔症发作以心理"获益"为目的，无主动求治的愿望；惊恐发作的特点是发作无明显诱因、无相关的特定情景、发作不可预测，患者多伴有死亡的恐惧，表现出强烈的求救愿望。

六、治疗

1. 一般治疗

安静的环境对患者的心理是良性的，因此环境要安静，陪诊人员应离开现场，以避免别人的惊慌或过度关心对患者产生不良的心理影响。对个别病情严重者,可适当使用镇静剂、β-受体阻滞剂及钙剂等,对缓解发作时症状有一定疗效。吸入含 3% ~ 5% 二氧化碳的空气也能获得良好效果。

2. 药物治疗

安定虽然对预后无决定性影响,但它的抗焦虑、镇静、抑制呼吸中枢和松弛肌肉的作用,对患者心理和生理两方面均有益,可以缩短病程,应作为首选。

3. 心理治疗

主要在于了解发病的心理社会因素后,给予解释性心理治疗或暗示疗法。

典型临床病例采撷

王某,女,18 岁,汉族,未婚,学生。因突然呼吸急促、紧张、出汗等 20 分钟来急诊就诊。既往体健,性格偏内向、胆小、敏感、多虑。家族史阴性。

患者两天前曾目睹邻居家老大爷哮喘发作,当时的情况十分危急,老大爷子女均不在身边,年逾古稀的老伴急匆匆敲开了王某家的门,请求帮忙。王某及其父母亲急三火四赶过去将老大爷送往医院抢救。老大爷虽得救了,但王某对这个过程却刻骨铭心,尤其对老大爷那痛苦的表情"过目不忘",脑海中不时闪现出来。来院前王某正在写作业,脑海中突然出现老大爷那被哮喘折磨得痛苦不堪的样子,不由感到后怕,心想这病要是发生在自己身上那该怎么办,于是越想越害怕,呼吸心跳不由加快,并逐渐出现头昏、胸闷、颤抖等症状,内心惊魂不定,难以自控,随即急往医院就诊。

医生对其进行了简单的体格检查,发现患者除了心跳、呼吸加快外,未发现其他异常体征,追问病史,患者起病突然,发作前脑海中突然浮现邻居老大爷哮喘严重发作的抢救过程,内心非常紧张,不由得心跳呼吸加快,最后无法自控。

了解到这一病史后,医生初步判定病人为过度换气综合征,当即决定让其对着纸袋呼吸,20 余分钟后患者症状逐步缓解,1 小时后情绪稳定。再次进行体查,未发现异常,遂经证实诊断为过度换气综合征。

第三节　慢性阻塞性肺疾病

一、概述

慢性阻塞性肺疾病(COPD)是一类以不完全可逆的气流受限、持久性气道阻塞为特征的慢性呼吸系统疾病,其共同的临床表现有慢性咳嗽、咳痰,进行性气急和呼吸困难等阻塞性通气功能障碍;病情严重者可引起低氧血症和高碳酸血症,乃至呼吸衰竭。疾病呈进行性发展,可反复发作和迁延不愈、引起患者呼吸肌功能不全、肺功能日益减退以及营养不良和体质下降,进而影响患者的日常生活、社会、精神活动,甚至导致焦虑和抑郁障碍。

1969 年 Kaufman 报道慢性肺疾病患者常伴焦虑和抑郁障碍。此后的研究表明,8% 的

COPD 患者符合 DSM-Ⅲ惊恐障碍的诊断标准,发病率是当地普通人群的 5.3 倍;COPD 患者焦虑障碍的发生率可高达 13%～51%。COPD 患者抑郁症发病率高达 6%～42%,患者中轻中度的抑郁症发病率为 19.6%,重度患者为 25%。Lacasse 的调查发现有抑郁症状存在的患者占被调查者的 75%。在 Lecturer 所研究的 COPD 患者群中,抑郁症患病率达 42%,远高于非 COPD 人群。焦虑抑郁障碍可加重呼吸困难的主观感觉,增加 COPD 急性加重的次数,增加患者的急诊和住院次数,降低 COPD 患者的生活质量。

二、病因及发病机制

(一)吸烟与大气污染

大量研究证实,吸烟量与气流受限程度密切相关,吸入烟尘妨碍呼吸道黏膜上皮细胞的纤毛活动,气道防御功能减退,巨噬细胞功能减弱,诱发呼吸道感染;支气管收缩、气道阻力增高,引起阻塞性功能障碍。戒烟后症状减轻,功能改善,病死率也降低。而室内外空气污染导致的燃料烟雾、粉尘及其他有害颗粒或有害气体吸入和被动吸烟也是 COPOD 的危险因素,空气中二氧化硫、二氧化氮、硫化氢、氯气、臭氧、粉尘及烟雾的浓度增高与本病的发生发展有一定关系,因此类物质皆可损害呼吸道黏膜,使呼吸道的防御功能降低。

其发生机制为吸烟者和 COPD 急性发作期患者体内氧化剂负荷明显增加。COPD 患者肺部氧化剂来源分外源性和内源性,外源性氧化剂主要来源于烟草烟雾和空气污染,内源性氧化剂主要是巨噬细胞和中性粒细胞等炎症细胞是否得氧自由基。氧化应激引起气道上皮损伤,主要是由于自由基与细胞膜或脂蛋白上的多价不饱和脂肪酸侧链发生反应形成脂质过氧化,该反应又能产生新的自由基,形成链式反应,导致对细胞膜的持续性损害。另外,氧化应激还能导致抗蛋白酶的失活、黏液的过度分泌、移行至肺部的中性粒细胞数量增加和变形能力降低,导致在气腔中潴留增多、促炎介质(IL-6、IL-8 和 NO)的基因表达增多以及各种转录因子活化,当氧化剂作用超过抗氧化剂作用时导致组织损伤。目前已经证明氧化应激反应在机体对烟草烟雾的炎症反应中是非常关键的。

(二)慢性炎症反应

COPD 与肺部对有害气体或有害颗粒的异常炎症反应有关。众多研究显示,COPD 气道壁和肺实质内存在不同程度的慢性炎症反应,急性发作期较稳定期更为明显。COPD 炎症反应的机制尚不十分清楚,很可能与被激活的巨噬细胞、上皮细胞或 CD8$^+$T 淋巴细胞释放的化学趋化因子有关。化学趋化因子与炎症细胞之间相互作用,引起慢性气道炎症。气道壁和肺实质的慢性炎症可引起组织破坏,而对损伤的修复可使其结构改变,最终导致气道壁增厚、管腔狭窄、弹性减弱和进行性气流阻力增加。

病毒、支原体、细菌引起的反复支气管肺感染,加重原有的病理变化,促使慢性阻塞性肺病发生和发展。

(三)蛋白酶和抗蛋白酶失调

大量证据表明,COPD 患者体内存在蛋白酶和抗蛋白酶失衡。一方面,COPD 患者气道和肺实质的蛋白酶增加、活性增强。中性粒细胞弹性蛋白酶是由中性粒细胞产生的一种中性丝氨酸蛋白酶,是 COPD 患者体内最主要的蛋白酶,NE 能引起肺弹力纤维破坏,刺激黏液分泌,增加基底膜通透性,刺激内皮细胞释放 IL-8 和巨噬细胞释放 LTB4,加重炎症反应。另一方面抗蛋白酶缺乏、不足或部分失活可能产生 COPD。支气管肺上皮细胞液中的血清 α_1-抗胰蛋白酶(α_1-AT)的缺乏引起气腔上皮细胞液中 α_1-AT 减少,当感染或炎症反应引起弹性蛋白酶负荷增加时,弹力纤维分解,肺泡壁破坏,从而形成肺气肿。COPD 患者气道和肺实质慢性炎症时,炎症细胞产生蛋白酶增加、活动增强,超过抗蛋白酶的数量和活性时,引起弹力纤维破坏,促使肺气肿形成。

(四)遗传

COPD 患者的子代和同卵双胞胎中其发病率高于一般人群,提示 COPD 与遗传有关。参与发病的多种炎症因子、蛋白酶、抗蛋白酶、氧化还原酶和解毒酶等的遗传表型和基因多态性决定了 COPD 的易感性。α_1-抗胰蛋白酶缺乏,削弱了抑制蛋白溶解酶的保护能力,使肺组织溶解而产生肺气肿。

(五)社会心理因素

焦虑和抑郁发生的原因是多方面的,其产生的机理可能与长期缺氧和二氧化碳潴留导致中枢神经系统功能紊乱有关。反复发作的气促、胸闷、心悸及重症发作时的窒息感等痛苦体验,造成病人对疾病症状的恐惧和焦虑;多次就医带来的经济压力或丧失工作能力,生活不能自理、家庭依赖性增加、社会活动受限,使病人产生抑郁和焦虑症状;家属及周围人群的漠不关心甚至反感情绪使患者觉得自卑、沮丧、孤立无助,情绪低落,对疾病的治疗丧失信心,感到生活没有意义、悲观厌世、生不如死;通气功能降低,呼吸储备功能减退,长期的缺氧、高碳酸血症及茶碱、皮质激素等药物的使用可能造成患者心理机能的损伤,易发生情绪波动,引起易激惹、躁狂等表现。血氧降低及二氧化碳潴留,均可加速抑郁及痴呆的进展。

焦虑和抑郁情绪使 COPD 患者综合健康评分减低,体力活动受限,社会活动能力减退并与气促、呼吸困难相互作用,形成恶性循环。一方面,抑郁动摇患者战胜 COPD 等原发躯体疾病的信心,减弱其克服、应对 COPD 的能力和对呼吸困难感觉的钝化,引起 COPD 急性加重,咳痰、活动后气促等躯体症状更加难以忍受,而气促、呼吸困难所造成的失望、沮丧、绝望等负性情绪进一步恶化,对治疗信心不足、依从性下降,胸闷、呼吸困难的主观感受加重;另一方面,焦虑情绪尤其是惊恐发作,导致患者夸大胸闷、呼吸困难等主观感觉并过度紧张、恐惧,使 COPD 频繁发作,急诊、入院次数相应增多。有研究认为,心理状态可显著影响慢性肺疾病患者的主观感受。呼吸困难的严重程度不仅依赖于气道阻塞的病理生理机制,还取决于患者呼吸困难的感觉阈值。患者窒息感警报阈值异常降低,以致轻微的刺激即可诱发过度通气,因过度通气呼吸功增加,患者产生呼吸困难的主观感觉。根据认知行为模式,患者对气促等相关躯体感觉的恐惧和夸大与 COPD 患者惊恐发作密切相关。

Davis 指出,COPD 患者的低氧血症及高碳酸血症所致的代谢障碍,均足以影响其个性性格及功能,个体性格及不良习惯、长期的心理失平衡,导致患者处于慢性应激状态,可使交感神经功能亢进、体液成分中儿茶酚胺水平增高,从而导致肺血管收缩,加速肺动脉高压及肺源性心脏病的进展。植物神经功能失调,使副交感神经反应性增高,对正常人不起作用的微弱刺激,可引起支气管收缩痉挛、分泌增多,而产生咳嗽、咳痰、气喘等症状。

三、临床表现

（一）躯体表现

以慢性咳嗽、咳痰和进行性呼吸困难为主要临床表现。咳嗽以清晨为剧,痰为无色黏液或带泡沫,继发感染时呈脓性。疾病晚期,劳动力减退,甚至不能料理个人生活。呼吸道感染加重气道阻塞,甚至产生缺氧、二氧化碳潴留和呼吸性酸中毒。体征可有发绀、桶状胸,两肺叩诊呈过清音,听诊有呼吸音减低及背下部干、湿啰音。X线检查早期可无异常,或有肺纹理增深。肺气肿时肺透光度增强,两膈低位、活动减弱。并发感染时,痰涂片可见大量中性粒细胞,痰培养可检出多种病原菌,部分急性发作者可有白细胞增高,慢性缺氧者可有血色素升高。

（二）心理表现

焦虑抑郁是COPD常见的情绪反应,COPD的好发年龄在50岁左右,患者正值事业的高峰阶段,由于病情而被迫退休或丧失工作能力,故常因此而自责自卑或沮丧,情绪低落,随着疾病的反复发作,生活各方面需要他人照顾,产生自卑心理,对周围人的情感变化非常关注,固执地认为自己是家人及社会的累赘,对疾病丧失信心,从而导致社会交往减少,抑郁加重、沮丧、失意、无望、悲观厌世、甚至绝望自杀。

焦虑抑郁还会引起机体免疫力下降、组织修复功能降低以及患者不配合治疗等,都将降低治疗的疗效。若进一步发展至急性呼吸衰竭及二氧化碳麻醉,也可出现其他精神症状,如意识障碍、幻觉、妄想等。

四、诊断

根据慢性咳嗽、咳痰和进行性呼吸困难以及发绀、桶状胸、双肺叩诊呈过清音等体征和X线检查结果,可以做出慢性阻塞性肺病的诊断。

本病由于为慢性经过,许多病人都存在程度不同的心理问题,以临床症状自评量表(SCL-90)进行评定,病人组总分及抑郁、焦虑、偏执、恐怖等各因子分均高,表明病人精力不足,过分担心,无助、无望,且敏感多疑。焦虑自评量表(SAS)及抑郁自评量表(SDS)评定多数病人的标准得分已符合轻度至中度焦虑和抑郁发作标准,个别病人达到重度抑郁发作标准。

五、鉴别诊断

COPD应与支气管哮喘、支气管扩张、肺结核等进行鉴别。

支气管哮喘发病年龄早,一般在童年发病,夜间或清晨症状明显,气流受限多数可逆。支气管扩张通常有细菌感染,多有大量脓痰,胸片可见支气管扩张。肺结核多有结核接触史,胸片和微生物学检查可以帮助确诊。

六、治疗

本病的预防极为重要,因为到了阻塞性肺病阶段,所有的治疗均只能延缓疾病的进一步发展,而很难逆转已产生的病理改变。预防的方法主要是加强锻炼、增强体质、培养健康的生活方式、摒弃烟酒等不良嗜好、保持良好的心态等,以减少慢性支气管炎、支气管哮喘以及肺气肿等病的发生。

(一)躯体治疗

主要是针对引起气道阻塞的原发性疾病的治疗,包括药物治疗和非药物治疗。在急性发作期往往合并呼吸道感染,这时可酌情选用磺胺类药物或其他抗生素、糖皮质激素、祛痰止咳、抗氧化剂和免疫调节剂等药物治疗;非药物治疗包括康复治疗、氧疗和手术治疗。

(二)心理治疗

1. 健康教育

对 COPD 患者的健康教育主要是传授和讲解有关疾病的知识,告知患者心理状态在疾病发生、发展和预后中的重要作用,鼓励患者积极参加娱乐活动,如练习书法、打太极、下棋,教会患者如何舒缓心境、平复情绪、逆转不良的心理状态带来的不良影响,增强其与疾病作斗争的信心,以达到减少发作、改善生活质量的目的。

2. 支持性心理治疗

心理治疗对此类病人尤其重要,它可以改善病人的情绪,增强康复的信心,许多病人因此而增加了体力活动的时间,脱离长期卧床的状态,精神面貌焕然一新,生活质量得到显著提高。心理治疗以支持性的治疗为主,对病人热情、关心,设身处地地理解其苦恼和处境,鼓励病人说出自己的痛苦与不快,帮助病人保持乐观、豁达的生活态度,树立战胜疾病的信心和勇气。同时指导家属不仅要关心病人的衣食住行,也要关注他们的内心感受,鼓励他们多与病人谈心,多陪同病人参加户外活动、呼吸新鲜的空气、享受和煦的阳光等,这些都有助于阻止病情的发展,甚至使病情有一定的恢复。

3. 焦虑抑郁情绪的药物治疗

(1)苯二氮䓬类(BDZ):是临床使用最广泛的一类抗焦虑药,但此类药物在 COPD 时可能抑制中枢呼吸驱动,加重低氧血症、呼吸性酸中毒,一般不作为 COPD 合并焦虑障碍的一线治疗药物。

(2)阿扎哌隆类:是新一代抗焦虑药,为部分 5-羟色胺受体激动剂,以丁螺环酮为代表。起效缓慢,约 $2\sim4$ 周起效,半衰期短,多次给药,优点为镇静作用弱、运动障碍弱、对记忆影响小、无耐受性和戒断反应,能显著减轻焦虑症状,提高 COPD 患者的 FEV1,减轻呼吸困难,增加行走距离,常用于 COPD 合并焦虑障碍的治疗。丁螺环酮起始剂量为 $10\sim15$ mg/日,一周后若能耐受,可每于 $3\sim5$ 天后增加 5 mg,最高剂量为 40mg/日。

(3)5-羟色胺再摄取抑郁制剂(SSRIs):5-羟色胺系统功能失调与 COPD 患者呼吸症状和精神情绪障碍有关。中枢神经系统 5-羟色胺水平下降与抑郁情绪的发生密切相关,临床应用适应证广泛,适用于各种类型不同程度的抑郁,心因性、老年性和各种继发性抑郁,口服吸收良好,食物对吸收无明显影响,半衰期适中,可每日服用 1 次。对合并焦虑抑郁障碍的 COPD 患者表现出与实际肺功能不相称的严重呼吸困难,SSRIs 能提高患者中枢神经系统 5-羟色胺水平,减轻被焦虑抑郁障碍所夸大的呼吸困难,提示 SSRIs 能通过减轻焦虑抑郁,调节 5-羟色胺系统对呼吸的调控功能,减轻呼吸困难,改善预后。常用药物有:帕罗西汀、舍曲林、西酞普兰等。值得注意的是,在使用此类药物时应注意从小剂量开始,个体化用药密切观察可能因 SSRI 抑制细胞色素酶 P450 对氨茶碱、糖皮质激素等药物代谢造成的影响。

典型临床病例采撷

患者罗某某,女,81 岁,咳嗽、气喘、呼吸困难 28 年,伴情绪低、紧张、烦躁、失眠 14 年,加重 2 天急症入院。

患者病前系铁路系统电话接线员,做事认真严谨,要求完美,多次被评为单位的先进工作者。对他人热情,不愿麻烦别人。患者病后主要表现为反复发作的咳嗽、气喘、呼吸困难,多次住院被诊断为慢性阻塞性肺病(COPD),且病情不断加重,发作持续的时间越来越长,程度亦越来越重,以致不能坚持正常工作而提前退休。为此患者常常感到心情郁闷、委屈,脾气变得急躁、易激惹。此种情况在疾病发作时较明显,但患者及家属对此并无认识。随着病情的不断加重,急性发作的次数亦越来越多,每年住院的次数也在不断增加,患者也变得少言寡语,唉声叹气,不愿与人交往,烦躁、着急、失眠,常说"病治不好了""很折磨人,不如死了"。

2000 年疾病发作格外频繁,程度也重,整整一个冬天都在住院,抑郁焦虑情绪明显,所住医院大夫请精神科医生会诊,给予帕罗西汀服用后抑郁情况好转,睡眠好转,躯体疾病也渐减轻好转。

2010 年 9 月因患者 COPD 发作而急症入院,因有严重的呼吸困难而使用呼吸机,并停用帕罗西汀,患者紧张恐惧、焦躁不安,连续两天昼夜未眠。精神科医师会诊后分析患者目前躯体情况差,病情危重,精神科用药需要慎重,但严重的焦虑情绪和睡眠障碍又影响着躯体疾病,形成恶性循环。故改善患者睡眠势在必行,首先选用唑吡坦(5 mg/片)2.5 mg/晚,睡前服,7～10 天加量至 5 mg/晚,睡眠逐渐改善。一个月后躯体疾病病情稳定,焦虑抑郁情绪日渐突出,情绪低,少语,认为不仅自己患病受罪,还拖累家人,活着没有意义,对治病也常不配合,饮食量减少。考虑患者躯体情况已稳定,给予艾司西酞普兰治疗,起初剂量为 2.5 mg/次,7～10 天加量一次,每次加量 2.5 mg/d,最高剂量 10 mg/d,同时给予患者支持性心理治疗。

一个月后患者焦虑抑郁情绪改善,心情平和,主动配合各种检查和治疗,饮食、睡眠良好,一般情况好转,并能每天都下地,在房间走动,COPD 也达到了稳定状态。

[山东省精神卫生中心 唐茂芹]

参考文献

[1] 陈灏珠,林果为. 实用内科学[M]. 13 版. 北京:人民卫生出版社,2009.

[2] 唐茂芹. 实用心身疾病诊疗学[M]. 北京:中国医药科技出版社,2005.

[3] 朱志先,梁虹. 现代心身疾病治疗学[M]. 北京:人民军医出版社,2002.

[4] 中华医学会呼吸病学性分会哮喘学组. 支气管哮喘防治指南[J]. 中华结核与呼吸杂志,2008,31(3):177 - 185

[5] 肖展翅,夏光明,邱斌,等. 心因性过度换气综合征致低钾血症 24 例误诊分析[J]. 临床误诊误

治，2012，25(4)：14 - 16.

　　[6] 陆峥，李春波，施慎逊，等. 过度换气综合征[J]. 山东精神医学，1996，9(4)：67 - 70.

　　[7] Paulley J W. Hyperventilation[J]. Recenti Progressi in Medicina，1990，81(9)：594 - 600.

　　[8] 中华医学会呼吸病学分会. 慢性阻塞性肺疾病诊治指南[J]. 中华结核和呼吸杂志，2002，25：453 -460.

　　[9] van der Molen T，Willemse B W M，Schokker S，et al. Development，validity and responsiveness of the clinical COPD questionnaire[J]. Health and Quality of Life Outcomes，2003，1：13.

　　[10] 晁耀烁，许志强，李保顺. 慢性阻塞性肺病并发抑郁障碍相关因素分析[J]. 临床心身疾病杂志，2006(2)：93 - 95.

第十五章　消化系统心身疾病

第一节　胃食管反流病

胃食管反流病(gastroesophageal reflux disease，GERD)是指胃内容物反流入食管、口腔(包括喉部)或肺所致的症状和并发症。目前主要根据内镜检查结果将 GERD 分为三种类型：黏膜无病变者称非糜烂性胃食管反流病(nonerosive reflux disease，NERD)，而有明显糜烂、溃疡等炎症病变者则称为反流性食管炎(reflux esophagitis，RE)，食管远端段的鳞状上皮被柱状上皮取代，称 Barrett 食管(Barrett's esophagus，BE)。GERD 在西方国家的人群患病率高达10%～30%，而近10年来我国的发病率也逐渐上升，北京、上海的流行病学调查显示，GERD 的患病率为 5.77%，其中 RE 为 1.92%。

一、病因与发病机制

(一) 食管贲门抗反流防御机制下降

1. 抗反流屏障作用减弱

生理学上，食管下括约肌(LES)压力超过胃内压的高压带，可防止胃内容物反流入食管。LES 是食管与胃交界线上 3～5 cm 范围内的高压区。正常 LES 静息压为 13.6～20.8 mmHg。当 LES 降低(5～10 mmHg，甚至更低)及腹内压升高，使膈压力差增加，可诱发本病。其中一过性 LES 松弛(transit LES relaxation，TLESR)在发病中起重要作用，是指非吞咽情况下 LES 自发性松弛，其松弛时间明显长于吞咽时 LES 松弛时间。LES 的舒缩受神经一体液控制，也受消化道及其他激素的影响，胃泌素、胃动素、P 物质和蛙皮素可使 LES 收缩，胆囊收缩素、胰泌素及血管活性肠肽等可使 LES 松弛。此外，一些解剖结构的异常如裂孔疝及一些胃肠动力障碍如胃排空延缓、食管蠕动障碍等亦与 GERD 的发生有关。

2. 食管廓清作用减弱

正常情况下，胃食管反流物大部分通过 1～2 次食管自发和继发性蠕动性收缩排入胃内，而剩余的则由唾液缓慢中和。故食管蠕动和唾液产生的异常也参与 GERD 的致病作用。食管裂孔疝可引起胃食管反流并降低食管对酸的清除而导致 GERD。

3. 食管黏膜屏障减弱

食管黏膜屏障包括食管上皮表面黏液、不移动水层和表面 HCO_3^-、复层鳞状上皮等构成的上皮屏障，以及黏膜下丰富的血液供应构成的后上皮屏障。当反流物进入食管后，该黏膜屏障可发挥抗反流物对食管黏膜损伤的作用。因此，任何导致食管黏膜屏障作用减弱的因素(如:长期吸烟、饮酒及抑郁等)将会使食管黏膜不能抵御反流物的损害而导致 GERD。

(二)反流物对食管黏膜的攻击作用

在食管抗反流防御机制下降的基础上,反流物极易对食管黏膜造成损害,而食管黏膜受损的程度与反流物的性质和量有关,也与反流物与黏膜的接触时间及部位有关。胃酸和胃蛋白酶被认为是食管黏膜损害的主要因子,尤以胃酸更为重要,此外,反流物中常混有含胆汁和胰酶的十二指肠液,此类物质可引起碱性反流性食管炎。

(三)精神心理应激

除了酸反流、动力障碍等因素以外,越来越多的证据提示精神心理应激因素与 GERD 的发病有密切的相关性。国外多项研究强烈地提示 GERD 患者存在精神心理异常的比例高于正常人群,并且不同亚型的 GERD 患者可能在精神心理异常上还存在程度和类型的差异。夏志伟等通过对 115 例不同亚型(RE、NERD 及无症状性酸反流)患者的随访得出其躯体化、焦虑、抑郁、强迫和精神病性因子分及异常项目数高于正常值的结论。也有研究者从另外的角度出发,研究 GERD 与精神心理异常的关系,结果显示存在精神异常的人群中,反流症状的发生明显高于对照组,而任何类型的精神异常诊断都可能是胃灼热(烧心)症状出现的高危因素。

目前认为,心理因素通过脑—肠轴引起食管内脏的高敏感性,从而导致轻微的刺激就会引起烧心的症状,且由于精神心理因素影响,患者对于常规的抑酸治疗效果较差。胃食管反流病患者出现焦虑和抑郁的情绪主要是因为反流的症状困扰导致的。同时精神心理因素也影响患者的治疗以及转归,心理因素的影响通过促进肾上腺皮质激素的释放,从而介导下丘脑—垂体—肾上腺轴的激活,最终导致胃食管反流病的患者症状加重或疗效不显著。慢性心理应激对 GERD 患者长期的症状发生起到重要作用,而急性应激也能对 GERD 患者症状的感知起到影响。

二、临床表现

(一)躯体症状

1. 食管症状

(1)典型症状:胃灼热和反流是本病最常见且最具特征性的症状。50%以上的患者有此症状,由酸性或碱性反流物对食管上皮下感觉精神末梢的化学性刺激引起。多出现于餐后 1~2 h,进食酒、甜食、咖啡、浓茶等可诱发症状,吸烟可使症状加重,而某些体位如仰卧、向前屈身弯腰、剧烈运动、举重、用力排便等可使腹压增高而引发症状。

(2)非典型症状:由 GERD 引起的胸痛是非心源性胸痛的常见病因,是由反流物刺激食管引起,疼痛发生在胸骨后,严重时可为剧烈刺痛,可放射到后背、胸部、肩部、颈部、耳后,有时酷似心绞痛,可伴有或不伴有烧心及反流。初诊 GERD 需注意排除心绞痛,内镜检查和试验性的抑酸治疗是鉴别的重要方法。部分患者出现吞咽困难,可能是由于食管痉挛或功能紊乱,症状呈间歇性,进食固体或液体食物均可发生,而少部分吞咽困难是由食管狭窄引起,此时吞咽困难可呈持续性或进行性加重。严重食管炎或并发食管溃疡者可伴吞咽疼痛。

2. 食管外症状

一些食管外症状如咽喉炎、慢性咳嗽和哮喘等，是由反流物刺激或损伤食管以外的组织或器官引起的。对一些病因不明、久治不愈的上述疾病患者，要注意是否存在 GERD，伴有烧心和反流症状有提示作用，但少部分患者以上述症状为首发或主要表现。严重者可发生吸入性肺炎，甚至出现肺间质性纤维化。一些患者诉咽部有异物感、棉团感或堵塞感，但并无真正的吞咽困难，称为癔球症，近年研究发现部分患者也与 GERD 有关。部分患者亦可出现轻度出血及间歇大便潜血阳性，长期少量出血可导致严重的贫血，若为 Barrett 食管甚至可表现为大出血。

3. 精神心理症状

近年来，国内外学者对 GERD 患者精神心理症状进行了一系列的研究。GERD 患者抑郁、焦虑、强迫、悲观等不良情绪的发生率显著高于一般人群，多种精神心理异常可以影响到这类患者的长期症状，包括躯体化、强迫、人际关系敏感、偏执等。张峻等发现 296 例 GERD 患者的焦虑自评量表（SAS）及抑郁自评量表（SDS）评分均高于正常组，且老年 GERD 患者的心理健康水平更容易受影响，生活质量更容易下降。不同类型的 GERD 患者在精神心理异常上还存在种类及程度的差异，甚至发现其不良情绪发生的程度较心力衰竭、糖尿病等更为严重。张艳丽等发现在 278 例门诊患者中，NERD 组患者合并精神心理异常的比例及抑郁评分均显著高于 RE 组。

4. 并发症

（1）食管狭窄：食管炎反复发作致使纤维组织增生，最终导致瘢痕狭窄。

（2）上消化道出血：因食管黏膜出现糜烂及溃疡的改变可导致上消化道出血，表现为呕血和黑便以及不同程度的贫血。

（3）Barrett 食管：Barrett 食管可发生在 RE 的基础上，亦可不伴发 RE。为食管腺癌的癌前病变，其腺癌的发生率为一般人群的 30～50 倍。

（4）Delahunty 综合征：因反流的胃液侵蚀咽部、声带和气管而引起的慢性咽炎、慢性声带炎及慢性气管炎。

（二）病理表现

在发生 RE 时，内镜下肉眼可见食管黏膜充血、水肿，脆而易出血。发生急性食管炎时黏膜上皮坏死脱落，形成糜烂和浅表溃疡，严重者整个上皮层均可脱落，但一般不超过黏膜肌层。发生慢性食管炎时，黏膜糜烂后可发生纤维化，并可越过肌层而累积整个食管壁。食管黏膜糜烂、溃疡和纤维化反复形成，则可发生食管瘢痕性狭窄。显微镜下可见：①鳞状上皮基底细胞增生；②黏膜固有层乳头向上皮腔面延长；③固有层内炎症细胞主要是中性粒细胞浸润；④糜烂和溃疡；⑤食管远端段鳞状上皮被化生的柱状上皮所替代。

三、诊断

（一）诊断

2013 年国际 GERD 诊疗指南将症状与辅助检查、PPI（质子泵抑制剂）试验相结合对

GERD进行诊断,并根据国际证据分级与推荐(GRADE)评估系统对推荐强度和总体水平进行分级。证据分级:①高——进一步的研究几乎不可能改变现有观点;②中——进一步研究会对现有观点产生较大影响,可能改变现有观点;③低——进一步研究会对现有观点产生很大影响,并将可能改变现有观点。推荐强度等级:①强烈推荐——干预措施的预期效果明显大于非预期效果;②有条件的推荐——干预措施与负向作用的大小不确定。

(1)烧心、反流可初步诊断GERD,并试验性应用PPI(强烈推荐,循证等级:中)。有典型烧心、反酸症状是诊断GERD的最可靠依据,有典型症状的患者无需内镜检查。

(2)在排除心源性胸痛,考虑GERD的非心源性胸痛患者应在药物治疗前先进行内镜检查或24 h反流评估(有条件的推荐,循证等级:中)。

(3)对于无吞咽困难症状,怀疑为GERD的患者不推荐应用钡餐透视进行诊断(强烈推荐,循证等级:高)。

(4)内镜检查仍是评估GERD的最主要手段,尤其适用于糜烂性食管炎的诊断,目前比较一致的分级标准如下(洛杉矶反流性食管炎的分类1999):

①正常:食管黏膜无破损;②A:有≥1个黏膜损害,损害直径<5 mm,相邻病灶不融合;B:有≥1个黏膜损害,损害直径>5 mm,相邻病灶不融合;C:有≥1个黏膜损害,有≥2个病灶融合,但黏膜损害的范围<食管周径的75%;D:有≥1个黏膜损害,损害范围至少达到食管周径的75%。但大多数GERD患者内镜下无糜烂或Barrett食管,因此指南指出,内镜检查适用于有报警症状和并发症高危者,重复的内镜检查不适用于无BE且无新发症状者(强烈推荐,循证等级:中)。

(5)内镜活检并非GERD诊断所必需(强烈推荐,循证等级:中)。食管活检用于GERD的诊断主要是为了与嗜酸性粒细胞性食管炎鉴别,但仅靠活检鉴别这两者并不可靠。GERD患者亦可有嗜酸性粒细胞计数升高,且存在PPI反应性嗜酸性粒细胞增多症。

(6)食管测压不推荐用于诊断GERD,而适用于手术前评估(强烈推荐,循证等级:低)。

(7)动态食管反流监测适用于评估难治性或难以确诊的GERD,且适用于NERD内镜或手术治疗前(强烈推荐,循证等级:低)。食管PH阻抗监测可以使反流监测的灵敏度提升至90%。然而,由于BE患者大多存在食管PH阻抗异常,因此,指南指出,BE患者无需动态食管反流监测(强烈推荐,循证等级:中)。

(8)GERD患者不推荐HP(幽门螺杆菌)筛查,抗酸治疗不包括根除HP(强烈推荐,循证等级:低)。一项对12个临床研究的荟萃分析显示,不根除HP并不加重有消化不良症状患者的食管糜烂程度。

此外,临床上可对患者进行精神心理症状的评估。通过连续对患者进行症状自评量表(symptom checklist 90,SCL-90)、综合医院焦虑/抑郁情绪测定表(hospital anxiety and depression scale,HAD)、汉密尔顿焦虑量表(Hamilton anxiety scale,HAMA)及汉密尔顿抑郁量表(Hamilton depression scale,HAMD)等评分,评估患者的精神心理异常的程度。

(二)鉴别诊断

临床上应与真菌性食管炎、药物性食管炎、食管癌、贲门失迟缓、消化性溃疡及胆道性疾病相鉴别。食管源性胸痛的患者应与心源性胸痛及其他原因所引起的非心源性胸痛相鉴别。

四、治疗

GERD 是一种慢性反复发作的疾病,治疗策略为减轻症状、促进黏膜炎症修复、治疗并发症、预防复发。因涉及长期治疗,故治疗中应考虑综合的、个体化治疗方案。而 2013 版指南对生活方式的干预、减肥、药物(尤其是 PPI)治疗等方面进行了总结。

(一)一般治疗

(1)对有夜间 GERD 症状者推荐高枕卧位(抬高床头部约 15~20 cm 或垫高肩部)及睡前 2~3 h 禁食(有条件的推荐,循证等级:低)。

(2)减肥适用于 BMI 升高或近期体重增加的 GERD 患者(有条件的推荐,循证等级:中)。一项大样本的病例对照研究表明,BMI 减少大于 3.5 以上的 GERD 患者,其频繁GERD 症状可减少 40%。

(3)既往生活方式干预包括停止进食促反流食物(如巧克力、咖啡、酒、酸性或辛辣食物),但由于缺乏研究阐明此措施可改善 GERD 的症状及并发症,因此,新版指南认为,禁食促反流食物不推荐纳入 GERD 治疗方案(有条件的推荐,循证等级:低)。

(二)药物治疗

药物治疗的目的在于加强抗反流屏障功能,提高食管清除能力,改善胃排空及幽门括约肌功能以防止胃、十二指肠内容物反流,保护食管炎症和裸露组织。

1. 抑酸药

目前抑酸药分为两类,即组胺 H_2 受体拮抗剂(H_2RA)和质子泵抑制剂(PPI)。H_2RA具有较强的抑制组胺、五肽胃泌素引起的胃酸分泌作用,能使 24 h 胃酸分泌降低 50%~70%,因此能一定程度上改善反流引起的症状。但由于其不能有效抑制进食时引起的胃酸分泌,长期使用能产生耐药性,故亦仅适用于轻、中症患者或用于维持治疗。如西咪替丁400 mg,每日 4 次或 800 mg,晚餐后服用 PPI 等,目前 H_2RA 中作用最强的是第三代法莫替丁(20 mg,每日 2 次,口服)。质子泵抑制剂包括奥美拉唑(20 mg)、兰索拉唑(30 mg)、泮托拉唑(40 mg)、雷贝拉唑(10 mg)及埃索美拉唑(20 mg)等。PPI 通过对质子泵的抑制作用于胃酸分泌的终末步骤,故对基础胃酸的分泌、组胺、乙酰胆碱、胃泌素以及食管等各种刺激引起的胃酸分泌起强大的抑制作用。2013 版指南指出,PPI 初始治疗应 1 次/天,早餐前服用,效果欠佳者尤其是夜间症状者,可改为 2 次/天。白天应用 PPI 的患者睡前加用 1 次 H_2RA可有助于改善夜间反流症状。PPI 维持治疗适用于停用 PPI 后 GERD 症状再次出现或存在并发症的患者,包括 RE 和 BE 患者。

2. 促胃肠动力药

如多潘立酮、莫沙必利、依托必利等,这类药物可能通过增加 LES 压力、改善食管蠕动功能、促进胃排空,从而减少胃内容物食管反流及减少其在食管的暴露时间。此类药物只适用于轻症患者,或作为与抑酸药合用的辅助治疗。

3. 黏膜保护剂

能增加黏膜对酸碱的抵抗力,促进上皮损伤修复,适合 RE 治疗。目前临床应用的黏膜保护剂有口服吸收(如施维舒)和直接作用(如硫糖铝)两类。铝碳酸镁为咀嚼片,具有层状结构排列,能中和胃酸,阻止胃蛋白酶和胆酸反流对食管的损伤。

(三)手术治疗

GERD 患者手术适应证:欲停止药物治疗、依从性差、药物不良反应、严重食管裂孔疝、药物治疗无效的 RE、难治性 GERD、PH 阻抗监测发现与反流症状相关的异常非酸反流且同时服用 PPI 的患者。目前主要的手术方式有腹腔镜胃底折叠术、肥胖症治疗手术及应用 LINX 抗反流系统的辅助食管下端括约肌关闭。

(四)行为精神心理治疗

Dibley 等对 42 例 GERD 患者进行为期 3 个月的行为干预治疗,发现干预前和干预后的患者简易疾病感知问卷(BIPQ)均值、GERD 影响量表(GIS)均值分别为 37.50 VS 28.00 ($P<0.001$)和 18.00 VS 14.00($P=0.008$),但医院焦虑量表和抑郁量表无显著改善,PPI 使用也无显著减少;其中以疾病控制感、症状感知和反流感觉获得最大改善,证实 GERD 患者行为干预与药物联用能改善顽固性反流患者的症状。Nowak 等也证实生活方式调整(包括饭后 2~3 h 内不斜躺、少食多餐、低脂饮食等)治疗 23 例 GERD 患者 1 个月,可使 22 例患者症状的发生频率和严重程度均显著下降;18 例患者中,有 11 例显著减少了 GERD 药物使用。

目前已证实精神心理应激在胃食管反流病患者发病过程中起重要作用,因此,在反流性食管炎的治疗中,帮助患者认识和调整精神心理异常,具有非常重要的意义。有证据表明,在对 90 例 GERD 患者的治疗中,使用阿米替林(12.5mg,3 次/天)能对合并轻度、中度抑郁 NERD 患者的躯体、抑郁症状有显著的改善作用,且优于对照组。张西亮等表明利用心理干预联合盐酸帕罗西汀能有效降低胃食管反流症状总分,显著改善反流症状及明显提高患者的生活质量。抗抑郁药对合并抑郁、焦虑症状的 NERD 的疗效现已成为国内外研究的热点。

另外,国内有文章报道对 PPI 无效且无精神异常的 NERD 患者通过睡前给予阿普唑仑联合法莫替丁治疗亦能显著减轻烧心症状。阿普唑仑为新型苯二氮䓬类镇静催眠药,兼有抗焦虑、抗抑郁作用,对伴焦虑、恐惧和抑郁症状的各种疾病有肯定疗效,但该实验对象均无精神异常,说明抗抑郁药物治疗 NERD 并非仅靠改善焦虑或抑郁症状,可能还存在其他作用途径,如改善患者睡眠及主观感觉等,有待进一步研究。

[广州市第一人民医院　江舒曼 李伟冬 贾林]

第二节　功能性消化不良

功能性消化不良(functional dyspepsia,FD)是指具有餐后饱胀不适、早饱感、上腹痛和上腹烧灼感的一种或多种症状,这些症状起源于胃十二指肠区域,并且排除引起上述症状的器质性、系统性和代谢性疾病。FD 是临床上最常见的一种功能性胃肠病。部分 FD 患者经过至少 2 种常规药物治疗后,症状持续至少半年以上而未见明显好转发展成为难治性 FD 患者(refractory functional dyspepsia，RFD)。我院近期报道难治性 FD 病人约占 FD 的 24.4%，患者病程长、病情严重，且焦虑、抑郁伴发率高，焦虑、抑郁严重。临床实践中 FD 患者伴体重减轻并非少见，多伴有情绪障碍、睡眠障碍及食欲下降，属于典型的心身疾病，临床医生要高度重视。FD 常与胃食管反流病、肠易激综合征及其他的功能性胃肠病重叠，患者的生活质量低，医疗资源耗费高。

2006 年，罗马Ⅲ标准将 FD 分成两个临床亚型：1)上腹痛综合征(EPS)：上腹痛和/或上腹烧灼感；2)餐后不适综合征(PDS)：进餐引起的消化不良症状，餐后饱胀和/或早饱感。两型可有重叠。

一、病因与发病机制

FD 的病因复杂，发病机制目前尚未清楚，可能与下列多种因素相关。

1. 胃肠运动功能失调

FD 患者存在胃肠动力异常，过半数的 FD 患者有胃固体排空延缓，近端胃及胃窦运动异常，幽门十二指肠运动失常，消化间期Ⅲ相胃肠运动异常等胃肠动力障碍的表现。

2. 胃顺应性受损

近 40% 的 FD 患者存在餐后胃顺应性或容量下降，虽然检测方法不同，但结果一致。研究证明，胃底顺应性受损与早饱、体重下降有关。

3. 胃高敏感性

早期研究发现 FD 患者胃的感觉容量明显低于正常人，表明患者存在胃感觉过敏。这种感觉过敏与感觉传入通道异常有关，即正常的内脏传入信号在脊髓，脑的水平被放大，产生过强反应。

4. 胃酸分泌

FD 患者的基础胃酸分泌在正常范围内，但刺激引起的胃酸分泌增加。临床上 FD 患者可能存在酸相关的症状，如空腹时上腹疼痛进食后缓解及抑酸治疗有效均提示症状可能与胃酸相关。

5. HP 感染

HP 感染在 FD 中的作用存在争议。有研究显示，感染 HP 者中有少数患者可从根除治疗受益。文献报道，HP 感染者的上消化道动力和感觉功能改变，以上可能提示 HP 感染在发病中起作用。

6. 饮食因素

目前，关于饮食因素在 FD 病因中的作用研究不多。研究报道食物种类与消化道症状密切相关。牛奶及奶制品、豆类、香蕉和碳酸饮料易引起胀气；鲜瘦肉、油炸食物、小麦制成品、蛋糕、糖果、巧克力、柑橘类水果、豆类和洋葱则易引起饱感。FD 患者的症状通常在进食油腻食物时加重，但并不明确这种影响见于消化不良的某个亚型还是所有 FD 患者。研究发现，约 40% FD 患者存在快速进食(≤12 min)，而健康人仅占 17%。与非特异型 FD 相比，运动障碍型 FD 和溃疡型 FD 患者在跳餐(meal skipping)和快速进食方面存在显著性差异。与健康对照组相比,难治 FD 组和非难治 FD 组存在较高的饮食行为异常和饮食偏爱;其中难治组在跳餐、加餐、偏爱甜食和产气食物等方面表现最为突出。

7. 精神、心理因素

精神心理因素被认为与 FD 的发病密切相关。FD 病人中可以见到多种心理异常现象,其中以焦虑和抑郁症状最为常见,且有抑郁和/或焦虑症状/障碍患病率高。目前,国内外最新的有关 FD 及亚型的抑郁、焦虑研究结果存在争议。有学者认为焦虑在 FD 病人中表现尤为突出,且焦虑对餐后不适综合征(PDS)影响最大,但与上腹痛综合征(EPS)无关;也有学者认为抑郁情绪与 FD 明显相关;有专家认为 PDS 型以焦虑为主,EPS 型以抑郁为主,亚型间抑郁、焦虑发生率无差异;而也有报道证实两亚型重叠的 FD 患者心理障碍较没有重叠型更严重。笔者报道难治性 FD 患者焦虑、抑郁伴发率分别为 61.5%、63.3%,且焦虑、抑郁严重程度均高于非难治性 FD。FD 伴体重减轻患者焦虑、抑郁发病率分别 56.04%、59.90%。研究发现心理社会多个维度的异常与 FD 患者的上腹痛和胃扩张高敏感性相关。

二、临床表现

FD 的主要症状包括上腹痛、上腹烧灼感、餐后饱胀、早饱感的一种或多种,常伴有其他消化不良症状如恶心、呕吐、嗳气、上腹胀气等。

上腹痛是指发生在胸骨下端到脐之间的、两侧锁骨中线以内的疼痛。上腹痛是最常见的症状,部分患者的上腹痛与进食密切相关,表现为餐后痛,或表现为饥饿痛、进食后缓解,也可无规律。上腹烧灼感是指主观的不舒服的灼热感。

餐后饱胀是指正常餐量即出现饱胀感。早饱感是指开始进食后很快就感觉胃部过胀,这种感觉与进餐量不成正比,以致摄入食物明显减少。这些症状与进食密切相关,可单独出现,伴或不伴上腹痛、上腹烧灼感。

部分患者常伴有精神心理异常(焦虑和抑郁)和睡眠障碍。

焦虑症状:担心、担忧,感到有最坏的事情将要发生,容易激惹;易疲劳,不能放松,易哭;注意力不集中,记忆力差;心悸、心动过速;尿意频,尿急,停经等。

抑郁症状:兴趣丧失,对以往爱好缺乏快感;思维和言语缓慢,主动性减退;可伴有消极观念;早醒;食欲下降等。

睡眠障碍:可表现为入睡困难、易醒、醒后无法入睡、早醒、多梦等。

三、诊断和鉴别诊断

(一) 诊断

诊断标准:①具有以下一种或多种:上腹痛、上腹烧灼感、餐后饱胀不适、早饱感。②无可以解释上述症状的器质性疾病。诊断前症状出现至少 6 个月,近 3 个月症状符合以上诊断标准。

询问病史时需了解:消化不良症状及其程度和频率,症状的发生与进食的关系,有无夜间症状,症状与排便、体位的关系,其他伴随症状,有无报警症状(体重下降、呕血、黑粪、腹部包块、频繁呕吐、40 岁以上的初发患者、肿瘤家族史等)。对有报警症状的患者应及时行相关检查,以排除器质性的疾病。

对初诊的消化不良患者,在详细采集病史和体格检查的基础上,有针对性地选择相关检查以排除器质性疾病。在我国,胃镜检查已很普遍,建议将其作为消化不良诊断的主要手段。其他辅助检查包括腹部 B 超、消化系肿瘤标志物检测、血糖检测等。对治疗效果较差的患者,可对其进行心理行为评估,常用的量表有汉密尔顿焦虑/抑郁量表(HAMA/HAMD)、匹兹堡睡眠质量指数(PSQI)。尽管精神心理因素不为诊断所必需,但其对临床后果起重要的作用。

(二)鉴别诊断

需与以下疾病鉴别诊断:食管、胃、十二指肠的各种器质性疾病(消化性溃疡、消化道肿瘤等);各种肝胆胰疾病;全身疾病或其他系统的疾病引起的消化不良症状(糖尿病、结缔组织疾病等);药物引起的上消化道症状如服用非甾体消炎药、激素等;其他功能性胃肠病和动力障碍疾病如肠易激综合征、胃食管反流病。

食管烧心症状和消化不良很常见,并且两者很可能重叠。罗马Ⅱ标准建议将主要症状为烧心的患者从消化不良中区分出来。消化不良症状和肠易激综合征的重叠也很常见,可能是肠易激综合征和 EPS 重叠,也可能是肠易激综合征与 PDS 重叠。

四、治疗

FD 的治疗目标是缓解或消除消化不良症状,提高患者的生活质量,去除病因,恢复正常生理功能,预防复发。FD 是异质性的症状集合,根据主要症状所对应的病理生理机制改变选择合适的治疗方法是治疗 FD 的关键。应该遵循综合治疗和个体化治疗的原则。

(一)一般治疗和饮食

首先应该给予安慰和解释。建议患者建立良好的生活习惯,按时作息,避免熬夜、倒班,避免使用非甾体消炎药等。

戒烟酒,少食多餐,低脂饮食,避免辛辣、刺激性食物、咖啡、碳酸饮料,避免生活中可能诱发加重症状的食物(咖啡、胡椒、巧克力和洋葱易引起上腹部烧灼感和烧心;牛奶及奶制品、豆类、香蕉和碳酸饮料易引起胀气;鲜瘦肉、油炸食物、小麦制成品、蛋糕、糖果、巧克力、柑橘类水果、豆类和洋葱则易引起饱感)。规律饮食,按时进餐,细嚼慢咽。进食时尽可能采取坐位或站立位,避免蹲位。夜班工作者如计划在下了夜班后立刻就寝,务必选择低脂低油低糖食物,例如谷物、麦片。如果下班后还要几个小时才能就寝,可选择高蛋白、高碳水化合物来振作精神。

(二)药物治疗

1. 抗酸剂

如铝碳酸镁、氢氧化铝等可以减轻 FD 症状,但疗效不及抑酸剂强。

2. 抑制胃酸分泌的药物

适用于以上腹痛、上腹烧灼感为主要症状的患者。主要包括 H_2 受体阻滞剂(H_2RA)、质子泵抑制剂(PPI)。H_2RA 可以有效治疗 FD,常用的 H_2RA 主要包括西咪替丁、雷尼替丁、法莫替丁。小剂量的 PPI 能有效缓解 FD 症状,常用的药物包括奥美拉唑、兰索拉唑、雷贝拉唑、埃索美拉唑。

3. 促进胃肠动力的药物

适用于以餐后饱胀不适、早饱感为主要症状的患者。常用的促动力剂:①多巴胺受体拮抗剂。如多潘立酮,该药能增加胃窦和十二指肠的动力,促进胃排空,改善患者餐后饱胀不适、早饱感。但少数患者在服用多潘立酮期间可出现乳房胀痛和泌乳的现象。②5-HT$_4$激动剂。西沙比利与安慰剂相比的 Meta 分析显示,其可明显改善早饱感、腹胀、恶心等一系列症状,但因其少见的致死性心律失常已从大多数市场撤出。

4. 助消化药物

消化酶或微生态制剂可作为治疗消化不良的辅助用药,如复方消化酶、益生菌制剂等。

5. 根除 Hp 治疗

小部分 FD 患者在根除 Hp 后症状可获得持久的缓解,因此一旦与患者详细讨论其受益和风险后,可以考虑根除治疗。常用的根除方案以 PPI 或胶体铋为基础加上两种抗生素,如果根除失败,可采用 PPI 和胶体铋合用再加两种抗生素的四联疗法。

6. 抗抑郁治疗

(1)抗抑郁药:对于上述治疗疗效欠佳且伴有明显精神症状者,可试用抗抑郁药。常用药物包括三环类抗抑郁药(TCA)、选择性五羟色胺再摄取抑制剂(SSRIs)、去甲肾上腺素-五羟色胺再摄取抑制剂。我国所选的 TCA 多为丙咪嗪、阿米替林、多虑平和氯丙咪嗪。近年我院课题组试用小剂量阿米替林成功治疗功能性胃肠病,具体机制尚未清楚,但并非其抗抑郁作用。临床试验证明,小剂量的阿米替林能显著改善 FD 患者的症状。选择性五羟色胺再摄取抑制剂常用代表药物有氟西汀、帕罗西汀、舍曲林、氟伏沙明、西酞普兰等。其镇静作用小,不损伤精神运动功能,对心血管和自主神经系统功能影响很小。选择性五羟色胺再摄取抑制剂还具有抗抑郁和抗焦虑双重作用,多用于脑内 5-HT 减少所致的抑郁症。米氮平是一种新型抗抑郁药,具有 5-羟色胺能和去甲肾上腺素能双重作用,具有促进食欲和增重作用。Van Oudenhove 等证实米氮平可以有效改善 FD 患者消化不良症状,改善生活质量和增加体重。平丽等报道米氮平可以有效改善 FD 患者消化不良症状和抑郁评分,改善生活质量和增加体重。体重减轻型的 FD 患者可选用米氮平治疗。黛力新是由小剂量的氟哌噻吨和小剂量的美利曲辛构成的新型制剂,具有抗焦虑抑郁的作用,其疗效迅速,副作用相对较少,该药运用技巧相对简单,特别适用于以轻、中度焦虑为主,抑郁为辅的患者。

在使用抗抑郁药物时要注意以下几点:①由于抗抑郁药物有一定的、一过性的副作用,在使用时宜从小剂量开始。②抗抑郁药治疗的疗程一般比较长,最后停药应逐渐减量,切忌减药过快,引起撤药综合征。③很多合并有睡眠障碍的患者,可在睡前给予苯二氮䓬类催眠药,以增加患者在治疗早期对抗抑郁药的作用。

(2)心理治疗:常见的心理治疗方法包括认知-行为治疗、放松训练、精神动力疗法、催眠疗法等。临床实践中常使用多种心理治疗的联合方法,使得研究者难以确定每种治疗的效果。但心理治疗可以使患者相关生活质量、总体健康状况改善,同时减少医疗费用。

(3)其他治疗:中医治疗(针灸、推拿等)、中药治疗等。

总之,FD作为一种常见的心身疾病,生理、心理、社会三种因素在发病中起着重要的作用,其中心理异常和社会压力两因素尤为重要。因此,单一的治疗手段是不行的,必须综合各种治疗方法才能缓解或清除症状,提高患者生活质量。综合治疗和个体化治疗策略已经成为治疗FD的必然趋势。

五、预后

FD是一种常见的非致命性疾病,通过综合治疗可以完全控制症状,部分可完全治愈。但因部分患者常伴有焦虑抑郁等心理异常,症状反复发作,常规治疗效果较差,采用认知行为治疗和抗抑郁治疗有助于改善顽固性FD的症状和提高生活质量。

典型临床病例采撷

患者林××,女,26岁,上腹痛一年。一年前无明显诱因出现上腹隐痛,进食后加重,无特殊缓解方式,伴嗳气、恶心、纳差、乏力,无上腹烧灼感、反酸。上述症状反复发作,情绪较差时更为明显。曾在外院多次就诊,服用过泮托拉唑、雷尼替丁等多种药物,无明显疗效。起病以来,精神、食欲、睡眠较差,体重下降10 kg左右,大小便正常。既往体健,无肝炎、结核等传染病病史,无药物过敏史,未服用过非甾体抗炎药。平素月经周期不规则,经量适中,无痛经。体查:一般情况可,体质消瘦,心肺(一)。腹平软,无压痛反跳痛,肝脾肋下未及,墨菲氏征阴性。移动性浊音阴性,肠鸣音尚可。多次腹部B超未见异常;二次胃镜示:慢性浅表性胃炎,HP(一);多次血常规、尿常规、大便常规未见异常。

诊疗经过:患者首次就诊时对其进行症状、情绪、睡眠、生活质量等方面评估,调查其既往就诊行为(就诊次数、就诊费用、胃镜次数等),并测量其身高、体重,完善血常规、大便常规+潜血试验、肿瘤标志物检查、钡餐、空腹血糖、甲状腺功能、胸片等检查。排除了患者患甲亢、结核、糖尿病、肿瘤等可能。情绪评估发现患者有中度的抑郁,NDI-QOL各维度评分较低,生活质量受到严重影响。血常规无明显异常。钡餐示:①胃下垂(胃角切迹低于髂嵴);②慢性胃炎。经详细询问病史、评估结果和患者既往检查结果诊断为:①功能性消化不良(上腹痛综合征);②抑郁症(中度);③消瘦。对患者病情详细解释,告知其应忌烟酒、辛辣刺激食物,并予以兰索拉唑、米氮平两种药物,关注病人体重变化。患者服药一个星期后,腹痛较前明显好转,第二周基本无腹痛,食欲较前增加,停用兰索拉唑。一个月后,消化道症状基本消失,食欲增加,体重也开始增加,同时患者睡眠质量、情绪、体力较前明显改善。患者系统治疗3个多月时,体重由37.0 kg增加为46.0 kg,消化道症状无反复,精神、食欲、睡眠、体力尚可。目前,患者病情稳定,汉密尔顿抑郁评分为5分,精神、体力、睡眠可。

[广州市第一人民医院 刘静 贾林]

第三节 应激性溃疡

应激性溃疡(stress ulcer，SU)是指机体在遭受严重创伤、危重疾病以及精神刺激等各种应激状态下发生的急性胃黏膜糜烂和溃疡,从而引起上消化道出血为主要临床表现的疾病。严重者可累及食管、十二指肠、空肠等部位,甚至发生胃肠道穿孔。应激性溃疡是一种急性溃疡,一般发生在应激损伤后数小时内,是全身性重症疾患引起的常见消化道急症,合并胃肠道出血、穿孔的重症患者死亡率高达 80%。也有人将应激性溃疡称为急性胃黏膜病变、急性糜烂性胃炎、急性出血性胃炎、急性胃十二指肠溃疡等。但将那些以应激作为条件或诱因,在各种应激性因素作用下出现急性加重或急速发生发展的疾病称为应激相关疾病,它们不属于应激性溃疡范畴。

应激性溃疡可由躯体因素引起,研究表明心理社会因素在其发病过程中也起了重要作用,同时应激性溃疡除了对躯体造成损害外还可引起精神、心理的障碍。

一、病因与发病机制

引起应激性溃疡的病因很多,归纳起来主要有多种应激状态如严重外伤、烧伤、大手术后等导致的躯体性疾病因素和重大精神创伤等负性生活事件所致的心理社会因素两大类。

躯体性疾病因素主要有大面积烧伤、严重创伤、休克、败血症、中枢神经系统损伤、脑血管意外、脏器功能衰竭等。不同原因引起的应激性溃疡有不同命名。1842 年国外学者 Curling 首先报告了大面积烧伤病人出现胃和十二指肠溃疡出血,故对这种严重烧伤引起的急性应激性溃疡又称为 Curling 溃疡。颅脑疾病如严重颅脑外伤、脑肿瘤或颅内神经外科手术后可发生应激性溃疡,因最早是在 1932 年由 Cushing 报道,所以又将这类溃疡称为 Cushing 溃疡。

火灾、洪水、地震等各种自然灾害,战争、亲人亡故、婚姻变故、人际关系和经济状况恶化、高强度紧张工作学习、过度劳累等,均可导致应激性溃疡的发生。在 1942 年 Stewart 和 Winser 分别报道了第二次世界大战中伦敦受空袭期间溃疡穿孔率明显增加。动物实验研究也证实心理应激(如束缚、食物剥夺或温度)可引起应激性溃疡。

从心身医学的角度分析,躯体性疾病因素如烧伤、创伤、休克、脑血管意外、脏器功能衰竭等对患者来说无疑也属于负性生活事件,可以引起焦虑、恐惧、抑郁等心理反应,严重时可导致应激性抑郁、创伤后应激障碍等,而这些不良情绪又对疾病的全身反应及愈合产生一定的影响,可见应激性溃疡的发生离不开心理社会因素。

应激性溃疡的发病机制较为复杂,目前认为是多种因素综合作用的结果。正常生理情况下,胃十二指肠黏膜经常接触有强腐蚀能力的胃酸和在酸性环境下被激活、能水解蛋白质的胃蛋白酶,此外还要经常受到各种摄入有害物的侵袭,但胃十二指肠黏膜却能有效抵御这些侵袭因素的损害,维持黏膜的完整性。这是因为胃十二指肠黏膜具有一系列防御和修复机制,但当某些因素损害了这一机制,就可能发生溃疡,也就是说当损害因素增强和/或保护因素削弱后胃酸、胃蛋白酶穿过胃黏膜－黏液屏障对自身组织消化形成溃疡。

1．黏膜缺血

在应激状态下由于交感－肾上腺髓质系统兴奋,血液发生重新分布而使胃十二指肠黏膜小血管强烈收缩,动静脉短期开放使胃十二指肠黏膜微循环障碍和血流量下降,血液灌流显著减少。缺血使得黏膜上皮能量代谢障碍,碳酸氢盐和黏液产生减少,黏膜屏障受到破坏,对攻击因子的缓冲能力明显下降,H^+弥散进入黏膜组织中发生溃疡。

2．糖皮质激素的作用

应激状态下糖皮质激素分泌明显增多,增多的糖皮质激素一方面抑制胃十二指肠黏液的合成和分泌,另一方面可使胃十二指肠黏膜细胞的蛋白质合成减少,分解增加,从而使黏膜细胞更新减慢,上皮修复能力降低而削弱了黏膜屏障功能。

3．其他因素

应激时发生的全身酸碱平衡失调特别是酸中毒可使胃十二指肠黏膜细胞中的 HCO_3 减少,从而降低黏膜对 H^+ 的缓冲能力。近来研究发现血小板活化因子(PAF)和其他介质如氧自由基、前列腺素、白三烯(LTC)、血栓素(TXB)等相互作用,参与了多种原因所致应激性溃疡的发病过程。

二、临床表现

应激性溃疡是一种急性溃疡,除烧伤、创伤等表现外,可在严重的应激源作用后数小时至数天内出现或在原发病的病程中突发,主要表现为呕血及黑便,出血量大时可出现休克,但休克表现往往被严重原发病所掩盖,往往在出现呕血、黑便后才被注意。如无症状,临床不易诊断而被忽视,部分患者可有中上腹部隐痛、绞痛或压痛。除了上消化道出血外偶有全胃肠道黏膜广泛糜烂出血和胃肠道穿孔的发生,而穿孔则并发急性腹膜炎。危重患者的应激性溃疡并出血率相当高,对严重创伤、大面积灼伤、重症监护病人进行胃镜检查,绝大多数发现有胃黏膜出血、糜烂,甚至有报道其发生率可高达 100%。对于不同的应激源出血的发生率也有不同,有报道称颅脑创伤患者约为 10.4%～73.6%,大面积烧伤患者约 18.9%～37.0%,脑血管意外患者约为 14.7%～55.6%,多脏器功能衰竭患者则高达 43.5%～85.0%。临床上以小量反复呕血为主,起病往往较为隐袭,无明显的前驱症状,单独黑便少见,仅占 6%,也有一次大量呕血而致失血性休克。反复间歇性出血可能与胃黏膜病变分批出现,一批糜烂即将愈合而新的糜烂又复出现有关。应激性溃疡并出血的发生时间也与应激源有关,多见于烧伤、脓毒症后的 3～5 天,创伤和大手术后的 7～10 天,或严重中风和心梗的数小时至 2 周的时间内。

三、诊断和鉴别诊断

(一)诊断

应激性溃疡诊断依靠病史和临床表现。患者往往在严重外伤、烧伤、大手术后或重大精神创伤等负性生活事件发生后数小时至数天内出现呕血或黑便以至休克,应考虑应激性溃疡的可能性。24～48 h 内的急诊内镜检查可发现胃黏膜多发糜烂、浅表溃疡和出血等内镜下特征,病变主要累及胃体泌酸区,单纯累及胃窦者少见,严重者可累及食管下段、贲门或十二指肠等部位,所以内镜检查为诊断应激性溃疡的首选方法,同时内镜检查还可排除消化性溃疡、食管—胃底静脉曲张破裂出血和胃癌等其他上消化道出血病因。

对活动性、持续性隐性出血,内镜检查无法确定出血原因和部位者或患者存在内镜检查禁忌证者,通过红细胞、血红蛋白、血细胞比容等实验室指标进行性下降、大便隐血试验反复阳性则应激性溃疡的诊断基本可以成立。其他辅助检查如钡餐检查对本病的诊断价值十分有限。选择性腹腔动脉及分支胃左动脉造影是胃镜的有效补充方法,可确定出血的部位及范围,且可经导管注入药物止血。但临床上甚少使用。

通过会谈或心理评估工具,可以了解患者的情绪障碍水平、人格特点、心理反应以及应激水平。患者往往为性格内向、情绪不稳定的个性特征,EPQ 常显示 E 分低而 N 分高。多数病人 SCL-90 常显示总分及各因子分均高,提示有忧郁、焦虑、强迫和疑病等心态。生活事件心理应激评定分值明显增高,患者多在近期内有比较明显的心理社会应激病史,如严重的躯体性疾病、亲人亡故、工作学习压力过大、过度疲劳等。

(二)、鉴别诊断

应激性溃疡的首发症状及主要表现为上消化道出血,所以需要与可引起上消化道出血的胃十二指肠溃疡、食管—胃底静脉曲张破裂和胃癌的出血以及血液系统疾病相鉴别,通过胃镜等的检查基本可以明确鉴别。因药物特别是非甾体抗炎药、糖皮质激素等药物引起的急性胃黏膜病变则不属于应激性溃疡的范畴。此外,应激性因素可使原有慢性胃十二指肠溃疡急性活动加重,甚至出血,这不属于应激性溃疡范畴,处理与预后全然不同,因此鉴别诊断甚为重要。

四、治疗

应激性溃疡的治疗为综合治疗,在积极治疗严重外伤、烧伤、精神创伤等原发病的同时,需要密切观察或积极治疗消化道出血,并加强心理支持治疗。

(一)临床治疗

1. 药物治疗

目前应用于应激性溃疡治疗的药物主要有:①抗酸药,如氢氧化铝、铝碳酸镁、磷酸铝等,此类药物具有中和胃酸、吸附胃蛋白酶、促进肉芽增生、保护溃疡创面等作用,但服用此类药物可出现恶心、呕吐、便秘等后消化道副作用,不易长期服用。心、肾功能不全者也尽量避免使用。铝碳酸镁一般一次 $0.5 \sim 1.0$ g,一日 3 次,于两餐之间及睡前服用。磷酸铝混悬液一次 $10 \sim 30$ ml,一日 3 次,于两餐之间及睡前服用,餐前半小时服用。磷酸铝凝胶 $1 \sim 2$ 包,一日 $3 \sim 4$ 次,以餐后 1 h 服用为宜。磷酸铝片剂一次 $1 \sim 2$ 片,一日 $3 \sim 4$ 次,嚼碎吞咽。②胃黏膜保护剂,如铋剂、替普瑞酮、吉法脂等,它们具有促进组织修复、增强胃黏膜屏障、加速溃疡愈合等作用。常用的铋剂有胶体果胶铋、枸橼酸铋钾等。胶体果胶铋一次 150 mg,一日 $3 \sim 4$ 次,分别于三餐前 1 h 及临睡前服用。服用铋剂可使粪便颜色呈黑色,属于正常现象,停药后粪便颜色可恢复正常。替普瑞酮一次 50 mg,一日 3 次,餐后 30 min 内服用。吉法脂一次 $50 \sim 100$ mg,一日 3 次。③前列腺素及其衍生物,如米索前列具有抑制胃酸、胃蛋白酶的分泌,刺激胃黏膜及碳酸氢盐的分泌黏液,增加胃黏膜血流供应等功能。一次0.2 mg,一日3～4次,于餐前和睡前服用。但禁用于孕妇、青光眼、哮喘、冠心病、脑血管病患者。④抑制酸分泌的药物,抑制胃酸分泌,提高胃内pH值,具有止血作用,因为血小板聚集及血浆凝血功能所诱导的止血作用需要在pH大于6.0时才能有效发挥,而且新形成的凝血块在pH大于6.0的胃酸环境中会被迅速消化,因此临床上对应激性溃疡所引起的出血,常规给予 H_2 受体阻断剂(H_2RA)或质子泵抑制剂(PPI)。因PPI提高及维持胃内pH值的作用明显优于 H_2RA 往往将其作为首选,且在急性出血时应静脉途径给药。 H_2RA 能竞争性阻断组胺与胃黏膜壁细胞上的 H_2 受体结合,能有效抑制基础胃酸的分泌和由组胺、胃泌素、食物刺激等引起的胃酸分泌。常用的 H_2RA 有西咪替丁、雷尼替丁、法莫替丁等。西咪替丁可通过口服或静脉给药,但由于可通过血脑屏障,偶有精神异常等不良反应。一次200～400 mg,于餐后及睡前服用;静脉滴注一次200～400 mg,一日总量不超过2 000 mg。PPI可选择性地作用于胃黏膜壁细胞,抑制壁细胞中 H^+-K^+-ATP 酶的活性,使壁细胞内的 H^+ 不能转运到胃中,从而抑制胃酸的分泌。此类药物较 H_2RA 抑酸作用更强,持续时间更久,能促进溃疡愈合速度。常用的PPI类有奥美拉唑、泮托拉唑、埃索美拉唑、雷贝拉唑等。奥美拉唑、泮托拉唑还可静脉用药。奥美拉唑一次20 mg,一日1～2次,晨起顿服或早晚各一次;静脉滴注一次40 mg,一日1次,出血量大者首剂可给予80 mg,之后给药每小时8 mg维持剂量直至出血停止。⑤生长抑素及其拟似物,此类药物可明显减少门静脉及其侧支循环血流量,不良反应少,止血效果肯定,常用于食管、胃底静脉曲张破裂出血的患者,也可用于应激性溃疡并出血的治疗。常用于临床的有14肽天然生长抑素,用法为首剂250 ug静脉滴注,继以250 $\mu g/h$ 持续静脉滴注。因天然生长抑素半衰期极短,应注意滴注过程中不能中断,若中断超过5 min,应重新注射首剂。奥曲肽为8肽的生长抑素拟似物,该药半衰期较长,常用量为首剂100 $\mu g/h$ 静脉缓注,继以25～50 $\mu g/h$ 持续静脉滴注。

2. 内镜治疗

对持续性出血或再次出血者可选择内镜下治疗。内镜下如见有活动性出血或暴露血管的溃疡应进行镜下止血,包括局部使用凝血酶止血或包括热探头、激光、微波或上止血夹等。

3. 手术治疗

内科积极治疗仍大量出血不止甚至危及患者生命,须不失时机地选择外科手术治疗。

4. 介入治疗

患者严重的消化道出血在无法进行内镜治疗又不能耐受手术等特殊情况下,可考虑在选择性肠系膜动脉造影找到出血部位的同时进行血管栓塞治疗。

5. 心理治疗

(1)支持性心理治疗:解释、鼓励与安慰、保证、指导和积极暗示,对患者当前、表面、自己能认识到的问题给予指导、鼓励和安慰,以消除心理问题和精神、情绪困扰。

(2)认知领悟治疗:是通常采用的方法,首先要耐心倾听患者的痛苦和忧伤,了解病人的不良精神因素以及各种应激因素,再去治疗患者的焦虑或抑郁等情绪障碍。

(3)生物反馈治疗:在取得患者信任的前提下,引导其树立良好的应对方式,避免产生过度的负性情绪或再次加重负性情绪,努力消除各种心理压力,缓解思想顾虑,增强战胜疾病的自信心。同时劝导、改变患者固化了的错误信念和习惯了的不良认知方式。

条件许可的部分患者可选择生物反馈治疗,在非药物治疗的情况下自动减少胃酸的分泌。

(4) 镇静、抗焦虑、抗抑郁治疗:因患者遭受危重疾病、精神刺激、严重创伤后往往伴有焦虑、抑郁等症状,加之再次出现消化道出血等更加加重患者的负性情绪,适当选择镇静、抗焦虑、抗抑郁等药物治疗可缓解或消除焦虑、抑郁情绪,减轻各种应激刺激的损害,促进溃疡的早期愈合,预防消化道出血的反复。

五、预后

应激性溃疡的预后主要决定于原发病,同时合并消化道大出血者预后不良,积极预防和治疗应激性溃疡特别是消化道大出血可降低死亡率。

[兰州大学第一医院　刘世雄]

第四节　肠易激综合征

肠易激综合征(irritable bowel syndrome,IBS)是一种以腹痛或腹部不适伴大便性状改变为主要临床表现的功能性胃肠病,其患者症状具有慢性、反复发作的特点,临床上缺乏可解释症状的形态学改变和生化异常。IBS 的患病率高,在西方国家及日本分别占消化门诊比例为 40% 和 31%。IBS 的发病与精神心理因素异常密切相关,其中抑郁焦虑为主要精神心理障碍。IBS 患者中,部分经健康教育、饮食指导、解痉药、泻药及止泻药等常规治疗 3 个月后未获明显缓解,其症状按视觉模拟评分(visual analogue scale,VAS)仍在 50 分以上,被称为难治性 IBS,其患者症状迁延不愈,伴发精神心理障碍可能性更大。

一项广东地区多中心大样本调查发现,9 802 例消化内科门诊患者中,IBS 占 11.5%,其中难治性 IBS 组和非难治性 IBS 组各占 23.6% 和 76.4%。难治性 IBS 组的抑郁症状、焦虑症状、抑郁合并焦虑症状发生率分别为 66.2%,23.3% 和 9.0%;中重度抑郁、中重度焦虑发生率也显著高于非难治性 IBS 组和健康对照组,提示难治性 IBS 患者的抑郁症状、焦虑症状和抑郁合并焦虑症状伴发率高,且抑郁、焦虑程度严重,为患者临床难治的重要原因,属于典型的心身疾患,应引起临床医生的高度重视。

一、病因与发病机制

IBS 的病因和发病机制尚未完全明确,其中胃肠动力紊乱、内脏感觉过敏、精神心理异常、肠道感染、胃肠激素、饮食、肠道菌群等因素目前被认为与 IBS 的发病有关,尤其诸多研究表明其发病与精神心理关系密切,许多患者发病都由不同程度的精神心理因素引起,这些因素同时影响患者疾病的进展、治疗和预后。

(一)胃肠动力学异常

正常人结肠的基础电节律以 6 次/分钟的慢波频率为主,而 3 次/分钟的慢波频率与分节收缩有关,IBS 的患者(以便秘、腹痛为主症)3 次/分钟的慢波频率明显增加。正常人结肠高幅收缩波主要出现在进食或排便前后,与肠内容物长距离推进性运动有关,而腹泻型 IBS 高幅收缩波明显增加。使用放射性核素显像技术显示腹泻型 IBS 口-盲肠通过时间较正常人明显增快,而便秘型则相关。

(二)内脏感觉异常

IBS 患者对直肠气囊扩张的收缩反应比正常人增强,即引起收缩的阈值及痛阈降低、收缩幅度大、持续时间长,提示耐受性差,尤以腹泻型明显。相反,部分便秘型患者表现出很高的耐受阈,对直肠扩张的反应松弛不敏感,排便时外括约肌可出现异常收缩。这种感觉异常的神经生理基础可能是黏膜及黏膜下的内脏传入神经末梢兴奋阈值降低,或(和)中枢神经系统对传入神经冲动的感知异常,以及传出神经对传入信息的负反馈抑制的调控能力减弱,从而相对增强了痛觉的信号。

(三)精神心理因素

目前普遍认为 IBS 是以神经内分泌免疫系统为中介,以精神心理因素为扳机而触发的心身疾病。近年研究表明,精神因素导致 IBS 发病的机制主要是通过脑-肠轴来实现的。胃肠道是机体唯一由中枢神经、肠神经系统、自主神经共同支配的器官,同时具备运动、感觉和分泌功能。胃肠道功能是在这些神经系统的精密且复杂的调控下完成的。

所谓的脑-肠轴是指机体借助将中枢神经系统和胃肠道联系起来的神经内分泌免疫系统。外在刺激与内在信息通过神经链接与高级神经中枢相连,影响胃肠感觉、动力和分泌。胃肠活动反过来也作用于中枢的情绪、痛觉和行为区域。这种链接的调节是通过 5-羟色胺(5-HT)、血管活性肠肽、神经肽 Y、P 物质、降钙素基因相关肽、胆囊收缩素等来介导完成的。其中 5-HT 是重要的脑肠神经递质,在 IBS 的发病中起到重要作用,其受体广泛分布于中枢神经系统、平滑肌和肠神经系统,它不仅在中枢参与情感障碍调节,而且在外周也参与胃肠动力、感觉功能的调节。精神心理刺激可促进下丘脑释放促肾上腺皮质激素释放激素(CRH),从而促进肠道运动、黏液分泌、黏膜通透性增加、MC 释放炎性介质以及 5-HT,使内脏呈高敏状态,诱发 IBS 患者的腹部症状。

(四)其他

研究发现,部分 IBS 症状发生于肠道感染治愈之后,其发病与感染的严重性及应用抗生素时间均有一定相关性。此外,约 1/3 患者对某些食物不耐受而诱发症状加重。

二、临床表现

(一)躯体症状

1. 腹痛

几乎所有 IBS 都有不同程度的腹痛,部位不定,以下腹及左下腹多见。大多于排便或排气后缓解。睡眠中痛醒者极少。

2. 腹泻

一般排便 3～5 次/天,少数严重发作可达数十次。大便多呈稀糊状,也可为成形软便或稀水样便。多带有黏液,部分患者粪质少而黏液量多,但无脓血。排便不干扰睡眠。部分患者腹泻与便秘交替发生。

3. 便秘

排便困难,粪便量少、干结,呈细杆状或羊粪状,表面可覆黏液。

4. 其他消化道症状

多伴有腹胀感,可有排便不净感、排便窘迫感。部分患者可能同时存在消化不良症状。

(二)精神心理症状

IBS患者中焦虑、抑郁等精神心理症状的伴发率较正常人高,其中难治性IBS更甚,且程度更严重。而近期有研究表明,IBS分型不同也可能引起难治性IBS患者的抑郁焦虑状况存在差异,腹泻型、腹泻和便秘混合型的难治性IBS患者可能因大便性状改变明显,更易造成精神心理负担,从而出现焦虑、抑郁、失眠、头晕、头痛等精神症状。

焦虑症状相关表现包括:①紧张不安,易哭、颤抖;②心中充满烦恼,坐立不安;③担心,感到有坏事要发生;④害怕,突然发生恐慌感;⑤行为紧张,忐忑不安;⑥易出汗,气促。

抑郁症状相关表现包括:①无法集中注意力或做出决定;②记忆力减退;③抱怨有病却查不出毛病;④对平常喜欢的事提不起兴趣;⑤经常失眠或睡太多;⑥容易疲倦或不想动;⑦无法安静下来或活力减退;⑧食欲或体重改变;⑨心情沮丧或脾气暴躁;⑩有罪恶感,觉得自己没有用,甚至有死亡或自杀的念头。

(三)体征

无明显体征,可在相应部位存在轻压痛,部分患者可扪及腊肠样肠管,直肠指检可感到肛门痉挛、张力较高,可有触痛。

三、诊断与鉴别诊断

(一)诊断

IBS的诊断应基于详细的病史采集及相关检查排除器质性病变后,依据罗马Ⅲ标准进行诊断,即:在最近的3个月内,每个月至少有3天出现反复发作的腹痛或不适症状,并具有下列中的两项或两项以上:①排便后症状改善。②伴随排便频率的改变。③伴随粪便性状的改变。诊断标准建立于患者至少在诊断前的6个月内出现症状,并在最近的3个月持续存在。下列症状可支持IBS的诊断:①异常的排便频率:每周≤3次排便或每天3次以上排便。②异常的粪便性状:块状便/硬便或松散便/稀水便。③排便费力。④排便急迫感或排便不尽感。⑤排出黏液。⑥腹胀。

根据Bristol大便性状分型,IBS临床上可分为4种亚型:①腹泻型IBS(IBS-D),是指≥25%的排便为松散(糊状)粪或水样粪,硬粪或干球粪<25%;②便秘型IBS(IBS-C),是指≥25%的排便为硬粪或干球粪,松散(糊状)粪或水样粪<25%;③混合型IBS(IBS-M),是指松散(糊状)粪或水样粪≥25%,硬粪或干球粪≥25%;④未定型IBS(IBS-U),是指粪便的性状异常不符合上述IBS-D、IBS-C、IBS-M之中的任一标准。

排除诊断包括:①仔细体检,患者一般情况良好,无消瘦及发热,系统体检可能仅发现左腹轻压痛；②血尿常规、血沉正常，多次粪便常规及培养（至少3次）均阴性，粪便潜血试验阴性；③X线钡剂灌肠无阳性发现，或仅有激惹征象；④结肠镜检查多呈黏膜水肿、肠壁痉挛，但无明显糜烂溃疡病变。

（二）鉴别诊断

需与下列疾病相鉴别：溃疡性结肠炎、克罗恩病、结肠癌、慢性细菌性痢疾、憩室炎、甲状腺功能亢进症、肠道吸收不良综合征等。

四、治疗

鉴于IBS的病因复杂，临床表现多样，治疗中应与患者充分沟通，解释疾病的诊断及其性质，消除患者的顾虑，取得患者的信任与合作，建立良好的医患关系，提高患者对治疗的信心。强调综合治疗及个体化治疗相结合的原则，根据主要症状类型及严重程度予以分级治疗。

（一）一般治疗

对IBS的患者应行饮食指导，帮助其改变日常行为和调整生活方式。根据胃肠动力变化特点改变日常膳食结构，避免过量的脂肪及刺激性食品如咖啡、酒精等的摄取，减少敏感食物及产气食品如奶制品、大豆等的摄入。以腹泻为主的患者应酌情限制粗质蔬菜及水果，而以便秘为主的患者则提倡摄入富含粗纤维的食品。经常体育锻炼，以减少对各种应激的反应。

（二）躯体症状治疗

通过调整饮食及生活方式，部分患者的躯体症状可得到缓解，而症状仍持续存在的患者需予以药物治疗。

1. 腹痛、腹胀

①抗胆碱类药物通过阻断平滑肌细胞的胆碱能受体而使平滑肌松弛，还可抑制腺体分泌，用于解除腹痛症状。临床常用颠茄合剂5～10 ml，2～3次/天，口服阿托品0.3 mg，3次/天。②肠道选择性钙通道阻滞剂，可通过抑制肠道平滑肌痉挛性收缩而缓解腹痛，如匹维溴铵50 mg，3～4次/天。③5-HT$_4$受体激动剂，能增加肌间神经丛节后纤维的乙酰胆碱释放，从而促进全胃肠动力，减轻便秘及腹胀。常用药物如莫沙必利5 mg，3～4次/天。④离子通道调节剂，可作用于外周阿片受体，双向调节胃肠运动。如曲美布汀20 mg，3次/天。

2. 腹泻

①黏膜保护剂，能覆盖消化道表面，固定及清除有害物质，提高肠黏膜屏障作用，降低结肠敏感性，调整结肠运动，可有效改善患者腹泻、腹胀症状。如蒙脱石散剂3 g，3次/天。②洛哌丁胺，可通过胆碱能和非胆碱能神经局部的相互作用，直接对抗肠道平滑肌的收缩，抑制肠道蠕动，以治疗腹泻。其用法为首次口服4 mg，以后每腹泻一次再口服2 mg，直至腹泻停止。③微生态制剂，能调节肠道局部内环境，恢复肠道正常免疫功能，有助于IBS症状的改善。如双歧三联活菌0.42 g，3次/天。

3. 便秘

①饮食中增加食用纤维,如车前草、果胶、燕麦麸等,有助于保持粪便中的水分及增加粪便量,以缓解便秘症状;②促肠道运动药物如莫沙必利5 mg,3～4次/天;③乳果糖可增加肠腔内渗透压,增加粪便容积,反射性刺激肠蠕动,用法为口服15～45 ml/d。

(三)精神心理治疗

1. 心理治疗

IBS目前被普遍认为是一种躯体症状和精神心理因素相互作用的身心疾病,国内外均有研究显示心理治疗在IBS治疗上取得了良好疗效。

(1)认知疗法:是指以建立个人正确认知为目标,通过认知教育和行为技术纠正患者曲解的认识,达到正确认知的重建,缓解或消除心理障碍及躯体症状的一种心理学治疗方式。如难治性IBS患者往往频繁就诊,目的在于想弄清引起肠道症状的原因,当通过大量辅助检查仍未查找到病因时,患者常合并有明显的认知性焦虑,寻找自己的症状与癌症或其他严重疾病的相同之处,并任意联想、推断,这些错误的认知反过来又往往加重这些患者的症状性焦虑和精神心理负担,而通过认知疗法后患者的症状、精神心理状况及生活质量能得以改善。Kang发现9周军训的生活方式调整可显著改善63%IBS患者的临床症状,其中治疗前和治疗后的腹痛或不适评分分别为45.90±18.93和23.76±19.53;生活质量评分分别为81.66±11.48和87.57±10.61;压力评分分别为54.38±21.29和38.44±22.69(均$P<0.001$),证实生活方式改变可显著改善IBS症状和提升生活质量。

(2)催眠治疗:目前国外多项研究显示,催眠治疗在改善患者生活质量和远期疗效方面优于单纯药物治疗,并能明显减少卫生保健资源的利用和因此引起的医疗费用。Moser等最新进行了46例难治性IBS药物加催眠治疗与44例单纯药物治疗的对比研究,其结果发现催眠治疗的方法在改善生活质量和远期疗效方面优于单纯药物治疗的患者。Lindfors等对已经接受催眠治疗的208例难治性IBS远期治疗效果的研究报道,其中103例(50%)有疗效,在这些有疗效的患者中有75例(73%)在催眠治疗后的2～7年内有进一步改善。

2. 药物治疗

(1)苯二氮䓬类:该类药物主要是通过增加脑内抑制性神经递质γ-氨基丁酸的含量,发挥镇静、催眠和抗焦虑作用。常用药物有地西泮2.5mg,1次/天,疗程需4～12周,但长期用药可不同程度地产生依赖性或戒断症状,严重肝功能及呼吸功能不全者禁用。

(2)三环类抗抑郁药(TCAs):该类药物是一种传统抗抑郁药,其药理作用是阻断去甲肾上腺素、5-羟色胺在神经末梢的再摄取,从而使突触间隙的递质浓度增高,促使突触传递功能而发挥抗抑郁作用。但因同时作用于非特异性受体,具有镇静与抗胆碱作用,临床因有较大副作用(如口干、出汗、尿潴留、便秘、视力模糊、体位性低血压、心动过速等)而导致使用受限。但近年国外已有大量关于小剂量三环类抗抑郁药(如小剂量阿米替林)用于IBS治疗的报道,显示该药在小剂量(10～75 mg/d)即能缓解患者腹痛、腹泻症状。广州市第一人民医院的一项随机双盲交叉对照研究显示,小剂量阿米替林(12.5 mg,3次/天)可显著延长口-盲通过时间和提高胃感觉敏感性,显著增加血清Ghrelin和神经肽Y水平,且毒副反应低,受试者完全耐受,推荐用于功能性胃肠病的临床治疗。

Rajagopalan 等采用小剂量阿米替林治疗 IBS 患者之后,患者的腹痛症状明显减轻,排便情况好转,整体症状得到显著改善。Vahedi 等使用 10mg/d 的小剂量阿米替林治疗腹泻型 IBS 患者 8 周以后,患者的临床症状完全消失。Bahar 等表明使用低剂量阿米替林治疗青少年 IBS 也取得了良好疗效,患者腹泻、脐周痛等症状缓解,而且整体生活质量得到了很大程度的改善。Morgan 等在治疗腹泻型、便秘型以及混合型 IBS 时,采用低剂量的阿米替林治疗 4 周后,患者的临床症状得到了充分的缓解。

(3) 选择性 5-羟色胺再摄取抑制剂(SSRIs):中枢神经系统、胃肠道 5-羟色胺 (5-HT) 含量丰富并且肠黏膜和肠神经系统有 5-HT 转运体。目前国内常用的 SSRI 类抗抑郁药有帕罗西汀和氟西汀,选择性地抑制 5-HT 的再摄取,增加和延长 5-HT 的作用,因此,这两种药物可能是通过直接对脑—肠轴中不同水平的交互作用而发挥特殊的治疗作用。其中氟西汀抗抑郁效果明显,抗焦虑效果不明显;而帕罗西汀抗抑郁效果和抗焦虑效果均明显。刘健在消化内科常规治疗的基础上,分别采用氟西汀和帕罗西汀治疗 114 例难治性 IBS 患者 8 周,其研究结果显示氟西汀和帕罗西汀均能明显改善症状,氟西汀和帕罗西汀组总有效率分别为 79.7%、83.6%,在探讨这两种药物的副反应反面,氟西汀引起的失眠明显多于帕罗西汀,帕罗西汀引起的乏力明显多于氟西汀,但两者总体副反应无明显差别。

五、预后

IBS 呈良性过程,一般不会严重影响全身情况,但其症状可反复或间歇发作,影响患者的生活质量。大多数患者在心理疏导、调整饮食及生活方式、合理用药等治疗后症状可在数周至数年内得到缓解。而对于难治性 IBS 患者,除予以药物治疗外,更应加强对其精神心理方面的治疗,以达到改善症状、提高生活质量的目的。

[广州市第一人民医院　江舒曼 李伟冬 贾林]

第五节　慢性胰腺炎

慢性胰腺炎(chronic pancreatitis, CP)是指由各种不同病因引起的胰腺局部、阶段或弥漫性的慢性炎症,表现为胰腺腺泡、胰管、胰岛等组织萎缩、破坏或纤维化,常伴发钙化及假性囊肿形成。临床表现为反复发作性或持续性腹痛、腹泻或脂肪泻,后期可出现消瘦、黄疸、营养不良等胰腺功能不全的表现。慢性胰腺炎在西方国家的患病率为(10~15)/10 万,年发病率为(4~7)/10 万。慢性胰腺炎无规律地分布在世界各地,不同地区的发病率相差较大。我国的发病率虽低于西方国家,但呈明显的上升趋势。我国慢性胰腺炎多见于中年男性,以 30~60 岁,平均年龄 46.6 岁,男女发病率之比为 2.6:1,与西方国家基本相似。慢性胰腺炎最常见的病因为慢性酒精中毒和慢性胆道系统疾病。现代心身医学的观点认为慢性胰腺炎是一种心身疾病,其发生、发展和转归与心理社会因素密切相关。

一、病因与发病机制

1. 心理社会因素

从心身医学的角度分析慢性胰腺炎是一种心身疾病,心理社会因素可诱发或加重本病。生活事件调查显示,慢性胰腺炎的发生、复发、演变和迁延不愈与紧张性生活事件刺激相关。有报道表明慢性胰腺炎患者在社会上常能尽职尽责,但因个人欲求不能满足或精神创伤等,加之存在抑郁、强迫等性格障碍,常大量饮酒以求解愁,以致发生慢性胰腺炎。临床观察发现,慢性胰腺炎患者易产生酒精或药物嗜好,有性格缺陷者多见。病人多有强迫性格及人际关系紧张的特点,而且常因对预后的过分担心和焦虑而出现疑病症和难以忍受的腹痛,疼痛严重影响患者的生活质量和工作能力,易于造成烦躁、抑郁等不良情绪反应,从而形成恶性循环。情绪因素可以影响胰腺的分泌功能,使慢性胰腺炎恶化,并可激发慢性胰腺炎患者发生抑郁症。有日本学者研究显示慢性胰腺炎患者中75%的人具有强迫性性格,可疑的慢性胰腺炎是真实的心身疾病,主要与心理因素相关,而确诊的慢性胰腺炎可归类于性格性的心身疾病,主要与酗酒有关。在可疑的慢性胰腺炎患者中有较高比例的抑郁症状。国内学者对慢性胰腺炎患者进行 EPQ 调查发现,P 分与 N 分普遍增高,而 E 分则低于对照组,表明慢性胰腺炎患者具有较高的精神质、情绪不稳定、性格内向。正是由于患者存在这些性格缺陷,患者极易产生酒精等嗜好,借酒浇愁。这些心理应激因素可使 Oddi's 括约肌痉挛,胰液分泌增加等,使心理、生物致病因素交织在一起,诱发或加重本病。

2. 胆道系统疾病

西方以及亚太大多数国家的慢性胰腺炎与嗜酒有关,而在我国近年酒精因素逐渐上升为主要因素之一,而胆道疾病的长期存在仍为主要危险因素。我国不同地区多家医院的回顾性研究荟萃分析显示,胆道系统疾病发病的病史在慢性胰腺炎中占33.9%。在各种胆道系统疾病中以胆囊结石为最多见,其他依次为胆管结石、胆囊炎、胆管不明原因狭窄和胆道蛔虫。胆源性慢性胰腺炎是我国与其他国家的不同之处,但其机制尚不明确,且胆道系统疾病是否会导致慢性胰腺炎也存在分歧。其机制可能与炎症感染或结石引起胆总管开口或胰胆管交界处狭窄与梗阻,胰液流出受阻,胰管压力升高,导致胰腺腺泡、胰腺小导管破裂,损伤胰腺组织与胰管系统。因此胆道疾病所致的慢性胰腺炎病变部位主要在胰头部,胰头部增大、纤维化,引起胰腺钙化少见,但合并阻塞性黄疸的较多见。

3. 慢性酒精中毒

西方国家70%~80%的慢性胰腺炎与长期嗜酒有关,因此酒精的摄入量及时间与发病率密切相关。我国不同地区多家医院的回顾性研究荟萃分析的结果中35.9%与饮酒相关。关于酒精性胰腺炎的发病机制尚不完全清楚,通常认为酒精刺激胃酸分泌增多,激发十二指肠分泌胰泌素及促胰酶素,致胰液分泌增加。同时酒精刺激十二指肠黏膜,造成 Oddi 括约肌痉挛,导致胰管内压增高;酒精致胰液中蛋白质和碳酸氢盐浓度增加,胰液中蛋白质与钙结合形成一种稳定的沉积物,附着于小胰管壁上,形成蛋白栓子,造成胰管的狭窄和梗阻,进而造成腺泡上皮的萎缩和坏死,间质的炎症及纤维化形成;酒精直接造成腺泡细胞浆的退行性变,线粒体肿胀,脂质堆积,胰管上皮细胞损伤等。

4. 其他因素

如遗传、代谢因素，免疫系统疾病、内分泌功能异常等均可能并发慢性胰腺炎，其原因大多不明。

二、临床表现

慢性胰腺炎的病程常常超过数年，临床表现为无症状期与轻重不等发作期的交替出现，也可无明显症状而发展为胰腺功能不全。典型病例可出现腹痛、胰腺钙化、胰腺假性囊肿、脂肪泻及糖尿病等五联征。

1. 腹痛

腹痛是慢性胰腺炎最为突出的症状，约90%的患者可出现程度不等的腹痛，起初多为间歇性，后可逐渐转为持续性腹痛，性质可为隐痛、钝痛、钻痛甚至剧痛，多位于中上腹或略偏左或偏右，也可放射至后背部、两侧胁肋部。与体位变化、进食有密切关系，患者躺下或进食时疼痛加剧，取坐位、屈膝位时疼痛可有所缓解。腹部压痛与腹痛往往不相称，多数患者仅有轻度压痛。当并发假性囊肿时，腹部可以扪及表面光滑的包块。腹痛的发生机制可能与胰管梗阻、狭窄等原因所致的胰管内高压、胰腺本身的炎症、缺血、假性囊肿等有关。

2. 胰腺功能不全的表现

慢性胰腺炎的后期可出现吸收不良综合征、糖尿病的表现。由于外分泌功能不全可出现腹胀、食欲减退、恶心、嗳气、厌食油腻、乏力、消瘦、腹泻甚至脂肪泻，常伴有维生素 A、D、E、K 等脂性维生素吸收不良表现，出现夜盲症、皮肤粗糙、肌肉无力、出血倾向等。约半数的患者可因胰腺内分泌功能障碍出现糖尿病。

慢性胰腺炎症状的出现、迁延、反复等多与应激和易患人格等心理社会因素密切相关，往往是在负性情绪、饱餐或饮酒后诱发或加重。患者在社会上常能尽职尽责，但因个人需求无法得到满足或精神受到创伤后常常大量饮酒以求解愁，以致出现慢性胰腺炎或使原有的慢性胰腺炎症状加重。在疾病进展期患者可以出现性格改变或精神症状，有幻觉、定向障碍等，疾病好转后症状消失。

三、诊断与鉴别诊断

慢性胰腺炎患者常有偏执和强迫等性格特点，SCL-90 显示强迫、抑郁分值增高，SDS 显示总分偏高，提示抑郁状态较为多见。病史中常常有借酒浇愁或有胆结石、蛔虫等胆道系统疾病，符合慢性胰腺炎的下列诊断标准基本可以成立：有明确的胰腺炎组织学诊断；有明确的胰腺钙化；有典型的慢性胰腺炎的症状和体征，有明确的胰腺外分泌障碍和 ERCP（内镜逆行性胰胆管造影）等典型慢性胰腺炎影像学特点并排外胰腺癌；超声内镜有典型的慢性胰腺炎影像学特征等。

慢性胰腺炎与胰腺癌的鉴别尤为重要，且有一定的难度，需要进行细针穿刺活体组织检查甚至剖腹手术探查。另外慢性胰腺炎的腹痛、脂肪泻还需要与其他疾病相鉴别。

四、治疗

慢性胰腺炎的治疗强调心理治疗和药物治疗相结合，心理治疗包括指导患者消除紧张和疲劳等诱发因素,避免精神刺激和情绪激动,保持心理平衡。帮助患者戒烟、戒酒,矫正不良行为习惯。对于难以缓解的疼痛,因往往有精神病学、心理社会因素参与,可应用抗抑郁药物治疗。具体心理治疗方法包括一般心理支持治疗法、行为疗法、生物反馈疗法、放松疗法及精神药物辅助治疗。

在心理治疗的基础上,还需要针对病因治疗、止痛等对症支持治疗,部分患者甚至需要手术治疗。病因治疗包括去除病因,治疗胆道疾病,规律低脂肪、高蛋白饮食,避免饱食等。对症治疗主要包括止痛、促进外分泌功能的恢复以及合并症的治疗。胰酶制剂替代治疗有一定的止痛作用;胰酶替代治疗还可缓解胰腺外分泌功能不全的症状。为减少胃酸对胰酶活性的影响,可用抗酸药物或 H_2 受体拮抗剂、质子泵抑制剂等治疗。止痛药物尽量先用小剂量非成瘾性止痛药物。营养不良患者应注意补充营养、脂溶性维生素、微量元素等。ERCP 可取石、对狭窄的胰管支架置入。对于内科治疗不能缓解的疼痛并合并严重营养不良、胰腺脓肿、假性囊肿、瘘管形成等患者需要考虑不同方式的手术治疗。

五、预后

经过积极治疗,慢性胰腺炎可缓解症状,但不易根治,患者晚期多死于并发症,极少部分转化为胰腺癌。

[兰州大学第一医院 刘世雄]

第六节 消化性溃疡

消化性溃疡(PU)是指胃肠道黏膜被胃酸和胃蛋白酶等自身消化而发生的溃疡,其深度达到或穿透黏膜肌层。溃疡好发于胃和十二指肠,也可发生于食管下段、小肠、胃肠吻合口及附近肠袢,以及异位的胃黏膜。其中以胃溃疡(gastric ulcer,GU)和十二指肠溃疡(duodenal ulcer,DU)最为常见。本病是一种全球性多发性常见病,估计 10%～20% 的人一生中患过此病。国内资料显示男性患者多于女性,溃疡病可发生在不同年龄,发作有季节性,秋冬和春夏之交比较常见。

一、病因与发病机制

消化性溃疡是典型的心身疾病,经历了一个世纪的变迁,对消化性溃疡发病机制的认识从"无酸,无溃疡"进入幽门螺杆菌(helicobacter pylori,HP)时代。近二十年来,随着人们生活节奏的加快和工作压力的加大,社会、心理因素在消化性溃疡的发生和发展过程中占有重要地位。

(一)胃酸和胃蛋白酶

早在 1910 年 Schwartz 提出的"无酸,无溃疡"学说至今仍得到公认。胃蛋白酶对胃黏膜具有侵袭作用,其生物活性取决于胃液 pH 值,pH 值为 1～3 时胃蛋白酶最活跃,pH 大于

4 时便失去活性。因此胃酸和胃蛋白酶对胃肠道黏膜的自身消化是形成溃疡的直接原因之一。DU 患者胃酸分泌增多,而 GU 患者胃酸分泌量改变不太显著。

（二）幽门螺杆菌

1983 年,Marshall 和 Warren 在人胃黏膜标本中发现 HP,改变了我们对溃疡发病机制的认识和治疗策略,从此消化性溃疡进入 HP 时代。研究发现,消化性溃疡患者的 HP 感染率高,在 DU 患者中检出率高达 95％～100％,GU 中为 70％～85％;根除 HP 可促进溃疡的愈合和显著降低溃疡复发率。HP 是一种重要的攻击因子,致病机制包括损伤局部胃黏膜,增加侵袭因素胃泌素和胃酸分泌,削弱黏膜的防御和修复机制。目前认为无 HP 就无消化性溃疡的复发。

（三）非甾体抗炎药

幽门螺杆菌和非甾体抗炎药(NSAID)是引起消化性溃疡的两个独立危险因素,两者并存可显著增加患者溃疡的发生风险。随着近年来 NSAID 抗炎、镇痛、抗血栓、抗肿瘤方面的临床应用越来越广泛,NSAID 相关性溃疡和出血的发病率持续上升。NSAID 的种类、剂量、疗程长短、年龄及抗凝药物和肾上腺素皮质激素使用是溃疡发生的危险因素。

（四）心理社会因素

尽管 HP 在消化性溃疡中具有重要地位,然而并非所有溃疡患者都感染 HP。胃是最能体现情绪变化的器官之一,心理、社会因素可以使消化性溃疡的攻击性因子增强而防御性因子减弱,是引起消化性溃疡病生理变化的重要中介因素。

1. 社会生活因素

早在第二次世界大战期间,遭受德军反复空袭的伦敦居民患溃疡病的人数比平时大为增多;苏联卫国战争期间溃疡病发病率约为战前的 4 倍;在德国和日本集中营出来的幸存者,胃肠功能紊乱和溃疡发病率增高。2009 年 Chen 等对 561 名中国离岸石油工人进行横断面调查发现,溃疡样症状与职业压力密切相关,尤其是应对能力较差或缺乏良好的社会支持的人群。而频繁的轮班工作,则可增加 HP 感染工人十二指肠球部溃疡的风险。国内也有学者研究发现消化性溃疡患者遭遇的负性生活事件频数明显多于正常人。

2. 个性特征

在心理因素中,性格是最基本、最核心的部分。个性特征对心身疾病的发生、发展和转归可能产生重要影响。消化性溃疡病的人格特征表现为顺从依赖、情绪不稳、过分自我克制、内心矛盾重重等;国内有学者研究发现极端 A 型性格与消化性溃疡关系密切。消化性溃疡患者中具有 A 型性格的十二指肠球部溃疡的患者是胃溃疡患者的 2 倍,说明 A 型性格的人群更易患十二指肠球部溃疡。

3. 情绪障碍

心理因素如精神紧张、情绪波动、过分焦虑可直接导致胃酸分泌失调(如愤怒使胃液分泌增加,抑郁使胃液分泌减少)、胃黏膜屏障削弱。临床前研究表明,心理应激可增强实验小鼠 HP 的易感性,促进 HP 在胃定植。临床中发现消化性溃疡处于活动期时,患者情绪处于高度和中度焦虑状态的比例高于愈合期及瘢痕期;尽管其焦虑、抑郁评分低于功能性消化不良患者,提示溃疡伴随某些心理异常可能是继发性的身心反应,但心理干预仍可改善消化性溃疡患者心理卫生状况及防御方式与应对方式。

4. 生活方式

长期吸烟者消化性溃疡发生率比不吸烟者高,吸烟影响溃疡愈合和促进溃疡复发。这与吸烟增加胃酸分泌、减少胰腺碳酸氢盐分泌、影响胃十二指肠协调运动和前列腺素合成等因素有关。食物对胃黏膜可造成物理和化学性损害,暴饮暴食或不规则进食可破坏胃分泌的节律性。咖啡、浓茶、烈酒、高盐饮食、辛辣调料、泡菜等食品,以及偏食、饮食过快、太烫、太凉、不规则等不良饮食习惯,均可能是本病发生的相关因素。

(五)胃黏膜防御机制受损

包括黏液-碳酸氢盐屏障、黏膜血流、前列腺素、上皮细胞更新和上皮生长因子等,任何一个或几个胃黏膜防御机制受损,都可引起消化性溃疡。

二、临床表现

(一)临床症状

1. 腹痛

腹痛是消化性溃疡的主要症状,但部分患者可无症状或以出血、穿孔等并发症为首发症状。典型表现为慢性、节律性、周期性腹痛;慢性病程可失去疼痛的节律性和周期性。

(1)疼痛性质:多为隐痛、钝痛、刺痛、灼痛或饥饿样痛;轻症可忍受,持续性剧痛常提示溃疡穿孔。

(2)疼痛部位和节律性:GU 常在剑突下或偏左,进餐后 1～2 h 发作,持续 1～2 h 后缓解;DU 多呈中上腹痛,在脐上方或脐上方偏右,多于空腹时发生,进食后缓解。后壁溃疡,特别是穿透性溃疡可放射至后背部。

(3)疼痛周期性:发作与季节有关,尤其是 DU。发作持续数天或数周,继以较长时间缓解,以秋末至春初较冷季节常见。

2. 其他症状

常伴有反酸、嗳气、流涎、恶心、呕吐等,均缺乏特异性。疼痛较剧而影响进食者可有消瘦及贫血,缓解期一般无明显症状和体征。

(二)社会心理表现

国内多项对消化性溃疡患者的社会心理研究表明,溃疡患者多在患病期间存在心理因素缺陷。人格特征、应对方式、认知评价以及社会支持等因素缺陷对溃疡的发生有着重要的影响。

1. 人格特性

溃疡病人性格多属抑郁质型,多具有内向性格的特点,表现为依赖性强、孤僻、好静、遇事过分思虑、情绪易波动、愤怒易受压抑。

2. 心理防御方式

溃疡患者使用不成熟的和中间型心理防御方式较多,有过度掩饰倾向。

3. 社会支持

研究表明,消化性溃疡患者在社会支持总分、主观支持、客观支持和支持利用度等方面均低于对照组,提示社会支持方面存在缺陷。

（三）并发症

1. 上消化道出血

本病最常见并发症,DU多于GU,10%～15%患者以出血为首发症状。临床表现取决于出血的部位、速度和出血量。每日出血量超过5 ml大便潜血可阳性,每日出血量50～100 ml可出现黑便,胃内积血250～300 ml可呕血。一次出血量超过500 ml可有头晕、乏力、心动过速和血压改变;3 h内输血1 500 ml方能纠正休克称严重性出血。

2. 穿孔

急性穿孔以男性多见,部位多为DU前壁或GU前壁;慢性穿孔以DU多见,常见于DU后壁。临床表现为急腹症,X线可见膈下游离气体。

3. 幽门梗阻

多由DU和幽门管溃疡所致,分为炎症充血或水肿引起的功能性幽门梗阻和瘢痕形成、粘连引起的器质性幽门梗阻。表现为胃潴留,呕吐宿食,体查有胃型和振水音。

4. 癌变

DU不会引起癌变;有长期GU病史,迁延不愈可有1%～3%的GU发生癌变。

三、诊断和鉴别诊断

（一）诊断

慢性病程、周期性、节律性上腹痛是诊断消化性溃疡的重要依据。胃镜检查和黏膜活检可以起到确诊的作用;X线钡餐检查如发现龛影亦有确诊价值。更重要的是明确消化性溃疡的病因(是HP、NSAID,还是心理应激性?),有无溃疡并发症,从而制定合适的治疗策略。

1. 胃镜检查

为主要的确诊方法,可确定溃疡部位、大小、形态和数目,结合活检病理结果,判断溃疡良恶性及溃疡分级。包括传统内镜下溃疡分期(活动期、愈合期和瘢痕期)、溃疡愈合质量判断(Sa、Sb和Sc三期)以及内镜下对溃疡出血的Forrest分级。

2. X线钡餐检查

钡剂填充溃疡凹陷部分造成胃壁腔外龛影,呈圆形或类圆形,边缘整齐,可见四周黏膜皱襞放射状向龛壁集中;局部组织伴有激惹现象。但对浅小溃疡、溃疡灶有黏液或血液显示不佳。

3. HP感染的检测

（1）侵入性检测方法:组织学检测、细菌培养、快速尿素酶试验、PCR(聚合酶链式反应)。
（2）非侵入性检测方法:血清学检测、$^{13}C/^{14}C$-尿素呼气试验和粪便抗原检测。

4. 社会心理评估

主要采用各种心理测试量表进行测评,对非Hp、非NSAIDs的消化性溃疡和顽固性消化性溃疡,社会心理因素评估尤其重要。测试量表有:症状自评量表(SCL-90)、社会支持评定量表(SSRS)、心理防御方式问卷(DSQ)、主题统觉测验(TAT)、汉密尔顿焦虑和抑郁量表(HAMA、HAMD)等。

(二)鉴别诊断

1. 功能性消化不良、慢性胃炎

常有消化不良症候群,易与消化性溃疡相混淆,胃镜检查是其鉴别的主要手段。

2. 慢性胆囊炎和胆石症

疼痛与进食油腻有关。对位于右上腹并放射至背部,伴发热、黄疸的典型病例不难与消化性溃疡相鉴别。对不典型的病人,鉴别需借助腹部 B 超或内镜下逆行胆管造影检查。

3. 胃镜检查发现溃疡面,应与胃癌、胃泌素瘤的溃疡鉴别

(1)胃泌素瘤溃疡:X 线钡餐和胃镜检查显示在不典型部位的多发性、穿透性溃疡,有过高胃酸分泌及空腹血清胃泌素$>200~\mu g/ml$(常$>500~\mu g/ml$)。多伴有腹泻和明显消瘦。

(2)癌性溃疡:良、恶性溃疡的鉴别见表 15-1。

表 15-1 良、恶性胃溃疡的区别

项目	良性溃疡	恶性溃疡
年龄	青中年居多	多见于中年以上
病史	较长	较短
临床表现	周期规律性胃痛,无上腹包块,全身表现轻,抑酸药可缓解疼痛,内科疗效效果良好	全身表现(如消瘦)明显,可有上腹包块,抑酸药一般效果差,内科治疗无效
大便潜血	可暂时阳性	持续阳性
胃液分析	正常或偏低,但无真性缺酸	低酸者较多
X 线钡餐	龛影直径$<2.5~cm$、壁光滑位于胃腔轮廓之外、龛影周围胃壁柔软,呈星状聚合征	龛影常$>2.5~cm$,边缘不整,位于胃腔轮廓之内、龛影周围胃壁僵直,呈结节状,向溃疡聚集的皱襞有融合中断现象
胃镜检查	溃疡圆或椭圆形,底平滑,白或灰白苔,溃疡周围黏膜柔软,可见皱襞向溃疡集中	溃疡形状不规则,底凹凸不平,边缘结节隆起,污秽苔,溃疡周围有结节、糜烂

四、治疗

(一)一般治疗

消化性溃疡是临床常见病,普及宣教是治疗本病的重要环节。注意保持生活、工作、饮食的规律性,避免过度劳累和消除精神紧张,戒除烟、酒、浓茶,避免使用对胃黏膜有损伤作用的药物(如 NSAIDs)。

(二)药物治疗

1. 抑酸药主要有 H_2 受体拮抗剂(H_2RA)和质子泵抑制剂(PPI)

PPI 能快速、持久抑制基础和刺激后胃酸分泌,使胃内 pH 值保持于 4.0 以上,对本病的疗效优于 H₂RA,是治疗消化性溃疡的首选药物。其中潘妥拉唑常用剂量 40 mg/d;雷贝拉唑常用剂量 20~40 mg/d;埃索美拉唑常用剂量 40 mg/d,连用 4~8 周。

2. 胃黏膜保护剂

为保证消化性溃疡的愈合质量,应在根除 HP 和抑酸的同时给予胃黏膜保护剂。常用胃黏膜保护剂包括:替普瑞酮(施维舒)、铋剂、铝碳酸镁(达喜)、硫糖铝、膜固思达等。

3. 胃肠动力药物

对溃疡合并恶心、呕吐和腹胀症状者,可给予促胃动力药物,如多潘立酮、伊托必利、莫沙必利等。

(三)心理干预治疗

已有多个临床研究表明,消化性溃疡患者配合心理干预的疗效明显优于单纯药物治疗,同时可加快消化性溃疡病的愈合。

1. 行为干预治疗

由心理医生和消化科医生结合进行,解释溃疡发病诱因、临床特点、转归、治疗要点,纠正患者不良习惯如吸烟、饮酒,提供合理膳食。

2. 支持性心理治疗

由心理医生耐心解释疾病的性质,使患者认识到情绪的变化与病情的变化紧密相关,缓解患者不良情绪,减少负性情绪对疾病的影响。进一步了解患者在工作、学习、生活中的矛盾冲突、防御方式、应对方式、情绪反应等情况,通过调动社会支持系统,鼓励患者采取有效行动面对现实,采用健康的生活方式。

3. 松弛疗法与生物反馈治疗

松弛疗法具有良好的抗应激效果,通过呼吸放松、意念放松、身体放松,减少应激状态下生理活动的反应,增强自身康复能力。生物反馈治疗应用于消化性溃疡,可以使患者有意识地自我调控自身的生物活动(如腹痛),从而调整机体功能,减少症状的发生。临床证实,与常规药物治疗组相比,联用生物反馈治疗可有效降低消化性溃疡复发率。

4. 抗情绪障碍药物治疗

多个临床研究以传统根除 HP 或药物抑酸治疗为对照,短时间(1~2 个月)联用小剂量抗焦虑、抗抑郁药物治疗消化性溃疡,大多数结果提示溃疡愈合时间、愈合质量优于对照组。国内研究所采用的精神药物包括:氟哌噻吨美利曲辛(黛力新)、安定、阿普唑仑、多虑平、舒必利、百忧解、赛洛特等。

(四)治疗策略

1. HP 相关性溃疡

不论其活动或静止、初发或复发,无论有无并发症,在抑酸保护胃黏膜药物治疗外,首先要联合抗生素根治幽门螺杆菌,后再给予4~8 周抑酸治疗。

(1)HP 根除一线治疗方案:以铋剂、PPI 或 RBC(枸橼酸铋雷尼替丁)为主加上两种抗生素的三联疗法。含铋剂三联方案是临床使用时间最长的治疗方案,治疗费用最低;PPI 制剂三联方案是近年来应用最广泛疗效最好的药物组合；另外 RBC 三联疗法在治疗耐药 HP 菌株方案，研究认为优于 PPI 三联疗法。常用抗生素及剂量分别为阿莫西林 2 000 mg/d、克拉霉素 1 000 mg/d、甲硝唑 800～1 500 mg/d 或替硝唑 1 000 mg/d、呋喃唑酮 400 mg/d（小儿不宜）、左氧氟沙星 400～500 mg/d（未成年不宜）、四环素 1 500～2 000 mg/d，每日分两次服用。

由于 HP 耐药性发展迅速，许多国家和地区对甲硝唑、克拉霉素、左氧氟沙星等药物的敏感度显著下降，目前推荐在三联疗法的基础上，加上含有铋剂的四联疗法成为一线标准方案。胶体铋常用量为 480 mg/d，每日分两次服用。

（2）一线治疗失败患者，挽救疗法应根据患者的 HP 药敏试验决定；或暂停所有药物 2 个月以上，待 HP 敏感性恢复后再选择复治方案。

2. NSAIDs 或其他药物相关溃疡

（1）首先停用或减少相关药物的用量，并应用抗溃疡药物进行正规治疗；

（2）不能停用 NSAIDs 者，则会在一定程度上影响溃疡愈合，应尽量选用 COX-2 特异性抑制剂治疗原发病，同时加强抗溃疡治疗，宜首选 PPI 常量或倍量，疗程 4～8 周；

（3）对同时伴 HP 阳性患者需根除治疗；

（4）HP 阴性则短期使用 PPI 或米索前列醇，并注意对危险因素的评估和预防。高危发病人群包括：既往有溃疡病史者；高龄老年人群；长期或大剂量服用 NSAIDs 的患者；同时服用 2 种以上 NSAIDs 药物者；与华法林及其他抗凝药物联合使用者；与糖皮质激素联合使用者；患有心血管系统疾病的患者；HP 感染者；嗜烟、酒者。

3. 复发性溃疡

HP 未根除、停药后胃酸反跳及胃黏膜受损是复发三大原因，其中溃疡愈合质量可能是溃疡复发的关键所在。应在治疗上注重溃疡愈合质量，在去处病因、抑酸基础上，加用胃黏膜保护剂（如柱状上皮稳定剂）维持治疗 12 周。

4. 上消化道出血

稳定生命体征，补充血容量；局部使用止血药（冰盐水＋去甲肾上腺素或凝血酶胃管洗胃）；全身静脉应用 PPI，生长抑素可用于严重出血患者；药物治疗应贯彻整个治疗过程中。内镜下止血治疗：注射法和热凝法（氩气刀、激光或电凝）或放置钛夹止血；选择性动脉栓塞；必要时转外科手术。

5. 功能性幽门梗阻

维持能量及水、电解质、酸碱平衡，放置胃管连续抽吸胃内储留物 72 h，通过静脉或口服给予抑酸治疗，应用促胃动力药物。

6. 外科治疗

适用于急性溃疡穿孔；穿透性溃疡；大出血或反复出血而内科治疗无效；器质性幽门梗阻；胃溃疡癌变或癌变不能除外者；顽固性或难治性溃疡。

［广州市第一人民医院　黄耀星　贾林］

第七节 溃疡性结肠炎

溃疡性结肠炎(ulcerative colitis,UC)是一种反复发作的直肠和结肠慢性非特异性炎症性疾病,它和克罗恩病(Crohn's disease,CD)同属于炎症性肠病(inflammatory bowel disease,IBD)。溃疡性结肠炎的病因和发病机制尚不完全清楚,可能与免疫、遗传、感染、精神因素等有关。溃疡性结肠炎的病变主要局限于大肠黏膜与黏膜下层,一般表现有腹泻、黏液脓血便、腹痛、腹胀、发热等,严重者可有消化道大出血、肠穿孔、癌变等并发症,呈慢性经过,反复发作,病程可长达数年至十余年,常有发作期及缓解期的交替。

随着医学模式向"生物—心理—社会"转变,心理—社会—因素对疾病的影响日益受到关注。"心身疾病"概念的提出使人们对溃疡性结肠炎有了新的认识,认为其属心身疾病,心理社会因素一直被认为与溃疡性结肠炎发病有关。

一、病因与发病机制

溃疡性结肠炎的病因和发病机制尚未完全明确,已知肠道黏膜免疫系统异常反应所导致的炎症反应在溃疡性结肠炎发病中起重要作用,认为这是由多因素相互作用所致,主要包括心理社会因素和环境、遗传、感染以及免疫因素等。

1. 心理社会因素

早在 1963 年 Brown 就报道了情感挫折与溃疡性结肠炎有关,以后有许多学者观察到心理社会因素与溃疡性结肠炎的诱发、活动、加重以及复发均有一定关系。国内外的许多研究发现溃疡性结肠炎患者常存在相关的精神心理问题,并且心理紊乱程度与疾病严重性相关。典型的溃疡性结肠炎患者常存在敏感、内向、悲观、抑郁、焦虑、易怒、以自我为中心、被动等心理特征,常常表现为情绪不稳定、对刺激情绪反应强烈、对人际关系敏感、适应环境的能力较差、心神不安等人格特征和心理健康问题,其中最常见的是焦虑和抑郁心理问题。

有研究显示负性生活事件的应激与溃疡性结肠炎的病程明显相关,也是本病发生和恶化的主要因素,并且在某种个性特质基础上可能起到致病作用。最常见的负性生活事件包括过度劳累、家庭纠纷、工作压力、生活困难、情感打击、人际关系不适应等各种社会因素。

心理社会因素导致溃疡性结肠炎发生、发展的机制可能与精神心理应激过程中生成或释放多种激素和交感迷走神经的兴奋相关,最终通过影响机体免疫来影响溃疡性结肠炎发生发展。Mawdsley 等提出精神心理因素是通过改变下丘脑—垂体—肾上腺轴、下丘脑—自主神经系统轴及肠道神经系统产生作用,还有学者认为精神因素通过改变下丘脑—垂体—肾上腺轴的功能,影响肠腔内细菌和肠黏膜的相互作用。这些复杂的精神—神经网络系统激活黏膜肥大细胞和神经递质的分泌,引起组织及血清中细胞因子如 IL-6、IL-10、TNF-α、组胺、丝氨酸蛋白酶、蛋白聚糖等使肠道上皮发生通透性变化、肠道运动异常,最后出现肠道炎性改变。与此同时焦虑、抑郁、负性生活事件等应激源也可激活机体自身免疫,使肠道免疫系统发生异常,这可能成为免疫发病机制的触发点。杏仁核是脑—肠轴的核心结构,在情绪刺激的神经处理上起最基础的作用,最近有研究者使用功能性磁共振扫描发现溃疡性结肠炎患者杏仁核的血氧水平依赖信号明显下降,提示溃疡性结肠炎与情绪障碍有关,而杏仁核的功能障碍影响了溃疡性结肠炎的病程发展。

2. 其他因素

近几十年来,溃疡性结肠炎的发病率持续增高,这一现象首先出现在社会经济高度发达的北美、北欧,继而是西欧、南欧,最近才是日本、南美。这一现象反映了环境因素微妙但却重要的变化,如饮食、吸烟或暴露于其他尚不明确的因素,所以认为环境因素也是发生溃疡性结肠炎的病因之一。有研究认为遗传因素也是溃疡性结肠炎发病的另一个重要因素,因为溃疡性结肠炎患者一级亲属发病率显著高于普通人群,而患者的配偶发病率不增加。溃疡性结肠炎是否与微生物感染有关一直受到重视,但至今尚未找到某一特异微生物病原与此有恒定关系。现认为免疫因素在溃疡性结肠炎的发生、发展、转归中始终发挥重要作用,研究显示溃疡性结肠炎患者受累肠段往往产生过量抗体,但真正抗原特异性抗体在组织损伤中所起作用的证据尚有限。除了特异性免疫细胞外,肠道的非特异性免疫细胞及非免疫细胞如上皮细胞、血管内皮细胞亦参与免疫炎症反应。免疫反应中释放出各种导致肠道炎症反应的免疫因子和介质,包括免疫调节性细胞因子和促炎症性细胞因子。

二、临床表现

患者常存在个性内倾、敏感、固执、情绪稳定性差等不良的人格特征,以及存在人际关系敏感、抑郁、悲观失望、焦虑、心神不安等心理健康问题,其中最常见的是焦虑和抑郁心理问题。还存在家庭纠纷、工作压力、生活困难、情感打击等各种社会因素。

溃疡性结肠炎起病多数缓慢,病程呈慢性过程,多表现为发作期和缓解期交替,少数患者急性起病,症状持续并逐渐加重。部分患者在发作间歇期可因劳累、精神刺激、感染等加重或诱发。临床表现与病变范围、病型、病期有关。绝大多数患者表现为腹泻和黏液脓血便,而且大便次数和便血的程度反应病情轻重。轻者每日排便 2~4 次,重者腹泻次数每日可达 10 次以上,呈血便或黏液血便。患者可出现不同程度的腹痛,痉挛性腹痛常于便前、便时发生,便后缓解,有时出现里急后重。部分患者可出现腹胀、食欲不振、恶心、呕吐等消化道症状。除消化道症状外患者还可能出现全身症状如发热乏力、贫血,病情严重则有水电解质紊乱、酸碱平衡失调等。肠外表现可有关节炎、结节性红斑、口腔复发性溃疡、虹膜睫状体炎等。

溃疡性结肠炎按临床经过分为初发型、急性暴发型、慢性复发型、慢性持续型。按临床严重程度分为轻型与重型,按病变范围分为直肠炎、直肠乙状结肠炎、左半结肠炎、全结肠炎等。按病变活动程度分为活动期、缓解期。常见的并发症为中毒性巨结肠、直肠结肠癌变、肠出血、肠梗阻、肠穿孔等。

三、诊断与鉴别诊断

EPQ 评定显示患者具有 E、N、P 分值均高的个性特点。SCL-90 评分显示患者的躯体化、强迫、人际关系、抑郁、焦虑、偏执等因子评分和总症状分均显著增高。SDS、SAS、SAI

（状态焦虑量表）、TAI 评分均升高,而且重度患者上述评分均高于轻度、中度患者。

典型的患者具有持续或反复发作腹泻、黏液脓血便、腹痛,伴有（或不伴有）不同程度的全身症状。结肠镜检查是溃疡性结肠炎诊断与鉴别诊断的重要手段之一,可直接观察肠黏膜变化、取活组织检查并可确定病变范围。本病病变呈连续性、弥漫性分布,从直肠开始逆行向上扩展。结肠镜下可见黏膜血管纹理模糊、紊乱或消失、充血、水肿、质脆、易出血和脓性分泌物附着,病变明显处可见弥漫性糜烂和多发性溃疡形成,溃疡一般表浅。炎症进展后可出现结肠袋囊变浅、变钝或消失,以及大小不一的炎性息肉形成。黏膜活检可见固有膜内弥漫性慢性炎性细胞和中性粒细胞浸润,隐窝炎症或脓肿形成,黏膜糜烂溃疡,肉芽组织增生,隐窝上皮增生,杯状细胞减少等。而缓解期可见中性粒细胞消失,慢性炎性细胞减少。隐窝大小不一、形态不规则、排列紊乱、上皮与黏膜肌层间隙增大、细胞化生等。

（一）诊断

诊断标准:（1）具有持续或反复发作腹泻和黏液血便、腹痛,伴有（或不伴）不同程度全身症状者。（2）排除细菌性痢疾、阿米巴痢疾、慢性血吸虫病、肠结核等感染性结肠炎及 Crohn 病、缺血性结肠炎、放射性肠炎。（3）肠镜检查发现溃疡性结肠炎特征性病变:①黏膜上有多发性浅表溃疡,其大小及形态不一,散在分布,亦可融合,附有脓血性分泌物,黏膜弥漫性充血、水肿。②黏膜粗糙呈颗粒状,黏膜血管模糊,质地脆易出血,可附有脓性分泌物。③假息肉形成。（4）黏膜活检:炎性反应,可有糜烂、溃疡、隐窝脓肿、腺体排列异常、杯状细胞减少及上皮变化。

具备以上（1）、（2）、（4）及（3）条中①、②、③至少一项,即可诊断为溃疡性结肠炎。

（二）鉴别诊断

溃疡性结肠炎需要与慢性细菌性痢疾、阿米巴肠炎、血吸虫病、大肠癌、IBS、肠结核、小肠恶性淋巴瘤、急性阑尾炎等鉴别,而溃疡性结肠炎和结肠克罗恩病的鉴别见表 15-2。

表 15-2　溃疡性结肠炎与结肠克罗恩病的鉴别

项目	溃疡性结肠炎	结肠克罗恩病
症状	脓血便多见	有腹泻但脓血便少见
病变分布	连续病变	呈节段性
直肠受累	绝大多数受累	少见
末端回肠受累	罕见	多见
肠腔狭窄	少见,中心性	多见,偏心性
瘘管、肛周病变、腹部包块	罕见	多见
内镜表现	溃疡浅,黏膜弥漫性充血水肿、颗粒状、脆性增加	纵行溃疡,鹅卵石样改变
活检特征	固有层全层弥漫性炎症,隐窝脓肿,结构异常,杯状细胞减少	裂隙样溃疡、非干酪性肉芽肿、黏膜下层淋巴细胞聚集

四、治疗

溃疡性结肠炎的治疗主要包括一般治疗、药物治疗、手术治疗以及心理治疗,治疗目的是控制急性发作、维持缓解、减少复发、防止并发症等。

（一）一般治疗

强调休息、饮食调理和营养补充，给予高营养低渣饮食。

（二）药物治疗

药物治疗包括对症治疗和氨基水杨酸制剂的应用。适当给予叶酸，维生素 B_{12} 等多种维生素及微量元素。低蛋白血症者输注人血白蛋白等，病情严重者应禁食并给药肠外营养。对腹痛、腹泻的治疗要权衡利弊，慎用抗胆碱能药物或止泻药物。对于重症合并感染者通过静脉给予广谱抗菌素治疗。氨基水杨酸制剂柳氮磺胺吡啶（SASP）是治疗溃疡性结肠炎的常用药物，该药口服后大部分到达结肠，经肠道菌分解为 5-氨基水杨酸（5-ASA）与磺胺吡啶，5-氨基水杨酸能抑制 5-脂氧化酶的活性成分而发挥抗炎作用。用法为 4 g/d，分 4 次口服。适用于轻中度患者或重度经过糖皮质激素治疗已缓解者。主要副作用有恶心、呕吐、食欲减退等消化道反应以及过敏、皮疹、粒细胞减少症等。口服 5-ASA 新型制剂如美沙拉嗪、奥沙拉嗪等疗效与 SASP 相仿但副作用少。类固醇皮质激素对急性发作期有较好疗效，适用于氨基水杨酸制剂疗效不佳的轻中度患者，特别适用于重度患者及急性暴发型患者。一般该药口服泼尼松 40～60 mg/d，重症患者先给予较大剂量静脉滴注，如氢化可的松 300 mg/d、甲泼尼龙 48 mg/d 或地塞米松 10 mg/d，7～10 天后改为泼尼松 60 mg/d 口服，病情缓解后逐渐减量至停药，减量期间可家用氨基水杨酸制剂。对于激素治疗效果不佳或对激素依赖的慢性持续型病例，可使用硫唑嘌呤、6-巯基嘌呤和环孢素等免疫调节剂。

（三）手术治疗

手术治疗适用于并发大出血，肠穿孔，重型患者特别是合并中毒性结肠扩张经积极内科治疗而无效且伴严重毒血症者。择期手术指征：①并发结肠癌变；②慢性活动性病例内科治疗效果不理想而严重影响生活质量；或虽用糖皮质激素可控制病情但副作用太大不可耐受者。

（四）心理治疗

溃疡性结肠炎是心身疾病的一种，心理因素在其发生、发展中起到了重要的作用，在临床治疗过程中，不能忽略心理因素对患者病情的影响。有研究表明在处理肠道症状的同时加强心理干预措施可获得更好的临床疗效。

心理干预的目的在于帮助患者树立治病信心，减轻紧张、失望等消极情绪，同时加强与病人的交流，建立良好的医患关系，增强病人对医护人员的信任感，强调心情开朗、情绪稳定对控制疾病的重要性，指导患者进行自我调节，提高患者情绪控制和心理应急能力，进而保证疾病治疗的整体效果。心理治疗的具体方式包括认知疗法、催眠疗法、抗焦虑抑郁治疗等。认知行为疗法能缓解患者压力，减轻症状，减少复发。催眠疗法有助于患者在药物治疗的同时病情缓解，减轻心理压力，缓解焦虑、抑郁等情绪状态。对焦虑烦躁的患者定期进行心理咨询，还可以应用松弛疗法使其情绪得以缓解，思想得以放松。对伴有明显精神心理异常的溃疡性结肠炎患者在积极常规药物治疗的基础上，可适当给予患者抗焦虑药物，如阿普唑仑、艾司唑仑、多虑平或者氟西汀、帕罗西汀，对于伴有躯体化症状和焦虑、抑郁的患者也可以使用氟哌噻吨美利曲辛、圣约翰草提取物等。

五、预后

溃疡性结肠炎呈慢性过程,大部分患者反复发作,轻度及长期缓解者预后较好。急性暴发型、有多种并发症以及年龄超过 60 岁者预后不良,但近年由于诊治水平提高,死亡率明显下降。慢性持续性活动或反复发作频繁,预后差,如能择期合理手术亦可有望恢复。病程长者癌变风险增加应定期随访。

[兰州大学第一医院　刘世雄]

第八节　神经性厌食症

神经性厌食(anorexia nervosa,AN),又称为厌食症,是在 1874 年由威廉戈尔医生首先提出的一种进食行为异常。特征是为保持体型瘦削而长期故意过分节食或拒食导致体重显著下降、营养缺乏、代谢和内分泌功能紊乱。若不及时治疗,可导致严重的营养不良与极度衰竭,影响身心健康与发育,严重时可危及生命。调查发现神经性厌食症的发病年龄通常在10～30 岁之间,其中 13～20 岁之间发病的患者占到 85%,高峰年龄为 17 岁至 18 岁。此病有显著的性别差异,女性远远高于男性,有报道称男女发病率之比约为 1:(7～20)。神经性厌食症多流行于经济水平较高、家庭较为富裕的家庭人群中,发达国家高于发展中国家,城市高于农村。随着人们生活方式的改变以及受西方社会追求身材苗条的观念的影响,我国的神经性厌食症的发病率也呈逐年上升的趋势。

一、病因与发病机制

因神经性厌食症并非躯体疾病所致的体重减轻,病人节食也不是其他精神障碍的继发症状,病因及发病机制尚未彻底明了,它涉及生理、行为以及心理活动各个方面。目前认为,该病的发生是几种因素相互作用的结果。

(一)社会心理因素

由于饮食结构的改变、健身行业的大量涌现以及妇女社会角色的转变,人们越来越关注外在的体型美,尤其崇尚"以瘦为美"的社会风尚,时尚杂志封面女郎、世界各地选美比赛的冠军小姐,甚至连芭比娃娃也越来越苗条。网络、影视、杂志等媒体无不充斥着具有"骨感美"的"青春偶像"。这种以瘦为美的认识误区使得女性容易产生恐惧不安、羞怯感,不少女孩认为只有苗条才能得到爱和尊重,有使自己的体形保持或恢复到发育前"苗条"的强烈愿望。这也是为什么 20 多年来社会文明及生活水平不断提高,而以消瘦为特征的神经性厌食症患病率却呈明显的逐步上升趋势,尤其在某些职业中,如芭蕾舞演员、时装模特、影视明星中,该症的患病率是普通人群(同龄)的 3～4 倍。社会发展、职业竞争的强大压力使得部分女性为追求时尚和谋职的需要,通过节食使得体重下降,以达到理想的形体完美。

生活史调查发现,神经性厌食症发病与家庭教育、父母态度、支持与期望有关。双亲过分溺爱或不良的教育方式造成多种性格缺陷,自由娇气、爱打扮、追求时髦,成年后自我不够成熟或因社会活动而过分关心和注重体型;偏食、挑食等不良饮食习惯或过度关注饮食、强迫进食,反倒导致中枢兴奋性减低而致厌食。经济因素也与神经性厌食症的发病有关,通过调查发现,患者多来自社会地位较高或经济水平较为富裕的家庭,城市人群的患病率高于农村人群,在城市中,私立学校的女生患病率高于普通学校。这些特点在英、美、日等国家的研究报道中较为一致。可见社会因素是导致神经性厌食症发生不可忽视的主要原因之一。

(二)人格特征

大量调查研究后发现,神经性厌食症患者个性多为内向不稳定型,患者较为稚气和不成熟,常表现为胆怯、保守、偏食、疑病和焦虑等,早期可能有癔症倾向。有的患者可能有强迫性格和内向性格,常常争强好胜、固执任性、做事要求尽善尽美、喜欢追求表扬、以自我为中心、神经质等,对各种刺激反应过于强烈,易产生焦虑、紧张和抑郁情绪,而又对家庭过分依赖,内向、害羞等。在伴有贪食诱吐的神经性厌食症患者中人格障碍较为突出,MMPI 的抑郁、癔症、神经病态、偏执及分裂分较高,情绪不稳,富有攻击性和冲动性。

通过对家族史调查研究发现,神经性厌食症家族中本病的患病率高于其他人群数倍,尤其是姐妹兄弟及父母亲同时患病率较高。这表明,尽管神经性厌食症不是遗传性疾病,但本病的发生可能与某些遗传素质有一定的关系。另外,本病患者家庭中患躁狂抑郁性精神病及各类神经症者也多于一般人群,这些资料也支持遗传素质在发病中起作用的学说。近年来不少神经性厌食的遗传关联研究集中在 5-HT 相关基因的多态性方面,其中 13q14-21 的 5-HT$_{2A}$ 受体基因最受关注并被认为与神经性厌食的人格特性存在关联。5-HT$_{2A}$ 受体基因 102T/C 多态性是所有 5-HT$_{2A}$ 受体基因多态性中突变率最高的,最具病理生理意义和研究应用价值,并在多种精神疾病研究中得到证实。

神经性厌食症的发病机制尚不清楚,现认为主要是下丘脑功能障碍引起神经内分泌功能失调,肾上腺素和多巴胺代谢紊乱、与摄食有关的机制受抑制后致使摄取食物需要减少,从而产生体重下降。

在发病前,患者的体重往往处于正常范围,或可能略高于标准体重。起因往往是家属、老师、同学等鼓励其控制饮食,一旦节食成功就会得到别人的表扬与赞许,患者也会沾沾自喜,这时启动了正强化机制,患者往往不满足于这个阶段的现状,常常制定出新的目标并努力付诸实施,结果是即使骨瘦如柴也觉得自己很胖。初期为了苗条和美丽而减肥,但渐渐地减肥或降低体重就变成了目标。

二、临床表现

此病的最重要特点为过分关注自己的体型,过度节食以致体重显著减轻。患者宁愿挨饿唯恐自己长胖,起初多以减少能量的摄入为特点,逐渐地就完全避免食用含有高糖分、高蛋白的食物。除了饮食控制之外,患者还大多增加运动量如参加跑步、游泳、跳舞和练健美操等,而且运动习惯一旦形成,往往短期内不会结束,甚至已经明显消瘦但还认为自己很胖,对自己的形体不满意,继续节食和锻炼。部分患者还存在心理矛盾,起初并不真正厌食,相反对某种食物十分感兴趣,食欲也相当好,只不过是怕胖而不敢进食,有的患者甚至贪食饱餐但进食后又懊悔不已,常常吃完之后强迫自己呕吐或设法催吐。患者进食时往往躲开家人或同学、同事,独自进食。有报道称为了减低体重部分患者甚至同时还服用泻药或利尿剂。患者有意节食而致体重明显减轻,造成营养缺乏、内分泌代谢功能紊乱。

本病常与其他精神障碍相伴发,有报道称约 38.8% 的患者伴有抑郁症状,其他还有伴发焦虑、强迫观念或其他强迫行为。患者伴有完美主义倾向,做事比较刻板。女性常有闭经,男性表现为性欲低下或性功能减退,儿童则可能出现性器官或第二性征发育延迟或停滞。

近年来国内外部分学者认为神经性厌食存在认知功能损害而且认知损害与脑影像学、神经内分泌、体重、相伴随的抑郁水平及治疗等之间存在相关性。认知功能受损的范围反映在多方面,在注意力、视觉空间能力、信息整合能力、抽象思维和执行功能等诸多方面存在不同程度的障碍。记忆力方面,主要在即刻记忆方面存在障碍,在信息的贮存和延迟性回忆上正常。在学习能力和灵活性上与正常人相比无显著差异。

本病患者多往往起初就诊于内科或妇产科,就诊的原因往往不是因为消瘦,而是由于月经不调、水肿、便秘、心动过缓、低血压、体温过低以及贫血等。严重的患者因过分节食而出现水电解质、酸碱平衡紊乱而就诊。

三、诊断与鉴别诊断

(一)诊断

神经性厌食症患者 N、E 分偏低。明尼苏达多项人格问卷(MMPI)可有 D、Hy、Pt 项增高,有抑郁、癔症、精神衰弱心理倾向。临床症状自评量表(SCL-90)、焦虑自评量表(SAS)、抑郁自评量表(SDS)反映有焦虑、抑郁、强迫、疑病等不良心态。EDI-1(进食障碍调查量表)是评定与进食障碍有关的临床心理问题的专业量表,1983 年由美国 David M. Garner 等人编制出版,在国外广泛使用的 EDI-1 分为八个分量表,分别是对瘦的追求、贪食、对身体不满意、无效感、完美主义、对他人不信任、内省和成熟恐惧。有研究表明神经性厌食症患者与正常对照组比较,除了成熟恐惧分之外,其他分量表厌食症组得分均明显高于正常对照组,结果显示不少患者具有低自尊、不能坚持己见、犹豫不决、完美主义、僵化、社会性退缩等特点。

1. CCMD-3 诊断标准

(1)明显的体重减轻。比正常平均体重减轻 15% 以上,或者 Quetelet 体重指数为 17.5 或更低,或在青春期前未达到所期望的躯体增长标准,并有发育延迟或停止。

(2)自大故意造成体重减轻,至少有下列一项:① 回避"导致发胖的食物";② 自我诱发呕吐;③ 自我引发排便;④ 过度运动;⑤ 服用厌食剂或利尿剂等。

(3)常可有病理性怕胖:病理性怕胖是指一种持续存在的异乎寻常地害怕发胖的超价观念,并且病人给自己制定一个过低的体重界值,这个界值远远低于其病前医生认为是适度的或健康的体重。

(4)常可有下丘脑—垂体—性腺轴的广泛内分泌紊乱。女性表现为闭经(停经至少已3 个连续月经周期,但妇女如用激素替代治疗可出现持续阴道出血,最常见的是用避孕药),男性表现为性兴趣丧失或性功能低下。可有生长激素升高,皮质醇浓度上升,外周甲状腺代谢异常,及胰岛素分泌异常。

（5）出现症状至少已 3 个月。

（6）可有间歇发作的暴饮暴食（此时只诊断为神经性厌食）。

（7）排除躯体疾病所致的体重减轻（如脑瘤、肠道疾病如 Crohn 病或吸收不良综合征等）。

2. DSM-Ⅳ 诊断标准

（1）拒绝保持与年龄、身高相称的最低正常体重（例如，设法使体重减到低于应有体重的 85%，或在生长发育期间体重未能按预期增加，以致体重低于应有体重的 85%）。

（2）即使体重过低，仍强烈害怕体重增加或发胖。

（3）对自己的体重或体型的体验有问题，自我评估过分受体重或体型影响，或否认目前体重过低的严重性。

（4）已有月经的女性至少 3 个月经周期停经（如果月经仅在用了激素如雌激素后才出现，仍认为是停经）。

（二）鉴别诊断

神经性厌食必须排除其他器质性病变引起的继发性厌食，行血常规、生化检查，垂体甲状腺功能、肾上腺皮质功能、生长激素分泌功能等化验检查。行胸部 X 线、腹部 B 超以及颅脑 CT 或 MRI 的检查，排除胃肠道疾病以及肝炎、结核等传染病和内分泌系统疾病。

四、治疗

神经性厌食症的治疗目的是消除心理社会因素，防止病情发展。早期治疗应以心理治疗、行为治疗及家庭治疗为主，晚期治疗主要以保持患者的正常营养，防止产生水电解质紊乱、酸碱平衡失调和恶病质造成死亡为主。

（一）心理治疗

心理治疗是重要的治疗方法而且有较好的效果，但患者可能多不愿接受，因此需要耐心而热情地对待，尽量消除患者的消极情绪，了解患者的发病原因，取得患者的合作。常用的方法包括疏导疗法、行为疗法、暗示疗法等。疏导疗法通过语言解释与疏导消除病人的不良心理因素，树立正确的审美观，改变对胖、瘦等自我形体认识的偏见，提高自我评价能力。行为疗法（操作条件法和脱敏疗法等）在厌食患者的体重增加方面已被证明有肯定疗效，特别是在为患者提供体重和热卡摄取量数据，从而形成生物反馈机制阶段治疗最有效。认知行为疗法是一组通过改变思维及行为的方法来改变不良认知，以消除不良情绪和行为的短程心理治疗方法，主要目的是矫正消极的思想和与饮食、体脂量和体形相关的功能失调。行为矫正和家庭治疗最好能同时进行以防患者出院后重新回到患病前的状态。暗示催眠疗法对厌食症也有一定的疗效但需要巩固。

（二）补充营养

神经性厌食症病人在严重营养不良状态下死亡率可高达 10%。因而必须紧急抢救治疗。如果患者拒绝治疗，应采用劝说及强迫方式使其住院治疗以挽救病人的生命。治疗主要以纠正水、电解质、酸碱平衡为主，补充钾、钠、氯以及多种维生素、微量元素。血浆蛋白低下时应静脉补充白蛋白、新鲜血浆等。贫血应补充铁、叶酸、维生素 B12 等。因患者胃肠道功能差,应从流质易消化饮食开始逐渐增加,必要时适当给予胃酶合剂、多酶片等帮助消化。病人的体重增加 1～1.5 kg/周为宜,体重测量每周两次,过多会诱使患者呕吐或腹泻。神经性厌食与锌缺乏的临床表现非常相似,有研究表明,补充小剂量锌元素(14～50 mg/d)可以使患者体脂量增加,改善味觉,且不良反应较小。

(三)抗抑郁、抗精神病药治疗

因大多患者伴发抑郁症症状,因此应适当给予抗抑郁药物以改善病人的情绪,提高病人的食欲等。常用的药物有氟西汀、西酞普兰、阿米替林。抗精神病药如奥氮平、氟哌啶醇、舒必利、齐拉西酮或阿立哌唑。其他药物如生长激素、睾酮也可用于治疗神经性厌食症,但疗效尚不肯定。

(四)其他治疗方法

有报道称经过家庭治疗,神经性厌食症患者在认知、情绪和进食方面均有很大程度的改观。家庭治疗对象不只是患者本人,而是从整体出发,通过调节家庭关系,使每个家庭成员了解家庭中病态的情感结构,以纠正其共有的心理病态,改善家庭功能,产生治疗性的结果。自助技术是将进食障碍的常识汇编成简单易懂的手册,患者根据手册进行自我治疗,但是持续时间较久,患者不容易坚持。因患者常伴有焦虑、强迫、害怕及回避行为,结果使患者持续处于低体脂量状态,若是运用自我暴露与反应预防法则对防止复发有效,或许能够成为一种新的趋势疗法。

五、预后

目前采用精神心理、营养支持等综合治疗方法,尽管治疗是缓慢而较困难的,但多数患者厌食症状可以逐渐消失,体重恢复。约有 10% 的神经性厌食症患者死于营养不良、电解质失衡、免疫功能降低、器官衰竭等并发症。

[兰州大学第一医院　刘世雄]

-- 参考文献 --

[1] Katz P O, Gerson L B, Vela M F. Guidelines for the diagnosis and management of gastroesophageal reflux disease[J]. The American Journal of Gastroenterology, 2013, 108(3): 308 - 328.

[2] 王琨, 段丽萍. 精神心理因素与胃食管反流病[J]. 医学综述, 2008, 14(23): 3534 - 3536.

[3] 夏志伟, 段卓洋, 张莉, 等. 精神心理因素与不同亚型胃食管反流病的相关性研究[J]. 中华消化杂志, 2007, 27(7): 447 - 449.

[4] Núñez-Rodríguez M H, Miranda S A. Psychological factors in gastroesophageal reflux disease measured by SCL-90-R questionnaire[J]. Digestive Diseases and Sciences, 2008, 53(12): 3071 - 3075.

[5] 张峻, 郭秀丽, 王燕斌, 等. 老年胃食管反流病患者临床症状、心理状况和生活质量调查[J]. 胃肠病学, 2010, 15(1): 25 - 28.

[6] 张艳丽, 孙晓红, 陈春晓, 等. 反流性食管炎和非糜烂性反流病患者症状谱、生活质量和精神心理状态调查[J]. 胃肠病学, 2008, 13(2),: 82 - 86.

[7] Kusano M, Ino K, Yamada T, et al. Interobserver and intraobserver variation in endoscopic assessment of GERD using the "Los Angeles" classification[J]. Gastrointestinal Endoscopy, 1999, 49(6):

700 - 704.

[8] Dellon E S，Gonsalves N，Hirano I，et al. ACG clinical guideline：Evidenced based approach to the diagnosis and management of esophageal eosinophilia and eosinophilic esophagitis（EoE）[J]. The American Journal of Gastroenterology，2013，108(5)：679 - 692.

[9] Malfertheiner P，Mégraud F，O'Morain C，et al. Current concepts in the management of Helicobacter pylori infection：The Maastricht 2 - 2000 Consensus Report[J]. Alimentary Pharmacology & Therapeutics，2002，16(2)：167 - 180.

[10] Jacobson B C，Somers S C，Fuchs C S，et al. Body - mass index and symptoms of gastroesophageal reflux in women[J]. New England Journal of Medicine，2006，354(22)：2340 - 2348.

[11] Mason H J，Serrano - Ikkos E，Kamm M A. Psychological state and quality of life in patients having behavioral treatment（biofeedback）for intractable constipation[J]. The American Journal of Gastroenterology，2002，97(12)：3154 - 3159.

[12] Gonsalkorale W M，Houghton L A，Whorwell P J. Hypnotherapy in irritable bowel syndrome：A large-scale audit of a clinical service with examination of factors influencing responsiveness[J]. The American Journal of Gastroenterology，2002，97(4)：954 - 961.

[13] 张西亮，许春进，陈玉龙. 心理干预和抗抑郁药物辅助治疗对非糜烂性胃食管反流病患者生活质量的影响[J]. 中国行为医学科学，2007，16(2)：118 - 119.

[14] 李可上，陈旻湖，陈广焕，等. 质子泵抑制剂无效非糜烂性反流病夜间烧心症状的治疗[J]. 医师进修杂志，2005，28(6)：25 - 27.

[15] Tack J，Talley N J，Camilleri M，et al. Functional gastroduodenaldisorders[J]. Gastroenterology，2006，130(5)：1466 - 1479.

[16] Hamilton J，Guthrie E，Creed F，et al. A randomized controlled trial of psychotherapy in patients with chronic functional dyspepsia[J]. Gastroenterology，2000，119(3)：661 - 669.

[17]Miwa H，Ghoshal UC，GonlachanvitS，etal. Asian consensus report on functional dyspepsia[J]. Journal of neurogastroenterology and motility，2012，18(2)：150 - 168.

[18] 雷晓改，贾林，许鸣，等. 难治性功能性消化不良患者的饮食行为研究[J]. 中华行为医学与脑科学杂志，2013，22(3)：208 - 211.

[19]付朝伟，徐飚，陈维清，等. 中国大城市肠易激综合征和功能性消化不良患者抑郁、焦虑现况研究[J]. 中华消化杂志，2006，26(3)：151 - 154.

[20] Aro P，Talley N J，Ronkainen J，et al. Anxiety is associated with uninvestigated and functional dyspepsia（Rome III criteria）in a Swedish population - based study[J]. Gastroenterology，2009，137(1)：94 - 100.

[21] Lee H J，Lee S Y，Kim J H，et al. Depressive mood and quality of life in functional gastrointestinal disorders：Differences between functional dyspepsia，irritable bowel syndrome and overlap syndrome[J]. General Hospital Psychiatry，2010，32(5)：499 - 502.

[22] 王晓林，刘劲松. 功能性消化不良患者不同亚型与焦虑和抑郁的关系[J]. 临床内科杂志，2011，28(9)：615 - 617.

[23] Hsu Y C，Liou J M，Liao S C，et al. Psychopathology and personality trait in subgroups of functional dyspepsia based on Rome III criteria[J]. The American Journal of Gastroenterology，2009，104 (10)：2534 - 2542.

[24]陈仕武，彭魏，李云燕，等. 不同亚型功能性消化不良并发抑郁、焦虑症状情况及对患者生活质量的

影响[J].临床消化病杂志，2012，24(1):24-26.

[25] Morgan V，Pickens D，Gautam S，et al. Amitriptyline reduces rectal pain related activation of the anterior cingulate cortex in patients with irritable bowel syndrome[J]. Gut，2005，54(5):601-607.

[26] Mertz H，Fass R，Kodner A，et al. Effect of amitryptiline on symptoms，sleep，and visceral perception in patients with functional dyspepsia[J]. The American Journal of Gastroenterology，1998，93 (2):160-165.

[27] van Oudenhove L，Holvoet L，Bisschops R，et al. A double-blind，randomized，placebo-controlled study of mirtazapine in functional dyspepsia with weight loss[J]. Gastroenterology，2009，136 (5):A-46.

[28] 平丽，贾林，黄耀星. 米氮平治疗顽固性功能性消化不良伴抑郁患者的疗效及安全性[J]. 新医学，2012，43(6):359-361.

[29] 中华医学会消化病学分会胃肠动力学组. 肠易激综合征诊断和治疗的共识意见[J]. 中华消化杂志，2008，28(1):38-40.

[30] 刘彬彬，贾林，江舒曼，等. 广东地区难治性肠易激综合征患者抑郁焦虑状况的大样本、多中心调查[J]. 中华行为医学与脑科学杂志，2013，22(2):140-143.

[31] Creed F，Ratcliffe J，Fernandez L，et al. Health-related quality of life and health care costs in severe，refractory irritable bowel syndrome[J]. Annals of Internal Medicine，2001，134(9 pt 2):860-868.

[32] Blomhoff S，Spetalen S，Jacobsen M B，et al. Phobic anxiety changes the function of brain-gut axis in irritable bowel syndrome[J]. Psychosomatic Medicine，2001，63(6):959-965.

[33] 王伟岸，潘国宗，钱家鸣. 肠易激综合征的认知治疗[J]. 胃肠病学和肝病学杂志，2000，9(2):85-87.

[34] Talley N J. How to manage the difficult-to-treat dyspeptic patient[J]. Nature Clinical Practice Gastroenterology & Hepatology，2007，4(1):35-42.

[35] Moser G，Trägner S，Gajowniczek E E，et al. Long-term success of GUT-directed group hypnosis for patients with refractory irritable bowel syndrome：A randomized controlled trial[J]. The American Journal of Gastroenterology，2013，108(4):602-609.

[36] Lindfors P，Unge P，Nyhlin H，et al. Long-term effects of hypnotherapy in patients with refractory irritable bowel syndrome[J]. Scandinavian Journal of Gastroenterology，2012，47(4):414-420.

[37] Rahimi R，Nikfar S，Rezaie A，et al. Efficacy of tricyclic antidepressants in irritable bowel syndrome：A meta-analysis[J]. World Journal of Gastroenterology，2009，15(13):1548-1553.

[38] Rajagopalan M，Kurian G，John J. Symptom relief with amitriptyline in the Irritable Bowel syndrome[J]. Journal of Gastroenterology and Hepatology，1998，13(7):738-741.

[39] Vahedi H，Merat S，Momtahen S，et al. Clinical trial：The effect of amitriptyline in patients with diarrhoea-predominant irritable bowel syndrome[J]. Alimentary Pharmacology & Therapeutics，2008，27 (8):678-684.

[40] Bahar R J，Collins B S，Steinmetz B，et al. Double-blind placebo-controlled trial of amitriptyline for the treatment of irritable bowel syndrome in adolescents[J]. The Journal of Pediatrics，2008，152(5): 685-689.

[41] Morgan V，Pickens D，Gautam S，et al. Amitriptyline reduces rectal pain related activation of the anterior cingulate cortex in patients with irritable bowel syndrome[J]. Gut，2005，54(5):601-607.

[42] 黄微，贾林，江舒曼，等. 小剂量阿米替林对健康志愿者胃肠功能影响的随机双盲交叉对照研究[J]. 中华消化杂志，2013，33(6):361-365.

［43］Masand P S，Gupta S，Schwartz T L，et al. Paroxetine in patients with irritable bowel syndrome：A pilot open-label study［J］. Primary Care Companion to the Journal of Clinical Psychiatry，2002，4(1)：12－16.

［44］刘健. 氟西汀和帕罗西汀治疗难治性肠易激综合征的比较［J］. 罕少疾病杂志，2008，15(5)：9－11.

［45］Boulos P B，Botha A，Hobsley M，et al. Possible absence of Helicobacter pylori in the early stages of duodenal ulceration［J］. QJM：an International Journal of Medicine，2002，95(11)：749－752.

［46］Andersson S I，Hovelius B，M? lstad S，et al. Dyspepsia in general practice：Psychological findings in relation to Helicobacter pylori serum antibodies［J］. Journal of Psychosomatic Research，1994，38(3)：241－247.

［47］Chen W Q，Wong T W，Yu T S. Direct and interactive effects of occupational stress and coping on ulcer-like symptoms among Chinese male off-shore oil workers［J］. American Journal of Industrial Medicine，2009，52(6)：500－508.

［48］Pietroiusti A，Forlini A，Magrini A，et al. Shift work increases the frequency of duodenal ulcer in H pylori infected workers［J］. Occupational and Environmental Medicine，2006，63(11)：773－775.

［49］郭方. 消化性溃疡与心理状况关系的研究［J］. 中国康复，1999，14(4)：224－225.

［50］张晓萍，杨泽之. A 型性格与消化性溃疡［J］. 健康心理学，1996，4(3)：170－171.

［51］Guo G，Jia K R，Shi Y，et al. Psychological stress enhances the colonization of the stomach by Helicobacter pylori in the BALB/c mouse［J］. Stress (Amsterdam，Netherlands)，2009，12(6)：478－485.

［52］田虹，戈兰. 功能性消化不良及十二指肠溃疡患者焦虑和抑郁调查［J］. 现代消化及介入诊疗杂志，1999，4(4)：74.

［53］黄向平，林红华，王丽静，等. 综合护理干预对消化溃疡伴焦虑抑郁患者的影响［J］. 齐鲁护理杂志，2010，16(9)：24－26.

［54］曹楠，余学，张旭光. 心理干预对消化性溃疡患者焦虑抑郁情绪的影响［J］. 中国健康心理学杂志，2011，19(3)：290－291.

［55］夏侯伟，李道华. 生物反馈疗法对胃镜下消化性溃疡复发率的影响［J］. 华北煤炭医学院学报，2007，9(6)：781－782.

［56］李洪焱. 联合小剂量抗焦虑、抗抑郁药物辅助治疗消化性溃疡的临床研究［J］. 重庆医学，2011，40(11)：1100－1101,1114.

第十六章　内分泌及代谢系统心身疾病

神经、内分泌、免疫这三大系统,过去都是独立地来探讨它们的调节功能,随着整体医学思想的深入人心,人们越来越认识到它们之间是在相互作用的前提下受到促进、制约,形成一个环路,并维持和协调着整个机体的稳态。当内、外环境导致稳态失衡,就会启动这一环路,使稳态趋于恢复。当这一环路的功能受到扰乱,就会影响全身各处。内分泌通过激素调节代谢,从而影响全身。

第一节　糖尿病

糖尿病(diabetes mellitus,DM)是由遗传和环境因素共同引起的一组以糖代谢紊乱为主要表现的临床综合征,胰岛素缺乏和胰岛素作用障碍单独或同时引起糖类、脂肪、蛋白质、水和电解质等的代谢紊乱,可分为1型和2型。全世界的DM患病率迅速增加,发展中国家尤为明显,2007—2008年我国11个省(市)DM流行病学调查结果显示20岁以上人群DM患病率为9.7%,DM患者总数约7 000万。

一、病因与发病机制

DM是心身疾病,其发生、发展、转归和预后均与心理因素相关。动物实验证明,当动物处在紧张、不安的情绪状态时,生长激素、皮质类固醇、肾上腺素和去甲肾上腺素被大量释放出来,抑制胰岛素的作用,从而阻止血中葡萄糖转化为脂肪储存于体内,使血糖增高,容易产生DM,流行病学调查结果提示工作节奏快、生活紧张的人群易患DM。临床发现,一些代谢控制不良的DM患者常有心理问题存在,而一些心理障碍(如抑郁)的患者,也有些人存在内分泌失调。DM患者终身服药、控制饮食、监测血糖及对并发症威胁的认知等问题也会产生身心反应。下丘脑—垂体—肾上腺皮质轴是对各种外环境应激反应的主要通路。情感性精神障碍可表现为下丘脑—垂体—肾上腺轴功能异常,抑郁可使皮质醇分泌增多,空腹血中胰岛素水平降低,血糖升高。精神因素对2型DM患病状况不仅有直接作用,还有间接作用,直接作用是由于患者精神因素的异常,导致内分泌系统紊乱,胰岛素含量降低,血糖浓度升高;间接作用是由于患者精神过度紧张,与胰岛素有拮抗作用的肾上腺素、甲状腺素等激素分泌增多,这些激素的变化引起交感神经兴奋性增高,导致血糖升高、脂肪分解加速、血中脂肪酸增多,可产生酮症,从而使已有的DM病情加重。

二、临床表现

（一）身心反应

DM 治疗上要求病人密切配合、按时服药、定期就诊检查,改变患者生活习惯和饮食行为方式,DM 并发症多且严重,涉及全身各器官、系统和代谢过程,个体难以预测和控制,上述这些问题常常迫使病人处于超负荷的应对状态,造成各种心理情绪问题。新诊断 DM 患者往往会经历从震惊、拒绝相信、半信半疑,到接受现实,即从心理性应激到适应的过程。成年患者一旦确诊 DM,几乎不可避免地会出现不同程度的焦虑或忧郁情绪,身心反应与 DM 严重程度、对事业工作的影响、社会支持、对预后评估、应对能力和性格等因素有关。由于 DM 易于波动,病人的应对努力和预防措施不可能总是与病情变化成正比;因此,病人容易产生习得性无助,丧失生活乐趣,失去信心,甚至自杀。有患者认为 DM 是一种慢性病,不能根治,自暴自弃;也有患者谨小慎微,产生焦虑、不安和压抑情绪,表现为进食障碍、神经性厌食、睡眠障碍,严重者可出现神经官能症、性欲减退。患者往往有患病心理,要求照顾、关怀和体贴,有时表现为有病乱投医现象,但也有拒绝承认病情的患者,不坚持饮食治疗,不做血、尿检查,甚至不看医生。

（二）负性情绪

DM 患者易合并抑郁、焦虑症状,DM 与抑郁、焦虑之间可互相影响,抑郁、焦虑会加重 DM 的病情。Lustman 等学者提出糖尿病患者出现的负性情绪应当被看作是一种严重的、特殊的并发症。Weinger 等的研究报道 DM 患者的抑郁症的发病率较非 DM 患者明显升高,其发病率可高达 15%～20%,是一般人群的 3～4 倍。抑郁还可能显著增加 2 型 DM 发生的可能性,一项长期随访研究表明,抑郁症患者 2 型 DM 的发病风险上升 37%,DM 并发症与抑郁之间的关系密切,DM 患者血糖控制不良与抑郁存在相关,抗抑郁治疗或心理干预会使患者的心理状态改善,并且可以改善血糖控制。

负性情绪能对糖代谢产生影响,其可能的途径为:(1)内分泌途径:与抑郁有关的皮质醇、生长激素分泌亢进产生拮抗胰岛素样作用而降低葡萄糖的利用,促进糖异生,导致血糖升高;(2)影响 DM 患者的依从性,间接影响糖代谢:DM 患者伴发悲观、绝望感而影响治疗依从性及治疗效果;(3)慢性心理应激:病程长、经济压力大、长期控制饮食、家庭成员的厌烦与矛盾等社会因素易引发 DM 患者的负性情绪。不良情绪会影响 DM 患者认知评价系统,造成认知偏差及消极应对方式,这些易形成慢性心理应激而导致胰岛素抵抗的发生。抑郁、紧张和悲愤等情绪常致病情加剧或恶化,而稳定情绪可改善病情,美国多个国立研究院联合进行的一项研究结果表明 DM 患者抑郁的改善与血糖控制效果改善存在相关。

（三）应激

DM 发病前的回顾性及前瞻性研究常常发现社会生活事件的触发作用,涉及生活方式改变、饮食结构改变、活动减少,不良生活事件还包括亲人去世、家庭破裂、父母离异、失业、贫困、生活上动荡不安、失业等。国外研究者对经受地震、火灾等事件的群体进行前后对照研究发现,应激事件发生后 DM 的发病率较发生前的同一时期增多;青少年 DM 患者的亲人重病、家庭矛盾等严重家庭生活事件发生率高于正常对照组;负性生活事件如躯体疾病、人际关系紧张和不良情绪可引起 DM 患者血糖控制不良；高应激性事件可引起明显的高血糖反应，应激可影响 DM 患者治疗依从行为，使患者出现焦虑、抑郁、活动减少、食欲改变等，进而对 DM 患者的血糖控制产生影响。DM 患者在应激条件下，消耗的葡萄糖更多，人工应激或自然应激（如考试）时，伴随的焦虑水平与血糖水平成正比。应激情境（如心算、无准备的即席发言）下，DM 患者与健康被试都可唤起心率、血压、肾上腺素和皮质醇的增加，但是胰高血糖素及生长激素未见升高，尽管有肾上腺素及皮质醇升高，但血清葡萄糖、酮体、游离脂肪酸的浓度不变，这可能因为是日常生活中的应激所引起的肾上腺素及皮质醇只是短暂、轻度地增加，还不足以引起血糖升高，只有当慢性应激结合某种倾向才引起糖代谢恶化。目前的研究结果只能表明应激因素可能导致血糖波动，DM 与血糖浓度的波动是两种不同性质的生理病理状态。

（四）个性特征

多个研究报道 DM 患者的个性特征大多是被动、依赖、情绪不稳定、不成熟、适应性较差、不安全感强、优柔寡断等，这些个性特征使他们在相同的环境刺激下，比一般人更容易紧张、焦虑不安。许秀峰等研究结果显示患者都有躯体不适、主诉多、常以否认和压抑来处理外来压力等倾向。青少年 DM 病情较成人更易波动，对饮食和药物治疗的要求也特别严格，使病人更难适应 DM 所带来的变化，严重妨碍了个体心理正常发展，病人性格孤僻和不成熟，表现出对亲密关系的恐惧，影响他们与同龄人之间的交往。青少年 DM 患者情绪表达强烈，如激动、愤怒、抑郁与失望。近年来，儿童 2 型 DM 逐渐增加，大部分患儿与超重、DM 的家族史、心理因素相关。DM 儿童往往怨恨自己患了这种慢性病而与其他儿童不一样，有时还会遭到不了解这种疾病的亲友轻视，从而变得忧愁和畏缩、不愿与人接近，从而改变他们已经习惯了的生活方式，不愿再参加以前所熟悉的活动，或者采取公开反抗的态度而影响治疗。

（五）生活质量

DM 病情可以直接影响患者情绪，引起情绪不稳定，注意力、知觉、记忆力和思维力下降，DM 中、晚期出现的心、脑血管、神经等多系统并发症会导致病人记忆力下降，特别是近事记忆减迟、注意力集中困难、智力减退等。DM 还可以引起性功能障碍，如性欲下降、性兴奋降低、勃起能力下降及性交次数减少，上述影响会严重影响生活质量。生活质量差的程度与肥胖症、DM 病期长短、是否需要用胰岛素治疗以及视力损害程度有关。生活质量还与精神健康损害有关，而与性别、年龄或婚姻状况无关；良好的血糖控制、减少慢性并发症以及提高患者的心理素质水平能提高病人的生活质量。

（六）精神疾病

国内的研究发现精神疾病患者伴发 DM 的比例为 15.1%，是普通人群的 6 倍，这个数据与国外的研究相近，且 DM 在精神分裂症患者中的发生率有随着年龄增长而增高的现象，但在 70 岁以后又有所下降。研究发现抗精神病药物可影响糖代谢，引起糖耐量异常及血糖升高。氯丙嗪、舒必利、氯氮平或奥氮平等均有引起高血糖甚至酮症酸中毒或使原有 DM 恶化的报道，除了种族和个体因素之外，抗精神病药物可能是通过抑制下丘脑导致多食，影响胰岛素分泌或外周组织对胰岛素的敏感性，而扰乱糖代谢。对住院 DM 患者的精神状况调查发现:DM与反应性精神病关系密切,且血糖高低与精神异常程度呈正相关。抑郁可抑制胰岛素细胞的分泌,降低患者糖代谢的调节能力。焦虑可通过下丘脑—垂体—靶腺轴使升糖激素水平增加,造成血糖升高。

有学者提出精神病和DM共同作用于大脑的同一部位,引起下丘脑—垂体—肾上腺功能紊乱,其中一种疾病发作增加另一种疾病的患病风险。DM患者很容易出现脑内微血管病变和局限性脑梗死,受损害的脑实质主要集中在垂直血管或旁中央血管供血区,如脑桥、丘脑、基底节区,容易引起认知功能损害,而出现精神症状。有学者通过酪氨酸羟化酶示踪技术发现,一种类似酪氨酸羟化酶—胰岛素的生长因子,聚集于11号染色体短臂(11p15),此处可能是DM的易患位点基因,而精神分裂症第11号染色体的连锁研究的报道亦受到人们的重视。生活事件作为精神应激,与某些精神障碍和心身疾病的发生有关,可诱导使血糖增高的一些激素(皮质醇、生长激素、胰高血糖素、儿茶酚胺等)分泌增加;这些激素的增加会通过多种机制使血糖升高,而应激又是精神分裂症和DM的发病诱因之一。精神分裂症长期反复发作多次住院的患者,病情趋向慢性化,慢性精神分裂症患者额叶皮质中精氨酸、血管升压素、神经肽Y的水平下降,引起血管升压素含量变化,参与调节血管活动和肝糖原代谢,影响机体的代谢功能,增加DM的患病风险。

三、诊断

WHO制定的DM诊断标准:DM症状(典型症状包括多饮、多尿和不明原因的体重下降)加随机血糖≥11.1 mmol/L(200 mg/dl),或空腹血糖≥7.0 mmol/L(126 mg/dl),或75 g葡萄糖负荷后2小时血糖≥11.1 mmol/L(200 mg/dl)。

四、治疗与干预

DM患者的性格和情绪是与DM有关的重要因素,因此在进行内科治疗时必须重视这些因素。在开始治疗时应对患者及其家庭中与疾病有关的因素进行全面了解和评价,了解患者的性格特点和个人生活经历中发生应激的情况,以及它们对于患者具有怎样的重要意义,根据患者的个性特点和心理反应有针对性地进行干预。Ismail等的荟萃分析结果显示,心理治疗可以改善DM患者的长期血糖控制水平。DM的治疗必须取得病人的密切配合,这就意味着要求病人改变自己多年形成的生活方式、习惯,因此,除饮食控制和药物治疗外,还必须重视心理调整,考虑如何改善病人的情绪状态,消除由于疾病所造成的消极情绪反应,增强其治疗的主动性和积极性,以利于疾病的康复。

(一)自我管理

自我管理是所有慢性病人应该习得的主要手段,教育是成功自我管理的前提,需要患者本人的努力,也少不了家人和治疗小组间的密切合作。

DM患者应该知道:①什么是DM;②DM的症状;③并发症的危险性,特别是足部护理的重要性;④个体化的治疗目标;⑤合适的生活方式与饮食方案;⑥有规律的锻炼在治疗中的重要性;⑦饮食、体育活动、口服抗DM药物、胰岛素(包括使用方法和如何调整用量)或其他药物间的相互作用;⑧血糖和尿糖的自我监测,结果的意义以及需要采取的措施;⑨如何应对患病、低血糖、应激及外科手术等紧急状态;⑩女性 DM 患者妊娠时需要特别注意的事项。

营养的原则:①适当控制体重;②合适的总热量分配,脂肪占 25%～30%(饱和脂肪不超过 1/3,单链及多链不饱和脂肪酸要平衡),碳水化合物(以复合性及富含可溶性食物纤维的为主)占 55%～65%,蛋白质不超过 15%;③用药者要平均分配进食量;④限酒;⑤可用山梨醇及果糖等无热量非营养性甜味剂;⑥限盐,不超过 10 g/d。

体力活动:在 2 型 DM 的治疗中起重要作用,运动增加对胰岛素的敏感性,从而改善对血糖的控制,还可减轻体重。每天至少 30 min 小强度的活动;每周至少 2 次使腿、上肢、肩及躯干的主要肌肉都参加力量锻炼(如举重,阻力轻到中度,重复 8～12 次)。

(二) 心理干预

1. 目标

消除心理社会刺激因素、改善情绪状态、提高治疗依从性和生活质量,帮助建立有效的社会支持体系。

2. 支持性心理治疗

通过支持、解释、疏导、鼓励,树立病人生活、治疗的信心;帮助病人学会自我管理,科学地安排生活、饮食和体力活动,避免肥胖和感染的发生。

3. 认知行为治疗

认知治疗的最高目标是让患者认识 DM,才能正确调整自身行为,对待疾病。一般的认知疗法是通过与病人订立"行为协议",帮助病人坚持饮食治疗,向病人传达新的进展。生物反馈松弛训练有助于血糖水平下降、改善糖耐量;增加外周血流量、改善微循环。引导病人应用自我防御机制、减轻焦虑和抑郁等情绪反应。

4. 集体心理治疗

通过集体讲解、探讨、自我病情介绍分析,互相鼓励、交流、疏泄不良情绪。

5. 松弛疗法

通过一定程式的训练达到精神及躯体上,特别是骨骼肌放松的一种行为治疗方法,具有良好的抗应激效果。常采用的松弛疗法分为渐进性放松、自主训练和静默法,另外还有音乐疗法。松弛疗法使紧张程度降低,对糖代谢有控制作用。生物反馈治疗是生物反馈疗法与放松疗法相结合的一种心理治疗方法,朱熊兆等在常规治疗的基础上使用生物反馈放松训练干预 2 型 DM 患者的糖代谢,结果发现生物反馈训练能改善 2 型 DM 患者代谢,有效控制血糖波动,坚持放松训练者效果更好。

第二节 代谢综合征

代谢综合征(metabolic syndrome,MS)是指多种代谢异常簇集发生在同一个体的临床状态,这些代谢异常包括糖耐量减低、糖尿病、中心性肥胖、脂代谢紊乱、高血压等,是与心血管疾病相关的多种代谢危险因素在人体内集结的状态。

一、病因与发病机制

（一）不良的心理状态

不良的心理状态可使机体出现一系列生理、生化、内分泌、代谢及免疫过程的变化,长期处于不良的心理状态中,可以导致体内内分泌功能失调,激素分泌紊乱导致脂代谢障碍,血脂中甘油三酯、胆固醇含量升高,血脂升高又是诱发高血压、糖尿病的危险因素。心理紧张因素可通过垂体—肾上腺轴的活动,加强肾上腺能系统的活动,导致多巴胺—肾上腺素和去甲肾上腺素的合成增加,从而引起血中游离脂肪酸和高血糖素的增加,导致血压的升高,还可通过中枢和周围的神经递质作用于支配心肌的神经组织,使心率加快,血管收缩,久之,会导致心肌劳损、供血不足等一系列改变,从而表现为心电图的异常和冠心病等。

（二）创伤后应激障碍

多个研究发现 PTSD 能增加以 MS 为中心的健康问题的发生,其中生物、行为、认知等被认为是三种重要途径。强烈应激反应的启动往往会引起机体的一系列变化,如下丘脑—垂体—肾上腺轴和交感—肾上腺髓质(sympathetico-adreno medullary,SAM)系统的损害以及低水平全身性炎症异常反应。HPA 和 SAM 的异常会导致多种激素水平的变化,如促进肾上腺皮质激素、糖皮质激素等,这些激素精密地调控和影响着三大物质的代谢,其生物学作用的异常对 MS 的发生与发展起了重要的促进作用。Schoenfeld 等对战争后患 PTSD 的士兵研究发现,患者交感神经系统处于慢性亢进状态,24 h 尿检发现去甲肾上腺素和肾上腺素升高,血小板肾上腺素受体下调。动物实验表明,反复应激可导致外周皮质醇升高。有应激史的动物其应激相关激素如糖皮质激素、儿茶酚胺类的水平在面临新的应激时升高时间更快,浓度更高,更不易恢复正常,这时对那些由于 HPA 的过度抑制而导致糖皮质激素的受体数量增加且敏感性增高的个体而言,快速上升的糖皮质激素水平则可能会产生细胞毒性作用,并引起代谢紊乱。对神经肽 Y(neuropeptide Y,NPY)的新近研究表明,通过 NPY,应激能促进喂食高热量、高脂肪和高糖小鼠的肥胖和 MS 的发展。对行为的研究提示,PTSD 患者往往伴随物质滥用、吸烟等不良行为方式的改变,此不良行为也是 MS 的危险因素,而且这些行为对健康的影响甚至可以代际传递。创伤幸存者对自己和他人的认识模式可能会大大提高他们的患病风险,对自身的负面认知如害羞是创伤幸存者中普遍存在的一种现象,它能够改变患者免疫系统,并增加炎症系统反应水平;敌意是创伤幸存者的一种信念,研究发现,敌视的情感对心血管疾病和 DM 的发生与发展也有重要的负面影响。

（三）精神分裂症与代谢综合征

精神分裂症患者中较高的代谢综合征发病率一直为研究者所关注,美国国立精神卫生研究所的临床抗精神病药物试验效果的干预(clinical antipsychotic trials of intervention effectiveness,CATIE)研究显示,精神分裂症患者患代谢综合征的比例为 40.9%,是一般人群的 4 倍以上,三项国内研究显示,住院精神分裂症患者伴发代谢综合征发病率分别为 43.40%、32.30% 及 37.00% ,显著高于普通人群的 17.14%。精神分裂症患者伴发代谢综合征病因及机制研究目前仍在探讨中,易感理论将精神分裂症患者更易合并代谢综合征的原因归结为生活方式及遗传易患性。同时,抗精神病药物所致的体重增加及代谢紊乱加重了精神分裂症患者合并代谢综合征的潜在风险。现有循证医学研究表明,奥氮平及氯氮平引发代谢综合征的发病风险最高,喹硫平为其次,利培酮次之,合并代谢综合征风险最低的药物为齐拉西酮、氟哌啶醇、奋乃静及阿立哌唑。

二、诊断

目前尚无一致认同的 MS 诊断标准,中华医学会 DM 学会建议 MS 的诊断标准如下:具备以下 4 项中的 3 项或全部:

超重和(或)肥胖(BMI≥25.0);

高血糖[FPG(空腹血糖)≥6.1 mmol/L(110 mg/dl)及(或)2 小时 PG(餐后血糖)≥7.8 mmol/L(140 mg/dl),及(或)已确认为 DM 并治疗者];

高血压[SBP(收缩压)/DBP(舒张压)≥140/90 mmHg,及(或)已确认为高血压并治疗者];

血脂紊乱[空腹血 TG(甘油三酯)≥1.7 mmol/L(150mg/dl),及(或)空腹血 HDL-C(高密度脂蛋白胆固醇)<0.9 mmol/L(35 mg/dl)〈男〉或<1.0 mmol/L(39 mg/dl)〈女〉]。

三、治疗与干预

精神障碍患者合并代谢障碍的筛查可及早开始检测其危险因素:个人或家族的心血管疾病史、肥胖、高血压、糖代谢、脂代谢水平异常。

对于抗精神病药物导致代谢异常,首要措施是换用导致代谢异常风险较小的其他类似药物。其次,可使用胰岛素增敏剂,某些研究表明,二甲双胍可能具有较好的应用前景。

生活方式干预在预防精神障碍合并代谢综合征的干预措施中十分重要,这些措施主要包括每天规律的中等强度的有氧运动;戒烟限酒;控制食物总热量,调整膳食结构,增加高纤维膳食及低血糖生成指数食物摄入;加强患者及家属饮食、运动、药物控制及自我监测等方面的教育;重视随访工作等方面。

第三节　甲状腺功能亢进

甲状腺功能亢进(hyperthyroidism,简称甲亢)是甲状腺分泌过多甲状腺素或血循环中甲状腺激素水平增高的一组疾病,临床上以弥漫性毒性甲状腺肿(Graves disease,GD)最常见,患者除有甲状腺肿大和高代谢症群、突眼等症状外,常伴发情感不稳定、易激惹、躁狂或抑郁等精神症状,当以精神症状首发时,易造成误诊。甲亢是内科疾病中与精神活动关系较为密切的一组疾病,被列为常见心身疾病之一。既往人们对甲亢的研究主要集中于生物免疫学方面,近年来随着社会医学模式的转变和心理生物学理论的发展,人们逐渐认识到社会心理因素对甲亢的影响的重要性。国外研究显示约 40%甲亢患者出现抑郁症状,国内报道甲亢患者 31.87%有抑郁,47.25%有焦虑。

一、病因与发病机制

甲亢是多因素作用的结果,遗传、免疫、情绪和感染因素相互作用,甲状腺失去与机体的正常的反馈调节,从而引起功能改变,心理社会因素只是其中的一个环节,病理生化机制未明确。

(一)生活事件

研究发现,甲亢患者患病前较多经历应激性生活事件,尤其是负性应激性生活事件可能与发病有关。Kahaly 等对 102 名 Graves 眼病的研究显示,84%的患者病前六个月内有应激性生活事件,72.5%至少经历一次负性生活事件,57%则经历数次应激事件。频繁发生的应激事件有严重的睡眠问题(34%),职业状况变化(24%),经济困难(21%),严重的疾病和/或外伤(21%),家庭成员(19%)或配偶(19%)间冲突,社交活动变化(17%)。国内报道 111 名甲亢患者 90 项症状清单调查结果显示,阳性项目总均分、强迫、人际关系敏感、焦虑、敌对、恐怖、精神病性因子分显著高于常模,女性焦虑及精神病性症状因子分高于男性,男性躯体化及敌对因子分高于女性。在影响甲亢病人心身症状的因素中,积极应对与社会支持存在交互作用,是一种保护因素。社会心理应激因素如急性应激及长期精神紧张、抑郁、过度悲伤等作为一种非特异性促进因素,可激活遗传的或体质上的易感倾向,直接或间接通过神经或内分泌系统,其途径可能是影响下丘脑—垂体—肾上腺轴及下丘脑—垂体—甲状腺轴等,最终影响免疫系统。

(二)病前性格

研究显示甲亢患者的气质类型为内倾不稳定型,临床表现为急躁、易怒、紧张、多疑、易焦虑、抑郁等,神经质是影响甲亢患者心身症状的主要危险因素。Fukao 等的研究表明甲亢组抑郁评分与艾森克人格问卷的神经质呈正相关,焦虑评分与内外向呈负相关,提示甲亢患者情绪状况与人格特点有关。甲亢预后不佳与患者疑病、抑郁、偏执及精神衰弱等人格特点存在相关。人格特征在甲亢易感性、病因和发病机制等环节中的意义尚未清楚。

(三)情绪障碍

甲亢患者具有广泛的中枢神经系统症状,神经内分泌研究发现,甲状腺功能亢进时下丘脑—垂体—甲状腺轴系统功能发生变化,HPA 亦有变化,从而影响到脑的活动。Suwalska 等报道 40%甲亢患者出现抑郁症状;Fahrenfort 等对 303 例甲亢病人的调查问卷显示,约 1/3 的女性病人有抑郁和焦虑障碍。Anders 等研究显示,合并情绪障碍的甲亢患者的复发率高于对照组,提示合并情绪障碍也反作用于甲亢。复发后病人对压力和生活问题较发病前更敏感。情感障碍病人常出现不同程度的甲状腺功能改变,抗抑郁剂与甲状腺素二者合用可能提高抗抑郁剂的疗效。甲状腺激素可通过降低 5-HA$_{1A}$ 受体及增加 5-HT$_2$ 受体敏感性,对情感性精神病进行调控,甲状腺激素可使突触前去甲肾上腺素的释放减少,突触后受体数目增加。GD 伴发双相障碍的原因可能是长期的甲状腺功能亢进刺激去甲肾上腺素神经递质释放,最后导致其耗竭而引发。Scherck-enberger 等研究显示,与甲状腺功能正常对照组相比,甲亢病人大脑边缘系统的葡萄糖代谢是受影响的,尤其是扣带回后和顶叶前,而这两个区域与焦虑和抑郁密切相关。GD 长期的甲状腺激素刺激,先使去甲肾上腺素神经系统活化,最后导致去甲肾上腺素神经递质耗竭而引发双相情感障碍。

二、临床表现

甲亢患者伴发的精神症状主要有:(1)神经衰弱综合征。几乎所有患者在早期病程中都会出现失眠、烦躁、敏感易激动、注意力不集中、易疲劳等症状,易误诊为神经衰弱或焦虑症。(2)性格改变。表现为易激惹、冲动、攻击、情感不稳、抑郁或欣快、敏感、多疑等。有学者提出紧张、敏感、情感不稳是甲亢伴发精神障碍的三主症。(3)躁狂或抑郁状态。部分患者可出现情感高涨、活动过度、精神兴奋性增高等,或有恐惧、焦虑、抑郁等情感低落,以青年女性多见。(4)幻觉妄想状态。言语性、评论性幻听,幻视,关系、被害妄想等。(5)意识障碍。主要见于甲状腺危象时,以瞻望或错乱状态多见,重时可陷入嗜睡或昏迷。(6)记忆减退和智能障碍等。

三、诊断

根据 CCMD-3 中国精神障碍分类与诊断标准,内分泌疾病所致精神障碍的诊断标准为:(1)符合躯体疾病所致精神障碍的诊断标准;(2)有内分泌疾病和内分泌功能亢进或低下的依据,精神症状随原发疾病的严重程度变动。

典型的甲亢诊断不难,根据临床症状结合血清 T_3、T_4 的升高,大部分患者可较早诊断,但躯体疾病早期症状不明显时,应注意与功能性精神障碍鉴别,在全面了解病史基础上进行详细体格检查,结合相应的生化及内分泌实验室检查进行综合判断。

四、治疗

(一)积极治疗原发疾病

一般治疗:避免诱发意识障碍的各种因素,如受寒、感染、手术、精神刺激等,给予支持治疗。抗甲状腺药物治疗是治疗甲亢的主要疗法,不仅能使躯体症状明显改善,对精神症状也有疗效。[131]I 治疗及手术治疗需在精神症状控制后再予考虑。其他药物如复方碘液用于术前准备和甲亢危象的抢救,可阻抑甲状腺激素释放,也抑制甲状腺激素合成和外周 T_4 向 T_3 转换,但为暂时性。β受体阻滞剂除阻滞 β受体外,还抑制 T_4 向 T_3 转换。

(二)精神障碍的对症治疗

在常规治疗甲亢的基础上,联合选用对症治疗的精神药物,剂量宜小,并充分考虑副反应及禁忌证,在精神症状缓解后即停药。有研究显示在未用抗抑郁药干预情况下,甲亢患者抑郁的缓解率仅为 50% 左右;伴有双相情感障碍者可加用心境稳定剂,碳酸锂可抑制甲状腺释放,主要通过抑制甲状腺球蛋白的水解而起作用,也可抑制 T_4 的降解;对幻觉、妄想、兴奋、躁动和分裂样精神症状者可用小剂量抗精神病药如奋乃静、氯丙嗪、氟哌啶醇等。

(三)心理治疗

在积极治疗原发病及对症治疗精神障碍的同时,配合心理治疗是非常必要的,一般需在急性期缓解后或意识障碍恢复后进行。心理治疗的手段视伴发的精神障碍的种类而定,曾兆良等对 103 例甲亢的研究结果显示,行为干预治疗、生物反馈、放松训练、音乐疗法、支持性心理治疗等综合性心理干预不仅对甲亢患者的负性情绪等有改善作用,而且在睡眠与精力、躯体不适感、运动与感觉、精神紧张、正性情感、认知功能、社会支持、工作与学习、业余娱乐等多项因子上亦有明显的改善,说明开展综合性心理疗法可明显提高甲亢患者的生活质量。此外,应积极对甲亢患者及其家属进行健康宣教,包括对躯体疾病病因、临床表现、主要危险因素、自我保健方式等的介绍,使其正确认识并积极应对疾病带来的不适,帮助其改善心理适应能力,营造和谐的生活工作环境,最终达到促进心身健康的目的。

五、预后

大部分甲亢患者经过治疗后甲状腺功能恢复正常,精神症状、生活质量等也得以改善。但有报道显示,在经过治疗的甲亢患者中,很多仍有精神症状,1/3 的患者治疗后仍不能继续其原来的全日制工作,甲亢预后不良与患者抑郁、精神衰弱、疑病、偏执等人格特征、负性生活事件等存在相关。

第四节　肥胖症

临床上,体内贮积脂肪量超过体重的 20% 称为肥胖,肥胖症是指体内脂肪堆积过多和(或)分布异常、体重增加,是一种多因素的慢性代谢性疾病。20 年来,肥胖的患病率上升很快,美国 2007 年调查显示多达 66% 的成人超重或肥胖,我国肥胖问题日趋严峻,超重和肥胖的人群增长很快,成人超重率为 22.8%,肥胖率为 7.1%,根据预测,我国 7～18 岁儿童青少年肥胖检出率男性将达到 18.46%,女性为 9.18%。由于肥胖本身及其相关疾病对健康的危害,肥胖症可损害患者的身心健康,生活质量下降,预期寿命缩短,肥胖症已逐渐成为重要的世界性健康问题之一。

一、病因与发病机制

肥胖症的病因未完全明了,有各种不同的病因,同一患者可有几种因素同时存在。机体靠食物供给能量,若能量摄入与能量消耗之间的关系通过中枢神经系统—内分泌系统的调节网络取得精确的平衡,则体重可维持在一定正常范围。任何能量摄入增加和(或)消耗减少均引起能量正平衡,过剩的能量便以脂肪的形式逐渐积存于体内。因此,肥胖症是慢性能量平衡失调的结果。与肥胖症发生、发展的相关因素很多,主要是遗传因素和环境因素共同作用的结果。

根据遗传因素对肥胖症发病上的参与程度,在病因上可将肥胖症分为两大类。一类是遗传因素在发病上占主要地位者,目前发现约有 24 种孟德尔遗传病以肥胖作为其主要临床表现之一,其中常染色体显性遗传 9 种、隐性遗传 10 种、X 性染色体遗传 5 种,随着分子生物学技术的进展,已发现 6 种单基因突变肥胖症,它们分别是瘦素基因、瘦素受体基因、鸦片—黑素—促皮质素原基因、激素原转换酶-1 基因、黑皮素 4 受体基因和过氧化物酶体增殖物激活受体- γ(PPAR-γ)基因突变肥胖症。在普通人群的肥胖症患者中,此类肥胖症只占少数。另一类是环境因素在发病上占主要地位者,在环境因素方面,有下列几种:①生活方式,包括膳食方面高热量、高脂肪饮食,进食次数多,缺乏体力活动,工作和生活当中越来越广泛地应用节省体力的设备;②社会因素方面有城市化,移民,心身问题等;③某些药物,如抗精神病药、糖皮质激素等可使体重增加。有一种观点认为,每个人的脂肪含量、体重受一定的固有控制系统所规定和调节,这种调节水平称为调定点。肥胖症患者的调定点较高。这一理论可解释肥胖症患者难于减轻体重,或即使体重减轻也难于保持。调定点起作用的具体机制仍未明了。

二、临床表现

(一)生理症状

肥胖症的临床表现包括肥胖本身的症状和并发症的症状。按脂肪组织块的分布,通常分为两种体型,中心性肥胖者脂肪主要分布在腹腔和腰部,多见于男性,故又称为内脏型、苹果型、男性型;另一类多见于女性,脂肪主要分布在腰以下,如下腹部、臀部、大腿等处,称为梨型、女性型。苹果型者发生代谢综合征的危险性大于梨型者。

肥胖症的并发症有睡眠呼吸暂停综合征、静脉血栓等,与肥胖症密切相关的一些疾病如心血管病、高血压、DM 等患病率和病死率随之增加。肥胖症患者恶性肿瘤发生率升高,肥胖妇女子宫内膜癌比正常妇女高 2~3 倍,肥胖男性结肠癌、直肠癌和前列腺癌发生率较非肥胖者高。肥胖症患者因长期负重易患腰背痛、关节痛,皮肤皱褶易发生皮炎、擦烂,并容易合并化脓或真菌感染。

(二)心理影响及危害

许多研究表明肥胖儿童的个性、情绪、行为、社会适应能力及自我意识等方面都可能会出现一定的问题。Tsai 等的一项选择玩伴类型的研究显示,受测儿童选择不同体型儿童图片时,他们把肥胖者归为最不喜欢的玩伴。有研究报道 3 300 例肥胖患儿,其中重度肥胖者 9 例、中度肥胖者 38 例,发生抑郁率为 100%;轻度肥胖 253 例,169 例发生抑郁,抑郁率为 66.8%。由此说明肥胖越严重,发生抑郁越明显。肥胖学生心理问题检出率高于体重正常的学生,随着肥胖程度的加重,心理问题随之加重,人际关系敏感,焦虑、抑郁明显高于体重正常的学生。杨勤等研究发现肥胖儿童的自我意识受损,自我评价低,有更多的焦虑、不合群、幸福与满足感差等。调查的结果表明肥胖大学生的心理问题检出率高于同龄大学生组常模,特别是焦虑、人际关系、强迫症状、抑郁、敌对和精神病理 6 个因子的得分较高 。一些肥胖大学生表现为固执、内向、情绪不稳定的特征,肥胖中学生与人相处时易不自在,交往缺乏主动性,长期不良情绪会导致生活兴趣减退,甚至自杀,肥胖男生表现为不能很好地与人相处、强迫、不能守纪律等,肥胖女生表现为过度依赖、不听话、逃学等。肥胖成人心理健康状况较适宜体重者差,表现为人际敏感、抑郁、恐怖、精神病性症状明显。这些精神症状究竟是肥胖的原因还是肥胖的继发性心理问题尚不清楚。

三、诊断

一般采用体重指数(body mass index,BMI)或标准体重百分率诊断:

BMI(kg/m²)24.0~27.9 为超重,BMI>26 为轻度肥胖,BMI>28 为中度肥胖,BMI>30 为重度肥胖;标准体重百分率=被检者实际体重/标准体重×100%,≥120% 为轻度肥胖,≥125％为中度肥胖,≥150％为重度肥胖。

四、治疗

肥胖症是能量摄入与消耗平衡失调而引起的,因此减重治疗应顾及能量平衡的两端,即适当降低能量摄入,增加能量消耗。在肥胖症治疗的目标方面,要体重完全恢复正常范围通常是不现实的,不能以此作为减重的目标。研究表明,适当的减重(通常指减轻5％～10％)对健康有益,控制体重的策略强调以行为、饮食治疗为主的综合治疗,使患者自觉地长期坚持,且不应依赖药物,以避免发生不良反应。

(一) 行为治疗

由临床医师、心理学家、营养医师和护士组成指导小组,取得家庭配合,了解肥胖症患者的生活习惯及肥胖史,指导患者制订具体可行的计划,包括建立节食意识,每餐不过饱,尽量减少暴饮暴食的频度和程度,教会患者自我监测,书写饮食日记。从饮食处方开始,逐步建立咨询、定期回访和制订切实可行的行为干预治疗计划。行为治疗的内容包括食物行为(选购、贮存、烹饪),摄食行为(时间、地点、陪伴、环境、用具、菜单)。医疗小组应充分取得患者信任、理解,使其合作和坚持。

(二) 饮食治疗

主要是通过限制能量的摄入量,使总热量低于消耗量以减轻体重。应注意减肥并非简单地减轻体重,而是去除体内过多的脂肪,并防止其再积聚。合理膳食包括改变膳食结构和食量。减重膳食的主要含义为低能量、低脂肪、适量优质蛋白质、含复杂碳水化合物(如谷类),并吃足够的新鲜蔬菜(400～500 g/d)和水果(100～200 g/d),在膳食营养平衡的基础上减少每日摄入的总热量,即在满足人体对营养素需要的基础上,使热量的摄入低于机体能量消耗,使身体内一部分脂肪氧化以供机体能量消耗。注意饮食的能量密度,选择体积较大而能量相对低一些的食物,如蔬菜和水果富含维生素和矿物质,体积大而能量密度低,有饱腹感而不致摄入过多能量。注意限食并非单纯限制谷类主食量,不鼓励也不能长期采用极低热量饮食。

(三) 体育锻炼

应与饮食治疗同时配合,并长期坚持,否则体重不易下降,或下降后又复上升。提倡有大肌肉群(如股四头肌、肱二头肌)参与的有氧运动。通过多种途径开展健康教育,改变人们的观念,将体力活动视为现代文明、提高体质、有益健康的必要条件,尽量创造多活动的机会,鼓励多步行,每天走路30～45 min可增加能量消耗418～837 kJ(100～200 kcal),应视个人情况,运动量和持续时间应恰当并循序渐进。

(四) 药物治疗

减肥药是饮食、运动治疗的辅助手段,2003年公布的中国成人超重和肥胖症预防控制指南建议用药物减重的适应证为:①食欲旺盛,餐前饥饿难忍,每餐进食量较多;②合并高血糖、高血压、血脂异常和脂肪肝;③合并负重关节疼痛;④肥胖引起呼吸困难或有阻塞性呼吸困难暂停综合征;⑤BMI>24并有上述合并症情况或BMI>28不论是否有合并症,经过3～6个月单纯控制饮食和增加活动量处理仍不能减重5％,甚至体重仍有上升趋势者可考虑用药物辅助治疗。药物减重的目标:①使原体重减轻5％～10％,最好能逐步接近理想体重;

②减重后维持体重不再反弹和增加；③使降血压、降血糖、调节血脂药物能更好地发挥作用。

下列情况不宜应用减肥药：①儿童；②孕妇、乳母；③原有对该类药物有不良反应者；④正在服用其他选择性血清素再摄取抑制剂。理想的减肥药应能够减少能量摄取，增加能量消耗，并改善肥胖相关情况的危险因素，且安全性好。

减肥药可分两大类，即非中枢作用和中枢作用减肥药。以往曾用过的代谢增强剂如甲状腺激素制剂，因其心血管系统的不良反应已停用。

1. 非中枢性减肥药

这类药主要是脂肪酶抑制剂。奥利司他通过竞争性抑制作用，选择性地抑制胃肠道脂肪酶（主要是胰脂肪酶），服药后可使甘油三酯的吸收减少 30% 而以原形随粪便排出，减少能量的摄取而达到减重的目的。该药对胃肠道的其他酶类（如淀粉酶、胰蛋白酶、糜蛋白酶和磷酸酪酶）无抑制作用，不影响碳水化合物、蛋白质和磷脂的吸收。用量为 120 mg，每日 3 次，进餐时服药，该药不被胃肠道吸收，对脂肪酶的抑制作用为可逆性。主要不良反应为胃肠排气、大便次数增多和脂肪便。

2. 中枢性减肥药

目前临床上主要有西布曲明，是 5-HT 和 NA 再摄取抑制剂，用药后降低食欲，增加饱腹感，使摄食减少，体重减轻，剂量范围 5～15 mg/d，常用剂量 10～15 mg/d。不良反应主要有头痛、口干、畏食、失眠、便秘、心率加快。一些受试者服药后血压轻度升高，故禁用于有冠心病、充血性心力衰竭、心律失常和脑卒中的患者。大型临床研究表明其效果安全、无成瘾性。

（五）手术治疗

手术治疗仅用于重度肥胖（BMI>40 或 BMI>35 并伴有严重并发症）。手术方式有吸脂、切脂和减少食物吸收的手术（如空肠回肠分流术、小胃手术或垂直结扎胃成形术等）。手术的不良后果有吸收不良、贫血、管道狭窄等。

第五节　男性更年期综合征

男性更年期是指男性由中年期过渡到老年期（一般指 40～70 岁）的一个特定的年龄阶段，以男性体内激素水平、生化环境、心理状态转变为基础的过渡期，如果该变化过程过于激烈，表现出一定的精神神经症状、植物神经功能紊乱和（或）性功能障碍的一组症候群，称为男性更年期综合征。男性更年期综合征是 Werner 于 1939 年首先提出的，在临床和研究中也称为迟发性性腺功能低下和中老年男性雄激素部分缺乏综合征（partial androgen deficiency in the aging male，PADAM）。男性更年期表现是生精细胞及间质细胞功能因增龄而降低，雄激素减少起一定的作用，男性雄激素水平的减退是渐进的，每年下降 10%～20%，没有类似女性的"绝经期"这一明显的标志，因此不容易引起注意。随着人口老龄化问题的增加，以及环境污染、工作紧张、生活压力大等诸多因素，本病的发病年龄提前，发病人数有增多的趋势。

一、病因与发病机制

目前认为中老年男子的雄激素作用低下往往是通过多种机制损害睾酮的正常分泌和生物活性,是原发性和继发性因素同时存在和共同作用的结果。中老年男性随着年龄的增加,下丘脑和垂体分泌的卵泡刺激素(FSH)和黄体生成素(LH)减少,和(或)LH/FSH 比例异常,从而导致雄激素生成进行性下降,血清睾酮低于青年男性的正常范围,可出现或不出现一系列雄性激素部分缺乏的相应临床症状和体征;雄激素缺乏可促进成骨细胞和骨细胞凋亡增加,是骨质疏松或骨折的危险因素之一;雄激素降低,雌激素陡然升高会导致内分泌紊乱。虽然男性性腺功能低下可伴有老年男性中见到的临床表现,但是企图证实这些症状与睾酮水平之间关系的几个实验的结果,最多也只有弱相关。然而,没有症状并非不存在改变,因为无症状的骨质疏松常见于性腺功能低下的男性,也见于老年男性,但其发生较女性要晚 10 年。而老年的阳痿很少是内分泌异常,往往是血管、神经或心理社会因素所致。也有部分患者是因为工作、学习、家庭婚姻及社会各方面的压力,过度肥胖,疾病及药物影响,不良的生活方式如吸烟、大量饮酒、生活不规律、过度疲劳以及遗传因素和环境污染等,引起不良情绪以及生殖生理和植物神经系统功能紊乱。

二、临床表现

具体体现在以下四个方面:

1. 血管舒缩症状

出汗、心悸、血压波动、眩晕、耳鸣、潮热。

2. 性功能症状

阳痿、性兴趣降低、性欲减退。

3. 生理体能症状

失眠、皮肤萎缩、食欲不振、肌力下降、易疲劳、效率降低、骨骼关节疼痛、便秘、腹泻。

4. 精神心理症状

健忘、焦虑、抑郁、多疑、失眠、多梦、易惊醒、注意力降低、记忆力减退、反应迟钝、激动易怒、神经质、逃避压力、缺乏责任感等。

三、治疗

(一)激素替代疗法,补充睾酮

由于雄激素受体敏感性有较大个体差异,推荐睾酮补充治疗方案个体化,推荐激素治疗适应证如下:有雄激素缺乏临床症状,且晨起总睾酮水平<8 nmol/L(230ug/L),如总睾酮水平介于 8~12 nmol/L,则要求游离睾酮水平<225 pmol/L。排除有以下疾病或症状患者:乳腺癌或前列腺癌病史、下尿路症状、高泌乳素血症、红细胞增多症、睡眠呼吸暂停低通气综合征、未控制的高血压、DM、癫痫、心脑血管疾病等。服用方法:每日口服 120~160 mg 十一酸睾酮,多个研究发现雄激素补充治疗可显著改善男性更年期综合征的主观症状和客

观指标。但雄激素替代治疗的安全性尚缺乏大规模、多中心的流行病学研究。

（二）心理咨询、行为调整及健康管理

本病的发生、发展与心理社会因素有密切关联,特别是具有明显精神心理症状的患者应积极寻求心理咨询、进行行为调整,生活指导、适当锻炼等综合疗法可以治疗或减轻本病临床症状。男性更年期应加强健康管理,通过及时干预和预防,可延缓、减轻男性更年期综合征的出现。

1. 建立健康的生活方式

合理膳食,避免刺激性食物,多吃富含蛋白质、钙质和维生素的食物,注意营养的合理搭配。进行有规律的、适当的有氧运动可提高机体的摄氧量,增进心肺功能。保持良好的生活习惯是改善男性更年期症状的重要因素之一,包括少喝酒,不吸烟,不久坐,避免受凉和摔倒,保证充足的睡眠,适宜的性生活,参加一些愉悦身心的活动。

2. 精神和心理方面进行调整

保持心境平和,心情开朗,豁达,培养乐观向上的情绪。

3. 社会支持

配偶和家人要多给予关心体贴、安慰、开导和鼓励。

4. 加强健康教育

提高民众对男性更年期综合征的知晓率,通过合理的调理,顺利度过男性更年期。

[江苏省人民医院　李勇]

------------------------------- 参考文献 -------------------------------

[1] 沈渔邨. 精神病学[M]. 5 版. 北京:人民卫生出版社,2009.

[2] 徐斌,吴爱勤. 心理生理障碍——心身疾病[M]. 北京:中国医药科技出版社,2004.

[3] 王吉耀. 内科学[M]. 2 版. 北京:人民卫生出版社,2010.

[4] 刘彬,喻小念. 2 型糖尿病相关负性情绪及心理干预研究进展[J]. 临床心身疾病杂志,2010,16(5):468-470.

[5] 高树贵,邢玉华. 2 型糖尿病心理行为及其干预措施的研究进展[J]. 中国行为医学科学,2003,12(3):359-360.

[6] 陈招娣,刘春文,牛娟,等. 甲状腺功能亢进症与社会心理因素的关系[J]. 齐鲁医学杂志,2011,26(5):466-467.

[7] 焦杨,蓝长安. 甲状腺功能亢进伴发精神障碍研究进展[J]. 内分泌外科杂志,2007,1(1):69-72.

[8] 黄国平,吴俊林. 创伤后应激障碍与代谢综合征的关系[J]. 中华行为医学与脑科学杂志,2011,20(3):283-285.

[9] 吴延海. 精神分裂症相关代谢综合征研究进展[J]. 国际精神病学杂志,2012,39(01):33-35.

[10] Hasnain M,Fredrickson S K,Vieweg W V R,et al. Metabolic syndrome associated with schizophrenia and atypical antipsychotics[J]. Current Diabetes Reports,2010,10(3):209-216.

[11] Reynolds G P,Kirk S L. Metabolic side effects of antipsychotic drug treatment-pharmacological

mechanisms[J]. Pharmacology & Therapeutics, 2010, 125(1): 169 - 179.

[12] 张京华, 甄仲. 精神分裂症与代谢综合征相关进展[J]. 医学综述, 2012, 18(21): 3650 - 3652.

[13] Ford E S, Li C, Sattar N. Metabolic syndrome and incident diabetes: Current state of the evidence[J]. Diabetes Care, 2008, 31(9): 1898 - 1904.

[14] 陈津津. 儿童期单纯性肥胖症的研究进展[J]. 上海医药, 2013, 34(2), : 10 - 13.

[15] 李焱风, 张春和, 陈天波, 等. 男性更年期综合征症状评分与性激素水平相关性研究(附 1252 例报告)[J]. 中国男科学杂志, 2011, 25(7): 46 - 49.

[16] Dedert E A, Calhoun P S, Watkins L L, et al. Posttraumatic stress disorder, cardiovascular, and metabolic disease: A review of the evidence[J]. Annals of Behavioral Medicine, 2010, 39(1): 61 - 78.

第十七章　神经系统心身疾病

第一节　植物神经失调症

神经系统调节和控制重要生命功能、维持内环境稳定、调节内脏活动的中枢和周围部分,因其一般不受意识支配,被称为植物神经系统或自主神经系统。它包括交感神经系统和副交感神经系统,二者在大脑皮层的调节下,通过下丘脑、脑干及脊髓各节段既拮抗又协调地发挥作用。人体在正常情况下,功能相反的交感神经和副交感神经处于相互平衡制约中。各种原因(如情绪等)打破了这种平衡,将会造成这样那样的功能障碍。植物神经失调症即植物神经系统平衡被打破时出现的一组症候群。

一、病因与发病机制

1. 环境及情绪因素

具有遗传易感性的个体(如性格内向、孤僻、适应环境能力差等),在应激因素如家庭纠纷、恋爱挫折、事业失败或人际关系紧张,或持久的脑力、体力劳动,睡眠不足等的作用下,可以出现植物神经失调症。研究发现急性疲劳和日常疲劳可以造成交感神经活动增强及副交感神经活动减弱。急性和慢性心理压力可增加心肌梗死、心律失常、心源性猝死的发生率,不协调的交感神经激活和副交感活性降低,在心脏应激事件中扮演着重要角色。

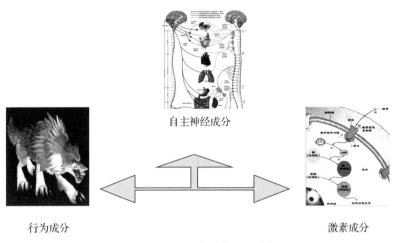

自主神经成分

行为成分　　　　　　　　　　　　　　激素成分

图 17-1　情绪反应的三个成分

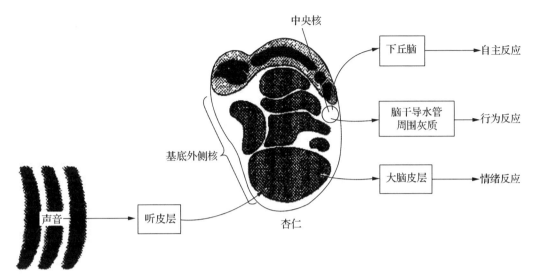

图 17 - 2 习得性恐惧的神经回路

2. **内科系统疾病（内环境改变）**

许多内科系统疾病都能造成植物神经功能失调，如（糖尿病、低血糖症、甲亢、类风湿性关节炎、严重损伤、过敏性疾病等），其中糖尿病是最常见的原因。低血糖前期会引起压力反射和交感反应的敏感性降低。因为包括心脏迷走神经在内的自主神经功能受损，当心脏迷走神经受损时，其压力反射的敏感性降低，可直接增加糖尿病、心血管并发症的死亡率。

3. **植物神经系统器质性疾病**

神经系统感染、肿瘤、外伤、出血、中毒、变性、营养代谢和精神活性物质等器质性病变，均可直接或间接地损害植物神经系统正常功能和结构。如：脑炎、帕金森综合征、脊髓外伤、吉兰—巴蕾综合征、Shy-Drager 综合征等。

4. **遗传性疾病**

家族性自主神经功能不全综合征，是常染色体隐性遗传病，为神经系统特别是自主神经系统先天性功能异常。肌张力障碍是常染色体隐形遗传性神经疾病，可以出现自主神经元的死亡和自主神经的变性。

二、临床表现

植物神经系统分布广泛，功能紊乱产生的临床症状涉及方方面面，若为躯体疾病所致，还将伴随躯体疾病相关的临床症状。

1. **情绪表现**

情绪低落，易紧张，恐惧害怕，敏感多疑，委屈易哭，悲观失望无愉快感，不愿见人，不想说话，对什么都不感兴趣，看什么都不高兴，压抑苦恼，甚至自觉活着没意思，烦躁焦虑，坐立不安，爱生气，入睡困难，睡眠表浅，早醒梦多，身疲乏力。

2. 认知功能下降

记忆力减退,注意力不集中,反应迟钝。有研究认为自主功能障碍可导致糖尿病病人认知障碍。在一项关于双相情感障碍患者的研究中发现,无论在休息状态下还是在完成认知测试时,与正常对照组相比,双相情感障碍患者的植物神经激活程度均显著增强,认知成绩(持续性注意、加工速度、认知灵活性、工作记忆等)显著下降,且两者具有显著的相关性。

3. 躯体症状

(1)全身症状:头痛,头昏,头麻,头憋胀,头部有紧缩感重压感,两眼憋胀、干涩,视物模糊,瞳孔改变,脖子后背发紧发沉,周身发紧僵硬不适,四肢麻木,手脚心发热,周身皮肤发热、多汗,也可周身发冷、寒战,但量体温正常,全身有游走性疼痛、游走性异常感觉等症状。

(2)胃肠道症状:食欲不振,恶心,呃逆,消化不良,腹胀,腹痛,便秘,腹泻,消瘦。常见的胃肠道功能性疾病有肠易激综合征、功能性消化不良、癔球症、精神性厌食、神经性呕吐等。有研究表明,75%的糖尿病病人存在内脏感觉异常和胃肠道(GI)症状,糖尿病周围神经病可能是胃肠道症状的独立因素。

(3)心血管系统症状:心慌,阵发性心率增快或减慢,脸发红发热,体位性低血压,心绞痛或类似心肌梗死表现。

(4)呼吸系统症状:可出现呼吸深度和频率的变化,如胸闷气短、呼吸费力等。

(5)泌尿生殖系统:尿频,尿急,排尿困难,性欲减低,月经紊乱等。

三、诊断与鉴别诊断

(一)诊断

植物神经失调症目前尚无统一的诊断标准,但须满足以下三个条件:

(1)有着不固定的时隐时现的主观躯体不适。

(2)反复辅助检查未发现相关器官的器质性损害,但对于系统疾病所致的植物神经功能失调,可有植物神经症状无关的其他异常。(注:一定注意反复检查,一些疾病如恶性肿瘤等,在常规检查尚不能发现异常的阶段,往往仅表现植物神经失调症状,数月后检查才发现异常值,确认存在身体疾病。)

(3)植物神经功能检查存在异常。

(二)鉴别诊断

1. 躯体化障碍

临床症状上与植物神经失调症极为相似。但躯体化障碍更侧重于发病之前的心理诱因,而后者更侧重于临床症状与植物神经功能紊乱有关。

2. 抑郁症

二者均可同时存在抑郁症状和植物神经功能失调相关的躯体症状,抑郁症患者以抑郁症状为主,求治心不强;而植物神经失调症患者以躯体症状为主,由于症状繁多检查无异常,患者整日闷闷不乐,经常考虑自己的病,主动要求反复检查,求治心理迫切,这是植物神经功能紊乱的主要症状。

3. 精神疾病

人格障碍及轻症精神分裂症在病初和缓解期也常有原因不明的不适感,植物神经功能检查也有时表现异常,须慎重进行诊断。

4. 躯体疾病

在诊断植物神经失调症之前,必须反复进行症状相关器官的辅助检查,除外该器官的器质性损害。也有些植物神经功能障碍与某些躯体疾病相伴发生,与躯体疾病存在因果关系,此时,躯体疾病的治疗就变得尤为重要。

四、治疗

植物神经失调症的治疗包括以下三方面:

(一) 病因治疗

1. 治疗原发病

对于躯体疾病所导致的植物神经功能障碍,最重要的是原发病的治疗。如对于糖尿病周围神经病要注意控制血糖,对于免疫因素介导的周围神经病要予以皮质激素和静脉免疫球蛋白治疗,对于药物过量或中毒所致的自主神经功能紊乱要即时停药等。

2. 认知行为治疗

对于情绪、应激因素所导致的植物神经失调症,认知行为治疗被认为是最主要也最有效的治疗,即调整心态、放松精神、消除顾虑,培养乐观豁达的性格,增强战胜疾病的信心。要保持良好情绪,良好的情绪有利于神经系统与各器官、系统的协调统一,使机体的生理代谢处于最佳状态,从而反馈性地增强大脑细胞的活力,改善神经功能。

3. 去除诱发因素

如精神刺激、紧张、过劳、浓茶、咖啡等,均可诱发与加重心脏神经功能症状,应注意避免。

(二) 调节植物神经功能治疗

1. 药物治疗

(1) 营养神经治疗:有研究发现,用谷维素、维生素 B_1、甲钴胺调节植物神经功能治疗2周后,哮喘病人症状均得到缓解。

(2) 抗抑郁药:有研究发现,连续 8 周的抗抑郁治疗,可显著降低肠易激综合征患者的心率变异率。苯二氮草类药物辅以谷维素治疗自主神经功能失调性咽异感症有效率达50%。但也有研究认为 SSRI 类药物治疗组患者与对照组自主神经功能无显著性差异,而三环类抗抑郁药还可能对自主神经功能产生不利影响。

2. 电生理治疗

对交感神经或副交感神经进行电刺激,可提高其兴奋性。

3. 中医中药治疗

研究发现,针灸有镇痛和改善自主神经功能的作用。

（三）对症治疗

相当一部分植物神经功能障碍是不可逆的，此时对症治疗就显得尤为重要。

1. 体位性低血压

充足的水（>10 L/d）、盐摄入（>10 g/d）；肾上腺皮质激素、α 受体激动剂甲氧安福林（2.5～10 mg 总溶解固体）

2. 胃肠功能紊乱

（1）胃轻瘫：控制血糖、低脂饮食、促进胃肠蠕动。胃复安（餐前 30 min 口服，10 mg）、多潘立酮（10～20 mg，qd）、红霉素（250 mg，tid）。

（2）肠动力减退：高纤维饮食、渗透性通便药。

（3）肠蠕动过多：限制乳糖和谷物摄入、可乐定、生长抑素类似物、甲硝唑。

3. 性功能障碍

勃起功能障碍：西地那非 50 mg（注意：缺血性心脏病、低血压和显著的体位性低血压）；经尿道输注或体内注射血管活性物质；机械性装置如真空勃起装置；阴茎假体性植入物；阴道润滑剂。

4. 泌尿系功能障碍

Crede 手法促使膀胱收缩；间断自行导尿；逼尿肌反射减弱时可给予胆碱能制剂；贝胆碱（10～30 mg，tid）；膀胱功能亢进时可给予抗胆碱药物（托特罗定 2 mg，bid）。

五、预后

与情绪相关的植物神经失调症可治愈，但过程较长。躯体疾病伴发的植物神经失调症不易治愈，控制原发病的同时，关键在于控制症状，提高生活质量。

[河北医科大学第一医院神经内科　王琳 王铭维]

第二节　抽搐障碍

抽搐包括异常运动（运动抽搐）或异常发音（发声抽搐）。当同时存在两种类型的抽搐时，常被称为多发性抽搐秽语综合征（Gilles de la Tourette 综合征）或 Tourette 综合征（抽搐秽语综合征，TS）。TS 常常伴有强迫症状、注意缺陷和多动障碍、冲动控制缺陷和其他行为异常。

一、病因与发病机制

（一）遗传因素

研究发现，57% 的 TS 患者有家族史，且发现染色体 2p11、8q22、11q23-24 等位点与 TS 的发病有关。

（二）神经学方面的因素

TS具体的发病机制目前还不是很清楚，虽然情绪因素在其中起着重要的作用，但其终究是一个器质性疾病，而非精神心理疾病，主要涉及基底节通路的损害。突触传递的改变和皮层纹状体—丘脑—皮层环路的失抑制在其发病过程中起着重要作用。

在传统的解剖影像学研究中，并没有发现TS患者的影像学改变，少数患儿存在头颅CT的异常，如脑萎缩。体积MRI发现TS患者失去了双侧基底节正常的非对称性，在TS患者的右侧前脑、右侧尾状核、右侧苍白球体积都表现出了正常左侧大于右侧的逆转，尾状核的体积与成年早期发病的抽搐和OCD（强迫症）的严重程度密切相关。PET扫描发现基底节的谷氨酸代谢发生改变。双侧运动前区、中脑的代谢水平增高，尾状核和丘脑的代谢减低，前者与抽搐的发生有关，而后者与总体的TS严重程度有关。此外，约$50\%\sim60\%$的该障碍患儿存在非特异脑电图异常。

有研究认为，抽搐障碍和TS存在多巴胺受体敏感度的增强，以及多巴胺能神经递质系统的改变。此外，还存在苍白球5-羟色胺、谷氨酸能神经递质水平的下降，皮质区AMP水平的下降以及色氨酸加氧酶的缺陷、去甲肾上腺素功能失调、乙酰胆碱不足、γ-氨基丁酸抑制功能降低、基底节和下丘脑强啡肽功能障碍等。

（三）免疫因素

有研究认为，TS症状的恶化与前驱的A组乙型溶血性链球菌的感染和血清中的抗神经元抗体有关。B淋巴细胞抗原D8/17与抽搐、强迫症状、自闭症等有关，一项研究发现，TS患者的壳核抗神经元抗体水平显著高于对照组。

（四）精神心理因素及环境因素

应激、兴奋、厌烦、疲劳和炎热可以激发或加剧抽搐，情绪的应激可能会显著加剧抽搐，但是并不是TS发病所必需的。

二、诊断与鉴别诊断

（一）诊断

1. 短暂性抽搐障碍

（1）起病于18岁之前；

（2）有单个或多个运动抽搐或发声抽搐，常表现为简单运动抽搐；

（3）抽搐天天发生，一天多次，已持续2周，但不超过12个月；

（4）除外Tourette综合征、小舞蹈症、神经系统其他疾病或药物所致。

2. 慢性运动或发声抽搐障碍

（1）起病于18岁之前；

（2）以运动抽搐或发声抽搐为主要临床表现，但运动抽搐和发声抽搐并不同时存在；

（3）抽搐常一天多次，可每天或间断出现，抽搐持续时间1年以上，1年中无持续2个月以上的缓解期；

（4）除外Tourette综合征、小舞蹈症、神经系统其他疾病或药物所致。

3. 抽搐秽语综合征(TS 综合征)

(1) 病程中存在多种运动抽搐和一项或多项发声抽搐,但是不一定同时发生。

(2) 抽搐在一天中发作数次,几乎每天都发作,或者间断的发作超过 1 年。

(3) 解剖位置、涉及的肌肉数量、发作频率、类型、复杂性严重程度在病程中变化。

(4) 21 岁之前发病。

(5) 不能被其他原因解释的无意识的运动或噪音。

(6) 运动或发声抽搐要经过可靠的检查者识别或用录像等记录下来。

1 型 TS 满足第三条和/或第四条以外的其他标准,而 2 型 TS 满足第一条以外的所有标准。与 DSM-Ⅳ不同的是,TS 分类研究小组的标准不要求抽搐症状造成显著的社会、职业或其他重要领域的功能受损,所以无社会功能等受损的轻症抽搐不能满足 DSM-Ⅳ的抽搐诊断标准,DSM-Ⅴ已删除这一标准。

诊断置信指数:TSA 国际基因合作组织制定了诊断置信指数,包括 26 个置信因素,每一项有其权重,总分 100 分,最高权重的置信因素包括既往秽语病史、复杂的运动或发声抽搐、逐渐变化的症状、回声现象、先兆感觉、发作顺序和起病年龄。诊断置信指数在评估 TS 发病可能性方面提供了依据。

最常用的评估抽搐的是耶鲁综合抽搐严重程度量表(Yale global tic severity scale,YGTSS),主要包括两部分:总体抽搐严重程度(运动抽搐和发声抽搐)和社会功能等的受损程度。每部分包括五项:抽搐次数、频率、强度、复杂性、功能受损或动作干扰情况,每一项按严重程度分为 0~5 分,总分为 0~50 分,健康相关生活质量量表(health-related quality of life scale,HR-QOL)的评测发现注意力缺陷多动症、强迫症等伴发疾病而不是抽搐的严重程度预示着远期预后。

(二) 鉴别诊断

1. 风湿性舞蹈症(小舞蹈症)

儿童多见,为风湿性感染所致,以舞蹈样异常运动为特征,无发声抽搐,有风湿性感染的体征和阳性化验结果,抗风湿治疗有效。

2. 肌阵挛型癫痫

为癫痫的一种类型,症状与运动抽搐相似,但症状出现时伴有癫痫样脑电发放,无发声抽搐,脑电图检查有助诊断,抗癫痫治疗有效。

3. 强迫症状

复杂的运动抽搐与强迫症状难以鉴别,后者经常伴发抽搐,尤其是 TS。

4. 失神发作

持续抽搐障碍的消极型应与失神发作或其他意识丧失的发作相区别。

三、临床表现

(一) 抽搐

抽搐是 TS 的典型临床表现,是相对简单、间断的运动(运动抽搐)或声音(发声抽搐),

典型的运动抽搐是突然、短暂、重复、刻板的运动，类似于正常行为的模仿碎片，但是在强度、间隔时间等方面各有不同。

抽搐障碍有两种类型：第一种类型可被视为"侵入"，活动的中断是由于一种正性的运动现象（也就是严重、漫长的运动性抽搐）干扰其他运动。第二种类型是没有明显征兆的抽搐抑制了正在发生中的活动，可被视为一个负性的运动现象，即"消极"的抽搐。持续抽搐障碍中永远不会有意识丧失。这两类患者能够意识到他们有这些干扰正常活动的行为及当时的环境，即使他们不能说话。

1. 简单的运动抽搐

简单的抽搐仅包括一组肌群的活动，引起一个简单的痉挛样运动，它们通常突然出现，且持续时间短（阵挛性抽搐），但也有时稍慢，引起一个简单持续的异常姿势（张力障碍性抽搐）或等距收缩（强直性抽搐），阵挛性抽搐比如耸肩，摇头，眨眼，翻眼和缩鼻等。节律性的阵挛性抽搐较少见，如震颤或节律性阵挛（软腭阵挛）。简单的张力障碍型抽搐主要包括睑阵挛、磨牙、持续张口、斜颈等。腹部或肢体的肌紧张为强直性抽搐。

2. 复杂的运动抽搐

即在不合适的时间和场合出现的、协调的、顺序的类似于正常的运动或姿势，它们看起来是无目的的，如摇头、弯腰，有时看起来是有目的的，如抚摸、投掷、跳跃、踢腿等。另一个复杂运动抽搐的例子是用手打手势和抓住或暴露生殖器，也有可能是模仿姿势。打嗝、恶心、呕吐是 TS 的症状，但是目前还不清楚它是复杂运动抽搐还是 TS 的行为症状。吞气、耳部运动障碍也是一种不常见的 TS 症状。

3. 简单的发声抽搐

包括嗅探、清嗓、咕哝、尖叫、咳嗽、吹气、吸气等。

4. 复杂的发声抽搐

为有意义但啰唆的语言，如大声地骂人、重复某人说过的话、重复自己的表达，尤其是一句话的最后一个音节、单词或短语。

80%的运动抽搐（尤其是肌张力障碍）和发声抽搐发生之前都会出现先兆感觉，主要为局部感觉或局部不适，如眨眼前的眼部烧灼感、头部痉挛或伸颈前的颈部紧张或痉挛、四肢的紧缩感（可以被伸展四肢所缓解）、清喉之前的喉部干燥和疼痛，最常见的先兆感觉通常会促发运动或抽搐的冲动，其他的感觉先兆包括痒、麻木感、寒冷、烧灼感。

（二）TS 综合征

该障碍为抽搐障碍中较为严重的一型。一般起病于 2～15 岁，平均起病年龄为 7 岁。主要临床表现为进行性发展的多部位、形式多种多样的运动抽搐和一种或多种发声抽搐，运动抽搐和发声抽搐同时存在。该障碍症状一般起始于眼、面部单一运动抽搐，时有时无，以后逐渐发展到颈部、肩部、肢体、躯干的抽搐，并持续存在。抽搐形式也从简单到复杂，最后出现秽语。通常发声抽搐症状较运动抽搐症状晚 1～2 年出现，多为简单发声抽搐，复杂发声抽搐较少，约 15%的患儿存在秽语。该障碍症状累及部位多，次数频繁，对患儿情绪、心理影响较大。约有一半患儿伴有强迫症状，一半患儿伴有注意缺陷与多动障碍症状，并有部分患儿伴有自伤行为、情绪障碍或学习困难。

（三）严重（恶性）TS

恶性 TS 定义为：因 TS 症状或其伴发疾病而去急诊的次数≥2 次，住院的次数≥1 次的 TS。

与非恶性 TS 相比，恶性 TS 患者往往存在强迫性行为、复杂的发声抽搐、秽语症、秽亵行为、自伤行为、心境障碍、自杀观念等，且对药物反应差。

四、治疗

首先确定是否需要治疗，大约 20% 的患者不需要药物治疗。轻症患者仅需要心理和行为治疗。当症状开始干扰日常生活、社会交往和工作的时候才开始应用药物。因为抽搐障碍患者症状多样，严重程度不一，TS 的治疗必须因人而异。

（一）认知疗法

训练的对象包括患者、亲属、老师等。学校要保证足够的休息，设置特定的缓解抽搐发作的场所，以及去除一切应激因素，如解除考试时间的限制等。

TS 综合征的行为治疗主要包括以下几点（但是目前仍缺乏严格的评估和大样本的临床研究）：

（1）集中学习（不断地有意地进行重复的抽搐训练来建立一个反应性的抑制状态，此时患者就会被迫休息而不会发生抽搐）。

（2）操作技术/突变管理（抽搐缓解期积极加强，惩罚抽搐行为）。

（3）焦虑的管理（放松训练）。

（4）暴露疗法（脱敏疗法，对触发现象如先兆的感觉异常脱敏）。

（5）有意识的训练（直接的视觉反馈、自我监视、意识提升训练如在每次抽搐发作后念字母"T"）。

（6）习惯逆转训练（竞争性的反应训练，努力识别抽搐，识别高风险情况，努力同等程度地收缩抽搐的拮抗肌）。曾有研究表明，习惯逆转训练可以让症状显著改善，10 个月随访时效果还存在。这种方法对语言抽搐也有效。另一种行为学治疗方法是暴露与反应预防，这种方法对强迫症有效，抽搐障碍的综合行为干预主要以习惯逆转训练为主，也包括放松训练和功能性干预，一项研究表明，抽搐障碍的综合行为干预治疗可以使 YGTSS 的得分显著下降，但是其效果不如抗精神病药物和托吡酯。对抽搐障碍的综合行为干预有反应的患者中，87% 作用可以持续半年，行为治疗仅用于轻症患者和药物不能达到满意疗效的患者。

（二）药物治疗

治疗的目标是将抽搐抑制到可耐受的程度，而不是完全消除抽搐。从小剂量开始，在应激因素较小的时期减药（如暑假），要用足够长的时间，避免因病情自然变化而不必要地换药。

1. 控制抽搐症状

抽搐症状可使用下列药物控制：氯硝西泮、氟非那嗪、匹莫齐特、氟哌啶醇、替沃噻吨、三氟啦嗪、舒必利、硫必利、氟桂利嗪、奥氮平、利培酮、喹硫平、氯氮平、四苯喹嗪、培高利特、尼古丁、环丙甲羟二羟吗啡酮、氟他胺和肉毒毒素等。

2. 治疗强迫症状

若患者合并强迫症状,可考虑使用丙咪嗪、氯丙咪嗪、氟西汀、舍曲林、奈法唑酮、氟伏沙明、帕罗西汀、文拉法辛、西酞普兰、锂剂、丁螺环酮、氯硝西泮和曲唑酮等药物。

3. 治疗注意缺陷疾病(注意缺陷与多动障碍)

可选择丙咪嗪、去甲丙咪嗪、可乐定、去甲阿米替林、盐酸司立吉林、丁氨苯丙酮、盐酸胍法辛、立痛定、右旋安非他命、哌醋甲酯、匹莫林、莫达非尼、阿托西汀和美加明等药物。

药物治疗中,多巴胺受体阻滞剂最有效,氟哌啶醇、匹莫齐特是 FDA 推荐的用于 TS 治疗的药物,在一项随机、双盲、安慰剂对照的实验中,发现匹莫齐特在治疗效果和副作用方面优于氟哌啶醇。氟非那嗪因其镇静作用和副作用最小而常被用作一线药物,如果氟非那嗪不能很好地控制抽搐可考虑利培酮或匹莫齐特替代治疗,通常氟非那嗪、利培酮、匹莫齐特均以 1 mg 起量,睡前服用,以后每 5～7 天增加 1 mg。利培酮作为一种镇静药物作用于多巴胺和 5-羟色胺受体,有助于降低抽搐发作的频率和强度,但是有报道表明利培酮会增加运动障碍和震颤,其最主要的副作用为疲劳和嗜睡。

氯氮平、奥氮平、喹硫平等非典型镇静药对抽搐和 TS 的其他症状也有效。喹硫平阻断 D1、D2、5-HT$_{1A}$、5-HT$_2$ 受体,对抽搐障碍有效,但是疗效的持久性较差。齐拉西酮阻断 5-HT$_{2A}$、5-HT$_{2C}$、5-HT$_{1A}$、5-HT$_{1D}$ 和 α 受体,能使抽搐的严重程度下降约 35%。此外,使用匹莫齐特和齐拉西酮出现体重增加和性功能障碍的副作用较小,且有抗疲劳、抗抑郁作用,但是他们共同的副作用就是延长 QT 间期;氟哌啶醇和利培酮也都有延长 QT 间期的副作用。所以要求患者服药前做心电图,服药后 3 个月后复查心电图,以后每年检查心电图。

四苯喹嗪是治疗 TS 的一种有效的药物。一项研究发现,6.25～150 mg 四苯喹嗪维持治疗 1.6 年,77.8% 的患者抽搐障碍完全或近乎完全消失。其副作用有困倦(32.6%),恶心呕吐(8.7%),抑郁(7.6%),静坐不能(5.4%)等,但是很少引起运动迟缓和体重增加。

多巴胺受体激动剂培高利特对 TS 有效,尤其对伴有不宁腿综合征的患者,还能改善注意缺陷和多动障碍。

氯硝西泮尤其对阵挛性的抽搐障碍有效,因为先兆的感觉类似于强迫症状,而抽搐被视为一种冲动行为,所以治疗强迫的药物对于抽搐也有一定的疗效。

性激素通过影响 TS 基因的表达和调节神经递质系统发挥作用,如氟他米特,但副作用较大,如腹泻和爆发的肝坏死,只有在其他治疗效果不佳时应用。

巴氯芬是一种 GABA 受体激动剂,可以改善 95% 患者的抽搐和发声障碍。

多奈哌齐作为一种非特异性的胆碱酯酶抑制剂,对于抽搐的抑制也有一定疗效。

抽搐部位的肉毒毒素注射对不自主的运动和先兆的感觉均有效,可用于抽搐障碍和发声障碍,甚至秽语症,效应能持续平均 3～4 个月。局部注射肉毒毒素不仅对抽搐和发声障碍以及先兆感觉有效,对于威胁生命的抽搐,如颈部张力障碍性抽搐也有效。

（三）重复经颅磁刺激

对于双侧辅助运动区的连续 3 个月的 1Hz 的重复经颅磁刺激对成年人的 TS 有效。

（四）手术治疗

手术治疗目前还存在争议。有研究认为对丘脑、苍白球等部位的脑深部电刺激（DBS）对难以控制的抽搐有效，且对丘脑内侧的 DBS 对抽搐和 OCD 均有效。有一项研究发现，一个 36 岁的女性，少儿时期出现抽搐、严重的秽语和自伤行为，刺激丘脑或内侧苍白球的前中部可以显著改善这三方面的症状。丘脑底核的 DBS 对 PD 和伴发的 TS 均有效，但是可能导致冲动行为的增加，如类似多巴胺激动剂治疗后的病理性赌博，造成这种结果的原因可能是决策过程的自我调节和认知控制能力的受损。尽管 DBS 有行为和认知方面的副作用，但是神经心理和精神疾病并不是 DBS 的禁忌证，对内侧苍白球的深部刺激会使这些症状得到改善。

五、预后

96％的患儿 11 岁左右发病，到 18 岁，大约一半的患儿症状消失，儿童期抽搐的严重程度对预后无预测意义，但是抽搐症状都会减轻，在一项对 976 个 1～10 岁抽搐患儿的研究中，776 人在 8、10、15 年后再次评估，抽搐和 ADHD（注意缺陷与多动障碍）症状与 OCD 症状相关。且 ADHD 与低 IQ 和低的社会功能相关，OCD 与高 IQ 相关，IQ 水平高出平均水平 10％的患儿发生 OCD 的可能性为平均水平的 2.8 倍。一项研究发现，7.6 年后再次评估 YGTSS 量表，分数下降 10 分。22％的患者还有轻中度的抽搐症状，大约 1/3 的患儿症状得以完全缓解，还有研究在 12 年以后的随访发现 90％的患者（成人）仍有抽搐症状，即使他们自己都不能发觉。成年期发病的抽搐要积极寻找病因，如感染、外伤、中风等，成年期发病症状更重，社会功能损害更严重，对药物反应也更差。

［河北医科大学第一医院　王琳 王铭维］

第三节　头痛

头痛是临床最常见的症状之一，在困扰人类的疼痛中，头痛无疑是发病率最高的，一生没有头痛体验的人极少，10％左右的人长期慢性头痛，只有 7％的人可能有器质性问题。多数是与精神紧张、工作压力、情绪抑郁等心理因素密切相关的功能性头痛。在神经内科门诊中，大部分病人诉说的主要症状都是头痛。根据 1988 年国际头痛分类，本节主要讨论与心理社会因素密切相关的紧张性头痛和偏头痛。

一、紧张性头痛

紧张性头痛（tension headache）又称肌收缩性头痛（muscle contraction headache）或神经性头痛，约占头痛病人的 40％，它是慢性头痛中最常见的心身疾病。紧张性头痛起病缓慢开始,非发作性,90%以上为两侧头痛,涉及双颞侧、枕、头顶或全头部。其性质属钝痛、胀痛、压迫麻木或束带样紧箍感。虽然病人整天头疼,但一天内可逐渐增强和逐渐减轻;也很少因头疼而卧床不起,影响生活。

(一) 病因及发病机制

1. 心理社会因素

对焦虑病人的研究发现,其额部肌肉收缩比对照组大得多,长期情绪紊乱、精神紧张使头颅部肌肉处于收缩状态,肌肉持续性收缩,使局部肌肉出现触疼和疼痛,肌肉收缩还可以压迫肌肉内小动脉,发生继发性缺血而加重头疼程度。1988 年 Duroffs 指出在新的国际头痛分类中将精神性(心理)和肌收缩性头痛统称为紧张性头痛,这充分反映出心理社会因素所致的精神紧张和肌肉紧张两种症状头痛的实质。

Friedman 1953 年报道 400 例紧张性头痛,全部病例都有明显的焦虑。Kolb 1963 年发现紧张性头痛病人常处于慢性焦虑状态。Mutrin 分析 100 例患者,74%的病人有明显情绪紧张,35%表现抑郁,56%有疾病性获益(secondary gain)。著名头疼专家 Mutrin 认为,这种头疼常由于工作紧张、人际矛盾、不如意、羞怯、罪恶感、嫉妒、钻牛角尖、内心恐惧,以及有依赖性、性欲和冲动的控制等心态所致。

2. 人格特征(性格缺陷)

有人用明尼苏达多项人格问卷(MMPI)研究 25 例紧张性头疼,其中多数病人有疑病症、忧郁症、癔症;病人性格常有好强、固执孤僻、谨小慎微、内省力缺乏的特点,对他人的言论过度敏感,这就促使自己处于长期紧张、焦虑和恐惧之中,行动上又表现出强力自制,精神上有不安焦虑和抑郁不协调的心态。

3. 不良生活方式、工作方式

这也是造成头痛的主要原因,如通宵打麻将、熬夜,会让人疲劳不堪。不良的工作方式,如长期久坐,包括身体姿势、腰、背、肩疼痛甚至视疲劳、颈椎痛等都会引发头痛。从事某些职业如会计、教师、描图员、纺织工人、计算机人员等,因长期低头可致枕颈部肌肉紧张、劳损。

(二) 临床表现

多在 20 岁左右发病,随年龄增长发病率增加,两性均可发病,女性多见。通常为持续性钝痛,有头周紧箍感、压迫感、沉重感,不伴恶心、呕吐、畏光或畏声等前驱症状,位于双颞侧、枕、头顶或全头部,呈轻中度发作性或持续性疼痛。

紧张性头痛可持续数周、数月或数年,而症状仅有轻微波动,头痛发作比偏头痛缓慢,几乎每日双侧枕部非搏动性头痛。

许多病人发作期和间歇期常伴有精力衰退、头晕、失眠、焦虑或抑郁等症状。当紧张、焦虑、烦躁和失眠时头痛可加重。神经系统检查常无阳性体征。抗偏头痛治疗常无效,普通止痛药对中度头痛几乎无作用,抗抑郁药、轻型安定药多可减轻头痛。

（三）诊断与鉴别诊断

1. 诊断

根据患者临床表现及有精神紧张、工作压力、情绪抑郁等心理因素，排除颅颈部疾病如颈椎病、占位性病变和炎症性疾病等，通常可以确诊。

2. 鉴别诊断

须注意与偏头痛鉴别，紧张性头痛多在成年期起病，随年龄增长患病率亦增加，大多数患者不同程度地存在慢性焦虑或抑郁，呈慢性头痛；偏头痛多在儿童或青少年时期发病，呈急性发作性头痛，可伴有呕吐。也须注意排除颅颈部疾病，如颈椎病、外伤、占位性病变和炎症性疾病等。

（四）治疗

1. 心理治疗

有助于缓解紧张情绪。首先可通过认真细致的检查使患者消除疑虑，帮助患者找到并克服引起焦虑和精神压力的原因，使其精神放松，劳逸结合，消除心理障碍。日常生活注意意控训练，学会做到遇事不慌，遇难不忧，精神放松。调控紧张情绪，可以预防和治疗紧张性头疼。有心理障碍者可进行宣泄疏导放松治疗，消除紧张行为。

2. 药物治疗

急性发作期可用止痛剂、肌肉松弛剂和血管扩张药物等。严重焦虑抑郁者可加用安定、罗拉、多虑平等药物。预防性治疗可用阿米替林、丙咪嗪或选择性 5-羟色胺重摄取抑制剂（如舍曲林或帕罗西汀），心得安对某些病例有用。失眠者可给予苯二氮䓬类如地西泮、阿普唑仑等。

3. 辅助治疗

如松弛锻炼、按摩、静坐（瑜伽）和生物反馈技术可能有一定疗效。据文献报告，肌电生物反馈治疗有效率可达 95%。采用生物反馈疗法不仅可以治疗，还可以预防。

二、偏头痛

偏头痛（migraine）是以发作性搏动性头疼为特征，表现为一侧或双侧头部跳痛，常常伴有恶心、呕吐等植物神经症状，是与心理社会因素相关的常见心身疾病。

（一）病因与发病机制

1. 病因

偏头痛是一古老疾患，其病因复杂，发病机制迄今尚未完全阐明。可能与下列因素有关：

（1）遗传：约 60% 的偏头痛病人有家族史。

（2）内分泌与代谢因素：女性较男性易患偏头痛，偏头痛常始于青春期，月经期发作加频，妊娠期或绝经后发作减少或停止。此外，5-羟色胺（5-HT）、去甲肾上腺素、P 物质和花生四烯酸等代谢异常也影响偏头痛发生。

（3）精神因素与饮食：情绪紧张、焦虑、抑郁、疲劳、行为冲突等是激惹和加重偏头痛的重要心理因素，偏头痛发作也可由某些食物诱发，如奶酪、含亚硝酸盐防腐剂的肉类、红酒及葡萄酒等。

2. 发病机制

目前认为偏头痛的发作主要是头颅部血管舒缩功能障碍，主要涉及表浅的动脉。近来许多资料表明，偏头痛的发生主要与心理、血管、生化等三个基本因素有关。

（1）情绪紧张、焦虑、抑郁、疲劳、行为冲突是加重偏头痛的重要心理因素，文献报告家庭因素占57％，职业问题占45％，人际关系紧张占62％，心理应激适应不良占62％。偏头痛患者习惯于把愤怒或敌意压在心里，这种内心的冲突，往往激发偏头痛的发作。个性调查显示，患者有情绪不稳定、过分因循、缺乏独创性思维，对问题处理欠灵活，缺乏对付紧张和心理压力的能力，极端关心身体，偏于抑郁、悲观，易于不满，缺乏自信，过低评价自己等个性特点。这些个性缺陷可能是偏头痛不易根治、易于复发的内在因素之一。另外，偏头痛病人在早期生活中常有过重的负荷、家庭或环境的压力及心理应激等病史。总之，人格特点、行为方式和对心理应激的认知评价都会影响偏头痛症状的发作、频度和强度。

康奈尔医学指数（CMI）发现，偏头痛病人在神经及心理方面应有高级神经功能障碍。Hooker等1986年研究证实，偏头痛患者手指敲击、触摸操作、韦氏记忆量表中理解记忆、韦氏智力量表中的数字符号和失语甄别等项测验与非头痛被试者相比存在明显差异；有人还证实，严重偏头痛患者反应时间减慢，信息加工处理低效和语词记忆成绩差。偏头痛病人在发作期、发作前后期可有视觉、体感、运动、反射、语言、意识、记忆等多种神经功能障碍。

（2）心理应激因素首先影响交感神经功能，使偏头痛发作前期先是颅内血管收缩，接着颅外血管扩张，头痛发作期出现搏动性头痛，同时颅内血管亦扩张，脑血流量减少，从而产生神经功能及高级神经功能障碍等症状，包括烦躁、恐惧及发怒、悲观失望和注意力不集中等情绪改变，后者又影响交感神经功能。由于血管扩张，血管通透性增强，严重时形成脑水肿，持续性头痛。头痛发作时血液流变学异常，具有"黏、浓、聚"的特点。

（3）心理应激、中枢神经系统紊乱和交感神经系统紧张还导致肾上腺、去甲肾上腺分泌增多，影响β受体，提高腺苷酸环化酶活性，从而使血浆中游离脂肪酸及肾上腺素、二磷酸腺苷、胶原蛋白、凝血酶、5-羟色胺（5-HT）等增加。5-HT释放过多可引起颅内血管收缩，而出现先兆期症状。随即5-HT下降（因迅速降解反应），又导致颅内外血管扩张，引起偏头痛发作。此外，应激情况下的缓激肽、前列腺素、催乳素等神经介质增高和血小板聚集和释放，都有强烈扩张血管作用，进一步增强痛觉纤维敏感性，并引起脑水肿，促使发作进入血管扩张期（搏动性头痛期）和水肿期（持续性疼痛期），从而产生持续性剧烈头痛。

（二）临床表现

2/3以上的偏头痛患者为女性，早年发病，10岁前、20岁前和40岁前发病分别占25％、55％和90％，大多数患者有偏头痛家族史。发作前数小时至数日常伴恶心、呕吐、畏光、畏声、抑郁和倦怠等前驱症状。10％的患者有视觉先兆或其他先兆，发作频率从每周至每年一次至数次不等，偶可见持续性发作的病例。根据国际头痛协会1988年的分类，偏头痛的主要类型及其临床表现是：

1. 有先兆的偏头痛

以往称之为典型偏头痛,占全部偏头痛的 15%～18%。可在一日内任何时间发作,通常醒后出现。此型具有遗传特征,60%～80%的病例在同一家庭的同代人或连续几代人中发生。临床典型病例可分以下三期:

(1)先兆期:典型偏头痛发作前出现短暂的神经症状即先兆。

(2)头痛期:伴先兆症状同时或随后出现一侧颞部及眶后搏动性头痛,也可为全头痛,常常伴有恶心、呕吐、畏光、畏声、易激惹等。

(3)头痛后期:头痛消退后常有疲劳、倦怠、无力和食欲差等。

2. 无先兆的偏头痛

也被称为普通偏头痛,是临床最常见的类型,约占偏头痛的 80%,缺乏典型的先兆,常为反复发作的双侧颞部及眶周围疼痛,持续时间较长,发作期或发作后通常无神经系统体征。

(三)诊断与鉴别诊断

1. 诊断

根据偏头痛发作的临床表现、家族史和神经系统检查,及有精神紧张、工作压力、情绪抑郁等心理因素,通常可以确诊。通过颅脑 CT、MRI 等检查排除颅内动脉瘤、脑血管畸形、占位性病变等。

2. 鉴别诊断

血管性头痛如动脉瘤、脑血管畸形等引起的偏头痛、缺血性脑梗死引起的偏头痛等,均无典型偏头痛的发作过程,可通过颅脑 CT、MRI 等排除;也须注意排除颅颈部疾病,如颈椎病、外伤、占位性病变和炎症性疾病等。

(四)治疗

治疗的目的是控制或减轻头痛发作、缓解伴发症状和预防头痛复发,分预防性治疗和发作期治疗。

1. 预防性治疗

尽量避免偏头痛的诱发因素,如情绪紧张、缺乏睡眠、心理压力、强烈气味等,不食用如奶酪、含亚硝酸盐防腐剂的肉类、红酒及葡萄酒等,患者应保持性情豁达、注意劳逸结合,这是偏头痛最重要的第一线治疗。

2. 发作期治疗

包括药物治疗和心理治疗。麦角胺咖啡因可阻止血浆 5-HT 浓度下降,在偏头痛先兆期应用可解除偏头痛发作。目前应用钙离子拮抗剂如尼莫地平、氟桂利嗪等。偏头痛的发作和加重与心理因素相关,行为上应防止过于紧张、焦虑和恐惧,保持正常睡眠,头痛时短期睡眠也有治疗价值。慢性头痛伴有抑郁、焦虑者,可加用小剂量阿米替林、多虑平等抗抑郁药。

目前广泛应用生物反馈治疗偏头痛,据报道其疗效优于气功等放松训练。此外,催眠疗法、交互分析、认知行为矫正和自我控制法等有一定效果。日常生活中加强自我心理调适,防止噪音、强光、气候变化等刺激,对于摄取奶酪、熏鱼、巧克力、酒类、避孕药等引起头痛发作者,应禁止摄取此类物品。

典型临床病例采撷

病例一:某患者,女,49岁,个体摊主,2009年10月9日主诉头痛、心悸、失眠2月,加重2周就诊。2个月前因隔壁商店被盗出现头痛、心悸、失眠,头痛以双颞明显,呈胀痛,自感颈后肌肉疼痛,浅睡易醒,睡眠时间3~4小时,常做噩梦。平时身体健康,性格开朗,但遇事常搁在心里,怕得罪人。

【查体】有自知力,求医心切,表情焦虑,在诊室中来回踱步,重复描述症状,内科及神经科检查无异常。

【辅助检查】头颅CT、心电图、甲状腺功能正常。SAS重度焦虑,SDS、MMSE均正常。

【诊断】广泛性焦虑障碍,紧张性头痛。

【治疗及预后】盐酸帕罗西汀20 mg,早饭后服用,1天1次,阿普唑仑0.8 mg/晚,配合心理治疗。1周后头痛、心悸减轻,睡眠改善,每日睡眠6小时以上,能操持家务,2周后感觉头痛、颈后肌肉疼痛、心悸消失,阿普唑仑改为0.4 mg/晚,1个月后睡眠基本恢复正常,可以到商铺工作,自行停用阿普唑仑,盐酸帕罗西汀维持治疗1年后逐渐停药。

病例二:某患者,女,42岁,广播员,主诉发作性右颞头疼痛10年,加重1个月于2010年5月就诊。患者从2007年开始出现发作性右颞部搏动性疼痛,常伴有恶心、呕吐、畏光、易激惹,每次发作持续数小时,头痛消退后多有倦怠、情绪低落,平时身体健康,其母有头痛史。

【查体】内科及神经科检查无异常。

【辅助检查】颅脑CT、MRI及脑血管成像、心电图等未见异常。SDS示轻度抑郁。

【诊断】偏头痛,轻度抑郁障碍。

【治疗】给予尼莫地平20 mg/次,1日3次口服,辅以颅痛宁颗粒冲剂口服。黛力新早、午各1片。治疗2个月后头痛发作次数减少,即使发作头痛程度亦较前减轻,发作期间情绪稳定,复查SDS分值正常。

[山西省人民医院 邵宏元]

第四节 纤维肌痛综合征

纤维肌痛综合征(fibromyalgia syndrome,FMS)是一种非关节的风湿综合征,以慢性广泛性肌肉骨骼疼痛、僵硬为特征,并伴有疲劳、焦虑、睡眠障碍、头痛、肠道刺激症状、关节区胀和麻木感等,在特定部位即压痛点出现明显压痛。该病过去曾被称为纤维织炎、肌筋膜痛、肌肉风湿病、心因性风湿病、紧张性肌痛、纤维肌痛(症)等。为研究工作的方便,1990年美、加等国著名学者制定了美国风湿病学会(American college of rheumatology,ACR)纤维肌痛症分类标准,定义为弥漫性的慢性疼痛持续3个月以上,累及身体两侧及腰上下部,18

个特殊压痛点中大于 11 个压痛点有增强,并将该病命名为纤维肌痛综合征,有时略去"综合征"而简称纤维肌痛(症)。

国外流行病调查显示,纤维肌痛综合征的患病率为 0.5%～5%,而门诊患者纤维肌痛综合征的患病率为 15.7%。美国一项流行病学调查显示,3% 的美国女性和 0.5% 的男性患有纤维肌痛综合征,且其患病率随年龄的增长而升高;70 岁以上女性的 FMS 患病率可达 9%。国外有学者认为中国的 FMS 患病率低于美国,但缺少确凿的流行病学证据。虽然临床上纤维肌痛综合征并不少见,但我国至今尚无纤维肌痛综合征的流行病学调查资料,仅有学者粗略统计,在风湿科门诊中 FMS 占 4.15%。

一、病因及发病机制

在很长的时间内,纤维肌痛综合征被看作是一种肌肉疾病,但随着对其发病机制研究的增多,发现它是中枢神经系统、下丘脑—垂体—肾上腺轴(HPA)和免疫系统相互作用所致,中枢神经系统内部的变化在这些患者的疼痛中起核心作用。患者的中枢神经系统出现"敏感化",即中枢神经系统对外周伤害性刺激形成的信号产生放大作用,患者对疼痛刺激的阈值降低,在临床上表现为痛觉过敏。一旦出现了中枢敏感化,不需要外周刺激,患者即可感受到疼痛。研究证实,FMS 患者脑组织中 5-羟色胺(5-HT)水平比正常人明显降低,血浆中游离色氨酸的前体及其转运率也降低,5-HT 是恢复深度睡眠和调节机体对疼痛刺激反应的神经递质,脑组织中 5-HT 含量减少,导致患者失眠和周围神经系统对疼痛刺激反应增加。此外,FMS 患者脑脊液中 P 物质水平是正常人的 3 倍,也提示中枢神经系统异常与患者的疼痛有关,患者常见的临床表现如体重增加、手足弥漫性肿胀及夜尿增多等可能与 P 物质增多引起局部血管扩张、血管通透性增强有关。在纤维肌痛综合征患者中发现 T 细胞免疫功能受到抑制,患者单个核细胞和淋巴细胞合成的 IL-6 显著升高而 IL-10 的水平则显著下降。近年多项研究提示,白细胞介素 2(IL-2)、干扰素 γ(INF-γ)、IL-1、IL-6 与肿瘤坏死因子 α(TNF-α)等细胞因子网络的失衡也参与发病。临床观察到纤维肌痛综合征的发病和加重与"应激"有密切关系,HPA 中的室旁核对"应激"反应起着调节作用,促肾上腺激素释放,激素在疼痛感觉的下传调节中起一定的作用。文献报道精神压力在一些患者的发病中起重要的作用。

潜在的可促发 FMS 的因素包括感染、创伤、自然或人为的灾害和其他疾病,其疼痛症状也常因劳累、应激、缺乏睡眠和天气的改变而加重。数个研究指出人类免疫缺陷病毒(HIV)感染患者通常主诉慢性肌肉骨骼疼痛,超过 26% 的 HIV 感染者存在上述症状,而其中 41% 的患者符合 FMS 的诊断;丙型肝炎病毒(HCV)相关的肌肉骨骼痛比率较乙型肝炎病毒(HBV)和酒精性肝病高。另外,柯萨奇病毒、细小病毒、莱姆病亦与 FMS 有关。某些疾病,如急性或重复的组织损伤、急性颈部扭伤导致颈椎棘突劳损、韧带撕裂出血、椎间盘突出和咽后血肿,致颈交感神经损害,22% 的患者可出现广泛的疼痛和 FMS;另外,关节和脊柱的过度运动可导致韧带异常松弛、关节囊和椎间盘退化而出现类似症状。灾难性事件,包括自然灾害、人为灾害、战争等,导致情绪障碍、免疫激活、促进发病。尽管精神压力可能是某些患者发病的诱发因素,然而尚无足够证据表明 FMS 是精神疾病的躯体症状或是原发疾病的行为表现。内分泌疾病如甲状腺功能低下等,都是 FMS 的诱发因素。FMS 还表现出家族聚集性，家系中 FMS 患者易有肠易激综合征(IBS)、偏头痛、心理障碍及非心源性胸痛。有遗传素质的患者，易受环境因素的触发，后者已被证明是 FMS 的应激源，包括躯体创伤、情绪障碍、自身免疫性疾病等。伴交感兴奋的患者有 30%～70%出现 IBS，小肠细菌过度生长与痛觉过敏和 IBS 样症状有关。

二、临床表现

FMS 的患者常主诉周身疼痛，常有如下压痛点：颈部枕骨下、肩胛部、胸部（第二肋骨与胸骨连接处）、肘部、膝部、髋和背部等。肌肉痉挛及麻木亦常见。疼痛可以非常严重以致引起活动受限和功能障碍。临床表现呈多样性，特征性表现为慢性广泛性肌肉疼痛，尤以中轴骨骼（颈椎、胸椎、下背部）及肩胛带、骨盆带等处为常见，呈对称性、持续性；压痛点较敏感，疼痛的性质多为刺痛伴情绪上的烦躁不安。

除疼痛外，纤维肌痛综合征的患者还常出现疲劳、睡眠障碍、晨僵，其严重程度与睡眠及疾病活动性有关；抑郁和焦虑等心理异常也比较常见。造成纤维肌痛综合征临床表现复杂的另一重要原因是它可与许多临床综合征合并存在，如慢性疲劳综合征、不安腿、肠（膀胱）激惹综合征和家族性自主神经功能异常，情绪障碍、眩晕、认知障碍，对寒冷和热刺激的耐受性差等也是常见的临床症状。大部分 FMS 患者都同时患有某种风湿病，这时临床症状即为两种症状的交织与重叠。FMS 常使与之共存的风湿病症状显得更严重。

有学者将纤维肌痛综合征的临床表现分为四类：①主要症状：全身广泛性疼痛及广泛性存在的压痛点。②特征性症状：睡眠障碍，疲劳和晨僵。③常见症状：麻木和肿胀，头痛，肠激惹综合征，心理异常等。④混合症状：大部分纤维肌痛综合征都同时患有某种风湿病。常胜男等研究发现 102 例原发性纤维肌痛综合征患者中 96%具有睡眠障碍，98%有疲劳症状，90%有晨僵症状。同时具有上述三种特殊性表现者在 90%以上。虽然这三种纤维肌痛综合征特征性症状不是纤维肌痛综合征与其他类似疾病的区分处，但其却在纤维肌痛综合征患者临床表现中具有普遍性和特殊性。

三、诊断与鉴别诊断

（一）诊断

目前对于纤维肌痛综合征的诊断一直沿用美国风湿病学会(ACR)对纤维肌痛综合征的分类标准，当患者具有持续 3 个月以上的全身广泛性疼痛和手指触诊发现 18 个（9 对）特定压痛点中至少出现 11 个压痛点时即可确诊为纤维肌痛综合征，而不需除外其他诊断。大多数纤维肌痛综合征患者的实验室检查是正常的。具体如下：

1. 广泛性疼痛病史（至少 3 个月）

广泛性疼痛指：左右侧躯体疼痛，腰部上下疼痛，且必须具备中轴骨骼（颈椎或前胸或胸椎或下背部）疼痛。

2. 压痛点

手指以 4kg 力压以下 18 个（9 对）点，其中有 11 个压痛点。

枕骨：双侧枕骨下肌肉附着点处。

下颈段：双侧第 5 至第 7 颈椎横突间隙的前面。

斜方肌：双侧斜方肌上缘中点。

冈上肌：双侧冈上肌起始处。

第二肋骨：双侧第二肋骨与软骨连接处上缘的外侧。

肱骨外上髁：双侧肱骨外上髁外侧 2 cm。

臀部：双侧臀外上象限臀肌前皱襞处。

大转子：双侧大转子后方。

膝关节：双侧近膝关节内侧脂肪垫处。

进一步的研究表明，目前广泛采用的 ACR 分类标准中压痛点的敏感性只有 63%。国内常胜男通过回顾性调查分析发现，睡眠障碍、疲劳、晨僵为 FMS 尤为常见的临床表现，发生率分别为 96%、98%、90%，并提出 ACR 分类标准所强调的是 FMS 与其他风湿性疾病的区别，摒弃了其特征性临床表现，如果将上述临床表现也列入该标准中，将会减少该病的误诊率。国外有学者提出，辅助检查如功能性磁共振成像以及纤维肌痛影响问卷（FIQ）、视觉模拟评分（VAS），Beck 抑郁问卷（BDI）、汉密尔顿焦虑和抑郁量表、McGill 疼痛问卷调查等评估量表有助于评价 FMS 病情。国内在 FMS 诊断方面尚缺少大样本的调查研究和系统的回顾性分析，有必要在开展流行病学调查和临床研究的基础上，评价 ACR 分类标准对我国的实用性，必要时制定符合我国 FMS 诊断的分类标准。

（二）鉴别诊断

由于 FS 的症状呈多样性，如疼痛、疲乏、精神障碍等，且主观感受较明显，临床误诊情况时有发生，需与以下几种疾病相鉴别：精神性风湿痛、慢性疲劳综合征、风湿性多肌痛、类风湿性关节炎、肌筋膜疼痛综合征、强直性脊柱炎、心因性疼痛等。

四、治疗与干预

由于 FMS 发病机制尚不明确，并且缺乏客观临床体征和实验室异常指标，因此 FMS 不仅无特异的治疗方法，疗效评价也较困难。之前国际上一直无公认的治疗方案。2008 年 8 月欧洲抗风湿病联盟（EULAR）在循证医学证据和专家共识基础上提出 FMS 治疗指南，建议采取个体化的药物治疗和非药物治疗联合的多学科协同治疗模式。

（一）药物治疗

药物治疗方面主要是针对中枢神经系统，如三环类抗抑郁药物、5-HT 再摄取抑制剂、5-HT 和去甲肾上腺素再摄取抑制剂、单胺氧化酶抑制剂等抗抑郁药及抗惊厥药、肌松药和镇痛药等，这些药物影响存在于大脑和脊髓的调节痛觉的各种神经递质，如 5-HT、去甲肾上腺素、P 物质等。

三环类抗抑郁药是迄今为止最有效的药物，能改善睡眠和疲劳，但对压痛点的疼痛无效。常用剂量是阿米替林 25～50 mg 或环苯扎林 10～30 mg 睡前口服。盐酸曲唑酮、唑吡坦等均能改善睡眠及减少严重疼痛。

5-HT 再摄取抑制剂（SSRIs）、5-HT 和 NE 再摄取抑制剂（SNRIs）是新近应用较广的药物，特别是与三环类抗抑郁药联合应用时效果更佳，能明显改善睡眠、疼痛、疲劳，特别是抑郁状态,减少纤维肌痛影响问卷(fibromyalgia impact questionnaire,FIQ)总分。氟西汀、SSRIs 与文拉法辛、SNRIs 已用于临床。最新研究 5-HT$_3$ 受体拮抗剂 Tropisetron 成功地用在减轻疼痛和治疗 FMS 有关的症状。

中枢性止痛药物,已有 3 个随机对照试验(RCTs)显示曲马多的疗效确切。

其他:NSAIDs、生长激素、5-HT、甲状腺素、类蕈粟碱、可的松局部疼痛点注射等有应用,但疗效不确切。

近年发现,5-HT 受体拮抗剂、S-腺苷甲硫氨酸也有一定疗效。EULAR 通过检索分析 98 篇有关 FMS 治疗的高质量的随机对照试验(randomizedcontrolled trials,RCT),提出 A 级推荐的药物包括抗抑郁药阿米替林、氟西汀、度洛西汀、米拉普伦、吗氯贝胺、吡吲哚;5-HT 受体拮抗剂托吡西隆,非麦角碱类选择性多巴胺 D2 和 D3 受体激动剂普拉克索,第二代抗惊厥药普瑞巴林,非吗啡类强效镇痛药曲马多,其中普瑞巴林为 2007 年首个被美国食品和药物管理局(FDA)批准用于治疗 FMS 的药物,可明显缓解患者疼痛,改善睡眠、疲劳,提高生活质量。继之,2008 年美国 FDA 再次批准度洛西汀可用于治疗 FMS,该药能明显改善疲劳、疼痛症状,升高压痛点的阈值,减少压痛点数目。

国内,徐健等报道选择性 5-HT 再摄取抑制剂帕罗西汀的疗效与阿米替林相当,但不良反应发生率显著低于阿米替林,是一个更好的替代药物。左文山等认为,三环类抗抑郁药阿米替林和胺苯环庚烯是目前治疗本病的常用药物,但不良反应较为明显,5-HT 再摄取抑制剂盐酸氟西汀(商品名为奥贝汀)、非类固醇消炎镇痛药双氯芬酸钠(商品名为奥贝)、苯二氮䓬类抗抑郁药阿普唑仑 3 种药物联合治疗 FMS 可以产生协同效果,疗效优于任何一种药物单独治疗。1999 年,张瑾通过硫酸镁静脉滴注治疗 FMS(疗程为 2 周),有效率达 81.8%,其治疗机制可能为抑制中枢神经系统,改善睡眠,松弛骨骼肌,扩张血管,改善肌肉血流、代谢等。

(二)心理干预治疗

1. 健康教育

给患者以安慰和解释,使之了解到此病不会危及生命,不会造成关节畸形和破坏,也不会造成终身残疾,帮助患者消除紧张情绪,改变生活模式,解除焦虑和抑郁,使其树立乐观向上的态度。

2. 认知行为治疗

认知行为疗法(cognitive behavioral therapy,CBT)是一项重要且疗效确切的治疗方法。多个 RCT 显示,CBT 能改善 FMS 的疼痛、疲劳、不良情绪和身体机能,通过改变不良认知而矫治不良行为,帮助患者分析自身性格缺陷特征,教会患者辨明精神卫生症状与肌痛症状之间的关系,减少症状及应对心理压力的对策,以及改善性格缺陷的具体方法。

3. 运动治疗

已有足够证据表明心血管的训练运动对治疗 FMS 是有益的,柔性训练、需氧运动、强化肌肉、水池内运动(pool exercise)等运动耐受性良好,都被证实能改善 FMS 的疼痛症状,提高身体机能及生活质量。教育患者把运动当作药物来看待,制定合理的个体化锻炼方案以提高患者的耐受性与依从性,包括姿势训练、骑自行车、游泳、有氧舞蹈、步行等在内的心血管锻炼以起到缓解睡眠、减轻疼痛、改善疲劳的作用。

除此之外,国内在该方面也有不少报道,经皮电刺激或电针刺激穴位法,三步推拿法配合教育指导、体育锻炼治疗,背部透穴治疗法,针刺五志穴、河车路走罐,以及养心汤合葛根汤加减治疗、人参养荣汤合四逆散加减治疗等中医药治疗与西药以及心理治疗联合疗效更佳,并能减少单用药物引起的不良反应。

我国目前对纤维肌痛综合征的研究仍不够普遍和深入,在发病机制、病理生理改变、心理社会多方面危险因素等方面均有待进一步研究。目前治疗仍以抗抑郁药为核心配合应用非甾体抗炎药及镇痛药,同时配合应用物理疗法、身体锻炼及心理疏导,疗效肯定。总之,针对该病如何进行个体化、综合性的治疗,是今后临床研究的方向。

［天津医科大学总医院　薛蓉］

第五节　慢性疼痛

疼痛是一种复杂的心理生物学过程,与其他躯体感觉所不同的是,痛觉没有或极难产生适应,痛觉包含"感觉"和"情绪"两种成分。"感觉成分"具有其他感觉的共同特点:有特殊的感受器、需要适宜的刺激、感受器有定位分布、具有鉴别刺激强度的能力等,而痛觉的"情绪成分"与防御反应的内驱力有关,其变异性很大,很容易受过去经验的影响。大量的研究表明,痛觉并不是简单地与躯体的某一部分的改变有关,也不能认为是由神经系统某个单一的传导束、神经核团和神经递质进行传递,它是一个复杂的感觉系统。因此,很难给疼痛下一个令人满意的明确定义。1994 年国际疼痛研究学会(international association for the study of pain,IASP)将疼痛定义为:"一种与组织损伤或潜在的损伤相关的不愉快的主观感觉和情绪体验"。在正常生理条件下,疼痛提供躯体受到威胁的警报信号,是一种不可缺少的生命保护功能,但在病理条件下,疼痛是大多数疾病所具有的共同症状,常常与自主神经活动、运动反射、心理和情绪反应交织在一起,给患者造成痛苦。疼痛在临床上的分类有多种方式,其中一种方式是按疼痛持续的时间来分类,这种分类方式将疼痛分为急性疼痛和慢性疼痛,急性疼痛通常疼痛持续时间不超过一个月,是外科手术、损伤或慢性疾病加重等创伤的结果。慢性疼痛往往疼痛持续时间超过三个月以上,是无明显生物学价值而持续超过正常组织愈合时间的疼痛。慢性疼痛很少是单一原因所致,而是各种各样的躯体和心理因素相互作用的结果,因此慢性疼痛不再是一个简单的症状,而是一种疾病。

一、疼痛的神经生理学

(一)痛觉信息传递系统

1. 伤害性感受器

20 世纪初英国生理学家 Sherrington 在刺激皮肤引起脊髓反射的实验中,首次提出了"伤害性感受器"的概念。科学研究证实了在外周神经中存在对超强的伤害性机械和热刺激产生反应的初级感觉纤维,因此,在背根神经节和三叉神经节中,将伤害性刺激转换成神经冲动的初级感觉神经元的外周部分,称为"伤害性感受器"。它们在形态学上是无特化的游离神经末梢,广泛分布在皮肤、肌肉、关节和内脏器官。伤害性感受器是游离神经末梢,由 Aδ 或 C 纤维传导,可分为对高阈值机械刺激产生反应的 Aδ 或 C 机械伤害性感受器,以及对伤害性机械刺激和伤害性热刺激均产生反应的 Aδ 或 C 多觉伤害性感受器,另外还有只在炎症等病理情况刺激下才产生反应的寂静伤害性感受器,主要是 C 纤维。Aδ 感受器引起定位明确的浅表痛,又称快痛,C 感受器引起定位模糊的深部痛,又称慢痛。一个感受器的单一冲动和低频发放并不引起痛觉,只有同时激活许多 Aδ 或 C 伤害性感受器才能产生疼痛。感受器发放的冲动频率低于 0.3 次/秒时,不产生疼痛感觉,冲动在 0.4 次/秒时达到痛觉的阈值,一旦冲动达到或超过 1.5 次/秒时,即产生持久的疼痛。

2. 痛觉的传导通路

外周伤害性刺激作用于躯体皮肤、肌肉、关节和内脏等感受器,其传入信息经有髓 Aδ 纤维和无髓 C 纤维传递至脊髓,激活背角的伤害感受性神经元,并进行初步的整合。这些神经元发出的轴突,大部分跨过中央管前联合进入对侧白质的前外侧索,然后上行投射到丘脑的不同部位,这个通路即脊髓—丘脑束。此外,还有脊髓—脑干束、脊髓—下丘脑束、沿脊髓背索上行的突触背柱通路和脊髓—颈—丘脑通路。上传的伤害性信息到达丘脑的不同部位,包括腹内侧核后部、腹后核、腹外侧核、中央外侧核、束旁核和背内侧核的腹尾部等。在丘脑,伤害感受性信息被进一步加工处理,然后上行投射到大脑皮质的不同部位,包括躯体感觉皮质(SⅠ、SⅡ)、前扣带皮质、岛叶皮质、前额叶皮质和小脑,以及皮质下的多个脑区。它们之间的相互联系分别产生疼痛的感觉鉴别成分和情绪成分,以及与预测、注意和暗示现象有关的认知与评价成分。基于新的研究进展,运用脑成像研究证实,前扣带皮质是处理痛觉情绪成分的脑区;岛叶皮质参与内脏感觉和运动整合、情绪反应和记忆功能,编码伤害性和非伤害性温度感觉;前额叶皮质可能与痛感觉的认知—评价成分有关。

3. 下行抑制系统和易化系统

疼痛的产生依赖于疼痛信号上传到中枢神经系统,但神经系统对痛觉信息不只是单向地接受,也会通过下行抑制系统和下行易化系统进行调制。内源性痛觉调制系统由下行抑制系统和易化系统组成,是一个以脑干中线结构为中心,主要由中央导水管周围灰质、延脑头端腹内侧核群和一部分脑桥背外侧网状结构组成的神经网络结构,其轴突主要经过脊髓背外侧束和腹外侧束下行,对脊髓背角痛觉信息传递进行调制,在脑干水平抑制三叉神经脊束核痛神经元的活动。5-HT、NE 和 DA 系统是构成这些下行机制的主要成分,通过不同的受体,它们可能对脊髓背角伤害性信息产生抑制或兴奋性影响。

4. 阿片受体系统

神经系统中不仅存在着内源性镇痛系统,还存在内源性抗镇痛系统,二者相互作用,共同调制痛觉信号的传递。在这个系统中,最重要的就是阿片与抗阿片这一对矛盾统一体的平衡关系对痛觉调制的作用。20 世纪 70 年代发现脑内存在阿片受体,阿片受体的发现导致内源性阿片样多肽的发现。迄今已发现有脑啡肽、β-内啡肽和强啡肽,以及新近发现的内吗啡肽等四种阿片肽。目前已经发现的阿片受体有四种:μ 受体、δ 受体、κ 受体和新型受体 ORL1(阿片样受体)。研究进一步证实 δ 受体的内源性配体是 β-内啡肽,κ 受体的内源性配体是强啡肽,μ 受体的内源性配体则为新近发现的内吗啡肽。

（二）疼痛的中枢整合

人体的一切高级功能都需要经过高级中枢的整合才能实现,疼痛同样也不例外,无论是疼痛的感受、情绪、认知还是调节过程,都离不开高级中枢的整合。伤害性信息自外周神经纤维产生后,通过脊髓背角上行至丘脑、皮层,与此同时,它激活了从脊髓至皮层水平非常广泛的神经网络,所有这些神经活动导致了针对疼痛相关信息的中枢整合过程,因此,痛觉是整个中枢网络对伤害性信息进行整合处理的结果。

1. 外侧痛觉系统与疼痛的感觉过程

国内外学者通过电生理等研究证实,丘脑外侧核群与初级躯体感觉皮层神经元受到刺激后产生最基本的疼痛感觉,其表现是疼痛感觉反应快速而短暂,定位精确,其出现的时间对应于行为学上的"第一痛",对疼痛的时间、空间和强度进行精细调节。

2. 内侧痛觉系统与疼痛的情绪过程

疼痛的感觉通常是比较快速而精确的,而其情绪成分则是模糊、缓慢而持续的,这样的特征在脑的相应活动区得到证实。脑功能成像研究结果表明,丘脑内侧核群和前扣带皮层等处理痛觉情绪信息的神经元具有类似的反应特性,即其活动在伤害性刺激开始后缓慢增加,然后缓慢下降,持续时间较长,其出现的时间也对应于行为学上的"第二痛",即疼痛比较模糊,以情绪反应为主。由丘脑内侧核团和前扣带皮层所构成的所谓"内侧痛觉系统"还有另外一个特征,即对痛觉刺激的暗示具有预期性反应。

（三）疼痛的神经化学基础

1. 外周损伤部位的致痛物质

伤害性刺激使受损的组织释放致痛的化学物质,通过直接和间接的作用,激活不同的受体使传入神经末梢去极化,产生冲动。这些致痛物质包括 K^+、H^+、组织胺、Ach、5-HT、ATP、缓激肽、前列腺素、白三烯、NO、P 物质等。此外,皮肤受损后,巨噬细胞和肥大细胞释放的细胞因子,如 IL-1、IL-6、TNF 等,这些物质直接兴奋或敏化伤害性感受器。

2. 脊髓背角中参与痛觉调制的物质

在脊髓背角中的神经元含有氨基酸、单胺类和神经肽等三十余种化学物质。其中速激肽和兴奋性氨基酸与痛觉信息传递密切相关,而抑制性氨基酸、阿片肽和单胺类参与初级传入痛觉信息的调制。目前已经明确,谷氨酸通过非 NMDA 受体介导短时程的快速反应,P 物质通过 NK-1 受体、谷氨酸通过 NMDA 受体共同介导长时程的反应。脊髓背角的胶质层中有许多抑制性中间神经元,含有 GABA 及脑啡肽,有许多 GABA 能末梢呈轴突－轴突型突触结构,提示对伤害性信息传递是突触前抑制。由于 C 纤维传入末梢和背角神经元突触后膜均存在阿片受体,说明阿片肽调节伤害性信息传递,兼有突触前及突触后机制。脑干下行纤维释放的 5-HT 对疼痛信号具有抑制和易化的双重作用,而 NE 主要是抑制作用。

3. 脑内的痛觉调制物质

弓状核的 β-内啡肽能神经元、室旁核和视上核的加压素能和催产素能神经元、中脑中央导水管周围灰质中的脑啡肽能神经元都与镇痛有关。脑干的中缝核群及网状结构中分布着 5-HT 能神经元,5-HT 对伤害性信息的调节具有明显的双重作用。激活 5-HT 的受体不仅可以抑制痛觉,还可以引起痛觉易化的作用。在延髓外侧网状核和脑桥背外侧核群(蓝斑)中分布着 NE 能神经元,NE 的主要作用是抑制伤害性信息的传递。丘脑 A11 区,黑质和下丘脑室旁核分布着 DA 能神经元,DA 对伤害性信息的调节也具有双重作用,但与 5-HT 及 NE 相比,其调制伤害性信息的传递作用相对较弱。

二、疼痛的心理社会因素

疼痛虽然最初是由生物因素(对机体造成损伤性刺激)引起的,但疼痛的持续存在却是心理、社会和行为因素促进的。因此,慢性疼痛应该视为生物、心理、社会环境等诸多因素相互作用的结果,这就是慢性疼痛的认知—行为模式。认知—行为模式除了注意感觉、情感、行为在疼痛感受中的作用外,同时也注意患者的信念、评价和应对方法。慢性疼痛时所出现的行为改变和情绪反应还受到患者认知,即对这些行为改变和情绪反应的理解程度的影响,亦即患者的思维和应对方法能影响知觉、情绪改变,甚至可以直接加剧疼痛。

(一)社会学习(早期经验)

痛觉是否可以"学习"? 患者的某些疼痛症状是否是学习的结果? 答案是肯定的! 国内外专家学者的研究表明,动物可以学会对一个曾经经历过痛苦的场景产生厌恶行为。这一行为的表达与前扣带皮层和杏仁核都有着密切的联系,说明它是一种高级的情绪学习的结果。因此,痛觉的学习可能主要是一种情绪学习,或者称为"内隐"的学习过程。在临床观察和日常生活经验中,我们时常会对一些环境产生厌恶情绪,而且某些疼痛会由于这类情形而诱发。这类情绪学习可以使个体学会回避一些有可能导致伤害的环境。

(二)注意(暗示)

当个体经受疼痛刺激时,其注意的选择性和持续性都会受到不同程度的影响,这种选择性注意的影响主要表现在疼痛使个体更加偏向注意与疼痛有关的刺激。例如,对正常人身体的某一部位施加疼痛刺激后,相对于非疼痛部位,个体会对呈现在疼痛部位的视觉刺激信号投入更多的注意。将慢性疼痛的患者与正常人进行比较,会发现慢性疼痛的患者对疼痛刺激有更多的注意偏向。当两者进行面孔点探测任务时,结果提示慢性疼痛患者对积极情绪面孔的加工与正常人相同,但是对疼痛面孔的加工存在差异,正常人倾向于回避疼痛面孔,而慢性疼痛的患者则倾向于注意疼痛面孔。由于长期经受疼痛的折磨,慢性疼痛的患者对疼痛感到恐惧,形成了一种对疼痛尤其是对疼痛的感知觉成分敏感化的倾向,因而比正常人更加注意疼痛的线索。基于疼痛与注意之间的紧密联系,在临床中医生在治疗疼痛患者时经常会使用暗示的方法,引导患者将注意力转移到某些事情上,避免疼痛患者过多地注意疼痛的线索。另外催眠是运用心理暗示原理,将疼痛患者的注意力高度集中于催眠师,疼痛患者自身处于一种似睡眠又非睡眠的意识恍惚的心理状态,在这种状态下,疼痛患者可以对疼痛刺激的注意显著减弱。

(三)认知评价(理解)

认知过程是痛觉的重要组成部分。对疼痛的信念、评价,以及应对策略都对疼痛的发生、发展及表现形式产生重大的影响。临床及生活实践表明,慢性疼痛使患者产生悲观,怀疑自我控制疼痛的能力,尤其是参加娱乐、工作和社会活动受限时,更感到挫折和沮丧,完全依赖他人帮助。另外,疼痛体验的认知误区,使患者把疼痛看作为损伤的信号,丧失应对的信心和自我控制能力,从而加重疼痛的症状。临床中有意思的现象是安慰剂效应,说明人们长期以来低估了信念对疼痛的影响。研究表明,安慰剂可以产生很强的镇痛作用。这种安慰剂效应并非简单地和"用药"或者"治疗"这个动作本身有关,而是和对该治疗的信心有密切的关系。安慰剂效应不仅可以产生镇痛效应,也同样可以产生情绪调节的作用。而且这两种效应不仅机制有一定的重叠,甚至可以产生一定的泛化现象,亦即能够让情绪好转的安慰剂,也可以让疼痛得以缓解。

(四)情绪

疼痛作为一种复杂的个体主观感受,不可避免地会引起个体的情绪反应。大量的消极情绪与疼痛相伴相生,其中,抑郁和焦虑最具代表性。焦虑是一种包含心理和生理成分的情绪状态,是对压力情境的通常反应,当个体的身体功能和生活质量严重受损时就有可能诱发焦虑。临床上疼痛常与焦虑同时出现,焦虑也可能是导致疼痛的重要因素。焦虑者倾向于担心其身体状况,对压力反应过度且较难从压力事件中恢复。因此,他们会对疼痛更加敏感,从而导致其疼痛感知上升。疼痛与焦虑可能是互为因果、相互促进的关系。大量的研究也证实了疼痛与抑郁相关,尤其在慢性疼痛患者中疼痛与抑郁的关系比疼痛与焦虑的关系更为密切。流行病学调查发现,慢性疼痛患者抑郁症的发病率是52%,并且有65%的抑郁症患者有疼痛症状。慢性疼痛和抑郁可能通过反复的恶性循环相互影响:疼痛增加不愉快感,促使个体记忆起不愉快的事情;反过来,这些不愉快的事情又加重不愉快的情感,从而加重疼痛。

(五)个性

对疼痛的敏感性与表达方式涉及个性特征。艾森克人格问卷(EPQ)调查发现,具有神经质(N分高)的人情绪比较脆弱,对疼痛的主诉较多,而且也易于产生神经症的各种表现。外向(E分高)者对疼痛能很好地耐受,虽然患者夸大疼痛的症状,有很多主诉,情绪激动,但心理障碍的程度较轻。以明尼苏达多项人格问卷(MMPI)测量表明,癔症人格者常夸大对疼痛的感受,有较多的医疗需求;疑病人格者过分担忧自己躯体的机能状况,对疼痛敏感;有强迫人格者,如发生疼痛显得格外焦虑,疼痛易泛化。

(六)文化背景

文化背景对伤害性刺激引起的防御反射并没有明显的影响,但对疼痛的行为有着强烈的影响,最明显的差异是对疼痛的耐受。文化程度高者,疼痛的感受程度高,而文化程度低者,疼痛的感受程度低。在一些民族的礼仪、习俗、信仰及宗教仪式等影响下,对疼痛产生明显不同的行为表现。在推崇勇敢和忍耐精神的文化氛围中,人更善于忍受疼痛。

(七)年龄和性别

相同的伤害性刺激在不同年龄的人群中所引起的疼痛程度及其表现形式是有所不同的。在成人中由于环境和阅历因素,往往对疼痛能够耐受,而儿童则不同,儿童经常夸大疼痛以唤起父母及旁人的关注和同情。对于老年人,大多数表现出疼痛的漠然,并能很好地耐受,尤其对于一些从事体力劳动的老年人表现得更为突出。至于性别的影响,一般都认为男性比女性对疼痛有较高的承受力。与男性相比较,女性有更强烈的痛体验,疼痛的持续时间更长,也有较多的情绪障碍,并且也较易于表达出来,有更多的患者出现明显的躯体化和抑郁。造成痛觉和痛反应上男女差别的原因,一般认为与复杂的疼痛调节网络有关,而这种疼痛调节网络在长期的性发育过程中造成了男女差别。

[北京医院疼痛科　罗盛]

第六节　肌张力障碍

一、痉挛性斜颈

　　痉挛性斜颈(spasmodic torticollis)是由于胸锁乳突肌、斜方肌等颈部肌群自发性不自主收缩引起头向一侧扭转或阵发性倾斜,是局限性肌张力障碍病中的一种。多发于成人,多隐袭起病,逐渐加重,表现为头颈部不自主地扭转侧倾前屈和后仰,多有不同运动方向不同程度的组合,但以一两种成分为主;常伴有姿势性震颤、某些特定的运动不能及相应肌肉的痉挛性疼痛等。由于外形受损,导致焦虑、抑郁共病,身心痛苦,严重影响患者的正常工作和家庭生活,加重社会负担。

　　特发性痉挛性斜颈病因及发病机制尚不明确,目前认为与遗传、环境等多种因素及其相互作用有关。痉挛性斜颈患者存在皮层、皮层下、脑干、脊髓等多个水平功能异常,主要是基底节区—丘脑—皮层环路的功能异常。多巴胺信号传递过程中某些功能性变化可能与斜颈发生有关。有研究者提出肌张力障碍发病机制的"两次打击(2-hit)学说",即在多巴胺信号转导缺陷的基础上,患者在环境因素,如外伤、精神刺激等作用下出现相应症状。

　　在此病的发病机制中,心理障碍被认为是一个重要因素。随着电生理学和功能磁共振技术的进步,痉挛性斜颈的病理改变已经初步被定为在基底节区。来自杏仁核与眶额回皮质的情感冲动传递至尾状核和丘脑,进而产生激发或者抑制与情感状态有关的神经行为。Ron的研究发现,肌张力障碍与歇斯底里症有一定的伴发关系。尽管情感障碍与痉挛性斜颈发病之间的关系尚未得到确认,但目前已经可以肯定的是:这种关联具有神经解剖学基础,而非不切实际的假说。

　　痉挛性斜颈症状多为晨起轻,下午重;心情放松时轻,紧张时重。从职业上亦好发于工作压力大、精神紧张者。国内外相关研究均表明痉挛性斜颈伴有明显的情绪障碍。痉挛性斜颈可因情绪激动而加重,睡眠中完全消失,而频繁发作将严重影响患者的日常生活和情绪。

　　国外文献报道社交恐惧症可见于痉挛性斜颈患者;30%～50%的患者发病前有紧张生活事件;述情障碍亦可见于痉挛性斜颈患者。通常认为,抑郁在痉挛性斜颈患者中相对常见。Slawek等用TWSTRS(西多伦多痉挛性斜颈评分量表)、VAS、SF-36(健康调查量表36)和MADRS(蒙哥马利—艾森贝格抑郁评定量表)评分对101名痉挛性斜颈患者的健康生活质量进行评估。发现47.5%的痉挛性斜颈患者患有抑郁症,SF-36评分在各方面也比对照组差。逐步向后回归分析显示抑郁症、女性患者、财政状况不佳、独自生活是不良健康相关生活质量的主要预测因素，抑郁症尤为显著。总的来看，痉挛性斜颈患者多有明确的情感障碍，焦虑、敌对等心理障碍亦被认为与痉挛性斜颈有关。国内研究中，吴文波等对 36 例痉挛性斜颈患者进行临床分析，经汉密尔顿焦虑抑郁量表测评有 12 例患者焦虑或抑郁共病。钱海等人对痉挛性斜颈患者采用症状自评量表（SCL-90）进行问卷调查，并与中国人常模进行比较，发现痉挛性斜颈患者躯体化、焦虑、恐怖及神经病性因子评分较正常人群有异常升高。情感障碍也可见于其他疾病，但在多数情况下是躯体性疾病的结果，或者称为伴发症状。当躯体性疾病痊愈以后，这种情感障碍可以消失。而在痉挛性斜颈患者中，往往呈现出相反的情况，即情感障碍并不因痉挛性斜颈症状消失而好转，而是继续存在。

痉挛性斜颈的程度可分为轻、中、重三度。轻型者肌痉挛的范围较小，仅有单侧发作，无肌痛；中型者双侧发作，有轻度肌痛；重型者不仅双侧颈肌受到连累，并有向邻近肌群，如肩部、颜面、胸肌及背部肌群蔓延的趋势，且有严重肌痛。根据责任肌肉的不同，痉挛性斜颈可分为四型：旋转型，责任肌肉为一侧的胸锁乳突肌，重者涉及旋转侧的头夹肌、斜方肌；后仰型，责任肌肉为双侧头夹肌、斜方肌；前屈型，责任肌肉为双侧胸锁乳突肌；侧挛型，责任肌肉为同侧的斜方肌、斜角肌。

痉挛性斜颈所致头颈部异常运动或姿势常置患者于尴尬无助的境地，可造成劳动力丧失及极大的身心痛苦，患者求治愿望迫切。目前尚无根治方法。A 型肉毒毒素注射治疗是目前治疗痉挛性斜颈的首选，综合口服药物、康复理疗手段，即从较小的干预开始。BTX 是革兰氏阳性厌氧芽孢肉毒杆菌产生的大分子蛋白神经毒素，局部注射后在肌肉弥散，选择性地作用于神经肌肉接头，阻滞神经突触前神经介质——乙酰胆碱的释放，产生化学性失神经支配，肌肉逐渐无力，从而缓解肌肉的痉挛。当轴突末梢中产生新芽，使得伸进肌肉接头建立新的突触后，神经传导和肌肉活动重新恢复。肉毒素的作用机制决定了需要每三个月重复注射一次。对肉毒素治疗无反应的病人常会提前出现颈椎退化，因此需要其他可行的治疗。肉毒素治疗主要的并发症有吞咽困难、发声困难、虚弱、口干、颈部无力、注射部位疼痛等，所有的并发症均为一过性的。

痉挛性斜颈必要时可采用苍白球内侧脑深部电刺激（DBS）治疗，改善痉挛性斜颈的预后，提高劳动能力及生活质量。手术方法：将刺激电极植入患者脑组织深部的目标核团，通过脉冲发生器发出特定频率的弱电脉冲，对靶点进行慢性刺激以达到治疗目的，痉挛性斜颈的目标选择为苍白球内侧。手术有效率为 60% 左右，30% 的病人有改善，10% 的病人无效。手术并发症主要有吞咽困难、发音困难、面瘫、带状疱疹等，所有的并发症均为一过性的。手术疗效肯定，但费用较高，且缺乏大宗的临床研究和长期的随访资料。

二、书写痉挛

书写痉挛（writers cramp）是一种常见的特发性任务相关性局灶性肌张力障碍疾病。临床上以手部包括前臂在内协同肌和拮抗肌过度不协调同时收缩导致的书写功能障碍为主要表现。

患者一般隐匿起病，进展缓慢。书写困难是书写痉挛的主要临床表现。通常在患者开始执笔书写时出现手部肌群的痉挛和不协调活动，表现为握笔过紧、各腕指的伸屈异常，以致书写僵硬、无力、缓慢、字迹不整，甚至书写不能。常伴有疼痛和前臂的紧缩感，较局限于前臂的尺侧或桡侧,可弥散至手掌、手臂甚至肩膀。疼痛程度与书写障碍不成比例。少数患者痉挛的同时伴有震颤。部分患者手部其他精细活动如拿筷、缝衣、化妆等也可累及,但仍是任务相关的,称为肌张力障碍型书写痉挛。有学者曾将书写痉挛分为痉挛型、震颤型和麻痹型三型:痉挛型者起始握笔时就出现腕、指伸屈肌张力性扭曲,且伴有前臂典型的肌张力异常的姿势,腕指各种组合的伸屈异常,继之出现书写缓慢、书写困难,患者似乎有"竭尽全力""力透纸背"之感;震颤型患者出现摇头性震颤,且逐渐增强;麻痹型则显得腕指关节无力,最终使笔在手中脱落。

1830年,Bell最早记载了书写痉挛,到1893年,Gowers认为这是一种职业性神经症。书写痉挛长期以来都被认为是一种心因性疾病。大量研究发现书写痉挛患者存在心理障碍,并且可能在发病机制中起作用。Windgassen和Ludolph发现书写痉挛患者存在抑郁、强迫、敏感、歇斯底里的心理特征,Giessen测试表明这些患者有强迫症倾向。有研究发现书写痉挛患者时而有焦虑心理,但是特异的心理障碍是书写痉挛的病因还是疾病的发展过程仍存在争议。与之前结果相悖的是,对22例书写痉挛患者用冠克里斯普体验指数进行评估,发现没有明显差异,这项调查问卷可体现神经质和焦虑的特点和症状。

20世纪末,随着神经电生理、基因、代谢、功能影像等研究的开展,人们对该病有了更深入的了解,但其发病机制尚未明确。目前多数学者认为书写痉挛并非单纯的功能性疾病,其发病主要与基底节区以及丘脑,尤与壳核的功能障碍有关。壳核的功能紊乱可能通过改变苍白球和丘脑的抑制联系破坏皮质—纹状体—苍白球/黑质—丘脑—皮质这一运动环路的平衡,最终导致大脑皮质运动区到脊髓的运动投射异常。

书写痉挛在肌张力障碍治疗中极为困难。国外是对前臂肌肉等局部注射肉毒素,进行对症治疗并取得一定的疗效,已成为一般的治疗方法。A型肉毒毒素是一种作用于神经肌肉接头部位的嗜神经毒素,其通过建立主动肌与拮抗肌之间的力量平衡达到减轻症状,提高和改善运动能力的作用。有关肉毒毒素治疗各种运动障碍疾病长期疗效的报道显示,A型肉毒毒素治疗书写痉挛的有效率可达56%。其中伸肌痉挛似比屈肌痉挛易于缓解,疼痛缓解常比运动功能改善明显。如果肉毒毒素治疗失败,可尝试进行药物治疗。药物治疗与其他肌张力障碍相似,包括抗胆碱类药物(苯海索)、苯二氮䓬类药物、巴氯芬等。临床表明药物治疗仅对少部分病人有效。张武等对阿普唑仑治疗12例伴焦虑的书写痉挛病人的临床疗效进行观察,单用阿普唑仑治疗观察8周后Hamilton焦虑量表评分明显下降,且副反应少而轻微。说明阿普唑仑对伴焦虑的书写痉挛有明显疗效,值得临床试用,其作用机理可能与阿普唑仑的肌肉松弛作用和抗焦虑作用有关。

部分立体定向手术治疗书写痉挛成功的病例显示外科治疗方法前景是乐观的,功能外科成为书写痉挛可能的病因治疗,但由于脑外科手术的风险、费用、手术并发症等问题,目前临床应用有限。其推广需有该病进一步发病机制基础研究证据和临床高等级循证医学依据支持。

[天津医科大学总医院 薛蓉]

第七节　脑血管病

　　脑血管病有较高的发病率和病死率,据 1991 年我国流行病学调查资料显示,城市脑血管病占死因的第三位,年发病率为 217/10 万,高于西方而与日本接近。脑血管病患者中约 3/4 的病人有不同程度的劳动力丧失,生活上需人照顾,因此防治脑血管病对保护人民健康具有现实意义。

　　脑血管病主要病因是高血压动脉硬化。国内外研究者多从生理、生化、遗传、免疫等分子生物学方面进行研究。脑血管病又是多病因、多危险因素相关的疾病,但目前对其进行生物—心理—社会医学模式的综合研究很匮乏;脑血管病的防治仅限于生物医学,很少对脑血管病进行心理和行为干预研究。因此,熟悉和掌握脑血管病的心理问题,从而进行心理治疗和预防已是势在必行。

一、心理社会因素与脑血管病

（一）情绪因素

　　负性情绪(不良情绪)是脑血管病的危险因素已成事实,但大笑、狂喜也可导致中风发生,早在《黄帝内经》中就有"喜中风"的记载。临床观察显示,急性脑血管病的发生往往就是由于突如其来的愤怒、惊恐、狂喜、兴奋、焦虑等各种情绪应激而触发。

　　负性情绪引发脑血管病的机制是多方面的。紧张情绪兴奋交感神经系统,使其末梢释放大量去甲肾上腺素,同时肾上腺素分泌增多,在儿茶酚胺与皮质类固醇的作用下,使血压升高,脉搏增快,血糖增多并动员储存的脂肪,大剂量儿茶酚胺使血小板聚集、黏附和释放功能增强,这些都成为脑血管病发生的因素之一。据文献报道,脑血管病患者有情绪变化因素者占 67.5%,无情绪变化因素者占 21.5%,不详者占 11%。其中有情绪变化的脑血管病患者血中血管紧张素-Ⅱ含量明显高于非情绪变化脑血管病患者,两者比较有显著差异。

（二）紧张性生活事件

　　日常生活中的失恋、离婚、被盗、失业、晋升、亲人死亡、环境变化等生活事件也可引起过强的反应。这些都与急性脑血管病的发生有一定相关性。有人对脑梗死者和健康者分别进行紧张性生活事件评定量表(SLERS)的调查,其结果脑梗死组 SLERS 总分值明显高于健康对照组,有显著差异。

（三）不良生活方式

　　吸烟和饮酒是脑血管病的重要危险因素。饮酒者在近三年发生中风的几率几乎是不饮酒者的一倍以上。饮酒影响血压和血小板功能,与血小板聚集率呈正相关,使全血黏度增高。吸烟时间超过 10 年,吸烟量大于 10 支/日,导致血压升高。Wolf 等认为吸烟可增加血纤维蛋白原和其他凝血因子浓度,增加血小板聚集和血液黏滞度,促进血管收缩。许多学者调查饮酒和/或吸烟者与不饮酒和/或不吸烟者相比,血压升高的几率明显增加,二者有显著差异。此外,缺乏体育锻炼,业余生活单调(玩麻将等),喜咸食,长期便秘等不良生活方式

（行为）对脑血管病发生产生不良的影响。不正常的心理状态可能直接影响病人的不良行为，不良行为又可强化不正常的心理状态，相互作用，相互渗透，其结果必然增加脑血管病的危险性。因此，对脑血管病的危险因素不应只是生物医学和药物干预，还要进行心理、行为干预。

（四）人格特征

许多资料表明，脑血管病病人的 A 型行为类型明显高于正常人，对患脑血管病的病人进行性格类型比较，A 型行为类型者是非 A 型行为类型的 3～4 倍，提示脑血管病病人以 A 型行为占优势，即具有敌意竞争和时间紧迫感等特征。有作者用艾森克人格问卷（EPQ）测查和分析脑血管病患者人格特征，把 E 和 N 维度的分型与气质相联系研究，脑血管病者中胆汁质和抑郁质明显增多，这也说明脑血管病同样受着情绪、人格和行为方式的影响。人格和行为方式既可作为脑血管病发病基础，又可以改变脑血管病的过程和转归，因此如何正确地引导患者去认识自己的个性缺陷，并加以干预、矫正，对脑血管病的防治有着积极作用。

二、脑血管病后的心理问题

脑血管病急性期、康复期、后遗症期都可发生多种心理障碍，以急性期多见，主要表现为情感障碍，其中以抑郁和焦虑障碍为多见。这里主要讨论脑血管中风后抑郁、认知功能障碍和人格改变。

1. 抑郁

Starkstein 等 1988 年发现约 50％的脑血管中风住院患者和约 30％的脑血管中风门诊患者有抑郁。其原因可能有：①中风后产生的心理反应；②中风诱发内源性抑郁；③中风脑损害的直接作用。任何脑损害都存在着一个受神经生物学和心理因素联合影响的长期适应期。体能缺陷常导致活动受限而对前景悲观失望，迫不得已的依赖及无能力的处境，面临职业和地位的丧失，经济来源无保障，无用感和自理能力永久丧失等，均产生抑郁反应。中风后抑郁的发生，在很大程度上取决于病前人格特点，如病前有强烈依赖性和既往应激时易发生焦虑和抑郁。此外，还与家庭环境、家人关系有关，患者在相对孤立无援的状况下更易发生抑郁。

2. 认知功能损害

认知功能损害或大脑皮层其他高级功能缺损，是中风后的严重症状。尽管这些表现不如偏瘫等症状引人注目，但却明显延迟和严重妨碍语言、心理和肢体的康复。Adms 和 Hurwitz 发现中风后处于残疾状态的患者中，偏瘫本身极少构成残废的原因，更多的是认知损害而致长期卧床和生活能力丧失，对其病情缺乏自知力。中风早期还可以出现局限性认知损害，包括失语，各种形式的失用，及体像障碍等。

3. 人格改变

中风后所致人格改变是极常见的临床表现，处于人格衰退状态。这样的患者对任何新形式的事物都不能适应，微小的改变亦易使其产生焦虑、烦躁或抑郁。患者还有意地避免新的经历，使自己局限于一种一成不变的生活中，当患者面临一项任务或社会要求时，有可能发生挫折反应，如让患者努力做些什么事情，患者便和蔼可亲、彬彬有礼。这可能是患者素质因素的表现,与病前性格孤僻、多疑、偏执心态有关。中风后情绪状态明显异常,情感反应迟钝或平淡、明显的易激惹、情感反应刻板、缺乏灵活性、人格衰退,逐渐发展成为进行性痴呆的前奏。这类人格的改变,既影响患者康复又给其亲属造成沉重的负担,如能及时诊断治疗,亦可康复。

三、脑血管病病人的心理干预

脑血管病病人的卒中发作,具有病死率高、致残率高、再发率高、恢复期长的特点,因此极易产生特殊的心理压力,表现出恐惧、发怒、猜疑、悲观抑郁和社会隔离感等心理行为反应。即使疾病稳定的患者,看到自己肢体瘫痪、言语障碍、生活不能自理需人照顾,就易产生无价值感和孤独感,甚至悲观厌世的心境;在治疗上采取抗拒态度,对生活没兴趣,烦躁、抑郁、缄默;也有的情感幼稚、脆弱,因小事哭泣、伤感,以及行为上的退化、依赖等。因此,对脑血管病病人不能只偏重于瘫痪肢体的药物治疗,还要根据病人不同临床阶段心理特点进行心理干预。

1. 预期目标

(1)使患者承认和接受患病事实,积极配合治疗。

(2)帮助患者建立正确的应对措施。

(3)疾病治疗能够达到预期效果。

(4)积极面对疾病带来的不便,训练自己的生活自理能力。

(5)保持积极、乐观、稳定的情绪,心态平和。

2. 危险因素的治疗

在治疗脑卒中躯体危险因素的同时,还要对脑卒中行为因素如吸烟、酗酒、肥胖、情绪不稳定等危险因素进行干预。

3. 心理护理治疗

心理护理是根据脑卒中患者的心理特点和异常行为,进行针对性的治疗。首先医护人员以真挚的感情与病人交流,通过语言、表情、态度、行为去了解熟悉病人,分析心理反应的主要问题,制定心理护理的具体措施,改变病人异常的心理状态和行为。向病人及家属进行脑卒中康复知识的宣传教育和训练,共同进行治疗。

4. 焦虑障碍和抑郁障碍的治疗

降低焦虑障碍和抑郁障碍对患者生活能力的恢复有明显影响。情绪障碍使患者日常活动的欲望降低,能独立完成的肢体运动也不愿意去做,常常依赖别人帮助,影响语言及肢体的康复。除心理治疗外,可选择相应的抗焦虑抑郁的药物治疗。

5. 认知障碍的治疗

认知障碍是脑卒中研究的重点。采用 MMSE 检查患者,掌握患者的记忆力、计算力、语言功能、思维能力等,从而确定认知障碍的特征,制订治疗计划和训练方案。把认知康复和运动康复结合起来。也可以用一些药物如喜得镇、都可喜、脑复康等增强治疗效果。

总之,脑血管病的治疗,除药物治疗外,采取健康教育、心理治疗、康复治疗的综合防治措施是目前脑血管病防治的重要方法。

表 17-1　中风病人心理特点及心理干预

分期	时间	心理特点	心理干预
否认期	立即	不承认患中风,怀疑症状、体征	医护人员和家属共同劝慰,稳定情绪,正确认识中风
默认期	急性早期	淡漠、消极、有文饰现象,意志薄弱	安心治疗,良性暗示,执行早期康复措施,配合音乐治疗
焦躁期	急性后期	烦躁、焦虑、敏感、多疑、忧愁	解释疾病演化过程,逐渐引导,接受新的生活挑战,音乐放松治疗
抑郁期	康复早期	抑郁、自卑、沮丧、绝望、神经质、拒绝治疗	关心体贴病人,心理支持,保持乐观坚毅的态度,生物反馈治疗,树立成功的典型
依赖期	康复后期	依赖、求助、不愿动	树立成功典型,进行暗示,制订计划,生物反馈治疗,消除依赖情绪,使心理处于最佳状态

典型临床病例采撷

　　患者王某,男,56 岁,既往有高血压病史,本次发病于打麻将后,突发右侧肢体无力 3 小时急诊入住神经内科。入院神经系统检查:神清,右侧肢体偏瘫,肌力Ⅳ级,右侧巴氏征阳性。入院后行头颅 CT 及头颅 MRI 检查示左侧基底节腔隙性脑梗死,结合病史体检及相关检查诊断"脑梗死",予活血化瘀、抗血小板、扩血管等治疗,治疗 2 周后痊愈出院,出院时无特殊不适,嘱继续功能锻炼,按时服药。回家后家人渐发现少言懒语,不愿出门活动锻炼,自觉乏力走不动,有时易怒发脾气,情绪低落,失眠,不愿康复运动,甚至绝食。今再次来我院门诊复诊。

　　【查体】神清,言语清,表情较淡漠,脑神经(一),四肢肌力正常,病理征阴性,未见神经系统异常。

　　【辅助检查】头颅 MRI 复查左侧基底节腔隙性脑梗死(恢复期),未见新鲜梗死灶。

　　【量表检测】日常生活能力量表(Barthel 指数):34;NIHSS 量表评分:17。

　　【诊断】卒中后抑郁。

　　【治疗】

　　①继续脑血管方面药物治疗,配合康复训练、心理治疗。

　　②帕罗西汀 10 mg, qd,7 天后改为 20 mg, qd,无不适反应。

　　【预后】治疗 2 周后,情绪稳定,睡眠改善,能配合康复锻炼。日常生活能力量表(Barthel 指数):50 分;NIHSS 量表评分:7 分。此后门诊随访一直病情稳定,能正常工作。

[山西省人民医院　邵宏元]

第八节 帕金森病

帕金森病(Parkinson's disease,PD)是常见的中枢神经系统变性疾病,主要临床表现为缓慢进展的静止性震颤、运动迟缓、肌强直及姿势平衡障碍等运动症状,在 60 岁以上人群中发病率约为 2%。除了运动功能障碍外,近年来研究发现 PD 病人普遍存在不同程度的焦虑、抑郁、认知功能减退、精神病性症状等非运动症状,严重影响患者的工作和生活能力、生活质量及预后,同时也增加了家庭的负担。而目前对于非运动症状的认识、诊断以及治疗还缺乏足够的认识。PD 的非运动症状包括:①精神异常:抑郁、焦虑、认知障碍、幻觉、淡漠、睡眠紊乱(夜间睡眠质量差、白天思睡、REM 睡眠行为障碍)。②自主神经功能紊乱:便秘、血压偏低、多汗、性功能障碍、排尿障碍、流涎。③感觉障碍:麻木、疼痛、痉挛、不安腿综合征、嗅觉障碍。研究发现,许多 PD 患者在有运动症状之前就患有焦虑、抑郁、睡眠紊乱、便秘等非运动症状。焦虑、抑郁可能是 PD 或者前驱症状的危险因素。有报道称 PD 焦虑障碍的发生率为 5%～69%,抑郁障碍的发生率为 40%～50%,而焦虑与抑郁也常常共病。伴有焦虑的 PD 患者更容易罹患抑郁。研究发现 92%伴发焦虑的 PD 患者存在抑郁,67% 伴发抑郁的 PD 患者存在焦虑。焦虑与抑郁共存提示 PD 的这两种情感障碍在发病机制、神经生化及病理等方面存在着同源性。

一、病因和发病机制

目前认为,PD 的病理改变并非始于黑质致密部,当 PD 出现运动症状时,黑质多巴胺(DA)能神经元已减少 50%以上,纹状体 DA 递质浓度亦已降低 80%以上。2003 年 Braak 根据病理将 PD 的临床分为六期。一期为运动前期(一),最早的病变源自延髓,会影响到前嗅核、嗅球等,一些患者会出现嗅觉减退。二期为运动前期(二),延髓和脑桥被盖受到累及,包括尾状核、中缝核、蓝斑等出现病变,患者可能出现头痛、睡眠障碍、焦虑、抑郁等方面的问题。三期为运动前期(三),中脑也开始受累,影响到杏仁核、黑质致密部等,患者的色觉、体温调节、认知等功能出现异常,还可能发生抑郁、背痛等。上述三期病变都发生在经典的 PD 运动症状出现之前,故为运动前期。一直到了病理改变进入第四期,病变损害到黑质致密部、丘脑,才会出现 PD 典型的静止性震颤、肌强直、运动迟缓和姿势平衡障碍"四主症"。这时临床上才诊断出 PD。第五期病变会累及新皮层,出现运动波动、频发疲劳等症状。而当第六期病变进一步损害到新皮层时,会出现错乱、视幻觉、痴呆、精神症状等表现。这就是为什么临床上一些患者的抑郁、睡眠障碍、便秘、麻木、嗅觉障碍等非运动症状在疾病很早期就会出现的原因。但并非所有的患者都按照 Braak 的临床分期而发展。目前认为非运动症状是由于非多巴胺能神经元(胆碱能、肾上腺素能、5-羟色胺能、谷氨酸能)功能异常所致。

PD 伴发焦虑、抑郁的发生机制不清,过去认为焦虑、抑郁和 PD 是两个独立的疾病,情绪问题为原发性而非反应性。尽管 PD 患者中焦虑、抑郁的患病率较高,但并非所有患者都会发生焦虑、抑郁,焦虑、抑郁的发生与个人易患性有关。目前认为焦虑、抑郁不仅仅是患者对运动障碍的反应,更是疾病的一部分,是 PD 本身的一种临床表现。PD 易患焦虑、抑郁,同时焦虑、抑郁情绪又加重了 PD 的严重程度,两者相互伴发相互作用形成恶性循环。

目前认为焦虑、抑郁是 PD 一种反应性的情绪问题,首先 PD 患者存在不同程度的震颤、行动迟缓等运动功能障碍,影响患者的工作生活质量和自身形象,易产生不良情绪。其次目前 PD 仍是一种无法治愈且进行性加重的慢性疾病,长期的病痛折磨给患者造成了巨大的精神负担,导致焦虑悲观情绪。还有社会家庭的支持也影响患者的情绪变化。

但也有文献报道 25% 的患者抑郁症状先于运动症状出现。研究发现 PD 患者早期就有普遍的情绪障碍,而有的 PD 患者情绪障碍和运动障碍同时发生,所以不能简单地用患者对运动功能障碍的情绪反应来解释患者情绪障碍。而从 Braak 病理学分期也能看出 PD 伴发焦虑抑郁的内在机制与蓝斑、中缝核及中脑—皮质—边缘叶多巴胺径路发生神经变性,而且蓝斑及中缝核早于黑质致密带发生 PD 病理变化,导致去甲肾上腺素(norepinephrine,NE)和 5-羟色胺(5-hydroxytryptamine,5-HT)减少。有研究发现 PD 伴抑郁患者脑脊液中 5-HT 代谢产物显著下降,提示 5-HT 代谢异常在 PD 合并抑郁的发生中起着重要的作用。5-HT 和 NE 能受体以及转运体也发生了明显改变,促使焦虑抑郁的发生和进展。5-HT 转运体基因多态性可能是 PD 患者焦虑、抑郁发生的危险因素。此外中脑边缘系统的多巴胺 D3 受体参与情绪和行为的调控,当 PD 患者脑部 DA 严重缺乏,胆碱能系统也受到累及,也会加重抑郁症状。DA 能转运体的减少与焦虑、抑郁相关。因此,PD 患者焦虑、抑郁的发生与NE、5-HT 和 DA 功能下降及其复杂的相互作用有关。

二、帕金森病伴发焦虑、抑郁的临床表现

由于不同研究所采取的诊断标准及调查群体不同,所以 PD 抑郁症患病率范围很大(7%～90%),平均在 40% 左右。重型抑郁症(major depression)的患病率为 16% 左右。PD 的抑郁情绪可以出现在 PD 的各期,但有两个发病高峰,即疾病初期和疾病严重阶段。

PD 伴发抑郁可以为重型抑郁、轻度抑郁、心境恶劣。主要表现为倦怠、冷漠、注意力不集中、兴趣丧失、持久的情绪低落、精神运动迟缓、悲观、失望、缺乏幽默感、焦虑、敏感、记忆障碍及睡眠障碍等,有自杀意念,但没有自杀行为,少有自责、自罪。影响 PD 患者抑郁发病因素较多,如教育水平、性别、年龄等一般因素,以及 PD 的严重程度、病程长短及是否有家族史等因素。研究显示女性、具有抑郁家族史、病前有抑郁症史、发病年龄较早(55 岁以前)、病情进展快、疾病或功能障碍严重、对疾病的感知下降、伴有痴呆或认知功能障碍、强直—少动型、严重的震颤、姿势平衡障碍、病程长的 PD 患者抑郁症发生率较高,约 50% 的 PD 患者有性格内向的基础。抗 PD 的药物,如金刚烷胺、卡比多巴、左旋多巴、安坦等,可加重抑郁障碍。男性 PD 患者在诊断 PD 的 5 年前被诊断为抑郁症和接受抗抑郁治疗的比例高于女性。

尽管许多 PD 患者存在焦虑的症状,但其出现的频率以及严重程度未到达焦虑症的标准。PD 焦虑的表现形式有惊恐发作、广泛性焦虑、适应性障碍、未定义的焦虑等。其中广泛性焦虑、惊恐发作较为常见。PD 患者的焦虑情绪既有精神性的,也表现为躯体性的。精神性焦虑主要以社会交往的恐惧为主,在公共场合感觉尴尬,约为 50%,还有无明确内容的过分紧张、担心及对自身价值的错误评价等。同时也存在躯体性焦虑,如运动性不安,肌肉强

直、震颤,也易和 PD 的运动障碍混淆。广泛性焦虑表现为过度担心,恐惧死亡或成为家人的负担。惊恐障碍主要表现为惊恐发作,心前区不适,呼吸困难、濒死感、过度换气、手足搐搦。患者焦虑症状与其运动症状(姿势平衡障碍)、运动并发症(如"开—关"现象、剂末现象以及异动症)及病情的严重程度、发病年龄密切相关。

三、帕金森病伴发焦虑、抑郁的诊断

尽管 PD 伴发焦虑、抑郁的患病率高,而 PD 患者对其情绪问题的知晓率以及医生的诊断率、治疗率却很低。PD 抑郁的治疗率低下一方面与其诊断率较低有关,另一方面也与临床医师对于 PD 焦虑抑郁的认识不同有关。临床医生诊治时往往只注意与运动功能障碍相关的症状,而忽略了患者的精神心理状态,或者不给予足够的重视,或者认为情绪问题是 PD 患者的正常反应。而患者就诊时仅有不足 1% 的患者会向医生提及其精神状况。此外,由于抑郁的症状与 PD 的临床表现存在许多相似的症状,如肌肉强直、震颤、少动、疲乏、睡眠障碍、生殖泌尿系统症状、自主神经功能障碍等,两类疾病的症状的重叠为诊断 PD 伴发抑郁带来了一定的困难。同时患者肌强直、动作迟缓、震颤、面具脸等帕金森病的临床表现也往往掩盖了患者精神状态异常。而 PD 常常存在认知功能障碍(如记忆力减退、注意力不集中、思维迟缓、执行功能障碍),也影响检查和诊断的敏感性。所以在临床上有时很难鉴别出来这些症状是情绪问题引发的,还是 PD 本身的症状或疾病进展所致。因此 PD 焦虑、抑郁的诊断仍较困难。

然而目前尚无确切的专门针对 PD 患者的焦虑和抑郁诊断标准和筛查工具。因此寻找到一个简单可靠的筛查方法来提高 PD 焦虑、抑郁的诊断率是今后的工作重点之一。目前常用的 PD 抑郁筛查的量表有汉密尔顿抑郁量表(17 项)(HAMD17),Beck 抑郁量表(BDI),医院焦虑抑郁量表(HADS),抑郁自评量表(SDS),蒙哥马利—艾森贝格抑郁评定量表(MADRS)和老年抑郁量表(GDS)。而 HAMD、MADRS、BDI、和 SDS 可以评价抑郁症的严重程度。2 项前瞻性队列研究发现 HAMD17 对 PD 抑郁评价有较好效果,得分大于 13 分,考虑为抑郁,其敏感度 83%、特异度 95%,可用于 PD 抑郁的筛选及严重程度评估。1 项前瞻性、双盲队列研究发现 BDI 得分大于 13 分,考虑为抑郁,其敏感度 67%,特异度 88%。BDI(Ⅰ级证据 1 个)及 HAMD17(Ⅱ级证据 2 个)可能是 PD 抑郁有效的筛选量表(B 级推荐)。目前尚无明确的 PD 抑郁的诊断标准。有研究发现 PD 出现抑郁症状符合 DSM-IV 抑郁症诊断标准,即可诊断为 PD。

目前常用的 PD 焦虑筛查的量表有汉密尔顿焦虑量表(17 项)(HAMA17),Beck 焦虑量表,Zung 焦虑量表。但目前缺乏高质量的双盲对照研究以明确是否适用于 PD 焦虑检查(U 级推荐)。目前无明确的 PD 焦虑诊断标准。PD 伴焦虑症状,符合 CCMD-3 焦虑症诊断标准,即可诊断 PD 焦虑。

四、帕金森病伴发焦虑、抑郁的治疗

与高患病率相比,PD 焦虑、抑郁的治疗率低下且缺乏合理有效的干预措施。一项超过 1 000 名 PD 患者的研究发现,抑郁对健康相关生活质量的影响占 41%,而帕金森病严重程度的 Hoehn-Yahr 分期对健康相关生活质量的影响仅占 17%。因此,抑郁是影响 PD 患者生活质量最重要的因素。各国帕金森病诊疗指南强调提高 PD 病人的生活质量是治疗目标之一，所以重视治疗和筛查 PD 伴发情绪问题对提高 PD 患者的生活质量非常重要。2013年发表在《中华神经科杂志》上的"帕金森病抑郁、焦虑及精神病性障碍的诊断标准及治疗指南"指出，PD 抑郁、焦虑患者应行抗抑郁、抗焦虑治疗，以改善生活质量。

1. 抗抑郁治疗

1) 非药物治疗：文献报道重复经颅磁刺激可以改善 PD 患者抑郁症状，效果与氟西汀相当（Ⅲ级证据2个）。

2) 药物治疗：

（1）抗 PD 药有确切的抗 PD 抑郁作用，可用于 PD 抑郁治疗（B级推荐），可以改善抑郁症状，减少合并用药。

①多巴胺受体激动剂——普拉克索：一项多中心、大样本、双盲、安慰剂对照临床研究对323 例 PD 抑郁患者应用普拉克索，发现该药可降低 PD 患者抑郁评分（Ⅰ级证据）。

②单胺氧化酶 B 抑制剂——司来吉兰：司来吉兰在 PD 患者中也有潜在的抗抑郁疗效（U级推荐）。司来吉兰对 PD 的震颤、少动和强直及伴随的抑郁症状有明显的疗效（Ⅲ级证据）。不能与 SSRIs 类抗抑郁药合用，否则可能诱发 5-羟色胺综合征。

（2）三环类抗抑郁药：地昔帕明和去甲阿米替林可用于 PD 抑郁治疗，改善 PD 抑郁症状（C级推荐），但须密切观察有无认知功能下降、体位性低血压、心律失常、口干、便秘等不良反应。阿米替林对 PD 抑郁的有效证据不足，且有可能加重锥体外系症状，不予推荐。

（3）SSRIs 和 SNRIs 类抗抑郁药，帕罗西汀缓释片和文拉法辛缓释胶囊对 PD 抑郁有确切疗效（B级推荐）。目前其他 SSRIs 及 SNRIs 类抗抑郁药尚缺乏足够的循证医学证据证明其疗效，但由于 SSRIs 和 SNRIs 类抗抑郁药不良反应较轻，也可用于 PD 伴发抑郁症状的治疗。艾司西酞普兰治疗 PD 抑郁的开放性研究中并没有发现运动症状的恶化，有很好的耐受性。

2. 抗焦虑治疗

目前尚缺乏伴焦虑 PD 患者药物治疗的循证医学证据，PD 焦虑一般与抑郁伴发，故抗抑郁治疗可以改善患者的焦虑症状，SSRIs 类药品可以用于 PD 惊恐发作、社交恐惧症及强迫症状的治疗（U级推荐）。对于中度焦虑可以使用苯二氮䓬类药物，如劳拉西泮或地西泮（U级推荐）。但要关注其潜在的不良反应，如镇静状态，加重认知功能障碍，平衡障碍增加跌倒风险。

五、预后

目前尚无法对 PD 的神经病理改变进行逆转性治疗，PD 尚需要终身用药治疗来缓解症状。而焦虑、抑郁情绪可能在 PD 之前（疾病早期）出现，在抑郁症状起病 1～3 年后出现 PD 的运动症状；有的患者，焦虑、抑郁症状伴随 PD 运动症状同时出现，随着患者运动症状的波动而波动，甚至困扰整个病程。尽管抗焦虑、抗抑郁治疗能够缓解患者的焦虑、抑郁情绪，但对 PD 病程的影响尚不明确。

典型临床病例采撷

某患者女性,70 岁,退休工人。

【主诉】右侧肢体静止性震颤、僵硬 6 年,情绪欠佳 1 年,胃痛半年入院。

【现病史】患者于 6 年前无明显诱因出现右脚趾麻木,逐渐向上发展至脚踝处,右下肢静止性震颤,很快右上肢出现静止性震颤,右侧肢体逐渐出现僵硬,活动不利,行走时右上肢摆动减少。5 年前诊断为"帕金森病",给予"美多芭 125 mg, tid"治疗,服药后 2～3 h 内症状可以减轻,药效过去后仍有震颤、右侧肢体僵硬症状。患者症状逐渐加重,4 年前出现运动迟缓,重复性动作的运动速度及幅度较左侧减小,注意力不集中,面部表情减少,加用"克瑞帕"治疗,症状有所缓解。3 年前自觉震颤加重,加用"安坦 1 mg, bid",自行停用"克瑞帕"治疗,震颤减轻。近 1 年逐渐出现睡觉时翻身困难,碎步,前冲步态,出汗多,口干,食欲差,睡眠差,有时有噩梦及夜间大喊大叫,拳打脚踢,爱着急,情绪不稳,记忆力减退,将"美多芭加至 125 mg, q6h",夜间翻身困难好转,但情绪仍低落。半年前无明显诱因出现胃痛,多在下午疼痛,与进食无关,为胀痛感,2～3 h 可缓解。胃痛逐渐加重,每天发作,曾应用"曲马多、654 - 2"等药物治疗可暂时缓解疼痛。胃镜检查示:慢性浅表性胃炎,给予"抑酸、保护胃黏膜、增强胃肠动力等"治疗,胃痛无明显缓解。无恶心、呕吐、腹泻。为进一步诊疗而来我院,门诊以"帕金森病"收入我科。

患者自发病以来,睡眠欠佳,精神差,兴趣减低,无幻觉,体重变化不明显,大便干,小便频。

【既往史】高血压病、2 型糖尿病 6 年,平素血压、血糖控制可。

【个人家族史】性格内向,要求完美。家族中无同类患者,无抑郁症史。

【体格检查】体温:36.4℃,脉搏:80 次/分,呼吸:18 次/分,血压:120/90 mmHg。

神志清楚,精神差,表情焦虑,面具脸,言语欠流利,双侧瞳孔正大等圆,对光反射灵敏,未见 K-F 环(角膜色素环),双眼球向各方向活动充分,无眼震,舌肌震颤,余颅神经未见异常。右侧肢体静止性震颤,四肢肢体肌力 5 级,颈部肌张力高,四肢肌张力增高,以右侧肢体肌张力增高为重。双侧腱反射对称,双侧指鼻、跟膝胫试验欠稳,双侧巴氏征阴性,直线行走不稳,牵拉试验平衡试验阳性。行走时右上肢不摆动,慌张步态。

【辅助检查】血常规正常。生化全项:甘油三酯 1.87 mmol/L,总胆固醇 5.78 mmol/L。余均正常。甲状腺功能正常,血清铜、铜蓝蛋白、铜氧化酶活性正常。头颅 MRI＋MRA(磁共振血管成像):双侧额顶深脑白质多发缺血灶;轻度脑萎缩;脑动脉粥样硬化。皮肤交感反应异常。脑电图未见异常。心电图未见异常。HAMD 24:22 分;HAMA 24:21 分;SCL-90:193 分;MMSE:17 分;UPDRS(帕金森综合评分量表):62 分;Hoehn-Yahr 分期:2.5 期。

【诊断】

①帕金森病

　　焦虑、抑郁状态

　　认知功能障碍

　　REM 睡眠行为障碍

②高血压病 1 级 高危

③2 型糖尿病

④高脂血症

⑤慢性浅表性胃炎

【治疗】

①维持原多巴丝肼片 125 mg，q6h。考虑患者有认知功能减退及便秘，所以逐渐停用盐酸苯海索。

②患者存在焦虑抑郁情绪，同时患有慢性浅表性胃炎和高血压，被胃痛折磨半年之久，应该选用起效快而副作用少的药物，故给予艾司西酞普兰（来士普），为减轻药物副作用，来士普从小剂量开始，起始量 5mg，qd，缓慢加量，同时给予劳拉西泮 0.5 mg，qn，第 4 天加量至 10 mg，qd。

【疗效】

患者于入院后第七天胃痛症状减轻，时间缩短，睡眠好转，2 周后胃痛偶有发作且情绪较入院时平稳。HAMD 24 由 22 分减至 15 分，HAMA 24 由 24 分减至 16 分。28 天肢体震颤，麻木及强直症状明显减轻。同时胃疼消失。在服药期间患者无不适反应。复查 HAMD 24 减至 11 分，HAMA 24 减至 12 分。3 个月后查 HAMD 24：7 分，HAMA 24：8 分，MMSE：26 分。UPDRS 评分由入院前的 62 分降至 42 分。服用来士普 1 年，病情平稳。逐渐减量停药。

［河北医科大学第一医院　顾平］

第九节　癫痫

癫痫（epilepsy）源于希腊语"epilepsia"，特指被"魔鬼或上帝抓住"，临床表现为反复发作的颜面、口角、肢体或全身抽搐，可伴或不伴有意识丧失。癫痫发作的病理生理基础是脑内神经元同步化的异常放电（discharge）。

癫痫是神经系统常见的疾病之一，2011 年的荟萃分析报告人群年发病率为（33.6～75.6）/10 万，患病率约 2‰～10‰，全球大约有癫痫患者 7 000 万。我国 2001 的流行病学调查显示，癫痫终身患病率为 7‰，其中近 5 年内仍有发作的活动性癫痫患病率为 5.4‰，推算我国约有 900 万人罹患癫痫，其中活动性癫痫患者约 600 万，每年有 65 万～70 万新发病患者。

国际抗癫痫联盟（ILAE）2005 年发布的癫痫定义为：癫痫是一种脑部疾病，其特点是脑部有持续存在的癫痫反复发作的易感性，以及由于这种发作引起的神经生化、认知、心理和社会后果。癫痫临床诊断的确定要求至少有一次痫性发作。

一、病因与发病机制

癫痫的病因极其复杂，人类从胚胎发育、出生直至死亡的任何时期，只要发生神经元损伤，并造成严重后果，即可发生和诱发癫痫发作。按照 ILAE 于 2010 年发表的专家共识，现将癫痫的病因分为以下三种：

（一）遗传性癫痫

遗传性癫痫是指由1个已知或待定的遗传缺陷所导致的后果，癫痫发作是这种疾病的主要症状。随着分子遗传学的发展对癫痫综合征的分子机制有了深入的认识，很多遗传性癫痫的癫痫综合征的基因已被定位和克隆，包括儿童失神癫痫、常染色体显性遗传夜发性额叶癫痫等。临床常见的某些类型的特发性癫痫及癫痫综合征，常在特定年龄阶段起病，有特征性临床及脑电图表现，可能有遗传倾向，诊断标准较明确，但遗传基因尚未被定位。

（二）器质性或代谢性癫痫

与癫痫相关又没有间接关系的一种独立疾病，有别于遗传性概念。是一类独立的、介于遗传缺陷和癫痫之间的疾病。现有的研究中已证明多种器质性或代谢性病变均可成为癫痫发作的风险，如低血糖发作、甲状旁腺功能减退、阻塞型睡眠呼吸暂停和肾功能不全时发生的局灶和全身发作。器质性病变导致症状性（继发性）癫痫中最常见的躯体疾病包括：颅脑损伤、脑卒中及中枢神经系统感染。近年来随着神经影像学技术的进步和广泛应用，特别是癫痫功能神经外科手术的开展，已查出一部分症状性癫痫及癫痫综合征病人的病因可能与遗传因素有关，如结节性硬化、皮层发育不良等。

（三）病因不明

既往称为隐源性（cryptogenic）癫痫，可在特殊年龄段起病，发作表现提示为症状性癫痫，但暂未找到明确病因，亦无特定的临床和脑电图表现。主要的致病机制可能有重要的遗传缺陷，或者可能是一种未知的独立疾病的结果，包括婴儿游走性局灶性癫痫、婴儿肌阵挛性癫痫等。另有一些患者的临床发作与躯体的特殊状态有关，如高热、缺氧、内分泌改变、电解质失调、药物过量、长期饮酒戒断、睡眠剥夺和过度饮水等。

二、临床表现

根据神经元异常放电的起源和传导部位不同，癫痫患者可现出运动、感觉、意识、精神、行为和自主神经等多种脑功能异常的临床表现。根据ILAE癫痫发作分类，有以下类型的发作和临床表现：

（一）全面性发作

神经元放电起源于双侧弥漫网络内的某一点并迅速扩散，包括双侧大脑皮质和皮质下结构。个体发作的起始表现可为局灶性特征，但每次发作的定位和定侧可以是不固定和不对称的。

1. 强直—阵挛性发作

是临床比较常见的发作类型，根据发作表现可分为：

（1）强直期：患者突然意识丧失，常伴一声大叫而摔倒，全身骨骼肌强直性收缩，颈部及躯干自前屈转为角弓反张，上肢上举后旋转为内收前旋，下肢自屈曲转变为强烈伸直及足内翻。呼吸肌强直收缩导致呼吸暂停，面色由苍白或充血转为青紫，眼球上翻。持续10～30 s后进入阵挛期。

（2）阵挛期：肌肉交替性收缩与松弛，持续 30～60 s 或更长，发生舌咬伤，并伴心率加快、血压升高、瞳孔散大和光反射消失等自主神经改变。

（3）痉挛后期：阵挛期后可出现短暂的强直痉挛，以面部和咬肌为主，导致牙关紧闭，全身肌肉松弛，括约肌松弛可发生尿失禁。

2. 阵挛性发作

重复阵挛性抽动，伴意识丧失，之前无强直期。双侧对称或某一肢体为主的抽动，幅度、频率和分布多变，持续 1 至数分钟。

3. 典型失神发作

儿童期起病，表现为突发短暂的意识丧失和正在进行的动作中断，双眼茫然凝视，呼之不应，可伴阵挛、失张力、肌强直、自动症、自主神经症状的其中之一或全部，突发突止，对发作全无记忆，每日发作数次至数百次。EEG 特征为 3 次/秒的棘—慢波综合。

4. 非典型失神发作

意识障碍发生与休止较典型失神发作缓慢，肌张力改变较明显。EEG 特征为 2～2.5 次的秒棘—慢波综合。

5. 肌阵挛性失神发作

发作特点为肌阵挛和失神同时存在。

6. 强直性发作

表现为全身或部分肌肉强烈持续地强直性收缩，不伴阵挛，头、眼和肢体固定在某一位置，躯干呈角弓反张，伴短暂意识丧失、面部青紫、呼吸暂停和瞳孔散大等，如发作时处于站立位可突然摔倒，发作持续数秒至数十秒。典型发作期 EEG 为爆发性多棘波。

7. 痉挛

特指婴儿痉挛发作。

8. 肌阵挛发作

特征是突发短促的震颤样肌收缩，表现为全身闪电样抖动，面部、某一肢体或个别肌群肉跳。单独、连续成串出现，刚入睡或清晨欲醒时发作较频繁。典型 EEG 改变为多棘—慢波。

9. 眼睑肌阵挛

眼睑阵发性跳动，不伴或伴有失神发作。

10. 肌阵挛失张力发作

肌阵挛同时可突然倒地，不伴肢体抽搐。

11. 负性肌阵挛

表现为单侧或双侧上肢肢体在平举时突然向下坠落，EEG 监测可见棘—慢波综合，EMG 同步记录负性肌阵挛。

12. 失张力发作

部分或全身肌张力突然降低导致低头、张口、肢体下垂或躯干失张力，导致跌倒或猝倒发作,持续数秒至 1 min,可有短暂意识丧失,发作后立即清醒和站起。EEG 示多棘—慢波或低电位活动。

13. 全面性癫痫综合征的反射性发作。

(二)局灶性发作

神经元放电起源并局限于一侧大脑半球的网络内,可以呈局灶或更广泛的扩散,也可以起源于皮质下结构。对于每种发作类型而言,每次发作的起始是固定的,伴有优先扩散到对侧半球的传导形式。在一些患者中可以存在不止一个网络和一种发作类型,但每一种发作类型都有一个固定的起始点。

1. 局灶性感觉性发作

表现为单纯感觉症状如肢体麻木、闪光、幻视和幻嗅等,以及经历性感觉症状,如似曾相识、生疏感等。

2. 局灶性运动性发作

表现为单纯肢体阵挛性运动发作,不对称强直样运动症状,以及抑制性运动发作如偏侧肢体无力等。

3. 痴笑发作。

4. 偏侧阵挛发作。

5. 继发全面性发作。

6. 局灶性癫痫综合征的反射性发作。

(三)持续性发作

即癫痫持续状态,包括以下类型:

1. 全面性癫痫持续状态

(1)全面性强直—阵挛性癫痫持续状态

(2)阵挛性癫痫持续状态;

(3)失神性癫痫持续状态;

(4)强直性癫痫持续状态;

(5)肌阵挛性癫痫持续状态。

2. 局灶性癫痫持续状态

(1)Kojevnikov 部分性持续性癫痫;

(2)持续性先兆;

(3)边缘性癫痫持续状态(精神运动性癫痫持续状态);

(4)偏侧抽动状态伴偏侧轻瘫。

(四)反射性发作

多受刺激而诱发。常见的刺激和诱发因素包括:①视觉刺激;②闪光;③图案,如格子、窗帘图案等;④其他视觉刺激;⑤思考(包括算术、弈棋、打麻将等)、音乐、进食、操作、躯体感觉、本体感觉、阅读、热水和惊吓等。

（五）癫痫综合征

可分为部分性癫痫、全身性癫痫、不能确定为部分性或全身性癫痫。

三、诊断和鉴别诊断

近年来,癫痫患者的心身问题,特别是共病问题已受到普遍重视。美国于2001—2003年期间进行的一项全国18岁以上成人共病调查发现,癫痫患者合并4个以上躯体疾病的比例达到41.2%,明显高于非典型患者人群的20.2%,风险OR为1.6～3.0。比较常见的共患躯体疾病包括:卒中、听力障碍、视力损害、哮喘、消化道疾患、慢性非偏头痛性头痛和关节炎。其中4个最常见共患的精神疾病依次为:创伤后应激障碍、惊恐障碍、品行障碍和药物滥用,风险OR 1.8～3.3。40%的患者存在学习困难和日常生活能力受损,25%合并焦虑,其中颞叶癫痫患者10%～22%合并有强迫障碍,难治性癫痫患者中70%有精神行为异常。

（一）诊断标准

1. ILAE诊断癫痫的基本要素

（1）发作期症状学:根据发作时临床症状学的术语进行详细描述。

（2）发作类型:根据发作时的临床表现确定发作类型。

（3）综合征:根据已有的综合征进行诊断。

（4）病因:根据可能的癫痫和癫痫综合征的疾病进行病因分类,确定为遗传性还是症状性的病理基础。

（5）损伤:根据WHO制定的损伤分类标准对伤残程度进行评估。

2. ILAE确定癫痫诊断的基本条件

（1）出现符合各种类型癫痫发作的临床表现。

（2）脑电图（EEG）、动态脑电图（AEEG）记录临床发作时神经元同步放电。

（3）视频脑电图（VEEG）同步记录临床发作症状和电生理改变特征。

（4）因正常人群中有8.7%的受检者在睡眠期可能出现脑电图异常放电,其中1.1%～6.8%的儿童、0.3%～6.4%的成人可出现脑电图放电,仅有临床下放电不能诊断为癫痫。

（5）如果临床仅有一次痛性发作,电生理检查发现脑内存在着异常高频或同步的神经元活动,神经影像学检查证实有产生与癫痫发作症状和体征相对应的责任病灶,提示今后有再次发作的危险,可以确定癫痫的临床诊断。

（二）鉴别诊断

1. 全面性发作需与下列疾病鉴别

（1）晕厥:是短暂性全脑灌注不足导致短时间意识丧失和跌倒,久站、剧痛、情绪激动、排尿、咳嗽和憋气等可为诱因,常有头晕、恶心、眼前发黑等先兆,严重脑缺血可出现肢体强直阵挛性抽搐或尿失禁。

（2）低血糖症:血糖低于2 mmol/L时可产生局部阵挛样抽动或四肢强直发作,伴意识丧失,患者可有呼吸表浅、双侧瞳孔过大的表现,常见于胰岛β细胞瘤或长期服降糖药的2型糖尿病患者。

（3）短暂性脑缺血发作（TIA）：可出现发作性神经系统局灶症状体征，如一侧肢体麻木、无力，通常数分钟内完全恢复，为心脏、大动脉微栓子脱落或一过性脑血管痉挛所致。

（4）偏头痛：是颅内外动脉舒缩异常引起反复发作性搏动性头痛，典型偏头痛视觉先兆、眼肌麻痹型或偏瘫型偏头痛需与部分性发作鉴别。部分偏头痛患者 EEG 可见痫性放电，偏头痛患者中确有个别人同时有癫痫发作病史。

（5）发作性睡病：多见于青少年男性，可在日间活动中突发猝倒，易误诊为癫痫。根据患者突发的不可抑制睡眠、睡眠瘫痪、入睡前幻觉及可被唤醒等进行鉴别。

（6）心因性非痫性发作：又称假性癫痫性发作，如躯体转换症状中手足抽动或四肢持续抖动，可有运动、感觉和意识等方面的改变，需要与痫性发作进行鉴别。多见于中青年女性患者，起病前多有精神不愉快诱因，发作时意识清楚。体格检查时呼之不应，双目紧闭，双眼过度上视，肢体呈挥臂、踢腿等随意动作，具表演性，暗示可诱发或终止发作，VEEG 有助于鉴别。

2. 局灶性发作需与以下疾病鉴别

（1）运动诱发肌张力障碍：为一种青少年中常见的离子通道病，临床表现为久坐后突然站立或行走时出现躯干和四肢僵硬或姿势异常，症状持续数秒或数分钟后自行缓解，不伴有肢体抽搐，无意识障碍，严重者每天可发作 10～20 次，患者中大约 30% 左右 EEG 或 VEEG 检查可记录到局灶放电征。传统抗癫痫药物卡马西平或苯妥英钠治疗 90% 以上的患者有较好的疗效。

（2）前庭周围性眩晕：表现为发作性视物旋转伴耳鸣、恶心、呕吐，可反复发作，有家族遗传倾向者多为女性，前庭功能检查可见一侧或双侧半规管功能降低，EEG 无异常改变。

四、治疗

（一）药物治疗

1. 传统抗癫痫药物

目前还是临床广泛使用和首选的药物，具有相对安全、价格低廉、购药方便的特点，其中卡马西平和苯妥英钠是 2006 年 ILAE 治疗指南中 A 级推荐的治疗成年患者部分性发作的药物。

（1）卡马西平：主要用于局灶性发作的患者，起始剂量 0.1 g，2 次/天口服，主要的不良反应有皮疹、困倦、粒细胞减少和低钠血症，需要定期复查血常规和电解质。

（2）苯妥英钠：对继发性全身发作有一定的预防和控制作用，如果患者没有肝肾功能障碍，未服用其他影响肝酶代谢的药物，可选用苯妥英钠 0.1 g，2～3 次/天口服，主要的不良反应有困倦和共济失调。

（3）丙戊酸钠：通过增强突触前和突触后 GABA 的传递，影响钠及钙离子通道，降低神经元持续性放电发挥抗癫痫作用。可用于失神发作、局灶和全身发作。成人常规剂量普通片剂 0.2 g，3 次/天口服，控释片剂 0.5 g，1～2 次/天口服。半衰期 9～16 h，有效浓度范围为 50～100 μg/ml。不良反应包括恶心、转氨酶增高和肢体震颤，女性患者长期服用较高剂量可出现闭经，育龄期妇女服用有致畸风险。

（4）苯巴比妥：通过增强 GABA 介导的抑制作用、延长氯离子通道开放时间抑制癫痫放电的扩布，主要用于强直阵挛发作及部分性发作，成人常用量 30～60 mg/d，1 次或 2 次口服，注射剂可用于癫痫持续状态。半衰期平均 96 h，有效浓度为 20～40 μg/ml。不良反应包括困倦、情绪变化、乏力、头晕及认知功能减退。

（5）地西泮：主要用于癫痫持续状态的治疗。成人首剂 10～20 mg 溶于 5% 葡萄糖溶液 10 ml 缓慢静脉推注，可在 3～5 min 之内终止全身强直阵挛发作。后续治疗可将 50～100 mg 溶于 5% 葡萄糖溶液 500 ml 中静脉点滴，控制强直阵挛发作持续状态。

（6）氯硝西泮：具有 GABA 受体激动作用，可通过增强 GABA 受体开放，增加氯离子摄入及超级化。用于强直阵挛发作、部分性发作、不典型失神及失张力发作。成人开始剂量为 0.5 mg/d，每周增加 0.5 mg，维持量为 2～8 mg/d。静脉注射液用于治疗癫痫持续状态，每 30 s 不超过 1 mg，10 min 即可达峰浓度，可反复应用，成人一般不超过 4 mg/d。不良反应包括困倦、乏力、构音障碍及共济失调。

（7）咪达唑仑：用于癫痫持续状态的治疗。成人按照首次 0.15～0.2 mg/kg 静脉注射，其后按照 0.06～0.6 mg/kg 静脉点滴作为维持剂量。

2. 新型抗癫痫药物

目前我国有多种新型抗癫痫药物上市，与传统药物比较，新型抗癫痫药物具有蛋白结合率低、线性药代动力学、较低不良反应和药物相互作用的特点。

（1）奥卡西平：作用机制同卡马西平，可用于各个年龄组患者的局灶和全身发作，起始剂量 0.15 g，2 次/天口服，第二周可根据发作情况调整至 0.3 g，2 次/天口服，主要的不良反应有皮疹和低钠血症，需要定期复查血常规和电解质。

（2）拉莫三嗪：具有电压依赖性钠通道阻滞作用，可减少兴奋性氨基酸谷氨酸及天门冬氨酸的释放。可用于单药或添加治疗部分性发作、强直阵挛发作、失神发作，可用于育龄期妇女和老年癫痫患者。起始剂量 12.5 mg，1 次/天口服，每隔 2～3 天缓慢增加剂量，在数周之内达到 50～100 mg，2 次/天口服。主要的不良反应是在服药后数天至数周之内发生皮疹，在数周内缓慢增加剂量可减少皮疹的发生和减轻皮疹严重程度。

（3）左乙拉西坦：作用机制与其他传统和新型抗癫痫药物完全不同的新药，可作为单药治疗各种新诊断的部分性发作患者，特别是老年和合并躯体疾病患者，也可作为添加治疗各个年龄组的难治性癫痫。起始剂量 0.5 g，2 次/天口服，可根据发作控制情况调整剂量到 1.0 g，2 次/d 口服，主要的不良反应有头晕、困倦、性格改变，个别患者出现皮疹。

（4）托吡酯：具有阻滞电压依赖性钠通道、增强 GABA 活性、阻滞兴奋性谷氨酸受体活性和 T 型钙通道作用。用于难治性癫痫的添加治疗。起始剂量 25 mg，1 次/天口服，每周增加 25 mg 剂量，至 50～100 mg，2 次/天口服。剂量相关的不良反应有：思维缓慢、找词困难和感觉异常，部分患者体重下降 5%～10%，1% 的患者发生肾结石。

（5）加巴喷丁：是目前认为在老年人群中使用比较安全的新型抗癫痫药物，可作为单药治疗的首选，也可作为添加治疗，可与其他多种药物同时服用。起始剂量 0.1 g，3 次/天，口服，可逐渐调整剂量到 0.2～0.3 g，3 次/天，口服。主要的不良反应有困倦、头晕和视物模糊。

（6）唑尼沙胺：具有阻滞钠通道及 T 型钙通道作用的新型抗癫痫药物,可治疗部分性发作、全身性发作、失张力发作、不典型失神发作及肌阵挛发作。成人口服开始剂量 100～200 mg/d,分 2～3 次服用,每 1～2 周加量一次,维持剂量 200～400 mg/d,分 2～3 次服用。不良反应有:恶心、眩晕、镇静、记忆力减退及食欲减低,个别患者出现肾结石。

（二）心理治疗

癫痫患者由于病程相对较长,如果患者临床发作长期得不到控制,可能需要不间断地服药,不仅对患者精神心理和认知产生明显影响,导致患者出现羞耻感、自卑感,还会影响正常入学、升学、工作和家庭生活。目前对于癫痫患者的心理治疗主要包括:

1. 认知行为治疗

治疗目标是帮助癫痫患者评估、识别和改变羞耻、自卑等不良思维,树立控制癫痫发作、提高生活质量、恢复正常学习、社交和工作的信念。治疗师可根据患者的现实处境,提供个体化的治疗。

2. 团体治疗

多采用自助团体模式,由癫痫患者和/或曾患过癫痫、目前已完全控制发作的自愿者组织和带领,团体中部分成员已经掌握了战胜癫痫或适应与癫痫疾病共同成长的方法。团体中其他成员可从已战胜疾病成员的经验中受益,从有机会解决本人的困惑和问题中受益,团体成员从相互支持中受益。

（三）生物反馈治疗

通过应用脑电反馈技术,记录清醒、安静状态下的脑电波节律,根据生物反馈技术原理进行脑电反馈训练,可减少一部分难治性癫痫患者的发作频率。

（四）经颅磁刺激（rTMS）

动物实验研究发现低频 rTMS 对癫痫放电有明显的抑制作用,其作用机制是通过降低运动皮质的兴奋性来抑制痫样放电。国外学者报告用 0.3Hz 的 rTMS 治疗难治性癫痫,连续刺激 5 天,发作频率较治疗前明显减少,疗效可维持数周。也有研究者报告 0.5Hz 的 rTMS 治疗后癫痫患者的发作频率无明显下降,但脑电图棘、尖波发放明显减少,发作的严重程度有明显减轻。目前国内已有用 rTMS 治疗难治性癫痫患者的临床报告。

（五）迷走神经刺激术

自 20 世纪 90 年代用于治疗难治性癫痫,通过电极间歇性刺激迷走神经干,使患者的发作频率减少 30％～50％。我国已有部分癫痫治疗中心开展。

（六）外科手术治疗

25％～30％的患者对于 2 或 3 种以上的抗癫痫药物无明显疗效,虽然坚持服药,并维持在有效的血药浓度范围,但每半年仍有 1 次以上的发作,提示为药物难治性癫痫。对难治性癫痫患者需要进行神经电生理和神经影像学检查,对癫痫放电病灶进行定位和术前评估,其中 15％有外科行痫性病灶切除术的适应证。经手术切除的癫痫病灶病理证实有微小神经元和胶质肿瘤、皮层发育不良、血管畸形等。

五、预后

自传统抗癫痫药物苯巴比妥用于临床治疗癫痫发作,至今已整整一个世纪,目前临床使用的各种传统和新型药物多达数十种。最新的抗癫痫治疗临床药效学荟萃分析结果提示:无论传统的抗癫痫药物,还是新型的抗癫痫药物,对于新诊断的各种发作类型的癫痫患者来说,在最初治疗的 1～3 年之内,60%～70%的患者可以达到控制发作或发作明显减少,10%～20%的患者可以达到完全无发作。对于连续 3 年无临床发作的成人,可根据 AEEG 或 VEEG 无临床下放电进行减量和停药。在完全停药的患者中仍有 30%～50%在停药的数月至数年内出现复发。需要全面评估癫痫发作本身、抗癫痫药物不良反应对患者学习、工作和生活的影响,在有效控制癫痫发作的前提下,注重提高癫痫患者的生活质量。

[北京 301 医院　朗森阳]

---------------------------- **参考文献** ----------------------------

[1] Weihe E, Schütz B, Hartschuh W, et al. Coexpression of cholinergic and noradrenergic phenotypes in human and nonhuman autonomic nervous system[J]. Journal of Comparative Neurology, 2005, 492(3): 370 - 379.

[2] Tougas G. The autonomic nervous system in functional bowel disorders[J]. Canadian Journal of Gastroenterology, 1999, 13(Suppl A): 15A - 17A.

[3] Tanaka M, Mizuno K, Yamaguti K, et al. Autonomic nervous alterations associated with daily level of fatigue[J]. Behavioral and Brain Functions, 2011(7): 46.

[4] Chowdhury D, Patel N. Approach to a case of autonomic peripheral neuropathy[J]. The Journal of the Association of Physicians of India, 2006, 54: 727 - 732.

[5] Freeman R. Autonomic peripheral neuropathy[J]. The Lancet, 2005, 365(9466): 1259 - 1270.

[6] Low PA. Testing the autonomic nervous system[J]. Seminars in Neurology, 2003, 23(4): 407 - 422.

[7] Ropper A H, Brown R H. Disorders of the autonomic nervous system, respiration and swallowing [M]// Victor M, Ropper AH. Adams and Victor's Principles of Neurology. 7th edition. New York: McGraw Hill, 2001:550 - 585.

[8] Matei D, Popescu C D, Ignat B, et al. Autonomic dysfunction in type 2 diabetes mellitus with and without vascular dementia[J]. Journal of the Neurological Sciences, 2013, 325(1/2): 6 - 9.

[9] Low PA, McLeod JG. Autonomic neuropathies[M]//Low PA. Clinical Autonomic Disorders. Philadelphia: Lippincott-Raven, 1997, 463 - 486.

[10] Vinik AI, Freeman R, Erbas T. Diabetic autonomic neuropathy[J]. Seminars in Neurology, 2003, 23(4):365 - 372.

[11] Peterson B S, Leckman J F. The temporal dynamics of tics in Gilles de la Tourette syndrome[J]. Biological Psychiatry, 1998, 44(12): 1337 - 1348.

[12] Keen-Kim D, Freimer N B. Genetics and epidemiology of tourettesyndrome[J]. Journal of Child Neurology, 2006, 21(8): 665 - 671.

[13] Simonic I, Nyholt D R, Gericke G S, et al. Further evidence for linkage of Gilles de la Tourette syndrome (GTS) susceptibility loci on chromosomes 2p11, 8q22 and 11q23 - 24 in South African Afrikaners

[J]. American Journal of Medical Genetics，2001，105(2)：163 - 167.

[14] Albin R L，Mink J W. Recent advances in Tourette syndrome research[J]. Trends in Neurosciences，2006，29(3)：175 - 182.

[15] Castellanos F X，Giedd J N，Hamburger S D，et al. Brain morphometry in Tourette's syndrome：The influence of comorbid attention-deficit/hyperactivity disorder[J]. Neurology，1996，47(6)：1581 - 1583.

[16] Bloch M H，Leckman J F，Zhu H，et al. Caudate volumes in childhood predict symptom severity in adults with Tourette syndrome[J]. Neurology，2005，65(8)：1253 - 1258.

[17] Eidelberg D，Moeller J R，Antonini A，et al. The metabolic anatomy of Tourette's syndrome[J]. Neurology，1997，48(4)：927 - 934.

[18] Singer H S. Current issues in Tourette syndrome[J]. Movement Disorders，2000，15(6)：1051 - 1063.

[19] Harris K，Singer H S. Tic disorders：Neural circuits，neurochemistry，and neuroimmunology[J]. Journal of Child Neurology，2006，21(8)：678 - 689.

[20] Kiessling L S，Marcotte A C，Culpepper L. Antineuronal antibodies in movement disorders[J]. Pediatrics，1993，92(1)：39 - 43.

[21] Hoekstra P J，Bijzet J，Limburg P C，et al. Elevated D8/17 expression on B lymphocytes，a marker of rheumatic fever，measured with flow cytometry in tic disorder patients[J]. The American Journal of Psychiatry，2001，158(4)：605 - 610.

[22] Horesh N，Zimmerman S，Steinberg T，et al. Is onset of Tourette syndrome influenced by life events? [J]. Journal of Neural Transmission，2008，115(5)：787 - 793.

[23] Jankovic J. Diagnosis and classification of tics and Tourette syndrome[J]. Advances in Neurology，1992，58：7 - 14.

[24] Weil R S，Cavanna A E，Willoughby J M T，et al. Air swallowing as a tic[J]. Journal of Psychosomatic Research，2008，65(5)：497 - 500.

[25] Prado H S，Rosário M C，Lee J，et al. Sensory phenomena in obsessive-compulsive disorder and tic disorders：A review of the literature[J]. CNS Spectrums，2008，13(5)：425 - 432.

[26] Hanna PA，Jankovic J. Sleep and tic disorders[M]. //Chokroverty S，Hening Walters A. Sleep and Movement Disorders. Woburn：Butterworth-Heinemann，2003，464 - 471.

[27] Cohrs S，Rasch T，Altmeyer S，et al. Decreased sleep quality and increased sleep related movements in patients with Tourette's syndrome[J]. Journal of Neurology，Neurosurgery，and Psychiatry，2001，70(2)：192 - 197.

[28] Freeman RD，Zinner SH，Müller-Vahl KR，et al. Coprophenomena in Tourette syndrome[J]. Developmental Medicine & Child Neurology，2009，51(3)：218 - 227.

[29] Motlagh M G，Seddigh A，Dashti B，et al. Consanguineous Iranian kindreds with severe Tourette syndrome[J]. Movement Disorders，2008，23(14)：2079 - 2083.

[30] Robertson M M，Banerjee S，Kurlan R，et al. The Tourette syndrome diagnostic confidence index：Development and clinical associations[J]. Neurology，1999，53(9)：2108 - 2112.

[31] Cavanna A E，Schrag A，Morley D，et al. The Gilles de la Tourette syndrome-quality of life scale (GTS-QOL)：Development and validation[J]. Neurology，2008，71(18)：1410 - 1416.

[32] Jankovic J，Kurlan R. Tourette syndrome：Evolving concepts[J]. Movement Disorders，2011，26

(6)：1149 - 1156.

[33] Jankovic J. Treatment of hyperkinetic movement disorders[J]. The Lancet Neurology, 2009, 8 (9)：844 - 856.

[34] Piacentini J, Woods D W, Scahill L, et al. Behavior therapy for children with Tourette disorder： A randomized controlled trial[J]. JAMA, 2010, 303(19)：1929 - 1937.

[35] Jiménez-Jiménez F J, García-Ruiz P J. Pharmacological options for the treatment of Tourette's disorder[J]. Drugs, 2001, 61(15)：2207 - 2220.

[36] Sallee F R, Nesbitt L, Jackson C, et al. Relative efficacy of haloperidol and pimozide in children and adolescents with Tourette's disorder[J]. The American Journal of Psychiatry, 1997, 154(8)：1057 - 1062.

[37] Bruggeman R, van der Linden C, Buitelaar J K, et al. Risperidone versus pimozide in Tourette's disorder：A comparative double-blind parallel-group study[J]. The Journal of Clinical Psychiatry, 2001, 62 (1)：50 - 56.

[38] Sallee F R, Kurlan R, Goetz C G, et al. Ziprasidone treatment of children and adolescents with Tourette's syndrome：A pilot study[J]. Journal of the American Academy of Child & Adolescent Psychiatry, 2000, 39(3)：292 - 299.

[39] Blair J, Scahill L, State M, et al. Electrocardiographic changes in children and adolescents treated with ziprasidone：A prospective study[J]. Journal of the American Academy of Child & Adolescent Psychiatry, 2005, 44(1)：73 - 79.

[40] Lipinski J F, Sallee F R, Jackson C, et al. Dopamine agonist treatment of tourette disorder in children：Results of an open-label trial of pergolide[J]. Movement Disorders, 1997, 12(3)：402 - 407.

[41] Peterson B S, Cohen D J. The treatment of Tourette's syndrome：Multimodal, developmental intervention[J]. The Journal of Clinical Psychiatry, 1998, 59(Suppl 1)：62 - 72.

[42] Awaad Y. Tics in Tourette syndrome：New treatment options[J]. Journal of Child Neurology, 1999, 14(5)：316 - 319.

[43] Hoopes S P. Donepezil for Tourette's disorder and ADHD[J]. Journal of Clinical Psychopharmacology, 1999, 19(4)：381 - 382.

[44] Aguirregomozcorta M, Pagonabarraga J, Diaz-Manera J, et al. Efficacy of botulinum toxin in severe Tourette syndrome with dystonic tics involving the neck[J]. Parkinsonism & Related Disorders, 2008, 14(5)：443 - 445.

[45] Mantovani A, Leckman J F, Grantz H, et al. Repetitive transcranial magnetic stimulation of the supplementary motor area in the treatment of tourette syndrome：Report of two cases[J]. Clinical Neurophysiology, 2007, 118(10)：2314 - 2315.

[46] Ackermans L, Duits A, van der Linden C, et al. Double-blind clinical trial of thalamic stimulation in patients with Tourette syndrome[J]. Brain, 2011, 134(3)：832 - 844.

[47] Frank M J, Samanta J, Moustafa A A, et al. Hold your horses：Impulsivity, deep brain stimulation, and medication in Parkinsonism[J]. Science, 2007, 318(5854)：1309 - 1312.

[48] Drewes A M, Andreasen A, Schrøder H D, et al. Pathology of skeletal muscle in fibromyalgia：A histo-immuno-chemical and ultrastructural study[J]. Rheumatology, 1993, 32(6)：479 - 483.

[49] Neumann L, Buskila D. Epidemiology of fibromyalgia[J]. Current Pain and Headache Reports, 2003, 7(5)：362 - 368.

［50］Felson D T. Comparing the prevalence of rheumatic diseases in China with the rest of the world [J]. Arthritis Research & Therapy, 2008, 10(1): 106.

［51］李永伟，王宏智. 纤维肌痛综合症 54 例治疗观察[J]. 浙江预防医学，2002，14（6）：76 - 77.

［52］AmelKashipaz M R, Swinden D, Todd I, et al. Normal production of inflammatory cytokines in chronic fatigue and fibromyalgia syndromes determined by intracellular cytokine staining in short-term cultured blood mononuclear cells[J]. Clinical & Experimental Immunology, 2003, 132(2): 360 - 365.

［53］Lautenbacher S, Rollman G B, McCain G A. Multi-method assessment of experimental and clinical pain in patients with fibromyalgia[J]. Pain, 1994, 59(1): 45 - 53.

［54］Arroyo J F, Cohen M L. Abnormal responses to electrocutaneous stimulation in fibromyalgia[J]. The Journal of Rheumatology, 1993, 20(11): 1925 - 1931.

［55］AmelKashipaz M R, Swinden D, Todd I, et al. Normal production of inflammatory cytokines in chronic fatigue and fibromyalgia syndromes determined by intracellular cytokine staining in short-term cultured blood mononuclear cells[J]. Clinical & Experimental Immunology, 2003, 132(2): 360 - 365.

［56］Russell I J, Orr M D, Littman B, et al. Elevated cerebrospinal fluid levels of substance P in patients with the fibromyalgia syndrome[J]. Arthritis & Rheumatism, 1994, 37(11): 1593 - 1601.

［57］Staud R, Cannon R C, Mauderli A P, et al. Temporal summation of pain from mechanical stimulation of muscle tissue in normal controls and subjects with fibromyalgia syndrome[J]. Pain, 2003, 102(1/2): 87 - 95.

［58］Shanklin D R, Stevens M V, Hall M F, et al. Environmental immunogens and T-cell-mediated responses in fibromyalgia: Evidence for immune dysregulation and determinants of granuloma formation[J]. Experimental and Molecular Pathology, 2000, 69(2): 102 - 118. [LinkOut]

［59］AmelKashipaz M R, Swinden D, Todd I, et al. Normal production of inflammatory cytokines in chronic fatigue and fibromyalgia syndromes determined by intracellular cytokine staining in short-term cultured blood mononuclear cells[J]. Clinical & Experimental Immunology, 2003, 132(2): 360 - 365.

［60］Salemi S, Rethage J, Wollina U, et al. Detection of interleukin 1beta (IL-1beta), IL-6, and tumor necrosis factor-alpha in skin of patients with fibromyalgia[J]. The Journal of Rheumatology, 2003, 30(1): 146 - 150.

［61］Shuer M L. Fibromyalgia: symptom constellation and potential therapeutic options [J]. Endocrine, 2003, 22(1): 67 - 76.

［62］崔阳，张晓. 纤维肌痛综合征的研究进展[J]. 中华风湿病学杂志，2006，10（2）：114 - 116.

［63］Staud R. Fibromyalgia pain: Do we know the source? [J]. Current Opinion in Rheumatology, 2004, 16(2): 157 - 163.

［64］Nampiaparampil D E, ShmerlingR H. A review of fibromyalgia[J]. The American journal of managed care, 2004, 10(11 Pt 1): 794 - 800.

［65］Aaron L A, Burke M M, Buchwald D. Overlapping conditions among patients with chronic fatigue syndrome, fibromyalgia, and temporomandibular disorder[J]. Archives of Internal Medicine, 2000, 160 (2): 221 - 227.

［66］Buskila D, Neumann L. Fibromyalgia syndrome (FM) and nonarticular tenderness in relatives of patients with FM[J]. The Journal of Rheumatology, 1997, 24(5): 941 - 944.

［67］尹建平. 纤维肌痛综合征[J]. 国外医学·护理学分册，1999,18(7):322.

［68］常胜男. 纤维肌痛综合征特征性临床表现的分析[J]. 中国疗养医学，2007，16（5）：299 - 300.

［69］纤维肌痛综合征分类标准［J］.中华风湿病学杂志，1998(2)：5.

［70］朱小霞，邹和建.中国纤维肌痛综合征的研究现状分析［J］.上海医学，2009,32(8)：750－752.

［71］刘宗权，宋敏，雷斌.纤维肌痛综合征临床治疗进展［J］.颈腰痛杂志，2012,33(3)：222－225.

［72］Carville S F，Arendt-Nielsen L，Bliddal H，et al. EULAR evidence-based recommendations for the management of fibromyalgia syndrome［J］. Annals of the Rheumatic Diseases，2008，67(4)：536－541.

［73］Kim L. Tricyclic antidepressants and fibromyalgia：What is the mechanism of action? ［J］. Expert Opinion on Investigational Drugs，2002，11(10)：1437－1445.

［74］Goldenberg DL，Burckhardt C，Crofford L. Management of fibromyalgia syndrome［J］. JAMA，2004，292(19)：2388－2395.

［74］Goldenberg D L，Burckhardt C，Crofford L. Management of fibromyalgia syndrome［J］. JAMA，2004，292(19)：2388－2395.

［75］Späth M，Stratz T，Färber L，et al. Treatment of fibromyalgia with tropisetron：Dose and efficacy correlations［J］. Scandinavian Journal of Rheumatology Supplement，2004，119：63－66.

［76］Crofford L J，Rowbotham M C，Mease P J，et al. Pregabalin for the treatment of fibromyalgia syndrome：Results of a randomized，double-blind，placebo-controlled trial［J］. Arthritis & Rheumatism，2005，52(4)：1264－1273.

［77］Arnold L M，Lu Y L，Crofford L J，et al. A double-blind，multicenter trial comparing duloxetine with placebo in the treatment of fibromyalgia patients with or without major depressive disorder［J］. Arthritis & Rheumatism，2004，50(9)：2974－2984.

［78］徐健，程宇琪，吕昭萍，等.帕罗西汀和阿米替林治疗原发性纤维肌痛综合征的疗效和安全性对照研究［J］.中国心理卫生杂志，2006，20(8)：542－544.

［79］左文山，王守国，谢跃，等.纤维肌痛综合征药物治疗临床和实验研究［J］.颈腰痛杂志，2005，26(5)：334－337.

［80］张瑾.硫酸镁治疗原发性纤维肌痛综合症11例报告［J］.中国疼痛医学杂志，1999，5(4)：202.

［81］王燕，杨林.心理干预与药物治疗纤维肌痛综合征［J］.医药论坛杂志，2009,30(11)：84－85.

［82］郭学军，贾杰.经皮电刺激与电针治疗纤维肌痛综合征疗效对比［J］.中国针灸，2003，23(11)：653－655.

［83］房敏，孙武权，严隽陶.三步推拿法配合教育锻炼治疗纤维肌痛综合征2例［J］.按摩与导引，2006(9)：27－29.

［84］郭莹，孙远征.背部透穴法治疗纤维肌痛综合征［J］.中国针灸，2005，25(2)：98－100.

［85］李常度，符晓英，蒋振亚，等.针罐药结合治疗纤维肌痛综合征的临床研究［J］.中国针灸，2006，26(1)：8－10.

［86］蔡铁勇.养心汤合葛根汤加减治疗纤维肌痛症42例［J］.中国中西医结合杂志，1992，12(4)：247－248.

［87］陆曦.中西医结合治疗纤维肌痛综合征30例［J］.福建中医药，1988，19(5)：56.

［88］BementH M，Weyer A，Keller M，et al. Anxiety and stress can predict pain perception following a cognitive stress［J］. Physiology & Behavior，2010，101(1)：87－92.

［89］Demyttenaere K，Bruffaerts R，Lee S，et al. Mental disorders among persons with chronic back or neck pain：Results from the world mental health surveys［J］. Pain，129(3)：332－342.

［90］Liu F Y，Xing G G，Qu X X，et al. Roles of 5－hydroxytryptamine (5-HT) receptor subtypes in the inhibitory effects of 5-HT on C-fiber responses of spinal wide dynamic range neurons in rats［J］. Journal of Pharmacology and Experimental Therapeutics，2007，321(3)：1046 - 1053.

[91] Gatchel R J，Peng Y B，Peters M L，et al. The biopsychosocial approach to chronic pain：Scientific advances and future directions[J]. Psychological Bulletin，2007，133(4)：581 - 624.

[92] Gebhart G F. Descending modulation of pain[J]. Neuroscience and Biobehavioral Reviews，2004，27(8)：729 - 737.

[93] Khatibi A，Dehghani M，Sharpe L，et al. Selective attention towards painful faces among chronic pain patients：Evidence from a modified version of the dot-probe[J]. Pain，2009，142(1/2)：42 - 47.

[94] Damme S V，Crombez G，Lorenz J. Pain draws visual attention to its location：Experimental evidence for a threat-related bias[J]. The Journal of Pain，2007，8(12)：976 - 982.

[95] 王韵. 阿片肽及其受体[M]//韩济生. 神经科学. 3 版. 北京：北京大学医学出版社，2009：238 - 455.

[96] 赵志奇，卓敏. 痛觉及其调制[M]//韩济生. 神经科学. 3 版. 北京：北京大学医学出版社，2009：636 - 665.

[97] 张玉秋，吴根诚. 内源性下行抑制/易化系统与5-羟色胺对脊髓伤害感受性信息的调制[J]. 生理科学进展，2000，31 (3)：211 - 216.

[98] Jankovic J，Leder S，Warner D，et al. Cervical dystonia：Clinical findings and associated movement disorders[J]. Neurology，1991，41(7)：1088 - 1091.

[99] Xiao J F，Uitti R J，Zhao Y，et al. Mutations in CIZ1 cause adult onset primary cervical dystonia [J]. Annals of Neurology，2012，71(4)：458 - 469.

[100] Abbruzzese G，Berardelli A. Further progress in understanding the pathophysiology of primary dystonia[J]. Movement Disorders，2011，26(7)：1185 - 1186.

[101] Ron M. Explaining the unexplained：Understanding hysteria[J]. Brain，2001，124(6)：1065 - 1066.

[102] Gündel H，Wolf A，Xidara V，et al. Social phobia in spasmodic torticollis[J]. Journal of Neurology，Neurosurgery，and Psychiatry，2001，71(4)：499 - 504.

[103] Scheidt C E，Waller E，Schnock C，et al. Alexithymia and attachment representation in idiopathic spasmodic torticollis[J]. The Journal of Nervous and Mental Disease，1999，187(1)：47 - 52.

[104] Gündel H，Wolf A，Xidara V，et al. High psychiatric comorbidity in spasmodic torticollis：A controlled study[J]. The Journal of Nervous and Mental Disease，2003，191(7)：465 - 473.

[105] Slawek J，Friedman A，Potulska A，et al. Factors affecting the health-related quality of life of patients with cervical dystonia and the impact of botulinum toxin type A injections[J]. Functional Neurology，2007，22(2)：95 - 100.

[106] Scheidt C E，Rayki O，Nickel T，et al. Psychosomatic aspects of idiopathic spasmodic torticollis. Results of a multicenter study[J]. Psychotherapie，Psychosomatik，MedizinischePsychologie，1998，48(1)：1 - 12.

[107] 吴文波，梁战华. 痉挛性斜颈 36 例临床分析[J]. 中国实用医药，2011,6(15)：75 - 76.

[108] 钱海,周忠清,石祥恩. 痉挛性斜颈患者的心理测评[J]. 中国医师进修杂志,2010,33(32)：22 -24.

[109] 马凌燕,万新华. 痉挛性斜颈及其诊疗[J], 协和医学杂志,2012,3(3)：332 - 336.

[110] Schulze A，Jacob HW，Guckler A. Psychosomatic determinants of writer's cramp[J]. PsychotherPsychosom Med Psychol，1992，42：201 - 5.

[111] Windgassen K，Ludolph A．Psychiatric aspects of writer's cramp[J]．European Archives of Psychiatry and Clinical Neuroscience，1991，241(3)：170－176.

[112] Zacher A．Writer's cramp：Focal dystonia or psychogenic movement disorder? A critical literature study[J]．Fortschritte Der Neurologie-Psychiatrie，1989，57(8)：328－336.

[113] Harrington R C，Wieck A，Marks I M，et al．Writer's cramp：Not associated with anxiety[J]．Movement Disorders，1988，3(3)：195－200.

[114] 王莉,胡兴越.书写痉挛研究现状[J].国外医学神经病学神经外科学分册,2005,32(3):277－280.

[115] 张武,罗捷.阿普唑仑治疗伴焦虑的书写痉挛临床观察[J].中国民政医学杂志,2000,12(2)：98.

[116] 姜乾金.医学心理学[M].2版.北京：人民卫生出版社,2010.

[117] 姜乾金.医学心理学：临床心理问题指南[M].北京:人民卫生出版社,2006.

[118] 刘红,郭春杰.卒中后抑郁的研究进展[J].中华神经医学杂志,2004,3(3):239－241.

[119] 彭龙颜,于碧涛,梁庆成，等.脑血管病后心理行为研究[J].中国神经精神疾病杂志,2003,29(3):214－216.

[120] 王维治.神经病学[M].北京：人民卫生出版社,2006.

[121] Jacob E L，Gatto N M，Thompson A，et al．Occurrence of depression and anxiety prior to Parkinson's disease[J]．Parkinsonism & Related Disorders，2010，16(9)：576－581.

[122] Kummer A，Cardoso F，Teixeira A L．Generalized anxiety disorder and the Hamilton Anxiety Rating Scale in Parkinson's disease[J]．Arquivos De Neuro-Psiquiatria，2010，68(4)：495－501.

[123] Richard I H．Anxiety disorders in Parkinson's disease[J]．Advances in Neurology，2005，96：42－55.［PubMed］

[124] Holroyd S，Currie LJ，Wooten F．Depression is associated with impairment of ADL，not motor function in Parkinson disease[J]．Neurology，2005，64(12)：2134－2135.

[125] Lieberman A．Depression in Parkinson's disease—a review[J]．ActaNeurologicaScandinavica，2006，113(1)：1－8.

[126] Leentjens A F．Depression in Parkinson's disease：Conceptual issues and clinical challenges[J]．Journal of Geriatric Psychiatry and Neurology，2004，17(3)：120－126.

[127] Remy P，Doder M，Lees A，et al．Depression in Parkinson's disease：Loss of dopamine and noradrenaline innervation in the limbic system[J]．Brain，2005，128(6)：1314－1322.

[128] Farabaugh A H，Locascio J J，Yap L，et al．Pattern of depressive symptoms in Parkinson's disease[J]．Psychosomatics，2009，50(5)：448－454.

[129] McDonald W M，Richard I H，DeLong M R．Prevalence，etiology，and treatment of depression in Parkinson's disease[J]．Biological Psychiatry，2003，54(3)：363－375.

[130] Tan LC．Mood disorders in Parkinson's disease[J]．Parkinsonism Parkinsonism& Related Disorders,2012,18：74－76.

[131] 李艳敏,顾平,王彦永等.帕金森病抑郁的临床特征、影响因素及治疗[J].临床荟萃,2008 ,23(21):1535－1538.

[132] Slaughter J R，Slaughter K A，Nichols D，et al．Prevalence，clinical manifestations，etiology，and treatment of depression in Parkinson's disease［J］．The Journal of Neuropsychiatry and Clinical Neurosciences，2001，13(2)：187－196.

[133] Jacob E L，Gatto N M，Thompson A，et al．Occurrence of depression and anxiety prior to

Parkinson's disease[J]. Parkinsonism & Related Disorders，2010，16(9)：576 – 581.

［134］DissanayakaN N，Sellbach A，Matheson S，et al．Anxiety disorders in Parkinson's disease：Prevalence and risk factors[J]. Movement Disorders，2010，25(7)：838 – 845.

［135］Kummer A，Cardoso F，Teixeira A L. Generalized anxiety disorder and the Hamilton Anxiety Rating Scale in Parkinson's disease[J]. Arquivos De Neuro-Psiquiatria，2010，68(4)：495 – 501.

［136］LeentjensA F，Dujardin K，Marsh L，et al．Anxiety and motor fluctuations in Parkinson's disease：A cross-sectional observational study[J]. Parkinsonism & Related Disorders，2012，18(10)：1084 –1088.

［137］Kummer A，Teixeira A L. Neuropsychiatry of Parkinson's disease[J]. Arquivos De Neuro-Psiquiatria，2009，67(3b)：930 – 939.

［138］Costa F H，Rosso A L，Maultasch H，et al．Depression in Parkinson's disease：Diagnosis and treatment[J]. Arquivos De Neuro-Psiquiatria，2012，70(8)：617 – 620.

［139］Leentjens A F G，Verhey F R J，Lousberg R，et al．The validity of the Hamilton and Montgomery-Åsberg depression rating scales as screening and diagnostic tools for depression in Parkinson's disease[J]. International Journal of Geriatric Psychiatry，2000，15(7)：644 – 649.

［140］Leentjens AF，Verhey FR，Luijckx GJ，et al．The validity of the Beck Depression Inventory as a screening and diagnostic instrument for depression in patients with Parkinson's disease[J]. Movement Disorders，2000,15(6)：1221 – 1224.

［141］中华医学会神经病学分会神经心理学与行为神经病学组，中华医学会神经病学分会帕金森病及运动障碍学组[J].帕金森病抑郁、焦虑及精神病性障碍的诊断标准及治疗指南，2013,46(1)：56 – 60.

［142］Starkstein S，Dragovic M，Jorge R，et al．Diagnostic criteria for depression in Parkinson's disease：A study of symptom patterns using latent class analysis[J]. Movement Disorders，2011，26(12)：2239 – 2245.

［143］Barone P，Poewe W，Albrecht S，et al．Pramipexole for the treatment of depressive symptoms in patients with Parkinson's disease：A randomised，double-blind，placebo-controlled trial[J]. The Lancet Neurology，2010，9(6)：573 – 580.

［144］Richard I H，McDermott M P，Kurlan R，et al．A randomized，double-blind，placebo-controlled trial of antidepressants in Parkinson disease[J]. Neurology，2012，78(16)：1229 – 1236.

［145］Zahodne L B，Fernandez H H. A Review of the pathophysiology and treatment of psychosis in Parkinson's disease[J]. Drugs & Aging，2008，25(8)：665 – 682.

［146］Weintraub D，Taraborelli D，Morales K H，et al．Escitalopram for major depression in Parkinson's disease：An open-label，flexible-dosage study[J]. The Journal of Neuropsychiatry and Clinical Neurosciences，2006，18(3)：377 – 383.

［147］Ngugi A K，Kariuki S M，Bottomley C，et al．Incidence of epilepsy：A systematic review and meta-analysis[J]. Neurology，2011，77(10)：1005 – 1012.

［148］Marson A，Jacoby A，Johnson A，et al．Immediate versus deferred antiepileptic drug treatment for early epilepsy and single seizures：A randomised controlled trial[J]. The Lancet，2005，365(9476)：2007 – 2013.

［149］Glauser T，Ben-Menachem E，Bourgeois B，et al．ILAE treatment guidelines：Evidence-based analysis of antiepileptic drug efficacy and effectiveness as initial monotherapy for epileptic seizures and syndromes[J]. Epilepsia，2006，47(7)：1094 – 1120.

[150] Martin R, Meador K, Turrentine L, et al. Comparative cognitive effects of carbamazepine and gabapentin in healthy senior adults[J]. Epilepsia, 2001, 42(6): 764 - 771.

[151] Rowan A J, Ramsay R E, Collins J F, et al. New onset geriatric epilepsy: A randomized study of gabapentin, lamotrigine, and carbamazepine[J]. Neurology, 2005, 64(11): 1868 - 1873.

[152] Eddy C M, Rickards H E, Cavanna A E. The cognitive impact of antiepileptic drugs[J]. Therapeutic Advances in Neurological Disorders, 2011, 4(6): 385 - 407.

[153] Perucca P, Jacoby A, Marson A G, et al. Adverse antiepileptic drug effects in new-onset seizures: A case-control study[J]. Neurology, 2011, 76(3): 273 - 279.

[154] Costa J, Fareleira F, Ascen?? o R, et al. Clinical comparability of the new antiepileptic drugs in refractory partial epilepsy: A systematic review and meta-analysis[J]. Epilepsia, 2011, 52(7):1280 - 1291.

[155] Engel J. A proposed diagnostic scheme for people with epileptic seizures and with epilepsy: Report of the ILAE task force on classification and terminology[J]. Epilepsia, 2001, 42(6): 796 - 803.

[156] Fisher R S, Boas W V, Blume W, et al. Epileptic seizures and epilepsy: Definitions proposed by the international league against epilepsy (ILAE) and the international bureau for epilepsy (IBE)[J]. Epilepsia, 2005, 46(4): 470 - 472.

[157] Kawai K. Vagus nerve stimulation therapy for epilepsy[J]. Brain and Nerve, 2011, 63(4): 331 -346.

[158] Kanner A M. Mood disorder and epilepsy: A neurobiologic perspective of their relationship[J]. Dialogues in Clinical Neuroscience, 2008, 10(1): 39 - 45.

第十八章　肾脏科心身问题

第一节　透析病人的心身障碍

终末期肾病(end stage renal disease，ESRD)是一种慢性进展性疾病,较高的发病率和患病率使其成为重要的社会公共健康问题。尿毒症是 ESRD 晚期所发生的一系列症状的总称,是 ESRD 最严重的阶段。近二十年来,随着血液净化(包括血液透析和腹膜透析)技术的不断发展,尿毒症患者的生存率得到明显改善。但由于其病情迁延不愈、治疗费用昂贵,给患者带来较大的生理、心理及经济负担。对于尿毒症患者进行血液净化治疗的目的是缓解症状,预防相关并发症的发生,延长患者的生命,提高生活质量。随着生理－心理－社会医学模式的转变及心身医学的发展,透析患者的心理问题越来越受到重视。

心理问题不仅会影响患者生理功能,对肾功能不全的发生、发展、透析效果及预后均产生着重要的作用,强烈的心理问题还可降低人体的免疫力,影响疾病的转归和预后。由于患者的个性特征及透析过程中遭受较多的负性事件,如频繁的治疗,高昂的费用,家庭及情感危机和社会问题,透析患者常会出现不同程度的心理障碍,如焦虑、抑郁、失眠等。不安腿综合征是尿毒症血液透析患者常见的并发症。文献报道,焦虑和对于压力的情感导向应对与尿毒症患者不安腿综合征的发生明显相关。维持性血液透析伴有皮肤瘙痒的患者与对照组无瘙痒的患者相比可能其自信心更差,更抑郁或焦虑。维持性血液透析伴抑郁症状的患者其血清 IL-6 水平明显高于对照组,IL-6、乏力及生活质量之间存在明显的相关性;血清白蛋白水平与 IL-6 水平和抑郁状态评分有明显的相关性。研究显示抑郁症与炎症、营养不良和心血管事件死亡显著相关,推测抑郁症可能是 MIA(malnutrition，inflammation，atherosclerosis)综合征的又一组成部分。开始透析时患者的抑郁状态与维持性血液透析患者非心血管因素死亡率有关,其是患者短期、中长期非心因性死亡的独立危险因素。因此,加强对维持性血液透析患者的健康宣教和心理辅导,对改善患者的临床症状及生活质量,提高患者的生存期非常重要。

一、病因

心理障碍与躯体疾病密切相关,与疾病的发生发展有密切关系。透析病人伴发心身问题是由多种因素引起的,各种因素之间互有联系和影响,并在疾病的多环节中相互作用。主要可归结为下列几个方面:

1. 生理因素

生理因素是心身疾病发生的生物学基础。尿毒症患者常伴食欲下降、恶心呕吐、心悸气短、乏力及性功能低下,各种检查及透析治疗导致躯体上的痛苦,都可成为生活中的应激事件,刺激机体产生各种不良情绪,严重、持久的不良情绪可引发人体神经调节、内分泌及各种免疫功能的改变,最终引发心身疾病。抑郁症可能与免疫功能的改变及炎症因子水平升高有关。抑郁症患者多有 IgM(免疫球蛋白 M)的变化,提示情感活动与免疫功能可能有一定的关系。细胞因子可通过多种途径参与抑郁症的发展,如通过激活吲哚胺 2,3 - 双加氧酶,引起血浆中色氨酸水平下降及激活下丘脑—垂体—肾上腺轴。研究发现血清 C - 反应蛋白及纤维蛋白原水平与抑郁症评分的改变相关。抑郁症状尿毒症患者血中 IL - 6 水平明显升高。贫血、低蛋白血症、透析不充分及高磷血症是尿毒症常见的临床表现,与透析患者睡眠障碍相关。尿毒症伴认知障碍的患者甲状旁腺激素水平高于抑郁的患者,提示继发性甲状旁腺功能亢进可能参与认知障碍的发生。

2. 心理因素

(1)心理应激和情绪因素:尽管透析治疗可维持尿毒症患者生存,但并不能完全替代肾脏的生理功能,加之血液透析本身常伴随各种不良反应,这些均可成为生活中的应激因素,使患者产生恐惧、苦闷等不良情绪。严重、持久的不良情绪可引发人体神经调节、内分泌及各种免疫功能的改变,最终引发心身疾病。

(2)认知因素、社会人际因素:很多患者对尿毒症及血液透析并不完全了解,反复治疗而不能痊愈,令他们感到失望,甚至绝望。另外,透析治疗导致患者不能正常工作,与同事朋友接触减少,社会活动空间减少。社会支持与尿毒症患者的抑郁程度显著相关。

(3)遗传易感因素:人的个性特征很大程度上取决于遗传因素,而个体的人格特征及行为类型决定着患者对病情的态度。性格内向、行为孤僻或神经质等人格特征人群对疾病更敏感,更易产生焦虑等不良心理,成为心身疾病的易感因素。

(4)生活质量的下降:尿毒症患者常需要严格的饮食控制,疾病本身导致的心血管、胃肠道、骨关节等其他系统的并发症也使患者生活质量明显下降,生活质量下降与维持性血液透析患者的抑郁症状有明显的相关性。

二、临床表现

透析患者常出现抑郁、焦虑、疼痛、乏力、睡眠障碍、悲观、绝望和自杀心理等心理障碍,其中以抑郁和焦虑最常见。

1. 抑郁

终末期肾病患者抑郁症的发生率是所有心身问题中最常见的一种,20%～70%的血液透析患者可出现抑郁症的表现。轻度抑郁的患者常感觉内心痛苦,严重者可出现情绪低落、唉声叹气、自卑、注意力不集中、记忆力减退等症状,甚至出现自杀倾向。尿毒症伴有抑郁症状的患者常有一些躯体症状,有文献报道尿毒症维持性血液透析患者的胃肠道症状与抑郁相关,皮肤瘙痒在抑郁症的患者中更常见。

2. 焦虑

焦虑是另外一种常见的心身问题。文献报道焦虑在血液透析患者中的发生率为20%～60%。透析患者惧怕透析过程中可能出现的痛苦,有的患者对于长期依赖于透析这一事实不接受,心理负担重,出现焦虑和恐惧,表现为坐卧不安、食不知味、夜不能眠等。

3. 疼痛

疼痛是透析患者常见的症状,21%～50%的血液透析患者存在慢性疼痛,其中一半以上的疼痛为严重疼痛,远远高于普通人群的发病率(1%～14%)。虽然疼痛的主要原因和一般人群相近,为肌肉骨骼痛,但血透患者并不像普通人群一样表现为低位后背疼痛,绝大部分表现为关节痛,多继发于关节炎或肾性骨营养不良,其他导致疼痛的原因包括周围神经病变、腕管综合征、转移性钙化、肾囊肿破裂出血、肾结石等。与肾脏替代治疗本身相关的疼痛包括:手术疼痛、穿刺疼痛、血液透析过程中的失衡、头痛、腹膜透析时的腹膜刺激、腹膜炎以及皮下注射促红细胞生成素等。疼痛不仅可以引起焦虑、睡眠障碍、生活质量评分(QOL)下降,而且影响患者的生存率。

4. 乏力

维持性血液透析患者中有60%～97%的患者有乏力的症状。研究发现活力评分低与白人、高共存疾病评分(index of coexistent disease score)、高体重指数、缺乏锻炼、应用抗抑郁药及高 C-反应蛋白水平(CRP)相关,而且乏力与维持性血液透析患者的生存率有明显的相关性。

5. 睡眠障碍

常见的睡眠障碍包括失眠、不安腿综合征、睡眠呼吸暂停及嗜睡等。大部分慢性肾脏病患者可出现不同程度的睡眠障碍,血液透析和腹膜透析的患者其睡眠障碍的发生率约为80%。目前,睡眠障碍与透析之间的关系尚不清楚,文献报道精神因素如抑郁、焦虑,生理因素如高血压、肌肉痉挛、水及电解质失衡可能与睡眠障碍有关。

6. 依赖心理

透析患者多存在依赖的心理状态。长期的患病状态使他们对自己的日常行为、自理能力失去信心,依赖于亲属的照顾,行为变得被动顺从,情感脆弱。

7. 悲观、绝望和自杀心理

悲观是初期确诊为尿毒症的患者常见的心理反应,尤其常见于临床症状明显的患者,经过一段时间的透析治疗后,没有达到预期的效果,使得患者对治疗产生悲观、失望、绝望甚至自杀的心理问题。

三、诊断与鉴别诊断

(一)诊断要点

(1)确诊有终末期肾病,需要进行透析治疗。

(2)肾功能不全、透析与心理障碍的发生在时间上有密切联系。

(3)心理障碍程度随着肾功能不全的病情变化及治疗方式的改变而变化。

(4)有一定的个性特征成为易感因素。

(二)鉴别诊断

需与反应性精神病相鉴别。反应性精神病也属于心因性精神疾病范畴,但与单纯的心理障碍有所区别,以精神异常为主,多由强烈的精神刺激直接引起。可表现为反应性意识模糊、兴奋状态、木僵或抑郁状态,多发生在确认尿毒症初期、即将接受透析或透析治疗初始不顺利者,在有个性缺陷(胆怯、敏感等)或神经类型偏弱的患者身上更易发生。消除精神刺激或引起发病的处境有了改变,并给予适当的治疗后精神状态可恢复正常,预后良好。

四、治疗

心身医学把人的心理和躯体看作统一的整体,对于伴有心身疾病的尿毒症患者需要在躯体治疗的同时联合心理治疗。有效的躯体治疗(肾脏替代治疗、药物治疗以及物理治疗等)一方面可减轻病痛,控制疾病发展;另一方面可缓解因躯体因素造成的紧张刺激,增加患者对医务人员的信任,为心理治疗建立良好的基础。有效的心理治疗可改变患者对疾病的态度,由被动变为主动,消极变为积极及悲观变为乐观。目前对于 ESRD 患者心身问题的治疗存在明显不足,据报道只有 16％ 患抑郁症的血液透析患者得到治疗。治疗 ESRD 患者的抑郁,不仅可以改善患者的生存率,也可以减轻其他伴发的身心问题如营养不良等,而进一步改善预后。目前关于透析患者抑郁和焦虑治疗的循证医学研究较少,一般认为在心理治疗、认知行为治疗以及药物治疗方面对 ESRD 患者的治疗与普通患者的治疗并无大的区别。但由于 ESRD 患者肾小球滤过率明显下降,在选择药物治疗时应根据患者的肾功能和透析方案,进行适当调整。

(一)对症治疗

随着病情的迁延,终末期肾病患者可出现各个系统的并发症,如心力衰竭、心律失常、恶心、呕吐、食欲不振、骨关节疼痛、肌肉痉挛、水肿等,这些不适症状不仅会加重患者的不良情绪,有些症状还可能直接参与心理障碍的发生,因此有效的治疗这些不适症状,可明显缓解患者的不良情绪,如充分的透析可有效缓解抑郁症状。

(二)药物治疗

应用选择性 5-羟色胺再摄取抑制剂、选择性去甲肾上腺素再摄取抑制剂或显著改善患者的抑郁状态,且不良反应轻。其他抗抑郁药如三环类、四环类、单胺氧化酶抑制类药物常使患者出现严重的不良反应如心律失常、体位性低血压以及药物间相互作用等,应尽量避免应用。由于传统的抗焦虑药如巴比妥类以及苯二氮䓬类药物,使肝肾功能不全的患者常易出现不良反应,目前多应用盐酸丁螺环酮,主要作用于脑内神经突触前膜多巴胺受体,产生抗焦虑作用。帕罗西丁以及选择性 5-羟色胺再摄取抑制剂、选择性去甲肾上腺素再摄取抑制剂等新型抗抑郁药也有抗焦虑作用。临床上抑郁和焦虑常同时存在。如果患者存在自杀倾向和躁狂症,应用这些药物时要请精神科医生密切随诊。对于偶发局灶性肢体抽搐,可给予口服丙戊酸钠等药物治疗。

(三)精神疗法

1. 建立良好的医患关系

良好的医患关系是心理治疗得以顺利实施的关键。建立良好医患关系的前提是医护人员拥有良好的性格、稳定的心态、精湛的技术。医护人员具备良好的医德、医风、医术才能获得患者的信任,使其在心理上获得安全感、亲切感。

2. 认知疗法

向患者介绍尿毒症及透析的相关基础知识,使患者对疾病本身及治疗有充足的理解,消除其由于对疾病和治疗认识的不足带来的恐惧感。要让患者懂得只有认识疾病,正视现实,勇敢面对疾病,接受配合治疗才能延长生命、提高生活质量。

3. 适当的锻炼

适当的锻炼可改善患者的体能,缓解抑郁症状。适当的锻炼不仅可提高自身机体素质,改善疲乏、无力,还可以疏导精神压力,消除紧张、恐惧、烦恼,保持乐观的心情。

4. 改善治疗环境

轻松、温馨、愉悦的治疗环境有助于消除患者的紧张情绪。

5. 社会支持

给患者提供适当的工作,不仅可扩大患者的交际范围,改善长期缺乏沟通及人际交流带来的负面情绪,还可提高其自信心,体现其自身价值。

五、预后

积极的综合治疗可有效改善患者的心理状态。研究显示治疗抑郁症可改善终末期肾病患者的一些其他并发症,如营养状况,进而改善患者的生存率。文献报道与安慰剂组相比,抗抑郁药治疗组患者主要的营养评价指标白蛋白、透析前 BUN(血尿素氮)及蛋白分解代谢率均明显升高。

[解放军总医院　张利 张岩]

第二节　肾移植病人的心身障碍

一、概述

(一) 肾移植的发展现状

目前肾脏移植手术已经成为终末期肾病(ESRD)最有效的治疗方式。自 1954 年世界首例同卵双生兄弟间肾移植手术成功至今,经过移植工作者 50 余年的努力,已有近 70 万例尿毒症患者接受了肾移植的治疗,最长存活已达 38 年,全世界每年进行约 3 万例肾移植手术。我国肾移植工作开始于 20 世纪 60 年代,由吴阶平教授主持进行了第 1 例肾移植手术。70 年代起开始有长期存活的报道,1998 年国内开展肾移植的医院有 68 家,当年共进行 3 596 例肾移植,到 2000 年开展肾移植的医院有 108 家,肾移植数达 4 830 例,目前每年肾移植数目超过 100 例的医院就有 30 多家,每年肾移植数量均超过了 6 000 例。目前国内肾移植无论在数量还是质量方面均居世界前列,在国际上仅次于美国,占第二位。

肾移植在临床上的普及极大地改善了终末期肾病患者的预期寿命及生存状况,但生理状况的改善不代表心理、社会层面的完全康复。肾移植患者术前术后的生理、心理、社会生活状况面临诸多问题，"生存质量"的概念在 90 年代初被引入肾移植领域。

（二）肾移植患者面临的心理问题

由于肾移植患者多数为发生尿毒症进行血液透析或腹膜透析的患者，在移植术前可能存在多种心理障碍。而肾移植术后及围手术期，影响肾移植术后患者心理反应的因素包括躯体因素、药物影响、病前人格和心理压力等。尾崎将影响肾移植术后患者心理和精神状态的各种因素归纳为：直接起因是由排斥反应与病前性格相结合所致；躯体因素是由透析、尿毒症和药物所致；心理因素包括供体的选择、科室的管理以及对移植肾的心理相容过程。本节就对肾移植患者在手术前后及围手术期心理问题作一阐述。

二、肾移植受者不同阶段的心理特点

（一）肾移植术前心理特点

1. 焦虑

心理分析的观点认为，个体的焦虑可能源于个体自觉的能力不佳、被动、失去依附对象或罪恶感。当病人被告知需要进行肾移植手术时，产生了新的焦虑源，如对手术的恐惧和治疗的焦虑，常合并自主神经亢进的症状如恶心、呼吸急促、胸闷、出冷汗、心悸等。长久地等待捐赠器官过程中所承担的社会心理压力；知晓其他接受手术病人的死亡及预后不良，造成更沉重的担心；突然变更治疗方案可能会产生精神或行为上的问题。焦虑有程度上的不同。轻微的焦虑状态属于正常的反应，过度明显的焦虑则可能是病态的，属于精神科系统中的适应障碍或焦虑疾患。

2. 忧虑甚至抑郁

长期透析患者承受身体和精神双方面的压力，频繁往返于家庭和医院之间接受治疗，无法融入正常的工作状态；缺乏正常的社交活动，与同事及亲友相处交流常会产生自卑心理；透析过程出现的多种并发症令患者感觉无能为力，常感忧虑，出现精神抑郁。而即将进行的肾移植手术多数为急诊手术，术前无充足的时间调整心态，自觉没有做好充分的准备工作，而对手术及以后造成的影响又无法预知，因此加重无助感及忧郁无奈。

3. 器质性脑症候群

尿毒症病人因毒性代谢物、贫血、高血压、内分泌问题、心脏血管问题或长期洗肾使电解质不平衡，容易出现器质性脑症候群，表现为注意力不集中，意识、知觉障碍，谵妄状态，或伴有癫痫出现。

（二）围手术期心理特点

围手术期通常是指患者手术及术后 28 天这一阶段。患者首先会面临各种不适：全身插满数种管路，包括心电监护仪、吸氧管、引流管、导尿管；固定体位，不能随便翻身及活动；各种疼痛，手术切口的疼痛，膀胱痉挛的疼痛；应用免疫抑制药物的副作用，尤其是糖皮质激素的神经精神副作用也不少见；胃肠道反应，排气前的憋胀不适；如果肾功能延迟恢复，还要面临继续行透析等替代治疗等等。其次，患者及家属对移植肾功能的恢复及尿量的过度关注，导致一系列心理障碍发生。围手术期感染及急性排斥反应及药物中毒的发生比例也较高，对肾移植受者而言也是一种全新的体验。大多肾移植患者由于术前的准备不足，对术后感染等并发症也知之甚少。因此，围手术期肾移植患者心理问题除抑郁、焦虑、恐惧、躯体化外，主要表现为紧张、烦躁、心理排斥、主观感觉异常等。国内有文献对446例肾移植患者术后的心理状况的研究表明，所有患者中203例有焦虑，158例有抑郁。肾移植术后2～6天，患者陷入一种深沉的焦虑，渴望知晓供肾质量及移植肾功能情况。周英等对107例肾移植患者术后研究显示，肾移植患者组症状自评量表因子中躯体化、抑郁、焦虑、恐惧病人的精神状态受移植器官在体内功能的影响巨大，尤其排斥反应、大量使用免疫抑制剂、发生其他并发症等都会引起精神症状，尤以抑郁和焦虑常见，有的甚至有自杀意念或行为。

1. 肾移植术后长期生存的心理特点

肾移植术后患者主要面临的问题是规律按时服用免疫抑制药物，避免发生急慢性排斥反应；定期行化验检查，调整免疫抑制药物的用量及用法，防止出现心、脑、肝等的长期并发症，维持肾功能的长期存活。这就需要患者和家属有很好的依从性，影响肾移植后依从性的因素包括：术后治疗的复杂性、患者人格特征（边缘型人格、强迫性人格）、移植前生活方式（饮食、身体活动、长期透析）。此外，积极适应机体及生活变化，处理好家庭、工作、婚姻、生育等一系列问题，回归社会及正常生活状态很重要。移植者接受家人的支持并与移植团队合作以坚持新的生活方式，例如恢复健康运动，肾移植后重返工作岗位是心理生理健康的重要指标。因此，肾移植患者的心理行为是复杂、多变的，影响因素很多。国内学者报道研究认为影响肾移植者精神和心理恢复的六个因素依次为：有无精神后遗症、移植肾功能恢复情况、精神与心理压力及应对方式、器官移植带来的精神和心理上的影响、生活质量和药物副反应。可见，移植肾功能、社会及家庭支持、回归社会情况以及药物副反应为影响肾移植患者心理状况的重要因素。

器官移植通常是慢性肾脏病最后的治疗行为，其实施前后的过程使患者承受着重要的心理压力负担，并可能出现精神病理学表现。肾移植患者常见的精神病理学表现包括：焦虑、抑郁、认知障碍、睡眠障碍等，这些情况预示肾移植术后长期生存生活质量不佳。焦虑和抑郁是肾移植患者中最常见的问题，二者会影响疾病进展和移植物的存活。焦虑是一种警觉和担忧的状态，当移植者面对感染、药物副作用和其他身体不适时，焦虑情绪就会出现。

抑郁可能在移植后数年出现，因为肾移植者逐渐认识到移植不会使他恢复到肾病之前的健康状态，并且未有相应的生活适应的应对策略。移植患者和透析患者的抑郁症状都很常见，但肾移植后抑郁症状通常会减轻。国外专家建议抑郁症状达到临床意义水平的时候，最好使用抗抑郁药物和心理治疗以及支持性干预措施进行治疗，并对患者和家属进行抑郁的预防教育。

睡眠障碍在肾移植患者中很常见，这可能与人口因素、生活方式、疾病相关因素和社会因素有关。如果睡眠问题没有得到充分治疗，会干扰移植后生活质量，需要通过药物或非药物例如"光照疗法"（BLT）进行干预。与透析患者相比，移植患者的睡眠障碍较少。

在肾移植患者中也经常发现认知障碍，特别是注意力、视觉空间记忆、工作记忆和解决问题的能力方面。研究表明肾移植患者的认知障碍会影响治疗依从性。

2. 亲属肾移植的特殊心理表现

由于器官的短缺及配型的要求,亲属移植在器官移植中占有重要的地位,亲属移植以肾脏和肝脏较普遍。亲属肝脏移植对供体的风险较大,手术难度高,而肾脏移植有其先天优势,因此亲属肾脏移植的数量逐年增加。患者中不乏父母及兄弟姐妹分别提供肾源的病例。由于供受体双方往往存在较近的血缘关系,因此,亲属移植的当事人较非亲属移植有更多的心理压力。《孝经·开宗明义章》曾说:身体发肤,受之父母,不敢毁伤,孝之始也。受我国传统观念的影响,亲属之间的活体肾移植对于患者及家庭来说都是不得已的选择,所以患者从决定手术起到手术结束,甚至以后的人生道路,都会有幸福与愧疚感并存的思想,同时对手术会寄予更高的期望值,所以采取亲属活体移植的患者的平均健康需求会大于尸体移植的患者。而亲属供体术前术后的心理变化近年来也越来越受到重视。

三、生存质量的特殊方面在肾移植患者中的表现

(一)性功能

肾病患者内分泌失调,性功能障碍在终末期肾病患者中非常普遍。尽管肾移植能帮助患者很大程度恢复内分泌水平,但是对性功能的改善效果却存在争议。Tsujimura 等报道仅有 35% 的患者性功能总体得到改善,尽管几乎所有患者的性激素水平基本恢复了正常。Schover 等报道患者性欲较移植前有较大改善,但仍有 25% 的人存在性功能障碍。Mirone 等在最近的一项研究中发现肾移植术后男性的勃起功能障碍(ED),在 45 岁以下患者中加重,45 岁以上的患者也没有得到明显好转。肾移植术后 ED 的发生已被公认是多因素引起的,心理因素、高血压、糖尿病、高血脂、吸烟习惯、尿毒症在 ED 的发生中起作用。而内皮功能障碍被认为是导致 ED 的核心因素。因此 Mirone 在文章中建议肾移植患者术前对性功能的完全改善不要抱有太大的期望值。对于女性肾移植患者,Y. Chen 的调查认为女性术后性生活质量得到明显改善,53.3% 的女性对性生活非常满意,性生活次数、触发性欲、性梦次数有明显增加。

(二)月经状况及妊娠

女性在尿毒症期由于肾功能障碍对卵泡刺激素、黄体生成素的降解作用减弱,血清肌酐、尿素氮升高对下丘脑促性腺激素释放激素的分泌造成功能障碍等因素,往往存有月经紊乱,多表现为闭经或不规则阴道出血,其发病率高达 90% 以上。理论上女性受者内分泌及生殖系统功能可随移植肾功能的改善逐渐恢复正常,育龄期女性受者平均 6 个月即可恢复正常排卵。Pezeshki 等的调查也证实了这点。但是由于肾移植后免疫抑制剂应用的影响,特别是糖皮质激素以及女性肾移植受者心理压力和其他不明原因的影响,还有不少女性肾移植受者表现为月经异常,而大多数表现为行经期延长,月经量过多。在随访的 68 例受者中,54 例肾移植后月经改善,11 例改善不明显。3 例较透析前恶化,其中 2 例行诊刮术,1 例行宫腔镜止血术。分析 3 例恶化原因,其年龄均为 40 岁以上,妇科检查提示为黏膜下子宫肌瘤,后行手术切除。调查结果提示:年轻妇女在肾移植后,月经状况基本都能恢复至正常状态,改善非常明显($P<0.01$),而年龄较大妇女(>30 岁)则要注意局部有无妇科因素。可能因近于绝经期,联系相关文献报道,功能失调性子宫出血、子宫肌瘤等发生概率较高,注意保

持随访。一旦发现存在妇科疾病,应果断治疗,以免影响生活和健康。肾移植给年轻终末期肾病女性患者提供了怀孕生育的机会。在正确的指导下,肾移植后怀孕的风险已大大减小,并且被认为不会影响移植物的长期存活。根据美国器官移植怀孕登记部门的数据,移植后70%的怀孕女性最终成功分娩。A. Ghafari 和 H. Sanadgol 单中心报道在 1997 年至 2007 年之间,53 位平均年龄在 24.5 岁的女性 61 次受孕,1 位死于败血症,3 位由于出血性休克、子痫等丢失移植肾,最终 40 个新生儿诞生。类似的大量回顾性研究结果表明绝大部分怀孕是安全的,尽管高血压或先兆子痫、早产、泌尿系感染等的发生率较高,怀孕对移植物的长期存活没有影响。各种免疫抑制药物应用下的怀孕、生产均有报道,如环孢素、硫唑嘌呤、激素、他克莫司等,对胎儿最有益的免疫抑制药物、方案仍在研究中。新的免疫抑制药物如西罗莫司等是否能应用于怀孕女性,有待进一步的临床研究证实。而我国肾移植受者中有关育龄女性生育的问题尚无大宗病例报道,对胎儿健康的担忧及妊娠对肾功能的可能风险是困扰有生育要求的移植受者的两大难题。

(三)工作状态

肾移植后重返工作岗位是心理生理健康的重要指标。工作有益于患者增加社会认同感,增加自尊,缓解经济压力。美国一项多中心研究表明72%的肾移植术后患者适合返回工作岗位,但实际上只有58%的患者在工作,因此曾建议美国修改相关健康政策,使更多的移植患者意识到其可以返回工作。一项最近的包括 411 个患者的生物心理社会模式研究表明少于50%的移植后人群在进行临时或长时间的工作,研究认为年龄、种族、性别、患者对身体功能的自我评价是影响患者返回工作的主要因素,而生物学指标,如血肌酐、血压、血糖等都不是主要的原因。而在国内的相关研究中,移植后重返工作岗位的比率并不高,这可能是由于国内外观念上的差异所导致,也与劳动人事部门的相应规定有关。而事实上,肾移植受者在移植后可以胜任除重体力劳动外的所有轻体力工作,这对他们恢复社会功能有重大作用。

(四)教育

儿童肾移植被认为是治疗儿童终末期肾病的最佳方式,在肾移植中占 4.7%。儿童肾移植术后的教育问题近年受到很大关注。一项对 47 位肾移植术后儿童 10~20 年的追踪调查发现,其中患儿的生存率为 89%,另有 3 位智力发育延迟,其他的患儿均能完成自我日常照顾或在正常的学校学习。另一项对 57 位肾移植术后儿童的追踪调查表明,10 年的生存率为 87%,其中 29 位学龄儿童中有 25 位在适合自己年龄的学校全日制学习,13 位年龄较大的患者中有 9 位在参加全职或间断学习。上述研究还发现,在校学习的儿童并没有出现明显的学习障碍。

四、心理治疗

(一)心理评估

治疗的前提是评估,在进行肾移植手术前除了对患者机体状况进行评估外,还主张进行精神方面的仔细评估,以排除不适合接受器官移植的患者。目前认为不适合手术的因素有反社会人格、药物滥用、依从性严重不良及智能障碍等。考虑到患者术后需要长期服用抗排斥药物以及治疗及预防并发症药物,定期来院随诊,因此患者的依从性成为选择受肾者时最应被考虑的条件之一。

（二）健康教育

有关健康教育较完整的定义尚不明确。1979 年 Simond 对病人教育的定义为：一种影响病人的行为，并使其保持健康与促进健康所需的知识、态度、技能产生改变的过程。1989 年 Smith 等指出病人教育是帮助病人学习和帮助病人把与健康相关的行为融入日常生活的过程。现今人们认为健康教育是通过有计划、有组织、有系统的社会和教育活动，促使人们自觉地采纳有益于健康的行为和生活方式，消除或减轻影响健康的危险因素，预防疾病，促进健康，提高生活质量。内容包括社区健康教育、学校健康教育、医院健康教育等几个方面。

肾移植患者的健康教育可分为入院时、手术前、手术后及出院前及随诊期的健康教育。健康教育的内容包括基本知识教育、心理指导、饮食指导、活动指导、性生活和生育指导、预防感染指导、用药指导、复查指导等。在患者行肾移植手术前的有限时间里，医护人员应与患者进行充分的心理交流，了解患者的家庭状况及经济状况和文化背景，和患者建立融洽的医患关系，然后应用评定量表调查患者的心理状态，根据调查结果制定宣教方案，进行个别辅导，向患者及其家属介绍术前准备项目及目的，手术的大致经过，术后移植肾功能恢复的大致经过，术后常见并发症及防治，出现的突发状况的应对方式，帮助患者树立战胜疾病的信心。

（三）心理干预

心理干预（psychological intervention）是指在确诊心理问题的基础上，采用一系列适合的心理治疗方法对患者心理问题及行为进行矫正、治疗，也包括运用心理学方法维护正常人心理健康的一系列干预活动。

1. 一般支持性心理干预

一般支持性心理干预主要包括以下几个方面：耐心听取并鼓励患者及家属倾诉，使其不良情绪宣泄，充分了解和关怀患者，并取得他们的信任与合作；重视和加强家庭和社会的支持，协助患者亲属制订情感支持计划，缓冲不良社会心理因素对病情的影响；及时地肯定和鼓励病人的积极行为，帮助病人建立和增强战胜疾病的信心等。有文献报道心理干预在肾移植手术中的应用，将择期肾移植手术患者随机分为心理干预组和对照组，对心理干预组采用非语言交流、移植知识的相关介绍、寻求亲情支持和康复教育等干预方法。结果显示，心理干预可以降低患者的抑郁得分。

2. 认知干预

认知干预是一种应用认知疗法治疗抑郁的心理干预方法。扭曲的想法和信念产生负性情绪和错误行为，而认知疗法可以使患者能够纠正自己的扭曲想法和信念。认知干预的目的是根据患者的认知过程，通过认知和行为技术，来帮助患者识别并纠正不良认知，帮助患者分析潜在的不合理假设和信念，鼓励重建对生活的思考方式。认知干预可以调动患者的自身潜能，发挥主观能动性，增强患者自信心及战胜疾病的勇气，从而改善心理状态。肾移植者必须意识到移植后生活质量（心理健康、身体健康、活力）远比长期透析要好。缺乏对"改变"的正确认知以及过着不健康的生活方式可能会危及移植物的存活。

3. 行为训练

行为训练是通过一系列的沉思、冥想、放松及形体训练等方式使患者放松身心，以达到改善症状和情绪的目的。放松训练帮助患者了解抑郁的本质以及使其产生抑郁情绪的应激情境,然后让患者学会控制情绪,应对不良情境的方法,最终让患者学会控制自己的情绪,是改善抑郁的有效方法。

4. 综合干预方法

所谓综合干预方法,即是运用多种方法同时施加给研究对象,进行干预的一种方法。研究表明,综合性心理干预方法可以有效地缓解患者抑郁情绪,国内有人采用认知疗法、音乐中的放松训练、康复宣教、病人互助治疗、家庭和社会支持治疗等方法对肾移植术后患者进行心理干预,明显改善患者异常心理,抑郁总分下降水平高于对照组($P<0.01$)。

5. 心理暗示

心理暗示是指人接受外界或他人的愿望、观念、情绪判断态度影响的心理特点。心理暗示无处不在,是人们日常生活中最常见的心理现象。它是人或环境以非常自然的方式向个体发出信息,个体无意中接受这种信息,从而做出相应的反应的一种心理现象。形成心理暗示需要两方面的条件,一是施与暗示者,二是愿意接受心理暗示的人把对方当成权威,暗示才能够进行。一项研究显示,有 1/4 的人易受心理暗示的影响。心理暗示是心理治疗中常用的一种治疗手段,心理暗示能改变人的行为,人们通过积极的心理暗示可以收获好的效果。如一女性患者,肾移植术后主诉尿少,严格控制饮水,尿量持续减少,自觉一饮水就发生全身水肿,血肌酐有轻度升高。患者精神高度紧张,但化验及影像学检查均未发现移植肾器质性病变。仔细询问发现患者丈夫也为肾移植病人,她对移植相关知识了解较多,网络及身边好友也多为移植病友,相互交流频繁,而主管医师为低年资住院医师,从事移植工作时间短,虽告知患者应增加饮水量,但收效甚微。后患者参加了一次全国移植权威的专家会诊,一业内知名专家告知患者根本原因为饮水过少,而她的这种心态会直接影响移植肾的愈后,只要多饮水症状肯定改善。患者执行医嘱后症状很快改善,目前肾功能维持正常,再无尿少主诉。让患者了解心理暗示,远离消极的心理暗示影响,给自己积极的心理暗示,及时调整自己的心态,也有助于移植肾功能的维持。如手术后早期暗示自己可以耐受疼痛与不适,对肾功能延迟恢复的情况积极面对,明显减少并发症的发生,有助于肾功能及早恢复正常。

[首都医科大学附属北京朝阳医院　刘航]

第三节　尿道综合征

肾脏科常见以尿频、尿急、尿痛等下尿路刺激症状而就诊的患者,由于临床医师对这类症状的认识不足,患者往往被诊断为尿路感染,长期、反复、大量使用抗生素治疗,既不能缓解症状,还会带来一系列的不良反应,给患者带来痛苦和经济负担。

尿道综合征(urethral syndrome, US)表现为反复发作的尿频、尿急、尿痛、盆腔或肾区疼痛、下腹坠胀等下尿路感染的症状,实验室检查却无法发现明显的细菌感染证据。US 是一种临床综合征,而不应被视为一个独立的疾病。不同学者在描述本病时可能会使用不同的专业术语,比如尿频、尿急综合征、下尿路刺激症状等。在 US 中尿道疼痛的症状最常见,2002 年国际失禁协会(ICS)将这种情况称为"尿道疼痛综合征"(urethral pain syndrome, UPS),指"在没有证实的感染或其他明显病理的情况下,排尿时反复出现发作性尿痛,伴有尿频症状"。目前 ICS 一般不把尿道综合征单独描述,而是把它作为慢性盆腔疼痛综合征(chronic pelvic pain syndrome ,CPPS)的一部分,故新的概念描述如下:"这种尿痛有时会辐射到腹股沟、骶骨和会阴部,通常伴有一定精神压力。尿道症状可以出现在下尿路的九个区域,这些区域内的症状可以独立存在或相互关联"。因此,需要对每个区域进行评估,并将包括量化任何症状的持续时间(通常>6 个月),评估症状的诱发因素和性质(持续时间/强度/复发)。

由于缺乏统一的定义,以及命名的不断变化,缺乏诊断标志物以及对症状背后的病理生理学也缺乏了解,US 的流行病学研究充满了困难。国外流行病学调查显示,约 25% 的女性患者几乎每年至少经历一次下尿路刺激症状,其中有 49.4% 的患者实验室检查无明确的细菌感染证据,符合 US 的诊断。US 在女性患者中以 25～54 岁、有性生活经历者多见,男性患者 US 发生率随着年龄增长而增加,男性患病率为女性的 10%～20%。

从精神病学的视角看,US 患者的核心症状是慢性化地引起痛苦或功能损害的下尿路刺激症状,且患者对症状过度担忧或对健康过分关注,并投入了大量的精力在求医上;在他人看来患者对症状的关注与症状的严重程度十分不相称,并往往伴随着焦虑或抑郁情绪。US 心理精神因素的关系十分密切,Parosons 等报道 30% 的 US 患者出现症状前有明显的焦虑抑郁情绪,60% 的 US 患者就诊时存在精神症状,这远高于普通人群。国内研究发现,尿道综合征的女性患者中,焦虑障碍发生率高达 84.78%,而尿路感染女性患者焦虑障碍发病率仅 7.04%。因此,至少是部分 US 患者符合 DSM-5 中躯体症状障碍(在早期的诊断标准中成为躯体化障碍)的特点,需要精神会诊-联络服务。

一、病因与发病机制

(一)器质性因素

1. 排尿控制功能发育不全及退化

部分患者不同程度地保留着婴幼儿型排尿习惯或膀胱尿道功能状态,或者某些原因使成熟的排尿控制功能退化。这类患者常表现为不稳定膀胱和尿道肌肉痉挛所致的尿道高压,引起尿道综合征。

2. 膀胱尿道肌肉痉挛

排尿时尿道平滑肌或横纹肌松弛不完全,引起尿道内压升高,是排尿困难的常见原因之一,但尿道痉挛并不引发器质性尿道梗阻。而膀胱容量小、膀胱痉挛是尿频的重要原因。

3. 尿道外口因素

正常女性尿道外口呈椭圆形,与阴道口有一定的距离,成年人约 5 mm。尿道外口距阴道口的距离≤3 mm 的女性尿道综合征患病率明显高于正常女性,并且距离越短,患病率越高。处女膜异常如处女膜伞型、处女膜堤坝型、处女膜融合型,尿道局部病变如尿道肉阜、尿道黏膜脱垂、尿道远端周围组织纤维化等原因可造成尿道远端梗阻,这些是尿道综合征发生的风险因素,但并非常见原因。

4. 雌激素水平下降

女性膀胱三角区、尿道等处黏膜的细胞内存在雌激素受体,出现雌激素缺乏,将引起黏膜及黏膜下组织萎缩、尿道外口肉阜和尿道黏膜脱垂。膀胱镜检查可发现绝经后尿道综合征患者的膀胱三角区有一系列解剖学变化,如黏膜脱落、充血及浅溃疡形成等。另外,雌激素分泌水平降低后,阴道的自洁作用降低,细菌易于在阴道和前庭内繁殖,增加尿路感染的机会。

(二)心理因素

由于尿动力学的快速发展,多数泌尿科学者认为尿道综合征的直接原因是膀胱尿道功能障碍,然而尿动力学分析和膀胱镜检查结果阴性的尿道综合征患者十分常见。尿道综合征患者的焦虑抑郁发生率很高,心理精神因素在尿道综合征发病中占有不可忽视的地位。可能的发病机制如下:

1. 神经生物化学研究

尿道综合征患者脑内 5-羟色胺水平降低,而脑内较低的 5-羟色胺水平可导致感觉阈值下降从而引起患者躯体症状;同时 5-羟色胺在大脑内的水平与焦虑、抑郁情绪密切相关。

2. 人格特质

神经质人格或述情障碍个体倾向于向医生诉说更多的躯体症状,他们更容易罹患躯体症状障碍。躯体化障碍患者的男性一级亲属的反社会人格发生风险增加;而反社会人格障碍者的女性一级亲属躯体化障碍的发生率较高。此外,存在反社会行为个体的女性生物学后代中躯体主诉的发生率超过一般人群。因此,反社会人格和躯体化可能有着共同的病因学基础。

3. 生活经历

受教育年限少、低收入个体更倾向于报告更多的躯体症状。生活应激事件对躯体化障碍的发病有重要影响,很多躯体化障碍患者有童年患病的经历。如果家长处理不当或对患儿疏于照料可能会导致成年后躯体化风险增加。躯体化障碍患者的父母罹患躯体疾病的比例很高,例如,一项研究报道,父母患有慢性疼痛的儿童有更多的腹痛体验和更高的止痛药使用率。暴力和性侵犯也可能与躯体化障碍有关。

二、临床表现

尿道综合征可以见于女性各个年龄段,但已婚妇女更常见。

1. 症状

下尿道刺激症状:患者可表现为尿频、尿急、尿痛或排尿困难;部分患者的疼痛症状较为明显,可能有下腹部疼痛、输尿管走行区疼痛、腰背痛或性交痛;病程长短不一,短者持续数小时,长者可持续存在,但反复就诊者以持续性病程更加常见,部分患者尽管关注于泌尿系症状,但详细的病史采集可以发现涉及多个系统的躯体症状。

2. 诱因

一些因素可能导致症状的急性加重或发作,如劳累、性生活频繁、受凉、洗浴等,部分患者的躯体症状与心理因素密切相关。

3. 体征

体格检查可以发现部分患者有阴道前壁尿道及膀胱颈部的触痛,部分患者有尿道口及处女膜位置、形态的变异,但多数患者可能并无任何特异性体征。

三、诊断

尿道综合征为症状学诊断,确诊主要依赖临床症状,并排除可能引起这些症状的其他器质性疾病。第二届全国肾脏病学会议制定尿道综合征诊断标准如下:

1. 有尿频、排尿不适等尿道刺激症状,日间平均排尿 1～3 次/小时,尿量不多,伴尿痛、耻骨上疼痛、下腹坠胀,尤以尿频、排尿不适最突出。

2. 影响夫妻生活,很难达到性高潮。

3. 多次尿沉渣镜检和中段尿培养无细菌生长或菌落数<10 000/ml,且排除了假阴性可能,排除尿路结核菌、厌氧菌及真菌感染,排除尿路衣原体、支原体、淋球菌感染的可能性。尿常规正常。

4. 妇科检查无异常。

5. 无不洁性交史。

考虑到尿道综合征并非独立的疾病,它的病因多样,因而,符合上述诊断标准的患者需要进一步完善相关检查,明确症状是否有相关的器质性疾病证据:

(1) 排除全身性疾病,如糖尿病周围神经病变所致的膀胱功能障碍。

(2) 尿动力学分析及尿道外括约肌电生理检查,以明确是否膀胱功能紊乱或膀胱排空障碍,识别是否存在逼尿肌和括约肌共济失调。

(3) 膀胱镜检查,明确是否有泌尿道解剖异常,如尿道处女膜融合征、尿道憩室、囊肿、息肉以及泌尿系结石、异物等。

对于各项检查未发现异常的患者,有存在较为明显的对于症状或健康的过分关注,临床医生需要高度警惕是否存在相关的精神心理因素。根据最新发布的 DSM-5 标准,躯体症状障碍诊断标准如下:

(1) 一个或多个躯体症状,并且症状导致了痛苦或日常生活的障碍。

(2) 躯体症状引起的或者与关注健康相关的过度的观念、感受或行为,符合下列至少一条:①与患者症状严重程度不相称并且持续的观念;②持续较高水平的对症状或健康的焦虑;③对这些症状或健康的关注投入了过度的时间和精力。

(3) 尽管任何并非每一个躯体症状持续存在,患者存在躯体症状的状态是持续的(典型的表现是持续超过 6 个月)。

临床医生初步判断可能存在精神心理因素的尿道综合征患者,需要及时提出精神会诊-联络,经精神科医师诊断存在精神障碍的应该进一步专科治疗。

四、治疗

目前,临床针对尿道综合征没有特定治疗方法,建议采用多学科和多模式的综合治疗策略,根据是否存在膀胱尿道功能异常,而采用不同的治疗方案,一方面对症处理,另一方面针对特定发病因素治疗。

(一)对症药物

α受体拮抗剂可选择性阻断 $α_1$ 的 A/D 受体,对缓解尿频、尿急、排尿困难有一定作用,常用的药物如坦索罗辛(哈乐)对女性顽固性下尿路刺激症状有效,且对血压无明显影响,0.2 mg,2 次/天口服,连续使用一周左右,总体有效率超过 80%。钙离子拮抗剂通过阻滞钙离子内流和细胞内钙离子释放,增加平滑肌细胞内磷脂腺苷含量并促进平滑肌兴奋—收缩脱耦联,从而起到舒张平滑肌、增加膀胱容量的作用,常用药物如硝苯地平。

缓解疼痛的药物在疼痛综合征的治疗中具有重要作用。加巴喷丁和普瑞巴林常用于治疗神经性疼痛,已被证明可有效治疗尿道疼痛,它们比阿片类药物更适合长期慢性疼痛。但仍有一小部分患者对其他镇痛药无效,因此依赖阿片类药物来控制他们的症状。

(二)外科治疗

针对特定的解剖异常,可选择性地使用尿道扩张术、尿道外口成形术、膀胱灌注治疗、膀胱三角区封闭治疗等措施。术前应谨慎选择适应证并权衡风险和获益。

(三)精神心理科干预

尿道综合征往往呈慢性化病程,患者会反复就医,进行许多不必要的医学检查或外科手术。精神会诊-联络有助于及时识别精神心理障碍,尽快缓解症状,减轻患者的痛苦与卫生经济负担。然而,尿道综合征患者过分关注躯体症状并倾向于否认社会心理问题,拒绝精神科医生的干预,这是医生面对这类患者时的主要困境。临床医生应该在充分征得患者知情同意的前提下提起精神会诊-联络,并且向患者保证并不会因此而中断对患者的随访。精神会诊-联络的主要目的是识别出与尿道综合征相关的精神障碍,如抑郁、焦虑、物质滥用等。处理包括恰当的诊断、支持和保证。目前心理精神科的专科治疗对尿道综合征的效果尚缺乏足够的研究证据支持,既往的研究主要针对躯体化障碍(相当于 DSM-5 的躯体症状障碍)。

1. 心理治疗

多种心理治疗方法均可用于躯体化障碍的治疗。早期的治疗经验发现动力学倾向的治疗方案对躯体化障碍患者效果不佳。限定时程的认知行为治疗远比开放式精神分析取向的治疗策略有效。

认知行为治疗聚焦于患者症状的情感、认知及行为成分,并设置主题明确的访谈计划,如应激管理、问题解决和社交训练。治疗师与患者讨论他们的负性自动思维,并澄清经历负性情绪时的认知和行为模式。为了帮助来访者理解自己的情绪反应模式,治疗师会要求他们记录行为日记,日记包括不愉快的经历、经历不愉快时的行为、当时的情绪反应以及他们的应对方式。治疗师和患者一起明确他们不愉快引起的观念以及不愉快发生时的情境,这样能促进患者对疾病焦虑的关注转向对不愉快经历发生时社会心理情境的广泛理解,有助于患者识别自动思维和扭曲的认知。研究表明,在经过为期 6 周的群体认知行为治疗后,患者的情绪不适减少,医疗服务的使用率降低,这种治疗效果可以持续一年以上。

与传统的认知行为治疗对思维形式的关注以及针对问题的解决方式不同,以正念为基础的治疗对心理现象的情景和功能尤为敏感,该疗法强调对躯体症状或心理应激不加评价的接纳。最近,一项 Meta 分析显示,以正念为基础的治疗在缓解躯体症状、改善焦虑抑郁情绪和提高生活质量等方面疗效突出。

2. 生物反馈治疗

生物反馈治疗是一种行为治疗方法,是在仪器的帮助下将人体内部的生理活动及生物电活动的信息加以放大,个体借助于视觉、听觉器官通过反馈信息了解自身变化,并根据变化逐渐学会在一定程度上控制和纠正这些活动的过程。因为生物反馈治疗无痛苦,无不良反应,起安慰、暗示效应,在常规药物治疗的基础上,能较彻底地缓解患者的焦虑抑郁等负性情绪,在调整心理状态的同时,提高患者的整体疗效,可操作性强。

3. 药物治疗

躯体化障碍的患者为了缓解各式各样的躯体症状而寻求药物治疗,这导致他们常常使用许多不必要的药物,然而目前尚没有可以特异性治疗躯体化障碍的药物。由于躯体化障碍患者常伴有焦虑、抑郁、失眠等症状,精神科药物对于改善情绪症状和处理合并的精神障碍有帮助。5-羟色胺再摄取抑制剂或其他新型抗抑郁药对改善患者的焦虑及抑郁症状有效,短期应用苯二氮䓬类药物能够快速缓解患者的焦虑及失眠。对于那些以疼痛为主要临床表现的躯体化障碍患者,5-羟色胺及去甲肾上腺素再摄取抑制剂的疗效优于其他抗抑郁药。躯体化障碍患者往往对药物副反应非常敏感,临床医生在开始治疗前应该与患者详细地讨论可能遇到的不良反应,给予合理化的解释并提出解决方案。由于躯体化障碍患者可能服用多种药物,开始精神药物治疗前应详细了解患者目前服用的药物,并将药物的相互作用纳入考虑。

总之,尿道综合征现在不再被认为是一个独特的综合征,而是"慢性盆腔疼痛综合征"这一更广泛的症状复合体。该症状复合体组内的病症都有相似的病因和发病机制。鉴于发病机制不明,目前治疗采用多学科和多模式的综合治疗策略。

［东南大学附属中大医院　李磊］

------------------------------- 参考文献 -------------------------------

［1］Boulware L E, Tangri N, Ephraim P L, et al. Comparative effectiveness studies to improve clinical outcomes in end stage renal disease: The DEcIDE patient outcomes in end stage renal disease study[J]. BMC Nephrology, 2012(13): 167.

［2］张增政, 李静艳. 慢性肾衰竭透析患者的心身疾病浅析[J]. 中国血液净化, 2005, 4 (10): 558 - 560.

［3］Takaki J, Nishi T, Nangaku M, et al. Clinical and psychological aspects of restless legs syndrome in uremic patients on hemodialysis[J]. American Journal of Kidney Diseases, 2003, 41(4): 833 - 839.

[4] Takaki J, Nishi T, Shimoyama H, et al. Interactions among a stressor, self-efficacy, coping with stress, depression, and anxiety in maintenance hemodialysis patients[J]. Behavioral Medicine, 2003, 29 (3): 107 - 112.

[5] Wang L J, Wu M S, Hsu H J, et al. The relationship between psychological factors, inflammation, and nutrition in patients with chronic renal failure undergoing hemodialysis[J]. International Journal of Psychiatry in Medicine, 2012, 44(2): 105 - 118.

[6] SimicOgrizovic S, Jovanovic D, Dopsaj V, et al. Could depression be a new branch of MIA syndrome? [J]. Clinical Nephrology, 2009, 71(2): 164 - 172.

[7] van Dijk S, van den Beukel T O, Dekker F W, et al. Short-term versus long-term effects of depressive symptoms on mortality in patients on dialysis[J]. Psychosomatic Medicine, 2012, 74(8): 854 - 860.

[8] Chilcot J, Davenport A, Wellsted D, et al. An association between depressive symptoms and survival in incident dialysis patients[J]. Nephrology Dialysis Transplantation, 2011, 26(5): 1628 - 1634.

[9] Hedayati S S, Bosworth H B, Briley L P, et al. Death or hospitalization of patients on chronic hemodialysis is associated with a physician-based diagnosis of depression[J]. Kidney International, 2008, 74 (7): 930 - 936.

[10] 贾强, 陈秉良, 孙延兵, 等. 维持性血液透析患者心理治疗的临床研究[J]. 实用医学杂志, 2002, 18 (07): 697 - 699.

[11] 徐斌, 王效道. 心身医学——心理生理医学的基础与临床[M]. 北京, 中国医药科技出版社, 1990.

[12] Dantzer R, O'Connor J C, Freund G G, et al. From inflammation to sickness and depression: When the immune system subjugates the brain[J]. Nature Reviews Neuroscience, 2008, 9(1): 46 - 56.

[13] Jehn C F, Kühnhardt D, Bartholomae A, et al. Association of IL - 6, hypothalamus-pituitary-adrenal axis function, and depression in patients with cancer[J]. Integrative Cancer Therapies, 2010, 9(3): 270 - 275.

[14] Pyter L M, Pineros V, Galang J A, et al. Peripheral tumors induce depressive-like behaviors and cytokine production and alter hypothalamic-pituitary-adrenal axis regulation[J]. Proceedings of the National Academy of Sciences of the United States of America, 2009, 106(22): 9069 - 9074.

[15] Tsirpanlis G, Bagos P, Ioannou D, et al. The variability and accurate assessment of microinflammation in haemodialysis patients[J]. Nephrology Dialysis Transplantation, 2004, 19(1): 150 - 157.

[16] Sabry A A, Abo-Zenah H, Wafa E, et al. Sleep disorders in hemodialysis patients[J]. Saudi Journal of Kidney Diseases and Transplantation, 2010, 21(2): 300 - 305.

[17] Driessen M, Wetterling T, Wedel T, et al. Secondary hyperparathyroidism and depression in chronic renal failure[J]. Nephron, 1995, 70(3): 334 - 339.

[18] Kimmel P L, Thamer M, Richard C M, et al. Psychiatric illness in patients with end-stage renal disease[J]. The American Journal of Medicine, 1998, 105(3): 214 - 221.

[19] Cukor D, Coplan J, Brown C, et al. Course of depression and anxiety diagnosis in patients treated with hemodialysis: A 16-month follow-up[J]. Clinical Journal of the American Society of Nephrology, 2008, 3(6): 1752 - 1758.

[20] Hedayati S S, Finkelstein F O. Epidemiology, diagnosis, and management of depression in patients with CKD[J]. American Journal of Kidney Diseases, 2009, 54(4): 741 - 752.

[21] Bossola M, Ciciarelli C, Di Stasio E, et al. Symptoms of depression and anxiety over time in chronic hemodialysis patients[J]. Journal of Nephrology, 2012, 25(5): 689 - 698.

[22] Chang W K, Hung K Y, Huang J W, et al. Chronic fatigue in long-term peritoneal dialysis patients[J]. American Journal of Nephrology, 2001, 21(6): 479 - 485.

[23] Harris T J, Nazir R, Khetpal P, et al. Pain, sleep disturbance and survival in hemodialysis patients[J]. Nephrology Dialysis Transplantation, 2012, 27(2): 758 - 765.

[24] Weisbord S D, Fried L F, Arnold R M, et al. Prevalence, severity, and importance of physical and emotional symptoms in chronic hemodialysis patients [J]. Journal of the American Society of Nephrology, 2005, 16(8): 2487 - 2494.

[25] Jhamb M, Argyropoulos C, Steel J L, et al. Correlates and outcomes of fatigue among incident dialysis patients[J]. Clinical Journal of the American Society of Nephrology, 2009, 4(11): 1779 - 1786.

[26] Parker K P. Sleep disturbances in dialysis patients[J]. Sleep Medicine Reviews, 2003, 7(2): 131 - 143.

[27] de Santo R M, Bartiromo M, Cesare M C, et al. Sleeping disorders in early chronic kidney disease [J]. Seminars in Nephrology, 2006, 26(1): 64 - 67.

[28] Cukor D, Cohen S D, Peterson R A, et al. Psychosocial aspects of chronic disease: ESRD as a paradigmatic illness[J]. Journal of the American Society of Nephrology, 2007, 18(12): 3042 - 3055.

[29] Cohen S D, Norris L, Acquaviva K, et al. Screening, diagnosis, and treatment of depression in patients with end-stage renal disease[J]. Clinical Journal of the American Society of Nephrology, 2007, 2 (6): 1332 - 1342.

[30] Kouidi E, Iacovides A, Iordanidis P, et al. Exercise renal rehabilitation program: Psychosocial effects[J]. Nephron, 1997, 77(2): 152 - 158.

[31] Koo J R, Yoon J Y, Joo M H, et al. Treatment of depression and effect of antidepression treatment on nutritional status in chronic hemodialysis patients[J]. The American Journal of the Medical Sciences, 2005, 329(1): 1 - 5.

[32] 黄璟, 吴培根, 郑智华, 等. 影响肾移植患者生存质量的因素调查[J]. 中华器官移植杂志, 2005, 26(5): 272 - 274.

[33] Danovitch GM. 肾移植手册[M]. 张小东, 主译. 4 版. 北京: 人民卫生出版社, 2006.

[34] Franke G H, Reimer J, Kohnle M, et al. Quality of life in end-stage renal disease patients after successful kidney transplantation: Development of the ESRD symptom checklist-transplantation module[J]. Nephron, 1999, 83(1): 31 - 39.

[35] Sarmiento J M, Dockrell D H, Schwab T R, et al. Mycophenolatemofetil increases cytomegalovirus invasive organ disease in renal transplant patients[J]. Clinical Transplantation, 2000, 14 (2): 136 - 138.

[36] Wolcott D L. Organ transplantation psychiatry[J]. Psychosomatics, 1993, 34(2): 112 - 113.

[37] Daar A S. Cultural and societal issues in organ transplantation: Examples from different cultures [J]. Transplantation Proceedings, 2000, 32(7): 1480 - 1481.

[38] Bakewell A B, Higgins R M, Edmunds M E. Does ethnicity influence perceived quality of life of patients on dialysis and following renal transplant? [J]. Nephrology Dialysis Transplantation, 2001, 16(7): 1395 - 1401.

[39] 刘春霞, 付燕, 刘亚丽. 影响社区肾移植病人心理健康状况的相关因素研究[J]. 护理研究, 2007, 21

(26):2436 - 2437.

［40］周英，尤黎明. 肾移植相关心理问题及其影响因素的研究进展［J］. 中国行为医学科学，2002，11 (5)：595 - 596.

［41］曹曼林，程安龙. 肾移植患者术前心理状况及术后心理干预［J］. 中国临床康复，2004，8 (15)：2953.

［42］Tsunoda T，Yamashita R，Kojima Y，et al. Risk factors for depression after kidney transplantation［J］. Transplantation Proceedings，2010，42(5)：1679 - 1681.

［43］Virzì A，Signorelli M S，Veroux M，et al. Depression and quality of life in living related renal transplantation［J］. Transplantation Proceedings，2007，39(6)：1791 - 1793.

［44］Hamilton-Miller J M. The urethral syndrome and its management［J］. Journal of Antimicrobial Chemotherapy，1994，33(suppl_A)：63 - 73.

［45］Bremnor JD ，Sadovsky R. Evaluation of dysuria in adults［J］. American family physician，2002，65(8)：1589 - 1596.

［46］刘霞，宋武. 女性尿道综合征的诊疗进展［J］. 现代泌尿外科杂志，2009，14(1)：77 - 80.

［47］张祥文，贾中尉，李丽华，等. 女性非感染性尿道综合征与焦虑障碍的相关性［J］. 海南医学，2012，23(9)：49 - 51.

［48］张殿廷，刘珍，倪亚莉，等. 中老年女性尿道综合征合并精神症状的治疗［J］. 中华泌尿外科杂志，2001，22(11)：683 - 685.

［49］Jamison R N，Walker L S. Illness behavior in children of chronic pain patients［J］. International Journal of Psychiatry in Medicine，1992，22(4)：329 - 342.

［50］Craig T K，Boardman A P，Mills K，et al. The south londonsomatisationstudy［J］. British Journal of Psychiatry，1993，163(5)：579 - 588.［LinkOut］

［51］Walling MK，O'Hara MW，Reiter RC，et al. Abuse history and chronic pain in women：II. A multivariate analysis of abuse and psychological morbidity［J］. Obstetrics and gynecology，1994，84(2)：200 - 206.

［52］Morrison J. Childhood sexual histories of women with somatization disorder［J］. American Journal of Psychiatry，，1989，146(2)：239 - 241.

［53］American Psychiatric Association. Diagnostic and statistical manual of mental disorders［M］. Fifth Edition. WashingtonDC：American Psychiatric Association，2013，309 - 315.

［54］Lakhan SE，Schofield KL. Mindfulness-based therapies in the treatment of somatization disorders：A systematic review and meta-analysis［J］. PLoS One，2013，8(8)：e71834.

［55］Somashekar B，Jainer A，Wuntakal B. Psychopharmacotherapy of somatic symptoms disorders ［J］. International Review of Psychiatry，2013，25(1)：107 - 115.

［56］De Pasquale C，Pistorio M L，Veroux M，et al. Psychological and psychopathological aspects of kidney transplantation：A systematic review［J］. Frontiers in Psychiatry，2020(11)：106.

第十九章　外科系统心身障碍

第一节　手术前和手术中的心身障碍

外科是以手术治疗为主的学科,患外科疾病的患者往往有着显著的生物学异常,如肿瘤、结石、外伤等,这些异常大多以手术为主要处理方式,因此,手术是外科治疗方法中最为重要的方式。手术作为一种改造异常生物学结构的治疗方法,有着多方面的作用,它可以重塑或改造人体器官的结构,恢复或改善器官的功能,但不可否认的是手术是一种有创的治疗方式,它在改善功能的同时必定会带来大小不同的躯体创伤,有时甚至危及生命。它是一种强烈的心理应激源,给患者带来不同程度的心理和情绪上的变化,这些变化可能会引起新的心身问题,加重患者的病情,影响治疗的效果和疾病的康复。我们在进行外科手术治疗的同时要有意识地注意到这些问题,正确判断患者的心身问题,及时评估与处理这些问题。

一、手术前常见心身障碍及病因机制分析

(一)焦虑和恐惧

这是手术前患者最常见的心理反应。手术是一种有创的治疗,术前医生会将手术的风险及并发症对患者及其家属进行充分的告知,医生会提出科学合理的建议供患者参考,手术过程中全麻患者在麻醉前处于清醒的状态,手术室的环境会给其留下深刻的印象,局麻患者可以在清醒的状态下经历整个手术过程,疾病的严重程度与手术的大小,医护人员的着装、针、机器、操作发出的声音等都会对患者造成心理上的影响,引起一系列心身问题。

根据心理行为科学原理,造成术前焦虑与恐惧主要存在以下机制:①认知作用:患者对手术带来的疼痛及其带来的风险认知有限,会对手术产生不可预见和不可控制感,这种不可控感越强,产生的焦虑和害怕情绪也越强。②条件反射作用:过去曾经因疾病或外伤获得医疗救助,但在医疗救助过程中经历过医源性疼痛的患者会对曾经给自己带来过痛苦的医疗器械和环境乃至医生产生痛苦的记忆,形成条件反射,再次接触这些环境时会产生焦虑与恐惧感。③示范作用:曾亲眼观看过别人在进行手术时的痛苦,通过示范作用,会在自己心中形成对手术的恐惧。④失助机制:手术为保证手术的安全与顺利常将病人通过捆绑的方式固定住,此时病人处于一种被强制服从的状态,会产生一种失助感,增加焦虑与恐惧。

患者的焦虑与恐惧主要针对以下几方面:①惧怕疼痛,对手术引起的疼痛、痛苦与不适难以估计;②手术留下的后遗症影响生活与工作能力;③手术效果不佳甚至失败而丧生;④对医生缺乏信任,许多患者打听医生的年龄、技术、经验,并为此感到焦虑;⑤其他,如医疗费用太高、麻醉风险、术后无亲友照顾、手术对家庭生活带来大的影响等。

术前焦虑和恐惧给患者带来以下影响:过度的焦虑与恐惧会使患者产生血压升高、心率加快、食欲不振、睡眠障碍等自主神经功能紊乱症状。研究发现,术前焦虑对内分泌系统产生影响,使人体免疫机制受到抑制,患者抗感染能力下降。有调查表明,手术前一天的焦虑值会达到最高。焦虑和恐惧会加重患者的病情,直接影响其康复。

(二)负性认知

认知也称为认识,是指人认识外界事物的过程,或者说是对作用于人的感觉器官的外界事物进行信息加工的过程。它包括感觉、知觉、记忆、思维等心理现象。患者在多种因素的影响下会产生术前负性认知。有研究者应用术前消极认知评价调查表、症状自评量表等对手术前病人进行调查分析,发现患者的负性认知主要包括担心疼痛,担心手术麻醉,担心医生技术,担心术后无人照顾,担心手术后遗症,担心手术影响其生活能力,担心手术费用等。

导致产生消极认知的影响因素主要有以下方面:①性别:男性承担的社会压力较大,更易产生负性认知。②年龄:老年人更易产生担心术后无人照顾、手术影响其生活能力等表现。③手术方式与手术难度:开腹手术和难度较大的手术相对于腹腔镜手术等微创手术更易使患者产生负性认知。④人格特点:意志坚强、不易屈服的人产生负性认知的可能性小。⑤亲友的态度:亲友关心较少的患者更易产生负性认知。负性认知较多的患者更易产生失望、消极、悲观的心理,这种心理会影响患者对手术的信心,影响术后康复。

(三)期望值过高

此类患者相对较少,他们对自己的病情及手术缺乏客观、充分、正确的认识,内心过于乐观,一心只想到好的方面,对医疗技术过度相信,对手术风险、术后并发症及预后情况缺乏现实、充分的思想准备。此类患者在术前及术中的配合程度较好,但是一旦术后出现并发症或预后不好,他们往往难以接受,形成巨大的心理落差,对其康复造成不良影响。

(四)精神障碍

精神障碍是大脑机能活动发生紊乱,导致认知、情感、行为和意志等精神活动不同程度障碍的总称。患者术前常见的精神障碍包括抑郁、精神分裂症等。术前患者抑郁的发生可能与手术相关,也可能在得知手术消息前即患病,很多患者术前长期服用抗抑郁药物,研究表明,术前停用抗抑郁药物后不会增加术中低血压和心律失常的发生率,但患者抑郁和谵妄的症状会增加。手术是一种应激源,可以给患者造成精神上的打击,但引起精神分裂症的相对少见。

二、手术中常见的心身问题及病因机制分析

术中麻醉是必不可少的一步,也是可以帮助患者减轻疼痛、使手术顺利进行的必要方式。因此我们所说的术中包括手术过程和麻醉的过程。即使到今天,我们仍不能确定全麻患者在手术期间是否有意识,研究表明有一小部分患者能明确回忆术中事件,这可能与麻醉类型、麻醉前模式和麻醉深度相关。

(一)恐惧、紧张

术前焦虑与手术时间的接近呈正相关,患者进入手术室后,面对陌生的环境和即将迎来的手术体验,术前的焦虑与担心会在这时再次浮现在患者的脑海中,其恐惧与紧张较术前更

加强烈,麻醉给患者带来的恐惧与紧张感更是不可忽视。不同的人对麻醉的看法不同,即使麻醉可以为患者减轻疼痛,减少术中的回忆,很多患者还是对麻醉带有恐惧心理,有的人害怕他们不会再从麻醉中醒过来,有的人由于对麻醉的不了解担心麻醉对其大脑带来损害,在麻醉监护后至麻醉开始前的这段时间里,经常可见患者血压、心率、呼吸的明显变化,这与患者的恐惧、紧张感是相关的。

（二）孤独、无助

由于手术的特殊性,家属不能陪同患者同时参与手术过程,患者在手术过程中面对陌生的人与环境,难免会产生孤独、无助感,这种感觉会增强患者的恐惧与紧张。

（三）痛觉异常

患者的恐惧、紧张感可以降低患者的痛阈,有时轻微的触觉甚至可以引起患者的疼痛,这时麻醉的深度难以掌握,增大了麻醉的风险。

（四）术中的疼痛

目前在我国手术中采取的麻醉形式较多,包括全麻、椎管内麻醉、神经阻滞麻醉、局部浸润麻醉等方式。在非全麻时,患者处于清醒状态,麻醉师常在患者主诉疼痛之后才补加麻药,患者可以明显感受到手术带来的疼痛感,这种感觉会增加患者在术中的紧张感,从而使患者的生理状态发生改变,引起血压、心率、呼吸的变化。

三、干预和治疗

对于手术患者术前及术中出现的心神问题主要采取心理干预的治疗方式,同时也可采取药物治疗以进行辅助,使患者达到良好的心理生理状态,利于手术的顺利进行和术后康复。

（一）心理干预治疗

心理干预是指在心理学理论的指导下有计划、按步骤地对一定对象的心理活动、个性特征或行为问题施加影响,使之发生朝向预期目标变化的过程。我们主要从以下两方面进行心理干预:一是根据患者产生心理问题的主要原因进行干预;二是针对患者已经产生的负性情绪进行干预。近年来大量实验证明,对应激性医疗程序采用一定的心理干预治疗,可以调节患者的焦虑情绪,增强心理应对能力,减轻恐惧感,使之尽快地在心理和行为上适应手术,并促进术后躯体的和心理的康复。常用的心理干预方式主要有以下几种:

1. 心理支持和指导

心理支持是一种泛概念,在某种程度上来说,所有的心理治疗都给患者某种形式或某种程度上的精神治疗。医生应采用语言作为治疗的手段,在对手术患者进行医疗行为之前,要与患者建立良好的医患关系,良好的语言沟通是基础,加上对患者热情、友善的态度,工作上认真、负责,仔细听取患者的意见和要求,耐心解答患者的疑问并给予科学合理的指导,这样可以赢得患者的信任,使患者与医生取得密切配合,平复患者的紧张心理,使其对治愈疾病充满信心,这些都有利于医疗行为的实施与术后的康复。

2. 提供信息

包括客观信息和主观信息。客观信息指的就是客观真实存在的可能发生的事件,如患者整个手术过程的具体步骤与经历,术前术后将要对患者进行哪些医疗处置;主观信息指的就是向病人提供信息的人以主观的感受对病人进行相关信息的描述,如患者在经历手术过程中提供信息者主观认为患者可能会有昏迷、失去意识、感觉到疼痛等表现。对患者进行信息的提供可以减轻患者的焦虑。

3. 认知疗法

也称应激无害化训练。患者的情绪和行为反应取决于对应激事件的感知和思考,通过帮助患者改变对应激情景的认知结构,以理性的态度对待面临的问题,从而达到减轻患者心身反应的目的。手术这种应激刺激有时会使病人对客观事实产生错误的认知,从而产生焦虑、恐惧等表现。在采用认知疗法时首先要使病人辨认自己有哪些思考和暗示因素引起了焦虑,对这些错误的认识要加以重新认识。其次还要使病人辨认自己有哪些思考具有减轻焦虑的作用,对这些正确的思考要加以强化和肯定。最后指导病人假设已处于手术应激场合,然后反复使用上述适应性的思考过程,避免不良的思想和暗示因素的影响,要求在正式手术中,继续保持这种适应性的思考方式。这种治疗方式没有具体的程序,需要医生根据具体问题灵活掌握。

4. 示范作用

患者产生的焦虑源于对手术的不了解,对手术带来的风险的担心,采取示范的方式,让有手术经历的患者向无手术经历的患者描述手术的过程和良好的结果,可以使患者产生对手术的心理适应,减轻压力与焦虑。示范的方式可以是面对面的交流,也可以是影音资料的播放。示范者与被示范对象之间要在性别、年龄、手术方式等方面有类似性。研究表明示范作用在儿童和成人中均可以取得良好的效果。

5. 松弛训练

是对手术刺激的一种行为应对策略,是在患者已经产生负性情绪后的一种有效的治疗方式。通常应用深慢呼吸、腹式深呼吸等简单的呼吸节律的调节方式达到放松的效果。通常认为,病人的焦虑会导致呼吸急促并以胸式呼吸为主,胸式呼吸又反过来刺激胸腔迷走神经,引起更高的焦虑反应。通过腹式呼吸可以阻断这种循环,使全身紧张性下降、焦虑程度减轻。也可通过静默法、渐进性松弛训练、松弛反应法、自律训练等方式减轻负性情绪。

6. 催眠暗示

对术前紧张、焦虑程度比较高的患者还可以采用催眠暗示的方法,给予积极的暗示,可以降低其心理应激程度。催眠也可以降低紧张与焦虑感,但由于医院内往往缺少专业的催眠人员,而短期内病人学会自我催眠又不容易,此方法实施起来较为困难。

7. 社会支持与家庭支持

有研究表明在高生活变故和低社会支持的妇女中,分娩时更易遇到并发症,但那些生活变故同样但高水平社会支持者,并发症明显减少,该研究表明,社会支持会影响患者术后并发症的发生。家人经常陪伴在患者身边,术中有家人的陪伴都可以使患者的孤独感降低,不易产生焦虑与紧张。社会支持与家庭支持让患者感受到关心、爱护和尊重,有利于改善外科手术的应激效应,降低患者的焦虑。

心理干预治疗除以上方式外还有刺激暴露、分散注意等方法，前者由于条件所限且所需时间较长，在临床上不易实施；后者适用于短期的应激医疗操作，如拔牙、注射、分娩等，可以用语言或其他方式转移患者的注意力，使患者在短时间内降低焦虑与紧张情绪。临床上可采取多种心理干预方式共同治疗。

（二）药物治疗

药物治疗相对心理干预治疗有着起效迅速的特点。常用的抗焦虑药，尤其是苯二氮草类，已被用来治疗术前焦虑。有研究表明苯二氮草类药物不会延缓成人门诊术后回家的时间，但由于相关研究相对较少，临床上使用此类药物抗焦虑的效果还不是很明确。目前比较明确的是儿童牙科和口腔手术患者可以从苯二氮草类药物中获益，更多的相关性还需要进一步研究去完善。

［北京医院 张耀光 王建业 王劲夫 陈鑫］

第二节 手术后心身障碍

外科手术病人术后解决了躯体的生物学异常，术后的关注点也往往集中在病人的躯体恢复，如患者的生命体征、伤口愈合情况、检验学指标、影像学检查等，这些常被用来评价术后患者的恢复情况，但病人的心理问题却常被忽视，而临床上常见的很多术后问题往往是由心理障碍引起的。一些常见的术前、术中心身问题有可能延续到术后，再与术后新产生的心理生理问题共同作用，对病人的术后恢复产生不利影响。

一、手术后患者主要的心理特点

（一）依赖

几乎所有的患者术后都有依赖心理，患者在经历过手术的创伤之后，术后疼痛不适，生活不能自理，并且身体与心理上都处于比较脆弱的状态，希望得到他人的安慰与关心，易产生依赖感，正常患者的这种依赖感会随着病情的好转逐渐减弱，但有部分患者的依赖感会持续下去，成为不良的心理因素，以至于影响健康。

（二）焦虑

患者的焦虑反应不仅仅局限于术前和术中，手术后也有较高的焦虑反应，这种焦虑的产生主要是担心手术效果、术后恢复、术后并发症等问题。手术后患者对自己的手术效果担心是最常见的，有的患者甚至在刚从麻醉中醒来后便开始询问自己的手术情况，有的焦虑比较严重的患者会对疼痛、伤口情况等问题更加敏感。

（三）失落、伤感

很多患者在术后经历较大的创伤与器官切除后，内心会产生失落、伤感之情。如经历乳腺癌根治术、子宫切除术、肝移植、肾移植等手术的患者，这种感觉会更加强烈。他们担心自己身体的外形与功能，为自己的个人生活和社会生活感到担忧，害怕受到别人的歧视等。这种心境会使患者产生少言少语、不愿活动、易激惹、食欲不振、睡眠不佳等表现。对于这些患者，应及早发现，及时采取心理干预，使之树立自信，以良好的心态面对改变。

（四）愉悦

部分患者在手术之后会表现出以愉悦为主的心理感受。在手术摘除了病灶，解除了痛苦之后，这些生理上好的变化可以对患者的心理产生积极的影响，使患者的内心感受以愉悦为主，尤其是心态乐观、术前预期不高的患者更为明显。这种积极的心理变化对术后康复有着良好的促进作用。

术后常见心理问题的处理：术前、术中的疏导、解释减轻了患者的心理负担，但术后的心理干预工作仍然重要。首先是解释，患者术后常有伤口疼痛、功能暂时受限、精神状态较差等表现，这些给患者带来不适，增加了其心理负担，对患者进行耐心、细致的解释有助于患者的理解，让其认识到这些为正常过程，可以减轻心理负担，树立康复的信心。还要针对具体情况进行针对性治疗，如青少年和老年患者依赖性较强，需给予更多的关心和支持；易焦虑的患者要多进行解释与诱导，减轻其焦虑情绪。好的心理干预可以使患者达到良好的心理状态，利于术后康复。

二、手术后常见心身障碍

（一）术后谵妄

最常见的术后精神障碍之一。已得到确认的危险因素包括：高龄、酒精滥用、认知障碍、慢性病史、长期服用抗精神病药物、急性病的严重程度以及手术类型。术后睡眠—觉醒周期的改变、疼痛治疗不充分和应用苯二氮䓬类药物增加了谵妄出现的可能性。尽管有研究表明，术后服用地西泮等苯二氮䓬类药物可以减少术后谵妄出现的概率，但传统意义上仍然认为术后服用苯二氮䓬类药物是禁忌。诊断谵妄的方法与精神科相同。术后谵妄常在术后2～5天被识别出，一般一周内得到缓解。对于术后出现谵妄的患者我们应首先请精神专科大夫协助治疗，相关研究发现术前给予恰当的心理干预可以减少术后谵妄的发生。

（二）术后抑郁

最常见的术后精神障碍之一。常发生于术后半月至一个月，术后发生抑郁的影响因素主要与手术类型、术后结果和患者的个性特点相关。对身体造成创伤较大、影响身体外观与功能的手术，如乳腺癌根治术、截肢手术、直肠癌根治术等均对身体的外观与功能造成极大的影响，使患者内心产生巨大的失落感，长时间会引发抑郁状态。手术后病理结果为恶性肿瘤、手术后预期寿命短、术后产生严重并发症均会给患者带来巨大的精神打击，引发抑郁状态，严重时会导致精神分裂等严重的精神障碍。每个患者的个性特点不同，心理承受能力与对待事物的态度不同，在接受相同的打击时产生的反应也不一样，易焦虑、紧张的患者更易产生术后抑郁。

（三）术后精神障碍

除了术后谵妄和抑郁外，其他的精神障碍如精神分裂症、躁狂、双相障碍、妄想症等的发生相对较少见，且发生这些精神障碍的患者在术前已有这些问题存在。这些患者的精神状态不稳定，在手术的应激作用下易再发生这些精神障碍。手术后有些患者需要禁食禁水，使抗惊厥药、抗抑郁药和其他许多口服的抗精神病药的使用成为障碍,肠道外使用氟哌啶醇是稳定情感的主要替代方法。突然中断常用的抗精神病药物会加大精神病复发的危险,给术后护理造成极大困难,患者的术后康复也会受到影响。

精神问题在外科手术后很常见,术后对精神问题的处理也显得尤为重要。许多问题需要精神科大夫协助干预,但对于常见的术后精神问题,外科大夫也应该有判别与处理的能力。

(四) 其他常见术后心身障碍

1. 术后期的创伤应激障碍

创伤后应激障碍(PTSD)又称延迟性心因性反应,是由于强烈的威胁性或灾难性精神创伤事件,导致延迟出现或长期持续的精神障碍,如地震、恐怖袭击、车祸、火灾等。在外科中,PTSD 在创伤患者和车祸受害者中研究得最多,但有研究表明心脏手术和神外手术后,很大一部分患者也出现了术后期创伤后效应。PTSD 的形成因素目前还没有研究得很清楚,一般认为较好的情感调节和社会支持对患者具有保护作用,可以减少 PTSD 的发生。受创伤时酒精中毒或脑震荡等可以使创伤事件记忆受损的行为也可减少形成 PTSD 的可能性。而受伤的严重程度或者需要手术的疾病的严重程度和 PTSD 的发生的相关性不是很明显。PTSD 不会在术后立刻出现,它具有延迟出现的效应,一般在创伤或术后的一周出现,在接下来的三个月会有一个逐渐加重的阶段,一年后症状会逐渐减轻,因此诊断 PTSD 常需要在术后至少一周之后,患者出现典型的症状才有可能被诊断。但很多患者住院时间往往较短,对于外科大夫诊断 PTSD 具有较大的困难,只有部分比较敏感,发病较快的患者容易被发现诊断。对于 PTSD 患者的治疗还是应该以心理治疗方法为主,认知行为治疗与支持性心理治疗等均是较为有效的方法。5-羟色胺再摄取抑制剂等药物治疗应作为辅助治疗。

2. 术后疼痛

尽管现状的麻醉技术越来越先进,止痛手段越来越多,术后疼痛仍是目前外科手术后常见的问题。引起术后疼痛的最常见原因是手术的创伤,其他还包括术前的疾病与创伤、术后患者痛阈的降低和止痛药的不及时使用等原因。手术创伤引起疼痛是客观存在也是无法避免的,现在有很多有效的止疼药物可以解决这一问题,但是仍有很多患者对止痛药有错误的认识,其中害怕止痛药引起的药物成瘾是最常见的。这样的患者往往对自己的疼痛评估不正确,觉得即使是较为剧烈的疼痛,只要可以忍耐,也不愿应用止痛药。结果这种疼痛的持久刺激会对心理产生影响,使其对术后产生的疼痛感到痛苦,对术后康复产生不良影响。很多医护人员也对止痛药的使用有抵触心理,他们担心止痛药引起的副作用,不恰当的用药造成患者药物成瘾等问题,这种主观的认识影响了对患者术后疼痛的处理,疼痛会使患者产生焦虑、紧张等不良心理反应。我们应对患者进行宣教,减少其对止痛药物的担心与恐惧,同时也要让对止痛药有抵触心理的医护人员改变观念,对患者进行科学的疼痛评估,在循证医学的基础上让患者恰当合理地使用止痛药物,解决患者术后疼痛的问题,使其早日康复。

3. 体像障碍

体像是关于人体的内在心理体验,也指人对自身空间特征的认识,特别是躯体感觉的信息,有神经科学的基础。体像障碍指的是对自己的躯体有强烈的消极感知或对自身躯体形态的歪曲意识,大脑受到损伤或患脑血管病的患者有时会产生体像障碍。体像障碍的发生主要与年龄变化、社会支持、性格、社交、疾病、媒体等因素相关。手术后的体像障碍主要指的是由手术和疾病造成的患者对自己身体的消极感知。手术的患者因不同的疾病需要对身体进行结构与外形的改造,这会对患者的体像产生影响,不同的疾病与手术对患者的影响也不同。创伤会使患者的躯体产生较大的变化,如烧伤、骨折、车祸等,手术需要根据实际情况进行整合修复,但达不到患者伤前的正常状体,对于心理期望较高、对形象要求较高的患者难以达到其心理标准,在术后易形成体像障碍。截肢手术后的患者常易出现体像障碍,如幻肢,它是指被截肢的部分好像依然存在的感觉。许多截肢患者在术后依然会感觉到幻肢疼痛,发生这种情况的原因还有待进一步研究。肥胖患者在做减肥相关的手术后也常见幻肢障碍,有的患者在术后仍错误地认为自己体型巨大。体像障碍的治疗多属于神经科专科方面的治疗。常用的药物有帕罗西汀,近有报道称帕罗西汀联合多参数无抽搐电休克治疗效果更佳。

4. 重症监护室精神病

这个概念产生于 20 世纪 60 年代,国外学者发现住在监护室的患者谵妄的发生率较高,随后他们对发生谵妄的影响因素进行了调查研究,发现监护室的环境对患者造成心理与精神上的影响是显著的。监护室的每张床旁都摆满了大大小小的监护仪器与抢救工具,各种监护仪器时刻发出着各种声音,周围的患者病情普遍较重,很多都表情痛苦,脸上扣着面罩,时不时会发出痛苦的呻吟声,这些都对住在监护室的患者的心理造成极大的影响,使其心理压抑,精神紧张,睡眠也受到影响。不仅如此,在监护室工作的医务人员也会受到影响,有时医务人员会感到压抑、烦躁,这会影响他们的工作情绪,对患者有时会没有足够的耐心,对患者的治疗缺乏足够的人文关怀,使患者的精神障碍加重。一般我们认为精神障碍是以生物学异常为基础的,单纯由环境引起的精神障碍是极为少见的,但重症监护室精神病这个概念的产生让我们认识到环境因素对人的精神影响是巨大的,尤其是已有精神障碍的患者可以恶化其病情。对重症监护室精神病患者的治疗受限应该从改变监护室的环境做起,阳光充足的监护室更易使患者心中充满希望,医护人员应与患者有良好的沟通,帮助他们理解自己的现状,鼓励支持他们,加强对患者心理上的支持,使他们对康复充满信心。

5. 机械通气引发的心理障碍

对于重症患者,术后常需要呼吸机辅助通气,以维持体内供氧。机械通气对于患者生命的维持与身体康复有着极大的好处,但是它给患者带来的痛苦也是不可忽视的。机械通气让患者气管感到不适,使患者心理承受较大的压力,引发严重焦虑与恐惧。这让患者对自己剩余生命的时间产生担忧,使其长时间处在一种紧张状态中。此时患者无法与医护沟通,表达自己的焦虑,而医护人员由于过于关注患者的生命体征,常忽视了患者的心理变化。医护人员对于长期机械通气的患者应予以更多的安慰、解释和鼓励,使患者可以早日脱机。对于中断通气支持在生理准备上的客观临床参数已为人所熟知,但是中断通气支持的心理准备人们却知之甚少。在准备中断患者的机械通气之前,我们应采取各种方法使患者保持精神上的放松,可以通过放松技术、生物反馈、患者教育、正性强化等方式。我们还要确保患者对人物、时间、地点和环境的定向力准确无误。有研究指出咪达唑仑、异丙酚、氟哌啶醇、哌甲酯等药物可以使患者中断通气较快。但在使用以上药物时应注意其带来的副作用。

以上是手术后较为常见的心理生理问题,除此之外,患者长期卧床、对药物产生依赖、费用性肌萎缩等问题也是术后患者常见的问题。这些都会对患者的心身产生影响,使患者术后恢复缓慢。心理干预及药物治疗等方法已被广泛采用。我国的一些特有的方式,如气功、太极拳等也对安定心神、恢复体力有很大的益处。综合采取这些方法对于患者的术后恢复有较好的影响。患者术后的恢复情况并不像传统上所认为的只与手术大小和疾病的严重程度相关,更是与患者围手术期的心理变化、精神状态、社会与家庭支持、术后对疼痛的处理等相关。这也正体现了生物-心理-社会医学模式的全面与科学性。外科医生在对患者围手术期的状态进行评估与治疗时,更要把患者的心理、精神状态考虑进去,这对于患者手术的顺利进行、术后的快速康复都是有很大帮助的。

〔北京医院　张耀光 王建业 王劲夫 陈鑫〕

第三节　骨关节创伤患者的心身障碍

一、病因

骨关节创伤与其他疾病相比,病情急、病程长、康复慢,而且易遗留生理功能障碍、肢体残缺,使生活能力下降,导致创伤者在出现躯体病变的同时,产生较强的心理反应,出现较多的心身障碍问题。许多研究者发现心身问题对骨科患者的疗效转归及预后产生重要影响,使患者的治疗及康复很难达到理想效果,甚至不能恢复身心健康。有研究显示,骨创伤患者产生的心理应激强度仅次于癌症,这已经越来越受到心理学与骨科学界的重视。

二、临床表现

(一) 情绪休克

情绪休克是一种心理防卫反应,实际上也是一种超限抑制。伤者的反应阈值提高,反应速度下降,反应强度减弱,表现出心因性的木僵、朦胧、茫然、冷漠的状态,对周围视而无睹、对事物漠不关心、对治疗反应平淡、对问询迟钝不语。这种反应是由于伤者突然遭遇意外,瞬间失去健康,甚至生命受到威胁,后果严重,因而造成严重的心理冲突,而表现出来的心理反应。情绪休克可以减少因焦虑和恐惧而造成的过度心身反应,因而在一定程度上对个体起保护作用,但是患者的这种看似"镇静"的假象,有时可能会掩盖严重的病情,延误救治时机。这种心理反应有时可以持续数天,直至转变为其他的心理反应。

(二) 焦虑

创伤初期,由于突发事故,受伤过程的亲历,复杂的伤情,伤口的出血或剧烈疼痛,即将可能面临的手术,无法预知的预后,陌生的医院环境使患者产生极度的紧张、焦急、忧虑、担心、恐惧和易激惹。患者对意外伤害毫无思想准备,对任何身体不适都惊恐万分,对医生的诊断治疗过分担心,对护理措施或各项检查过度紧张,这就是典型的焦虑,是一种复杂的情绪反应。有些患者会感觉心前区不适、头晕、心慌、呼吸困难、胃部或腹部不适,还会伴有腹泻、尿频、尿急、出汗、震颤等躯体方面表现,而且注意力不集中,对光和声音敏感。

(三)激越

出现激越表现的患者大多数都是一些脾气暴躁、霸道、易冲动的人。受伤初期,由于突如其来的意外创伤瞬时而至,患者心里难以接受,加上伤痛的折磨,非常痛苦愤怒,就诊时内心紧张、情绪激动、反应强烈、烦躁不安,迫切希望在第一时间内得到医务人员的救治。患者希望不通过任何程序直接手术,无法理解必需的医疗手续和术前准备过程,对就诊过程或问诊表现出极不耐烦,而且要求医务人员以自己为中心,无视其他患者,会恼怒责怪医务人员服务不周,处理不及时,不妥当,言语粗暴生硬。治疗后期若手术效果不尽如人意,或康复周期过长,或留有残疾,患者会提出索赔要求,若心理预期结果达不到,会出现过激行为,大吵大闹、冲动、毁物、扰乱公共秩序,甚至产生暴力行为、人身攻击,动辄怒火中烧、暴跳如雷、恣意发泄。

(四)悲观抑郁

创伤早期,患者面临躯体遭受的严重创伤,无法接受,感觉事态严重,后果无法想象,对医疗技术没有信心,对医务人员持不信任态度,对自己应对创伤的能力持否定态度,认为无法救治,失去治疗信心。治疗后期,出现肢体残疾功能障碍,慢性疼痛,影响生活及工作,丧失劳动能力,经济负担过重,康复时间过长失去耐心,觉得没有希望,对一切态度消极听之任之。患者情绪低落,闷闷不乐,忧愁、悲伤、无愉快感,兴趣索然,感情脆弱,缺乏生活勇气,感到无力改变现状,甚至悲观绝望,有度日如年、生不如死之感,有强烈的自责自卑观念,认为自己是家庭的累赘、社会的负担。躯体症状表现为食欲减退、腹胀、便秘等,还会有头痛、胸闷等症状,患者常常会纠缠于某一躯体主诉,并容易产生疑病观念,经常会反复询问相同的疾病问题,期望臆想的判断得到肯定。

(五)手术引起的心理应激反应

手术是治疗骨科疾病的重要手段,但同时对机体也是一种创伤,具有一定的危险性。因此对于患者来说,是一种严重的心理应激源,会引发一系列心理障碍,还可直接影响患者的生理活动,其中以交感神经—肾上腺髓质兴奋和下丘脑—垂体—肾上腺皮质分泌增多引起的血压升高、心率加快、失眠等为主要临床表现。有的患者平时血压平稳,但在手术前一晚紧张失眠,术晨血压明显升高,药物难以控制,手术只好推迟,血压很快平稳,但第二次安排手术会出现同样的情况。这种心理应激严重干扰手术及麻醉的顺利实施,而且难以控制,对麻醉药的需求量明显增加。

(六)创伤后精神障碍

是指由于创伤等严重应激因素而引起的一种异常的精神反应。患者表现为噩梦、幻觉、情景再现、惊恐、性格大变、情感解离、易怒、过度警觉、失忆等,会逃避会引发创伤回忆的事物,但在情感上对周围环境却是麻木的,易受惊吓,缺乏安全感和自卑等。患者常伴有睡眠障碍,睡眠时间少,难以入睡,睡眠浅,易惊醒。一些学者将这些表现命名为创伤后应激障碍(post-traumatic stress disorder,PTSD)。

（七）赔偿综合征

赔偿综合征是一组症候群,特点是患者在受伤基本康复后仍主诉躯体诸多不适及功能障碍,主观描述症状较重,但体征较轻。常见于工伤、肇事等致伤或医疗纠纷等涉及索赔问题的患者。剧烈的躯体伤痛经历,对责任者的追究,对自己遭受的精神损失、经济损失,对今后生活的后顾之忧,以及躯体残疾、功能障碍对生活工作的影响,都使患者感到极度愤恨和心理不平衡,导致其产生强烈的吃亏意识,但事已至此,无法挽回,因此将一切希望寄托于索赔,以期弥补受到重创的身心。赔偿综合征患者的症状不是捏造的,大部分症状同于受伤初期,而且这些症状会伴随事故或纠纷的处理情况而发生变化,若患者的索赔要求得不到满足,症状会迁延不愈,而且加重。往往患者为得到更多补偿,夸大躯体症状,潜意识中不希望躯体不适消失,弱化原先受到损害的器官,于是产生最初体验过的症状。索赔要求若迟迟得不到满足,症状就不消失,而且越来越重,而患者也迟迟不能重新步入正常生活轨道,在这种情况下,患者对自己的症状注意力更集中,更敏感,情绪也越来越恶劣,严重者还会导致新的器质性病变。

三、诊断和评估

目前在各级医院均缺乏相应的临床心理专业人员对骨关节创伤病人心身问题进行评估,也缺乏统一标准,诊断与评估多由骨科医生完成。在临床工作中,需将一些具有上述问题的病人列为重点观察对象,及时请心理科医生会诊,共同制定治疗方案,并决定是否调整或推迟手术治疗。

四、治疗

（一）建立良好的医患关系

良好的医患关系可以减轻患者的心理应激反应,还可以大大提高患者的就医依从性。应优化就诊流程,简化服务环节,方便患者就医。医务人员应建立良好的服务理念,尽心尽责地为患者提供优质服务。接待患者及家属时要态度和蔼,语言亲切,主动介绍自己,同情体贴患者,稳定患者情绪,注重首因效应。合理用药、检查、收费,在保证医疗质量的前提下降低医疗成本,尽可能地减轻患者医疗费用负担,掌握催款技巧,尽量避开患者。对于抑郁患者,多与患者沟通交流,善于用积极乐观的情绪去感染他,提供人性化服务,核心就是尊重和理解患者,给予更多关爱。掌握沟通技巧,综合应用语言和非语言沟通技巧,根据不同年龄、性别、文化程度和接受能力采取相应的方式。对于狂躁患者的过激言行,换位思考,理解、忍耐、克制,冷静对待,通过平和的态度用真诚的关心与帮助感化患者,耐心点再耐心点,尽量避免冲突性语言。了解患者心里最迫切的需求,痛其所痛、急其所急,逐渐稳定患者情绪,同时安慰嘱托患者家属做好患者心理安抚。

（二）建立良好的社会家庭支持系统

患者身心遭受创伤急需亲人安慰和陪伴,良好的家庭环境、人际关系、持续的关爱对心理障碍患者是一剂良药,可使患者消除孤独无助心理,重新建立生活的信心。医务人员应多与亲属同事和朋友沟通,取得他们的理解和合作,鼓励他们多慰问、陪伴、探视患者,给予情感和精神上的支持。嘱咐家属不要在患者面前流露出过度悲伤、悲观、焦躁等负性情绪,要用积极乐观情绪影响患者,照顾好患者生活,多了解患者的生理心理需求,发挥对患者的支持和督促作用。

（三）人文关怀

医学的人文关怀是指在医护过程中除了为患者提供必需的诊疗技术服务之外,还要为其提供精神的、文化的、情感的服务以满足患者的健康需求。医疗人文关怀是一个复杂的概念,宗旨是以人为本,关爱患者,满足患者的精神情感需求。根据美国心理学家马斯洛理论,人类需要由低到高依次为生理需要、安全的需要、爱与归属的需要、尊重的需要和自我实现的需要。骨创伤患者最基本的需要是保存生命,其次是环境、医疗技术和心理方面的安全需要,再就是得到大家关爱与尊重的需要,最后是重新实现自我价值的需要。医务人员要及时识别判断患者不同阶段的急切需求,及时最大限度人性化地满足各层需求,最终也尽快使患者达到真正的身心健康。

（四）心理干预

大量的临床实践证明,正确的心理干预能较好地解决患者住院过程中出现的各种负性情绪及心理问题。主要采用简易性心理治疗方法,包括倾听、接受、支持、激励和保证。医务人员对于存在任何心理障碍的患者都要给予尊敬和重视,这是心理干预的基础。

倾听是指认真、耐心倾听患者关于病情及内心感受的叙述,深入了解患者的思想、情感、内心,并表示理解、接受。倾听本身就具有治疗效应,倾听过程中尽量能让患者自由叙述,让他们发泄内心的压抑性情感,释放心理能量,减轻心理压力。可以诱导发泄,若患者的叙述漫无边际,要选择恰当时机、用他最感兴趣的关于疾病某些方面的话题转移他的思路,不要不耐烦、武断地轻易打断。通过倾听会基本掌握患者的心理动态,要诚恳地给予安慰、劝导、肯定、鼓励,有科学依据地对疾病进行解释说明,告知疾病的良性转归。耐心讲解疾病相关知识并让患者认识到焦虑抑郁等负性情绪会对身心健康产生严重的消极影响。讲解积极案例与反面案例的预后差别,调动患者积极性,树立人生信心,勇敢面对一切克服一切困难。根据病情轻重缓急先处理紧急的严重危害身心健康的问题,积极救治,高度负责,确保患者生命安全,消除死亡威胁。治疗用药及时准确,尽量满足合理要求,具体问题及时解决,尽最大努力促进疾病向良性转化。观察到病情好转要不失时机地积极鼓励支持患者,反复强调患者的病症是可治性的,要注意语气坚定充满自信,使患者感受到强大的精神鼓舞。功能训练是骨科治疗的重要原则,告知是一项长期工程,需付出坚强的毅力和恒心,与患者共同制订具体的锻炼计划和措施,教会患者正确的方法,反复讲述并示范,经常检查督促,努力提高患者对功能训练的依从性。

（五）医务人员的压力对患者的影响

现代的医务工作,既要治疗患者的躯体病症又要解决其心理问题,而且患者对医疗技术的要求、疾病治愈率期望值越来越高,作为医务工作者心理压力越来越大,因此很容易处于心理应激状态。而且骨创伤科的医务工作者经常面对突然到来而且情况紧急甚至危及生命的患者,生怕贻误抢救和治疗,因此工作压力很大。救治时精神高度集中紧张,长期如此,得不到及时疏导,易诱发心身疾病。医务工作者的情绪会严重感染患者,造成不良影响,此时患者也处于情绪反应期,易出现情绪抵抗。另外,创伤初期患者心理上难以接受与不平衡,易迁怒于人,易发生语言冲突。医务人员应具备良好的心理素质和较强的心理承受能力,定期接受心理健康知识培训,提高心理调适能力。应具有良好的职业道德、职业素质和强烈的急诊意识,应掌握扎实的医学知识和技能,熟悉抢救流程,迅速正确判断伤情,救治工作有条不紊,争分夺秒科学有序,紧迫自信从容镇定。治疗过程中高超的医术、娴熟的技能会大大增加患者的安全感信任感及对医务人员的依赖感。这对医务人员也是一种良好的心理安慰,可以舒缓心理压力,促进一种心理的良性循环。

（六）药物治疗

必要时辅以精神药物配合治疗,临床常用抗焦虑、抗抑郁、抗精神病、镇静催眠和中成药。能较快改善症状,因不但有药理作用,而且具有暗示为基础的心理治疗作用,也就是药物的心理效应,可尽快促使患者增强信心。

需要指出的是,精神类药物必须由具有相应专业资质的医生开具,骨科医生并不具备此种资质,需要请心理或神经内科医生会诊。

（七）健康教育

健康教育是指通过信息传播和行为干预的方式,帮助个人和群体掌握卫生保健知识,树立健康观念,消除影响健康的危险因素,主动接受并采纳有利于健康的行为方式。健康教育的对象包括患者及家属,内容主要有以下几方面。

（1）入院教育:是住院病人健康教育的基础内容,包括病室人员、环境、工作与休息时间、住院规则等内容的介绍等。其目的是使住院病人积极调整心理状态,尽快适应医院环境,配合治疗,促进康复。

（2）饮食指导:合理适当的饮食将有助于疾病的康复,如高血压病人宜用低盐饮食,发烧病人宜多饮水等。饮食指导要注意培养病人的饮食习惯。

（3）作息指导:凡有活动能力的病人都应鼓励其适当地活动和休息。对需要卧床的病人也应指导其做力所能及的床上锻炼,并注意调整卧床休息与睡眠的关系,避免日间睡眠过多造成夜间失眠。

（4）用药指导:按时服药,讲清药物的作用及可能出现的副作用。

（5）行为指导:护士指导病人掌握一定的自我护理或促进健康的行为方法,是护理健康教育的重要内容。

（6）出院指导:病人住院基本恢复健康后,在出院前,应给予出院指导,目的是巩固住院治疗及健康教育效果,进一步恢复健康。

五、预后

创伤后成长(post-traumatic growth,PTG)又称为应激相关性成长、积极成长等,是指在与生活中具有创伤性质的事件或情境进行抗争后体验到的心理方面的正性改变。包含个体五个方面的成长:改善人际关系、重获新生活的可能性、生活哲学观、自我成长和精神方面的成长。创伤后成长是个体在与创伤的顽强抗争后获得的,但并不是每个个体都可获得,医务人员应正确理解和掌握PTG的概念及内涵,引导患者进行自我调适和改变,指导其把灾难性的创伤视为自身人生经历的历练,使其充分发挥自身拥有的潜能,有效应对创伤性事件,获得良好预后。

第四节　骨转移癌患者的临终关怀

骨转移癌或其他恶性肿瘤患者在病情晚期要面临一个现实问题,如何走完最后一段路程。在这段路程中,陪伴他们的除了家人,还有医务工作者,对于多数病人来讲,不管是在医院治疗,还是在家里静养,多离不开来自社区的医务工作者,所以必须学习一些人文知识,以便更好地承担起艰巨的任务。

让患者家属认识到医疗的局限性。特鲁多医生有句名言:"有时是治愈,常常是帮助,总是去安慰。"这句话道出了医学的局限性,我们能够做到技术上的极限,但也仅仅是疾病层面上的问题,而人文关怀对于肿瘤患者来说,可能更为需要。

一、认识到死亡是生命的组成部分

用辩证唯物主义诠释生老病死。不管何人,死亡是迟早的事情,对于骨转移癌病人,这个相对于常人来说较遥远的问题变得很近,接受这种现实需要病人、家属及周围人群转换思维。说起来虽然简单,但真正认识并理解其内涵很困难,需要医务工作者开导、教化,加强对患者、家属以及医护人员自身的死亡教育,从不承认到坦然接受,实现"软着陆"。

目前由于封建迷信及不科学的说法普遍流行,尤其是各种专治癌症晚期的秘方偏方、独家秘笈、灵丹妙药等充斥各种媒体,我国患者多被这些不实之词所蒙蔽,不愿直面死亡问题,寄希望于仙丹神术,相信奇迹,这既有知识缺乏层面的问题,又有文化层面的问题,所以全科医生应该对病人及家属的这些幻想有所了解,才能有的放矢地做思想工作。这需要较长的过程,需要时间,不要着急,慢慢来。

二、医护人员如何看待安乐死

临终关怀是一个过程,对于骨转移癌病人,持续时间可能为几个月或者只有几天,因此,临终关怀在医生和护士的关怀和慈善中必不可少,目的是使患者生时有尊严地存在,离世时自然结束。需要指出的是,医护人员不能对病人实施安乐死,即使病人及家属强烈要求也不能那样做,因为目前没有相关法律支持安乐死,要拒绝采取"快速解脱,走向早死"的措施。

三、了解和尊重病人的宗教信仰

对于生死观,人各不同,尤其在生命最后阶段,宗教信仰会凸显其重要性,此时要将工作着眼点放在了解病人及家属的宗教信仰上,尽可能地予以尊重,但医院尤其是病房是公共场所,每个病人都有被尊重的权利,不能顾此失彼,所以在不影响他人的前提下可以适当照顾,在死亡临近时,努力营造生是美好的,死也是美好的氛围,此点仁者见仁,智者见智。纵观世界各种宗教信仰,无不劝人尊重自然,敬畏自然,引人向善从善,生老病死是自然现象,节哀顺变是对逝者的最大告慰。

近年我国出现了一种很不好的风气,不管何病,到医院就必须痊愈,否则医院就脱不了干系,这种违反自然规律的想法做法十分荒唐,很不科学,作为医生,尤其是全科医生,要理直气壮地破除这种现代迷信,实际上这种错误的想法做法是对患者最大的不尊,是对人类文明的亵渎,也是道德低下的一种表现。

四、宽慰家属及周围人群

在骨转移癌病人晚期,病人的种种痛苦对家属是恶性刺激,家属往往存在各种不良情绪,逝者已去,往往把痛苦留给了家人及亲朋好友,所以如何处理和关心家属也是工作的一部分。作为医生,我们在临床工作中体会到,好言相劝和宽慰也许能够起到事半功倍的效果,学习一些讲话方式和选择沟通时机也很重要,切记感同身受。在香港和台湾地区,有许多义工对病人家属进行哀伤护理,其实我国广大农村和基层单位以前也做得很好,只是这些年各种压力和物化改变了人与人之间那种亲密友情和诚信,在这种特殊时期更需要支持和理解。俗话说"良言一句三冬暖,恶语伤人六月寒",我们要尽量做到良言暖家属,这对医院医生和病人家属都有益,也是和谐医患的一部分,现代医生不但要学医,还要学人文,有时人文关怀胜过技术效果。

五、减轻痛苦及生活护理

晚期癌症患者主要症状是疼痛,减轻疼痛十分重要。如患者对疼痛尚能忍受,可按世界卫生组织推荐的三级止痛法按时按量地给予止痛药。具体的方法是:第一步,使用非麻醉性镇痛剂,如阿司匹林、安痛定、布洛芬等,适用于患者出现的轻度疼痛。第二步,使用弱作用的麻醉性镇痛剂,如可卡因、曲马多等,适用于患者出现的中度持续性疼痛。第三步,使用强效麻醉性镇痛剂,如吗啡、杜冷丁、盐酸二氢埃托啡等,适用于患者出现的重度和剧烈性疼痛。近几年来采用硬膜外腔和椎管内给药或射频消融等其他止痛办法,均取得了较好的效果。

生活关怀:尽量使患者保持舒适的体位,及时更换衣物、床单,保持患者皮肤清洁干燥,及时擦净皮肤上的血迹,协助患者翻身,按摩受压部位,促进血液循环,并保持床单清洁干燥、平整、无褶皱,以防褥疮发生。

补充营养:由于癌症患者长期慢性消耗,营养不良,胃纳不佳,故应给予高营养、高维生素、易消化饮食,例如可让营养师烹调适合患者口味的最喜爱的饮食,鼓励患者进食。

六、经济问题

经济因素是困扰病人及家属的一个大问题,目前大病统筹、医疗保险等政策部分解决了一些困难,但尚不能从根本上解除后顾之忧,一个家庭里有一个癌症晚期患者,会影响到一家人的生活质量。由于家庭经济状况不一样,经济条件好的患者家属会要求医生一定要全力治疗,让患者活的时间越长越好,医生就会加强治疗,比如补充蛋白、输血等,尽可能多地运用治疗手段。也有的患者病情太重,家庭难以负担,与其看着亲人忍受着痛苦的折磨,不如让其早一点安详地"走",这种想法的表达往往很委婉,比如经常询问还有多长时间,花多少钱等。遇到这种情况,一定要与家属进行沟通,了解掌握病人及家属心理,做到心中有数。一些患者和家属可能选择到社区医院治疗或回到家里去"宁养",希望走得舒服安详一些或者花费少些,要理解并尊重病人和家属的选择。由于各种相关政策的规定,要考虑药品百分比的问题、检查的问题,但是这些病人到了医院的时候,一般病情都很重,如果要让晚期病人到相关的科室去做检查有时不现实,遇到这种情况,要和病人家属沟通谈话,尽量减少检查,如果必须检查和转科,要有医务人员护送。

总之,临终关怀不是一项技术,而是涉及面广泛的社会工作,需要全社会努力,在这个过程中,全科医生发挥的作用比专科医生更大更重要,相信随着构建和谐社会的广泛开展,这项工作也会更加必不可少。

首都医科大学附属北京朝阳医院骨科　杜心如
承德医学院附属医院骨科　　　　　　付丽敏

第五节　泌尿外科常见疾病患者的心身障碍

泌尿外科通常包括泌尿系统和男性生殖系统。泌尿、生殖系统是人们非常关注的两个系统,因为它们与人们的日常生活质量密切相关,它们的功能与人的心理与精神状态也有着紧密的联系。从一方面来看,泌尿外科中的很多疾病都会给人们的精神带来巨大的压力,使患者产生焦虑、抑郁的心理;另一方面,人们的心理应激与情绪行为的变化,也会对泌尿系和生殖系的器官产生深刻的影响,进而表现出各种不同的症状。泌尿外科中的患者多数为中老年病人,所涉及的问题往往是人们的隐私问题,我国人民因受传统文化习俗的影响,很多人对这些问题难以启齿,不愿同他人甚至是医生讲述自己的问题,耽误了看病的时机,使病情愈发严重,最后让患者在心理与生理上都承受着巨大的痛苦。因此,泌尿外科中的心身问题应该受到更多的重视,泌尿外科的医护人员对患者的心身问题也应投以更多的关注。

一、男性性功能障碍

男性性功能障碍指男性性行为和性感觉障碍,是男子躯体性器官在性反应、性行为过程所表现的功能和心理感受异常的总和。性功能障碍一般被分为三大类,即阳痿、早泄、射精异常。按病因又可分为心理性、器质性和混合性三类。过去曾一度认为心理因素占主要作用,目前认为器质性因素约占50%,但大多数器质性因素患者同时不同程度地存在着心理障碍。所以我们说男性性功能障碍是一种心身疾病,其影响因素众多,除了与生理、病理有直接关系外,心理因素也是一个不可忽视的问题。对心理因素的重视不能只进行简单的说服宣教,需要从心身医学角度,有针对性地开展心理治疗,才能获得较好的效果。

(一)阳痿

阳痿为男性性功能障碍最常见的病症之一。是指由于男子阴茎勃起机制障碍,导致性交时不能勃起或勃起的硬度不够,不能与女子进行有效性交活动的一种疾病。其发病机制可分为心理性、内分泌性、神经性、动脉性、医源性、体质性等。诱发此病的主要精神心理因素有担心性交失败、害怕患传染病、害怕怀孕、妻子不满等。对于来就诊的患者我们应对其病史、体检、实验室检查及一些特殊的检查做全面细致的了解,分析诱发其阳痿的原因,判断是器质性的还是功能性的,是中枢性的还是末梢性的,是内分泌型的还是生殖器型的,然后采取相应的治疗措施。

(二) 早泄

早泄是男性最常见的性功能障碍之一,目前临床上还没有一个满意和统一的标准,我们通常认为的早泄指的是阴茎未插入女子阴道或刚插入立即泄精后阴茎发生痿软。大约20%~40%的男性在其一生中的某一阶段会发生早泄。性交中射精的时间在正常人中可因年龄、性生活经验及心理因素等不同而有很大差异,因此,没有对于早泄的一个量化的概念。引起早泄的原因主要有心理性和器质性两方面。精神过于紧张、兴奋、恐惧或焦虑,阴茎感觉过敏或感觉神经兴奋性增高都会引起早泄。身心过于疲惫也是引起早泄的常见原因。

(三) 射精异常

包括延迟射精、不射精、无快感、逆向射精、血精、少精及射精痛等。此类疾病的诱因常以器质性为主,但精神心理因素如对女性的厌恶、既往的心理伤害等原因也会引起延迟射精。

在常见的男性性功能障碍中,心理因素起着主要的作用,概括起来主要有认知性、人格性和情绪性的。保守的思想,内向的个性和焦虑、压抑的情绪往往易引起男性性功能障碍。各种不良的环境、不好的经历与生理因素的变化如男性在中年后的雄激素水平下降等原因都会对心理产生影响。负性的心理因素又会产生很多负面影响,生理方面主要指引起性功能障碍和某些男性相关疾病的发生;心理方面会表现为焦虑甚至抑郁;行为方面会出现自我评价低下,自暴自弃,有时甚至会出现一些变态的性行为,如虐待性伙伴、自虐性行为等。在对患者进行治疗时,我们要做到以下几点:首先应同患者建立良好的沟通,了解患者心态,获得患者的信任,这对于进行下一步的治疗有很大的帮助;然后对患者的病情进行全面科学的评估,对于生理性问题我们可以采用临床上的评估方法,对于心理问题可以采用心理量表的测量,评估后制订治疗计划;最后我们应对患者进行生理和心理的综合治疗,对于心理的问题我们应采用心理学的治疗方式对患者进行治疗,如行为疗法、认知疗法等,对于生理问题我们可以采用药物、手术等方式对患者进行治疗。

二、排尿功能障碍

排尿是人们生活中每日都会进行的活动,排尿的正常与否会影响人们的生活质量。很多排尿问题不仅与生理因素密切相关,也受精神心理因素的影响。正常的排尿活动包括储尿和排尿两个过程。排尿反射是一个复杂的反射,反射途径上任何一个位置出现异常都会引起排尿障碍。排尿障碍国际上统称为下尿路症状(lower urinary tract symptoms,LUTS),包括储尿困难(尿频、尿急和夜尿)、排尿困难(排尿不畅和排尿用力)和排尿后困难(排空不完全)等。泌尿外科中常见的具有排尿功能障碍的疾病有良性前列腺增生、膀胱过度活动症、间质性膀胱炎、压力性尿失禁等。下尿路症状(LUTS),尤其是尿急和尿失禁,会给患者带来压力和焦虑。然而,越来越多的证据表明这两个因素之间的关系是双向的,慢性心理压力本身会导致尿频、尿急、尿失禁和盆腔疼痛等症状的发展。

心理压力影响排尿功能障碍的机制尚不清楚。目前认为中枢社经系统(CNS)和外周

（膀胱）炎症通路是慢性压力导致排尿功能障碍的机制。膀胱过度活动症的患者存在低水平炎症，特别是靠近重要功能结构，如尿路上皮下传入神经，这可能对膀胱功能产生显著影响。此外，IC/BPS（间质性膀胱炎/膀胱疼痛综合征）患者和OAB（膀胱过度活动症）患者的尿液和膀胱组织中的炎症标志物均已升高，在动物模型中也发现促炎细胞因子和趋化因子的释放。临床前研究表明促肾上腺皮质激素释放因子及其受体-1（CRF/CRFR-1）系统参与压力期间的中枢行为和排尿变化，而尿皮质素/CRFR-2系统介导先天免疫反应和膀胱敏感性的外周变化。所以细胞因子通过中枢神经系统和膀胱局部作用引起膀胱功能障碍和疼痛。在中枢，促炎细胞因子通过CRF/CRFR影响排尿通路的调节，而外周细胞因子影响膀胱功能，直接导致逼尿肌肥大和传入神经过敏。

（一）良性前列腺增生症

良性前列腺增生症（benign prostatic hyperplasia，BPH）是引起老年男性排尿障碍的最常见疾病。其原因为前列腺尿道周围细胞增生、腺体肿胀，使前列腺尿道狭窄，引起膀胱尿液流出梗阻。患者常见症状为尿频、尿急和排尿困难。BPH患者常伴有心身症状，他们因尿路梗阻引起的各种症状而感到苦恼，产生较多的负性情绪。同时，由于发病人群多数为老年男性，有着独特的心理、生理和病理特点。老年人由于生活能力与工作能力下降，社会参与度下降，常会产生自卑的情绪，很多老人觉得自己老了便一无是处，还会给社会带来麻烦，给家庭增加经济负担，情绪也趋向不稳定。BPH患者常会出现痛苦、焦虑的情绪，他们内心苦恼、烦闷，不愿与人交谈，不愿外出活动，而且会随着病情的加重而加重。老年患者长期以来已形成的生活习惯难以改变，常固执己见，难以接受别人的意见。对于此类患者我们应当与其耐心沟通，了解其内心的想法，帮助其进行心理疏导、调整生活方式，以为下一步的手术或药物治疗创造良好条件。

（二）膀胱过度活动症

膀胱过度活动症（overactive bladder，OAB）是一种以尿急症状为特征的症候群，常伴有尿频和夜尿增多，可伴或不伴有急迫性尿失禁；尿动力学上可表现为逼尿肌过度活动，也可为其他形式的尿道—膀胱功能障碍。此病常见于老年女性，目前病因尚未明确，且在医学检查上没有明确的感染和其他病理学改变。此病的频繁排尿和尿失禁等症状给人们的生活和工作带来了极大的不便与困扰，严重影响患者的睡眠，增加其心理负担，降低了生活质量。患者害怕参加社交等需要憋尿的场合，长期下去会产生自闭症状和紧张、焦虑等心理反应。这些不良的心理因素均能使患者有意或无意地"自我提醒排尿"，长此以往形成不良的排尿心理和习惯。此类患者常在悠闲无事或精神紧张的时候症状较重，而在专注某事或心情愉悦时症状较轻。关于OAB的治疗方法主要有：行为治疗、药物治疗、神经调节治疗以及保守治疗，目前以联合心理行为干预的保守治疗为主。行为治疗中减肥和盆底肌训练作为A级推荐。药物治疗包括抗胆碱能药和β-肾上腺素能受体激动剂。另外医生要使患者学会自我调节与放松的方法摆脱苦恼，以应对生活中的不良情绪，有效消除OAB患者频繁排尿的主观意识，增加治疗的依从性和信心，这对疾病的治疗与康复都有很大的好处。

（三）间质性膀胱炎

间质性膀胱炎（interstitial cystitis，IC）是一种不明原因慢性进行性加重，以尿频、尿急、膀胱充盈后耻骨上去及盆腔疼痛,排尿后减轻为表现的临床综合征。IC多见于女性,病程长期反复,严重影响患者的生活质量,给患者造成很大的心理压力和精神负担。由于此病病因不清,至今还未有特异性的治疗方法,治疗的目的也仅限于改善症状和提高患者生活质量。国内外对IC的研究主要集中在临床治疗方面,相关的心理研究较少。心理因素是否是IC的发病原因目前还不得而知,但可以确定的是IC患者会有明显的心理障碍,有报道称IC患者的焦虑与抑郁发病率均高于中国正常人群。这些不良情绪的产生可能与多重因素有关,最主要的是尿频、尿急等排尿障碍症状影响到患者的工作和日常生活,使其下丘脑—垂体—肾上腺轴等受到影响,导致体内激素紊乱,促进了心理障碍的产生;长期的下腹部疼痛不适、病情反复、病程长、疗效差等原因也容易使患者失去信心和耐心。患者的性格特征、文化程度和经济条件等也与产生抑郁、焦虑等负性情绪相关。女性与男性相比情绪波动更为明显。目前临床上对IC的治疗主要有膀胱水扩张、利多卡因加肝素膀胱灌注药物治疗等治疗方法。对于IC患者产生的心理障碍,首先应对其进行心理测评;然后根据患者的年龄、职业、文化背景、经济条件、家庭境况等采取有针对性的心理干预;同时还要争取家庭和社会支持,对其进行指导,教会其放松,使其保持乐观,养成良好的生活习惯;最后还要向其说明IC的治疗是一个长期的过程,需要其积极配合,消除不良情绪,严格遵循医嘱。

(四)压力性尿失禁

压力性尿失禁(stress urinary incontinence,SUI)是指喷嚏、咳嗽或运动等腹压增高时出现不自主的尿液自尿道外口漏出。是女性中常见的排尿障碍性疾病,也是女性尿失禁中最常见的类型。它虽然不引起器质性病变,但严重影响了患者的生活质量,并给患者造成巨大的心理压力,影响患者在社会中的正常交往。女性压力性尿失禁常见的心理问题有:①抑郁、焦虑。患者因患病引起的身体异味常感到自尊受损,出门需特殊防护而害怕出远门,工作不能安心。②消极、悲观。患者病程长,疗效不明显,长期下去会对疾病的治疗失去信心。③情绪不稳、行为改变。患者会出现易怒、失眠、食欲减退等表现,减少与家人和社会的接触。SUI的治疗方法有手术和非手术治疗,早期治疗可以取得很好的效果,其中度洛西汀和三环类抗抑郁药用于治疗SUI。医护人员更应加强对患者的心理干预,耐心倾听患者的烦恼,解释其病情,提高其对自身疾病的认识,保护患者的隐私,了解其感情变化,通过有效的交流,缓解其内心的压力,改善精神状态,这对疾病的治疗与早期恢复都有十分重要的意义。

三、泌尿系肿瘤

泌尿系统的各个器官均可发生肿瘤,且大多数为恶性的,其中最常见的是膀胱癌,其次是肾癌,近年来前列腺癌发病率有上升的趋势,输尿管癌、阴茎癌及睾丸肿瘤等相对少见。同其他肿瘤一样,泌尿系肿瘤也会引起患者的心理障碍。泌尿系肿瘤患者常有以下几种心理:①恐惧、焦急,泌尿系肿瘤患者多伴有血尿症状,患者在看到自己的血尿和得知自己患有肿瘤之后感到紧张不安、坐卧不宁、失眠多梦,担心自己的剩余寿命不长,对死亡充满恐惧。②否认,在明确诊断后,很多患者不敢接受事实或是对医生和检查结果持有怀疑态度,会否认自己的诊断,进而需求其他医生的帮助和确认。③悲观绝望,泌尿系肿瘤多数为恶性肿瘤,心理承受能力较差的患者在确诊之后会产生悲观绝望的心理,他们对疾病和生活失去信心,对一切事物都失去兴趣,意志消沉,甚至产生自杀或自残的念头。④开朗稳定,这种患者相对较少,需要其面对应激时有较强的心理承受能力,他们在面对困难时积极乐观,可以接受客观事实,不会产生过大的心理压力,能够积极配合治疗,减少心理因素对病情恶化的促进作用。

不良的心理不仅会影响患者的情绪和行为,还会加速病情的恶化,对其治疗产生不利影响。因此我们在对泌尿系肿瘤患者进行手术、药物、放疗、化疗等治疗的同时更要对其进行心理干预。常用的心理干预方法主要有:辅助性心理治疗、认知行为治疗、认知—存在治疗、小组治疗、支持性心理治疗、应急管理、问题解决咨询和支持性护理等。这些方法可以单独使用,也可以组合使用。心理干预可以帮助患者缓解疾病压力、做出恰当决策、应对情绪问题、改变消极观念、树立积极心态配合治疗和康复,同时也能改善治疗中出现的恶心、呕吐、疼痛等症状,提高患者生存质量。

四、泌尿系感染

引起泌尿系感染的原因主要为细菌的侵袭和自身免疫力的下降。泌尿系感染常见的症状主要为尿频、尿急、尿痛等下尿路刺激征。女性由于特殊的生理结构更易发生泌尿系感染,在男性中,慢性前列腺炎较为常见,且已有研究表明精神因素与前列腺炎的发病有着密切的关系。泌尿系感染中出现的尿痛症状常为困扰患者的主要因素,许多患者因排尿时的疼痛不适感而产生紧张情绪,通过神经—体液方式影响逼尿肌的收缩,进而影响排尿功能。对疾病的不了解和内向的性格也会引起患者紧张、焦虑的情绪。在对泌尿系感染病人进行治疗时要重视患者的身心调节,为患者讲解泌尿系统感染的相关知识,消除其悲伤、失望的心态,帮助患者认识疾病,树立战胜疾病的信心,让患者配合治疗,以利于病情的迅速好转。

〔北京医院　张耀光 王建业 王劲夫 陈鑫〕

第六节　器官移植患者的心身障碍

器官移植往往需要多学科联合治疗,负责会诊-联络的精神科医生经常要在移植治疗小组里面担任一些正式或者非正式的工作。能否在小组内取得其他组员的信赖,取决于会诊医生的以下几个能力:与其他组员有效沟通的能力、作出正确的临床判断的能力、有效消除其他成员对患者不良影响的能力以及与其他成员有效合作的能力。

一、器官捐助者的问题

一般心脏和肝脏由脑死亡的捐助者提供,但是肾脏常由活着的家庭成员提供。此时,会诊-联络的精神科医生需要评估捐助者可能存在的人际问题、婚姻问题以及家庭问题。比如,家庭中的"浪子"是否只是有意识或者无意识地将捐赠器官作为在家庭中获得承认的一种方式?虽然捐赠肾脏的死亡率很低(大约为 0.03%),但是很多捐助者术前也会出现焦虑。

精神科医师对这些情况均可以有所帮助。

二、移植接受者的问题

在移植前,精神科会诊医生经常被邀请去评估移植接受者是否存在精神方面的移植禁忌证。对于患者是否适合接受器官移植,精神疾病只是一个较小的影响因素。已有报告称精神发育迟滞患者、焦虑患者、心境障碍患者、精神活性物质依赖患者以及人格障碍患者都可以成功地接受器官移植。能否在移植后恢复良好的心理社会功能,患者本身的精神状况因素远没有成功的同种异体移植和良好的社会支持影响力大。

评估移植候选者的心理社会因素时,有两个评估量表可用:移植候选人的心理社会评估(PACT),olbrisch 1989 年提出;移植评估量表(TERS),Twillman 等 1993 年提出。两个量表都评估了候选者是否存在精神障碍、物质依赖,以及候选者的健康行为、依从性、社会支持、应对风格等特质。TERS 还评估了患者的情绪和精神状态。两个量表均具有良好的信效度和预测能力。

三、手术时的问题

手术期间经常发生急性的继发性精神障碍。以下因素常可导致移植接受者出现谵妄:脑的慢性衰竭、全身麻醉的遗留影响、长时间的移植手术、新器官再灌注导致的血容量和电解质变化、术后的镇痛治疗、移植器官早期的功能障碍、发热、凝血障碍和感染。手术后,患者也可能出现精神活性物质戒断症状。

[中南大学湘雅三医院 邓云龙 马鑫]

------------------------------ 参考文献 ------------------------------

[1] Levenson J L. 心身医学[M]. 吕秋云,主译.北京:北京大学医学出版社,2010.

[2] 姜乾金. 心身医学[M]. 北京:人民卫生出版社,2007.

[3] 黄东,王明安,阎雪彬,等. SCL-90 用于外科术前心理应激状态的评估[J]. 中国现代医学杂志,2004,14(23):109-110.

[4] 王侠.焦虑对外科患者手术前后睡眠状况的影响研究[J]. 河北医药,2011,33(18):2843-2844.

[5] 唐淑芝. 泌尿外科护理特点及病人心理特点分析[J]. 中外医疗,2009,28(12):153.

[6] 陈瑶,邓光辉,刘晓虹,等. 手术患者心理干预模式及其效果研究[J]. 中华护理杂志,2006,41(04):297-300.

[7] Rorarius M G,Kujansuu E,Baer G A,et al. Laparoscopically assisted vaginal and abdominal hysterectomy:Comparison of postoperative pain,fatigue and systemic response. A case-control study[J]. European Journal of Anaesthesiology,2001,18(8):530-539.

[8] 杨金瑞,刘龙飞.中国泌尿外科医师对慢性前列腺炎患者精神症状的认知及诊治行为调查[J].中国心理卫生杂志,2007,21(16):416.

[9] 刘增垣,何裕民. 心身医学[M]. 上海:上海科技教育出版社,2000.

[10] 殷晓玲.肾移植受者心理状态调查及心理障碍治疗[J].医药论坛杂志,2007(12):47-48.

第二十章　妇产科心身障碍

第一节　经前期综合征

经前期综合征(premenstrual syndrome,PMS)是指反复在月经来潮前周期性出现的,以躯体、精神症状及行为改变为特征的综合征。本综合征症状多出现于经前1~2周,月经来潮后,症状方可减轻或消失,对患者生活、工作、学习和人际交往常常造成不良影响。约90%有周期性月经的妇女有经前生理改变,但只有对妇女正常日常生活有明显影响的才称为经前期综合征。

一、病因与发病机制

目前病因与发病机制不甚明确,常涉及环境、激素以及脑系统之间的相互作用。

1. 社会精神因素

Keye于1986年的研究发现PMS患者在臆想、抑郁、转换性癔症、神经衰弱及社会精神内向方面的评分均高于非PMS的对照组。临床上对PMS安慰剂的治疗疗效高达30%~50%,有的治疗疗效高达80%。这种现象很大程度上反映了应激反应性和心理两方面的调节在PMS中的作用,也反映了患者的精神心理与社会因素之间的相互作用参与了PMS的发病过程。

2. 内分泌因素

主要涉及神经内分泌轴及性激素的影响。大量研究表明,动物和人类对环境的应激反应包括行为、神经化学和生理反应等,均与性别有关。性激素参与了应激行为反应和神经递质的调节。①下丘脑—垂体—性腺轴:近年的研究一致表明PMS患者存在下丘脑—垂体—卵巢轴生殖内分泌的异常;②下丘脑—垂体—肾上腺轴:临床研究表明,PMS患者肾上腺皮质对促肾上腺皮质激素的释放反应高于非PMS者;③下丘脑—垂体—甲状腺轴:据报道,PMS患者甲状腺功能异常的发生率较高;④性激素 临床研究采用不同的方法,如促性腺激素释放激素类似物,雄激素衍生物等,都证实了抑制卵巢功能治疗PMS有效。

3. 神经递质

在黄体后期循环中类阿片肽浓度异常下降,表现为内源性类阿片肽撤退症状,影响精神、神经和行为方面的变化。

其他因素包括5-羟色胺、单胺类活性改变及维生素缺乏等。

综上所述,PMS病理生理存在多种复杂因素的相互影响。性激素是参与PMS病理生理过程中不可或缺的因素,但不是引起PMS的唯一病因。PMS的易感因素可能与患者本身的神经过敏体质或其他生物学异常有关。在易感患者中,阿片肽和单胺类等神经递质活性的改变可能是引起 PMS 情感症状和应激行为反应异常的原因。

二、临床表现

1. 与月经的关系

典型的 PMS 症状常在月经前一周开始,逐渐加重,至月经前 2～3 日最为严重,经潮开始后突然消失,有些病人症状消退时间较长,一直延续到月经开始后的 3～4 天才完全消失。另外有一种不常见的情况,即月经中期中存在两个不连续的严重症状期,一是在排卵前后,然后经历一段无症状期,二是月经前一周再次出现一次严重症状。

2. 神经症状

焦虑:表现为精神紧张、情绪波动、易激动、易怒等。抑郁:表现为无精打采、注意力不集中、闷闷不乐,甚至情绪淡漠等。有时也可出现运动协调障碍,饮食、睡眠以及性欲的改变。

3. 身体症状

手足与眼睑水肿,有的感觉腹部胀痛,少数体重增加;疼痛如经前头痛,为较常见的主诉,常为双侧,也可见单侧头痛,部位不固定。乳房胀痛,患者常感觉乳房饱满、肿胀及疼痛。盆腔痛,表现为盆腔坠胀和腰骶部疼痛,持续到月经来潮后缓解。肠痉挛痛,可伴有恶心、呕吐、便秘等症状,临近经期可出现腹泻。低血糖症状,患者常感疲乏无力,偶有食欲增加、喜甜食的表现。

大多数妇女的 PMS 有多种症状。有研究表明,严重的 PMS 均有神经症状,其中焦虑症状占 70%～100%,乳房胀痛或体重增加占 60%,低血糖症状占 45%～50%,存在自杀意念占 35%。

三、诊断与鉴别诊断

PMS 既没有能提供诊断的特定病症,也没有特殊的实验室诊断指标。诊断的基本要素是确定经前期综合征症状的严重性,以及经潮后的情况。根据经前期出现的周期性典型症状,诊断多不困难,但需与精神及心、肝、肾等疾病相关的浮肿相鉴别。

根据病史建立症状日记表,每天记录症状,至少连续 2～3 个周期,对 PMS 的主要症状进行评分。体格检查有助于鉴别一些有类似症状的器质性病变。黄体期体格检查可及乳房触痛。

四、治疗

由于 PMS 的临床表现多样化,严重程度不一,因此不可能一种治疗方案解决所有的症状。临床医师必须根据该综合征的病理生理和心理社会学特点,设计个体化治疗方案以达到最大疗效。

1. 教育和情感支持

PMS 的处理首先是情感支持。帮助患者调整心态,认识疾病,建立勇气和自信心,这种精神安慰治疗对相当一部分患者有效。另外,对患者家庭成员做有关疾病保健的宣传也十分重要,让家庭成员了解该疾病周期性发作的规律和预期发作的时间,理解和容忍患者经前期的行为失常,并协助调整经前的家庭活动,减少环境刺激,使患者的失控行为减少到最小程度。

2. 饮食

高碳水化合物低蛋白饮食,限制盐、咖啡,补充维生素和微量元素,如补充维生素 B_6 可调节自主神经系统与下丘脑—垂体—卵巢轴的关系,还可抑制催乳素的合成,可改善症状。

3. 药物治疗

适用于一般治疗无效者,应分析引起症状的病理生理和心理特点,选择合适的药物。

(1) 抗焦虑药物如阿普唑仑,适用于有明显焦虑的患者,经前用药,逐渐增加,可以一直用至月经来潮的 2～3 天。

(2) 抗抑郁药物,如氟西汀可明显缓解精神症状及行为改变,但对躯体症状疗效不佳。

(3) 促性腺激素释放激素(GnRH)类似物,如亮丙瑞林缓释注射剂、曲普瑞林等,用药可以降低促性腺激素,达到低雌激素状态,以达到缓解症状的作用。

(4) 醛固酮受体拮抗剂,如螺内酯不仅可拮抗醛固酮而利尿,减轻水潴留,而且对改善精神症状也有效。

4. 中医药治疗

经前期综合征的中医治疗需先由医生根据患者的病情辨证论治,不同证型用药方案也不同,一般以活血化瘀、祛痰除湿的中药治疗为主。中医针灸推拿治疗对经前综合征也有较好疗效。

五、预后

轻中度的 PMS 患者的症状经恰当的治疗后均可得到缓解改善。对严重 PMS 患者可以使用 SSRI 类抗抑郁药物,临床有效且无大的副作用,已成为治疗重度 PMS 的一线用药,其次是三环类抗抑郁药物、抗焦虑药物和 GnRH 类似物。大多数严重的 PMS 患者经上述药物的治疗,症状可得到明显的改善,生活质量得以提高。

第二节　更年期综合征

更年期指女性由生殖功能旺盛的状态逐渐衰退,最后接近完全停止的一个过渡时期。从时间段上包含绝经前的月经不规则期、绝经和绝经后的三段时间,即包含围绝经期及老年期前的一段时期。此期卵巢分泌雌激素的功能减退,卵泡不能发育成熟及排卵,临床表现为经量渐少,最后绝经。生育能力和性活动能力下降,性器官进行性萎缩。1994 年,世界卫生组织(WHO)人类生殖特别规划委员会建议用"围绝经期"代替"更年期"一词。但更年期一词,形象生动、简练、容易理解,方便医患交流,已使用百余年,在实践中还在继续使用。

围绝经期指女性绝经前后的一段时间,包括开始出现卵巢功能衰退的征兆,一直持续到最后一次月经后 1 年,通常在 40 岁后开始,月经周期出现明显改变一直到绝经前的绝经过渡期。

　　更年期综合征也称为围绝经期综合征,是指女性绝经前后因性激素波动或减少导致以情绪抑郁、焦虑和猜疑为主要临床症状,并伴有自主神经内分泌功能障碍的一系列症状的综合征。据统计,在占我国总人口约 11% 的 40～59 岁的妇女中,50% 以上存在不同程度的绝经相关症状或疾病。

一、病因与发病机制

1. 内分泌因素

　　卵巢功能衰退,性激素水平降低,是引起更年期内分泌变化和出现临床症状的主要原因。卵巢功能衰退是逐渐发生的,引起下丘脑—垂体—卵巢(HPO)轴之间平衡失调和自主神经功能紊乱,造成血管舒缩症状、自主神经功能失调症状,由此可触发情绪问题。例如更年期综合征患者血清去甲肾上腺素(NE)水平较高,反映交感神经兴奋性高,临床见血压波动、多汗、坐立不安等。

2. 心理因素

　　更年期综合征的相关人格因素常为敏感、多疑、容易兴奋和相对脆弱的特点,使其在更年期应激过程中产生的主观体验比自身激素水平改变导致的变化要强烈得多。

3. 社会因素

　　女性更年期常由于家庭和社会环境的变化加重躯体和精神负担,导致疾病发生或加重。例如工作变化、退休、父母年老多病、子女就学、就业和婚姻等事件,都对发病起一定作用。

二、临床表现

　　临床特点是躯体症状和心理症状并存,心理症状中焦虑和抑郁症状并存,以焦虑更突出,并有潮热、出汗、心悸等自主神经功能紊乱、月经紊乱和性功能障碍等症状。

1. 月经紊乱

　　常从绝经过渡期开始,表现为无排卵周期增加。出现:①周期延长,经期缩短,继之月经稀发,经量减少直至自然绝经;②有的女性经期延长,经量增多,有时甚至大出血,有时又淋漓不断,逐渐减少至绝经;③少数女性 40 岁后突然闭经,不再来潮。在此期间要警惕子宫内膜癌,可行子宫内膜活检,并应注意宫颈癌、子宫息肉和子宫肌瘤等。

2. 血管舒缩症状

　　潮热是自主神经紊乱的最常见症状,其次为出汗、心悸、眩晕、胸闷等。出现潮热时会突然感到面部、颈部与胸部发热,伴有局部皮肤片状发红,出汗,汗后又有畏寒。轻者每日发作数次,重者十几次或更多。85% 的潮热症状可持续一年以上。症状在绝经前和绝经早期较重,随后逐渐减退,最后消失。

3. 泌尿生殖器萎缩症状

　　泌尿系统在绝经后因尿道变短、黏膜变薄、括约肌松弛,故常有尿失禁。
　　生殖系统表现为阴道黏膜变薄,基底层和前基底层细胞超过了雌激素化的表层细胞,阴道脱落细胞检查以底、中层细胞为主,糖原含量减少,pH 值升高,出现阴道干燥、狭窄、性交困难及阴道炎症状。盆底组织松弛、萎缩,导致阴道前后壁膨出和子宫脱垂。

4. 骨质疏松

雌激素降低导致骨质疏松及骨脱钙,以骨矿含量降低和骨组织微结构破坏为特点,导致骨脆性增加和骨折危险性增高。女性更年期约 25%患有骨质疏松。加之绝经后甲状旁腺功能亢进,造成骨质吸收增加。

5. 睡眠或饮食障碍

包括失眠、早醒;胃隐痛、胃胀、恶心、呕吐等胃部不适等。

6. 焦虑症状

主要表现为紧张、焦虑、烦躁、易激惹等。做事时心烦意乱,没有耐心;遇到突发的应激事件时惊慌失措;平时过分担心飞来横祸,有坐卧不宁、来回踱步等焦虑的躯体运动表现。

7. 抑郁症状

内心感觉明显的情绪低落、自我评价过低或自卑、常有无助感和绝望感、兴趣下降、缺乏愉快感、疲乏感增多等。

8. 敏感多疑

表现多种多样,因不同文化和工作而异,主要表现为对一些涉及其本身利益的事敏感多疑,容易联想,但往往都是负性的、令人不快的。

三、诊断评估

需要对患者进行全面的身体、心理、社会和生物学评估,了解患者是否存在其他精神症状和躯体问题,最终明确诊断并制定合理的治疗方案。除了进行全面的躯体检查及妇科检查外,还要注意辅助检查及实验室检查。主要检查项目包括:①常规检查如血常规、心电图、尿常规、便常规、肝功能、肾功能、电解质、血脂以及血糖、性激素系列;②妇科 B 超、宫颈防癌检查;③骨密度测量、乳腺检查等;③量表通常被用来评估更年期综合征的严重程度及情绪症状。如 Kupperman 评分可对更年期症状的程度进行分级,轻度:15～20 分;中度:21～35分;重度:35 分以上。可使用焦虑、抑郁自评量表,汉密尔顿焦虑、抑郁量表等评定患者情绪症状的严重程度。

根据病史、临床表现、年龄、症状及体格检查、辅助检查等,诊断较易确定。但女性更年期易发生高血压、冠心病、肿瘤等,因此必须排除这些躯体疾病。

四、治疗

1. 一般治疗

鼓励建立健康的生活方式,包括坚持锻炼身体、健康饮食、增加日晒时间、摄入足量蛋白质及含钙丰富的食物,以预防骨质疏松。

2. 药物治疗

由于个体差异大,用药不存在绝对的最好、最快、最有效,除常用非处方药外,应在医生指导下充分结合个人情况选择最合适的药物。

（1）激素治疗或激素补充治疗：主要通过口服、皮肤给药或阴道给药的方式，使用雌激素、孕激素、雌激素孕激素复方制剂或替勃龙进行治疗。

（2）非激素类药物治疗：包括：①选择性 5-羟色胺再摄取抑制剂，如盐酸帕罗西汀，可改善潮热及精神神经症状；②钙剂，如氨基酸整合钙胶囊，可减缓骨质丢失；③维生素 D，适用于围绝经期妇女缺少户外活动者，与钙剂合用有利于钙的完全吸收；④抗骨质疏松药，如双磷酸盐、降钙素、他莫昔芬、雷诺昔芬等。

（3）心理治疗：要正确认识更年期的各种生理变化及其引发的心理变化；正确认识更年期的症状是社会心理因素引发的心身反应，通过治疗可以消除，故积极配合医生，为自己找到最佳的治疗方案；摒弃"绝经即绝性"的错误观念，保持适当的性生活。

①支持性心理治疗 医务人员在诊疗过程中与患者良性互动，进行心理支持、引导，使之畅通无阻，促进心身健康。根据患者的不同健康—疾病谱系阶段，主要以准确、鲜明、生动、灵活、亲切、适当、合理的语言分析疾病产生的根源，教会其战胜疾病的方法，激励患者自我领悟和矫正，促进自身病理心理的转化，减轻或消除症状，提高主动应付心理应激反应的能力，巩固疗效。

②认知治疗 改变适应不良思维方式，对自己、世界和未来具有消极的认知模式，促使心理障碍的好转。此外，生物反馈治疗、放松治疗等也是常用的心理治疗方法。

（4）中医药治疗：更年期病机总属阴阳失调，肾阴肾阳均不足，但以肾阴虚为多见，且亦有心、脾等脏器功能失调。围绝经期综合征的中医治则：补肾柔肝，清泻心火，调整肾阴阳，以滋肾阴为主，疏肝理气，宁心泻火。临床应用较多的中成药，如坤泰胶囊，在缓解更年期症状方面有效。其他的中医治疗包括针灸、按摩理疗、药膳等，也可用于辅助治疗围绝经期综合征，减轻患者的症状。

第三节 痛经

痛经是月经期和月经前后出现的周期性下腹痛，常发生在月经前和月经期，偶尔发生在月经期后数日内。下腹呈痉挛痛和胀痛，可放射到腰骶部、大腿内侧及肛门周围。可伴有面色苍白、恶心、呕吐、全身或下腹部畏寒、大便频繁，剧痛时可发生虚脱。痛经程度依赖主观感觉，无客观标准，因此发生率不一。

一、病因与发病机制

原发性痛经的发生与生物、心理、社会环境等多种因素有关，临床上发现，考试期间因痛经就诊的女生明显增多。究其原因，与下列诸多因素相关：

1. 从女性的生殖系统生理分析，正常月经的形成直接受下丘脑—垂体—性腺轴的控制，原发性痛经的发生与月经时子宫内膜前列腺素（PG）含量增高，引起子宫过强收缩，甚至痉挛性收缩。

2. 精神心理因素在原发性痛经的发生中亦起着重要作用。人的心理和精神素质对疼痛感受的影响很大,个体差异很大,疼痛可以反馈影响植物神经功能,反过来能间接或直接影响疼痛感受器,女性在经期过度劳累、紧张焦虑,除了会导致机体的免疫力下降,紧张焦虑等心理情绪还会影响植物神经系统和丘脑垂体、性腺分泌,进而影响生殖器官的功能状态,引起内分泌系统的功能失衡,月经来潮时发生痛经或者是加剧痛经。

3. 青春期女生正处于生理和心理尚未发育完善阶段,认知能力不足,对于月经来潮及相关生理知识,还有月经期间的卫生知识缺乏了解等原因,会导致其对月经疼痛等不适感觉产生害怕,甚至有的人产生厌恶、焦虑的情绪障碍,从而加重了痛经症状。另外,对于学生来说,学科科目多、学业负担重,尤其是在考试期间,学习压力引起的恐惧和紧张焦虑的心理情绪也更重,其结果是导致学生自我感知的改变,而这种改变又提高了对疼痛的敏感性,故出现了平时无痛经发作,考试期间痛经发作;同时对于有痛经经历的学生,每次月经前便会产生"又要痛了"的自我暗示心理,考试期间的恐惧焦虑情绪加上这种暗示作用也间接促进和加重了痛经的症状。反过来,考试期间的痛经使学生感到痛苦也同样加重考试焦虑,二者彼此交互作用,进而形成恶性循环。

上述情况综合表明,原发性痛经与紧张焦虑恐惧等心理因素互为因果,交互作用。

二、临床表现

痛经分为原发性和继发性。原发痛经在月经初潮后半年内发生的很少见,据报道75%的原发痛经发生在初潮后的一年内,13%发生在第二年内,50%发生在第三年。继发性痛经经常发生在初潮后的两年内,不同疾病痛经的年龄、病程不一,痛经发生的早晚也各异。

1. 原发性痛经

痛经无盆腔器质性病变,也称功能性痛经,有三个重要特点:(1)痛经的月经周期都是有排卵的,痛经大都发生在月经开始前数小时,且在2～3天内疼痛消失。(2)痛在下腹部耻骨联合以上区域,呈阵发性胀痛或痉挛性痛。尚应注意有无心情紧张等因素或子宫发育不良和子宫过度前、后屈等情况。(3)子宫内膜呈管型脱落的膜样痛经,Schroeder 等人提出青春期痛经,用止痛药无效,多数系子宫内膜异位症引起。因此诊断原发痛经后,应考虑其中可能有轻度子宫内膜异位症。

2. 继发性痛经

指盆腔器质性病变导致的痛经,因病种不一而表现各异。常见的继发性痛经有:子宫内膜异位症、子宫腺肌症、子宫肌瘤、子宫内膜息肉、子宫腔粘连、残角子宫、盆腔炎症(急性、慢性)、子宫颈狭窄、处女膜无孔、阴道横隔。

(1) 盆腔感染:附件炎、子宫旁组织炎等均能在月经期引起痛经,但非月经期也有盆腔痛,而月经期加重。当急性与亚急性发作时,则疼痛与月经周期无关系。

(2) 子宫内膜异位症、子宫腺肌病:常发生在育龄期。痛经的特点是进行性加重,病情较重者平时也有盆腔痛、性交痛。妇科检查及子宫骶骨韧带处痛性结节具有诊断价值,腹腔镜检查提高了诊断的准确性。腺肌症痛经特征与子宫内膜异位症相仿,但以子宫痛为主,子宫可增大。超声检查显示子宫肌层不规则,有诊断价值。可伴有月经增多。

(3) 子宫肌瘤:一般无痛经,偶尔黏膜下肌瘤(带蒂),有痛经。肌瘤伴痛经时可能合并有腺肌症或腺肌瘤。子宫肌瘤本无痛经,以后出现痛经时应检查是否有子宫肌瘤变性。超声检查有助于协助诊断。

三、诊断

完整的病史如发病年龄、病情进展、病情的性质、伴发症状等均有助于诊断。临床一般分为原发性痛经与继发性痛经。妇科检查无阳性体征是诊断为原发性痛经的关键,但继发性痛经的病变早期可无阳性体征,但超声检查、子宫输卵管造影、宫腔镜可了解子宫及附件的情况,辅助诊断。

四、治疗

1. 心理治疗

对原发性痛经者,一般采用解释性心理治疗,尤其是向青春期少女解说月经的生理变化、痛经的机制,解除心理疑惑,给予适当的安慰,并提出一般性的处理方法,如休息,热敷下腹部等。对继发性痛经者应告知先查明疾病再作处理。

2. 药物治疗

经上述一般处理无缓解时,可使用前列腺素合成酶抑制剂抑制前列腺素的合成,有明显的解痛作用,仅需在月经期使用,用药方便且副作用小。

痛经严重者,给予山莨菪碱肌肉注射解痉治疗的同时,配合服用前列腺素合成酶抑制剂,如布洛芬或酮洛芬,氟芬那酸或甲芬那酸;或短效口服避孕药,降低前列腺素和加压素水平,子宫活动降低,效果显著,可短期应用。

第四节　功能失调性子宫出血

功能失调性子宫出血(dysfunctional uterine bleeding,DUB)简称功血,是指排除全身及内外生殖器的器质性病变,由于下丘脑—垂体—卵巢轴的神经内分泌调节机制失常所致的异常子宫出血。临床表现为月经周期紊乱,经期长短不一,经量改变甚至大量出血等。功能失调性子宫出血是妇科常见病、多发病,是影响女性健康最常见的疾病之一,严重时可导致重度贫血,影响女性正常的学习和生活。

功血按其发病机制可分为无排卵性功血和排卵性功血两大类,其中,70%～80%为无排卵性功血,以青春期及绝经过渡期多见;20%～30%为有排卵性功血,以育龄期妇女多见。

一、无排卵性功能失调性子宫出血

(一) 病因与发病机制

正常月经的发生是基于排卵后黄体生命期的结束,雌激素和孕激素撤退,使子宫内膜皱缩坏死而脱落出血。当机体受内部和外界各种因素影响时,可通过大脑皮层和中枢神经系统引起下丘脑—垂体—卵巢轴功能调节或靶细胞效应异常而导致月经失调,如促性腺激素或卵巢激素的释放或调节异常；机体内外诸因素的影响，如紧张、恐惧、忧伤、环境、气候的变化、营养不良、贫血及代谢紊乱等。

无排卵性功血好发于青春期及绝经过渡期，但也可以发生在生育期。

青春期功血主要由于下丘脑—垂体—卵巢轴的反馈调节功能尚未完全发育成熟，此时期垂体分泌的 FSH 呈持续低水平，LH 无高峰形成。大脑中枢对雌激素的正反馈作用存在缺陷，导致卵巢不能排卵。青春期发病者为无排卵型，占功血的 $70\%\sim80\%$；

更年期功血主要因卵巢功能不断衰退，卵泡耗竭，垂体对促性腺激素的反应性低下，雌激素分泌锐减，对垂体的负反馈减弱，促性腺激素水平升高，但不能形成排卵前高峰，导致功血。

（二）临床表现

多发于青春期和围绝经期；出血的量多少不定，出血的时间长短不一；月经周期不规则；一般有数月无月经的病史；基础体温测定为单相。

（三）诊断

鉴于功血的定义，功血的诊断是一个排除性诊断。诊断时必先排除全身性疾病，生殖道器质性疾病与妊娠有关情况及药物的作用等。主要依据病史、体格检查及辅助检查做出诊断。

病史主要详细了解异常子宫出血的发病时间、病程经过以及以往治疗经过。注意患者的年龄、月经史、婚育史、激素类药物使用史及全身以及生殖系统有无相关疾病，如肝病、血液病等。体格检查包括妇科检查和全身检查，以排除生殖器官及全身性器质性病变。辅助检查包括诊断性刮宫，超声检查，基础体温测定，妊娠试验，宫颈细胞学检查，血红细胞计数及血细胞比容，凝血功能测试，血性激素测定等。

（四）治疗

1. 治疗原则

青春期及生育期以止血、调整周期、促排卵为主；绝经过渡期以止血、调整周期、减少经量、防止子宫内膜病变为主。

2. 一般治疗

补充铁剂、维生素 C 和蛋白质，严重贫血者输血。流血时间长者，给予抗生素预防感染。加强营养，避免过度劳累，保证充分休息。

3. 药物治疗

（1）青春期功血：以止血为主，使子宫内膜剥脱而再修复。使用孕激素，如黄体酮，停药发生撤退性出血后，再使用雌激素，如倍美力。

（2）更年期功血：一般使用诊刮术，明确诊断和止血，可使用孕激素，如黄体酮或安宫黄体酮；减少出血，抑制卵巢功能雄激素，可使用雄激素；药物治疗无效，合并器质性病变时，考虑手术治疗。

二、排卵性功能失调性子宫出血

排卵性功血是指功能失调性子宫出血并且有排卵者，常见有两种类型：黄体功能不足

(luteal phase defect,LPD)和子宫内膜不规则脱落(irregular shedding of endometrium)。

黄体功能不足是指月经周期中有卵泡发育及排卵,但黄体期孕激素分泌不足或黄体过早衰退,导致子宫内膜分泌反应不良;子宫内膜不规则脱落是指在月经周期中,患者有排卵,黄体发育良好,但黄体萎缩过程延长,导致子宫内膜不规则脱落。

(一)病理变化

黄体功能不足的病理变化一般表现为分泌期内膜腺体呈分泌不良,间质水肿不明显或腺体与间质发育不同步,内膜活检显示分泌反应落后 2 日。

子宫内膜不规则脱落的病理变化表现为正常月经时,于月经第 3~4 日,分泌期子宫内膜已全部脱落。但在黄体萎缩不全时,于月经第 5~6 日仍能见到呈分泌反应的子宫内膜,且常表现为混合型子宫内膜,即残留的分泌期子宫内膜与出血坏死组织及新增生的内膜混合存在。

(二)临床表现

1. 黄体功能不足

表现为月经周期规则但缩短,经前期有点滴出血和经量过多(连续数个周期月经量≥80ml),或两次月经间期出现点滴状出血。偶见月经稀发。基础体温呈双相型,诊刮显示子宫内膜分泌反应至少落后 2 日。

2. 子宫内膜不规则脱落

表现为月经周期规则但延长,基础体温呈双相型,但下降缓慢。于月经第 5~6 日诊刮,仍可见呈分泌期反应的内膜,且与出血期及增生期内膜并存。

(三)诊断

排卵的诊断主要依靠基础体温呈双相型;月经后半期孕酮≥16 nmol/L,但必须除外服用或注射过孕激素类药物;B超连续观察,发现有优势卵泡,长大,继而有卵泡消失,子宫直肠窝有液体为排卵,但单次 B 超易发生误诊;诊刮可发现子宫内膜有分泌期变化。

(四)治疗

1. 药物治疗

①孕激素治疗是首选药物,治疗以补足黄体功能。②克罗米芬治疗可以使黄体功能好转。对黄体功能不足及月经中期点滴出血者有效。③寻找黄体功能不全的病因,检查患者血促甲状腺素、催乳素、卵泡刺激素和雄激素的水平。对甲状腺功能低下或亢进者,分别使用甲状腺素或他巴唑治疗;若有催乳素升高,应用溴隐亭或倍高利特治疗;对雄激素过高者,则给予口服避孕药或地塞米松;对于功血的诊断也应重新加以考虑;卵泡刺激素过低或偏高引起的排卵质量问题,应使用克罗米芬改良。④对治疗效果不佳或诊断尚可疑者,可使用口服避孕药进行治疗。⑤排卵性功血除因出血量太大需要刮宫止血或清除宫内流产物时需要刮宫外,因排卵性功血一般不会引起子宫内膜癌变,应用刮宫诊断,需要保守。可以采用基础体温及B超监测,尽量以无创伤性诊断为主。⑥长期出血易继发感染而加重出血。在治疗时应同时给予抗生素消炎。⑦贫血的治疗。除重度贫血需予以输血外,尽量给予以铁剂和维生素 C 为主的口服治疗。

2. 心理干预

常用的心理治疗有认知疗法和松弛疗法。应指导病人了解功血的相关科学知识,激励病人调整情绪,增强其抗病自信。对有性生活问题的患者,应指导其纠正不正确的性生活方式,重建和谐美满的家庭环境,放下思想包袱后定能取得较好的疗效。也可以经过自我松弛或放松练习使患者心情舒爽,以利康复。

第五节　不孕症

不孕症(infertility)指的是所有婚后有正常性生活未避孕,同居超过 1 年未受孕者。据资料统计,婚后初孕率一年为 87.7%,两年为 94.6%。婚后未避孕而从未妊娠者称为原发性不孕;曾经有过妊娠而后未避孕超过 1 年不孕者称为继发性不孕。夫妇一方有先天或后天解剖生理缺陷,无法纠正而不能受孕者称为绝对不孕;夫妇一方因某种原因阻碍受孕导致暂时不孕,一旦得到纠正仍能受孕者称为相对不孕。

不孕症是一种特殊的疾病,是一种生殖无能的状态,虽然不是致命性的疾病,但它对患者的身心健康造成了严重的影响;同时负面的心理状态又会反作用于生殖系统,影响患者的生育能力及治疗效果。有研究表明,过大的心理压力会严重影响内分泌系统,反射性引起肾上腺皮质激素过度分泌,雄激素分泌过多可影响排卵。另外,脑部对心理压力的反应,可释放出皮质激素释放因子,抑制性腺激素释放因子分泌,继而发生不排卵及闭经,男性则影响精子产生,成为典型的少精、弱精症。

一、病因与发病机制

阻碍受孕的因素可能在男方、女方或男女双方,女性因素占 60%、男方因素占 30%、男女双方因素占 10%。

1. 女性不孕因素

①排卵障碍:占女性不孕 25%,主要是由于卵巢功能紊乱导致的持续不排卵,包括下丘脑—垂体—卵巢轴功能紊乱、卵巢病变。肾上腺及甲状腺功能异常也能影响卵巢功能,导致不排卵。②阴道因素:外阴阴道发育异常、外阴阴道炎以及外阴阴道瘢痕,均可造成不孕。③宫颈因素:宫颈黏液功能异常、宫颈炎症、宫颈免疫学异常,影响精子的通过,均可造成不孕。④子宫因素:子宫畸形、子宫黏膜下肌瘤、子宫内膜炎、内膜结核、内膜息肉、宫腔粘连等,均能影响受精卵着床,导致不孕。⑤输卵管因素:输卵管阻塞或输卵管通而不畅占女性不孕的 1/3。慢性输卵管炎、输卵管发育不全、盆腔粘连,均可导致不孕。

2. 男性不育因素

①精液异常:性功能正常,先天性或后天性原因致精液异常,表现为少精、无精、精子发育停滞等。②性功能异常:外生殖器发育不良或阳痿、早泄、不射精、逆行射精等,使精子不能正常地排入阴道,均可造成男性不育。③免疫因素:在男性生殖道免疫屏障被破坏的情况下,精子抗体使射出的精液产生自身凝集而不能穿过宫颈黏液。

3．男女双方因素

包括缺乏性生活的基本知识，男女双方盼孕心切造成的精神过度紧张，或免疫因素等。

二、诊断

通过男女双方全面检查找出原因，是诊断的关键。男方检查包括询问既往有无慢性病史，了解性生活情况，检查外生殖器，及精液常规检查。女方检查包括询问与不孕有关的病史；体格检查，注意检查第二性征的发育及内外生殖器的发育情况；特殊检查包括卵巢功能检查，黄体功能检查，输卵管通畅实验，宫腔镜检查，腹腔镜检查等。

三、治疗

引起不孕的原因虽很多，但首先应改善全身状况，增强体质和增进健康，纠正营养不良和贫血；戒烟，戒酒；积极治疗内科疾病；掌握性知识，学会预测排卵期。

1．心理干预

心理因素在不孕不育中的作用是复杂的，一方面，不孕不育影响患者的心理状态；另一方面，消极的心理反应反过来影响患者的治疗效果。患者诸多的心理失衡及社会适应不良状态，若得不到有效的帮助，将导致不孕的恶性循环。

因此需要增加交流，缓解患者的压力，发挥家庭支持作用；进行相关的知识宣教，提高心理护理的质量；纠正认识误区，正确认识不孕症；创造良好的医患关系和就诊环境；转移心理压力等。

2．治疗生殖器器质性疾病

①输卵管慢性炎症及阻塞的治疗：如中药治疗，同时配合超短波，离子透入等促进局部血液循环，有利于炎症的消除；输卵管内注药，以达到减轻输卵管充血、水肿，抑制梗阻形成，溶解或软化粘连的目的；输卵管成形术，可行造口术、吻合术以及输卵管子宫移植术，达到输卵管再通的目的。②卵巢肿瘤的治疗：直径＞5 cm 的卵巢肿瘤有手术探测指征，予切除，并明确肿瘤性质。③子宫病变的治疗：子宫黏膜下肌瘤。子宫内膜息肉等可行手术切除，慢性宫颈炎应行局部治疗或物理治疗。④阴道炎的治疗：应做细菌培养及药敏试验，根据结果及时、彻底的治疗。⑤子宫内膜异位症的治疗：应尽早保守治疗，必要时可行腹腔镜检查，术中同时清除异位病灶，松解粘连。⑥生殖系统结核的治疗：行抗结核治疗，并检查是否合并其他系统结核。用药期间应严格避孕。

3．诱发排卵

用于无排卵患者。①氯米芬：为首选促排卵药。月经第 5 日起，每日口服 50 mg，连用5 日，3 个周期为一个疗程。②尿促性素：促进卵泡生长发育成熟。③黄体生成激素释放激素：适用于下丘脑性无排卵。④溴隐亭：抑制垂体分泌催乳激素，适用于高泌乳素血症性不孕。

4．补充黄体分泌功能

适用于黄体功能不全者。于排卵后开始，每日服用黄体酮 200 mg，连用 10～14 日。

5．辅助生殖技术

有适应证时可考虑进行辅助生殖技术，如人工授精、试管婴儿等。

［首都医科大学附属北京妇产医院　阮祥燕 何军琴 崔亚美］

参考文献

[1] 郑蓉. 女大学生月经及经前期紧张综合征 920 名心理分析[J]. 中国临床康复,2006,10(2):36.

[2] 陈莉军. 经前期紧张综合征中医浅识[J]. 山东中医药大学学报,1998,22(4):262－263.

[3] 乔明琦,张珍玉,徐旭杰,等. 经前期综合征证候分布规律的流行病学调查研究[J]. 中国中医基础医学杂志,1997,3(3):31－33.

[4] Ross L E, Steiner M. A biopsychosocial approach to premenstrual dysphoricdisorder[J]. The Psychiatric Clinics of North America, 2003, 26(3): 529－546.

[5] 张丽娟. 汉方医学治疗更年期综合征合并心理性低热[J]. 国外医学(中医中药分册),2002,24(5):290－291.

[6] Villiers T J, Gass M L S, Haines C J, et al. Global consensus statement on menopausal hormone therapy[J]. Climacteric, 2013, 16(2): 203－204.

[7] Goodman NF,Cobin RH,Ginzburg SB,etal. AACE menopause guidelines. [J]. EndocrPract, 2011, 17(suppl6):1－25.

[8] Simpson E E A, Thompson W. Stressful life events, psychological appraisal and coping style in postmenopausal women[J]. Maturitas, 2009, 63(4): 357－364.

[9] Bauld R, Brown R F. Stress, psychological distress, psychosocial factors, menopause symptoms and physical health in women[J]. Maturitas, 2009, 62(2): 160－165.

[10] Sternberg R M, Lee K A. Depressive symptoms of midlife Latinas: Effect of immigration and sociodemographicfactors[J]. International Journal of Women's Health, 2013(5): 301－308.

[11] Binfa L, Castelo-Branco C, Blümel J E, et al. Influence of psycho-social factors on climacteric symptoms[J]. Maturitas, 2004, 48(4): 425－431.

[12] Schmidt P J, Haq N, Rubinow D R. A longitudinal evaluation of the relationship between reproductive status and mood in perimenopausalwomen[J]. The American Journal of Psychiatry, 2004, 161(12): 2238－2244.

[13] 李一云,贾春红,樊洁等. 围绝经期综合征的相关因素分析[J]. 临床精神医学杂志,2006,16(5):269－270.

[14] Weinmann M. Stress-induced hormonal alterations[J]. Critical Care Clinics, 2001, 17(1): 1－10.

[15] 刘云肖,陈金金,桂林,等. 心理护理联合中药治疗高考女生月经不调的临床研究[J]. 辽宁中医杂志, 2010, 37(12): 2388－2389.

[16] 陈和利,金石,王力,等. 知识女性月经不调与精神因素关系调查[J]. 江西中医学院学报,2007,19(03): 86－88.

[17] 丰有吉,沈铿. 妇产科学[M]. 北京:人民卫生出版社,2002.

[18] 全国妇女月经生理常数协作组,张其本,孙学诚,等. 中国妇女月经生理常数的调查分析[J]. 1980,15(4): 219－223.

[19] 孙艳明,王玲,李戈.1800 名女大学生痛经影响因素调查分析[J]. 天津中医药,2009,26(5):367－369.

[20] Polat A, Celik H, Gurates B, et al. Prevalence of primary dysmenorrhea in young adult female university students[J]. Archives of Gynecology and Obstetrics, 2009, 279(4): 527－532.

[21] Harel Z. Dysmenorrhea in adolescents and young adults: Etiology and management[J]. Journal of Pediatric and Adolescent Gynecology, 2006, 19(6): 363－371.

[22] Patel V, Tanksale V, Sahasrabhojanee M, et al. The burden and determinants of dysmenorrhoea:

A population-based survey of 2262 women in Goa，India[J]. BJOG：an International Journal of Obstetrics &·Gynaecology，2006，113(4)：453－463.

[23] 周幼龙，王莉娜，曲爱丽，等. 心理因素对女大学生原发性痛经的影响[J]. 中国预防医学杂志，2009,10(4)：253－256.

[24] 郑良琴，毕建璐，占春旺，等. 大学女生中医体质与原发性痛经的相关性研究[J]. 中医药导报，2011,17(1)：27－29.

[25] Unsal A，Ayranci U，Tozun M，et al. Prevalence of dysmenorrhea and its effect on quality of life among a group of female university students[J]. Upsala Journal of Medical Sciences，2010，115(2)：138－145.

[26] Balbi C，Musone R，Menditto A，et al. Influence of menstrual factors and dietary habits on menstrual pain in adolescence age[J]. European Journal of Obstetrics &· Gynecology and Reproductive Biology，2000，91(2)：143－148.

[27] Ohl J，Reder F，Fernandez A，et al. Impact of infertility and assisted reproductive techniques on sexuality[J]. Gynecologie，Obstetrique&·Fertilite，2009，37(1)：25－32.

[28] 吴泽俊，张洪波，丛林. 体外受精—胚胎移植过程中妇女的焦虑和抑郁[J]. 现代妇产科进展，2008,17(3)：205－208.

[29] 郑晓瑛，邱月. 中国不孕症疾病经济负担分析[J]. 中国公共卫生，2012,28(3)：257－260.

[30] 黄江涛，唐运革，王奇玲，等. 夫妻关系对不孕症发病的影响[J]. 广东医学，2012,33(13)：1996－1997.

[31] 陈玲玲,郑彤彤.影响不孕妇女心理健康的多因素分析[J].中国现代医生,2011,49(4)：142－143.

[32] An Y，Wang Z R，Ji H P，et al. Pituitary-adrenal and sympathetic nervous system responses to psychiatric disorders in women undergoing in vitro fertilization treatment[J]. Fertility and Sterility，2011，96(2)：404－408.

[33] Wischmann T. Implications of psychosocial support in infertility—a critical appraisal[J]. Journal of Psychosomatic Obstetrics &· Gynecology，2008，29(2)：83－90.

[34] van den Broeck U，Emery M，Wischmann T，et al. Counselling in infertility：Individual, couple and group interventions[J]. Patient Education and Counseling，2010，81(3)：422－428.

[35] Rauprich O，Berns E，Vollmann J. Information provision and decision-making in assisted reproduction treatment：Results from a survey in Germany[J]. Human Reproduction，2011，26(9)：2382－2391.

第二十一章　皮肤科心身障碍

第一节　概述

皮肤病学中的心身问题早为人们所熟知,西方谚语中有"身体是心灵的镜子,皮肤是身体的镜子"的说法;我国自古至今亦有"察言观色"的说法和"见微知著"的观点。如今心身问题已经成为皮肤病临床诊断与治疗中要予以考虑的重要方面。皮肤病也和其他器官系统的疾病一样,符合生物—心理—社会医学模式的特点。早期心身医学家从心理动力角度就曾将神经性皮炎列入心身疾病。行为医学也将皮肤病作为传统的研究对象。1965 年心理学家 Harlow 夫妇的著名动物实验及 1969 年 Bowlby 对儿童的研究表明了发育早期皮肤接触的重要性,说明皮肤和精神的密切关系。1980 年 Montagu 在他的躯体接触研究中,进一步证实触觉对个体发展的重要性。免疫系统方面,1963 年 Black 在变态反应的系列研究中认识到皮肤的免疫学反应反映了皮肤病学中长期关注的心理方面,另外身心反应一直是皮肤病治疗中的重要一环,所以长期以来,心身问题在皮肤病的诊断与治疗中一直都受到关注。

一、与皮肤相关的心理生理

（一）皮肤体验心理

皮肤接触在婴儿心理发育中非常重要,已成为新生儿母婴同室及早期接触的主要依据。1987 年 Battergay 的研究称之为"共生接触期"(symbiotic tactile phase),并强调这在自我功能成熟中起关键作用。法国心理分析学家 Anzieu 于 1985 年提出了"皮肤自我"(skin ego)的概念和思想,身体的前自我(pre-ego)是一种基于婴儿对皮肤体验的心理意象,用来支持自我的功能。他认为,每一种心理活动都取决于生理/身体功能,自我功能也反映出了皮肤的功能。法国的皮肤科教授、精神分析师 Daniere Pomey-Rey 认为,"皮肤和大脑之间的默契早在人还是胚胎组织时便形成了,它们通过神经递质彼此联系,并形成生化对话。"

（二）有关痒的心理

心理因素促进痒感,可能是情感条件性激活植物神经系统,从而引起机能改变所致。与其他知觉一样,注意可以增强或减弱痒感。虽然痒的中枢仍不清楚,但是痒的外周组分与疼痛没有明显区别,痒是由多模式伤害感受器的亚群形成的一级传入所唤起。1967 年 Borelli 的心理生理学研究指出,皮肤急性损害的患者可通过情绪应激唤起皮肤反应。

动物实验表明,经典条件反射可致血浆组织胺升高,组织胺释放可影响皮肤炎症反应及引起痒感。神经性皮炎患者很容易形成经典的条件反射性痒感。操作性强化也可引起抓痒,有时只要短暂轻微的应激就可以唤起,痒—抓恶性循环是皮肤病形成慢性化的必要条件。

二、与皮肤相关的内分泌及免疫

1985 年 Ametz 等发现在应激条件下银屑病患者的内分泌及植物性反应要强于对照,而且疾病表现也与应对心理应激的策略有关。主观感觉控制的丧失可激活下丘脑—垂体—肾上腺轴而释放糖皮质激素。1980 年 Frankenhauser 的研究表明若个体选择积极应对情景(搏斗或逃跑)则刺激交感—肾上腺系统,分泌肾上腺素。当不良的行为类型不能很好地处理应激情境时,可导致内分泌系统持续激活而损伤免疫系统。另外,免疫系统激活后产生的多种免疫反应性物质如免疫细胞、细胞因子、抗体、补体等都可影响后续的病理生理过程,激发或恶化症状。1993 年 Faber 等发表一系列皮肤病的心理免疫调查的文章。

三、皮肤病心身障碍的分类

目前认为皮肤病有 1 700 多种,绝大多数病因不明,不同疾病与心理社会因素的相关性质与程度也各不相同,有的直接相关,有些是因为皮肤损害而引起的心理障碍。从广义的心身关系而言,可以说皮肤病或多或少都与心理社会因素相关。

关于心身性皮肤病的标准与分类曾有过多种说法,有的并不适用于临床。1983 年 Koblenzer 的分类较适用于临床,分类如下:

1. 严格的心理障碍引起的皮肤病

包括人工皮炎,皮肤妄想;强迫性习惯的皮肤表现;神经性表皮剥脱、舔唇、拔毛癖;与皮肤有关的强迫观念,如寄生虫恐惧、性病恐惧症、恐癌症;精神性紫癜;舌痛及舌灼痛等。

2. 心理因素起重大作用的皮肤病

原发性的皮肤瘙痒症、肛门生殖器瘙痒症、多汗症、慢性湿疹、慢性荨麻疹、斑秃等。

3. 由遗传或环境因素决定受情绪影响的皮肤病

如银屑病、扁平苔藓、神经性皮炎、寻常痤疮、脂溢性皮炎、复发性单纯性疱疹等。

四、躯体化障碍

躯体化障碍又称 Briquet 综合征,临床表现为多种反复出现的、经常变成躯体不适症为主的神经症性障碍。症状可涉及身体的任何部分和器官,各种医学检查不能证实有任何器质性病变足以解释其躯体症状,常导致患者反复久已和明显的社会功能障碍,且伴有明显的焦虑、抑郁情绪。多在 30 岁以前起病,女性多见,病程至少 2 年。常见症状可归纳为以下几类:

1. 疼痛

为常见症状,可以涉及头、颈、胸、腹、四肢等,部位不固定,疼痛一般不是很强烈,与情绪状况有关,情绪好时可能不痛或减轻。可发生于月经期、性交和排尿时。

2. 皮肤症状

可以在瘢痕部位、肢体或关节部位出现麻木,皮肤出现窜痛、颜色异常,以及异常的皮肤感如瘙痒、烧灼感、刺痛、麻木感、酸痛等。

3. 胃肠道症状

为常见症状。可表现嗳气、反酸、恶心、呕吐、腹胀、腹痛、便秘、腹泻等多种症状。有的患者可对某些事物感到特别不适。

4. 泌尿生殖系统

常见的有尿频、排尿困难;生殖器或其周围不适感;性冷淡、勃起或射精障碍;月经紊乱、经血过多;阴道分泌物异常等。

5. 呼吸、循环系统

如气短、胸闷、心悸等。

6. 假性神经系统症状

常见的有共济失调、肢体瘫痪或无力、吞咽困难或咽部梗阻感、失明、失聪、皮肤感觉缺失、抽搐等。

这类患者最初多就诊于内、外、皮肤等各科,精神心理科医生所遇到的往往是多年的就诊经历、大量临床检查资料、用过多种药物甚至外科手术效果不佳的病例。由于目前医生对此类患者识别率较低,故常常造成对此类疾病诊断和治疗的延误,并由此导致巨大的医疗资源浪费。因此,提高当代各科医生对躯体化障碍的识别能力无疑具有重要的现实意义。

躯体化障碍治疗比较困难。治疗开始时要重视医患关系的建立,医者要以耐心、同情、接纳的态度对待患者的痛苦和诉述,理解其的确是有病,而不都是"想象的问题"或"装病",要应尽可能早地选择适当的时机向患者提出心理社会因素与躯体疾病关系问题的讨论,告知患者把他们的疾病看成是涉及躯体、情绪和社会方面的疾病,采取积极的有效治疗,可以解除不适或疼痛,达到痊愈。

心理治疗是主要治疗方法,其目的在于让患者逐渐了解所患疾病之性质,改变其错误的观念,接触或减轻精神因素的影响,使患者对自己的身体情况与健康状态有一个相对正确的评估。目前常用的心理治疗有精神分析、认知行为治疗、催眠暗示治疗、家庭治疗等。躯体化障碍伴焦虑抑郁,可选用适当的抗焦虑、抗抑郁药物,部分病例可获得明显改善。症程迁延时间越长,治疗效果越差。

第二节　神经性皮炎

神经性皮炎是心理因素作为重要触发条件的疾病之一,是常见的慢性神经功能障碍性皮肤病,约占皮肤病病例的 2.1% ~ 7%,以剧烈瘙痒和皮肤局限性苔藓样变为特征。

一、病因及病程中的心身问题

目前,神经性皮炎是以免疫—植物性功能失调来解释的。通过 B 淋巴细胞激活的 IgE 产生增加,B 细胞是由 IL-4 激活的,同时还有花生四烯酸的代谢缺陷。某些神经肽的变化也引起了心理免疫学的兴趣,即神经肽 Y、VIP(血管活性肠肽)的增加,而 P 物质正常。实验研究表明,神经肽在痒感及炎症发生中起基本作用,因此,这至少表明在情绪体验与神经免疫之间存在可能的联系。

1980 年 Thomae 等用常规的人格测验发现，神经性皮炎患者与普通人群并无差异，说明神经性皮炎并无特异的人格结构。然而 Gieler 等 1990 年的聚类分析研究表明，可以区分某种心理学亚群，大约 20％的患者有心理问题，或者感到他们自己有点怪，这些亚群可以做心理治疗干预。

主要诱因有神经精神因素，包括急躁、思虑、紧张、抑郁、疲劳、睡眠不佳等。饮食因素包括酒、辛辣刺激物、海鲜等。此外，胃肠功能障碍、内分泌紊乱、感染和某些慢性疾病也可能是本病的诱因，某些局限性神经性皮炎与衣服摩擦、局部理化因素的刺激和昆虫叮咬有关。

瘙痒的继发性后果是夜间睡眠不足，累积起来可致注意力不集中、疲劳、效率低下。其后果根据报告有因严重瘙痒而辞职，抑郁性激怒，冷淡以及恐惧，甚至有自杀的。有些患者怕暴露病损部位而在行为上有改变，如对着装（短袖、短裤）、运动（游泳）等的回避。

二、临床表现

初发时感觉局部阵发性瘙痒，经搔抓或摩擦后，出现成群的粟粒至米粒大，淡褐色或红色圆形及多角形扁平丘疹，质地坚实而带光泽，表面有少量鳞屑。之后皮疹逐渐融合、扩大，颜色呈皮色或暗褐色，皮脊增高，皮纹加深，相互交错，呈菱形或多角形，干粗，肥厚，类似皮革样斑片或斑块，即所谓的苔藓样变，范围大小不一，境界较清楚，皮损周围常见抓痕和血痂。

好发部位为颈部两侧和颈后、肘部、骶尾部，亦可见于腰部、臀、外阴、肛周、眼睑及四肢伸侧，常对称分布，亦可皮肤皱褶，皮神经分布呈线状排列。

慢性病程，时轻时重，一般夏季加重，冬季缓解，有阵发性瘙痒，往往是越抓越痒，越痒越抓，越抓越厚的恶性循环。全部病程可为三期：静止期，表面炎症轻微或缺乏炎症，病变局限，境界清楚；进行期，皮损扩大，炎症明显，瘙痒剧烈，皮肤可呈苔藓样变；退行期，浸润轻微，皮损变薄，倾向治愈。

患者在就诊时常诉说明显的精神不适，如因工作劳累而瘙痒加重，因瘙痒而失眠，由失眠而情绪急躁。常表现为心烦意乱，滔滔不绝地强调自己的病情如何如何顽固，对于各种有效的药物毫无信心和耐心，用几天不见效就弃之不用，不惜辗转千里跑遍各大城市，寻求名医、新方、偏方，苦恼使病情加重，病情使苦恼加深，这种恶性循环使患者自称得了比不治之症还痛苦的"顽癣"。

三、防治

1. 心理治疗

劝导患者与医生共同协作与疾病作斗争，是治疗本病的关键。首先可以让患者尽情地谈自己疾病的发生发展和治疗经过及个人看法，然后医生应该逐渐地掌握话语权，将有关神经性皮炎的相关知识告诉患者，使他们知道本病的发生发展和精神、心理因素密不可分，告诉劝慰患者应该采取积极和乐观主义的态度，正确地看待和处理工作和生活中出现的相关问题,发挥主观能动性与疾病作斗争。同时,应避免饮酒和食用辛辣刺激食物,以及热水刺激和搔抓刺激等各种不良的理化刺激。

2. 药物治疗

由于神经性皮炎以剧烈的瘙痒为主要特点,因此在治疗的同时应给予口服外用止痒药物,以帮助他们克服瘙痒,缓解病情,提高疗效。口服药物主要为一代、二代抗组织胺药物,如第一代的扑尔敏、赛庚啶、苯海拉明、酮替芬等,第二代的西替利嗪、左西替利嗪、氯雷他定、地氯雷他定、咪唑斯汀、非索非那定等等。外用药物可选用各种皮质激素霜剂或软膏,如卤米松乳膏、丁酸氢化可的松乳膏、糠酸莫米松乳膏等,一般强效激素制剂显效较快,但特殊部位要小心使用,宜选用温和的弱效激素制剂。此外,松馏油、煤焦油、糠馏油、黑豆馏油制剂等也可酌情选用。如果皮损局限,瘙痒明显而不能控制搔抓时,可用肤疾宁等硬膏局部外贴,效果显著,也可外用激素制剂软膏后包封,治疗效果会明显增强,皮损消退速度明显加快。其他方法如皮损内注射的局部封闭疗法、液氮冷冻疗法、皮肤针刺疗法等亦可酌情选用。

第三节　湿疹

湿疹是多因性的皮肤炎性反应,瘙痒剧烈,反复发作,病程较长,易慢性化。

一、病因及病程中的心身问题

湿疹是复杂的内外激发因子引起的迟发性变态反应。诱发的因素极多,外部因素如湿热使皮肤受汗液浸渍;寒冷易干燥皲裂;生活用品中的肥皂、清洁液、化妆品,一些金属(镍、铬、汞)化合物、墙体涂料等的接触,还有兽毛、花粉、尘埃等的吸入和食品的摄取,都可触发过敏。内在因素如过敏体质、健康状态、感染、代谢紊乱等。精神神经因素,如应激、紧张、情绪波动等。心理因素的影响看来是通过以皮肤为靶器官的神经免疫反应,经肽类递质及免疫反应物质,引起皮肤炎性反应。湿疹的瘙痒及慢性病程常可引起继发性心身反应,影响情绪及行为变化。

二、临床表现

湿疹皮疹呈多形性,按皮损表现特点分为急性、亚急性和慢性湿疹三种。皮疹可发生在任何部位,但以外露部位及屈侧为多见;皮疹往往对称性分布。自觉瘙痒剧烈。病程不规则,常反复发作,迁延难愈。常见特定部位的湿疹有耳湿疹、手足湿疹、乳房湿疹、肛门外生殖器湿疹、小腿湿疹等。

1. 急性湿疹

为多数粟粒大红色丘疹、丘疱疹或水疱,尚有明显点状或小片状糜烂,渗液,结痂。损害境界不清。合并感染时可出现脓疱、脓性渗出及痂屑等。

2. 亚急性湿疹

常因急性期损害处理不当迁延而来,皮损以红色丘疹、斑丘疹、鳞屑或结痂为主,兼有少数丘疱疹或水疱及糜烂渗液。

3. 慢性湿疹

多由急性、亚急性湿疹反复不愈转化而来,皮损为暗红或棕红色斑或斑丘疹,常融合增厚呈苔藓样变,表面有鳞屑、抓痕和血痂,周围散在少数丘疹、斑丘疹等。皮损在一定诱因下可急性发作。

三、防治

1. 心理治疗

初诊患者常无明显心理障碍,通过仔细交谈,常能分析出重要致病因素如食品、接触物、与情绪的关系等,可通过一般心理治疗,消除紧张情绪,用药物治疗并指导皮损护理,多数能较快缓解。

病程较长,反复发作,可有焦虑、急躁情绪,频繁诉说病情,形象描述症状和不适感受。这类患者往往求治心切,频繁就医,更替药物,自主使用刺激性药物及偏方。治疗中急于求成,缺乏耐心,不能坚持药物疗程。这类患者都呈现焦虑不安与皮肤病损相互作用的心身恶性循环。对此,应耐心听取诉说,这种倾听既是一种疏泄,有利于平息患者的急躁情绪,又可建立良好的医患关系,可以在此基础上宣传医学卫生知识,指导患者用药及皮肤保护措施,与患者共同拟定治疗方案。

若病程迁延长久,皮肤损害持续,则与其他慢性病患者一样,往往表现为心境低落,对治疗缺乏信心,有自卑感,怀疑他人嫌弃,惧怕疾病恶变。对此类患者应打消其顾虑,分析其慢性迁延的原因,提出长计划,短安排。在治疗方面应根据情况,逐个消除症状及其他心理治疗及保健锻炼。更重要的是定期随访,引导患者关注自身病情的改善,以树立信心。

2. 药物治疗

(1)外用药物:治疗应温和、无刺激性,具体用药视病期及皮损情况而定。①急性湿疹:无渗出时,外用炉甘石洗剂,瘙痒明显时酌加糖皮质激素乳膏外用。如氢化可的松乳膏或丁酸氢化可的松乳膏、曲安奈德乳膏或糠酸莫米松霜等。有渗出时,首先用硼酸溶液或生理盐水等作冷湿敷,可用氧化锌油外涂,渗出减少后改用氧化锌糊膏。②亚急性湿疹:可选用糊剂,如氧化锌糊膏或糠馏油糊膏、糖皮质激素乳膏剂。③慢性湿疹:可选用糖皮质激素乳膏剂、软膏或硬膏,氧化锌软膏,焦油类软膏。

(2)系统治疗 ①抗组胺类药物:如传统抗组胺药,如扑尔敏、去氯羟嗪、赛庚啶等。新型抗组胺药,如西替利嗪或左西替利嗪、氯雷他定或地氯雷他定、咪唑斯汀。对小儿较安全的药物有苯海拉明糖浆或氯苯那敏。②非特异性脱敏治疗:如葡萄糖酸钙或硫代硫酸钠,甘草酸二铵或复方甘草甜素注射液。③糖皮质激素:能很快控制症状,但停药易复发,故一般情况不主张应用。只有在急性湿疹严重,皮疹广泛或患湿疹性红皮病,采用其他治疗无效而又无糖皮质激素应用禁忌证时可酌情选用,如成人用泼尼松、地塞米松、倍他米松等。注意不宜减药、停药过快,以免出现反跳现象使病情反复。④雷公藤制剂:如雷公藤多甙片。

3. 中医药治疗

（1）急性湿疹多湿热并盛，治宜清热祛湿，方用龙胆泻肝汤加减；亚急性湿疹多脾虚湿盛，治宜健脾利湿，方用除湿胃苓汤加减；慢性湿疹多血虚风燥，治宜养血润肤，方用四物消风散加减。

（2）急性湿疹可用鲜马齿苋煎液，或马齿苋、黄柏、苦参煎液或野菊花、苦参、明矾煎液待凉后湿敷；亚急性湿疹外用青黛散加香油调成糊状敷于患处；慢性湿疹可外用天麻膏、湿疹膏等。

第四节　白癜风

白癜风为原发性局限或泛发的皮肤色素脱失症，是由于皮肤和毛囊的黑色素细胞内的酪氨酸酶系统的功能减退或丧失所致。

一、病因及病程中的心身问题

白癜风的发病和皮损的活动接近三分之二与精神因素有关。有研究表明，白癜风的发病与人格有关。精神创伤、思虑过度、寝食不安在发病中占有重要地位。

白癜风的发病机制迄今未完全阐明。研究者们从各个角度探讨与发病有关的因素，但缺乏整体的阐明。苏晓红1995年提出一种整合模式—汇集理论，并且构思了各种学说在发病机制所处的地位，不仅有助于认识白癜风发病机制的现有学说，更有利于发展进一步的研究。

临床表明，精神过度紧张可导致白癜风损害发生和扩大。有认为应激所致肾上腺素（肾上腺髓质分泌）可直接影响脱色。最近发现角朊细胞也可以产生肾上腺素。应激与角朊细胞肾上腺素产生的关系值得研究。应激的另一条反映途径是下丘脑—垂体—肾上腺轴，这一系统的促肾上腺皮质激素释放激素（CRH）还可激活交感神经系统促进儿茶酚胺分泌；促肾上腺皮质激素（ACTH）与促黑素（MSH）脑内的阿片肽同源，都是由前阿黑皮素（POMC）分裂出来；皮质醇是这一系列的最终产物，它对外周及中枢的多处功能发生影响，有认为糖皮质激素可间接刺激胰岛素分泌，导致脑内L-色氨酸增加而引起5-羟色胺（5-HT）增多，经褪黑素增多而使褪黑素受体活动过度，致黑色素细胞破坏引起白癜风。另外有人提出神经肽（P物质）在白癜风皮损及正常皮肤交界处有所增加，而认为可能与皮肤损害有关。P物质是感觉神经末梢释放的感觉神经肽，值得进一步研究。精神因素在白癜风的发病中越来越受到人们的重视。此外，遗传、感染、免疫因素如表皮细胞产生的细胞影子缺乏，IL-2的上升，抗黑素细胞抗体、郎格罕细胞及Merkel细胞的减少，铜离子的缺乏等都与发病有关。

二、临床表现

临床表现为色素脱失的白色的斑点或者斑片，周围是正常皮肤。脱色斑从几毫米到数厘米大小不等。白癜风临床上按不同的分类方法可分为节段型、肢端型、稳定期、进展期等。在进展期，皮损可以逐渐扩大，并不断有新的脱色斑出现。肤色较浅的患者，白斑可不明显，但深肤色的人,颜色对比则很鲜明。在伍德灯下,白癜风部位与周围皮肤有非常明显的界限。白癜风可以累及身体的任何部位,通常双侧对称分布。毛发变白的几率为 10%～60%。白癜风的发病率很高,在中国每 100 个人中有 1～2 个人发病。其中半数在 20 岁以前就开始出现皮损,大约 1/5 的人有家族史。大部分白癜风患者身体状况良好。

三、防治

1. 心理治疗

良好的心态是治疗本病的重要手段。精神心理放松可使儿茶酚胺分泌减少,从而减缓本病的发展,还可使损伤的细胞向修复的方向转化。同时,从心理的角度上可以建立战胜疾病的信念,从而配合医生的治疗。

2. 药物治疗

在心理治疗的同时,应配合药物治疗。对活动期白癜风可选用小剂量类固醇皮质激素,如强的松,局部可选用激素软膏、霜剂及复方氮芥制剂等。在局部稳定期和神经节型白癜风皮损处采用白癜风表皮移植的方法治疗,可获得较好疗效。含类固醇皮质激素的乳膏对于小范围的皮损色素生成效果比较好。可以与其他方法联合应用。激素可以使皮肤萎缩甚至在特定区域形成萎缩纹,应该在医生的指导下使用。目前钙调神经磷酸酶抑制剂他克莫司外用治疗白癜风取得了很好的疗效,并没有激素长期外用的副作用,值得尝试。

目前认为光化学疗法是理想的方法,其机理主要是刺激白癜风皮损毛囊内残存的黑色素细胞增生肥大,皮损边缘的黑色素细胞也有同样改变,从而使皮损处出现色素再生,另外还影响免疫系统。光疗目前有 308 nm 准分子激光、窄波 UVB(B 波紫外线)等激光、光疗仪器可以用于白癜风的治疗。补骨脂联合 UVA(PUVA)使用一种光敏剂补骨脂素可以促进色素生成,服用补骨脂素后皮肤对于光线非常敏感,然后用特殊的紫外线 UVA(A 波紫外线)照射皮肤,这种方法需要特殊的设备。如果病变范围很局限,可以局部外用补骨脂素。

现在还推荐遮盖方法,使用有遮盖作用的化妆品、染料、防晒类化合物(self-tanning compounds)是简单安全的方法。这些遮盖剂都不是永久的,也不能改变病程,但是对于外观的改善还是有效的。对于病情严重的患者,可使用一些脱色药物,去除正常皮肤残留的色素,使全身的皮肤呈现均匀一致的颜色。

3. 中医药治疗

可选疏肝理气、活血化瘀药,如疏肝活血汤及补骨脂、白芷等抗光敏药物。

第五节　脱发与斑秃

脱发是指头发脱落的现象。正常脱落的头发都是处于退行期及休止期的毛发,由于进入退行期与新进入生长期的毛发不断处于动态平衡,故能维持正常数量的头发,以上就是正常的生理性脱发。病理性脱发是指头发异常或过度脱落,其原因很多。

斑秃是一种局限性环状脱发,突然发生,可自行缓解或复发,俗称"鬼剃头"。

一、病因及病程中的心身因素

脂溢性脱发又称雄性激素型脱发,主要与遗传以及心理压力过大等因素有关。此病的发展一般与体内的雄性激素的分泌有关。人体毛囊是对雄激素敏感的靶器官,其生长具有周期性,通常经历生长期、退行期和休止期三个阶段。人体分泌的雄激素主要为睾酮,睾酮在 5α-还原酶的作用下转变为双氢睾酮,再与头皮部毛囊靶细胞内的雄激素受体结合,抑制毛乳头的生长发育,干扰毛囊细胞的生长代谢,使头发提前进入休止期,从而引起脱发。但也有可能伴有正常水平的雄激素,遗传的素质可使毛囊对雄激素的敏感性增加,导致正常的雄性激素水平却引起脱发。

斑秃病因不明,但精神紧张、情绪压抑、抑郁、焦虑,心理矛盾冲突等可导致斑秃发生或病情加重或迁延不愈。皮肤血液循环受植物神经支配,可作为神经源性发病的参考。患者的行为方式特征,如男性人际关系消极、回避现实竞争、性功能低下,女性情绪不稳定等均可加重。斑秃引起的心理反应非常剧烈,这一点有别于其他躯体疾患。尤其中青年女性患者更为敏感。患斑秃后,社会的歧视、讥讽和本人焦虑、懊丧心理常常与患者强烈的心身反应形成顽固的恶性循环,使疾病经久不愈。有研究表明,因急性心理刺激和严重的焦虑不安引起的斑秃占全部病例的 23%,斑秃同时有心理症状者占总病例数的 63%。

二、临床表现

脂溢性脱发常常出现在中青年男士身上,亦有极少部分女性会出现脂溢性脱发的现象,表现为头皮上有较厚的油性分泌,头发光亮,稀疏而细,或者头发干燥,头屑多,无光泽。脂溢性脱发是一种常见的皮肤病,90%的男士脱发是脂溢性脱发。

斑秃一般为一块硬币大小或更大的圆形的脱发斑。在少数情况下,可以发展至整个头皮及身体其他部位的毛发全部脱落。在疾病的活动期,轻拉脱发斑边缘的头发,能感觉其非常松动,很容易将其拉出,并能看到毛囊部位的萎缩变细。需要与假性斑秃相鉴别。扁平苔藓和红斑狼疮累及头皮可形成脱发斑,局部头皮可有萎缩,变薄,毛囊口可消失,边缘头发没有松动。脱发部位不能再有新发生长。身体其他部位可以见到扁平苔藓和红斑狼疮的皮损,需行活检进行确诊。

三、防治

1. 心理治疗

斑秃的根本原因在于不良情绪刺激,医生与患者共同认真查找原因,鼓舞情绪的谈话比任何内外药物都重要。困难的是,有些致病因素难以清除,例如学生学习压力,作息不规律等,重要的是要教会患者放松,消除精神心理创伤的影响。摆脱抑郁状态,使中枢神经系统功能恢复,消除毛发营养不良。

2. 药物治疗

对于脂溢性脱发,新型药物非那雄胺有显著的治疗效果。一般医生应当建议患者要放松心情,减少心理压力,不要熬夜等,可适量选用中成药治疗。

对于斑秃,在大多数情况下,头发会自己重新生长。严重的患者需就诊,进行药物治疗。可外用局部皮脂类固醇激素,或者局封。有学者用维生素 E 注射液进行局部封闭,效果良好,或外用米诺地尔溶液,可以促进头发的生长。

本病预后良好,自然治愈倾向强烈,心理治疗效果良好,治疗用药众多,评价疗效还需慎重。因为它们包含着品牌效应、昂贵的价格、装潢精美、亲人的关切等心理效应,这种因素足以使患者的精神状态有所改变和好转,发挥了良好的暗示性疗效。医生的言行对疾病的疗效有巨大的影响。医生对斑秃的处置过程,不但反映着他的学识水平,更反映着他的心理素养、伦理修养及哲学修养。

第六节　荨麻疹

荨麻疹的临床特征为群集性风团,病理表现为真皮局限性间质水肿。

一、病因及病程中的心身问题

荨麻疹的病因可有食物、药物、感染、理化因素、遗传、内分泌及精神因素,其发病机理有变态反应型及非变态反应型两种。变态反应型属Ⅰ、Ⅲ型变态反应,其中多属Ⅰ型,在此型反应中 IgE 或反应素通过一系列变化引起组胺释放,促使血管的通透性增强,毛细血管扩张,平滑肌痉挛,腺体分泌增加,产生皮肤、黏膜、消化道等一系列症状;非变态反应型则是由某些药物及理化因素刺激肥大细胞释放组胺等引起。

心理因素如情绪波动,精神紧张,抑郁也可诱发本病。情绪紧张使皮肤毛细血管扩张,从而使荨麻疹加剧或促发风团,有人提出催眠疗法对风团和红斑反应有暂时抑制作用。现在普遍认为 20% 或更多的慢性荨麻疹和血管性水肿主要与精神因素有关,但这种常见临床现象的病理生理机制仍不完全了解。

关于新麻疹患者的特殊性格特征,Stangier 认为是攻击、焦虑、抑郁,用问卷及临床晤谈所获结果并不一致。Schuberf 1988 年根据文献中的资料将触发和维持荨麻疹的心理因素归纳如下:①应激反应性增强,察觉应激情况可引起介质释放和较强烈的情绪反应;②处理应激的对策不适应,对心理应激情况的反应并非指向积极处理;③伴随慢性生理激活的与人格特质相关的焦虑与抑郁增加。

二、临床表现

皮疹为发作性的皮肤黏膜潮红或风团,风团形状不一、大小不等,颜色苍白或鲜红,时起时消,单个风团常持续不超过 24～36 h,消退后不留痕迹。

自觉瘙痒剧烈,少数伴发热、关节肿痛、头痛、恶心、呕吐、腹痛、腹泻、胸闷、气憋、呼吸困难、心悸等全身症状。主要类型的临床特点有:

1. 急性荨麻疹

发病急骤,经治疗或脱离诱因多于数日内痊愈。详细询问病史后,多数患者能找到病因,如食物、药物等。病程小于 6 周。

2. 慢性荨麻疹

病程大于等于 6 周,风团反复发作。80%～90% 以上的患者找不到病因,治疗较困难。

3. 皮肤划痕症

又称人工荨麻疹,往往先有皮肤瘙痒或灼热,搔抓或轻划后局部皮肤出现线状风团,即皮肤划痕症阳性。

4. 寒冷性荨麻疹

(1) 获得性寒冷性荨麻疹:可于任何年龄突然发病。皮肤在暴露于冷风、冷水等后,数分钟内局部出现瘙痒性水肿和风团,可持续 30～60 min,保暖后缓解。贴冰试验阳性。

(2) 遗传性寒冷性荨麻疹:属显性遗传,女性多见。婴儿期发病,持续终生。于受冷后数小时出现泛发性风团,有烧灼感,不痒,可持续 48 h。同时伴畏寒、发热、头痛、关节痛和白细胞增多等。贴冰试验阴性。

5. 蛋白胨性荨麻疹

多在暴饮暴食(特别是海味、牛羊肉、猪肉),并有饮酒、情绪激动后,皮肤出现潮红、风团,伴头痛、乏力。病程短,仅持续 1～2 日。

6. 胆碱能性荨麻疹

多青年期发病。在遇热(热饮、热水浴)、情绪激动和运动后出现。皮疹的特点为 1～3mm 大小的小风团,周围有红晕,多在躯干及四肢近端,伴瘙痒。有些患者伴有消化道炎症,如腹痛、腹泻等。

7. 血管性水肿

也叫巨大荨麻疹,主要分为两型:

(1) 获得性血管性水肿:突然发生的大片暂时性水肿,边缘不清,肤色或稍带苍白及淡红色,不痒或轻度烧灼和不适感。数小时或 24 h 消失。好发于皮下组织较疏松的部位,如眼睑、口唇、外生殖器和手足背部。发生在咽喉部者可出现喉头水肿。

(2) 遗传性血管性水肿:常在 10 岁前开始发病,有家族史。突然发生局限性水肿,非凹陷性,不痒,常单发,局限于面部或一个肢体,1～2 天后消退。有产生喉头水肿导致窒息的危险。化验血清 C1 酯酶抑制物、C4 和 C2 补体值均减少,在发作时尤显著。

三、防治

1. 心理治疗

所有的研究表明,荨麻疹患者有一种攻击性受抑的因素,因为应激及未解决的个人冲突,常引起生气和愤怒,这是许多荨麻疹患者的特点,也是说服患者开始心理治疗的关键,也可看其心理治疗是否有效,对付心理应激的较好办法如松弛及心理分析都有助于本病的治疗。

对有心理障碍、情绪波动诱发本病者,应进行个人心理疏导,尤其是慢性荨麻疹,患者紧张、焦虑、失眠造成身心健康的损害,故在诊疗过程中应耐心、细致、详细解释病情及发病机理,使患者了解疾病的过程,树立战胜疾病的信心,帮助患者建立良好的心理状态,使心理与疾病形成良性循环。

Bone 1992 年提出心理治疗师的麻疹的诊断标准为:①焦虑增加;②自我力量减弱;③缺乏自主性;④父母抚育行为的负担过重;⑤患者应激负荷过重;⑥有心身反应倾向;⑦荨麻疹主要出现于黄昏及夜间;⑧荨麻疹的其他原因不排除心因性成分时;⑨患者认为自己的荨麻疹是精神因素触发的。这一标准可结合治疗判定疗效。注意生活环境、起居、饮食、嗜好等各个环节,如有不当应及时纠正,以促进疾病痊愈。

2. 药物治疗

尽量通过详细询问病史和进行全面系统检查,找出病因并去除之(如食物、感染和药物等因素)。对慢性荨麻疹患者,则应尽力避免各种诱发加重因素。

(1) 急性荨麻疹的治疗:主要使用抗组胺 H1 受体药物。如氯苯那敏或去氯羟嗪,西替利嗪或左西替利嗪,氯雷他定或地氯雷他定,咪唑斯汀等,可酌情选择其中 1~2 种。并可同时配合维生素 C 口服。2~3 岁以内小儿可用苯拉海明或氯苯那敏,盐酸西替利嗪滴剂或氯雷他定糖浆。皮疹广泛且痒著者,可同时给予氯苯那敏或苯拉海明口服或注射。对于严重荨麻疹伴喉头水肿、哮喘或有低血压状态,可予肾上腺素、地塞米松等注射,并吸氧,密切观察血压等变化。如经以上处理,喉头水肿无好转,必要时气管切开、气管插管和辅助呼吸。急性荨麻疹伴有高热、寒战、关节酸痛、白细胞总数增高及分类核左移明显者,应注意查找感染病灶,警惕败血症发生。首先应予有效抗生素治疗。

(2) 慢性荨麻疹的治疗:一般首选新一代 H_1 受体拮抗剂,如西替利嗪 10 mg 或左西替利嗪,氯雷他定 10 mg 或地氯雷他定,咪唑斯汀等。可联合传统 H_1 受体拮抗剂应用,如去氯羟嗪或羟嗪或赛庚啶或酮替芬等。也可联合 H_2 受体拮抗剂,如甲氰咪呱、雷尼替丁或法莫替丁。对常规按抗组胺药治疗无效的患者,可选用三环类抗抑郁药如多塞平等。其他药物治疗,如桂益嗪、氨茶碱、利血平、安络、赛庚啶等;胎盘组织浆、组胺球蛋白、甘草酸二铵或复方甘草甜素等。

第七节　系统性红斑狼疮

系统性红斑狼疮(systemic lupus erythematosus,SLE)是一种多因性全身性自身免疫疾病,Kaplan 1985 年曾将其列为心身疾病,确切的病因不明。目前认为,是在遗传、药物、感染、内分泌和应激诸因素的相互作用下引起免疫系统紊乱而发病。

一、病因及病程中的心身问题

病因迄今不明。有遗传因素,文献报告家庭发病率为 3%~12%,属多基因遗传。环境因素也有重要影响,与药物有关的有 3%~12%,有的药物能诱发 SLE 症状,如青霉素、磺胺类药等;有的药物可引起狼疮样综合征,如肼苯哒嗪、普鲁卡因酰胺等。感染因素与某些病毒(尤其是慢性病毒)有关,也有人认为与链球菌感染有关。物理因素中紫外线起重要作用,约 1/3 SLE 患者对光过敏。SLE 多发生于女性生育期,故认为与雌激素有关。心理应激是促发 SLE 的病因。陈金综述了应激与 SLE 的关系,提示心理应激可能通过免疫反应而触发自身免疫性疾病。Wekking 等发现 21 名 SLE 患者的日常应激因素的数量和强度远高于对照组(类风湿性关节炎)。

精神分析学派从自我心理学角度指出,病前人格特征、自我力量(ego-strength)和环境刺激对 SLE 的发生、发展有重要影响。也有关于个案精神分析的报告指出,与病前内倾人格特征、宗教信仰、缺乏同伴关心及童年期矛盾心理有关。对 37 例 SLE 患者的 MMPI 测定发现,61% 异常,主要是癔病(Hy)、抑郁(D)、疑病(Hs)分异常增高。另外 23 例测定报告也有 D 及 Hs 高分。但 Liang 等的对照研究(76 例 SLE,23 例类风湿性关节炎)则 Hy、D 及 Hs 两组均明显升高,提示缺乏特异性。另外,有可能影响 SLE 患者生理和心理反应,表现为情绪不稳定,精神病质或精神忧郁,压抑;或焦虑和恐怖,多数患者伴有头痛、失眠、多语、易怒;或偏执,自卑,人际关系敏感等。以上情况长期存在,难以消除,这种心理反应与病情构成恶性循环,促使发病或加重。

二、临床表现

系统性红斑狼疮的发病可急可缓,临床表现多种多样。早期轻症的患者往往仅有单一系统或器官受累的不典型表现,随着病程的发展其临床表现会越来越复杂,可表现为多个系统和器官受累的临床症状。全身表现包括发热、疲劳、乏力及体重减轻等。

1. 常见受累组织和器官的临床表现

(1) 皮肤黏膜:蝶形红斑、盘状皮损、光过敏、红斑或丘疹、口腔、外阴或鼻溃疡、脱发等。

(2) 关节肌肉:关节痛、关节肿、肌痛、肌无力、缺血性骨坏死等。

(3) 血液系统:白细胞减少、贫血、血小板减少、淋巴结肿大、脾肿大等。

(4) 神经系统:头痛、周围神经病变、癫痫、抽搐、精神异常等 19 种表现。

(5) 心血管系统:心包炎、心肌炎、心内膜炎等。

(6) 血管病变:雷诺现象,网状青斑,动、静脉栓塞及反复流产等。

(7) 胸膜及肺:胸膜炎、肺间质纤维化、狼疮肺炎、肺动脉高压及成人呼吸窘迫综合征等。

(8) 肾脏:蛋白尿血尿、管型尿、肾病综合征及肾功能不全等。

(9) 消化系统:腹痛、腹泻、恶心、呕吐、腹膜炎及胰腺炎等。

2. 少见的受累组织器官的临床表现

(1) 肠系膜血管炎、蛋白丢失性肠病或假性肠梗阻等属于严重的消化系统受累的并发症,症状包括发热、恶心、呕吐、腹泻或血便,腹部压痛及反跳痛等症状和体征。

(2) 狼疮眼部受累,以视网膜病变常见,表现为"棉絮斑",其次是角膜炎和结膜炎;可表现为视物不清、视力下降、眼部疼痛及黑朦等。

3. 特殊类型的狼疮

(1) SLE 与妊娠:SLE 患者与正常人群的生育与不孕率没有显著差异。但活动性 SLE 患者的自发性流产、胎死宫内和早产的发生率均高于正常健康妇女。SLE 病情完全缓解

6～12 个月后妊娠的结局最佳。

（2）新生儿狼疮：这是一种发生于胎儿或新生儿的疾病，是一种获得性自身免疫病，通常发生于免疫异常的母亲。患者的抗 SSA/Ro、抗 SSB/La 抗体可通过胎盘攻击胎儿。可表现为新生儿先天性心脏传导阻滞，还可出现皮肤受累（红斑和环形红斑，光过敏）等。

（3）抗磷脂综合征：可表现为静脉或动脉血栓形成以及胎盘功能不全导致反复流产，抗磷脂抗体可阳性。SLE 继发抗磷脂综合征与原发性抗磷脂综合征（APS）患者妊娠的结局无差异。

（4）药物相关性狼疮（drug-related lupus，DRL）：是继发于一组药物包括氯丙嗪、肼苯哒嗪、异烟肼、普鲁卡因胺和奎尼丁后出现的狼疮综合征。诊断时需确认用药和出现临床症状的时间（如几周或几个月），停用相关药物，临床症状可以迅速改善，但自身抗体可以持续 6 个月到一年。

三、防治

1. 一般治疗

避免紫外线及禁用光感作用的药物，劳逸结合；已婚患者应避免妊娠；若孕期中发现肾损害及多系统损害应终止妊娠，预防上呼吸道感染及其他感染；注意营养及维生素的补充，以增强抵抗力。

2. 心理治疗

不仅是为了控制患者的心理症状，更重要的是如何维持治疗效果，使患者症状不再复发。SLE 患者心理健康水平较低，确诊对患者是重大的刺激，由于对该病的认识不足，感到无药可救；疾病活动对患者心理、体力的影响；长期治疗，多次复查，经济上不堪重负；对工作、学习、社交、恋爱、婚姻、生育、家庭方面的长期影响，均会降低心理健康水平，因此心理治疗在系统治疗中是很重要的。对患者实施心理安慰、支持、劝解及疏导，耐心细致、通俗易懂地讲解有关 SLE 的发生、发展及转归，同时争取家属的配合，激发其对生活的信心和责任感。尽可能地调动患者的主观能动性，助其树立战胜疾病的信心。

3. 药物治疗

类固醇皮质激素要早期足量和持续用药，使病情及内脏损害的程度降到最低。轻中型可选择强的松，重型必要时用地塞米松或甲基强的松龙静脉滴注。免疫抑制剂常用硫唑嘌呤和环磷酰胺，亦可应用苯丁酸氮芥等。

此外还有雷公藤、氯喹、氨苯砜、非激素类抗炎药物、免疫调节剂、血浆置换疗法，对症治疗及中医中药治疗。

第七节　银屑病

银屑病(psoriasis)俗称牛皮癣,是常见的皮肤病,基本损害为具有特征性银白色或成层鳞屑的丹丘疹或丘疹,病程慢性,易于复发。

一、病因及病程中的心身问题

发病机制不明,但与免疫改变导致的基底层角朊细胞生长加速(丝状分裂周期从正常的311小时缩短至37.5小时)以及高度角化不全(hyperparakeratosis),即细胞黏附在表层的时间较长久有关。免疫异常可能是感染、精神因素、遗传等所致。有家族史者约10%～17%,具有HAL-CW6及HLA-B17、HLA-B27抗原者患银屑病的机会明显高于正常人;与链球菌或病毒感染有关;工作紧张、精神创伤均可导致本病的发生或加重。有资料显示,恐惧和焦虑是银屑病患者病前情绪状态的主要表现形式,抑郁先于皮损症状出现,与银屑病的发作有关,负性生活事件频数和强度与发病呈正相关。高抑郁和内向人格特征者易发病,银屑病患者往往具有自卑、恐惧、猜疑、敌意心理。患者SCL-90各因子及总分与对照组有极显著差异。国内专家提出要"充分认识银屑病属于心身疾病"。

有部分研究阐述心理因素如何诱发加重银屑病的机理。Farber 1986年提出心理应激可使皮肤感觉神经可释放P物质及其他神经肽,而银屑病表皮中含P物质的神经明显增多,P物质可引起角朊蛋白的增生。心理神经免疫机制的提出,认为应激性生活事件可通过神经、内分泌、免疫机制影响发病。国内外脑电研究表明银屑病患者中枢神经系统功能紊乱,心理生理学用心率变异性(HRV)反映植物神经的研究,已在我国应用于临床。杨雪晴等用HRV对照研究表明,患者副交感神经功能均明显低于正常对照,而用生物反馈治疗好转和治愈的患者复查HRV提示植物神经功能改善。最近动物研究提示,银屑病患者血清中存在抑制淋巴细胞转化的物质,类似束缚应激产生的免疫异常蛋白。

近年来,对心理社会因素在银屑病的发病中的作用更为重视。1998年召开的国际银屑病学术会议上就组织了两次有关心理因素的专题报告和讨论会。Polenghi报道224例银屑病患者生活事件调查发现,72%患者在病前1个月内有应激性生活事件,患者心情压抑,不能控制。认为这属于精神生理病理学(mental physiologic pathology)范围,其机制可能涉及心理神经内分泌学神经肽的作用,Farber等报道银屑病皮损中有神经增生与神经肽上调,患者皮肤中有神经生长因子(NGF)的高表达,皮损中NGF含量增加。NGF可诱发炎症反应(活化T淋巴细胞和粗声炎性细胞浸润)。神经增生及神经肽上调也与之有关,因此认为,NGF可能是银屑病病理机制的早期事件,Pincalli等也报道皮损中的NGF升高,角质形成细胞中NGF mRNA上调。还有研究表明,在外科或创伤去神经和皮肤摩擦术后,皮损常消退。病损中神经分布致密,主要表现在表皮内产生P物质,病情加剧时血内神经递质改变,尤其是β-内啡肽增加。

对患者调查发现,几乎所有的病人都害怕病损留下疤痕,这是疾病引起的心理社会因素应激,甚至会引起孤独和自杀。将127名患者分成应激者及非应激者两组,前者明显与病情严重性及损害相关。还有研究表明,继发身心障碍使患者出现抑郁和社会孤独(尤见于青春期发病者),这也可导致恶性循环,加重病情。

二、临床表现

根据临床表现不同,银屑病共分为四型。

(一)寻常型银屑病

为临床最多见的一型。皮损初期为红色丘疹或斑丘疹,粟粒至绿豆大小,以后可逐渐扩大融合成红色斑片,境界清楚,基底浸润明显,皮损表面覆有多层银白色鳞屑,易刮除。去除表面鳞屑可见一层淡红色发亮薄膜,再刮除薄膜,出现筛状小出血点,称为"点状出血现象"。白色鳞屑、发亮薄膜和点状出血是本病的临床特征。

1. 寻常型银屑病的皮损表现形式

①点滴状银屑病:表现为粟粒至绿豆大小丘疹,呈点滴状散布全身。

②钱币状银屑病:损害较大,呈圆形斑片状。

③地图状银屑病:损害不断扩大,相互融合呈大片不规则状。

④脂溢性皮炎样银屑病:损害多见于头皮、眉和耳部,并具有脂溢性皮炎和银屑病的临床表现。

⑤蛎壳状银屑病:皮损鳞屑干燥增厚,呈污褐色,重叠堆积,形如蛎壳。

⑥慢性肥厚性银屑病:皮损反复发作,呈肥厚似皮革状或苔藓样改变,多发生于胫前或尾骶、肘部。

⑦疣状银屑病:因反复剧烈搔抓,皮损表面呈扁平赘疣状。

2. 各部位银屑病的临床表现特点

损害可见于全身各处,多对称发生,但以头皮和四肢伸侧多见。指(趾)甲和黏膜亦可以被累及,少数可见于腋窝和腹股沟等皱褶部位,掌跖较少发生。各部位银屑病的特点如下:

①头部银屑病:鳞屑性红斑,边界清楚,鳞屑色白或污黄,皮损处毛发呈束状,皮疹可仅见于头部,也可同时见于全身各处。

②面部银屑病:鳞屑较薄,皮损散在分布,呈脂溢性皮炎样损害。但同时躯干四肢可见银屑病改变。

③皱褶部银屑病:皮损多见于腋下、乳房、腹股沟及会阴等处,皮损表面湿润而呈湿疹样改变。

④黏膜银屑病:常发生于龟头和包皮处,为边界清楚的光滑干燥性红斑,刮之有白色鳞屑,身体其他各处均可见银屑病改变。

⑤指(趾)甲银屑病:大多数银屑病患者具有指(趾)甲损害。表现为指(趾)甲板无光泽,肥厚,游离端与甲床分离,甲板表面有点状凹陷,有时甲板畸形或缺如,呈甲癣样改变。

⑥掌跖银屑病:少见,可与其他部位同时发生,也可以单独见于掌跖。皮损为境界明显的角化性斑片,中央较厚,边缘较薄,斑上可有点状白色鳞屑或点状凹陷。

⑦毛囊性银屑病:罕见,常发生于典型的银屑病损害之后,可有两种不同临床类型,即成人型和儿童型。

3. 病程分期

银屑病病程长,易反复发作,可持续十余年或几十年。大部分患者冬季加重或复发,春夏季节则减轻或消失。一般分为三期:①进行期:新疹不断出现,旧疹不断扩大,皮损颜色鲜红,浸润明显,鳞屑厚积,瘙痒剧烈,可有同形反应。②静止期:病情处于静止状态,基本无新疹出现,原皮疹也不见消退。③退行期:皮疹浸润变薄,颜色变淡,鳞屑减少。皮疹开始缩小,周围出现浅色晕,最后遗留色素减退斑或色素沉着斑。也可见皮损从中央消退,呈龟裂状改变或花瓣样改变。

（二）脓疱型银屑病

临床上较少见,约占银屑病患者的0.77%。一般可分为泛发性脓疱型和掌跖脓疱型2种。

1. 泛发性脓疱型

常在治疗不当、外用药刺激或激素撤减过快等因素的促发下发病。急性发病,皮损多在寻常型银屑病的基本损害上或周围出现粟粒大黄色浅表性小脓疱,以四肢屈侧及皱褶部位多见。严重者可见全身出现密集脓疱,脓疱融合成脓湖,全身皮肤发红肿胀,可伴有发热、关节肿痛、全身不适等。

2. 掌跖脓疱型

皮损仅见于掌跖部,在红斑基础上出现密集的粟粒大小脓疱,疱壁不易破裂,2周左右疱干结痂、脱皮。脓疱常反复发生,皮损可渐向周围扩散至掌趾背侧。

（三）关节型银屑病

患者除银屑病损害外,还可发生类风湿性关节炎症状,发生率约6.8%。其关节症状与皮肤症状同时加重或减轻。多数病例常继发于银屑病之后,或与脓疱型银屑病或红皮型银屑病并见。病变可侵犯大小关节,但以手、腕及足等小关节,特别是指跖末端关节多见。这些关节红肿疼痛,僵直甚至肌肉萎缩。部分病例X线检查可有类风湿关节炎改变,但类风湿因子检查阴性。

（四）红皮型银屑病

红皮型银屑病又称银屑病性剥脱性皮炎,约占银屑病患者的1%。临床病情较重,多由寻常型银屑病在进行期外用药刺激或治疗不当而引起。临床表现为剥脱性皮炎,多见全身皮肤弥漫潮红,肿胀,大量麸糠样脱屑,掌趾角化,甲增厚甚至脱落。此时寻常型银屑病的特征往往消失,但愈后可见有小片寻常型银屑病的皮损。患者常伴有发热、畏寒、头痛不适等症状,全身浅表淋巴结肿大。

有文献报道,意外的情绪应激可致银屑病发作。银屑病患者与正常人相比并无掩饰外表的情况,所以很少对其做心理分析,但有报道称患者常有过量饮酒及抑郁,提示与心理有关。银屑病患者精神负担重,心理痛苦常大于皮损症状。栗玉珍等对181例患者的问卷调查表明,患者社会生活因病受限者达60.8%,影响职业者达10.5%,工作停滞或变动者达8.1%,患者心理痛苦依次为痒感81.1%,外观差72.7%,脱屑61.1%。

三、防治

（一）治疗原则

银屑病治疗的目的在于控制病情,延缓向全身发展的进程,减轻红斑、鳞屑、局部斑片增厚等症状,稳定病情,避免复发,尽量避免副作用,提高患者生活质量。

治疗过程中与患者沟通并对患者病情进行评估是治疗的重要环节。中、重度银屑病患者单一疗法效果不明显时,应给予联合、轮换或序贯治疗。遵循以下治疗原则:①规范。强调使用目前皮肤科学界公认的治疗药物和方法。②安全。各种治疗方法均应以确保患者的安全为首要目标,不能为追求近期疗效而发生严重不良反应,不应使患者在无医生指导的情况下长期应用对其健康有害的方法。③个体化。在选择治疗方案时,要全面考虑银屑病患者的病情、需求、耐受度、经济承受能力、既往治疗史及药物的不良反应等,综合、合理地制定治疗方案。

（二）心理治疗

一般心理治疗主要是解除思想顾虑,注意劳逸结合,避免各种激发因素。集中医患对话对缓解患者的心理压力及病情好转有特殊意义。如定期召开座谈会、联谊会,互相介绍治疗经验体会,明显有助于病情改善。患者生活质量对本病有明显影响,因此医生应了解患者想法和利益。有调查表明,患者需要他人帮助自己解放自己,因此要营造宽松环境。进行许多心理治疗都有一定价值,至少可以改善生活质量。Huckenbeck-Godecker 1985 年报道对1 000 多名银屑病患者进行应急处理和自我训练,发现松弛训练可使复发时间延迟(平均3～6个月)。Dekorte 1982 年报告用心理动力学集体治疗,集中降低患者对受损皮肤的认同,以及改进社交技能,可以显著改善患者的情绪。

（三）局部治疗

（1）钙调神经磷酸酶抑制剂:目前局部钙调神经磷酸酶抑制剂还未被批准用于银屑病的治疗,只能作为非处方用药。但有研究证实,钙调神经磷酸酶抑制剂在激素敏感皮肤区,如面部、皱褶摩擦部位和肛门生殖器部位治疗有效。因此,吡美莫司和他克莫司局部用药可作为特殊部位银屑病治疗的合理补充。

（2）糖皮质激素:局部糖皮质激素治疗轻、中度银屑病效果可靠,与水杨酸联用可提高疗效,与其他系统或局部治疗药物联用也可提高皮损的清除率。最常用的联合治疗是与局部维生素 D_3 衍生物联用。

（3）蒽林:蒽林作为一种最老的局部治疗药物,仍然用于轻、中度的银屑病,可作为门诊患者的单一治疗手段,也可作为中度银屑病住院患者的联合治疗部分。

（4）他扎罗汀:他扎罗汀与局部糖皮质激素联用可获得更好疗效,并可减少皮肤刺激症状,无严重药物不良反应,但应避免接触正常皮肤以防止产生皮肤刺激症状。局部他扎罗汀推荐用于轻、中度银屑病的治疗。

5. 维生素 D_3 类似物:

对钙泊三醇的研究表明,轻、中度银屑病患者经过数周维生素 D_3 类似物的治疗,30%～

50％的患者皮损改善或清除显著。在治疗开始阶段,若能与糖皮质激素联合使用,则可提高疗效和耐受性。重度银屑病患者的治疗,局部维生素 D₃ 类似物与 UV 光疗和环孢素 A 联合使用可发挥协同作用。钙泊三醇推荐用于轻、中度慢性银屑病的维持治疗。他卡西醇皮肤刺激小,因此特别推荐用于敏感部位皮肤(如面部)。

(四) 光疗

光疗是一种安全有效的治疗中、重度银屑病的方法,治疗 2 周内可产生临床效应。光疗推荐用于中、重度银屑病的诱导治疗,特别是皮损广泛者,但各种射线的副作用必须仔细衡量。

(五) 药物治疗

(1) 环孢素:临床研究证明环孢素对成人的银屑病治疗相当有效。在治疗 12～16 周后,50％～70％ 的患者可达到 PASI(银屑病皮损面积和严重性指数)减少＞75％。环孢素主要推荐用于中、重度成人银屑病患者的诱导治疗,也可以用于一些患者的长期治疗,但最长不超过 2 年。

(2) 甲氨蝶呤(MTX):推荐用于中、重度银屑病治疗,是长期治疗的首选药物。但临床应用受到严重不良反应的限制,特别是肝肾毒性、骨髓抑制、胃肠道溃疡和罕见但非常严重的特殊反应。

(3) 维 A 酸类:起效时间一般为 4～8 周。肾脏和肝脏损害者、妊娠/哺乳期妇女、酗酒者、糖尿病患者、佩戴隐形眼镜者、胰腺炎病史者、高脂血症患者均禁用。

(六) 生物制剂治疗

(1) 依那西普:推荐用于中、重度银屑病患者的诱导治疗,尤其是其他治疗效果不佳或不能耐受/禁忌其他治疗者。若同时患有银屑病和银屑病性关节炎,则特别推荐使用 TNF-α 抗体治疗。

(2) 英夫利昔:治疗期间应监督注射过程并观察 1～2 h。生育期妇女避孕应维持到治疗后 6 个月。

(七) 其他治疗

水浴疗法和气候疗法,常和其他治疗联合使用,但不适用于急性期治疗或短期治疗。

(八) 中医药治疗

采用循证医学的方法,将银屑病的临床表现和中医的辨证辨病相结合,归纳主要的几个中医证型。①血热风盛型(寻常性进行期):清热凉血去风,方用凉血四物汤和消风散加减;②血瘀肌肤型(寻常性静止期):活血化瘀,方用活血逐瘀汤加减;③血虚风燥型(寻常性消退期):养血去风,方用当归饮子和四物汤加减;④湿热蕴藉型(局限或掌跖脓疱性):清热利湿,方用草解渗湿汤加减;⑤火毒炽盛型(泛发脓疱性):泻火解毒,方用黄连解毒汤合五味消毒饮;⑥风湿阻络型(关节病性):去风化湿、活血通络,方用独活寄生汤和三藤加减;⑦热毒伤阴型红皮病性银屑病:清热解毒、养阴凉血,方用清营汤和生脉饮加减。雷公藤、昆明山海棠对寻常性、掌跖脓疱性和关节性银屑病具有可靠疗效。

复方青黛胶囊(丸)、郁金银屑片、银屑灵、银屑冲剂等中成药,主要功用为清热解毒,适用于寻常性银屑病的治疗及其他类型的辅助治疗。丹参、蝮蛇抗栓酶注射液主要为活血化瘀中药;清开灵、甘草甜素、穿琥宁注射液主要为清热解毒中药,黄芪注射液主要用于调节免疫。

第八节　其他相关皮肤病

有些纯粹的皮肤病本质上为精神性疾病,与精神性病因有直接关系,而没有原发性皮肤病的病因或其他器质性病因,主要有寄生虫病妄想症、神经症性表皮剥脱、人工性皮炎和拔毛癖等。这四种疾病的鉴别诊断是双重的,既要排除器性质病因,又要确定潜在的精神性病因。其他如捻皮癖、臭汗恐怖症等。

皮肤常成为释放精神压力的目标。如长期强迫性重复行为可造成各种自残,其后果取决于行为性质和咬伤部位。自我咬伤变现为咬甲(咬甲癖)、咬皮肤(最常咬前臂、手和手指)和嘴唇。咬皮癖也称为"狼咬",是一种有意识或无意识的习惯或强迫症,患者咬伤自己的皮肤。撞头症可造成裂伤和挫伤,严重时可致颅骨受损甚至出现危及生命的并发症。强迫性重复性洗手症可致手部刺激性皮炎。

一、寄生虫病妄想症

寄生虫病妄想症(螨恐怖、皮肤恐怖、寄生虫恐怖、昆虫恐怖)是患者的一种顽固性意念,他(或她)总认为皮肤中有寄生虫感染。这种想法是如此顽固,以至于患者会从自己皮肤上挑出上皮碎片送去检查,并始终认为这里面有寄生虫存在。其所谓的寄生虫样本被包在准备好的器皿、薄纸中和夹在胶带中,这种特异性行为被称为"火柴盒症"。唯一的症状可能是搔痒。皮肤表现可以完全正常,也可有表皮剥脱,结节性痒疹和明显的溃疡。

患者常有类妄想症倾向,多见于中老年女性,女性患者是男性患者的 2 倍。分类有争议,从躯体变形性精神障碍到单症状疑病性精神病,观点各不相同。也有报道认为与精神分裂症、双相性精神障碍、抑郁症、焦虑性疾病和强迫症有关。各种器质性病因包括可卡因和苯丙胺的滥用、痴呆症、恶性肿瘤、脑血管疾病、多发性硬化和维生素 B_{12} 缺乏症。上述某些疾病可产生皮肤症状,尤其是瘙痒,可导致妄想。

鉴别诊断根据皮肤体征和病史而定。首先应排除真实性感染,如疥疮或器质性病因。应获取完整的病史,特别是治疗史和兴奋剂药物(苯丙胺和可卡因)的使用史,并做系统回顾和体格检查。常进行皮肤活检,其目的与其说是发现隐藏的皮肤病,还不如说是使患者放心,消除疑虑。实验室筛查实验用于排除系统性疾病,包括全血细胞计数、尿液分析、肝功能实验、甲状腺功能实验、铁、血清维生素 B_{12}、叶酸和电解质水平的测定。

治疗方法各不相同,且绝大部分患者会拒绝去看精神科医师。大量的文献研究发现,这类疾病接受精神药物治疗后,其缓解率已从 33.9% 上升至 51.9%。有研究证实,抗精神病药物匹莫齐特有较好的疗效。

二、神经症性表皮剥脱

许多人有无意识的强迫性习惯,即抠挖自己的身体。有时这种倾向持久而强烈,以至于造成表皮剥脱。损害因挖、抠和刮擦引起,它们常见于手容易触及的部位。一般来说患者的这种行为是无意识的,然而也可以是故意所为,患者认为这样做是为了纠正自己皮肤的异常。

受损处可见深浅不一的凹陷,且常为线型分布。溃疡基底部干净或覆盖有痂。用右手的患者其病变多在左侧,而用左手的患者病变多在右侧。许多人会长时间抠挖一处皮肤,直至从中"拔出一根线"。已愈合的损害常为线性瘢痕或圆形的色素沉着性与色素减退性皮损,见于频繁搔抓处。面部是这种表皮剥脱的好发部位,有时这会使痤疮病情加重,产生表皮剥脱性痤疮。上臂也常受累。

治疗可选用多塞平,它既抗抑郁又止痒。多塞平的替代品包括地昔帕明、丁螺环酮和短效的苯二氮䓬类药物。治疗困难时常需心理疗法和药物疗法同用。医患间建立信赖关系很重要。在"刮擦发作时"进行行为转向的训练有疗效。儿童和青少年发病情况应予以肯定,并应与更长期的病因如人格障碍所致的症状相区别。应寻找发病前是否有特定性心理矛盾和精神紧张。治疗者应该主要做针对行为反应方式的系统性训练,尤其是针对与攻击行为自我表现行为有关的训练。最后,还要支持和帮助患者建立正常的社会心态和社会关系。

三、人工性皮炎

人工性皮炎是指有意识自我造成的皮肤损害,患者意图以此引起他人的同情,逃避责任或索取伤残保险。皮肤损害可由机械性方法或化学刺激物和腐蚀剂造成。皮损可类似其他皮肤病,但通常有明显的边界清楚的奇特外观。皮损的形状和排列方式常常是其他任何疾病所没有的。病变大多分布于手容易触及的部位,并且多为线性、排列规则和对称。很少见于右手、右腕和右臂,除非患者为左利手。

当用化学物质时,化学物质意外流出或滴在皮肤上时,常可见到其斑片下有红色条纹和点滴状标记。据其产生方式的不同,皮损可为红斑、水疱、大疱、溃疡和坏疽。毁形时常用指甲、锐器和热金属等器具,化学物质如苯酚、盐酸、硝酸和乙酸,以及氢氧化物或苏打、松节油、食盐、尿液和粪便。损害常成群出现。有时本病仅表现为经久不愈的手术创口,因为患者有意将其敞开。用绳索或衣物系紧手臂或腿部,可致人工性淋巴水肿,被误认为是静脉后综合征、神经损伤和其他慢性淋巴水肿。

诊断有时困难,必要时可用绷带封包,以保护皮损处免受患者再次侵犯。通常最好不要向患者透露对其病因的怀疑,诊断也让患者知晓。如果是住院患者,足智多谋和合作的护士可以帮助确定诊断。当疑有外源性物质注入皮肤时,可用分光镜对活检标本进行检查,这时可能会发现滑石粉。

治疗措施中最好包括心理治疗。但大多数情况下,患者会立即拒绝这种建议而去看另一个医师,重复新一轮的治疗。最好是皮肤科医师与患者维持一种亲密关系,并给予对症治疗和非批判性的心理支持。已证明匹莫齐特有部分疗效。抗抑郁药如氟西汀也有效。必要时可向经验丰富的精神科医师寻求咨询帮助。

四、拔毛癖

拔毛癖是一种在强烈欲望支配下以拔除毛发为特征的神经性障碍。受累部位多见于额部头皮、眉毛、睫毛和胡须处。毛发缺失部位不规则,可为线性或奇特形状。典型表现为"男修道士横褶"式头顶,以及冠状脱发。毛发折断且长短不一。指甲有咬甲癖用嘴咬指甲的表现,但无甲凹陷。儿童发病率比成人多7倍,且女孩比男孩多2.5倍。

本病常发生于精神社会性紧张的家庭中,可因学习问题、搬迁、母女关系不和等造成。

本病应与斑秃相区别,前者断发长短不一,没有甲凹陷,显微镜下毛发扭曲或折断,而斑秃确实逐渐变细的杵状毛发。如有必要可做活检。其他需要考虑的器质性疾病有雄激素源性秃头、头癣、串珠状发、卷发,Brocq假斑秃、牵拉性突发、梅毒、营养缺乏和系统性疾病如狼疮和淋巴瘤。活检可能对诊断有帮助。组织学上表现为创伤性毛囊,周围可见出血,真皮中有断发存在,并有空毛囊现象,还可见毛轴变形(毛软化)并起褶皱。替代活检的方法(尤其对于儿童)是剃掉病变处毛发以观察是否有正常毛发重新长出。

成年患者可能有严重的精神创伤。对于儿童患者诊断无需隐瞒,并建议儿童看精神科医师,以寻求行为治疗和精神治疗。治疗的药物有氯米帕明、氟西汀或文拉法辛等,这对强迫观念与行为障碍也有效。

五、捻皮癣

捻皮癣是一种皮肤的神经官能症,特征是患者不由自主地去摩擦或捻挟自身皮肤以造成挫伤,有时这是为了抵抗其他部位的疼痛。

六、臭汗恐怖症

臭汗恐怖症是一种患者坚信自己身上的汗液有难闻臭味,以致让他人躲开的神经官能症。患者不能接受任何相反的观点。3/4的臭汗恐怖症患者为男性,平均年龄在25岁。匹莫齐特可能有效。本病可以是精神分裂症的早期表现。

[解放军第91中心医院皮肤科　李晓健]

------------------------------------- 参考文献 -------------------------------------

[1] 王侠生,廖康煌. 杨国亮皮肤病学[M]. 上海:上海科学技术文献出版社,2005.

[2] 沈渔邨. 精神病学[M].5版.北京:人民卫生出版社,2010.

[3] 杨雪琴. 心身性皮肤病概述[J]. 临床皮肤科杂志,2004,33(3):190-192.

[4] 徐斌,王效道,刘士林. 心身医学:心理生理医学基础与临床[M]. 北京:中国科学技术出版社,2000.

[5] Warnock J K, Kestenbaum T. Obsessive-compulsive disorder[J]. Dermatologic Clinics, 1996, 14(3): 465-472.

[6] Jefferys D. Trichotillomania: an overview[J]. Experimental Dermatology, 1999, 8(4): 298-299.

第二十二章　口腔科心身障碍

由于口腔科的医师大多是专科医师,处理病情时往往从自身专业角度去处理,因而常常忽略了其他客观因素对病情发生和发展的影响。事实上,口腔科疾病存在多种心身障碍,但长期以来医生通常只注重各种口腔科的机械性操作,而对患者心理社会因素的影响很少涉及,容易漏诊、误诊,最终延误治疗。这类口腔科心身障碍疾病如能及早发现、及时干预,大多可以取得较好的治疗效果。因此,即便作为专科医师,在临床工作中也需要对此类患者的心身问题予以更多关注。

第一节　概述

一、口腔器官的心理意义

Freud 的人格发展理论认为,口腔器官在个体心理发育过程中的早期起着重要的心身作用。出生后的第一年心理发育的口欲期,婴儿主要从口腔和唇黏膜中得到快感和消除内部紧张。Erikson 进一步说明,口腔还是婴幼儿表达母子之间信赖关系和情绪的器官,如儿童不安或不满足时,可产生用口来咬、撕物品的冲动。口欲得不到满足会造成日后的不安全感、对人不信任的个性。反之,如口欲期得到过分满足,就会形成力比多的固着,养成过度依赖且易嫉妒别人的性格。因此,根据精神分析理论,口欲期心理发展障碍乃是成年后心理障碍的重要因素之一。口腔器官的心理意义的生物学基础还表现在大脑感觉-运动皮层中,口腔与颌面部的代表区所占比例较大,这主要是由于口腔与颌面部具有最丰富的感觉和运动功能。

二、口腔科患者心理行为类型

在医患交往中,口腔科医生应根据病人给出的信息,及时把握其个性行为特点,以便采取适宜的方法。Buddeberg 把病人分成四种心理行为类型:

1. 健康型

这类病人多无急性主诉,来医院是为了了解自己的口腔状况。如果在检查中医生发现牙齿龋损,有些病人会感到严重,似乎全身是病,至少已不正常了;另一些病人则对检查表示怀疑,他们考虑的往往不是如何去治疗,而是怀疑医生的检查结果。

2. 器官疾病型

这类病人通常主诉清晰,如"我这颗牙痛……""我牙龈肿了……",检查一般和主诉相符,医生治疗无困难。

3. 困难型

这类病人片面夸大疾病程度,认为病情严重,主诉多而非系统性。如"我的满口牙都痛""我的病很复杂"……这些主诉不仅增加疾病的诊断难度,也会引起医者反感。

4. 牺牲者型

这类病人常去多家诊所求医,主诉常是:"那位医生把我的牙治错了""那位医生根本不认真为我治病,而把我当成练习品"……对这类病人必须小心对待,因为他们同样会把医生的一些正常治疗当成差错,应对他们详尽解释治疗方案及治疗过程中出现的问题,如失活后疼痛、根管治疗后可能的并发症等,才不会导致双方关系的紧张。

三、口腔科患者的心理障碍类型

有报道称口腔科患者中约有 15%～20% 的人存在心理障碍,大致分三类:①精神障碍的口腔症状。有些口腔症状在临床上找不出客观病理原因,如牙体牙周组织异常感觉、义齿不适症、术后不爽综合征、味觉异常症、颞颌关节不适症等,都可能是潜在精神障碍的表现,它们可能是疑病症、抑郁症,甚至是精神分裂症患者的躯体主诉。②心理因素引起的口腔科疾病。如复发性口疮、扁平苔藓、颞颌关节紊乱综合征以及龋病、牙周病等感染性疾病,心理因素都可能是疾病发生或促发因素之一,它们是狭义的口腔心身疾病,心理因素通过神经、内分泌和免疫系统的相互作用导致这些口腔疾病的发生。③口腔疾病引起的心理障碍(身心反应)。如口腔科就诊患者常见的焦虑、恐惧问题,唇腭裂患者遇到的生活质量下降、心智发育迟滞问题,口腔及颌面部肿瘤患者的忧郁问题等,主要由口腔科疾病引发,严重者会导致忧郁症、焦虑症、恐怖症、智力发育迟滞等心理疾病。

第二节 颞下颌关节紊乱病

一、概述

颞下颌关节(temporomandibular joint,TMJ)由颞骨的下颌关节凹、下颌骨的髁状突、二者之间的关节盘、关节四周的关节囊和关节韧带组成,是颌面部具有转动和滑动运动的左右联动关节,其解剖和运动都是人体关节中最复杂的。颞下颌关节病中较为常见的疾病有颞下颌关节紊乱病(temporomandibular disorders,TMD)、颞下颌关节脱位和颞下颌关节强直,其中以 TMD 最为常见。

TMD 原名颞下颌关节紊乱综合征,是 20 世纪 30 年代初由 Costen 首先描述的。TMD 并非指单一疾病,它是一类病因尚未完全清楚而又有相同或相似临床症状的一组疾病的总称。其三大主要症状为颞下颌关节区及(或)咀嚼肌肌痛,下颌运动异常和伴有的功能障碍以及关节弹响、破碎音及杂音。此外还常常伴有许多其他症状,如各种耳症、各种眼症以及吞咽困难、言语困难、慢性全身疲劳等。而习惯性下颌脱位和持续性牙关紧闭是其两个极端表现。此病的发展一般可分为三个阶段,即功能紊乱阶段、结构紊乱阶段和关节器质性破坏阶段。功能紊乱阶段主要是由于咀嚼肌痉挛或功能亢进导致关节功能不协调及肌肉酸痛,长时间的功能紊乱可以造成关节结构的退行性改变,表现为关节囊、关节盘变形,关节盘、髁突相对移位,髁突及关节骨质硬化或磨损性破坏。一般来说,TMD 是按照这三个阶段发展和加重的,但也可停止于某个阶段而使病变静止,少数人可以自然好转或经过治疗好转。

　　TMD 包括多种疾病状态,不少学者对其分类进行过研究,至今尚无理想的分类方法。国外较有影响的分类有 Bell 分类、美国口颌面疼痛学会分类以及欧洲学者和日本关节病学会的分类等。我国学者于 1973 年、1985 年及 1998 年分别依据国内大量病例资料的分析,并结合国外较有影响的分类方法,提出我国的诊断分类标准。目前我国应用最多的分类方法是根据临床特点、病变的部位和病理改变分类,将 TMD 分为如下四类:①咀嚼肌紊乱疾病类,主要为咀嚼肌的功能不协调,功能亢进和痉挛以及肌筋膜痛,实际上是关节外疾患;②关节结构紊乱疾病类,是关节紊乱病中构成比最高的一类,为关节盘、髁突和关节窝之间的正常结构紊乱,尤其是关节盘髁突这一有机复合体出现结构关系的异常改变;③炎性疾病类,不是指由细菌引起的感染性疾病,而是指由各种原因造成的过大开口或外伤,引起滑膜或关节囊的急性炎症,也可由牙合因素等引起滑膜或关节囊的慢性炎症;④骨关节病类,主要症状除了可同时出现关节骨、软骨和关节盘有退行性改变外,还可在关节运动时闻及连续的摩擦音或多声的破碎音。

二、病因及发病机制

　　TMD 的发病原因目前尚未完全阐明。最早 Costen 认为是牙齿磨耗过度或后牙缺失使颌间距离过短,髁突后移机械性压迫造成的,这种观点后来发展成了牙合因素病因学说。但学者们逐渐发现,临床上许多病人找不到明显的牙合关系紊乱,主诉常与其客观体征不符,针对 TMD 病理变化和症状,采用合理治疗后并不能收到良好疗效。20 世纪 50 年代初,Schwartz 和 Moulton 研究发现,有相当一部分 TMD 患者存在心理问题,如焦虑、抑郁等,他们认为牙合紊乱本身不能导致 TMD,而情绪紊乱和应激造成的咀嚼肌活动过度及痉挛比牙合紊乱更重要。1969 年,伊利诺伊州大学的外科医生 Daniel M. Laskin 和正畸学家 Charles S. Green 认为,颞下颌关节病是由生理性的易患因素与心理性和生理性的应力相互作用引发的。随着研究的进一步深入,Laskin 的学说逐渐发展成了心理—社会因素学说。可见,TMD 是由心理特点、牙合因素及个体在内外环境综合影响下对应激的反应这三个方面共同作用导致的,心理社会因素与 TMD 的发生、发展和治疗效果有着密切的关系。

　　此后,国外学者对此病的心理社会因素进行了多方面研究,包括心理会谈、个性及生活应激心理测验、实验性应激、肌电图、痛阈研究及心理治疗效果的分析等。同时,Kight 等对277 例急、慢性 TMD 患者进行研究,其结果证实了 TMD 病因中存在明显的心理因素。关于 TMD 的心理社会因素,国内高速、张震康等将 78 名 TMD 患者、73 名颞下颌关节正常的健康人和 27 名确诊为神经症的病人分为 3 个组,应用明尼苏达多项人格问卷(MMPI)进行人格测定,三组的文化程度、年龄段、婚姻状况、种族基本相同,结果 MMPI 异常的顺序为神经症组>TMD 组>健康组。总的来说,TMD 患者为神经质性,其特点为敏感,对躯体情况过分关注,可有强烈的精神因素,引起夸张了的各种病痛或不适。调查中还发现,TMD 患者就诊情况和近期是否发生生活事件密切相关。以上研究提示，TMD 的发病和心理社会因素有关，与个性偏移有关。

TMD 患者多数有病前性格和情绪因素，其心理指标可从患者个性、情绪和遭受生活事件等方面研究中得到证实。

（一）个性特征

用 MMPI 测查男性患者疑病（Hs）、癔病（Hy）量表分显著升高，女性患者疑病（Hs）、抑郁（D）、癔病（Hy）量表分显著升高，个性偏移程度和类型与神经症患者显著不同。EPQ 测查发现患者 N 分明显升高，在其他维度上未见明显区别。此外，还发现此类病人具有刻板、好竞争、情绪易紧张等特征。

（二）情绪和生活事件

患者往往存在严重的压抑和情绪紊乱，且与病症严重程度呈正比。研究人员从 30 个国家 40 年的病例资料中发现，患者多为情绪起伏不定的年轻女性，有较多的生活事件困扰，且多数人患有应激相关疾病，如偏头痛、胃溃疡等。这些心理应激因素可引起患者神经紧张，刺激下丘脑，下丘脑进一步激活交感神经系统，从而导致以下生理学改变：

1. 心理应激导致咀嚼肌张力增高

情绪紧张引起咀嚼肌和颞肌张力增加，使咬合常处于紧张状态，表现为紧咬牙和磨牙症的形式，从而激发其他有害因素，如咀嚼肌长期等张收缩，影响局部循环，阻止有氧氧化过程，使局部乳酸浓度增高。嚼肌是在紧张刺激作用下持续收缩表现最突出的骨骼肌，嚼肌和颞肌对不良情绪有特殊放大作用，提颌肌群强大的挤压力可对关节本身造成危害。关于 TMD 患者所承受的心理应激反应可以从患者尿中 17-羟类固醇代谢产物升高等生理现象中证实。

2. 心理应激导致疼痛

近年来，国内研究报道在关节囊、关节盘附着和滑膜下层广泛分布有 P 物质神经纤维。在情绪及精神紧张情况下，可使关节囊和肌内释放神经肽，如 P 物质等。这些物质可导致血管扩张、炎症反应和释放自由基等，从而引起疼痛。临床研究也证实疼痛性 TMD 患者关节液内 P 物质含量明显高于无痛性 TMD 患者。

3. 神经症引发关节损伤

疑病症、强迫症等神经官能症所导致的反复强迫性动作也可引起颞颌关节损伤而导致疾病发生。有人在 1994 年和 1996 年报道过相关病例：一女性患者，曾遭受强烈的生活应激，生活孤单，有咬桃核的强迫行为，致使颌关节活动过度而引发疾病；另一女性患者因担心口腔患有肿瘤，频繁张口对镜检查，有时一天多达 4～5 次，致使关节损伤疼痛。根据 ICD-10 诊断标准，这两名患者都符合相关神经症诊断。此外，外伤也是一个不容置疑的原因。有报道提出，外伤后出现经久不愈的颞颌关节综合征并非损伤所致，而是外伤后神经症的表现，患者常有继发获益现象。因此，对外伤性关节疾病也应全面详细分析，不宜片面认为是由局部创伤造成的。

三、临床表现

心理社会因素对 TMD 的发生、发展、治疗和康复各环节都存在一定的影响。其中,心理社会因素可引起的颞下颌关节病的主要临床表现包括:

(一)疼痛

日常生活中,许多心理社会因素如工作压力大、考试应激、家庭不和睦、经济拮据、人际关系紧张以及抑郁、焦虑等,都可提高患者的心理紧张度、不安全感及烦躁不安情绪,从而使原本患有颞下颌关节病的患者疼痛加重。这些习惯于用躯体来表达情绪和冲突的人群是心身疾病的高危人群,其中包括 TMD 患者。

TMD 的主要症状之一是疼痛。一项调查表明,约 94% 的 TMD 患者深受疼痛困扰,临床上疼痛常是促使患者就诊的主要原因。TMD 的疼痛可分为关节疼痛和肌肉疼痛,主要发生于开口和咀嚼运动时。一般认为,长期的焦虑心境可导致咀嚼肌过度紧张、收缩,引起紧咬牙、夜磨牙等,以致关节内压上升;咀嚼肌过度疲劳引起痉挛,从而出现咀嚼疼痛或压痛,关节盘亦因受压而变形、移位。肌肉疼痛的程度较重,其导致的精神压力和心理负担较大,故心理因素对这类患者的影响也较大,精神心理治疗对这类患者的效果较好。

(二)下颌运动异常

下颌运动异常也是 TMD 的三大主要症状之一,包括开口度异常(过大或过小)、开口型异常(偏斜或歪曲)、开闭运动出现关节绞索等。正常成人自然开口度平均为 3.7cm,开口型无偏斜,呈"↓"。当患者受到心理社会因素的影响时,翼外肌紧张甚至痉挛可使开口中度受限,被动开口度大于自然开口度,同时开口时下颌偏向患侧;咀嚼肌群痉挛可使开口严重受限,开口度仅 0.5~1.5 cm。翼外肌痉挛严重者,可出现急性牙合紊乱。针对此症状,可通过生物反馈疗法、放松训练等解除肌痉挛使该症状消失。

(三)关节脱位

下颌髁状突向前滑动过度,常见的如大张口、打哈欠、呕吐、后牙咬硬食物和一些造成开口过大、时间过长的医疗操作等是造成颞下颌关节脱位的重要原因。笔者曾报道一例患者因强迫症造成自我反复的过度张口、长时间的自我强制性咬桃核,患者虽有强烈的求医动机和自知力,但自身却无法控制这种没有必要的动作,从而诱发颞下颌关节前脱位。强迫症是一组以强迫观念和强迫动作为特征的神经功能性疾病,在临床上,强迫性动作又以强迫计数、强迫性洗手、关门等动作多见。Fehmi 和 Fritz 的精神疾病模式认为夜磨牙实属强迫症范畴。

此外,心理社会因素可导致患者出现夜磨牙等症状,进而引发 TMD。在治疗夜磨牙症方面,减轻压力的行为疗法较夜间的生物反馈法更有效。

四、诊断

20 世纪 90 年代初期,美国华盛顿大学 Dworkin 等在 NIDR(national institute of dental research,美国国立牙科研究院)的支持下,提出了 RDC/TMD (research diagnostic criteria for temporomandibular disorders,颞下颌关节紊乱病研究诊断标准),受到学术界的广泛关注。该诊断标准明确提出了双轴诊断(dualaxis)的概念,反映了疾病诊断向病因学诊断努力的趋势。所谓双轴诊断,即从躯体轴和心理轴两个方面对颞下颌关节病患者进行全面的评估。轴Ⅰ包括肌病类(含肌筋膜痛,肌筋膜痛伴开口受限),关节盘移位类(含可复性盘移位,不可复性盘移位伴开口受限,及不可复性盘移位无开口受限)和关节痛、关节炎、关节病类(含关节痛,骨关节炎,骨关节病),主要对于患者的躯体疾病进行诊断分类。轴Ⅱ主要对患者疼痛及精神心理状况进行评估,反映与疼痛相关的功能丧失和心理状况,包括对疼痛强度及功能丧失分级(0～Ⅳ级),抑郁及生活单调症状分级(正常、中度及重度)和目前尚无具体分类方法的下颌行使功能运动受限等。

2005 年马绪臣、张震康教授参考该分类,并结合其课题组的研究结果、实践经验及我国TMD 临床工作实际情况,率先提出了适合我国颞下颌关节病的双轴诊断标准。对于躯体疾病(轴Ⅰ)的诊断基本保留了 1997 年的分类,包括咀嚼肌紊乱疾病、结构紊乱疾病、关节炎性疾病及骨关节病或骨关节炎。对于与疼痛相关的功能丧失和心理状况的评估(轴Ⅱ),将疼痛与功能丧失分为 0～Ⅳ 级,将精神心理状况按症状自评量表(symptom checklist 90,SCL-90)调查结果分为正常、中度和重度异常三种情况。由于我国在颞下颌关节紊乱病领域对精神心理因素的研究还远远不够,广泛实行颞下颌关节紊乱病的双轴诊断尚需要时间。但是,在我国启动并逐渐推广应用双轴诊断标准,无疑将有利于我国在颞下颌关节紊乱病临床工作中由单纯的生物医学模式向生物-心理-社会医学模式的转变,从而进一步提高我国对颞下颌关节紊乱病的诊治水平。

五、治疗

TMD 是多病因综合作用的结果,应根据诊断结果从身体和心理两方面进行对症治疗和病因治疗。除了封闭、理疗、调牙合、服药等常规治疗方法外,辅助进行针对性的心理治疗往往也会有良好疗效。医生应通过观察和谈话了解患者的社会背景,采用心理测验以获得患者个性及偏移情况,在良好医患关系的基础上,向患者分析关节疼痛可能是其回避应激和冲突的心理防御机制,采用心理会谈方式鼓励患者重新合理安排生活,帮助其学会自我放松,调节紧张情绪。此外,基于患者对医生的信赖,还可采用安慰性治疗,如安慰性牙合垫、安慰性调牙合和安慰性药物等使患者症状好转。而肌电生物反馈治疗可有效帮助病人放松,以正常肌电图取代异常肌电图。

总之,心理因素在 TMD 的发生、发展、转归和预后各个阶段都起到十分重要的作用,因此,有必要对非咬合因素引起的 TMD 进行心理学检查,明确患者的心理学发病因素、心理障碍的程度和类型,选择合适的心理行为治疗从而改善患者的颞下颌关节症状和全身的躯体化症状,终止疾病的发展。

第三节　心理应激与口腔颌面功能异常

心理应激作为一种重要的疾病易感因素,可以改变口腔颌面部的各种功能,成为降低宿主对器质性疾病抵抗力的一个重要因素。

一、心理应激对口腔颌面部功能的影响

（一）唾液性状的改变

唾液含有多种有机物和无机物,对口腔黏膜和牙齿具有保护作用,因此,唾液的性状对于保持牙体及牙周组织的健康有重要作用,而心理应激可以引起唾液性状的明显改变,主要包括:

1. 流量和流速改变

有证据表明,生活事件可影响心理过程,长期受应激原的刺激可能导致身体机能下降。一个紧张而刺激的事件可激活下丘脑,下丘脑进一步激活交感神经系统,后者发出神经冲动直接影响内脏和腺体。唾液分泌受到交感和副交感神经活动双重控制,心理障碍患者唾液的流量和流速均有改变。有研究发现,抑郁症患者分泌的唾液量比正常人少,还发现抑郁的严重程度和唾液分泌减少程度之间无任何联系。对临床治疗是否会提高唾液分泌量的问题,多数研究者认为唾液分泌量不随临床情况而改变。研究表明,正常人唾液分泌早晨流速最大,抑郁症患者晚上流速最大。"激动性"抑郁症患者唾液分泌量比"抑郁性"抑郁症患者还要少,内源性抑郁症和更年期抑郁症患者唾液分泌速度尤其缓慢。口腔中注入弱酸性溶液时,抑郁症患者和正常人的唾液分泌差别就会消失,提示抑郁症患者静息状态下唾液分泌与神经活动功能性失调有关,外界理化刺激可以改变功能失调。

2. 电解质改变

对一组接受牙髓治疗的患者的研究表明,心理应激降低唾液 pH 值;还发现精神紧张组与正常对照组相比,Na^+ 含量明显降低,K^+ 含量明显升高,Na^+/K^+ 比值显著降低。唾液电解质含量改变和交感—肾上腺系统活动增强有一定关系。

3. 免疫功能改变

免疫系统可对应激水平做出相应的反应。人体的免疫调节是一个复杂的系统,可以通过多种方法来评估免疫调节的功能。应激水平越高,免疫系统保护机体、抵抗疾病和感染的能力越低。有研究表明,与维持正常婚姻状态的人相比,经受过离婚或分居的人免疫功能较低。此外,唾液中所含的分泌型免疫球蛋白 sIgA 由局部浆细胞产生,具有抵抗细菌和病毒入侵的作用。笔者通过研究发现,考试应激会导致唾液 sIgA 水平下降,进一步分析表明 EPQ 中 N 维度与 sIgA 变化密切相关;A 型行为方式会降低机体的应对能力,导致免疫功能下降。

（二）局部微循环改变

口腔黏膜的血液供应与口腔黏膜病关系密切,对口腔扁平苔藓患者研究发现,SAS 分与口腔黏膜微循环(OMC)综合积分相关($R=0.54,P<0.05$),SDS 分与 OMC 综合积分也相关($R=0.54,P<0.05$)。

情绪波动对眼压的影响也较为显著,应激可造成眼内血管充血和瘀血,眼内组织发生水肿、巩膜静脉压上升,影响房水排出。

（三）内分泌改变

有报道指出,在 EPQ 中 N 维度和应激前后唾液中氢化可的松上升率呈显著相关($R=$

0.443,$P<0.01$）；在基础状态下，A 型行为者唾液中氢化可的松水平高于 B 型行为者（T＝2.096,$P<0.05$）；在应激状态下，两者差异增大（T＝2.290,$P<0.01$）；SCL-90 评分情况和唾液氢化可的松上升率之间有密切关系。心理因素引发的内分泌改变可导致口腔局部内环境改变，从而引发心身障碍。

（四）咀嚼肌张力增高

口腔周围咀嚼肌的张力水平随心理紧张的增加而升高，特别是颞肌、嚼肌、翼内肌和翼外肌等肌肉，由于肌肉长期收缩，局部循环受阻，血液供应不足，代谢产物堆积，形成有害刺激，引起肌筋膜痛及有关牵涉痛，也会进一步加重肌肉痉挛，最后引发疾病。

二、心理应激导致口腔颌面功能障碍的表现

（一）口腔颌面部感染性疾病

由于应激导致的免疫功能下降，造成龋病、牙周病的发病增加。

1. 牙周疾病

致病菌的存在是牙周病发生的必要条件，但不足以引起病损；其他因素也起作用，有的可增加宿主的易感性。牙周炎的易感性，一方面可以解释为基因因素，即基因的多形性或基因变异可能改变免疫功能；另一方面，由于环境因素使某些本来对牙周炎有抵抗力的人变为易感，这里包括特异性病原菌感染以及全身疾病影响和吸烟、心理紧张的影响。

心理因素增加牙周病易感性中，以 ANUG（acute necrotizing ulcerative gingivitis，急性坏死性溃疡性龈炎）与精神压力的关系最为明确。早期研究报告，承受高心理应激的军人中ANUG 发生率较高（2.2％）。流行病学研究发现，寻求精神帮助的学生中 ANUG 患病率是正常学生的 3 倍。应用 Edward 性格测验研究 82 名学生，发现两个性格特征即支配欲和自卑感与 ANUG 相关。

牙龈炎、牙周炎、牙槽骨的丧失和人格异常及不良情绪状态紧密相关，De Marco 曾报道1 例在战争前后牙槽骨明显丧失的病例。学者们把这种状态下牙槽骨的丧失称为"牙周情绪应激征"（peridental emotional stress syndrome）。

有研究报道，MMPI 中的 Ma、Hy 等维度和牙周炎症严重程度相关。而更多研究认为其与慢性心理应激相关，如工作压力、婚姻质量和经济状况等。对比 100 名牙周炎患者与100 名牙周健康者，发现牙周炎患者认为生活中消极事件对其影响大，排除吸烟因素后，牙周炎仍与生活经历有关。

2. 龋病

龋病的发生与食物、细菌、宿主和时间四个因素相关联。一般认为，龋病是含糖食物（特别是蔗糖）进入口腔后，在牙菌斑内致病菌的作用下发酵变酸，这些酸（主要为乳酸）从牙面结构薄弱的地方侵入，使牙齿的无机物脱矿、有机物分解而产生。近年研究表明，心理社会因素也与龋病密切相关。主要由以下原因造成：

（1）心理因素导致口腔卫生程度下降：处于不良情绪状态或具有不良个性特征的患者更容易忽视口腔卫生，例如焦虑性神经症患者很有可能无限期拖延就诊时间，导致自身口腔状况恶化；抑郁性神经症患者往往对自身口腔卫生采取漠视的态度；而低收入阶层则无暇顾

及自身的口腔健康状况。最近有报道显示,高收入家庭应激程度低,而中等收入、低收入家庭应激程度较高,其儿童龋、失、补牙数比为1.83:2.56:3.43。因此,心理社会因素可导致口腔卫生下降,从而间接引发龋病上升。

（2）心理因素导致唾液性状改变:唾液性状是龋病四联因素中宿主因素之一。一方面,唾液通过机械冲洗作用、缓冲作用来减慢龋病发展速度;另一方面,唾液中一些成分,如sIgA可以增强机体对细菌的抵抗力。心理因素可以通过免疫、内分泌、神经系统的共同作用,改变唾液流速、分泌量和唾液sIgA、pH水平,从而导致龋病发生率的上升。

（二）口腔黏膜病

复发性阿弗他溃疡、口腔扁平苔藓、地图舌和灼口综合征是较为公认的口腔黏膜心身疾病或明显受心理因素影响的口腔黏膜病。

1. 复发性阿弗他溃疡和复发性疱疹性口炎

复发性阿弗他溃疡(recurrent aphthous ulcer,RAU)是一种周期性口腔溃疡性疾病,可发生于唇、颊和舌等口腔黏膜,伴有明显口腔疼痛,常影响正常进食,一般7~10天可自愈,间隔数周或数月复发。复发性疱疹性口炎(recurrent herpetic stomatitis,RHL)在黏膜上有较大面积充血,有多个成簇的疱疹。

随着"生物-心理-社会"医学模式的转化,对RAU患者的心理环境、生活工作环境和社会环境等的研究引起重视。1960年及1961年,Ship对几千名大学生进行流调,发现50%的个体有RAU史,38%有RHL史,RAU在学生考试等紧张时和女性月经期多发,而在放假期间复发率下降。对120名RAU患者中的55名进行心理评价,发现33%被试者有明显的心理疾患,包括慢性癔症、强迫、疑病和偏执。人格问卷调查结果表明,RAU患者的A型行为类型得分高于正常人,回顾发病1年内多数人有明显的重要生活事件存在,说明RAU与紧张刺激的生理反应密切相关。

2. 口腔扁平苔藓

口腔扁平苔藓(oral lichen planus,OLP)主要表现为口腔黏膜对称性分布的珠光白色条纹,可呈网状损害或树枝状损害,经常见有糜烂充血,可发生于唇、颊、舌等口腔黏膜。

与RAU相比,OLP的病因较为表浅而直观,可直接发生于考试应激、婚姻中性生活不协调等创伤后,常可以自我意识到。研究表明,50%左右的OLP患者有精神创伤史(如亲属亡故、婚恋纠纷、下岗失业等),或生活压力过大,或精神生活空虚(经济状况较好,衣食无忧,但每日生活单调无新意,又不善于与人交流,无法倾诉心情)等导致心情不畅快、焦虑、抑郁等心理因素。用MMPI量表测定30例OLP患者,发现其F、D、Sc量表得分高于70,揭示患者倾向于偏执、抑郁和精神分裂个性。临床中常常见到因这种心理异常导致机体功能紊乱,促使OLP发病、病情加重,或反复发作、迁延不愈。有学者认为,心理免疫机制可以用于解释OLP的发病机理:在不良情绪状态下,5-HT水平增高,促进T细胞和NK(自然杀伤)细胞的活化,而OLP的基底部细胞浸润是以淋巴细胞为主。对这类患者进行良好的沟通、心理辅导,鼓励其自我身心调节后,病情常可缓解,甚或痊愈。有1例对药物治疗无效的妇女给予心理治疗的报告,仅用3周时间使患者摆脱生活事件应激,治愈了迁延半年的OLP。

3. 地图舌

地图舌又称游走性舌炎,表现为在舌背黏膜上不规则、"游走性"的红色斑块样改变,患者一般无疼痛等不适感,伴发炎症时可自觉疼痛,2~10天自愈,可间歇性发作。

1966年,Redman对3 668名大学新生进行调查,发现有42%的学生患有此病,进一步调查发现这些患者在考试期间患病率增加,其MMPI量表测验患者,发现其Mf,Pt,Sc量表得分增高,男性升高更加显著。这一结果支持情绪应激可导致地图舌的理论。有报道称20%的地图舌患者有精神紧张的主诉,并且舌黏膜病损的变化与心理压力、情绪波动、失眠、劳累等情况有关。

4. 灼口综合征

灼口综合征(burning mouth syndrome,BMS)是以舌部为主要发病部位,以烧灼样疼痛为主要表现的一组综合征,又称舌痛症、舌感觉异常、口腔黏膜感觉异常等。常不伴有明显的临床病损,舌柔软度、活动度均正常。亦无特征性的组织病理变化,但常有明显的精神心理因素,在更年期或绝经期前后妇女中发病率高。此病的精神心理因素包括:①人格因素。采用明尼苏达多项人格问卷(MMPI)、艾森克人格问卷(EPQ)等,测试结果显示BMS患者多为焦虑型、抑郁型性格,情绪不稳定。②恐癌心理。报告指出,超过75%的BMS患者担心自己患癌,80%患者辗转求医,陷入了"自检—恐慌—再自检—更恐慌—舌痛加重"的恶性循环。精神药物如利眠宁、多虑平等都可用于治疗此病,Gorsky的回顾性研究表明利眠治疗效果优于其他方法,心理治疗的报道较少,其中Berdahl及陶人川报道认知疗法对舌痛症有效。

(三)磨牙症

磨牙症即在睡眠时有习惯性磨牙或清醒时有无意识磨牙的习惯者。研究认为情绪紧张是磨牙症最常见的发病因素。惧怕、愤怒、敌对、抵触以及其他各种紧张情绪,若因种种原因使患者难以及时发泄时,这些情绪在潜意识中周期性地通过各种方式予以表现,磨牙就是表现方式之一。北京大学口腔医院曾对80位16~45岁的磨牙症患者和80位非磨牙症者做对照研究,为他们做了艾森克个性测定,结果表明:性格内向、压抑,特别是情绪不稳定、易紧张等个性是磨牙症发病的重要因素。心理学家戈伯氏认为,磨牙症是由于拒绝表示愤怒和憎恨,或无能力表示情欲所导致的一种现象。从精神角度分析,磨牙代表一种心理状况,特别是在生气、焦虑、愤恨、悲观和受虐待时,显得更为突出。这些人潜意识中所表现的心理状况是一种受挫和不满。许多学者的调查和分析结果还表明,磨牙症患者较非磨牙症者的悲观情绪更严重。也有人认为,成人磨牙是心理疲劳的一种特征,应当注意休息和调整自己的心态。

(四)非典型性面痛及非典型性牙痛

均属于心因性疼痛,女性多见。临床表现为颌骨内部、上颌窦、牙齿等非肌肉部位持续性钝痛或跳痛,有时患者的症状酷似三叉神经痛或牙髓炎、牙周炎痛。研究发现,此病患者多有明显的情绪和人格障碍,表现为抑郁、孤独感、被动或过度依赖性人格、早年经历心理创伤、缺少父母关爱等,即所谓的疼痛易感人格(pain-prone personality)。这种心因性疼痛是癔症性转换反应,疾病有象征意义,但患者无法察觉,也拒绝接受心因性疼痛的解释,坚持认为必须找到器质性病因。笔者曾报道一女性患者，以全口牙齿间歇性肿痛 3 个月，自发性剧痛 1 小时伴短时晕厥为主诉就诊。患者呈惊恐面容，自诉疼痛难忍，临床检查仅见浅、中龋，未见穿髓点，叩诊阴性，无冷热刺激痛，牙周情况正常。由于患者临床检查与主诉明显不符，通过询问病史发现患者有明显心理障碍，近期内有人际关系紧张、社会支持低下，并有继发获益现象。在多次复诊治疗中，执意要求同伴陪同，甚至还指着充填材料说："这种药真好，他们都没有享受。"结合这些表现，予以非典型性牙痛诊断。

（五）心因性口臭

心因性口臭是体臭恐怖症的一种表现形式。患者经常因为别人议论而怀疑自己口臭，乃至避免社交活动。有人报道，一位 20 岁的男大学生，自偶然一次别人说他有口臭后，常常自觉或不自觉地回忆起自己的口臭问题，以致不敢与女友接触，甚至发展到不敢出门、要求退学的程度。对该患者进行临床检查未发现口腔异味，而心理检查发现异常，患者经三个月森田疗法结合合理情绪疗法后症状好转。

该类疾病通常属于器质性疾病，应该根据相应的疾病诊断标准对其进行诊断和治疗，同时充分考虑心理因素的影响，对其心理状态应用相应的心理检查进行评价，采用必要的心理疗法进行辅助治疗，可以收到明显效果。

第四节　畸齿校正

一、义齿不适症

义齿不适症是指全口或局部义齿修复后所出现的对义齿感觉不适应的症状，除了与义齿制作质量及患者的口腔条件、年龄、全身健康状态密切相关外，心理因素有重要作用。研究表明由于全口义齿与口腔组织接触面积大，较易产生义齿的不适症，因此就以全口义齿不适症为例来说明这一问题。

对全口义齿戴用后满意度情况进行客观评价是评定义齿不适症产生的重要依据。目前，国内外有多种专用的心理测量量表用于评定全口义齿满意度。满意度测量表分为自评量表和医师用量表两大类。评定满意度的等级分为二级、多级以及线段法三种，所谓线段法是指给一条 10 cm 长的线段，两端分别表示满意和不满意，患者在线段上取点表示满意程度。量表可含有单个因子或多个因子。国内外现有的测量问卷一般都具有较高信度和效度。曾剑玉编制的量表对全口义齿的外观、语言、咀嚼能力、稳固性和舒适感等 5 个因子进行分析，实用性和稳定性较高。Muller 编制有 10 道题的简易全口义齿满意度测量表，题目包括是否一直应用新义齿、旧义齿是否更好等题目，经试用也能客观反映问题。

（一）义齿不适症的心理病因

患者使用常规方法制作全口义齿 3 个月后的满意度为 $60\%\sim87\%$，说明相当部分患者对义齿制作不满意，造成义齿不适的心理原因包括个性异常、认知偏差和医患关系不良三个方面：

1. 个性异常

16PF 研究发现患者聪颖性、自律性、稳定性差；CMI 提示患者情绪不稳定；EPQ N 分偏高；应用语义鉴别量表研究,发现正常对照组较义齿不适症患者组呈明显的正向自尊。应用 Sacks 语句完成测验(Sacks sentence completion test)发现患者心理调节能力有不同程度丧失。表明患者随着年龄增长,产生心理生理改变,难以适应生活变化,产生失落感,影响自我形象,进而破坏自尊,造成心理调节能力低下,因而无法适应义齿的戴用。也有研究涉及内在及外在控制源(locus of control)。个别应用 MMPI 的研究不支持个性与不适症之间的关系。

2. 认知偏差

这里包含两个方面,一是对牙列缺失后的不良认知,把牙列缺失当成生理功能衰退,为此产生巨大悲哀,这种状况将导致无法接受无牙状态,更谈不上戴用义齿；二是对义齿修复抱有过高期望,导致义齿不适症。患者常以自身感受和期望,而非实际来评价义齿效果,甚至完全符合制作标准的义齿,却由于与患者心理上需求不符而不适应。Waas 发现,对义齿功能有积极认识者不易产生义齿不适症。

3. 医患关系不良

调查发现 80% 以上患者自我表示他们对义齿满意程度与医患关系有关；对独断不易交往的医生制作的义齿,会引致患者不满。这些研究说明医患关系是影响义齿修复效果的重要因素。

（二）义齿不适症的心理治疗

心理咨询和治疗在解除义齿不适症中发挥重要作用,主要治疗方法包括建立良好医患关系和个性、期望的认知纠正等。

二、牙颌畸形

对于因牙齿欠缺而影响容貌美的认识,患者常会以静态来观察和夸大缺陷部位,旁人认为这是可笑的,而患者内心却很痛苦。对欠缺的认知与患者错牙合程度、年龄、性别、职业有密切关系,如青少年、女性、形象性职业(教师、演员等)群体对欠缺往往难以承受。王晓荣对青少年牙颌畸形患者的研究发现,同伴嘲笑、家长对畸形的评价会对患者自身感知产生重要影响,并直接影响其心理状况和求医动机。牙颌畸形者常有焦虑、敏感、惊恐、自卑等情况,研究显示自己牙齿较差或差的,绝大多数会要求正畸治疗,而认为自己牙齿好的被试中也有半数人有治疗需要。青少年患者中主观治疗需要明显大于客观治疗需要。某些具有严重错牙合的被试没有感觉到治疗需要,部分具有理想咬合情况的被试却提出治疗需要,这说明患者无论自己是否真正需要,都不愿失去机会。有人对 19 例正畸患者进行研究发现,其中有 9 例有交女友受挫史,他们认为牙齿长得不好是主要原因,希望通过治疗解决所有问题以重建自信。由于牙颌畸形患者存在明显心理障碍以及认知归因偏差,为此,合理评价患者心理状况是避免医患冲突、解决患者情绪困扰的有效方法。

第五节　口腔恐怖与焦虑

对口腔治疗的恐怖和焦虑是每一个前往牙科治疗的患者普遍存在的心理障碍。一项对6 000人进行的调查发现,有58%的人害怕口腔医生;还有调查指出,口腔恐怖是位于人们对蛇、高空和暴风雨恐怖之后的第四大恐怖现象,严重的恐怖情绪会引发口腔恐怖性神经症,造成患者拖延就诊、不按时复诊的现象,影响口腔卫生水平。

口腔焦虑症可分为成人口腔焦虑症和儿童口腔焦虑症,目前我国的研究主要集中在后者。二者的不同表现在于,成人口腔焦虑症多表现为患者生理指标的变化,如心率加快、血压上升、呼吸加速等,而儿童口腔焦虑症患者常表现为高声哭喊、身体移动、拒绝治疗等行为。对儿童口腔焦虑症的评价和解释远比成人难,父母的陈述大多提及孩子感兴趣的问题,或是与孩子无关的父母自己的焦虑心理状况,可供参考,但也可能存在偏见。而儿童对接受口腔治疗时感觉的描述明显异于成人,如口腔治疗中的疼痛常被儿童描述为有魔法,当儿童接受侵入性口腔治疗时,多数有被医生训斥的感觉,因此要求医生在为儿童进行口腔治疗时给予鼓励和肯定。

一、病因

口腔医生的操作、口腔诊室的环境均能成为恐怖来源。Gale根据口腔患者自己的感觉,把他们分成高度恐怖组和低度恐怖组,并让患者对口腔处理中会遇到的一系列诊疗行为按恐怖程度排序,结果发现排序基本相同(相关程度在0.98以上),其中拔牙和钻牙等动作是主要的恐怖来源。

对牙科恐怖和焦虑的最主要原因是担心牙科治疗引起的疼痛,它是一种获得性的行为,相关因素主要有以下四点:

1. 不良的口腔治疗经历

如曾经历过困难的拔牙、痛苦的钻牙等,都会给患者留下深刻的印象,形成医源性创伤,激发患者对口腔的恐怖情绪。

2. 间接经历

一些人对口腔恐怖的形成并非来源于自身的经历,而是取决于父母、朋友的经验和行为或媒体的信息。这一点在解释儿童的口腔焦虑症的形成中有一定意义。儿童对口腔治疗是陌生的,他们只是从父母、故事或电视上获取了一些"残酷的细节"而产生畏惧。有研究发现,让患儿母亲完成牙科焦虑量表,接着观察患儿在牙椅上的表现。结果表明,29名高焦虑组母亲的患儿对口腔治疗配合的有4例,不合作的有25例;而30名低焦虑组母亲的患儿对口腔治疗配合的有25例,不合作的仅5例。母亲的焦虑和儿童行为之间的相关仅在儿童第一次就诊时呈现显著关系,随着就诊次数的增多,儿童更加注重自身的感觉。

3. 性格因素

患者自身性格因素是影响患者口腔焦虑的内在原因。研究表明,情绪不稳定是形成口腔焦虑的主要性格特征。

4. 警戒状态

某些人天生就对口腔医生怀有恐惧感,心理学专家将此描述为警戒状态。这种现象是基因遗传或自然选择的结果。

二、评定和诊断

口腔恐怖和焦虑评定可通过心理测验、生理测定和行为评估等方式进行。

(一)自我表述式的心理测验

口腔恐怖和焦虑的心理测验种类繁多,大部分具有良好的效度和信度,如 Corah 设计的牙科恐怖量表,3 个月的两次重测相关信度是 0.82,同时其效标效度和内容效度也非常高。

1. 纸笔测验

纸笔测验中较著名的心理测验工具有 Corah 和 Kleinknecht 编制的心理问卷。

Corah 编制的 DAS(dental anxiety scale,牙科焦虑量表)简便易行,共有 4 道题,每道题有 1～5 级评定标准,总分范围在 4～20 分之间,凡分数在 13～14 分者必须引起口腔医生的注意,分数在 15 分以上者为高度焦虑。

Kleinknecht 的牙科焦虑量表有 27 道题,内容包括从牙医预约到治疗这一过程中的系列反应,有 5 级评判标准,它比 Corah 的 DAS 更能反映牙科焦虑状况,是一种良好的测量工具。

2. 投射测验

投射测验能够反映出人类内心的情感和未感知的情绪状态。这种技术可以通过表述系列图片的情况来进行,在牙科恐怖情绪的评定中得到广泛应用。美国调查发现,5％左右的美国儿童无法接受任何口腔治疗。在瑞典,3～16 岁的儿童中有 79％主动接受口腔治疗,13％不愿意接受,8％完全不能接受;当对这些儿童进行行为规范后(称之为讲述—展示—做,主要是正强化),比例则相应地改变为 92％、6％和 2％。对较小年龄儿童的影响最明显,同时对进行补牙和拔牙治疗的配合程度也明显提高,但对治疗时间没有影响。

例如 Venham 编制的儿童口腔恐怖图画测验就要求被测试的患儿说出每张图中哪一种情况和他们最为类似。Gunilla 的图画投射测验包括两套测验用图片,分别是牙科场景图和牙科阶段图。牙科场景图包括 10 张图片,分别画有卡通动物的 10 种牙科恐怖反应的相关情景图,牙科图包括 5 张图片,分别画有一小孩在口腔科的序列治疗过程,测试时均要求被试描绘图画上的故事,并说出感受。

口腔恐怖的投射测验也可以使用语句完成检测的形式来进行,下面的测验摘自 Gunilla编制的量表:

我知道最高兴的事情是……

去找牙医的感觉是……

我知道最糟的事情是……

我知道我的牙医……

有关心理测验的内容也可以用结构性晤谈的方式,了解患者的焦虑程度。

自我表述式的心理测验能相对快速地获得资料，且可使用敏感词和计分来评价口腔健康保健的诸多方面，因此运用十分广泛。

（二）生理测定法

口腔焦虑可以引起一系列生理反应，如心率、脉搏加快，肾上腺激素水平升高等，通过观测心率、皮肤流电反应（GSR）可为评价口腔焦虑症提供实在的数据。GSR 是将电极放在患者皮肤表面，尤其是毛孔较多处（如手掌），因皮肤表面的汗腺在活动可测得电流波动，可反映患者对外界刺激的情绪变化。由此，患者可利用得到的信息来降低他们的 GSR。这种生理测定法的缺点在于有效性不够、操作复杂、仪器昂贵。尽管这些参数是在患者放松时测得，但其仍然会受到心理影响，所以最先测得的数值将作为基准，用于分析后面测得的数值。另外，这些测量数据会受到情感因素的影响，如敌意（不得不佩戴电极）或因为感到被监控而窘迫。

（三）行为评估法

行为评估法是根据患者的行为判定在口腔科治疗中的恐怖情绪，行为评估特别适合理解力不够的儿童。最简单的行为评估是用四点法来划分行为状态，这四点分别为对治疗"绝不接受、犹豫不决、勉强接受、绝对接受"。严格地说，这并不能算真正的焦虑症测量表。正如 Lindsay 所言，在口腔诊室里不合作的儿童也许并不是对就诊感到焦虑，他们已经学会或知道怎么逃避治疗，因此他们觉得口腔就诊没有什么好焦虑的。一种更为复杂的观察方法是在短时间内（至少 1 min），认真地观察某一特殊行为是否发生。若治疗中以录像的形式，用非常短的时间间隔（如 4 min）进行详细记录并分析患者行为也是可能的。然而，这些方法费时，技术性、主观性强。

三、治疗

Bomberg 认为处理口腔科恐怖和焦虑的有效原则是：①治疗前夜保证良好的睡眠，必要时可服用镇静药；②必要的术前用药（麻醉等）；③治疗时间安排在上午；④可吸入或静注安慰剂（如盐水等）；⑤钻牙要分步进行，注意不要达到或超过患者忍受程度；⑥必要时，可在治疗后视情况给予缓解紧张药物。

具体的心身治疗措施为：

（一）尽量减小口腔治疗的痛苦

1. 笑气吸入镇静法

笑气（氧化亚氮）具有清醒镇静作用，它可以在保持患者自主呼吸及对物理刺激和语言指令做出相应反应的状态下，轻微抑制意识水平，减轻紧张焦虑和疼痛。笑气吸入加局麻拔牙组，有 74.11% 的患者焦虑分下降，而局麻拔牙的对照组术后，仅有 15.09% 的患者焦虑分下降。

笑气无刺激性，不增加气道分泌物，患者能自主呼吸，保护性咽喉反射存在，大大降低呼吸道意外的发生。对机体各器官亦无影响，安全可靠。它刺激 β-内啡肽系统，大多数患者吸入笑气后有欣快感，无兴奋期，焦虑反应消失，并有一定健忘作用，有助于患者术后忘记术中不愉快经历，利于患者下次就诊时保持乐观合作。调查表明，大多数患者乐于接受此方法。

2. 新型麻醉法应用

造成口腔恐怖和焦虑的根本原因是患者害怕疼痛,应用无痛麻醉来取代传统注射麻醉药的方式,对于降低恐怖情绪具有重要作用。近年来,电子麻醉以它无创伤性、易操作等特点显示出极大潜力。作用机制目前尚不清楚,Melzack 用"闸门学说"解释,也有以化学递质学说和影响膜极化学说来解释的。

早期用于牙体预备的电子麻醉仪是通过手持机头直接将电源施加在所制备窝洞处,另一电极放于患者手部。目前使用的电子麻醉仪多将电极置于牙根尖部的牙槽黏膜上,另一电极放于口外,或两个电极都在口外,简单易行,患者可自行控制电流大小。

电子麻醉的止痛和抗焦虑作用已得到广泛肯定,调查发现牙体及牙髓治疗中,患者对此方法总满意率为 71.8%,对充填术满意率为 93%。还有研究发现,93.3% 的患者乐意接受电子麻醉,并表示愿意再次使用。

应用计算机控制的局部麻醉注射系统也逐渐成为缓解焦虑的一种理想麻醉方法。

(二)精神放松法

松弛训练、呼吸调节、音乐治疗和注意力转换可有效缓解紧张。例如:在给患者治疗前放映有关牙科治疗的录像,和患者进行有效的沟通,认真回答患者的问题;给儿童患者治疗时,让患儿看感兴趣的电视节目或听录音,转移其注意力;音乐治疗的效果显著。

1. 松弛训练

即指导患者按一定程序收缩和放松不同的肌群,使其在训练期间感到愉悦,故也称为紧张—放松渐进性肌肉松弛。在松弛训练程序中,理疗师与患者进行互动可使二者达成共识。目前已有报告显示,采用松弛训练治疗口腔恐惧症效果良好。Beck 等报道,10 位患有口腔恐惧症的女病人,在接受 4 个星期的暗示控制松弛训练后,疗效显著;半年后复诊,发现绝大部分的患者认为这种方法是有效的。松弛训练中,首先病人要对自己焦虑的感觉(身体感觉)做一详细的描述,以便他们更加注重自己,然后按下列步骤进行训练:

(1)紧张—放松渐进性肌肉松弛:让患者收缩一组肌肉 20 s 左右,然后放松;

(2)放松松弛:患者试图放松一组肌肉;

(3)暗示控制的松弛:在患者呼吸时提示其"吸气"和"放松";

(4)不同的放松:患者在不同环境下体验他们的放松能力;

(5)快速放松:患者在更自然的环境中体验放松,并试图尽快完成放松程序;

(6)在临床治疗的压力下放松。

2. 呼吸调节

Barsby 认为有些患者会对口腔环境的威胁刺激产生自动反应,其中过度换气(用非常快和不规律的节律呼吸,有时为很深的叹息)是反应之一。过度换气会在短时间内引起诸多症状,如心悸、麻刺感、头晕、现实感丧失、颤动、出汗、恶心和晕厥。在口腔询诊中为了减轻恐惧反应,建议采用以下步骤:

(1)恢复肺泡的正常二氧化碳浓度:为了帮助患者恢复其肺泡正常二氧化碳浓度,建议患者用双手捂住鼻子和嘴进行呼吸。Barsby 认为,口腔医生所要做的就是指导患者进行规律、平稳的呼吸。过程中用心倾听患者特殊的感受,以便对患者所关心的问题作出更准确的解释。也可进行过度换气试验,即患者在获得医生允许后进行 2 min 的快速深呼吸(30 次/分钟)。

(2)腹式呼吸:Barsby 建议患者把一只手放在胸口,而另一只手放在上腹,进行缓慢、规律的呼吸(8~10 次/分钟)。呼吸时主要感受胃肠的蠕动,而胸部运动受到限制。此法简单有效,特别适合那些饱受"窒息"之苦的口腔焦虑症患者。

(三)患者自我控制法

在治疗中,和患者协商采用自我控制治疗过程(如使用停止信号)可收到明显效果。但要注意:

(1)患者示意停止,医生必须停止,否则会影响患者合作程度;

(2)要了解患者是否喜欢这一方法,如果患者治疗时有自己的偏爱处理方式(包括治疗时回想愉快的事),这种让患者高度警觉的方式会妨碍其思考。

(四)系统脱敏法

可以通过与患者交谈,对恐怖等级进行划分,示教放松训练,渐渐地把患者置身于假设从坐在牙椅开始到治疗结束的每一阶段。

1. 系统脱敏法的两个基本原则:将那些引起患者畏惧的刺激呈现在他面前;纠正患者错误的想法,并正确对待患者对刺激源的反应。总结如下:

(1)在口腔诊室里也许会遇到医生不愿意面对的焦虑型患者;

(2)患者对口腔治疗的反应常与其社会背景相关;

(3)患者因焦虑而希望尽快离开诊室;

(4)患者十分愿意接受逃避治疗的理由;

(5)医生用一种有序且适当的方式,使患者置身于令其感到恐惧的环境中;

(6)患者常因畏惧而觉得很尴尬。

2. 系统脱敏法的治疗包括以下特殊步骤:

(1)鼓励患者将令其感到恐惧的口腔治疗经历说出来,将其按等级分类,并对这些恐惧进行排序,顺序为从最不恐惧的经历到最恐惧的经历(1~2 个疗程);

(2)让患者放松(2~3 个疗程);

(3)然后,患者到达最不恐惧阶段,并鼓励其进入下一等级阶段。这种等级划分有助于与患者解释有关治疗进程,有利于了解患者的恐惧心理(根据进展和等级情况,可安排 5~6 个疗程)。

(五)其他方法

1. 认知治疗

通过认知重构让患者认识使他们生畏的操作过程,特别是让患者目睹构造某一信念的现实,以改变其看法。这种方法的目的是让病人更充分地认识引发畏惧的情形。使用此法要谨慎,既要诱导患者审视产生不现实的恐怖的原因,又要防止引起患者的防范心理。这可以通过一次简单的经历证实,如鼓励患者做一次只与口腔医生讨论治疗方案的询诊,随后让患者认识到他们认为医生在第一个疗程就会进行侵入性治疗的想法是不对的。

2. 游戏法

Kent 的研究表明采用游戏法对患者身心放松有一定的作用。这类研究中所选择的游戏一般是计算机类游戏,而近年研究所选游戏的娱乐性更强些。在患者接受口腔治疗前,做游戏可提高他们控制焦虑的能力,且对男性效果比对女性好,但此法并不适用于每一个患者。

3. 示范法

有报道指出,儿童通过观看其他儿童进行与自己类似治疗的录像,能对其产生正面的影响,特别有效的模式就是录像中的儿童也反应对口腔治疗感到紧张,但可以克服。

4. 声音控制法

在治疗中,医生采用中度偏高的声音能够促进儿童的就诊并减少抱怨。

尽管减轻患者牙科焦虑症的方法很多,但效果并不理想。例如,SD 无效的原因为:①畏惧分级与患者表达的畏惧不一致(如患者畏惧的是注射针插入牙龈而非注射针本身);②医生操作过快,以致患者来不及改变对曾引起畏惧的行为或形象的反应;③畏惧的分级不够细;④复诊间隔太长或者操作过于简单。而认知重构无效的原因有:①使用该方法之前并没有完全了解患者的认知;②患者没有准备;③医生为患者尽心尽力,而患者无动于衷;④患者不能表达观点或发现这些观点太荒唐。

从心理学角度看,减轻患者的恐怖和焦虑的方法很多。为了能针对性地使用各种方法,应该对病人进行认真的评估。总体而言,医生应坦诚对待患者,在建立良好医患关系的基础上,确定最适合患者的方法,以有效缓解患者的痛苦。

第六节　口腔内感觉异常

口腔内感觉异常在临床上占有相当比例,病人主诉多,而临床检查找不到客观指征,口腔内牙体、牙周和黏膜组织均有感觉异常表现。

一、病因

1. 人格因素

患者有特定的神经质人格特征,如敏感多疑、易受暗示和性格内向等。有研究表明,在口腔颌面部美容整形手术患者中,25.0%的患者有自恋型人格障碍,12.0%的患者有依赖性人格障碍,9.2%的患者有表演型人格障碍。研究发现,几乎所有口腔异常感觉者的艾森克人格问卷(EPQ)中神经质(N)分高于正常人。

2. 生活事件

生活事件是其发病的重要诱因,并可导致病程的迁延。一些创伤性经历的记忆不易被遗忘,并以各种面部躯体化症状的形式表现出来。例如,要求进行正畸治疗的患者是因为屡次恋爱受挫而提出治疗需求;全口牙齿脱落的老年人戴上义齿总是感到不适,是因为接受不了衰老的事实,对义齿有抵触情绪。

二、临床表现

1. 躯体化变形障碍

口腔颌面部并不存在缺陷或仅有轻微缺陷,而个体想象出自己的缺陷,或将轻微的口腔颌面部缺陷放大,并由此产生心理痛苦。躯体化变形障碍常表现为:

(1) 抱怨"缺陷":经常抱怨面部瑕疵,如鼻子太小、牙齿突出和眉毛稀少等。

(2) 关注部位:患者在不同的时间内,或在不同刺激诱发下对口腔颌面部异常关注,并产生先占观念。

(3) 表达模糊:对畸形的主诉常让人难以理解。如说"我的眼睛和鼻子间的皮肤连接很滑稽"等。患者常频繁观察自己,十分关注别人的评价,有时还会想尽一切办法掩盖所谓的缺陷。

2. 口腔颌面部疼痛和不适

可以表现为各部位的疾病和不适:

(1) 非典型面痛和非典型牙痛:详见前述。

(2) 舌痛:表现为烧灼样疼痛,舌痛可因集中精力于某一工作而暂时消失,舌柔软度、活动度均正常。

(3) 口腔黏膜蚁走感、烧灼感、异物感、口腔异味(口臭)等。

(4) 义齿佩戴不适感:表现为无法接受制作的义齿,义齿佩戴后感觉不适,口腔黏膜疼痛而反复要求医生对义齿进行调磨。

三、心理检查与评估

通过各种特定和通用型的心理测量工具相结合的办法可以对疾病进行有效诊断。

1. 美容手术前心理自评量表

属特定型症状评定工具,由端午编制,用于评价受术者对身体缺陷和美容整形手术是否存在偏差看法。量表共有 60 道题,每道题有 1~5 分评价等级,受试者可根据实际情况作出选择(表 22 - 1)。

表 22 - 1　美容手术前的心理自评量表

根据感觉回答以下问题	评分
1. 我非常希望做美容手术	1□ 2□ 3□ 4□ 5□
2. 照镜子时喜欢盯住自己有缺陷的部位看很长时间	1□ 2□ 3□ 4□ 5□
3. 周围的人都在评论我的缺陷	1□ 2□ 3□ 4□ 5□
4. 我的不幸都是由于我的缺陷造成的	1□ 2□ 3□ 4□ 5□
5. 我为我的缺陷感到自卑	1□ 2□ 3□ 4□ 5□
6. 因为我的缺陷我想结束我的生命	1□ 2□ 3□ 4□ 5□

续表

根据感觉回答以下问题	评分
7. 我希望美容整形手术后同某明星一样	1☐ 2☐ 3☐ 4☐ 5☐
8. 美容整形手术不会痛苦	1☐ 2☐ 3☐ 4☐ 5☐
9. 我做美容整形手术是为了变得更美	1☐ 2☐ 3☐ 4☐ 5☐
10. 我很容易为我的容貌缺陷而烦恼、激动	1☐ 2☐ 3☐ 4☐ 5☐
11. 我觉得漂亮的人都不可靠	1☐ 2☐ 3☐ 4☐ 5☐
12. 美容手术后我一定会很愉快	1☐ 2☐ 3☐ 4☐ 5☐
13. 我对与我外貌无关的事情不关心	1☐ 2☐ 3☐ 4☐ 5☐
14. 我做美容手术是为了恢复我原有的面容	1☐ 2☐ 3☐ 4☐ 5☐
15. 我对自己的衣装整齐和仪态端庄没有信心	1☐ 2☐ 3☐ 4☐ 5☐
16. 周围的人对我很苛刻	1☐ 2☐ 3☐ 4☐ 5☐
17. 我在我的面孔中找不到美丽的部分	1☐ 2☐ 3☐ 4☐ 5☐
18. 我希望整形手术不仅仅是恢复失去的生理功能	1☐ 2☐ 3☐ 4☐ 5☐
19. 我的缺陷显而易见,大家一定非常注意	1☐ 2☐ 3☐ 4☐ 5☐
20. 美容整形术后的我一定非常美丽	1☐ 2☐ 3☐ 4☐ 5☐
21. 我对与我的缺陷有关的宣传内容非常注意	1☐ 2☐ 3☐ 4☐ 5☐
22. 曾有专科医师认为我没有明显缺陷,但我没法确认	1☐ 2☐ 3☐ 4☐ 5☐
23. 我觉得一个人成功与否取决于他的外貌	1☐ 2☐ 3☐ 4☐ 5☐
24. 别人拿我的缺陷取笑我,还起外号讽刺我	1☐ 2☐ 3☐ 4☐ 5☐
25. 我的朋友和家人不喜欢我的形象	1☐ 2☐ 3☐ 4☐ 5☐
26. 只要把我的缺陷矫正,我的一切就会好起来	1☐ 2☐ 3☐ 4☐ 5☐
27. 我为我的不足感到焦虑	1☐ 2☐ 3☐ 4☐ 5☐
28. 我的感情容易受到伤害	1☐ 2☐ 3☐ 4☐ 5☐
29. 当别人看着我谈话时,我感到不自在	1☐ 2☐ 3☐ 4☐ 5☐
30. 在商店或电影院等人多的地方感到不自在	1☐ 2☐ 3☐ 4☐ 5☐
31. 我觉得我脑子有病	1☐ 2☐ 3☐ 4☐ 5☐
32. 我感到除缺陷外我的身体也有严重问题	1☐ 2☐ 3☐ 4☐ 5☐
33. 我和他人很亲近	1☐ 2☐ 3☐ 4☐ 5☐
34. 我为我的缺陷感到痛苦	1☐ 2☐ 3☐ 4☐ 5☐
35. 我很嫉妒那些长得漂亮的人	1☐ 2☐ 3☐ 4☐ 5☐
36. 如果我长得漂亮,我会比现在幸运得多	1☐ 2☐ 3☐ 4☐ 5☐
37. 我这样丑陋是上天对我的惩罚	1☐ 2☐ 3☐ 4☐ 5☐
38. 我无法在漂亮的异性面前坦然自若	1☐ 2☐ 3☐ 4☐ 5☐
39. 我在公众面前感到很不自在	1☐ 2☐ 3☐ 4☐ 5☐

根据感觉回答以下问题	评分
40. 我不认为周围的人说我没有缺陷我就不该做手术	1☐ 2☐ 3☐ 4☐ 5☐
41. 我不能容忍别人嘲笑我外貌上的缺陷	1☐ 2☐ 3☐ 4☐ 5☐
42. 虽然周围的人认为我的外貌正常,可我认为我的某个部位有明显缺陷	1☐ 2☐ 3☐ 4☐ 5☐
43. 像我这样有缺陷的人活在世上真没意思	1☐ 2☐ 3☐ 4☐ 5☐
44. 我宁愿把我美容整形术后的伤疤说成受伤造成的	1☐ 2☐ 3☐ 4☐ 5☐
45. 我不愿把我做美容手术的真正原因告诉医师	1☐ 2☐ 3☐ 4☐ 5☐
46. 我不愿把我的真实姓名和地址告诉医师	1☐ 2☐ 3☐ 4☐ 5☐
47. 我愿换一张崭新的面孔去当演员	1☐ 2☐ 3☐ 4☐ 5☐
48. 我不知道为何做手术	1☐ 2☐ 3☐ 4☐ 5☐
49. 美容整形医师应该使我更美丽	1☐ 2☐ 3☐ 4☐ 5☐
50. 我做美容整形手术是为了使朋友和家人高兴	1☐ 2☐ 3☐ 4☐ 5☐
51. 最近突发的一件事使我觉得我应该做美容手术	1☐ 2☐ 3☐ 4☐ 5☐
52. 我对以前几次美容手术不满意,所以才再次手术	1☐ 2☐ 3☐ 4☐ 5☐
53. 我怀疑我的缺陷使我变成精神病患者	1☐ 2☐ 3☐ 4☐ 5☐
54. 美容整形医师应该按照我的要求去做手术	1☐ 2☐ 3☐ 4☐ 5☐
55. 我头脑中常常浮现出自己有缺陷的那个部位	1☐ 2☐ 3☐ 4☐ 5☐
56. 我觉得我的这点缺陷影响了我整个面容	1☐ 2☐ 3☐ 4☐ 5☐
57. 曾有专科医师建议我去做心理咨询	1☐ 2☐ 3☐ 4☐ 5☐
58. 美容整形手术和化妆一样简单	1☐ 2☐ 3☐ 4☐ 5☐
59. 我有过精神病史	1☐ 2☐ 3☐ 4☐ 5☐
60. 我将在美容整形术后感到后悔	1☐ 2☐ 3☐ 4☐ 5☐

评分标准:1——没有题中所述的感觉或症状;2——很少发生题中所述的感觉或症状;3——有时发生题中所述的感觉或症状;4——存在题中所述的感觉或症状,但不严重;5——题中所述的感觉或症状发生率高且严重。

(1)总计评分法:统计出得分在 2 分及 2 分以上题目的总分和平均得分。若总分大于40 分或平均得分大于 3 分,则说明:

①受试者受美容整形的影响较深,已经改变了对一些事物应有的看法;

②由于上述原因,受试者心理失去平衡,感到心情不愉快;

③已有一定心理障碍,各种障碍来源于对身体缺陷和美容手术的偏激看法。在这种情况下,应对美容手术持慎重态度,受术者应先行接受必要的心理治疗。

(2)分类评分法:可以将题目分成 5 类,分别计算平均分,每一类反映不同的问题。

A 类题:包括 1、2、3、13、17、21、26、28、55、56 等题。若 A 类题平均分高于其他几类,说明受试者对自己有缺陷的部位看得过重,或许认为身体缺陷很有特色,不一定要改变;或许不在乎手术效果,只要动了手术,心中就会感到平静。这类人若执意要求美容手术,可以考虑进行。

B类题：包括4、5、6、10、14、33、34、37、38、39、41、43、44等题。若B类题平均分高，说明受试者存在明显缺陷，且已造成明显心理障碍。对这类人可以进行美容手术，但仍有必要进行心理治疗，否则手术后容貌改变了，心理状态仍不会改变。

C类题：包括7、8、9、12、18、20、23、35、36、45、46、54、58等题。若C类题平均分高，说明受试者自身条件也许不错，但把美容手术看得过于简单，想通过手术达到尽善尽美。对这类人应该劝其对美容手术做进一步了解，并对自己的容貌客观情况做进一步分析后，再决定是否手术。

D类题：包括11、15、16、19、22、24、25、27、29、30、40、42等题。若D类题平均分高，说明受试者自我感觉强烈，虽不一定有明显的容貌缺陷，甚至容貌完全正常，但对缺陷畸形过于恐怖、敏感。这类人不适宜立即进行美容手术，应先做心理治疗，过一段时间再决定是否手术。

E类题：包括31、32、53、57、59等题。若E类题平均分高，说明受试者已完全不适合做美容手术，而应该进行心理治疗。

2. 全口义齿满意度评价

属特定型症状评定工具。有自陈量表和医生评定量表两种，涉及的量表也较为丰富，国外的Maller、Vervoorn等编制的量表可以选择。北京大学口腔医学院曾剑玉编制的量表包括与义齿有关的5个内容：外观、语言、咀嚼能力、义齿稳固性和舒适。每项内容从不满意到满意分5级记录，具有较高信度和效度。

3. 正畸治疗需要指数

属特定型症状评定工具。由美观部分与牙齿健康部分组成，美观部分是一系列照片标示的10分制量表，它由一组非专业人士根据其外表吸引程度进行判断评分，并将等级跨度等距划分。牙齿健康部分，从没有治疗需要到非常需要分5级评定。评定由临床检查和模型研究中获得。

4. 其他通用型心理状态评价量表

重点应用的包括具有疾病和生物性特征的人格评定量表（MMPI、EPQ）、生活事件量表、症状自评量表（SCL-90）等。一般情况下，该类患者人格及心理健康状态都存在明显偏差。

通用型心理状态检查和特定症状评定量表相结合，可以在短时间内对患者心理情况有明晰了解，对诊断起到相当大促进作用。

四、诊断和鉴别诊断

（一）诊断

耳鼻喉眼口腔科躯体化障碍是躯体化障碍在口腔颌面部的表现，按照国际疾病分类第11版（ICD-11），是一种以持久的担心或相信各种躯体症状的优势观念为特征的躯体忧虑障碍。患者因这些症状反复就医，各种医学检查阴性和医生的解释均不能打消其顾虑。即使有时存在某种躯体障碍，也不能解释所诉症状性质、程度，或其痛苦与优势观念。经常伴有焦虑或抑郁情绪。尽管症状发生和持续与不愉快生活事件、困难或冲突密切相关，但患者常否认心理因素存在。本障碍男女均有，为慢性波动性病程。症状标准如下：

1. 符合 ICD-11 躯体忧虑障碍或 DSM-5 躯体症状障碍的诊断标准。

2. 以口腔颌面部症状为主，至少有下列一项：

（1）对口腔颌面部症状过分担心（严重性与实际情况不相称），但不是妄想；

（2）对身体健康过分关心，如对通常出现生活现象和异常感觉过分关心，但不是妄想；

（3）反复就医或要求医学检查，但检查结果阴性和医生的合理解释，均不能打消其疑虑。

严重者社会功能受损，一般以上症状持续 3 个月可以诊断。

（二）鉴别诊断

1. 躯体化障碍

医生必须在实施各种客观检查充分排除口腔颌面部器质性疾病的情况下，才可以考虑躯体化障碍的诊断。同时，医生必须注意：

（1）躯体化障碍的患者和同龄人一样，有同等机会在治疗期间发生独立的躯体障碍。如患者主诉重点和稳定性发生转化，可提示有躯体障碍，应考虑进一步检查。

（2）大多数口腔颌面部躯体化障碍患者可能兼有程度不一的躯体疾病。

2. 精神分裂症

精神分裂症也可以出现多种躯体变形障碍症状，如感觉自己变形、变丑等，但均是在缺乏自知力情况下的妄想表现。可以通过对精神分裂症其他症状的问诊后加以鉴别。

3. 抑郁症

隐匿性抑郁可以躯体症状为主诉。抑郁症状常被掩盖而难以鉴别。可以通过进行抑郁量表评定加以鉴别。一般情况下，口腔颌面部躯体化障碍的抑郁程度较轻，如果同时符合躯体化障碍和抑郁症诊断，也可同时作两个诊断。

4. 焦虑症

焦虑是指一种假设的心理状况，包括担心、反感、不愿意去经历、难以忘记、易联想某一特殊事件（但不总是）。用于解释焦虑的三个要素为：

（1）心理和身体的感觉，如呼吸急促、心跳加速、出汗、心神不定等；

（2）认知特征（即在思维过程中改变是如何发生的），如注意力不能集中、注意力过于集中、不能记起一些相关的事情、总想到可能会发生的最坏的情况；

（3）行为的反应，如逃避复诊、逃离可能引起焦虑的处境。

惊恐发作时可能会伴发失明、失声和耳聋等分离性感觉障碍。如果在非发作期发现这些症状持续，则不可能是焦虑症。

五、治疗

（一）心理治疗

以提高内省力为目的的心理治疗可以帮助患者克服疾病引起的冲突。在采用心理治疗时,技术的运用非常重要。

1. 暗示性治疗

采用安慰剂进行暗示性治疗的效果是确切的,如认为自己鼻子太小的患者,可以给他注射生理盐水,告诉他进行了整形;有口腔异常感觉的患者,也可以注射生理盐水,但是告知为特效药等,用方法加以解决。

2. 承认和重视患者所诉症状

不要一味否认患者症状存在,因为他们并非说谎。在治疗过程中也要有针对性地对症状进行治疗,这样可以建立起良好的医患关系,为进一步心理治疗打下良好基础。

3. 放松训练

鼓励患者参加体育锻炼,通过练气功、瑜伽、打太极拳和倒退步行等方法分散患者注意力,提高其对症状的耐受和生存能力。

4. 整合性心理治疗

根据医生掌握的知识,可采用精神分析、认知治疗和森田治疗等对患者进行干预,但对患者症状的心理原因揭示应慎重,同时强调整合性应用各种心理治疗法。

(二)药物治疗

包括抗抑郁药、抗焦虑药和少量抗精神病药物,主要使用的有阿米替林、多塞平、马普替林、氯丙咪嗪、氟西汀和奋乃静等。

[福建医科大学附属口腔医院　林实]

-- 参考文献 --

[1] Al-Harasi S, Ashley P F, Moles D R, et al. Hypnosis for children undergoing dental treatment [J]. The Cochrane Database of Systematic Reviews, 2010(8): CD007154.

[2] Dietch J T. Anxiety disorders and phobias: A cognitive perspective[J]. Psychosomatics, 1986, 27 (2): 155.

[3] Bernson J M, Elfstr? m M L, Berggren U. Self-reported dental coping strategies among fearful adult patients: Preliminary enquiry explorations[J]. European Journal of Oral Sciences, 2007, 115(6): 484 -490.

[4] Berggren U, Hakeberg M, Carlsson S G. Relaxation vs. cognitively oriented therapies for dental fear[J]. Journal of Dental Research, 2000, 79(9): 1645 - 1651.

[5] Blitz M, Britton K C. Management of the uncooperative child[J]. Oral and Maxillofacial Surgery Clinics of North America, 2010, 22(4): 461 - 469.

[6] Brown D F, Clive Wright F A, McMurray N E. Psychological and behavioral factors associated with dental anxiety in children[J]. Journal of Behavioral Medicine, 1986, 9(2): 213 - 218.

[7] Davidson P R, Parker K C. Eye movement desensitization and reprocessing (EMDR): A meta-analysis[J]. Journal of Consulting and Clinical Psychology, 2001, 69(2): 305 - 316.

[8] De Jongh A, van den Oord H J M, ten Broeke E. Efficacy of eye movement desensitization and reprocessing in the treatment of specific phobias: Four single-case studies on dental phobia[J]. Journal of

Clinical Psychology，2002，58(12)：1489 - 1503.

[9] Davies J G，Wilson K I，Clements A L. A joint approach to treating dental phobia：A re-evaluation of a collaboration between community dental services and specialist psychotherapy services ten years on[J]. British Dental Journal，2011，211(4)：159 - 162.

[10] Do C. Applying social learning theory to children with dental anxiety[J]. The Journal of Contemporary Dental Practice，2004，5(1)：126 - 135.

[11] Holst A，Crossner CG. Management of dental behaviour problems. A 5-year follow-up[J]. Swedish dental journal，1984，8(5)：243 - 249.

第二十三章　眼科心身障碍

第一节　青光眼

青光眼是一组以威胁和损害视神经及其通路而导致视野特征性丢失为主要特征的慢性致盲疾病,是全球公认的第二大致盲眼病,主要与病理性眼压升高有关,位居不可逆性致盲眼病首位。青光眼患者常常表现出焦虑、抑郁、较多抱怨等情绪反应, 所以青光眼也是眼科最重要的心身疾病。世界卫生组织及 Quigley 依据的资料推测全球的青光眼患者已超过6 600 万,并还在上升,中国地区青光眼患者将为 600 万。青光眼的防盲工作必须建立在科学地掌握其发生发展规律、早期诊断和早期治疗的基础上,同时,随着医学模式的变迁,全面系统地了解心理因素在青光眼发生、发展中的作用,对建立合理规范的心理干预治疗有着重要的指导意义。

青光眼是一种公认的最重要的眼科心身疾病,早在 1981 年 Grom 就指出,青光眼患者比非青光眼患者更易出现情绪方面的忧虑和紧张。临床工作中也发现大多数青光眼患者都易表现出焦虑、抑郁、较多抱怨等情绪反应,人格特征也与正常人或其他眼病患者有明显的区别。根据 DSM-Ⅲ (Diagnostic and Statistical Manual of Mental Disorders)的定义,可将原发性青光眼归为"心理因素影响的躯体情况"或"心理生理疾病"或"心身疾病",即青光眼的发生、发展及转归与社会心理因素密切相关。

一、病因

人的眼球具有一定的眼球内压力(intraocular pressure,IOP),简称眼压,眼球内房水的生成和引流的平衡维持着正常的眼压,当眼压病理性升高时就导致青光眼的发生,临床上通常将青光眼分为原发性、继发性、发育性三大类,原发性青光眼根据房角是否关闭又可分为原发性开角型青光眼和原发性闭角型青光眼。原发性闭角型青光眼又可分为急性闭角型青光眼和慢性闭角型青光眼。到目前为止,原发性青光眼的发病机制尚未完全阐明,是典型的眼科心身疾病,也是主要的青光眼类型,发生在成年以后人群,主要与房角及小梁网等房水排出通道引流房水功能障碍从而导致眼压升高有关。继发性青光眼是由眼部其他疾病或全身疾病等明确病因所致的一类青光眼,可见于各年龄人群,如眼外伤、葡萄膜炎、糖尿病视网膜病变等都有可能导致继发性眼压升高。发育性青光眼是指眼球在胚胎期和发育期内房角结构发育不良或发育异常所致的一类青光眼,于出生前后和婴幼儿期以及青少年期发病。

(一)青光眼患者的性格特征

首先,青光眼患者比非青光眼患者偏于忧虑、紧张、不安、抑郁、神经质、强迫性格、不乐观等,并具有难于对抗冲击、逃避或拒绝接受压力的倾向。多年前 Friedman 等提出 A 型性格,其主要特征为个性强、急躁、易冲动、好胜心强,有强烈的时间紧迫感、匆忙感,有过分的抱负、竞争和敌意。国内有些学者研究发现,这种性格与原发性闭角型青光眼(primary angle-closure glaucoma,PACG)患者的发病相关,尤其是与急性发作期有着密切的关系。国外有学者研究发现,A 型性格易发生原发性开角型青光眼(primary open-angle glaucoma,POAG)。

其次,不同类型青光眼患者的性格特征有一定的差异。PACG 患者的不安情绪没有患病时间上的差异,但 POAG 患者的不安情绪多发生在发病早期;急性 PACG 患者多有抑郁、焦虑、愤怒,且不善于表达,难以释放不良情绪,倾向于屈从协调、姑息谦让、自信不足和回避矛盾,因此有明显的神经质或情绪和人格不稳定性等特点。原发性闭角型青光眼比原发性开角型青光眼更具有孤僻、固执、倔强、焦虑、难以适应外部环境等特点。

(二)异常的性格心理因素对青光眼的影响

青光眼患者具有特殊的心理特征,反过来,异常的性格心理因素也会影响青光眼的发病及治疗。

从发病方面来讲,惊恐或焦虑等不良情绪可引起患者眼压升高和波动,可引起青光眼患者植物神经系统功能紊乱,导致交感神经兴奋,同时情绪变化可刺激下丘脑—垂体—肾上腺皮质轴分泌肾上腺素入血,并作用于瞳孔开大肌,导致瞳孔扩大,使具有窄房角、浅前房等危险解剖因素的眼发生瞳孔阻滞,前房角关闭,引起急性 PACG;异常个性心理状态可使青光眼患者血管神经调节中枢失调,从而导致血管舒缩功能紊乱,表现为毛细血管扩张、血管渗透性增加、睫状体水肿且向前移位阻塞前房角,引起急性 PACG。青光眼患者情绪不佳时,可引起血压、心率、呼吸节律、肌肉张力等改变,从而引起眼压的波动。

从治疗方面来讲,青光眼患者的抑郁情绪及特有的防御方式等不良性格心理会影响患者用药的依从性,对医师更多的是抱怨和不信任,因此不遵从医嘱治疗,这不仅导致治疗失败,病情进展快,增加了额外的医疗费用,而且也给后续治疗方案的制定增加了难度。另外,不良的情绪反应会干扰手术效果,导致术后并发症增多,增加手术失败率;不良情绪引发的血压升高、血液流变学改变均不利于眼压的控制。

(三)社会因素与青光眼

随着经济的高速发展和社会文明的进步,人们的工作、生活压力越来越大,心理疾病也随之成为社会健康的一个重要问题。青光眼患者由于视功能损害和躯体症状的折磨,影响了其应付各种事务的能力,加上现代人之间缺少足够的沟通和交流,以及巨大的生存压力,更是增加了患者的焦虑、抑郁、恐惧等不良情绪,并进一步加重青光眼的发展,形成一个恶性循环。有研究发现,50 岁以下的青光眼患者较多表现为焦虑,而 50 岁以上者则主要是抑郁。青壮年患者可能因担心视觉功能损害失明、未来生活工作前景而急于找寻各种治疗方法感到焦虑,老年人对于青光眼这种"无法治愈"之疾病的降临多感到绝望和无助而抑郁。

二、临床表现

不同类型的青光眼临床表现也不完全相同,但共同点都是眼压病理性升高,视野及视神

经渐进性损害。其中以急性闭角型青光眼的急性发作期的临床表现最为典型,具体的表现大致分为以下几个方面:

眼部表现:眼红,眼球胀痛,视力下降,白天视物呈蒙雾状(雾视),夜晚看灯光则有虹视。

眼部体征:球结膜水肿、睫状充血或混合充血,角膜水肿,呈雾状混浊,前房浅,瞳孔中度散大,多呈竖椭圆形或偏向一侧,对光发射消失,由于角膜水肿眼底模糊不清。

眼部检查:眼压升高,房角异常,视野缺损,视神经损害。

全身表现:恶心、呕吐、头痛等。

慢性闭角型青光眼和原发性开角型青光眼及青少年型青光眼发病隐匿,通常没有明显的眼部症状,常常是发生明显的视野缺损和视神经损害后才被临床诊断,往往不能做到早期发现、早期诊断和治疗。继发性青光眼除了具有青光眼的典型临床表现外,同时合并原发眼部病变的相应特征。婴幼儿型青光眼患眼常常出现畏光、流泪和眼睑痉挛等症状,由于眼压升高常导致眼球增大。

三、治疗

青光眼患者具有异常的心理性格特征,与疾病的发生发展密切相关,且这些异常的性格心理因素会影响青光眼患者的治疗及生活质量,因此对青光眼患者的治疗不能仅限于传统的药物、激光和手术治疗,同时辅以合理的心身治疗非常必要。

根据国内外相关方面的研究结果,目前青光眼的心身治疗方法主要包括支持性心理治疗、暗示疗法、松弛及生物反馈疗法、音乐疗法等。

1. 支持性心理治疗

这是目前最常用的心理治疗方法。该方法要求医生针对患者的焦虑、恐惧、抑郁心理,让患者宣泄压抑在心底的郁结,耐心倾听,并进行疏导、安慰及合理的支持,向患者讲解青光眼的发病原因、发病机制、临床表现、预后、治疗方法等。

2. 松弛及生物反馈疗法

这是通过全身或局部(眼部)肌肉放松达到心理放松的目的。我们通过松弛及生物反馈疗法,可以使患者的肌肉从头到脚有序地收缩松弛,充分地体验松弛的感觉,从而稳定情绪、改善睡眠、调节植物神经系统、降低血压及心率、舒张血管等,这些均有助于减轻焦虑,同时这种治疗还能减弱交感神经的兴奋,避免瞳孔散大、肾上腺素释放等诱导青光眼发作的因素。

3. 暗示和催眠疗法

这种方法通过降低人的肌肉紧张度,改善循环系统(尤其是血管末梢)自主神经系统等,从而减轻应激反应,消除焦虑紧张等不良情绪,防止前房角关闭,降低血压等,这是青光眼患者心理治疗的常用方法。

除此之外,青光眼的心身治疗方法还有视觉想象松弛疗法、社会机能训练、冥想及音乐疗法,但研究较少。

四、预后

目前在眼科临床实行的青光眼治疗方法包括药物、激光及手术治疗,这些方法虽然能有效地降低眼压,保存现有的视功能,但有的患者发病隐匿,诊断不及时,往往错过了最好的治疗时间,大大影响治疗效果;另外,青光眼患者的特殊性格特征也会影响疾病的发展、治疗及预后,且青光眼的治疗需要一个长期的过程,需要患者与医生的配合才能达到理想的治疗效果,但许多患者的依从性差,往往不能定期复诊,及时治疗,给疾病的诊治带来了很大的障碍,影响疾病的预后。所以临床诊治青光眼患者必须兼顾患者心身两方面,在"生物—心理—社会"的医学模式下,在解除躯体症状的同时,加强心理干预的治疗,必将对青光眼的诊治起到一定的辅助作用。

南京同仁医院眼科　汪峻岭
北京和睦家医院　王　兰

第二节　心因性失明

心因性失明(non-organic visual loss,NOVL)特指任何原因引起的视力下降,但从角膜到枕叶皮质的结构均正常。心因性失明属神经官能症,是由神经因素,如生活事件、内心冲突、暗示或自我暗示,作用于个体所产生的精神障碍和视力障碍,亦属癔病。本病多见于年轻人,女性常见,患者多有情感脆弱,情绪不稳,易接受暗示,富于幻想,爱表现自己等性格特点。

一、病因

其病因尚不明确。推测可能与大脑皮质的过多使用有关。遗传和全身性疾病以及臆想症等,都可能参与其发病过程。

二、临床表现

视力障碍:50%～80%的患者双眼均出现症状,多表现为黑矇,亦可表现为明显的视力下降,其特点为情感冲动后突然发生,眼部检查一般正常,瞳孔对光反射正常,无行动障碍,亦可表现为复视、色盲、幻视等。

视野改变:多呈向心性缩小,但多次检查结果其视野变化不固定。心因性失明者的视野改变常具有很强的暗示性。临床上即使已呈管状视野,也不妨碍正常行动。

其他眼部表现:常见的有畏光,流泪,眼睑痉挛,上睑下垂,复视,小视,色视等。

该类患者极易受到暗示,在诊疗过程中常极力想要说服医生相信自己描述的症状。

三、检查与诊断

对于一个主诉视力下降的患者,其眼科和神经眼科的系统检查均为阴性时应想到是否为 NOVL,并询问是否有精神心理因素作为诱因。视力下降的表现和客观检查不一致是本病的特点。视力骤减与视野向心性缩小同时存在,对该病的诊断意义很大。常用检查方法:

1. 视力检查

(1)雾视法:最为常用,首先确定哪只眼为视力较好眼,然后将较小度数的正球镜放置在该眼前方,再次进行视力检查(此时双眼均不遮盖),随后逐渐增加球镜度数并反复进行视力检查,直至达到最佳视力。然后遮挡视力相对较差眼后再行视力检查。其局限性在于,该检查法仅适用于双眼视力下降程度不对称时。

(2)棱镜实验:正常视物时,将棱镜放置在眼前将出现复视,注视眼将出现小幅度的移动以保证物像始终成像在中心凹。检查时,将4°棱镜底向外放置在"患眼"前,嘱患者用"患眼"逐行注视 Snellen 视力表中的字母,直至出现眼球运动或者复视,此时对应的视力表中的视力大致等于患者的真实视力。此方法适用于视力下降轻微,且双眼不对称的患者。

(3)阅读棒(reading bar):嘱患者距离 36～41 cm 阅读一些打印的文字,在距患者 18 cm 的位置垂直放置一木棒(如压舌板),双眼视力正常者可连续阅读,而单眼视力有障碍者则会因为木棒遮挡好眼而出现阅读中断。

(4)偏光镜实验:为患者佩戴偏光镜片,一眼为 90°,另一眼为 180°,让患者注视一些字母的投影,使其仅被一只眼看到,或可同时被双眼看到。应用该实验可分别检查双眼的准确视力。但对主诉双眼视力下降程度不一致的患者有局限性。

(5)立体视检查:正常情况下,由于感觉融合的存在,我们不会感觉到双眼看到的物像的差别,从而形成双眼单视觉。双眼不同物像的融合也形成了立体视或双眼深度觉。立体视的形成需要双眼均有较好的视力。双眼深度觉的检查很多,Titmus 立体视检查就是其中之一。该检查中包括一系列图片,其中一些图片在偏振光镜下观察可看到高低起伏。图片中标有刻度,分别代表不同程度的立体视,且立体视敏度与 Snellen 视力表有很好的对应性。该检查的主要优势在于可以同时检查双眼的视敏度,但最大的局限性是对于立体视敏度很差的患者其检查结果不准确。

(6)色镜与色表:该检查的原理是有色镜片可以屏蔽掉相同颜色的光线。检查时嘱患者分别佩戴红/绿镜片来阅读红色或绿色字母并记录相应的视力。该检查仅适用于双眼视力下降不对称时。应注意,临床中一般无需将以上检查全部做完即可诊断,且应注意勿引起患者的怀疑。

2. 视野检查

非器质性视野丧失常与患者自述的视力下降有关。多表现为视野向心性缩小,最终形成管状视野。如怀疑非器质性视野损害,可进行正切屏检查、Goldman 视野计等检查。自动视野分析在此并不适合。NOVL 患者一个很有代表性的视野改变是螺旋状视野,星状视野也是其特点之一。

3. 视觉电生理检查

对于所有不明原因的视力下降患者均应进行标准视网膜电流图,图形视网膜电流图和视觉诱发电位检查。而眼电图、明适应视网膜电流图和闪光 VEP 等的诊断价值则较小。

4. 心身检查

不明原因的视力下降患者还应进行色觉检查。例如视锥细胞营养不良的患者进行检眼镜检查时可呈现正常眼底,但色觉和视网膜电流图则可出现明显的异常改变。暗适应检查的特异性较差,但结果阳性时对 NOVL 有提示作用。多数非器质性视力下降患者检查时会出现"耗竭现象",这也是 NOVL 的特征性改变之一。

5. 神经影像学检查

如果多次检查患者的视野损害一致,或者怀疑皮质盲时,还应为患者进行计算机断层摄影和/或磁共振检查。

四、治疗

该病以心理治疗为主,并辅以药物及理疗多。忌过多追问发病原因,避免一切不良刺激而加重病情。

对于 NOVL,传统的治疗方法包括心理分析、感觉剥夺、对诊法、安慰剂治疗和宗教疗法等,但所有的治疗均应建立在临床医生对于 NOVL 这一诊断反复确认的基础上,并完全排除非眼部或脑部的病变所致。应找到引起 NOVL 的最初的诱发因素,并评估最终的视力恢复程度。还应详细记录每次复诊的视力情况。

对于伪盲的患者,医生应耐心与患者交流,避免使用"假装"等词汇,还应鼓励患者家属与其进行良好的沟通,这些均有助于加快视力的恢复。

五、预后

该病一般预后较好,有数据显示,45%～78%的患者所有症状均可完全缓解[9-10]。没有精神疾病的年轻患者一般预后较好。

［北京爱尔英智眼科医院　刘畅］

第三节　视神经炎

视神经炎泛指视神经的炎性脱髓鞘、感染、非特异性炎症等疾病。通常所说的视神经炎指的是特发性脱髓鞘性视神经炎,可孤立发生,亦可发生于多发性硬化患者。当炎症伴有视乳头水肿时,称为视神经乳头炎或前部视神经炎;若视乳头正常,则称为球后视神经炎。视神经炎大多为单侧性,视乳头炎多见于儿童,球后视神经炎多见于青壮年。

一、病因

1. 中枢神经系统的脱髓鞘疾病

这是最常见的原因。视神经的动作电位是跳跃式传导,而髓鞘脱失使得视神经的视觉动作电位传导受到阻滞,可导致明显的视觉障碍。造成脱髓鞘性视神经炎的病因目前仍不明确,由于自身产生抗体导致髓鞘脱失的自身免疫反应,可能由某种前驱因素如上呼吸道或消化道病毒感染、精神打击、预防接种等引起。随着病情的进展,视力可随着髓鞘逐渐修复,而逐渐恢复正常。该过程和多发性硬化(MS)的病理生理过程相似;而一部分的视神经炎患者,最后可确诊为 MS,可见视神经炎和中枢神经系统疾病 MS 关系密切,在长期随诊中应密切关注脱髓鞘疾病的相关病症。

2. 感染

局部和全身的感染均可累及视神经,而导致感染性视神经炎。

(1)局部感染:相邻的颅内炎症可局部蔓延导致视神经炎,如眼内、眶内炎症、口腔炎症、中耳和乳突炎等。

(2)全身感染:某些感染性疾病可导致视神经炎,如结核病、化脓性脑膜炎、脓毒血症等全身细菌感染性疾病,其病原体均可进入血流,在血液中生长繁殖,释放毒素,引起视神经炎症。病毒感染性疾病如带状疱疹、水痘等,以及梅毒螺旋体、弓形体病、弓蛔虫等寄生虫感染,都有可能引起视神经炎。

3. 遗传因素

研究发现其中部分患者可能为 Leber 遗传性视神经病变,是母系遗传的、与线粒体 DNA 异常相关的疾病。线粒体 DNA 的 3 个点突变(11778,3460,14484)被发现是 90%～95%的 Leber 遗传性视神经病变患者的病因。

二、临床表现

1. 眼部症状和体征

视力下降:多数病例视力急剧减退,短期(2～5 天)即可降至光感或无光感。

眼球转动时由于邻近的三叉神经末梢受刺激会引起眼球后部牵引样疼痛,眼球深部痛。

瞳孔对光反射迟钝或消失,或对光反应不持久。

眼底改变:视乳头炎时由于视盘毛细血管扩张,可见视乳头潮红;视乳头表面混浊则是由于视神经纤维肿胀所致。一般视乳头轻微隆起,不超过 2～3D,边缘不清,筛板模糊及生理凹陷消失。视网膜静脉充盈迂曲,视乳头周围视网膜水肿混浊、火焰状出血及黄白色渗出,有时可波及黄斑部导致黄斑部出现放射状水肿皱褶。球后视神经炎时,早期眼底基本正常,晚期视乳头颜色变淡,视神经萎缩。

视野改变:中心暗点最为重要,可出现绝对性或相对性暗点,特别对红视标敏感,易检出。

电生理检查:表现为 P100 潜伏期延长,波幅值下降。

眼底荧光血管造影:视乳头炎时早期静脉期乳头面荧光渗漏,边缘模糊。静脉期呈强荧光。

2. 伴发的心理问题

在特发性视神经炎的发展过程中,除了眼部症状和体征外,还应该关注患者在精神心理方面表现的异常,以抑郁、焦虑最为常见。许多患者对视力的突然下降产生恐惧、偏执的心理,在治疗的过程中对治疗方法、视力恢复产生疑虑,感到自己的存在没有价值,对自己的前途丧失信心,极端者甚至有自杀倾向。若患者长期处于此种状态,可引起机体的神经内分泌功能失调,进而导致免疫系统功能下降,影响疾病的恢复,恶性循环下去最终导致视力无法挽救。临床上,在特发性视神经炎的发展与转归过程中,均可能出现精神心理障碍。其原因可归结于下列几个方面：

（1）短期内急剧的视力下降，甚至丧失，尤其是双眼急性发病的患者，难以面对现实。

（2）由于缺乏医护人员的耐心讲解，很多患者对此种疾病的特点一无所知，加重心理负担，易于产生心理问题。例如急性期经治疗后，部分患者视力恢复慢或无明显恢复，使患者对病情过分担忧，产生很大的心理压力；或有部分患者出现视盘颜色变白，误以为视神经萎缩而视力已不可恢复，对治疗及病情恢复丧失信心，而此种视盘颜色变白并不等同于视神经萎缩，大部分患者仍可有较好的视力。

（3）激素治疗有一定的副作用，且部分患者曾长期使用激素，如体重增加、胃肠道反应、皮肤痤疮等，导致新的精神问题产生。

（4）医护人员在诊治过程中忽视了心理问题，没有对患者进行卫生教育，没有解释治疗过程中可能产生的副作用，导致患者对医师治疗方案的不信任，对自身病情的恢复产生疑虑、恐惧。

（5）部分患者视力恢复慢，四处求医，花费大量的人力、财力，产生很大的经济压力。

三、鉴别诊断

首先与视神经炎外的视神经疾病相鉴别，区分是否为视神经炎，其次再与其他原因引起的视神经炎相鉴别。

1. 前部缺血性视神经病变（AION）

极不易和视神经炎鉴别。急性 AION 发病更突然，视力在数分钟至数小时内明显下降，不伴眼痛。视野以连视盘的下方半盲性或扇形缺损多见，视盘苍白水肿伴随盘周火焰状出血。脱髓鞘疾病的图形视觉诱发电位（pattern-reversal visual evoked potentioals，PVEP）改变特点是峰潜时延长，而缺血性视神经病变主要表现为振幅降低，峰潜时一般正常。因此，临床上常将 PVEP 的这种改变特点作为鉴别指标。而 MRI 常规检查程序在直接检查视神经方面作用有限，但对于颅内、脊髓脱髓鞘性病灶有高度的敏感性，若发现中枢病灶往往直接支持脱髓鞘性视神经炎的诊断。

2. 其他原因的视神经炎性损害

包括鼻源性视神经炎、结核性视神经炎和梅毒性视神经炎，属于感染性视神经炎，临床上较为少见，临床中请相关科室及时会诊是非常必要的。应该引起临床医生注意的是，梅毒性视神经炎临床表现无特异性，脑脊液中蛋白及白细胞数升高，提示特异性炎症，血清及脑脊液梅毒确诊试验证实为梅毒感染。由于部分梅毒患者以视神经损害为唯一或首发症状，而且梅毒患者通常不能主动提供相关病史，易误诊为特发性视神经炎。因此，应注意根据可能的病史进行鉴别诊断，对于高危患者在必要时应进行常规血清学筛查。

3. Leber 遗传性视神经病变

常发生于十几岁或二十几岁的男性，可有或无家族史。一眼视力迅速丧失，然后另一只眼在数天至数月内丧失。可有视盘旁毛细血管扩张，视盘水肿，随后视神经萎缩；线粒体DNA 点突变检查可帮助鉴别诊断，多数表现为 11778 位点突变，也可有 3460 和 14484 位点突变。

四、治疗

糖皮质激素是治疗视神经炎最主要的药物,联合运用抗生素、维生素、能量合剂、血管扩张剂等综合治疗,在视功能恢复、疗程等方面,取得了肯定的效果。但部分患者及其家属往往对激素类药物缺乏正确认识,担心服用激素后会有各种不良反应,产生怀疑甚至排斥心理。患者应用激素时可能感到焦虑而处于紧张状态。患者常需继续服药2个月左右,应向患者及其家属详细介绍服药方法及可能出现的不良反应,说明坚持按时、按量服药的重要性,不可擅自增减或停药,嘱患者服药过程中如出现病情变化应及时复查。医护人员要耐心向其解释糖皮质激素的作用机理、用药目的、不良反应和预防措施,消除他们的疑虑和不信任,同时指导患者保持情绪稳定、心情舒畅,学会自控,学会放松,以保证长期的治疗方案的顺利进行。大量应用糖皮质激素可引起物质代谢和水盐代谢紊乱,出现类肾上腺皮质功能亢进综合征的表现,应嘱患者低盐、低糖、高蛋白饮食及加服氯化钾等。在应用糖皮质激素期间,患者应定期检查血电解质,及时发现并发症。患者在患病起初可能表现为紧张、恐惧、烦躁、易怒,首先医护人员要懂得消除患者的焦虑、紧张情绪,在面对患者的时候要表示自信,将此种疾病的可治疗性告知患者,并对他们的痛苦表示理解。同时还需对患者家属进行指导,以共同帮助患者克服和控制他们的不安全和失败心情,消除患者的各种负性情绪,树立战胜疾病的信心,以便使患者配合治疗。

［北京爱尔英智眼科医院　杨承勋］

第四节　飞蚊症

飞蚊症是眼科中的常见疾病,主要由于玻璃体胶原纤维的重新排列和收缩、玻璃体后脱离等玻璃体退行性改变造成。飞蚊症也可以源于炎症、玻璃体出血等严重的眼部疾病造成的玻璃体混浊。

有些患者玻璃体退行性混浊可以持续多年,而且影响生活质量。临床上,飞蚊症的患者非常常见,有些患者感觉很痛苦,而另一些患者对生活无明显影响,因此要根据患者的病情不同,给予不同的治疗。

一、病因

年轻时玻璃体是一种致密的黏稠的透明胶冻状物质,它与视网膜紧密相贴。玻璃体的透明性使得光线进入眼内达到视网膜感光细胞完全不受影响。玻璃体与视网膜粘连紧密的部位是玻璃体基底部、视盘周围、中心凹部和视网膜主干血管部。随着年龄的增长,玻璃体的胶原纤维支架结构塌陷或收缩,玻璃体逐渐液化,液化的玻璃体失去了支撑,导致玻璃体和视网膜内界膜的分离,即玻璃体后脱离。玻璃体胶原纤维的重新排列和收缩,造成光线传入眼内时产生慢性或进行性的飞蚊症。

玻璃体后脱离是产生飞蚊症,尤其是老年患者飞蚊症的主要原因。玻璃体后脱离时的飞蚊症可以是突然产生的。当玻璃体发生后脱离时,视盘周围的胶质组织随同皮质一起被撕脱,进入眼的光线将其投影于视网膜上而形成眼前漂浮物。后脱离发生时若撕破视网膜血管,血液进入玻璃体,也可引起黑点状或丝网状漂浮物。玻璃体后脱离时往往伴有闪光感,闪光感是一种内视现象,是由于脱离的玻璃体后皮质牵拉刺激与之相连的视网膜,或脱离的后皮质在眼球运动时碰撞视网膜而产生。以前一直认为玻璃体后脱离是不正常的,现在的观点认为玻璃体后脱离也许是人类进化的一种表现,玻璃体后脱离是糖尿病视网膜病变,老年性黄斑病变的一种安全的状态。Uchino 等报告玻璃体后脱离的发病率在 50 岁以下人群中约为 10%,60～69 岁之间约为 27%,70 岁以上约为 63%。近视眼中玻璃体液化和玻璃体胶原纤维的重新排列和收缩比正常人要快,一般提前 1～1.5 年,这种情况叫作近视眼的玻璃体病变。

二、临床表现

1. 眼部症状与体征

眼前黑影飘动,可以表现为各种形态,如尘状、点状、环形、蜘蛛网样、线条状、薄雾状等;可以是慢性的,也可以表现为突然发生的急性的症状。强光下或白色背景下黑影飘动愈发明显,可能给患者生活和工作带来不便,例如间断性视物模糊,闪光感或黑影飘动,常常影响阅读、开车或近距离工作。早期出现时常常伴有眼前闪光感。

伴有或不伴有不同程度的视力下降。

查体发现玻璃体不同程度的混浊,或出血。混浊严重者可看不清眼底或无红色反光。

可能伴有视网膜裂孔、视网膜脱离、视网膜变性、眼底出血。

2. 不同的体验与反应

虽然飞蚊症在不同程度上影响到患者的生活,但对飞蚊症的感觉,以及飞蚊症对生活的影响,因人而异。它与人的个性有关,与人对疾病和医学的态度有关,与人的个人的责任感有关,与人面对疾病或与疾病斗争的方式有关。飞蚊症常常被形容为"麻烦事",闲暇时注意它才会看到;相反,忙碌时不注意时看不到。病人表现为越注意,越担心。有些人忽略"飞蚊",有些人夸大"飞蚊";有些人看到的是"点""线",而有些人看到的是"大片的云彩";有人的反应是"忽略"它或"接受"它,而有的人则是"寻找解决的方法"或"与之斗争",这些反应的不同与玻璃体混浊的严重程度无关。对玻璃体混浊的体验和反应主要有以下四种情况:

(1)理解并能正确面对:这些人认为玻璃体混浊影响到一些日常生活,但他们将玻璃体混浊与年龄大、外伤、生活习惯的改变联系在一起,他们不认为玻璃体混浊是一个严重的问题,他们可以正确地面对,他们认为这是他们自己的责任。他们会到医院去找 1～2 个医生检查咨询,并且理解对"飞蚊症"的问题医生有时也不能给出一个清楚的答案。

对于这类病人,医生需要做的是解释"飞蚊症"是什么、严重与否,然后病人自己会适应这种状态,改变他们以前的"角色"。

(2)忽略玻璃体混浊的存在:有部分病人即使玻璃体混浊比较明显,他们的态度是"忽略它""不重视它"。这种表现与这些人对疾病的态度有关,他们不愿意承认自己"生病了",不愿意承认自己是"脆弱"的。对这类病人,应该告诉他们如果一些严重的疾病发生时会产生什么症状,当发生哪些症状时,要及时来医院就诊。

(3)过分夸大病情:这一组病人没有明显的玻璃体混浊,但是"飞蚊症"的感觉非常明显,他们甚至于认为眼内长了肿瘤,眼内有"禽兽"。这些病人明显夸大了玻璃体混浊的情况。这些病人常常不满意医生的解释,医生也觉得很难解决病人的问题。这种情况下,如果医生过分强调玻璃体混浊的严重性,或者建议病人"手术"治疗,可能会加重他们的"担心";相反,如果与病人的意见对立,告诉他们问题很轻,可能会与病人产生严重分歧。可以建议病人找心理医生帮助,让病人转移重心,不去过分关注这些症状。如果病人期望一种解决方案,告诉他们医生充分理解他们的感受,这也许就是一种解决方法。如果病人表现为焦虑,但他们自己不了解,那么告诉他们目前他们不知道的焦虑问题,也是一种解决了。如果必须治疗时,可以尝试安慰剂疗法、生物反馈法、音乐疗法等。

(4)玻璃体混浊严重,需要干预治疗:患者有明显的玻璃体混浊或玻璃体后脱离,与飞蚊症的症状相符,可以通过手术或激光处理,医生与病人可以共同面对。这种情况下,病人无能为力,需要医生的帮助。这种病人会转变角色,通过相应的治疗依然可以过着满意的生活。如果病人自己做不到转变角色,可以通过心理医生帮助他们调整角色。

三、治疗

临床中对近期出现"飞蚊"的患者首先应详细进行眼底检查,不能因为暂时未影响视力而掉以轻心,以免延误治疗。另外,治疗要根据病人对飞蚊症的不同的感受和反应,采取不同的方法。

1. 支持性心理治疗

针对病人对飞蚊症表现的不同感受,让患者宣泄他们的感受,向患者讲解飞蚊症的发病原因、发病机制、临床表现、预后、治疗方法等。多数病人可以接受这一事实,并正确面对。

2. 安慰剂疗法、生物反馈法、音乐疗法

对于病情不严重,但感觉却很严重的患者,可以尝试这些方法。目前这些治疗的效果还没有人报告过。

3. 玻璃体激光手术和玻璃体切割术

有一定程度的玻璃体混浊,而且病人有强烈的切除玻璃体混浊的要求,可以尝试激光治疗玻璃体混浊。这种方法是近几年国内外刚刚开始尝试的一种治疗方法,所以临床上的治疗效果还在摸索中。严重的玻璃体混浊或玻璃体出血,尤其是伴有视网膜脱离等其他眼底病的,需要做玻璃体切割术。从根本上去除了病因后,可以解除病人的心理问题。

四、预后

飞蚊症在临床上虽然很常见,但多数病人经过医生的解释,可以正确对待它,与之共存,极少数病人存在心理障碍,甚至于焦虑,需要一些心理治疗。至于心理治疗的效果,文献目前没有报道,但是作为眼科医生,临床上遇到的飞蚊症病人经过解释和心理辅导,预后多数很好。

[北京和睦家医院　王兰]

参考文献

［1］ Quigley H A, Broman A T. The number of people with glaucoma worldwide in 2010 and 2020［J］. The British Journal of Ophthalmology, 2006, 90(3): 262-267.

［2］ 蔡能, 史鸿璋, 陈钟舜. 心身病［M］. 上海: 上海科学技术文献出版社, 1985: 103.

［3］ 姜乾金. 医学心理学［M］. 北京: 北京科学技术出版社, 1993: 210-211.

［4］ Torre E. Psychosomatic aspects of glaucoma［J］. New TrOphthalmol, 1986, 1: 99-109.

［5］ Demailly P, Zoute C, Castro D. Personalities and chronic glaucoma［J］. Journal Francaisd' Ophtalmologie, 1989, 12(8/9): 595-601.

［6］ Bortner R W, Rosenman R H. The measurement of pattern a behavior［J］. Journal of Chronic Diseases, 1967, 20(7): 525-533.

［7］ 李春湘, 彭清华. 原发性闭角型青光眼患者 A 型行为及人格特征的调查［J］. 辽宁中医学院学报, 2001, 3 (3): 174-177.

［8］ Bubella R M, Bubella D M, Cillino S. Type A behavior pattern: Is it a risk factor for open-angle chronic glaucoma? ［J］. Journal of Glaucoma, 2014, 23(4): 199-201.

［9］ 董雅娟, 曹军, 阎启昌, 等. 沈阳市急性闭角型青光眼患者心理、个性和行为特征调查［J］. 中国实用眼科杂志, 2006, 24(6): 596-598.

［10］ Dawodu O A, Otakpor A N, Ukponmwan C U. Common psychiatric disorders in glaucoma patients as seen at the University of Benin Teaching Hospital, Benin City, Nigeria［J］. Journal of Medicine and Biomedical Research, 2009, 3(1): 42-47.

［11］ Kathol R G, Cox T A, Corbett J J, et al. Functional visual loss: I. A true psychiatric disorder? ［J］. Psychological Medicine, 1983, 13(2): 307-314.

［12］ Catalano R A, Simon J W, Krohel G B, et al. Functional visual loss in children［J］. Ophthalmology, 1986, 93(3): 385-390.

［13］ Thompson H S. Functional visual loss［J］. American Journal of Ophthalmology, 1985, 100(1): 209-213.

［14］ Smith C H, Beck R W, Mills R P. Functional disease in neuro-ophthalmology［J］. Neurologic Clinics, 1983, 1(4): 955-972.

［15］ Kramer K K, la Piana F G, Appleton B. Ocular malingering and hysteria: Diagnosis and management［J］. Survey of Ophthalmology, 1979, 24(2): 89-96.

［16］ Miller B W. A review of practical tests for ocular malingering and hysteria［J］. Survey of Ophthalmology, 1973, 17(4): 241-246.

［17］ Newman N J. Neuro-ophthalmology and psychiatry［J］. General Hospital Psychiatry, 1993, 15 (2): 102-114.

［18］ Barris M C, Kaufman D I, Barberio D. Visual impairment in hysteria ［J］. DocumentaOphthalmologica Advances in Ophthalmology, 1992, 82(4): 369-382.

［19］ Rada RT, Krill AE, Meyer GG, et al. Visual conversion reaction in children: II. Follow-up［J］. Psychosomatics, 1973, 14(5): 271-276.

［20］ Optic Neuritis Study Group. The 5-year risk of MS after optic neuritis［J］. Neurology, 1997, 49 (5): 1404-1413.

［21］ Beck R W, Trobe J D, Moke P S, et al. High-and low-risk profiles for the development of multiple sclerosis within 10 years after optic neuritis: Experience of the optic neuritis treatment trial［J］.

Archives of Ophthalmology，2003，121(7)：944－949.

[22]郭硕，魏世辉.多发性硬化患者发生视神经炎34例的回顾性分析[J].国际眼科杂志,2008,8(2)：333－335.

[23]张晓君，魏文斌，周兵，等.首诊为视神经炎的急性视力下降81例病因分析[J].眼科，2004，13(3)：148－152.

[24] Gerling J，Meyer J H，Kommerell G．Visual field defects in optic neuritis and anterior ischemic optic neuropathy：Distinctive features[J]．Graefe's Archive for Clinical and Experimental Ophthalmology，1998，236(3)：188－192.

[25]屈娅，秦伟.磁共振成像在视神经炎诊断中的应用进展[J]．中国实用眼科杂志，2007，25(2)：135－138.

[26]张晓君，王薇，王虔，等.视神经炎病因学临床分析[J].中华眼底病杂志,2006,22(6)：367－369.

[27]于逢春，余华锋，孙彦斌，等.以视力损害为首发症状的神经梅毒临床分析[J].眼科，2005，14(6)：389－392.

[28] Qin WJ，Mao JF，Zhang FF，et al．Analysis On psychological problems of patients with acute idiopathic optic neuritis[J]．International Journal of Ophthalmology，2010,10(8)：1556－1557.

[29] Sebag J，Yee KMP．Vitreous：from biochemistry to clinical relevance[M]// Tasman W，Jaeger EA，eds．Duane's Foundations of Clinical Ophthalmology，Vol. 1．Philadelphia：LWW，2007：1－67.

[30] Sebag J．The Vitreous：Structure，Function and Pathobiology[M]．New York：Springer-Verlag,1989.

[31] Krebs I，Brannath W，Glittenberg C，et al．Posterior vitreomacular adhesion：A potential risk factor for exudative age-related macular degeneration？[J]．American Journal of Ophthalmology，2007，144(5)：741－746.

[32] Robison C D，Krebs I，Binder S，et al．Vitreomacular adhesion in active and end-stage age-related macular degeneration[J]．American Journal of Ophthalmology，2009，148(1)：79－82.

[33] Uchino E，Uemura A，Ohba N．Initial stages of posterior vitreous detachment in healthy eyes of older persons evaluated by optical coherence tomography[J]．Archives of Ophthalmology，2001，119(10)：1475－1479.

[34] Hollands H，Johnson D，Brox A C，et al．Acute-onset floaters and flashes：Is this patient at risk for retinal detachment？[J]．JAMA，2009，302(20)：2243－2249.

第二十四章 耳鼻咽喉科心身障碍

涉及耳鼻咽喉科的心身疾病包括癔病性耳聋、精神性眩晕、咽异感症和癔病性失语等，这些疾病与患者的心理因素密切相关，也是其主要发病原因；还包括过敏性鼻炎、神经性耳鸣和梅尼埃病等，心理因素虽不是其主要发病原因，但此类疾病可引起患者精神心理的改变，其预后也与心理状况关系密切，也同属心身疾病范畴。

第一节 耳聋

一、癔病性耳聋

癔病性耳聋（hysterical hearing loss；hysterical deafness）又名精神性耳聋，是公认的心身疾病之一。起病突然，多见于青春期及更年期并有情绪应激，也可发生于癔病或有癔病倾向的人，是一种无意识行为。真正的癔聋较为严重，常为两耳全聋，睡熟时也不例外，但催眠时能听见，因此，可以用暗示及劝说来治疗，必要时可用催眠强化。

1. 病因

患者多气质敏感，内心情感丰富，过分依赖父母或他人，易受诱惑或他人暗示，缺乏自主性。个性多较脆弱，内向，过分注重他人对自身的肯定和表扬。一旦与期待结果相违背或者受到挫折，极易诱发症状出现。

2. 临床表现

（1）起病突然，常有情绪应激，女性更为常见。

（2）常为双耳重度耳聋或全聋，但无耳鸣、眩晕，可伴有外耳、面部麻木感。

（3）伴有癔病的患者可出现癔病症状：缄默症、手足麻木、四肢震颤、感觉缺失、抑郁、哭泣等，严重者还可出现癔病性失明或失语。

（4）睡眠不易唤醒，但催眠时能听见。

（5）语音、语调不变，唇读能力强。

（6）可自然痊愈，暗示和催眠效果好。

3. 临床检查

（1）纯音测听：反复检查结果波动性大，与语言测听结果不符。

（2）声导抗测听：镫骨肌反射阈在正常范围内。

（3）耳蜗电图、听性脑干诱发电位正常。

（4）前庭功能正常。

4. 治疗及预防

（1）心理治疗

①分析病因，可追溯其成长背景和心路历程，耐心与患者交流，捕捉其可能发病因素，不要急于求成。

②疏泄治疗：诱导患者倾诉内心苦闷、不满。

③暗示治疗：心理疏导之后，给予同情、理解和安慰，暗示病情可以痊愈，解开其心理症结。

④认知治疗：亲人、朋友的信任关系建立，让患者尽力袒露自我，认识理解心理症结与发病的因果关系。

⑤催眠治疗：使其在催眠状态下，舒缓心理压力，待之清醒立刻测听，一旦听到，暗示痊愈。

（2）药物治疗：患者焦虑、失眠状态，可考虑给予镇静剂，安定 10mg 肌肉注射。

（3）中医治疗：针灸、穴位理疗等。

（4）预防：劳逸结合，保持良好心态和足够睡眠，遇突发负性事件时，尽可能保持镇定、及早就医，避免贻误病情，患者失去治疗信心。

二、心因性听力障碍

心因性听力障碍（pseudohypacusis；malingering hearing loss）多为伪聋，或虽有轻微的听力障碍，而有意夸大其听力受损的程度。合并或不合并器质性听力损失。

1. 病因

（1）社会心理因素：不良的工作、生活、家庭环境，负性生活事件导致精神刺激，如车祸、伤残、人际矛盾、经济困难、缺乏社会责任感等。

（2）个人心理特征：内向压抑、敏感多疑、自卑、焦虑、敌意、对现状及他人不满、不能适应环境、情绪化行为等。

（3）为达到某种目的如评残、劳保、纠纷赔偿、诉讼、调换工种、转业退伍等，伪装听力下降。

（4）其他：情绪波动、过度疲劳、酗酒、吸毒、内分泌紊乱和新陈代谢失调等疾病也可促使发生听力障碍事件。

2. 临床表现

（1）多为青年、中年患者，常诉头晕、一侧耳痛、耳聋、耳鸣。

（2）神志清楚或者明显伪装行为。

（3）病情描述与客观检查相矛盾。

（4）为单侧伪聋、双侧较少。

3. 临床检查

（1）病史询问，注意患者情绪和表情改变。

（2）耳部体检：外耳、鼓膜情况。

（3）音叉试验：骨导可完全消失。

（4）朗诵试验：观察朗诵音调是否随环境噪声改变而改变。

（5）纯音测听：多次复测听力曲线差别很大。

（6）声导抗测试：声反射阈正常或低于纯音听阈，表明伪聋可能性。

（7）脑干听觉诱发电位：伪聋鉴定的重要检查项目，结果客观可靠。可以听觉诱发电位反应阈正常或低于主管听阈，可提示伪聋。

（8）瞳孔反射试验：给一强声刺激，瞳孔大小通常会出现变化，真聋者不会。

（9）睡眠惊醒试验：受试者熟睡时突然予以强声刺激，若惊醒提示其听力存在，主要用于鉴别伪聋和精神性聋。

心因性耳聋确诊前务必通过客观检查排除器质性耳聋。

4. 治疗及预防

（1）心理治疗：从患者的病因、动机入手，暗示其医生已知晓其真实病情，晓之以理，给患者主动话语权，诱导患者疏导情绪、自我表达。以上无效，医生可直接戳穿其目的，观察其发应。

（2）对于有轻微听力障碍，自我夸大病情的患者，予以对症支持疗法，如营养神经、改善微循环药物，也可局部理疗、针灸治疗。

（3）健康的生活方式和人生观建立有助于预防心因性耳聋的发生。

第二节　精神性眩晕

精神性眩晕（psychogenic dizziness）是指由于焦虑及其他精神障碍疾病引起的眩晕，是平衡障碍的一种主观感受，空间定位障碍的运动错觉及体位之错觉。

一、病因

由于前庭缺血或缺氧而出现症状；也有人认为由于内分泌及免疫系统可作用于分泌细胞感受器而影响了内耳的化学环境，致内耳功能紊乱。

二、临床表现

如有下述表现，应详细询问病史和发病诱因：

症状含糊不清，患者常难以表达其眩晕的特征。

多为失平衡感，病程可达数月。

不能耐受嘈杂和密闭环境，可有幽闭恐怖症表现。

过度换气可继发或加重眩晕，有时伴有心悸。

三、临床检查

纯音测听及声导抗测听多正常。

精神状态及心理应激状态的评估。

过度换气试验：被检者放松，采取坐位，张口用力快速深呼吸 1 到 1.5 min，了解是否出现眩晕及发病时类似的症状

伴或不伴有眼震。

精神性眩晕的确诊应根据临床病史，仔细询问发病原因，排除器质性病变引起的眩晕。对抑郁、焦虑或情绪状态不稳定者，应做心理健康测试。

四、治疗及预防

1. 一般治疗

眩晕发作期间，应卧床、保持安静，避免头部剧烈运动，当症状减轻后，逐步增加身体活动。

2. 心理治疗

眩晕易引起和加重患者的恐惧心理，应首先给予患者理解和树立疾病可以痊愈的信心。帮助患者分析与疾病发作相关的行为和认识，缓解其心理压力和害怕疾病复发的忧虑情绪。

3. 对症治疗

症状严重或持续眩晕不缓解者，可采用抗眩晕药物治疗，包括抗胆碱能药和单胺能药、抗组织胺药、抗多巴胺药、安定药、钙通道阻滞剂和改善微循环药物。

第三节　咽异感症

咽异感症（abnormal sensation of throat）主要泛指除疼痛以外的多种咽部异常感觉或幻觉，如球塞感、瘙痒感、紧迫感、黏着感、烧灼感、无咽下困难的吞咽梗阻感、蚁行感等；异感部位可在咽中线或偏于一侧。中医称之为"梅核气"。

一、病因

可由异物反射引起。

全身性因素：颈综合征、左心室肥大、心包积液、主动脉瘤、膈疝、胃十二指肠疾病、胃癌、食管反流症、胆石症、糖尿病、贫血、球麻痹等疾病，均可通过神经内分泌系统，引起咽喉部不适感。

精神心理因素：紧张、焦虑、神经衰弱、人际关系障碍、癔病和外伤后精神创伤也可以通过影响网状结构、边缘系统导致自主神经功能紊乱。

不良生活习惯所致，如吸烟、嗜酒、熬夜等。

二、临床表现

咽喉部异物感：包括瘙痒感、球塞感、紧迫感、烧灼感、黏着感等多种描述，以空咽时感觉明显，不影响进食、进水，时好时坏，与情绪正相关。

异物感部位：多位于环状软骨之胸骨上区之间，咽中线上或偏于一侧，也有双侧，多数主

诉感觉有异物上下游走。

好发于女性,中青年居多。多与生气、焦虑、经历负性生活事件和工作受挫折等诱发因素有关。

三、临床检查

咽喉部检查及邻近器官检查:长期反复患者可能存在器质性与精神性双重因素影响。

全身与局部检查:重视更年期、糖尿病、月经期、血液病早期改变,并进行相关检查。

心理测试检查:多伴有抑郁、焦虑、癔病和神经衰弱。

咽异感症通过详细病史问询、相关体格检查较容易诊断。须与全身器质性病变相鉴别,可建议患者进行相关科室如消化科、内分泌科、血液科、心内科等进一步检查后复诊咽喉部,以明确病因和诊断。

四、治疗及预防

1. 心理疏导治疗

理解患者,疏导情绪,告知疾病与情绪有关。

2. 行为治疗

提示患者改正不良的生活和行为习惯,如辛辣刺激食物、张口呼吸、熬夜等,帮助患者树立恢复健康情绪和战胜疾病的信心。

3. 对症治疗

焦虑、失眠者可给予镇静药物,咽喉部可以进行雾化治疗、封闭治疗。

4. 其他

中医药治疗。

第四节　癔病性失语症

癔病性失语症(hysterical aphonia)也称精神性失声症或功能性失声症,是癔病的一种表现,本病多见于女性。病人突然失声,日后又可突然恢复,是其特点。

一、病因

大部分病人与精神过分紧张或情绪剧烈波动有关,如发怒、激动、恐怖、忧虑、悲伤等;也有发生于睡眠之后、重病之后或月经失调者。

二、临床表现

病人突然失声或仅能发出耳语声,但咳嗽或哭笑时声音往往如常。

三、临床检查

喉镜检查声带可表现完全正常,也可见癔病性失语者的声带处于各种位置,类似各种喉肌肌病性麻痹的声带位置,但常为双侧对称性。

四、治疗及预防

1. 暗示治疗

了解发病原因,消除其心理顾虑,暗示患者只要配合治疗,本病可以完全治愈,帮助其建立治好疾病的信心。

2. 针灸或穴位封闭治疗

常用穴位有廉泉、人迎、天突、合谷。进针开始直到退针,嘱患者随医生简单发声,循序渐进,反复练习,以资巩固。

3. 喉镜下发声

不做表面麻醉的前提下,对病人进行纤维喉镜检查,看清声门后嘱其发声,多能获得疗效,恢复发声。

第五节　过敏性鼻炎

过敏性鼻炎过敏性鼻炎(allergic rhinitis,AR)指特应性个体接触致敏原后由 IgE 介导的以炎性介质释放为开端、有免疫活性细胞和促炎细胞以及细胞因子等参与的鼻黏膜慢性炎症反应性疾病,为 I 型变态反应。以频繁发作的喷嚏、流涕、鼻痒和鼻塞为主要临床特征。其病因复杂,全球范围内发病率逐年升高,约有 5 亿 AR 患者,其中 1/3 患者有罹患支气管哮喘的风险。心理因素虽然难以直接导致 AR 发病,但通过神经内分泌系统可诱发或加重病情,分子生物学已证实 AR 与抑郁症同属 Th2 优势反应,因此可以推断二者之间可能存在共同的生物学基础。心理因素被认为在 AR 发病中起始动机制的作用,因此 AR 应属于心身疾病范畴。

一、病因

常见变应原,吸入组主要是尘螨、花粉、真菌和昆虫等,食物组主要为面粉、鸡蛋、鱼和水果等。不良情绪可诱发或加重症状。

二、临床表现

以发作性喷嚏、流涕、鼻痒和鼻塞为主要临床特征,可伴有咳嗽、眼痒等。

三、临床检查

鼻镜检查:鼻黏膜苍白、灰白或淡紫色,双下甲水肿、总鼻道及鼻腔底可见清涕。

体内试验:包括点刺、皮内、划痕试验。此方法简单、经济且敏感性较好,为临床常用。

体外试验:血清总 IgE 和特异性 IgE 测定,以特异性 IgE 测定为主要依据。

四、治疗及预防

避免接触变应原。

药物治疗:鼻喷激素、抗组胺药物。

特异性免疫治疗:针对致敏原进行的脱敏治疗。

对于症状重,疗效差,合并焦虑、抑郁情绪障碍的患者,应及早进行心理干预。

第六节　神经性耳鸣

耳鸣为无外界声源刺激,而耳内主观上有声音感觉,是一类症状而非一种疾病,是不同病理变化的结果。

一、病因

耳鸣的机制极其复杂,累及多系统、多种分类方法。根据病因可分为生理性、病理生理性和病理性耳鸣。影响耳鸣的因素包括噪声、心理因素、疲劳、体位、月经期和饮食等。

二、临床表现

耳鸣多见于各种类型的耳病,伴或不伴有听力下降。除器质性病变引起外,耳鸣对患者的影响包括失眠、听功能障碍、头昏、情绪激动、焦虑、抑郁、孤独等,这部分病例也为心身疾病之表现。

三、临床检查

检查耳鸣是否合并听力损失,应进行电测听、声阻抗。

前庭功能检查。

应进行耳鸣调查表记录。

心理学评估。

颞骨及颅脑 CT 和 MRI 检查。

实验室检查:血脂、血糖、肝功能、甲状腺功能检查。

四、治疗及预防

1. 病因治疗

多较难准确找到病因。

2. 药物治疗

多采用减轻耳鸣对患者的影响的药物,如抗抑郁、焦虑的药物可加重耳鸣,应采用小剂量或副作用小的药物。耳鸣的抑制药物包括利多卡因、氯硝安定、卡马西平和扑痫酮等。

3. 掩蔽治疗

采用连续性完全掩蔽、连续性部分掩蔽和抑制性掩蔽等方法。

4. 心理学治疗

认知疗法、生物反馈疗法等。

5. 联合治疗

上述多种方法可联合使用，以更有效地治疗耳鸣。

第七节　梅尼埃病

梅尼埃病(Meniere disease)是一种病因不明的、以膜迷路积水为主要病理特征的内耳病，主要以反复发作性眩晕、感音神经性聋、耳鸣和耳内胀满感为主要症状，是一个独立的疾病。

一、病因

可能的发病因素为：内淋巴吸收障碍，免疫反应，植物神经功能紊乱，内淋巴生成过多，病毒感染，内分泌障碍等。

二、临床表现

多见于50岁以下的中青年人，男女发病无显著性差异。

1. 眩晕

突然发作的旋转性眩晕，伴恶心、呕吐，头部的任何动作均可使眩晕加重，但意识始终清醒。

2. 听力下降

早期为低频下降型感音性聋，只在发作期下降，后期听力逐渐下降，无缓解期。

3. 耳鸣

多为本病出现的最早症状，随病情加重出现持续耳鸣和双耳耳鸣。

4. 耳胀感

胀满感或压迫感。

三、临床检查

（1）一般状况：面色苍白、虚弱、怕动、怕光。

（2）眼震：呈水平型或水平－旋转型。

（3）纯音测听：早期为低频下降，多次发作后高频区域听力下降。

（4）声导抗：Metz重振试验（＋），声衰减（－）。

（5）耳蜗电图：SP-AP 复合波增宽，SP/AP 比值异常增加。

（6）甘油试验：阳性。

（7）Hennebert 征：可出现阳性。

四、诊断与鉴别诊断

（1）反复发作的旋转型眩晕至少 2 次，每次发作 10 min 至数小时，多伴有耳鸣、听力下降，排除其他病因所致的眩晕。

（2）反复精确的听力学检查可帮助快速诊断。

（3）本病需与位置性眩晕、迷路瘘管、前庭神经炎、椎－基底动脉供血不全、药物中毒、听神经瘤相鉴别。

五、治疗及预防

1. 一般治疗

低盐饮食、静卧、禁烟酒及浓茶，适量躯体运动。

2. 药物治疗

镇静药物：安定、艾司唑仑、盐酸异丙嗪；

抗眩晕药：西比灵、眩晕停；

脱水剂：双氢克尿噻、氯胺酮；

镇吐剂：舒必利、维生素 B_6；

血管扩张剂：5％碳酸氢钠、50％葡萄糖、东莨菪碱；

糖皮质激素：地塞米松、强的松；

维生素类：维生素 C、维生素 B 族。

3. 手术治疗

药物无效者可行内淋巴囊减压术、迷路切除术、前庭神经切除术等。

［北京同仁医院耳鼻喉科　锡琳］

第二十五章　肿瘤科心身障碍

　　癌症是一个重要的、全球性的公共健康话题,它消耗了大量的卫生资源,带来了极高的政府卫生支出。就中国的现状来说,还有众多的家庭为癌症所累,因癌返贫,陷入极大的困难。全球的卫生人才都在为攻克癌症进行不懈努力,但其诊疗现状仍让人担忧,近年来,恶性肿瘤呈现高发病、低龄发、高死亡的态势,成为一类严重威胁人类健康和生命的常见病。2013 年 2 月 *The Lancet* 报道的 2010 GBD(全球疾病负担)研究结果显示:1990 年至 2010 年,全球范围内癌症导致的死亡占全球所有死亡的 15.1%,死亡率达到 121/10 万。

　　回顾人类百年癌症应对史,从 19 世纪的"躲避",到 20 世纪的"抗争"(带有很大盲目性的对抗治疗);进入新的世纪,则开始转向"博弈"(智慧地防范)。2012 年,《新英格兰医学杂志》(NEJM)在创刊 200 年之际撰文指出肿瘤研究已经从过去的"黑匣子"阶段过渡到了今天的"蓝图"规划阶段。近年来,在众多专家和有识之士的推动下,癌症是一种慢性病已经逐渐成了学界的共识。这种认识的变化引发了人们对于肿瘤治疗观念的变化,人们逐渐认识到单一治疗手段难以阻止肿瘤的疾病进程,肿瘤的治疗需要由单一的"线性干预"转为运用综合手段的整体"状态调整"。

　　作为一类难治性疾病,癌症对人的影响是多方面的,除造成极大的躯体痛苦外,也会带来一系列的心理问题。心理社会因素贯穿肿瘤发病、发展和治疗的始终,肿瘤的心身同治是疾病治疗的关键环节。心理治疗作为康复治疗不可或缺的方面,在各种心身疾病和慢性病的治疗中发挥重要作用,为肿瘤的综合治疗提供了借鉴。

第一节　癌症:一类心身相关性疾病

　　现代肿瘤学中的词语"oncology"即源于希腊语"onkos",表示一种分量、负荷,通常理解为负担。在希腊的舞台剧目中,"onkos"还用来指悲剧角色的面具,这类角色的头上往往带着一个笨重的锥状物,喻指其所承载的心理负担。

　　社会心理因素对肿瘤的发生、发展和转归起着重要的作用。早在中华医学会心身医学分会组织编写的《心身医学》中,已经明确将癌症定义为"心身相关性疾病",并有专章做出介绍。何裕民在主编国家级教材《现代中医肿瘤学》中,就从中西医学两个方面对肿瘤病因做了较全面的归纳整理。七情乖戾、情感内伤、忧郁恚怒一直被认为是癌症重要的致病因素。《灵枢·百病始生》指出:"内伤于忧怒,则气上逆,气上逆则六腑(输)不通,温气不行……著而不去,而积皆成也。"朱丹溪在讨论奶岩(乳腺癌)发病机理时,说得更明确:"若夫不得于夫,不得于舅姑,忧怒郁闷,昕夕积累,……遂成隐核。……数十年后,方为疮陷,名曰奶岩。"可见,多年的人际关系失调,以致长久的"郁闷气滞",可成为乳腺癌发生的一大癌变基础。

西方也有类似的认识。希波克拉底的"四体液"说把人体体液分为 4 种：血液、黄胆汁、黑胆汁和黏液。四种体液平衡，人才得以健康，生病即为四体液平衡的破坏状态。公元 2 世纪，盖伦将其体液学说推向极致：将抑郁症归因于黑胆汁这种油腻、黏稠的体液，而"黑色胆汁淤积不化，遂生癌症"，并发现"黑胆汁质"的妇女较"开朗、外向"的"血液质"妇女更易罹患乳腺癌。

现代的大量流行病学调查和实验研究提示：癌症患者病前往往具有一定心理社会学方面的易患特点。在此类研究中，我们发现：情绪特点和个性特征决定着人们在应激情境中的应对方式，这种应对方式会牵动人体的神经内分泌反应，长期的情绪压抑状态和慢性精神应激，作用于人体的心理—神经—内分泌—免疫轴，不仅削弱了机体的免疫功能，而且容易造成基因程序错误外显化，增加了人体对致癌因素的敏感性。

在癌症确诊后，由情绪和个性所决定的个体应对方式，更是影响着患者的治疗和转归。

一、负性情绪

不正常的情绪可能是肿瘤的活化剂，焦虑、抑郁、恐惧、绝望、愤怒等是癌症患者最常见的心理反应。Tomatis 在分析影响肿瘤患者的心身因素的研究中发现，34%～44%的癌症患者有着明显的心理应激反应或心理障碍，其中 18%的患者符合重症抑郁发作的诊断。

负性情绪既是肿瘤的促发因素，也可在疾病确诊和后续治疗过程中继发产生。一项对消化道肿瘤患者个性、行为和精神心理的分析发现，此类患者在诊断癌症前，多有与情志因素相关的消化道溃疡和慢性炎症病史；确诊后，常有较明显的躯体化、强迫、焦虑、抑郁和精神病性负性情绪。Lutgendorf 领导的一项临床研究证实，肿瘤相关巨噬细胞（tumor-associated macrophage，TAM）在肿瘤瘤体周围微环境的基质细胞中占很大比例，在肿瘤炎性过程中发挥重要作用，长期的压力、抑郁和社会孤立可使卵巢癌患者体内 TAM 产生的基质金属蛋白酶-9 增加，说明社会心理因素可以通过改变肿瘤微环境，继而影响肿瘤的进展。

肿瘤的生长以血管生成、供血为其基础，血管内皮生长因子是一种直接促进肿瘤血管新生的因子。研究显示，大多数与交感神经系统激活有关的激素都可以促进人类肿瘤新生血管的形成，这其中还有心理社会因素的大量参与。已经证实去甲肾上腺素可以通过 β-肾上腺素受体-cAMP-PKA 通路上调肿瘤组织中血管内皮生长因子的表达。临床研究进一步证明，某些癌种的癌症患者血清和肿瘤组织中血管内皮生长因子的低表达与肿瘤患者受到更多的社会关爱有关。

吴鹏飞等通过一项对恶性肿瘤患者心理状况的研究发现，恶性实体瘤和白血病患者病后除躯体症状因子得分高，表现出明显的躯体症状外，都表现出类似"癌症心理"——抑郁因子、偏执因子、人际关系敏感因子、恐怖因子等得分偏高，抑郁、人际关系敏感性降低的特征，患者行为表现为过分耐心、避免冲突，压抑情绪表达，过分运用合理化效应。在其研究中，死亡组患者生前明显表现抑郁、强迫、敌对状态。

相关的检查也能引起患者的负性情绪，如前列腺癌患者往往存在"PSA（前列腺特异抗原）焦虑"，这种反应能使患者的心理痛苦加剧。

二、人格特质

既往研究发现，个性（也称人格）与癌症的发生相关。临床心理学家们将人格分为四种类型：A型者争强好胜，B型者容易满足于现状，C型者总是压抑自己的情绪，D型者又称"忧伤人格"。研究表明：A型性格人群罹患循环系统疾病的比例较其他性格类型高，C、D型者则被认为与一些恶性肿瘤的发生发展关系密切。

C型人格与癌症关系的研究曾广受重视。英国Greer和Watson、美国Temoshok、德国Baltrusch、Grassi以及Van Der Plceg等的研究结果表明：C型人格突出表现为"息事宁人"（harmonizing behavior），处事以"退让""保守"为主。研究发现：喜欢抑制烦恼、绝望或悲痛情绪；害怕竞争，逃避现实，企图以姑息的方法来达到虚假和谐；表面上处处牺牲自己，为别人打算，内心又有所不甘；遇到困难，并不急于出击，到最后却作困兽犹斗等的个性者较易患癌症。人们把这些个性特征称为"癌症性格"。Temoshok等对150例恶性黑色素瘤患者进行研究发现他们具有一种共同的人格行为模式，表现为常常刻意控制自己，不轻易流露负性情绪。C型人格被认为是癌症病前的危险个性因素。

D型人格也被认为与癌症发生发展密切相关，这类性格者常是抑郁、忧伤情绪占主导，而抑郁、忧伤又被称为癌症的"催化剂"。对此，全国胃癌流行病学组调查指出，与胃癌相关密切的社会心理因素有：①性格特点：性格内向、抑郁、低灵活性；②生活事件：青少年时期或早期的精神创伤。也有调查显示，"好生闷气"居胃癌患者各类危险因素之首。

综上，癌症患者性格特征是：被动、自我克制、情绪压抑、过分耐心、多思多虑、无助、内向而不稳定等。

三、生活事件

生活事件主要指生活中的遭遇及事件。这些事件或持续或短而强地对人体产生各种刺激，这些刺激可以使人表现出各种各样的情绪，如高兴、悲伤、抑郁、狂躁等，这些都属于心理应激过程。生活事件有正性生活事件和负性生活事件之分，在这部分我们提及的生活事件，即为常见负性生活事件，讨论它们对肿瘤患者的影响。常见生活事件大致包括人际关系、学习和工作方面的问题，涉及生活、健康、婚姻、家庭和子女等方面，以及意外事件、幼童年经历等。

常见的家庭生活事件有经济困难、子女离家出走或品质恶劣、婚姻关系紧张、离异、性生活不满、亲属患病或死亡；工作中一些特殊职业持续承受压力刺激，如从事模式固定、单调而紧张的工作，如装配流水线上的计件工人、公交司机等；工作压力极强的工种如机场的空中调度、消防队员、医院急救中心工作人员和急救医师；工作中常见的还包括与领导同事关系紧张，打乱正常人体作息习惯的工作等等。这类生活事件中产生的心理应激较弱，往往被人们所忽视，但由于其长期、持续存在，对身体状态的影响很大。另外，失业、破产、丧偶、绝症、灾祸、战争等重大的劣性事件会直接使人产生心理应激创伤。

中医学常称生活事件为"境遇"变迁。古人认为，剧烈的境遇变迁，会诱发包括肿瘤在内的许多病症。《素问·疏五过论》曰"故贵脱势，虽不中邪，精神内伤，身必败亡；始富后贫，虽不伤邪，皮焦筋屈"，均可致"脱营""失精"之疾。脱营、失精等的表现为晚期肿瘤患者的典型症状。

Leshan 等对 250 例癌症患者的生活史进行分析，发现他们有一些相似经历：①童年凄凉；②在工作或生活中情绪表现困难；③反复有诸如配偶死亡、子女离别等令人悲痛的生活事件，长期处于抑郁焦虑之中。芬兰一项关于 10 808 位女性的调查，用生活事件量表观察了 5 年内生活事件的累积影响，以探讨生活事件与乳腺癌发病风险的关系，该研究发现，经历离婚或丈夫去世的妇女罹患乳腺癌的风险增加一倍，经历近亲或密友去世的妇女发生乳腺癌的风险增加了将近 40%。相关的基础实验与临床实验结果一致，Sklar 和 Anisnan 研究发现不断经受干扰和恫吓的实验组小鼠的癌症发生率明显高于对照组。这说明，在相同条件下，不良生活事件的持续刺激，可促进肿瘤发生。

四、社会环境与文化因素

生物—心理—社会医学模式强调，任何一种疾病都受社会环境和文化因素影响。在癌症中，社会心理因素尤为重要，可以影响癌症的发生发展过程。

研究表明种族、生活方式、风俗习惯、宗教、文化、经济地位及职业等因素均与癌症的发生有一定关联。例如，宫颈癌好发于社会、经济地位比较低下的人群；日本胃癌高发，一定程度与日本国民倾向于内省、自我压抑的民族性格有关；喜马拉雅山脉南端的居民易患腹部皮肤癌，与当地人喜欢在腹部用烤炉的习惯有关；扫烟囱者易发阴囊癌；密切接触烹调油烟的人和长期处于粉尘环境者易患肺癌；女性中首次房事发生过早、有性乱史者，易患宫颈癌等。

实例：有一位 33 岁的女性胃癌患者，其病理为未分化型，手术时已有淋巴结转移，病情危重。但她经过思想斗争，精神状态很快改观，并为自己树立了坚定的生存目标。她改变了自己以前不合理的生活习惯，坚持中西医调治，5 年后竟诞下一个婴儿。然而生命坎坷，8 个月后小婴儿因肺炎而夭折，这无疑是一次巨大的精神刺激。时隔一年，她又生下一个女儿，并抚育其苗壮成长。这位患者曾感言："尽管生命脆弱、机遇不等，生活着，就会有许多事不尽如人意，但只要希望永不泯灭，活着就会变得有意义。"

此患者的境遇，不禁让我们感慨精神和信仰力量的伟大。而临床的癌症治疗中，患者通过改良生活习惯、树立生存目标、积极投入社会而使疾病进程扭转的例子不胜枚举。何裕民教授在癌症诊疗中开创了"圆桌诊疗模式"，运用富有心身医学特色的语言，帮助患者改良个性；通过患者之间的示范与互助，给患者以心理支持；并且注重调整患者的生活方式和饮食习惯，临床疗效显著。

五、应对能力

应对，是个体处理来自内外部超过自身资源负担的生活事件时所做出的认知和行为努力。应对能力，也称应对急变（应激）能力，系指人的心理承受能力。当生活事件发生时，不同的人可有截然不同的反应，从而产生完全不同的心身影响。癌症患者的疾病应对能力受其年龄、生活经历、教育程度等的影响最大。此外，与前面所提到的负性情绪和个性特征有密切关系，患者所做出的反应受到当时的情绪状态和个性特征影响。

就应对能力与癌症的关系，Millerd 等学者温习文献后发现：①人格、情绪、应激与癌症明确相关；②乳腺癌与无法解脱的悲哀有关；③严重的情绪应激与疾病复发相关；④夫妻中一方患癌或死于癌症的心理应激可引起另一方不久也罹患癌症（当然，其中还应考虑双方相同的环境因素)。另外,英国的 M. Watson 对确诊为癌症的患者在接受治疗前进行了情绪反应状况的调查,将情绪反应状况从积极乐观到悲观绝望分成 4 组,长期随访发现,最积极乐观的一组患者中 5 年存活率大于 75%,最悲观绝望的一组患者只有 25%。可见,患者的情绪反应状况对癌症的预后影响极大。

癌症的应对能力是癌症心身障碍诊疗的关键一环,是衔接心理负性因素与疾病的桥梁,并可延伸到干预方案的制定。Moos 等对癌症患者应对能力归纳为 5 个部分的内容:①环境系统,包括环境刺激、生活方式状态、健康观念的改变和可利用的社会资源、社会支持等;②个人系统,包括性别、年龄、所处的社会阶层等和人格特征,主要体现在达观、自信心、坚定的生存目标等;③生活事件与个人变化,指个人生活的重大变化,如诊断前的来自生活的持续精神压力,疾病期间丧偶、离异等;④应对反应,指个人对其变化的察觉,并对变化做出个人的认知评价和应对反应,然后做出相应的认知和行为努力;⑤健康与康宁,指经过各种努力,度过危机期,适应了环境、疾病与自身的变化,使身心维持在平衡、稳定的状态。

第二节　心理社会因素对癌症的影响机制

对于癌症来说,负性心理社会因素,既是患者发病的促发因素,又是癌症诊断和治疗后的继发产物。

其机制研究在 1980 年代逐渐兴起,1984 年 Rosch 提出,外界致癌因素通过物理或化学作用使机体患癌,内在因素主要是机体的激素水平和免疫状况,同时中枢神经系统对这些因素起着重要的调控作用。因此社会心理因素可能通过改变神经-内分泌-免疫系统来影响肿瘤的发生发展。美国心理学家艾德(Robert Ader)博士与免疫学家柯恩(Nicholas Cohen)通过动物实验直接证实了行为、心理对免疫系统的抑制作用,进而提出和完善了相关理论,并最终发展出了一门新的学科——心理神经免疫学(psychoneuroimmunology,PNI)。PNI开启了研究个体因外在压力引起反应的大门,着重探讨心理社会历程对神经、免疫、内分泌系统的影响。

一、心理社会应激与肿瘤的发生

(一)抗肿瘤免疫效应和免疫逃逸

肿瘤的发生和增殖是一个多步骤的过程。在这个连续性过程中正常细胞只有突破了衰老和凋亡这两道屏障才能获得致瘤性,恶变成为肿瘤细胞。Hanahan 等提出了正常细胞发生恶变所必经的六项生理变化:①生长信号的自我激活;②对生长抑制信号不敏感;③逃避程序性的细胞凋亡;④无限自我复制的潜能;⑤持续的血液营养供应;⑥组织侵袭和转移能力。其中每一项都是正常细胞逃逸宿主防御而发生恶变的重要步骤。正常细胞有自我凋亡机制,这时原癌基因受到抑制,抑癌基因正常发挥作用。但当机体内分泌和免疫环境发生变化时,会产生免疫逃逸,正常细胞的分化和自我凋亡过程终止,出现幼稚细胞和恶性增殖,产生肿瘤。肿瘤的增殖需要营养物质和氧气的供应,在肿瘤的转移部位,来自自分泌、旁分泌和(或)内分泌的信号通路也影响着肿瘤细胞的增殖。

（二）社会心理应激与神经内分泌反馈

社会心理因素可引发复杂的心理过程,这一过程可以触发中枢和周围神经系统多个信号转导通路,激发自主神经系统中的自身防御反应和下丘脑—垂体—肾上腺轴的反馈效应。自身防御反应主要体现在交感神经系统和肾上腺髓质释放的肾上腺素(epinephrine,E)和去甲肾上腺素(noradrenaline,NE)的增加;下丘脑—垂体—肾上腺轴的反馈效应包括下丘脑释放的促肾上腺皮质激素释放激素,垂体前叶释放的促肾上腺皮质激素以及肾上腺皮质释放的皮质醇增加。其他的一些神经内分泌因子,如多巴胺、催乳素、神经生长因子、P 物质和催产素都会在社会心理因素的影响下发生相应的变化。通常情况下这些通路的激活是人体应对外界刺激时所表现出来的积极反应,但是人体在长期接受慢性应激的情况下,多数器官会长时间受到糖皮质激素(glucocorticoid,GCs)和儿茶酚胺等应激激素的影响。免疫系统中的 T 细胞、B 细胞、中性粒细胞、单核细胞和巨噬细胞都含有糖皮质激素受体(GCRs),这使得 GCs 可以同时作用于细胞免疫和体液免疫。高浓度的 GCs 可以诱导单核细胞、巨噬细胞和 T 淋巴细胞的凋亡,进一步说明 GCs 具有调节正常机体免疫功能的作用。

（三）社会心理因素对机体神经—内分泌—免疫系统的影响

中枢神经系统、内分泌系统和免疫系统之间存在相互作用,任何一个系统发生的变化都会对其他系统的下游通路产生影响。中枢神经系统通过释放 GCs 作用于下丘脑—垂体—肾上腺轴或是通过释放儿茶酚胺作用于自主神经系统来调节免疫。急性、短期的应激能增强机体的免疫功能,这是人体应对外界变化的积极反应。当机体受外界刺激时,可以改变炎性反应相关基因的转录,提高体内 GCs 的水平(GCs 是机体调节免疫和炎性反应的基础物质),从而达到抗炎的效果。然而,慢性、长期的应激可以抑制机体免疫功能,在慢性应激过程中,较高的 GCs 水平可以抑制机体的免疫功能,使机体感染病毒的机会增加,伤口愈合时间延长,并可以增加肿瘤的易患风险。Webster 等通过临床研究证实,乳腺癌患者具有较高的皮质醇(一种糖皮质激素)浓度,高浓度水平的皮质醇可以降低机体对常见抗原的免疫反应,抑制机体细胞免疫。

二、社会心理因素对肿瘤生长的影响

（一）社会心理因素与肿瘤的增殖

心理社会因素是通过刺激机体产生应激激素来影响肿瘤细胞增殖的,且应激激素的种类和肿瘤细胞的类型有关,不同的激素和不同的细胞类型,产生的作用可能截然相反,因此此方面的研究如果想过渡到临床,需要对其进行深入细致研究。以乳腺癌的相关研究为例来看,β-肾上腺素受体的激活可以促进乳腺肿瘤细胞的增殖。相反,Carie 等用 β_2-肾上腺素能受体兴奋剂吡布特罗作用于 MDAMB-231 乳腺癌细胞,就可以通过阻断 Raf-1/Mek-1/Erk1/2 通路,从而抑制该类型乳腺肿瘤细胞的增殖。前列腺癌的细胞增殖研究方面,Zhao 等通过研究发现,在没有雄激素存在的情况下,皮质醇和其主要的代谢产物皮质酮可以升高前列腺特异性抗原的表达水平,促进前列腺肿瘤细胞的增殖,借此可以说明,皮质醇可以促进非雄激素依赖性的前列腺癌肿瘤细胞的增殖。另外,Pifl 等通过研究发现 NE 对神经母细胞瘤细胞,特别是表达多巴胺运载体的肿瘤细胞,表现出抑制肿瘤细胞生长的作用,而在多巴胺受体表达上调的肿瘤细胞,NE 却可以显著增加 G0、G1 期细胞的占比,表现类似促进肿瘤发生的作用。对于在其他神经内分泌激素存在的情况下,GCs 对细胞增殖的影响还有待进一步研究。

（二）社会心理因素与肿瘤的血管生成

血管生成对肿瘤的生长和转移起着至关重要的作用,是一个高度调节性的复杂过程。肿瘤的血管生成过程包括肿瘤细胞释放促血管生成因子,如血管内皮生长因子(VEGF)、白细胞介素(interleukin,IL)-6 及转化生长因子和肿瘤坏死因子激活内皮细胞,促进血管和肿瘤的生长及其后续的肿瘤的生长。促进肿瘤血管生成的因子常常受到心理社会因素的影响。相关研究显示,卵巢癌患者接受的社会关爱越多,其血清和肿瘤组织中的血管内皮生长因子的表达越低。另有研究证明社会关爱与癌症患者血清和腹水中的 IL-6 水平降低有关。

血管内皮生长因子是一种直接的促血管生成因子,在胚胎发育、生理性血管生成及恶性肿瘤新生血管形成中发挥着重要作用。另外,大多数与交感神经系统激活有关的激素都可以促进人类肿瘤新生血管的形成。一些研究已经证实 NE 可以通过 β-肾上腺素受体-cAMP-PKA 通路上调肿瘤组织中血管内皮生长因子的表达。对于进展期的卵巢癌患者,积极的社会关爱可以降低患者血清和腹水中另一种重要的促血管生成因子 IL-6 的水平。IL-6 是人体内重要的调节性细胞因子,实体肿瘤细胞分泌的高水平 IL-6 可以促进包括血管生成、分裂、黏附及侵袭在内的肿瘤增殖和转移的基本过程。负性社会心理因素引起的应激常引起交感神经和肾上腺释放的 NE 增加,NE 也可以通过激活 Src 通路提高 IL-6 启动子的活性来增加 IL-6mRNA 的合成,同时 Src 的激活也可以诱导其他促血管生成因子,如血管内皮生长因子和 IL-8 的合成。临床研究发现,使用 NE 治疗后的卵巢癌患者,体内 IL-6mRNA 的转录水平会有所提高;另外,在体外试验中,经 NE 处理的卵巢癌细胞 IL-6 的合成和分泌量都会增加,这些因素都对肿瘤的血管生成起到了促进作用。

三、社会心理因素与肿瘤的浸润转移

（一）应激激素与侵袭能力

肿瘤细胞从肿瘤原位组织逃逸、侵入基膜和进入血液的能力对于肿瘤迁移过程非常重要,应激条件下的 E 和 NE 水平对肿瘤细胞逃逸和侵袭能力产生影响。E 和 NE 可以增加肿瘤细胞内基质金属蛋白酶(matrix metalloproteinase,MMP)的表达,并同时作为化学诱导剂诱导肿瘤细胞的迁移。Sood 等通过研究证实应激水平的 E、NE 以及皮质醇对卵巢癌肿瘤细胞侵袭作用有直接的影响。应激水平的 NE 可以使卵巢癌细胞的体外侵袭能力增加89%~198%,E 也可以使卵巢癌细胞的侵袭能力明显增加 64%~76%,而皮质醇对肿瘤细胞的侵袭能力无显著影响。这些发现充分证明了应激激素可以提高卵巢癌肿瘤细胞体外侵袭能力。其他研究也有类似的发现,NE 和 E 可以通过激活 β-肾上腺素受体通路增加卵巢癌细胞内 MMP-9 和 MMP-2 的表达,从而提高直肠肿瘤和头颈肿瘤的浸润和转移能力。与社会心理因素有关的抑郁和压力都可以增加乳腺癌患者体内 TAM 分泌 MMP-9。

（二）社会心理因素与肿瘤黏附

癌细胞的侵袭和转移常经过增殖、脱落、侵入转移靶点后再增殖的一系列过程，肿瘤细胞—细胞、细胞—胞外基质的黏附能力，可以大大影响肿瘤细胞侵袭和转移。介导这种黏附的分子称为细胞黏附分子（cell adhesion molecule，CAM）。CAM 除了介导细胞黏附外，还参与细胞识别、炎症、免疫反应等病理生理过程，与肿瘤的细胞凋亡、侵袭转移有密切关系。应激激素可能有促进肿瘤细胞与细胞基质黏附的作用，这一作用尤其适用于解释卵巢癌细胞的转移，因为卵巢癌具有癌细胞从癌体脱落，进入腹水，继而在腹膜、网膜、肠浆膜表面广泛种植移植等特点，因此它与细胞黏附分子的关系倍受重视。

（三）肿瘤远端转移的器官趋向性和免疫调节

肿瘤的侵袭和转移表现器官选择性。关于转移的器官选择性的机理解释，存在多种假说，通常被认为与解剖结构、转移趋向性、免疫调节等因素有关。肿瘤转移常常发生在与其相遇的第一站毛细血管网或淋巴网络，但这并不能解释像乳腺癌或前列腺癌更容易发生骨转移等一类临床现象。某种程度上，这种转移可能与肿瘤转移存在器官趋向性并受到免疫调节有关。一方面，局部足够数量的免疫细胞可以抵御肿瘤细胞的侵袭，杀灭来犯的肿瘤细胞；另一方面，调控肿瘤与血管生成的因素受到应激免疫影响。不同肿瘤细胞选择性地生长在可以适合其分泌各种细胞因子和生长因子的组织微环境之中，而这种微环境的形成与社会心理因素存在密切联系。

四、社会心理因素与肿瘤微环境

1889 年，英国的 Stephen Paget 在对 735 例乳腺癌尸体解剖研究的基础上，提出了恶性肿瘤的"种子—土壤"学说，揭示了适宜的组织环境对肿瘤的影响。现代研究发现，肿瘤能够分泌趋化因子，使得瘤体周围产生某些细胞或因子的聚集，形成瘤体周围较为特殊的内环境，即肿瘤微环境。肿瘤微环境也被认为是对肿瘤发展的各种有利因素的集合，对肿瘤的生长、侵袭和转移产生促进作用。如炎症是上皮性肿瘤的普遍特征，通常作为肿瘤的始发因素和促进因素而存在。

社会心理因素，如压力和抑郁等可以增加体内神经内分泌应激激素的分泌，促进肿瘤细胞分泌促炎细胞因子。巨噬细胞含有 α 和 β-肾上腺素受体，儿茶酚胺可以促进巨噬细胞产生促炎细胞因子，如 IL-β、肿瘤坏死因子 α 和 MMP-9 等。临床研究证实，长期的压力、抑郁和社会孤立可使卵巢癌患者体内 TAM 产生的 MMP-9 增加，说明社会心理因素可以通过改变肿瘤微环境影响肿瘤的进展。另外，社会心理因素也可以影响炎症以及与炎症控制有关的转录调节通路，受肿瘤分泌的趋化因子的影响，单核细胞聚集到肿瘤周围的微环境中，并在此分化成为 TAM。TAM 在肿瘤周围微环境的基质细胞中占了很大比例，在炎症过程中也发挥着重要作用。肿瘤周围的炎症微环境促使肿瘤巨噬细胞从 M1 型转化到 M2 型，而 M1 型所分泌的细胞因子司职免疫监视，M2 型细胞产生的细胞因子下调免疫应答。这是免疫调节的重要一环，但肿瘤微环境使这种作用受到很大破坏。总体来看，社会心理因素与促炎和促血管生成细胞因子之间的关系已经在肿瘤患者身上得到了证实，肿瘤微环境中的炎症同时为肿瘤细胞和免疫细胞（如巨噬细胞）所调节。社会心理因素刺激机体，使机体产生神经内分泌应激激素，应激激素作用于巨噬细胞和恶性肿瘤细胞，可以促进肿瘤相关细胞因子的产生，从而降低机体免疫效应，促进肿瘤的生长。

第三节　癌症患者的心理社会干预

　　癌症患者的心身障碍除了受到疾病本身影响外,还受到患者所处社会环境(文化背景、宗教信仰、社会态度等)的影响。在中国存在较严重的"恐癌文化"和"耻癌文化",癌症一词对中国的患者来说有其特殊的内涵色彩,其中部分患者甚至有某种程度的"罪恶感"。即使是有一定医学素养的从业人员,在谈及癌症时,其态度上或潜意识也难以保持完全的客观中立。对大部分的癌症患者特别是诊断时即为晚期的患者来说,自确诊之日起,即受到了冲击性的心理挫折,背负了沉重的心理负担,继而产生心身障碍。癌症患者的心身障碍对其生存质量和预后产生不良影响,其中较严重的心理问题给患者重新融入正常生活、回归社会造成极大困难。因此需重视癌症患者心身障碍,重点涉及心理障碍和心理相关的躯体障碍的纠治。

一、概述

（一）概念和目的

　　癌症患者心身障碍的纠治是以提高患者的生存质量、改善预后为目的,对患者进行心理社会干预。癌症患者心理社会干预是在合理的诊断和评估基础上,运用各种心身医学方法对患者心理活动、个性特征或行为问题施加影响,以减轻或解除患者心身障碍问题,减少病态行为和不良心身体验,最大程度地恢复其心理、生理和社会功能。肿瘤患者的心理社会干预是与针对躯体病理治疗互为补充、相互促进的。它不排斥精神药物的应用,更不是替代传统的抗肿瘤治疗。

（二）干预实施要素

　　心理社会干预同癌症临床治疗手段一样,具有严肃性和科学性,操作有一定的规范和要求,大致包含以下要素:

　　1. 心理学知识和技术

　　实施者必须掌握一定的肿瘤学和心理学相关知识,并具备合理运用心理学技术的能力。参与者主要包括医师(肿瘤临床医师或心理治疗师)、护理人员、患者家属和亲友、相关社会工作者等。

　　2. 干预对象

　　确诊的并存在一定心理、精神行为或社会适应障碍的癌症患者。现在越来越多的观点认为,包括受之影响而产生相应心身障碍的肿瘤患者家属,也应纳入干预对象的范畴中。

　　3. 实施场所

　　主要包括肿瘤科门诊病房、专业的癌患心理咨询中心、抗癌社会团体等,可以延伸到家庭和工作单位等社会场景。

　　4. 正确的诊断和合理的评估

　　对心身障碍的诊断和合理评估是干预实施的前提条件。其方法包括晤谈观察和相关量表评估。对于评估,针对患者所反映出的问题侧重点不同,可以选用肿瘤患者生存质量评估量表(QLQ-C30,QLQ-CCC 等)、应激应对量表(PSS,MCMQ 等)、C 型行为量表、人格测验量表(如 MMPI 等)、症状评估量表(SAS,SDSS 等)。

5. 遵照一定的程序和规范进行

依据环境和相关病情制定出详细的、客观的、操作性好的干预程序。癌症患者往往有心理敏感性增强的问题,干预者的言谈举止都要遵循相应的准则,给予患者正面的、积极的反馈。

(三)干预的分类

Razav 等把应用于肿瘤病人的心理干预划分为 5 类:

1. 预防性干预

常用于避免继发于治疗或疾病本身并发症的发生和发展。

2. 早期干预

在明确癌症诊断和开始治疗时即对病人进行早期干预,经研究发现早期干预可以提高患者生活质量和生存期。

3. 恢复期干预

应用于当病人很可能治愈时,也就是在康复期进行心理干预。目的是控制和减轻仍存留的因癌症引起的心理和生理不适,如身体伤残及心情忧郁等。

4. 支持性干预

目的是减轻与慢性疾病有关的不适以及乏力,这些慢性病多是在恶化期及进展期积极治疗时所引起的。

5. 姑息性干预

应用于药物治疗可能不再有效果,以对症治疗来维持病情和改善不适为主要目的时,对病人进行心理治疗。

二、心理社会干预总则

癌症患者在疾病的诊断、治疗和转归过程中,不断经历着的各种不同程度、不同性质的心理应激事件。诊断之初,面对突如其来的"噩耗",多数患者表现出强烈的焦虑抑郁反应(34%～44%),进而自信心下降,甚至出现自我认同障碍。在后期的治疗中,由于治疗疗效的不确切、病情反复、病情恶化,加重了这类心身障碍反应。部分患者甚至产生了"宿命感""罪恶感",认为癌症是一种惩罚,这种自我否定往往会导致患者的偏激行为,如完全自我封闭、完全抵制治疗、自杀轻生等。对于癌症患者来说,癌症如同希腊神话中悬在达摩克利斯头上的那把利剑,让他们的生命变得脆弱,生活也变得动荡不安。这也就是我们所说的癌症心理危机。何裕民教授在《中医心理学临床研究》一书中,总结了其临床诊疗经验,在结合既有理论基础上,系统地提出了癌症患者心理危机干预的要点和注意点,这里我们引作癌症患者心理社会干预的总则。

（一）癌患的急性心理危机干预

癌症患者确诊后,或获知治疗失败,或康复一段时间后又得悉有转移复发之征兆时,情绪波动剧烈,大多陷入了急性心理危机状态。这种危机状态一般持续2~3个月,在这段时间内,要及时给予积极、合理而适度的急性期心理危机干预。

急性心理危机干预适用于各种危机事件,包括当事人获悉患了难治性疾病后第一时间内所出现的心理危机。能引起心理危机的难治性疾病中,以癌症最为突出。心理危机干预的ABC法,改造后用于癌症等患者急性心理危机比较适合。

1. ABC法简介

心理危机ABC法,其实包括了ABC三个相互关联的环节:

（1）心理急救,稳定情绪。患者获知自己患了癌症,旋即陷入了心理危机——抑郁、焦虑、恐惧,情绪剧烈波动等。这时,家属或医护人员第一步就是要施予心理急救,先稳定其情绪。首先,有可能的话,应尽可能让患者有一个延后的心理反应准备。也就是说,晚些时间得知确切情况较好。一般而言,这一时期拖得越长,反应的强度越弱。

其次,可动员多种力量,利用多种方法给予心理支持。比如,动员亲朋好友探视、远方子女看望等等,借助其他事件分散其注意力,消释其恐惧、紧张与不安;也可动员或利用患者敬仰、崇拜、亲近的人,给予问候和鼓励等,让患者受到鼓舞或震动。总之,尽可能稀释或淡化劣性讯息的严重性;调动和发挥社会支持系统(如家庭、单位、社区)的作用,鼓励患者多与家人、亲友、同事接触、沟通,减少恐惧感、孤独感、畏死感和内心深处的被抛弃感。而这时患者身边所有的人,特别是直系亲属和主治医生必须表现出充分的热情——不抛弃、不放弃,并对帮助患者治疗和康复有充分的信心,以感染患者。

（2）行为调整,包括帮助患者调整生活、工作方式,安排治疗,给予必要的松弛训练。对癌症患者,安排其参加气功班或肿瘤康复班等,既是心身松弛训练,也是环境教育。这种训练班里大多是康复了的肿瘤患者,初诊者常会感受到来自病友的力量。

（3）认知纠正。这对刚刚被确诊为癌症的患者来说特别重要。在此方面,确诊时癌症所处的不同的时期和不同的病理状态所需采取的措施不同。

2. 临床急性心理危机干预的要点

（1）给予充分的情感支持,让患者感到不孤独。

（2）稀释或淡化癌症等病态的恐怖性及后果的可怕性。

（3）要善于倾听与理解。身边的人要善于诱导、倾听,若本即情绪敏感者,要帮助他宣泄情感,甚至可以诱导其痛哭一场。善加理解,多多给予轻松的接触、沟通。

（4）专业医师应适时地做出解惑,给予必要的释疑。

（5）帮助解决实际的困难。包括联系医院看病,联系后续的康复治疗事宜,联系社区或单位给予关心帮助等,以尽快帮助陷入危机者解决实际存在的种种问题。同时,在治疗和康复方面,给予积极、合理、多方面的指导帮助。而且,这些指导帮助必须站在患者的立场,让他能感受到医护人员的真诚和善意。

（6）经常性地晤面、交流、沟通。作为专业人士,在晤面交流沟通中,力所能及地给予危机者积极的情感及社会支持;同时,还可及时提供相关的专业信息。可能的话,给患者一个联系方式和承诺。应允有情况时愿意给予及时而无私的帮助。

（7）帮助联系与他有过类似经历的患者，让陷入危机者能在与他人的相互交流中，不断地获得教益。

（8）若已确诊为癌症或已肯定转移复发，这时要借助各种方法，在舒缓其压力的同时，帮助他接受现实，面对现实。

对于急性心理危机严重者，在初起一两个月内要严防其因心理危机或认识破裂而采取极端的行为，如自杀和自虐行为等。这需要在进行上述干预的同时，察言观色，细加防范，做好认真细致的心理疏导工作。

（二）癌患的慢性心理危机干预

肿瘤患者虽经化放疗等创伤性治疗情况却未见好转，甚则进入晚期。此时，绝大多数患者都陷入了难以自拔的心理危机胶着状态；许多慢性病患者到了晚期，也都会陷入这种状态，并呈不断恶化态势。这时的危机干预常常十分困难，但必须努力进行，否则，前期的各种心身治疗都将功亏一篑。

1. 分类

根据临床经验，慢性心理危机情况可细分为两类：第一类是患者的病情发展到了绝对晚期，任何措施都已回天乏力了，这时，患者最需要的是晚期的临终关怀。第二类情况是患者的病情虽不乐观，但暂时不会威胁生命；应对措施得当，患者可以处于有病的长期生存状态；或通过使用其他疗法，病情可以缓解。对于后者，在提供合理医疗应对措施的同时，应积极进行心理危机干预。此时患者的心理处于危机状态，"哀莫大于心死"，若只提供生物学上的医疗措施，而不同时解决患者的心理危机问题，他们的情况将呈现出因病而郁，因郁而病的恶性循环。

2. 慢性心理危机干预的要点

（1）调整期望目标。由于期望目标过高，该阶段的许多癌症患者陷于心理危机之中。可以说，慢性心理危机是与过高期望值直接相关的。应以充分的事实与证据告知患者，现在癌症治疗的目的与标准已经开始"转向"，从过去的不顾代价地彻底杀死癌细胞，转向为强调有效控制或基本控制其发展，有时能稳定病情或基本稳定病情亦属成功。目标的调整，对一些晚期患者走出持久的慢性心理危机极其关键。

（2）找出榜样。为该类患者确立曾病情类似，后一步一步走向康复的榜样，亦至关重要。有些医疗机构常借助肿瘤诊疗中心所拥有的庞大的康复患者资源，帮助他们"配对"，找出并树立榜样，让患者向走出困境的康复者学习，这寓有示范疗法之意。

（3）指明路在何方，避免再陷乱治误区。对于一些走进癌症或各种慢性病治疗误区的慢性心理危机者，帮助他们做出正确选择，避免其错误应对（治疗）也至关重要。人们不得不承认：在中国，至少有三成左右的癌症患者，不是死于癌症本身；而是死于错误的或过度的应对措施。其他疾病治疗中，类似问题虽不至于如此严重，但也不同程度存在。"告之其所败""语之其所善"（《灵枢·师传》）等的中医调整原则，同样意义重大。

（4）帮助设定近期最低目标。希望是生存动力之源，走出心理危机之本。因此，应善于帮助患者设定近期最低目标。例如，得知他的孩子还有几个月要考大学了，承诺帮助他一定活到能看到孩子考上大学;实现了,然后再一步步调高期望目标,以此不断激励,有价值、有生存质量的生命就因此而明显延长。甚至在激励过程中,很多人不知不觉中度过了五年、十年,接近了康复。这类事例在临床中屡见不鲜。人有明确追求时,诱发出来的生命潜能常是巨大的,有了可以实现的短期目标,就有生存下去的渴望与动力,从而也就会产生奇迹。

（5）帮助他理解生命的真正含义。生死乃自然规律,任何人都不能避免终点的到来,但却可以追求尊严、体面的生命结局,并可在此前做些必要的安排。做些该方面的解释疏导工作,对陷入慢性心理危机泥潭中的癌症患者也常常十分重要。

最后,需要强调指出的是:不管个体心理危机处于何种状态,只要存在着临床症状,只要存在着借助中西医学和心理学能帮助解决一些问题的可能性,就应该积极、主动、合理地配合运用这些方法帮助消解症状或解决问题。这不仅有助于个体更快地走出心理危机,恢复心身健康,也是对《灵枢·师传》"告之以其败,语之以其善,导之以其所便,开之以其所苦"原则的最好的贯彻。

三、心理社会干预的措施

对癌症患者的心身障碍来说,躯体的器质性疾病为其主导因素,依病情所处时期、并发症或治疗副反应的轻重不同,心身障碍的类型和严重程度有很大差异。与普通精神科患者的心理障碍不同,对于癌症患者心身障碍的干预措施,运用相应的心理学方法时在具体操作上有其专业性。我们结合患者心身障碍的特点和大量的临床经验,将最常用的干预措施分为支持性干预和认知行为干预两大类,分别进行分析介绍。

（一）支持性干预

1. 情绪支持

情绪支持治疗是通过提供患者讨论的场所,使患者表述他们关心的所有有关疾病的问题及表达与疾病相关的心理情绪反应。其方法包括倾听,安慰和鼓励,保证,解释和商讨等。肿瘤常常引起患者强烈的情绪反应,如前所述的心理痛苦、抑郁、焦虑、恐惧、危机反应等,这些反应都直接或间接影响疾病的治疗与康复。一项对 636 名结肠直肠癌患者进行的调查研究发现,相应的情绪支持对患者生活质量的提高有很大帮助。Zakowski 等对 104 名癌症患者进行了一项情绪支持研究,他们让患者用书面语言来充分表达情绪,研究发现这种情绪的释放对他们病情的治疗有帮助。这种支持治疗可以是职业性干预,也可以是非职业性干预。由于不同的疾病或同一类疾病罹患者个性的不同,情绪问题的性质及其表现都会有很大的差异。对此,应强调"因病制宜""因人制宜"。

2. 榜样示范

借助心理学的示范疗法,通过一大批康复肿瘤患者的现身说法来强化正确认知（癌症是可防可治的慢性病）的真实性。对于具体患者而言,最好为其找到病情相似、病理类型与分期接近的康复者,为他们牵线搭桥,促使他们成为朋友,让榜样的"示范"力量,带着患者走出心理泥潭。建立癌症患者康复俱乐部（健康家园）等有助于患者自救或他救的群众团体,让患者参与互助、自救的"集体疗法"。并以此为平台,经常组织进行相关的正确认知的传播和教育。患者在刻意安排的场景中接受教育和认知治疗,其效果往往没有潜移默化中的变化来得好。这可能和刻意安排的场景中患者启动了心理防范机制有关。何裕民教授在其癌症诊疗中,创造性地运用"圆桌诊疗"模式,成功地实践了癌症患者之间的榜样示范作用,门诊中让康复成功、癌龄较长的老患者与其病情相似或相近的新患者,形成圆桌诊疗,在候诊的过程中,患者之间通过自发交流,潜移默化地起到了消解恐惧心理、树立抗癌信心的作用,临床效果和反响极佳。在良好的集体氛围中,让深陷错误认知泥潭的患者能不断受到正确观念和正确认识的冲击,从而促使其旧有观念有所改变。这又寓有心理治疗中的"集体疗法"之意。

3. 婚姻和家庭支持

婚姻和家庭相关心理问题干预,是指对患者及其家属进行心理社会干预,强调家庭成员特别是已婚患者的配偶的参与。可以分别针对患者或家属在家庭生活方面的心身障碍进行干预,也可以患者和家属同时进行。

家庭和婚姻往往是病患最大的精神支持,是患者最后的心灵庇护港湾。癌症患者常常产生跟家庭和婚姻相关的负性情绪,认为自己"是家里的累赘、负担""不是合格的丈夫/妻子/儿子","不能担负家庭责任"等,使自己处于孤立、无助、绝望的情绪之中。这些负性情绪将直接影响患者对待自身疾病和治疗的态度,常常导致患者抵触治疗、放弃治疗等。家庭和婚姻相关心理干预常常可采用个别心理指导、认识重建、家庭成员集体参与的角色互换(换位思考)、相互倾诉等方法,使者摆脱负性情绪,重获心理支持。Scott 等进行了相应的对比研究,发现癌症的诊断对患者及家属的心理健康都有影响,他们将诊断为早期癌症的已婚妇女及其配偶分组进行应对训练,在不同时段分别进行对比分析,发现夫妇有良好交流的其治疗效果明显提高,抑郁减少,适应能力增强。

4. 环境支持

包括对患者广泛的信息服务和健康知识传播、经济支持、治疗和居住环境的支持等。进一步的社会支持治疗延伸到其他医疗场所之外,例如定期提供肿瘤康复知识图书、媒体和网络的正确舆论导向等,为患者及家属提供健康教育。另外对患者提供专业性的患者联系体系以及法律服务,并且提供优质的语言服务如亲切的礼貌用语、必要准确的病情解释等,让患者对疾病有良好的理解,可以增强治疗信心。改善其治疗条件,提供良好的居住环境对患者的心理障碍治疗也起到重要作用。

(二)认知行为干预

1. 疾病认知纠正

认知心理学认为,应激事件所引起的心身反应中很重要的一环是主体对应激事件本身的威胁性的认识与评估。凡被意识到是威胁的事件均可导致应激反应。在中国,癌症的威胁性到目前为止,还被"等于死亡"这一错误观念所主导。一旦惊悉自己患了癌症,由于错误的认知,绝大多数患者很快产生剧烈的应激反应。这一反应涉及生理、心理和行为等多方面,甚可导致患者出现暂时的"心理休克",或进入"保存—退缩"反应,或出现"放弃—被放弃情结"。这时,不仅患者的情绪极度低落悲哀,而且机体代谢率下降,热量消耗减少,胃肠功能受抑制,免疫功能低下,植物神经与内分泌功能大多处于紊乱状态,对自身、对现实和未来都充满破裂、不连续的感觉。这些不仅无助于肿瘤的治疗,而且常可加速癌症的发展与恶化。因此,纠正"癌症等于死亡"的错误认知,是有效控制肿瘤首先要抓的关键环节之一。对文化层次较高,或成见较深者,又需借助认知心理学的理论,帮助他们剖析自己何以形成错误的自动化联想的认知机制,从而真正改变关于癌症的错误认知。必须以充分的事实与科学证据阐明癌症只是一类慢性病,绝大多数癌症是可防可治,甚至可治愈的。

2. 治疗性的心理教育

治疗性心理教育的目的是患者对患病后的现状有重新的认识,对未来的治疗和生活境况有合理的期盼。有学者认为,通过对患者提供疾病相关的信息,使患者对疾病有一个全面和客观的认识,有利于患者和医务人员的配合,从而减轻患者对疾病产生的焦虑和恐惧,提高患者的生活质量。心理教育的内容包括:(1)患者自我调整角色,承认患病事实,改变态度及生活方式;(2)患者需要有持久战和接受可能带来痛苦的放化疗、手术等治疗的思想准备;(3)自己日常生活会受到疾病的干扰,会有所不便。Breitbart 等通过对临终患者进行心理教育干预研究,发现对临终患者进行心理教育治疗后,明显提高了患者的生活质量。Boesen 等选择了262 个原发的皮肤恶性黑色素瘤患者进行对照研究,干预组给予每天 2 小时、连续 6 周的心理教育,结果显示干预组患者疲劳减少、精力充沛、思想混乱减少,有更积极的心理应对能力。

3. 适应性行为训练

诊断为癌症的患者,在生理、心理上承受巨大压力,自我认知出现偏差,觉得被社会抛弃、难以适应目前的生活。这使得适应性行为训练显得很重要。许多集体或者个体治疗方案如寻求更多的医疗信息、增进与医务人员的交往和沟通、提供良好的社会及家庭支持等都是很好的方法。常用的干预方法有结合想象的催眠法(如渐进性肌肉放松促睡眠法)、生物反馈疗法、系统脱敏法及注意力分散法等等。王建平等对 120 例癌症患者使用"适应性准备加放松内心意象法"进行心理干预,分组研究的结果显示,干预组癌症患者的各种功能状况和症状得到不同程度的改善。Morrow 等用系统脱敏法来减轻患者化疗所致的恶心呕吐,结果发现接受系统脱敏的患者副作用频度、严重程度和病程上均有显著改善。谢忠等对 260 例进行化疗的癌症患者进行心理干预,发现使用"音乐治疗加放松内心意象方法"进行心理干预的患者,化疗后其生活质量各功能指标均明显提高。另有相关的研究表明,失眠症的自我保健和心理辅导治疗、音乐疗法的可行性及时机的选择、血管损伤后换敷料过程中的音乐和气味治疗、渐进性肌肉放松等自我行为控制技术和放松干预都是具体且操作性较好的训练方法。

第四节　癌症患者的临床关怀

对癌症患者的伦理关怀包括医护、家庭、社会等方面。家庭、社会伦理关怀的主要内容是对患者的支持,医疗过程的伦理关照和人文关爱强调医护在其中所扮演的角色和起到的作用,即癌症患者的临床关怀。癌症诊疗过程中,无论是确诊后的病情告知,还是治疗上的方案选择,诸多难题,无不引发人们对其伦理关照的讨论。其实作为医学,首先应是"人"学,应讲求医疗的人性,即关怀患者、关注尊严、呵护生命。癌症是一类难治性的、死亡率高的疾病，癌症患者因病而处于"弱势"，医疗过程中医护人员对患者的临床关怀尤为重要。

一、癌症的病情告知

病情告知是癌症疾病病程中第一个涉及的伦理关照问题。知情权是法律规定的患者基本权利，知情告知也是《执业医师法》要求医师临床行为中履行的一项义务。但是，正如《执业医师法》第 26 条所规定"医师应当如实向患者或者其家属介绍病情，但应注意避免对患者产生不利后果"（《医疗机构管理条例实施细则》《医疗事故处理条例》等也有类似条款，而且区别于告知患者或家属，明确要求对患者知情告知），这其中本身就存有伦理学困难，对于癌症来说尤其如此。一方面，由于肿瘤疾病的特点，很多癌症患者的病情较重、预后难以准确判断，知情告知可能造成患者的情感创伤，于病情不利，严重的可能引起急性的心理危机事件（如前文所述）。另一方面，知情权是患者就医时的基本权利，对患者告知病情是相关医生的责任。对于肿瘤的病情告知，在权衡知情同意和由患者知情引发的不良后果的尺度上更难把握。有时甚至因为沟通不协调，成为医患纠纷事件的主因。

由于对癌症的认知不足和偏差，社会上普遍存在恐癌心理，"癌症是绝症""癌症等于死亡"等观念占据主导。因此，在是否告知患者癌症"实情"方面，存在很大顾虑，往往担心患者因为承受不住刺激，造成重大情绪挫折，对治疗甚至生命态度产生不利影响。因此，目前对于癌症患者的病情告知，普遍采取了告知家属而不告知患者的方式，或者先告知家属，由家属全权决定是否告知患者，有学者称之为癌症知情告知的"家属优先制"。这种方式对于规避医疗风险、避免产生纠纷起到了很大作用。但与此同时，患者的知情权，就转移到了患者家属一方，与法律法规的规定有一定出入。

这种默认的"家属优先制"模式，看似是一种操作简化，减少了多方面的麻烦，但是对于患者来说也有诸多不利。首先，随着中国人知识水平的普遍提高，患者在患病后都会有了解自己病情的主观需求，这也体现了"知情同意权"对癌症患者本人的重要性，而这往往是被忽视的。而患者在不知情的情况下，很难实现完全配合治疗，也难以对其心理护理和疾病宣教。其次，很多时候医护和家属方面低估了患者对自身病情的判断力，特别是对于在肿瘤科接受治疗或者做过针对性的手术、放疗、化疗的患者，治疗环境和治疗手段的特殊性，都已经给了患者提示，患者可能已经意识到自身的疾病情况，这种情况下，患者对自己病情已经有了大概的判断，此时医护和家属方面再刻意回避、隐瞒，"不讲技巧地支开患者""家属和医生之间的悄悄话""对检查报告的遮遮掩掩"，这些都只会引起患者更多的猜忌，形成"病情危重、不可治"的印象，造成更大的心理负担，这种情况在临床比较常见。Rowland 和 Massie 就曾研究报道，癌症患者的心理敏感度提高，肿瘤科医生不规律地看望患者，会让患者感到脆弱和缺少保护。再者，人们可能也往往低估了患者的心理承受力，很大比例患者有足够的心理应对能力，在合适的时机用合理的方式告知病情，有利于跟患者更好地沟通，让患者更好地配合治疗。在患者知晓病情的情况下，如果再给予其充分的认知教育和情感支持，常常能激发患者的心理力量，这对于提高患者的治疗效果有积极意义，对患者的生活质量和生命状态的提高也非常重要。

基于上述三方面，我们认为，不论是尊重患者权利，还是从提高疗效和避免更严重的心理负担等方面考虑，都应对患者本人进行癌症病情的告知。对于多数癌症患者（除外部分老年患者、部分极晚期患者、只能姑息治疗的患者），我们不宜首先选择"家属优先制"回避患者，而是应该主张"患者优先制"。在患者病情告知上采取更加积极的态度，主动去发现能够告知病情的患者，选择合适的告知时机和告知方式，对患者本人进行病情告知。

对于癌症患者的病情告知，不同人群应选择不同的告知时机和告知方式。在对患者的心理状态做出评估并结合患者家属的意见的基础上，对其进行病情告知。对于心理状态较好的患者，可以在诊断后，告知病情，并向其做出比较全面合理的治疗和预后分析；心理承受能力较差的患者，治疗一段时间，病情得到一定控制或好转后，结合相关的检查证据，告知病情，并向其对比展示病情的改善情况；文化层次较高的患者，放化疗和进入肿瘤科病房，其实就是一种告知，此时刻意隐瞒，只会增加患者的猜忌和对自己病情的错误认知，家属和医生的刻意回避告知，反而成了"绝症"的宣判，这类人群应该优先考虑病情告知；而对于文化水平较低的患者，部分极晚期患者和部分老年患者，只适合进行姑息性治疗、不能进行针对性的手术、放化疗的晚期患者，可以首先选择不告知患者本人，但要对其家属或相关责任人进行病情告知。对患者及其家属进行病情告知时，心理认知教育应贯穿始终。

另外，对于癌症患者的知情告知，我们总结了以下步骤及要点，供临床参考：

（1）患者疾病相关的所有情况，包括与发病相关的所有因素、癌症病理、恶性程度、转移情况、可能会应用的治疗方案、预后情况、护理情况、治疗费用情况、相应的饮食营养、需要做出调整的生活方式等等。

（2）对患者进行心理状态评估。通过晤谈、观察、量表评估等，了解患者的心理状态，对患者的接受能力和应对能力做出评价。

（3）询问家属的意愿。跟家属讨论，结合对患者心理状态的评估结果，决定病情告知与否、告知程度、告知方式、告知时机。

（4）对患者进行知情告知。针对患者对告知内容所产生的顾虑，进行耐心、细致的解释。

（5）再次评估患者的心理状态。通过晤谈、观察、量表评估或者家属反馈等，形式可灵活，但要做到真实准确。因为此时患者的心理功能状态对后续治疗影响很大。

（6）有必要时进一步告知和解释。如果患者仍存有疑问和顾虑，需要进一步地找到问题所在，耐心细致地解释，直至患者有充分的思想准备和应对能力。

二、治愈与姑息

医学"有时去治愈，常常去帮助，总是在安慰"，特鲁多的墓志铭一方面好像在倾诉医学的无奈，而另一方面也体现了医学伦理关照和人文关怀层次的一步步升华。

对癌症来说，尤其如此。癌症是一类难治性疾病，人们在与癌症的博弈过程中从未放弃努力，但结果至今仍不尽人意。癌症的治愈水平是很低的。对于癌症的治疗方法的选择（根治性/治愈性或姑息性）和治疗目的确定（根治或带瘤生存），都体现肿瘤治疗中的伦理关怀。

世界卫生组织把肿瘤内科治疗水平分为 4 个级别，即可以根治的肿瘤（治愈率＞30%）、少数病人可以治愈的肿瘤（治愈率＜30%）、有姑息疗效的肿瘤和配合手术/放疗可提高治愈率的肿瘤。可根治的肿瘤（治愈率＞30%）包括滋养细胞肿瘤、睾丸生殖细胞肿瘤、霍奇金淋巴瘤、侵袭及高度侵袭性非霍奇金淋巴瘤、儿童神经母细胞瘤、Wilms 瘤。分析看来，少数几种发病率较低的肿瘤,可治愈水平比例标准定于 30%;而非小细胞肺癌(占肺癌发病率85%)、结直肠癌、胃癌、卵巢癌等发病率高的癌症并未在列;又有研究显示,霍奇金淋巴瘤(HL)和非霍奇金淋巴瘤(NHL)在"治愈"后,又有 11%~38%死于"第二肿瘤"。这都说明了癌症的总体治愈水平之低,对相当比例的肿瘤患者来说,应把带瘤生存和提高生命质量作为治疗目的。

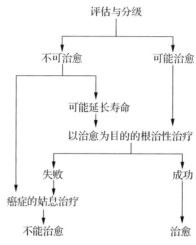

图 25-1　癌症患者的管理战略

临床治疗的两大基本原则是要尽可能给患者带来益处和尽可能减少对患者的损害,另外还应包括:尊重患者生活;尊重患者自主权力;公平合理应用有限的资源。就治疗方法来说,"可治愈疗法"通常指放疗、化疗、手术,"姑息性疗法"泛指除此之外的各种治疗。如对早期乳腺癌、小肝癌的手术治疗,对 HL 和高度侵袭性 NHL 的联合化疗或放疗辅助联合化疗,都是以根治为目的采取的治疗手段。而且就总体来说,最初采取可治愈疗法的肿瘤 60% 又会复发,最终成为姑息性治疗的对象。

可治愈疗法对于确实需要姑息性治疗的患者来说,往往弊大于利。但手术、放化疗等手段,在具体实施时加以改进,也可纳入姑息性治疗方案的范围之中。Saunders 认为,"治愈系统"和"关怀/姑息系统"(Cure and care system)之间,既有区别,又有相互重叠和联系——当患者有积极的治愈系统转入姑息系统时,"治愈性治疗"的方法并不应受到排斥。癌症姑息治疗的内容包括常见并发症的控制(如疼痛、乏力等)、社会心理问题、营养支持和护理、中西结合的治疗方案的应用等。

三、癌症的临终关怀

死亡,是每个个体的必然结局。对于癌症患者,特别是就诊时即为晚期的癌症患者,他们大多病情凶险、生存期较短。在其有限的生存期内,不可回避地有其"临终阶段"。在中国,"死""临终"往往为人们所避讳。然而,无论是谁,从"人本主义"角度,个体的"死"应该与"生"一样,都应有尊严,得到充分尊重。特别是因为晚期肿瘤这类疾病所致的死亡,本身有一定的预兆和时间准备,更应该在临终阶段强调尊严,给予充分的关怀与关爱。

(一)癌症患者临终心理状态

何裕民教授主编的《现代中医肿瘤学》中对临终患者的心理状态进行了总结和诠释,认为主要有以下几方面：

（1）求生欲望。要做到临终关怀，首先须了解此期肿瘤患者内心的真实需求，濒死患者中，求生欲望是第一位的、最根本的也是最普遍的心理活动，并由此诱发出濒死期各种不同的心理活动。

（2）善心大发。孟子曰："鸟之将死，其鸣也哀；人之将死，其言也善。"这是多数晚期肿瘤者濒死时的共同点。

（3）怀旧心理。濒死期之所以产生怀旧心理，多半是对于自己一生的所作所为基本上感到满足，没有精神负担和内疚，并且精神十分清醒。此时，产生的一线向往便是怀旧。

（4）嫉妒心理。有的人即便到了弥留之际，内心依旧嫉妒他人，甚至嫉妒结发妻子，并极端地表现出来。

（5）泄露绝密或隐私。有的人对某种秘密可以埋藏在内心一辈子，但到临终时才泄露出来。

（6）遗憾和悔恨。濒死期产生遗憾和悔恨心理也较常见。这种遗憾和悔恨可能是跟疾病和治疗有关的，但更多的是跟其既往经历相关。

（7）豁达与明理。少数濒死者会产生明理而豁达的心态，从容对待即将降临的死亡，甚至主动提出"安乐死"。

（二）临终前的治疗

临终阶段的姑息治疗特指患者进入临终病房或在临终阶段家中的治疗，是对挽救生命的治疗无效后的病人的一种积极而全面的"治疗"。这也是对临终前有求生欲望的患者所做的医学层面的安慰与应对，它要求临终阶段所进行的治疗目的的价值取向正确。美国哈佛大学医学院肿瘤专家厄尔在 ASCO（美国临床肿瘤学会）2006 年度会议上报道：越来越多的晚期癌症患者临终前还在接受化疗或其他对身体损害较大的治疗。厄尔和同事对 1991—2000 年死亡的 215 488 名癌症患者的最后治疗状况进行了调查，他们发现，在 1993 年有近 10％的晚期癌症患者在临终前两周还在接受化疗，到了 1999 年，这个数字增加到了近 12％。该调查还显示，临终前 1 个月在 ICU（重症监护室）接受化学药物治疗的比例从 7.8％增加到了 11％。这样的数据让人触目惊心。在追求我们所期望的疗效时，类似的"生命不息，治疗不止"的过度治疗，使得我们的临终阶段的治疗目的显得极端不理性，甚至本末倒置。

罗健等提出临终姑息治疗的道德观念，即比例原则、相对原则、对等原则、自决原则：如果延长生命的治疗弊大于利，就应停止这种治疗（比例原则）；当延长生命的技术性努力可能干预更高的个人价值时（如影响患者的人格及尊严），这种努力应让位于其他护理形式（相对原则）；在姑息治疗中，停止使用延长生命的医疗措施与从未使用该医疗措施没有什么不同（对等原则）；以病人意愿为准，患者拒绝接受延长生命的治疗不等于自杀（自决原则）。癌症临终前治疗的内容包括：（1）坚定生活信念并把死亡看作是一个正常过程；（2）既不促使也不延迟病人的死亡；（3）设法解除疼痛以及令人难以忍受的症状；（4）从心理和精神上关心患者；（5）帮助支持患者在临终前尽可能积极地生活；（6）在病人患病期间和病故以后帮助支持其亲属。关心生活质量而不是生命的长短。治疗的目的是使患者及其家庭得到最大的安慰，获得尽可能好的生活质量。

（三）临终支持

对于极晚期肿瘤患者来说,考虑到他的需求,并给予充分的关怀,显然格外重要。因为他或她已经处于人生旅途中的最后一个驿站,即将走完人生的全过程,若留下遗憾,将永远无法弥补。对临终患者的心理关怀,应尽可能让患者从心理的痛苦和不适中解脱出来,实现生命最后阶段的健康成长。要深入地了解患者,全面地、立体地去体察他们最后的需求。

1. 临终患者的自觉和他觉需求

临终肿瘤患者的需求是身心多方面的,可根据本人感知与否,分自觉需求和他觉需求两种。处于某种清醒状态的濒死者可产生自觉需求,但需求未必感知全面;多数濒死者处于语言功能丧失或昏迷意识状态,此时不大可能明确表示有何"需求"——自觉需求,但不等于他"没有"需求。在这种情况下,就需要由别人主动给予提供帮助——他觉需求。感悟临终者的他觉需求,既包括家属、友人、医护人员,也包括濒死者身边其他人员,他们从与濒死者的接触中可细心地体察到他无法言述却客观存在的需求。因此,对濒死者既要尊重其自觉需求,更重要的是尽可能满足他觉需求。

2. 身体需求

这是指从患者生理、病理角度,考虑其需求,包括他觉需求,并尽可能地给予满足。这方面包括缓解有可能引起昏迷中患者的种种不适或排泄障碍,给予必要的躯体安抚等。其实不论是浅昏迷,还是中度昏迷患者,都有着渴求安抚的本能需求。这时,亲近的家属或护理人员若能经常地对其躯体进行安抚,常可收到意外的效果。我们曾做过比较观察,对除深度昏迷以外的濒死患者,家属或护理人员若能轻柔地抚摸其头部、四肢等部位,患者呼吸和心率情况会有明显改善。

3. 满足其心理及情感需求

临终肿瘤患者的心理需求,往往因病情笃重而难以表达,但只要有意识和感知存在,便会有需求。这时,有许多工作可做。比如说,敦促家属不要敬而远之,以便为濒死者提供更为悉心的最后关怀和照顾;尽可能满足患者或家属诸如请求会诊,要求专家诊治等的合理要求,因为这毕竟是他最后的要求之一;在诸如延长还是缩短生命时间(实施安乐死)等重大问题上,尊重患者本人的意愿等。

4. 给予心理安慰和情感支持

即使是再豁达的人,处于濒死状态,也难免产生种种心理和情感问题。此时,医护人员应尽己可能地给予心理安慰和情感支持。应该明白一点,在这种关头,医护人员给予濒死者的心理慰藉对当事人的意义是其他人的劝慰所难以替代的。这种心理慰藉可涉及诊疗的方方面面,包括加强巡视,不时地询问其情况,给予必要的解释;有意识地触摸安抚患者的四肢、头面等部位;有空可与患者闲聊,包括有意识地与患者回忆他过去的成就,并予以充分肯定;也可在允许的情况下,让家属精心布置一下病房,如放上一束患者喜爱的花,不时地放患者愿听的轻松音乐,等等。许多患者对死亡的瞬间有极度恐惧之感,医护人员还可酌情做些必要的开导。总之,医护人员所能给予的心理安慰是多方面、多形式的,这些对于濒死者来说,也许是生命临近结束前最为重要、最美好的事情。

5. 临终的环境支持

在我国,患者的临终阶段逐渐由在家中度过转向在医院度过。综合性医院是否设立临终关怀病房/病区,以减少患者去世对周围患者的精神冲击。如果有设立的必要,那么患者进入临终关怀病房的时机、临终关怀病房中的疾病治疗和护理的原则及目的又需要经过严肃、严格的医学和伦理学考量。其中,进入关怀病房/病区的时机尤为重要,这需要医生在结合病情进行判断、相关量表评估(如 MDAS)及家属讨论下决定,如果患者意识尚清醒,还需征得本人许可。

6. 对临终患者家属的支持

对于中国癌症患者家属来说,他们大多极度担心与悲伤,加上长期的照料,家庭的财力、物力,家属的体力、精力消耗巨大。Glaser 和 Stranss 对癌症患者的临终病程的长短与患者家属的反应过程做了研究,提出"临终抛物线理论"。死亡适时到来,患者家属有心理准备,其心理应激反应不大;但如果患者的死亡来得过早或过晚,由此家属常常产生自责、愧疚或烦躁、焦虑。因此,除了对患者生存期限作出尽量准确的判断外,对家属在此阶段的心理疏导和心理健康教育,对其心身健康有重要意义。

7. 文化和宗教信仰的支持

中西方文化中都有对死亡的讨论,其中不乏正面内容,临床可以借助其与患者进行关于生命和死亡的讨论,对患者进行临终前的劝慰。中西方文化和宗教理论中认为:死亡是一种自然的归宿,如道教中讲求的"天道而亡",我们无法获得生命永恒,但我们可以通过已经创造的各种价值将生命传承下去;死亡是一种痛苦的解脱,如佛教中有生命"轮回""涅槃"等,人死后可进入极乐世界;死亡是一种理想追求,"生命诚可贵,爱情价更高""在灿烂过后逝去"等,都是死亡中有理想的寄托。

[上海中医药大学 孙增坤 何裕民]

参考文献

[1] Lozano R,Naghavi M,Foreman K,et al. Global and regional mortality from 235 causes of death for 20 age groups in 1990 and 2010:A systematic analysis for the Global Burden of Disease Study 2010[J]. The Lancet,2012,380(9859):2095 - 2128.

[2] DeVita V T,Rosenberg S A. Two hundred years of cancer research[J]. New England Journal of Medicine,2012,366(23):2207 - 2214.

[3] 悉达多·穆克吉. 众病之王:癌症传[M]. 李虎,译. 北京:中信出版社,2013:53 - 54.

[4] Hanahan D,Weinberg R A. The hallmarks of cancer[J]. Cell,2000,100(1):57 - 70.

[5] Sood A K,Bhatty R,Kamat A A,et al. Stress hormone-mediated invasion of ovarian cancer cells [J]. Clinical Cancer Research,2006,12(2):369 - 375.

[6] James L. Levenson. 心身医学[M]. 吕秋云,主译. 北京:北京大学医学出版社,2010:485.

[7] 石远凯,孙燕. 肿瘤内科治疗的历史和发展方向[J]. 中国肿瘤,2008,17(9):767 - 774.

[8] 世界卫生组织. 癌症姑息治疗[M]. 王依群,译. 北京:人民卫生出版社,1991.

[9] 何裕民. 现代中医肿瘤学[M]. 北京:中国协和医科大学出版社,2005:224.

第二十六章 感染科心身疾病

第一节 HIV感染与艾滋病

艾滋病排在1994年美国25~44岁人群中死因的首位。1994年之后，随着抗逆转录病毒治疗的发展，HIV感染的治疗取得了巨大进展。2002年，艾滋病已经退出了美国人死因的前三名。现在，艾滋病人和医生已经逐渐将HIV感染看作是一种慢性病，而不再把它当作可怕的进行性感染了。

HIV感染的精神科治疗与管理需要考虑众多因素，包括病前存在的原发性精神障碍、继发于HIV-1中枢神经系统感染的精神症状以及常用的HIV/艾滋病治疗药物的神经精神不良反应等。

对这些患者的心理干预需要照顾到他们的特殊需要。HIV感染或艾滋病患者往往是一个贫困、被排斥、被社会隔离的群体，对这些病人的管理，需要密切联系社区HIV/AIDS服务机构以及社会或个人支持团体。

一、HIV感染及艾滋病患者的神经精神并发症

艾滋病患者的神经精神并发症包括：记忆障碍、注意力障碍、痴呆、精神运动性迟滞、动机缺乏、淡漠、退缩、抑郁或者精神质。疾病的末期常见谵妄、严重的迟滞、重度痴呆、神经定位症状、继发的神经系统疾病（如肿瘤、中枢神经系统弓形虫病）、癫痫和激越等症状。

艾滋病患者出现神经精神症状的原因有：病毒本身的影响、免疫应答过程中产生的神经毒素、全身性疾病（如低氧血症、营养不良）的间接影响以及免疫缺陷导致的颅内肿瘤或者感染。医生需要仔细辨别艾滋病人出现的神经精神症状，积极给予诊断和治疗。

没有发展到艾滋病阶段的HIV感染者出现精神症状的可能性比艾滋病人小，但是仍有可能出现此类症状。多数患者早期就会出现中枢神经系统异常，包括脑脊液淋巴细胞、蛋白、免疫球蛋白升高，出现单克隆带等。HIV感染导致神经精神症状早期以皮层下控制的整合、执行功能损害为主，包括视觉空间整合、视觉空间记忆、反应时间、言语/非言语流畅度、解决问题的能力、形成概念的能力、注意力、联想速度、灵活性等方面的损害。语言和相对高级的智力技能一般保持完好。

二、使用精神药物治疗时的考虑

HIV导致的抑郁患者可以很好地耐受SSRIs类药物，并能取得较好的疗效。研究证实药物对57%~83%的患者有效，并且不会对免疫系统产生有害影响。对于HIV/AIDS患者，用药应该从小剂量开始并缓慢加量。氟西汀或者帕罗西汀应该从每天10 mg用起，7~

10 天加到标准剂量。由于代谢过程中竞争细胞色素 P450，SSRIs 类药物（尤其是氟伏沙明）可能会和抗逆转录病毒药物发生相互作用，但无明确临床意义。西酞普兰与这些酶类相互作用较少，所以适用于 HIV 阳性接受抗逆转录病毒药物治疗的抑郁患者。

不论是单独使用，还是作为辅助用药，小剂量的右旋苯丙胺和利他林对 HIV 相关的抑郁有效，有效率达 80% 以上。它们特别适用于淡漠、厌食的患者，对部分患者的心境、注意力也有帮助。虽然中枢神经兴奋药一般不作为抑郁治疗的一线用药，但是医生应该考虑将其作为增效剂。当患者以淡漠为主要症状或不能耐受传统药物时，中枢神经兴奋药可以作为传统药物的替代用药。

第二节　肺结核

结核病是由结核分支枝菌感染引起的慢性传染病，可侵及多个器官，最常见的是发生在肺部的结核病，称为肺结核（pulmonary tuberculosis）。目前的研究及临床实践表明，心理社会因素在肺结核的发生和发展中起一定的作用，故肺结核也是一种心身疾病。

一、肺结核发病的心理社会因素

1. 社会环境因素

经济落后、贫困的地区，由于食物短缺、营养不良使机体抵抗力降低；住房拥挤，空气不流通，卫生设施差，易使结核杆菌生长繁殖；文化教育落后，随地吐痰、不进行用具隔离等不良卫生习惯，是开放性肺结核传播的重要途径；医疗经费不足、无力就医或不能坚持正规化疗使传染源不易控制和管理。

2. 负性情绪

目前社会生活的节奏加快，竞争激烈，使人们的心理负担增加，精神压力加大，情绪紧张，一些社会问题及负性生活事件产生负性情绪，使得机体抵抗力下降。现代医学研究证实，恐惧、悲观和绝望等，可通过中枢神经系统，特别是下丘脑—垂体—肾上腺皮质轴，影响激素的分泌，导致内分泌紊乱，影响免疫功能，产生疾病或加重病情。

二、肺结核患者的常见心理问题

患者的心理问题因所处病程的不同阶段而不同。对初次发现肺结核的患者，由于人们对肺结核的传统认识，认为是很难治愈的慢性病、传染病，会被家庭、朋友冷落，需要隔离治疗，在确诊前，多数病人会出现惶恐不安、情绪紧张、期待焦虑等，唯恐被戴上"肺结核"的帽子。而一旦确诊后，由于对病情的不了解而产生紧张不安，或者对自己的病情严重性估计过高而情绪波动较大，出现焦虑抑郁、悲观等。少数患者表面上无动于衷，似乎并不在意，其实内心仍有很深的忧虑。如果患者在病程中出现反复的咯血，会进一步加重患者的恐惧情绪、绝望心理，而这些情绪改变产生的严重心理压力又会加重咯血或出现大咯血，临床上有因恐惧产生抑郁咯血从而引起窒息死亡者。由于抗结核治疗的疗程较长，患者对未来生活和工作的担忧会导致失望。治疗中如果产生了药物的副作用,出现胃肠道刺激、肝功能损害等,患者可能会拒绝药物治疗。而一旦病情有好转,又会出现盲目乐观心理,并擅自提早停药。

三、治疗

肺结核的治疗主要为抗结核化学药物治疗,以及心理治疗。

1. 支持性心理治疗

采取说理开导法、转移注意法、怡悦开怀法等,与患者及家属进行交流,组织患者集体座谈进行宣教,向患者及家属讲述肺结核的发病原因、治疗方法及疗程、预后,使患者对肺结核有正确的认识,不再对其产生恐惧,消除焦虑抑郁及悲观情绪,鼓励患者树立信心,减轻心理压力,增强疾病康复中的主观能动性,并积极配合治疗。社会支持较好的患者治疗依从性高,抑郁等症状的发生率低。

2. 认知治疗

肺结核的一般症状在有效化疗后可很快减轻并消失,由于疾病好转,患者容易盲目乐观,不坚持治疗或放弃治疗,此时应向患者解释肺结核需要足够的疗程才能完全治愈,而不是简单的发热、咳嗽等症状的缓解,不规律治疗及疗程不足有可能导致复发或耐药,病程迁延可导致肺部结构的破坏,约束其放任心理,配合治疗。

3. 放松疗法

又称松弛训练,训练个体能随意放松全身肌肉,以达到随意控制肌肉的紧张程度,保持心情平静,缓解紧张、焦虑、恐惧等负性情绪。我国的气功、印度的瑜伽等都是以放松为目的的心身保健方法。

4. 药物治疗

对于一般心理治疗无效的心理障碍患者,可考虑药物治疗。

[北京朝阳医院呼吸科　徐丽丽]

第三节　慢性乙型肝炎

慢性乙型病毒性肝炎(以下简称慢性乙肝)是由乙型肝炎病毒(HBV)感染引起的在世界上广泛流行的传染病,在全球 3.5 亿慢性 HBV 感染者中,我国占据了 1/3 之多。我国约有 2 000 多万慢性病毒性肝炎患者,其中绝大多数是慢性乙肝,部分患者会进一步发展为肝硬化和原发性肝癌。每年大约有 28 万人死于乙肝病毒感染等相关疾病,但真正接受正规治疗的患者却只有 1/10。

一、心理社会因素及心理生理机制

1. 心理社会因素

慢性乙肝是一种心身疾病,其发病机制复杂,不仅与病原和免疫因素有关,心理社会因素也起到重要作用。个体感染乙肝病毒后，由于自身的个性特点，如情绪不稳定、精神质、低自尊及对模糊刺激的忍耐差等，对生活事件产生较强烈的心理应激反应，如果在这种情况下个体缺乏有效的应对能力，面对较多的心理社会压力，较少的社会支持就会使心理反应难以消除而长期存在，从而使机体的免疫机能受损，机体不能有效清除病毒，病情迁延反复。虽然很多研究是基于回顾性调查，尚无法确定这些心理社会因素与慢性乙肝的发生、发展的联系，究竟两者哪个是因哪个是果，还是在疾病整个过程中相互影响还不清楚，但至少可以提醒我们在对慢性乙肝患者进行躯体治疗的同时，注重患者可能存在的心理状况变化，加强心理方面的治疗，以促进疾病康复。

（1）个性特征：患者的个性特征与 HBV 感染的临床类型有关。HBV 感染的临床类型与患者的个性、气质类型及应对方式有关。内向、敏感、过分自尊及消极应对的个体，乙肝慢化率较高，达到 98%。慢性活动性肝炎人格类型以胆汁质人数居多，慢性迁延性肝炎以抑郁质居多，而且慢性乙肝患者多具有情绪不稳定的特点。

（2）心态：人体的免疫机能在很大程度上会受到中枢神经系统的影响。在正性心理状态下，机体能保持最佳状态，免疫力强；而在负性心理状态下，免疫力低下或调节紊乱，容易使机体感染乙肝病毒。

（3）压力：乙肝患者由于外界的压力，影响肝的疏泄，肝失疏泄加重心理压力，这样的恶性循环最终导致乙肝患者严重心理偏差或心理疾病形成。

个体承受的压力是乙肝发病的重要诱因，乙肝患者在发病或复发半年前，均遭受了较大的压力事件，量化后是正常人的两倍以上；心理压力与乙肝疫苗注射后抗体的产生呈负相关，有心理压力的乙肝疫苗接种者的抗体滴度较低。

（4）情绪：焦虑、抑郁等不良情绪的发生与患者肝功能的异常密切相关，尤其是肝功能反复异常时不良情绪更为严重和普遍。有可能是由于肝功能反复异常加重了患者的心理负担而导致情绪障碍，也有可能是情绪障碍导致肝功能反复异常，更可能是两者相互影响、互为因果。

（5）社会支持：社会支持较好的接种者其免疫反应明显增强。良好的社会支持虽然对个体并无直接的作用，而是给应激状态下的个体提供了保护，通过提高个体对日常生活中的伤害性刺激的应对能力和顺应性，从而削减应激反应，对应激起到缓冲作用，从而缓解生活实践的负面作用。社会支持对维持一般的良好情绪也起重要作用。

2. 心理生理机制

个体的心理健康状况与激素水平相关，肾上腺素和血管紧张素-Ⅱ是与心理应激相关的激素，能够反映心理应激水平，同时也与血清胆红素呈正相关。而血管紧张素-Ⅱ能够使肝动脉和门静脉阻力明显增高，直接导致肝血流量明显减少，影响肝功能的恢复，甚至会加重肝损伤。当精神抑郁或处于应激状态时，免疫功能会受到影响，尤其是细胞免疫，进而加重病情；病情加重又进一步导致情绪障碍更加严重，如此形成恶性循环。

若机体长期处于焦虑、抑郁等不良的情绪状态下，可导致 T 淋巴细胞的分化增殖及 B 淋巴细胞分泌抗体的能力受到抑制，进而导致免疫系统的抗感染能力下降；同时不良情绪也可以使血管紧张度升高，导致肝细胞血流量减少，影响肝功能的恢复。

当人的大脑接受外来的压力讯号(包括紧张、焦虑、恐慌、气愤等)时,下丘脑会把信号传给脑垂体分泌激素,引导肾上腺素分泌来对抗,但如果压力是长期的,大脑还会命令身体制造一种压力蛋白,如果在体内积累过高,就会妨碍免疫细胞的运作。另外,如果身体无法得到充分休息或常常失眠,体内的 T 细胞与巨噬细胞的数量下降,免疫力降低。神经系统与免疫系统在体内构成了一个"神经—内分泌—免疫"环路。情绪、心理等精神因素,都会通过这一环路对免疫系统产生影响,使 T 细胞活性降低,乙肝患者对病毒、真菌感染的抵抗力和对肿瘤细胞的监视能力降低(如图 26-1)。

由此可见,慢性乙肝是一种心身疾病,在治疗过程中,单纯的药物抗病毒和药物保肝治疗是不够的,还要进行相应的心理干预,及时阻断心理应激所造成的恶性循环。

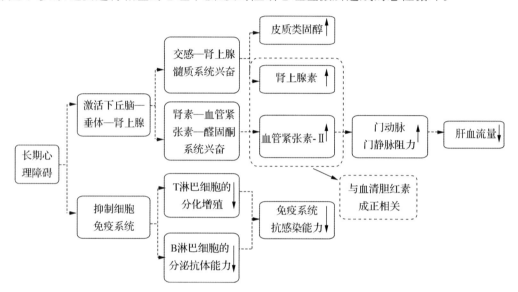

图 26-1 乙肝患者心理障碍的神经生理机制示意图

二、肝病患者常见的心理问题及其原因

1. 恐惧、焦虑心理

慢性乙肝是我国临床上的常见病,病情易反复,而且目前尚没有能够根治的办法,患者预感自己的健康受到威胁,认为该病治不好,对疾病过分担心,极易出现焦虑、恐惧情绪,甚至出现绝望心理。"肝炎—肝硬化—肝癌"的病程演进使得患者对死亡充满恐惧或对生存产生绝望,特别是慢性乙肝患者向重症肝炎转化时,他们恐惧、绝望的心理尤为突出。

2. 抑郁、自卑心理

慢性乙肝目前没有彻底治愈的方法,病情常反复,尤其在治疗一段时间后效果不明显的话,便会对治疗失去信心,甚至有放弃治疗之意。并且由于该病的特殊性,社会对乙肝患者普遍存在歧视,如在升学、就业等方面被不公平对待,从而加重患者的心理负担,导致患者容易产生自卑和抑郁情绪。有的少言寡语,对外界任何事物都不感兴趣;有的饮泣不语或哭叫连天;还有的自暴自弃,放弃治疗,甚至出现轻生念头。

3. 孤僻、多疑心理

由于乙肝具有传染性,而且社会上存在歧视现象,慢性乙肝患者患病后常变得异常敏感,听到别人低声细语,就以为是在说自己的病情;对别人的好言相劝半信半疑,甚至曲解原意;疑虑重重,担心误诊误治。病人的怀疑大都是一种自我消极暗示,如果怀疑心理严重就会变成心理偏执,甚至出现病理性妄想。心理上的敏感脆弱使得他们自我封闭,在自卑和孤独中痛苦地学习、工作和生活。

4. 否认、侥幸心理

在临床上还可以看到有的乙肝患者怀疑或否认自己患病,否认心理是某些患者应付危害情境的一种自我防卫方式。一定程度的否认,可以避免过分的焦虑与恐惧,但严重且持续时间较长的否认态度则是患者逃避现实的表现。

患者大都存在着不同程度的侥幸心理,一是对自己疾病的诊断半信半疑,因而有时不按医嘱行事;二是缺乏医学知识又缺乏科学态度的人轻信广告,四处乱投医。

5. 暴躁、易怒

乙肝患者烦躁不安、情绪不稳定且易怒,经常提出过高的诊疗要求,有时则拒绝治疗和护理。最明显的表现是当个人要求得不到满足的时候,就会出现情绪波动,甚至过激的语言和行为。

6. 躯体化不适

慢性乙肝患者的不良情绪易加重其躯体上的不适,表现出更明显的肝区疼痛、乏力、纳差、失眠等。

三、慢性乙肝患者的心身治疗

在病因方面,要重视社会心理应激因素的作用;治疗方面,既要重视药物和手术等躯体治疗手段,也要重视心理治疗和社会干预,既要改善病人的躯体功能,也要重视社会功能和心理功能的恢复,关心患者的社会适应和生活质量问题。广大医护人员应倡导发展心理咨询、行为指导及危机干预等工作,以减轻心理应激过程所造成的不良影响。针对患者的不同情况,需要采取有针对性的心理治疗策略。

1. 建立良好的医患关系

进行心理干预首先要建立良好的医患关系,这也是心理咨询的核心内容。尊重和接纳患者,真诚、宽容地倾听患者的诉说,适当地共情和积极关注,取得患者的信任。详细了解患者的个人资料,包括病史、成长经历、个性特征等,耐心细致地解答患者的疑虑,分析患者的思维活动和情绪变化并给予疏导、安慰,帮助患者妥善地处理患病过程中出现的各种心理社会问题,消除负性情绪,增强治愈信心。

2. 对慢性乙肝患者进行肝病知识和心理健康知识的普及

有的患者认为既然疾病不能完全根治,难以积极主动地配合治疗;有的患者认为乙肝最后都会发展为肝硬化、肝癌,整日忧心忡忡,担心病情恶化;有的患者甚至无视不健康的生活方式会影响治疗效果,仍然抽烟、饮酒、熬夜;有的患者不知道病毒的传播途径,内心恐慌,担心传染给家人、朋友,产生不必要的恐慌、焦虑等;有的患者知道自己的心理状态不佳,但不知道如何自我调节等。正是由于他们缺少对疾病的正确认识,因此不能正确对待疾病。

有调查结果显示,乙型肝炎患者知道疾病传播途径的约为 45.0%,能正确认识治疗效果的为 52.0%,知道目前所用药物名称、剂量及主要药理作用的为 51.6%,相信自身心理调节在疾病的治疗过程中起重要作用的为 45.2%。因此,对乙肝患者进行肝病知识和心理健康知识的普及十分必要。

首先,要让患者了解到,虽然慢性乙肝有发展为肝硬化或肝癌的可能性,而且重症肝炎和肝癌的死亡率较高,但慢性乙肝并不可怕。只要定期检查,当发现疾病有发展的趋势时,及时采取措施,阻止疾病发展。同时,进行积极的抗病毒治疗和抗纤维化治疗也可以预防慢性乙肝发展为肝硬化和肝癌。因此,乙肝患者要树立正确的治疗预期,摆正心态,对治疗要有信心、有耐心。

其次,让患者了解慢性乙肝的传染性及传播途径,并且指导患者合理安排日常生活、保持良好的生活规律和良好的情绪状态,充足的睡眠,适量运动但避免过度劳累,严禁烟酒以免增加肝脏负担等,教会其恰当的心理防御机制,以提高心理应对能力和承受能力,保持其乐观稳定的情绪。

3. 消除慢性乙肝患者的不良情绪

由于慢性乙肝患者的懊恼、烦躁、焦虑、抑郁等不良情绪与肝病的发生、发展、转归密切相关,不良情绪会在很大程度上影响慢性乙肝患者的生活质量和疾病的治疗效果。因此,对于慢性乙肝患者来说,心理干预的第一步就是要消除他们的不良情绪。

支持性治疗可以给患者提供一个安全的环境,让患者极大限度地发泄心中的不良情绪。对患者具有同情心,给予热情的关怀和疏导,鼓舞其战胜疾病的信心,可以使病人情绪稳定地接受治疗。

认知疗法的理论基础是 ABC 理论模式:A 是指诱发事件(activating events);B 是指个体在遇到诱发事件之后相应而生的信念(beliefs),即他对这一事件的看法、解释和评价;C 是指特定情景下,个体的情绪和行为的结果(consequence)。通常情况下,人们会认为情绪和行为反应(C)是直接由诱发事件(A)引起的,实际上,真正直接起作用的是个体产生的相应的信念(B),诱发事件(A)只是一个间接原因。因此,在与患者的交谈过程中要识别患者对疾病的不正确、不合理、歪曲的想法和信念,通过疏导、解释、辩论等手段,指导患者建立合理的、科学的、建设性的信念,以达到消除患者不良情绪的目的。

音乐疗法在临床的许多领域已经得到研究和应用。从神经生理的角度来讲,音乐可以通过人的听觉作用于人的大脑边缘系统及脑干网状结构,调节大脑皮质,使人的内脏活动及情绪与行为有良好的调节作用。当音乐声波作用于大脑时,会提高神经和神经体液的兴奋性,促进人体分泌有利健康的生化物质,通过对情绪的影响来促进疾病的康复。

4. 承认已患有慢性乙肝的现实

在本能地采用"否定""潜抑"等心理防御机制之后,或主动或被动地都要接受患慢性乙肝的现实。积极的应对方式是从一开始就主动承认和接受这个现实,接受各种症状的出现,并且接受目前乙肝治疗没有特效药的现状,"既来之,则安之"。森田疗法强调顺其自然,注重行动,重建生活态度,把固着在疾病本身的能量转向外部。顺其自然,为所当为,努力去做自己应该做并且能做的事情,逐渐适应患病后的生活,积极配合各项治疗,全力与乙肝抗争。

森田疗法可以概括为"不怕、不理、不抵抗"。"不怕"就是要消除患者脱离实际、毫无根据的恐惧和焦虑心理；"不理"就是不去关注那些症状，而是正常地工作、生活、学习；"不抵抗"就是完全接受这些症状，不要企图逃避和排斥，做到顺其自然，为所当为。

5. 充分运用心理潜能治疗慢性乙肝

具备积极的心理状态，充分运用心理潜能治疗乙肝，要比"既来之，则安之"的心理状态更加主动。心理潜能的利用和开发主要的办法有暗示疗法、想象疗法、冥想疗法等，期望心理效应也是治疗慢性乙肝的心理能量之一。

暗示想象疗法是当前国际临床心理学研究较为热门的领域，美国抗癌中心采用此项技术辅助抗癌药物治疗，有效地延长了成千上万癌症病人的生命。暗示是指在一定条件下不加批判地全面接受某人思想、观念和举止行为的影响，是一种正常心理活动，其结果不仅影响人的行为反应，而且影响人体的生理功能。想象疗法是通过在头脑中想象出清晰的形象，利用大脑与人体免疫系统之间存在着的联系，想象体内的免疫系统得到改善，从而有效抑制疾病的发展，增强药物的疗效。

正负性暗示对人产生的影响是完全相反的，正性暗示能够帮助患者建立战胜疾病的信心，调动患者的内在潜能，促进疾病的康复；而负性暗示容易使患者产生不良的心理状态，损害患者的身心健康。暗示想象疗法在治疗乙肝、肝硬化、肝癌等领域已取得明显的效果。

[北京 301 医院　朗森阳]

-------------------------------- 参考文献 --------------------------------

［1］张培元. 肺结核诊断和治疗指南［J］. 中华结核和呼吸杂志，2001；24(2)：70 - 74.

［2］Blumberg H M，Burman W J，Chaisson R E，et al. American thoracic society/centers for disease control and prevention/infectious diseases society of America：Treatment of tuberculosis［J］. American Journal of Respiratory and Critical Care Medicine，2003，167(4)：603 - 662.

［3］许兰萍，郎森阳，姜凤英. 心身疾病的诊断与治疗［M］. 北京：华夏出版社，2006：271.

［4］王辰. 临床呼吸病学［M］. 北京：科技文献出版社，2009：102 - 109.

［5］Mitchison D A. The diagnosis and therapy of tuberculosis during the past 100 years［J］. American Journal of Respiratory and Critical Care Medicine，2005，171(7)：699 - 706.

［6］Aamir S，Aisha. Co-morbid anxiety and depression among pulmonary tuberculosis patients［J］. Journal of the College of Physicians and Surgeons—Pakistan，2010，20(10)：703 - 704.

［7］周伶俐，王晓琴，熊海荣. 继发型肺结核患者抑郁情绪及其相关因素分析［J］. 临床肺科杂志，2012,17(8)：1520 - 1521.

［8］郭小靖，高元鹏，彭鲁峰. 乙肝患者的心理障碍与心理护理对策［J］. 中外医学研究，2013,11(2)：75 - 76.

［9］王凤荣，李睿懿，李雪，等. 慢性乙肝患者的心理问题和心理干预［J］. 中国现代药物应用，2013，7(2)：105 - 106.

［10］黄晶晶，黄鸿娜，毛德文，等. 慢性乙型肝炎患者心理障碍及有效干预［J］. 黑龙江医药科学，2012,35(6)，：104 - 105.

［11］Maddrey W C. Hepatitis B：An important public health issue［J］. Journal of Medical Virology，2000，61(3)：362 - 366.

[12] 霍丽亚. 恩替卡韦治疗慢性重型乙型肝炎疗效观察[J]. 新乡医学院学报,2008,25(5):482 - 484.

[13] 日本心身医学会教育研修委员会. 心身医学の新しい诊疗指针[J]. 心身医,1991,31(6):537.

[14] 张洪美. 心理干预对中年慢性乙型肝炎患者心理健康的影响[J].济宁医学院学报,2005,28(1):52 - 53.

[15] 竹川隆,藤井秀嗣,松山义则,ら. 慢性ウイルス肝疾患患者の心理的侧面- MMPIにおゐ[J]. 心身医,1995,35(8):666.

[16] 卢丽琴,袁妃燕,马建英,等乙肝住院患者抑郁状态及相关因素的调查分析[J]. 现代中西医结合杂志,2006,15(12):1709 - 1710.

[17] 陈士俊. 慢性肝炎病人心理社会因素的临床对照研究[J]. 中国心理卫生杂志,1995,9(3):127 - 128.

[18] 刘克嘉,邬勤娥. 应激与应激性疾病[M]. 北京:人民军医出版社,1991:36 - 46.

[19] Foster G R,Goldin R D,Thomas H C. Chronic hepatitis C virus infection causes a significant reduction in quality of life in the absence of cirrhosis[J]. Hepatology,1998,27(1):209 - 212.

[20] Glaser R,Kiecolt-Glaser J K,Bonneau R H,et al. Stress-induced modulation of the immune response to recombinant hepatitis B vaccine[J]. Psychosomatic Medicine,1992,54(1):22 - 29.

[21] 魏倪,王凯,颜迎春,等. 病毒性肝炎患者心理健康状况及激素水平的相关研究[J]. 中国心理卫生杂志,2002,16(6):395 - 397.

[22] Singh N,Gayowski T,Wagener M M,et al. Vulnerability to psychologic distress and depression in patients with end-stage liver disease due to hepatitis C virus[J]. Clinical Transplantation,1997,11(5 Pt 1):406 - 411.

[23] 于力,郭杰,李贵军,等. 慢性活动性肝炎的心理治疗[J]. 中国实用医药,2007,2(32):120.

[24] 郭福玲,王娜,孙月吉. 慢性乙型病毒性肝炎患者心理状况及治疗现状相关研究[J]. 医学综述,2011,17(5):729 - 731.

[25] 马明芳,任晚霞,朱娅鸽,等. 支持性心理治疗对慢性乙型肝炎患者心理健康水平的影响[J]. 中国临床康复,2005,9(8):30 - 31.

[26] 曾民德,肖树东. 肝脏与内分泌[M]. 北京:人民卫生出版社,1992:26 - 188.

[27] 崔霞,李建菊,吴光煜,等. 乙型肝炎患者家庭自我护理现状调查与对策[J]. 中华护理杂志,1997(9):537 - 538.

[28] 王云,李晔. 乙型肝炎病人家庭自我护理调查研究[J]. 护理研究,2003,17(6):320 - 321.[知网]

[29] 张建荣,尹国峰,刘淑琰. 乙型肝炎的心理分析及护理[J]. 内蒙古医学杂志,2007,39(9):1143 - 1144.

[30] 刘萍,黎义锦,蔡巧玲,等. 慢性乙型肝炎患者心理特点和生活质量分析[J]. 新乡医学院学报,2009,26(2):160 - 162.

[31] 张修明. 441例慢性乙肝患者生活质量及影响因素分析[J]. 实用预防医学,2007,14(2):412 - 413.

[32] 毛慧,李韶光,沙秀兰,等. 慢性乙肝病人焦虑水平与相关因素的调查研究及对策[J]. 现代临床护理,2004,3(5):1 - 3.

[33] 何杰,孙剑,刘秋娟,等. 病毒性肝炎患者心理健康状况调查研究[J]. 临床荟萃,2005,20(10):565 - 566.

[34] 陈玉芳,施维群,章亮. 认知和冥想训练对慢性乙型肝炎心理问题的疗效观察[J]. 中国中医药现代远程教育,2010,8(5):4-5.

[35] 李桂香,王剑英,李桂琴. 心理干预对干扰素-α治疗慢性乙型病毒性肝炎病人疗效及复发的影响[J]. 职业与健康,2005,21(12):1884-1886.

[36] 董桂兰,姜贤政. 心理行为干预在肝穿刺患者中的护理应用[J]. 中国行为医学科学,2005,15(6):565-566.

[37] 郑玉山. 慢性乙型肝炎心理干预的疗效观察[J]. 中国行为医学科学,2002,11(5):515-516.

[38] 张耀,周吉军,王宇明. 心理干预对国内慢性乙型肝炎患者焦虑抑郁情绪影响的荟萃分析[J]. 世界华人消化杂志,2008,16(1):101-104.

[39] 刘静,王玉霞,王彩霞. 心理干预对慢性乙型肝炎患者生活质量的影响[J]. 中国医药导报,2006,35(3):12-13.

[40] 郭念锋. 心理咨询师[M]. 北京:民族出版社,2005:53-61.

[41] 黄汉华. 慢性乙型肝炎患者心理状况和对策[J]. 交通医学,2001,15(1):43.

[42] 杨涛,谢幸尔,朱昕,等. 肝炎病人健康教育需求调查[J]. 护理研究,2001,15(4):206-207.

[43] 邵常志. 慢性乙型肝炎病人心理特点及护理[J]. 哈尔滨医药,2005,25(3):78-79.

[44] 易法建,冯正直. 心理医生[M]. 4版. 重庆:重庆出版社,2006:138-144.

[45] 魏红云. 音乐疗法的护理干预原则[J]. 国外医学护理学分册,2003,22(1):37-38.

[46] 李心天. 医学心理学[M]. 北京:人民卫生出版社,1991:107-109.

第二十七章 儿童心身障碍

第一节 儿童少年期心理发育障碍

儿童少年期心理发育障碍多见学校技能发育障碍。学校技能发育障碍出现在生命发育的早期，不是因为缺乏学习机会，也不是后天脑外伤或脑疾病所致，而可能是某种类型的生物功能失调引起的认知加工过程的紊乱。其各种障碍的共同点均起病于婴幼儿期或童年期，损害随年龄的增长逐渐减轻，均具有功能发育的损害或延迟，且与中枢神经系统的生物学成熟过程密切相关，病程恒定，不像许多其他精神障碍那样具有缓解和复发的特点。

学校技能发育障碍包括阅读障碍、运动技能发育障碍和计算技能发育障碍。

一、病因

临床观察及流行病学研究发现，学校技能发育障碍有家族倾向。关于阅读障碍，Sysvia等发现：阅读困难的发病率为45％以上；双生子的研究也显示同卵双生的同病率比异卵双生高，有报道称其比率为87％∶24％。基因连锁分析提示，在第15对染色体上存在有以常染色体显示方式遗传的基因位点；也有报道称在第6位染色体上存在该基因位点。也有学者采用双耳分听技术、电生理方法、皮层血流分析、透示器半边视野等方法研究脑功能侧化，发现阅读困难儿童有脑结构侧化异常，可能为胎儿血内睾酮水平异常，导致发育异常所致。还有学者认为，该类儿童文字系统处理的环节中出现异常或缺陷，或者是识字模式异常，或是语言通路异常，还有一部分是认知方式或空间知觉障碍。也有人认为是内耳前庭功能失调所致。父母和家庭的负性生活事件可以加重此类问题。

二、临床表现

1. 阅读障碍

阅读障碍是一种词的识别技能及阅读理解方面明显的发育障碍，这种障碍不是由于智力低下或视觉、听觉等器官发育不良所致，也与受教育水平无直接关系。

临床所见：在阅读障碍早期阶段，在字母书写和读音方面，对词的分节、读音的分析或分类会出现问题。之后，在口语阅读方面显示出不足：朗读时遗漏字（如"锄禾日当午，汗滴禾下土"读成"锄禾当午，旱地干土"），加字（如"早晨，太阳露出了笑脸"读成"早晨，太阳月亮露出了笑脸"），改字（如"1949年10月1日，中华人民共和国成立了"读成"1949年10月1日，中华人民解放军成立了"），念错字（如将"9"读成"6"，或把"b"读成"d"，把"午"读成"牛"，"货物"读成"货动"，"博斗"读成"博士"，"横过马路"读成"黄过马路"，"详细"读成"羊细"等），写错字(如"部"写成"陪","党"写成"堂"),替换字(如"摔了一跤"念"碎了一跤"),将句中的词或词中的字母念反(如"na"读"an","f"读"t"),朗读速度慢,长时间停顿或不能正确地分节。阅读理解方面也存在缺陷,不能回忆起所读的内容,不能从所读的资料中得出结论或推理,不能利用故事里的信息,而用一般常识回答所读特殊故事里的问题。在中文系统中,阅读障碍还表现为:音调念错,念相似结构的音("狐"念成"孤"),多音字读错,读错两个字组成的词中的一个字,不能区分同音字等。部分阅读障碍儿童在学龄前也可表现出某些语言缺陷(如口吃),部分阅读障碍儿童存在认知功能障碍,如在临摹图画时,他们往往分不清主体与背景的关系,不能分析图形的组合,也不能将图形中各部分综合成一整体,并常伴有多动症和行为问题。合并免疫及自身免疫病者较正常人群多。左利手者多,神经系统软体征阳性率高。

2. 运动技能发育障碍

本障碍的主要特征是运动发育严重损害,不能单纯归因于弥漫智力发育迟滞,或任何特定的先天和后天神经系统障碍。运动笨拙常伴有某种程度的立体知觉和作业的操作困难。

患儿的精细或粗大运动作业中的运动共济能力显著地低于其年龄和综合智力所应有的水平。最好能用标准化评判标准对精细运动、粗大运动和共济失调分别进行评价,这种共济失调在早期就已开始,不是继发于任何视听觉或任何具有诊断意义的神经系统障碍基础上。

本障碍累及的精细或粗大运动以及共济失调的程度因年龄而异。运动发育的重要指征延迟出现。婴幼儿期不会爬,步态笨拙,学走、学跳和上下楼梯延迟,难以学会系扣子,吃饭慢,接球、拍球及跳绳都很差,定位不准,穿鞋左右分不清,方向感不强,对玩具等物品无法归因定位,不会拿扫帚,整理餐具时摆不好。患儿精细和粗大运动动作一般也比较差,爱掉东西,好跌跤,易撞到障碍物上,字写得歪歪扭扭,经常"出格子",图画能力差,常伴有学习困难。

3. 计算技能发育障碍

本障碍的主要特征是计算技能严重损害,不能单纯归因于弥漫智力发育迟滞或明显的教育不当。

患儿的计算能力显著低于其年龄、综合智力和所在年级受教育所决定的预期水平。最好能用标准化个体测验来评价。计算困难不应主要归咎于明显的教育不当,也不是视觉、听觉或神经功能缺陷的直接后果,亦不是神经科、精神科或其他障碍的继发现象。迄今为止,对计算障碍的研究不如阅读障碍多,对其病因、病程、相关情况和结局都不甚了解。目前,在我国尚无标准化的计算个体测验方法。

三、诊断与鉴别诊断

1. 诊断

(1)存在某种特定学校技能发育障碍的证据,标准化的学习技能测验评分明显低于相应年龄和年级儿童的正常水平,或相应智力的期望水平,至少达2个标准差以上;

(2)特定学校技能障碍在学龄早期发生并持续存在,严重影响学习成绩或日常生活中需要这种技能的活动;

(3)不是由于缺乏教育机会、神经系统疾病、视觉障碍、听觉障碍、广泛发育障碍,或精神发育迟滞等所致。

2. 鉴别诊断

（1）多动症：多动症儿童以注意障碍和多动为主要表现。动作多，难以遵守纪律，不能系统完成一件任务，行动无规划性和预见性，容易冲动。

（2）精神发育迟滞：精神发育迟滞标准化个体测验所获得的阅读成绩，与其智力和受教育所决定的预期水平相符。阅读成绩与其智力水平均低于一般水平。

四、治疗

感统训练。药物治疗：①补充维生素 B 族；②酌情使用小剂量苯海拉明（乘晕宁）、注意力集中类药物（择思达）、抗抑郁剂（SSRI 类）；③鼓励多吃姜。

心理咨询与治疗（认知疗法、支持性疗法等）。

躯体治疗：针对呕吐对症治疗。

五、预后

影响预后的因素很多，如智商、家庭状况。随访研究显示预后一般较差，如辍学率高，就业率低，社会经济地位低。但是，如果能及时发现，及时矫正，能尽量减少对学习效果的影响。随着年龄增长，可通过自身其他能力的发展来弥补学校技能障碍的不足，成年之后他们依然可以得到很好的学习成就，进入他们应达到的社会层次。

典型临床病例采撷

张图，男，12 岁，是小学六年级的学生。上学以来，张图拿笔姿势一直不好，写字费劲、写字慢，而且容易出错，常常把"350"写成"35"，把"28"写成"82"，抄写文章时，容易抄错行，写着写着就不知道该写哪一行了，而且找来找去也找不到刚才的那一行字，有时他会很生气、急躁，甚至气得把书本撕烂。因此，不愿写作业，作业经常拖拉。平时小测验成绩较好，因为需要写的字不多，但不愿参加考试，因为考试时要写很多字，由于他写字慢，经常是考试卷子只答了一部分，需要写字多的题就空着不答，即便这样，到交卷的时候仍然答不完卷子，所以考试分数一般很差。考试时难题、加分题都能做对，但是前面的小题反而会因为写错别字或者答案写错位置等问题而扣分，考试成绩差。在老师和同学们眼里，张图就是一个马虎的孩子。但是张图很聪明，平时在课堂上脑子反应很快，总是能第一个积极、准确地回答老师提出的问题，别的同学答不出来的，他也总是能准确回答出来。他在班里是中队长，人际关系好，遵守纪律，关心集体，助人为乐。因此老师和同学都很喜欢他。家长和老师曾多次因为拖拉和马虎等问题找张图谈话，也没少批评他，但是都没有什么效果。

六年级第一学期期末考试，家长和老师都非常重视，母亲在考试之前很长时间就开始反复叮嘱他细心细心再细心，并告诉他还有半年多就要上初中了，拖拉和马虎的问题必须尽快改掉，老师也是三番五次地跟张图说改掉拖拉和马虎的问题已经迫在眉睫，否则会影响小升初。张图也感觉到了很大的压力，在期末考试过程中反复检查、反复验算，但是越紧张越错，写字更加困难，小题错，大题没做。考试成绩可想而知。后来卷子发下来，张图很委屈，向母亲解释:当时明明就是想写38,为什么卷子上自己写的却是380呢?还有第2个填空题答案算对了,但是却写在了第3题的位置上。还有好多扣分都是因为类似的原因。母亲非常生气,认为张图的说法是强词夺理,严厉地批评了他,并且罚他不许睡觉,张图心里更加委屈,觉得母亲不能理解自己。第2天张图出现呕吐表现,无特殊治疗,慢慢缓解。但是后来遇到考试就吐,平时课堂测验也会吐,老师催促交作业也吐,甚至老师留作业多了在家也会吐。平时不涉及写字、写作业就没事。

有一天,在考场上发卷子时,张图开始呕吐,呕吐物溅到了旁边女生的花裙子上,女生很轻蔑地瞪了他一眼,张图感到心里无比内疚,整场考试都纠结这件事,几乎交了白卷。于是后来上学时张图都会带很多纸巾以防呕吐。老师关心他,他就更内疚。因呕吐问题多次请假,影响了学习,家长开始不断带其去医院看病,从此戴上了疾病的帽子,辗转于各个医院。做各种检查,均无明显异常。只有胃电图显示胃动力不足,胃镜显示浅表性胃炎。医生开了一些对症治疗的药物,但是呕吐也没见好转。为了避免呕吐,他对饮食分外关注,每次吃东西之前都会先问问妈妈"能吃吗",妈妈坚定地表示"能吃",他才敢吃。每天吃的东西他都会做记录,如果吃完吐了,以后就不再吃此品种,这样下来能吃的东西越来越少,他也明显比以前瘦了。于是张图频繁请假,间断学习,成绩直线下降。老师和家长都对他放松了学习要求。由于呕吐的影响正在考虑休学,并准备免考体能测试。

到心理科就诊,心理医生看到的是一个意识清晰、精神萎靡、形体消瘦、面色青黄、没有朝气的男孩,张图介绍自己最大的痛苦是呕吐和学习成绩下降的问题。心理医生经过了解,发现张图拿笔姿势不正确,问:"你写字的时候,拿笔好像很费力,你觉得笔很重吗?"张图回答:"是啊,简直就像拿一把大铁锤,非常累。所以我写字特别慢,我也想写得快一点,但是怎么努力也写不快。而且不管我多么认真,写字还是会出错,我也不知道该怎么办。"心理医生发现,他还存在方向感不强问题、晕车问题,以及错读、漏读、偏旁颠倒、抄书串行等一系列学习技能障碍。而且经检查,软体征阳性。张图面临体能测试,心理医生建议其参加体能测试。经过一系列的心身治疗,张图最终参加了体能测试,成绩也不错。由此增强了自信心,状态渐渐好转。

第二节　儿童少年期情绪与行为障碍

一、儿童少年期情绪障碍

儿童少年期情绪障碍是起病于儿童少年时期以焦虑、恐惧、强迫、抑郁、羞怯等为主要临床表现的疾患,它影响了正常的社会功能或伴有某些生理反应。在各个分类诊断系统中,均存在特发于童年的情绪障碍的分类,所指的是起病于儿童时期,与儿童的发育和境遇有一定关系,以焦虑、恐惧、羞怯等为主要表现的情绪异常。患儿存在的情绪表现在正常儿童的发展中也可存在,如分离焦虑,但在患儿中,这些情绪表现得更加严重、持续时间更长,影响患儿的日常生活和社会功能。特发于儿童早期的情绪障碍主要包括儿童分离性焦虑症、儿童恐惧症、儿童社交恐惧症等。

（一）病因

关于儿童情绪障碍病因的研究较少。初步的研究表明儿童情绪障碍的发生与多种因素有关，是生物学因素、儿童气质或个性特征及环境因素等相互作用的结果。

1. 生物学因素

许多研究发现焦虑症具有家族聚集性。成人焦虑症患者的子女、儿童焦虑症患者的一级亲属患焦虑症的风险均高于一般人群。还有研究提示儿童焦虑与 5-羟色胺、乙酰胆碱、多巴胺、去甲肾上腺素等多种神经递质有关。

2. 气质与依恋

有研究表明难养型气质和启动缓慢型气质特点的儿童容易出现情绪障碍。还有学者将儿童气质类型分为"压抑"与"非压抑"型以及中间型。其中，压抑型气质特点的儿童表现出对新异刺激易产生过度兴奋和退缩的倾向，且这种特点持续存在，成为日后发展为焦虑障碍的一个高危因素。还有研究表明，依恋的类型与儿童情绪障碍相关。婴儿期的非安全型依恋、矛盾型依恋均是日后发生焦虑障碍的高危因素。此外，儿童的个性特征也与儿童情绪障碍的发生相关，如胆小、依赖、过分追求完美等。

3. 环境因素

家庭环境与儿童情绪障碍的发生密切相关。如果父母的人格特征、健康状态、教育方式等方面存在问题，均有可能增加儿童患情绪障碍的风险。如过分苛求的父亲可能是患儿强迫、焦虑、恐怖的来源。焦虑障碍的父母会通过多种途径，包括自身的行为特点及教养方式等增加儿童患情绪障碍的风险。不良的教育方式也与儿童情绪障碍的发生有关，如过度控制的养育方式与儿童焦虑障碍有关，过度关注的教养方式则与儿童分离性焦虑障碍有关。此外，各种应激事件在儿童情绪障碍的发生中也起一定作用，如转学、父母离异、学习压力过大、被欺负等。

（二）临床表现

1. 儿童分离性焦虑症

儿童分离性焦虑症是特发于童年的情绪障碍中的一种，是指儿童与其所依恋对象分离时产生的与其发育水平不相称的过度的焦虑情绪。自儿童逐渐对主要抚养人产生依恋后，几乎所有的儿童都曾因与父母或主要养育者分离而焦虑。当这种焦虑程度严重到影响儿童的正常生活，如上幼儿园、上学、日常生活、娱乐活动、就寝等，同时持续时间超过 1 个月时，则成为分离性焦虑症。

分离性焦虑症可以突然起病，也可以隐袭起病。突然起病的患儿通常有明显的应激事件，如转学、搬家或家庭变故（父母离异等）。分离性焦虑症的主要临床表现为与父母或主要抚养人分离时产生过度的、与其发育水平不相称的焦虑，如不能离开父母或主要抚养人在外玩耍，不能独自就寝，重复做有关分离的噩梦，拒绝上学或上幼儿园而要和父母或主要抚养人待在一起，当非要将他们分离时出现明显的焦虑。此外还可伴躯体生理反应，如头痛、胃痛、睡眠障碍等。这种分离焦虑的原因不仅是现存的，也可能是既往发生过的，或可能是对今后父母疾病、死亡、意外事件产生的担忧。年龄大的孩子还可能担心亲人离开后自己会发生危险、会出现意外、会有大祸临头,使自己与亲人失散或自己被拐骗等,因此,不愿意离开亲人,不愿意去幼儿园或拒绝上学,即使勉强送去,也表现哭闹、挣扎。

2. 儿童社交恐惧症

特发于童年的社交恐惧症主要表现为与陌生人(包括同龄人)交往时,产生明显的紧张、焦虑、恐惧情绪。他们遇到陌生的孩子或成人时,表现得过分胆小、紧张、害羞、害怕或尴尬,对自己的行为过分关注,并可能出现哭闹、不语,并有社交回避行为。患儿还可伴发多种躯体症状,如脸红、口干、心慌、出汗、胃部不适等。患者与家人或熟悉者在一起时社交关系良好。

3. 儿童恐惧症

正常儿童在发展的不同阶段,可以对多种事物产生恐惧,如黑暗、动物等,只是这些恐惧程度较轻或持续时间短暂,对儿童的日常生活或社会功能没有明显影响。而特发于童年的情绪障碍中的儿童恐惧症,儿童对这些事物产生与年龄不相称的、非理性的或夸大的恐惧,恐惧程度重,持续时间长,影响患儿的日常生活或社会功能,并导致患儿对所恐惧事物的回避。除上述表现外,患儿尚常常伴有自主神经功能的紊乱,如心慌、胸闷、呼吸急促、出汗等。恐惧对象主要包括两大类,一类为恐惧身体损伤,如怕死、怕出血、怕注射、怕受伤等;另一类为恐惧自然事物或事件,如怕高、怕黑暗、怕暴风雨和雷电、怕动物、怕怪物等。

学校恐怖症是儿童恐惧症的一种特殊类型。该障碍可发生于儿童少年这一阶段的任何年龄,但以学龄期比较突出。该障碍影响着约 $1\%\sim5\%$ 的儿童少年。在刚入小学和小学毕业刚上初中时更为常见。男女患病率相当。该障碍发病可能比较突然,也可以隐袭缓慢。患儿开始表现为对上学的厌倦和推诿,如早晨不愿起床,或诉头晕、腹痛,或要求休息看病,父母若不同意便大吵大闹,甚至扬言要自杀,或要父母答应他们提出的条件才去上学。有的是在患了某些躯体疾病休息之后,便再也不去上学。父母、老师、同学来劝说或陪同上学,或同意他们的"条件",给各种好处也无济于事。有的父母强制将他们送去学校,但还没进教室的门或学校门,便要逃跑,表现非常坚决,而不得不让其离开学校,回到家里。大多患儿在家表现正常,可学习,同学们放学后同他们玩耍。部分患儿不愿出门,怕见到熟悉的人,生活无规律,不学习,心绪日渐不佳,甚至变得脾气暴躁,怨天尤人,蛮不讲理,冲动毁物,或打骂父母。患学校恐怖症的儿童大多以在校遇到学习的失败、挫折或遭到不公平的待遇或亲眼看到老师对同学的处罚为诱因,少数并无明显诱因,而家族中很可能有情绪障碍病史者。

(三)诊断

诊断儿童青少年情绪障碍时,必须满足以下四个基本条件:

(1)心理因素与躯体症状的发生或恶化密切相关;

(2)躯体症状是明确的自主神经支配下某器官的器质性病理过程或病理生理过程;

(3)这类躯体症状不是由于类躯体性疾病所致;

(4)具有特殊的个性特征或行为模式以及某种生物易感素质(生理始基)。

(四)治疗

1. 药物治疗

药物治疗是儿童情绪障碍的重要治疗方法。对于确实存在明显症状,经过环境调整、心理治疗、行为治疗无明显改善的患儿,建议使用比较系统的药物治疗以尽快有效地控制和缓解患儿的症状。儿童情绪障碍药物治疗的种类与成人基本相同,主要是抗焦虑、抗抑郁类(如 SSRI 类)药物。

2. 心理及行为治疗

因儿童情绪障碍的发生与其个性特征、社会心理因素、家庭因素等密切相关,因此,心理治疗在情绪障碍的治疗中起着非常重要的作用。

3. 对症治疗

对症处理躯体症状。

(五)预后

儿童情绪障碍预后与心理因素转归密切相关。

典型临床病例采撷

患者,胡娇娇,女,7 岁。症状表现为害怕上学,不愿离开妈妈。2010 年 9 月 1 日起进入小学,住宿。学习成绩一般,顺利度过第一学期。到了第二学期,每逢周一早晨家人送到校门口后她就哭,不让妈妈走,但能勉强进入学校,晚上在宿舍不能按时就寝,想让妈妈陪在身边。常无诱因哭泣,在校经常出现呼吸困难、大喘气、叹气等症状,有时拉肚子,老师知道她消化不好,允许她课堂上随时上厕所。她每天要给家长打两次电话,诉说自己的身体不舒服,想妈妈,要求回家。平均每周看病一次,经常缺课。平时爱大喘气、叹气,隔三岔五就发作一次,发作时呼吸急促,面色青紫,出大汗,急请家长带其就诊,到医院症状很快缓解,检查未发现明显阳性表现。回家休息几天,在母亲陪伴下一切正常。之后在学校经常发作,发作间隔越来越短,程度越来越重,这样多次发作后,第二学期期末考试前学习紧张,发作更加严重,到急诊听诊,肺部满布哮鸣音,胸片发现肺纹理粗,血常规白细胞偏高,诊断为“支气管哮喘”,药物治疗效果不佳。2011 年 5 月办理休学手续,在家休学时,心情愉快,妈妈给她补课,学习顺利。食欲、大小便及睡眠均正常,无呼吸困难表现。2011 年 9 月再次开学后改为走读,每天早晨起床就不高兴,不吃早餐,去学校的路上一直搂着妈妈,到学校门口不下车。家人勉强将她送入学校,在课堂上又出现呼吸困难的情况。晚上睡觉做噩梦,常常梦见妈妈离开自己,以致晚上多次惊醒。国庆节后就再也不肯上学。早晨起床就哭闹,发脾气,不是衣服不如意就是早餐不可心,出发前总要大闹一场。尿频,多次上厕所。一路上都不高兴,到学校胡同口就憋气、心慌,心率 120～140 次/分,脸色苍白,双腿发抖,大汗淋漓。一天要给家长打多次电话,哭着要回家。

二、儿童少年期行为障碍

常见的儿童少年期行为障碍包括多动症、抽动症、儿童少年品行障碍以及口吃、选择性缄默、睡行症、异食癖、遗尿症等等。发病多与遗传因素、精神心理因素、社会和家庭环境因素相关。

[北京儿童医院心理科　陆晓彦]

第三节　网络成瘾综合征

一、概述

网络成瘾是随着互联网技术的发展而新出现的一种心理行为障碍,在为人们的生活、学习和工作带来便利的同时,也导致了一些用户无节制地使用网络从而脱离现实,影响其生活、学习和工作,损害其身心健康。根据《第 31 次中国互联网发展状况统计报告》显示,截至 2012 年 12 月底,中国网民规模达到 5.64 亿,较上年底增加 6440 万人;互联网普及率攀升至 42.1%。而青少年作为网络使用的主体力量,由于身体、心智尚不完全成熟,面对新奇的网络世界,已使他们成为"网络成瘾综合征"的高发人群,而且可能进一步引发青少年犯罪等社会问题。

(一)网络成瘾的起源及定义

最早对这些心理行为问题下定义的是美国纽约精神科医师 Ivan Goldberg。1994 年他根据美国精神疾病诊断与统计手册第四版(DSM-IV)中关于药物依赖的判断标准提出了"网络成瘾症"(internet addition disorder,IAD)的概念,指出网瘾是一种应对机制的行为成瘾,其症状为:过度使用网络,造成学业、工作、社会、家庭等身心功能的减弱。1997 年,Goldberg 进一步建议,将网络成瘾一词改为病理性网络使用(pathological internet use,PIU),并将其定义为:因为网络过度使用而造成沮丧,或是身体、心理、人际、婚姻、经济或社会功能的损害。这就是说,Goldberg 把网络成瘾的术语改成了病理性网络使用,但其内涵基本没变,还是从过度使用和使用的后果两个方面来界定。

与此同时,美国匹兹堡大学心理学家 Kimberly Young 博士用实证的方法对网络成瘾进行了定量研究,并在 1996 年美国心理学会年会发表了《网络成瘾:一种新的临床疾病》一文,引起了心理学界的广泛关注。Young 对比了 DSM-IV 中所有对成瘾的诊断,认为网络成瘾症与病理性赌博 (pathological gambling)状态更相似,是一种冲动控制障碍,并将网络成瘾定义为一种没有涉及物质依赖的冲动控制障碍,即病理性网络使用 (pathological internet use,PIU)。

我国学者对网瘾也进行了定义,1997 年,中国台湾学者周荣与周倩将国际卫生组织对于成瘾所做的定义加以修改,将网络成瘾定义为"由于重复地使用网络所导致的一种慢性或周期性的着迷状态,并产生难以抗拒的再度使用的欲望。同时会产生想要增加使用时间的张力与耐受性、克制、退瘾等现象,对于上网所带来的快感会一直有心理与生理上的依赖"。1998 年,萧铭钧在周荣与周傅定义的基础上将"快感"一词改为"满足感"。首都师范大学的雷雳等人认为网络成瘾可以定义为:用户上网达到一定的时间量后反复使用互联网,其认知功能、情绪情感功能以及行为活动,甚至生理活动,偏离现实生活,受到严重伤害,但仍然不能减少或停止使用互联网。此后,陶然于 2005 年首次从医学角度对网络成瘾进行诠释,认为网络成瘾是指由于反复使用网络不断刺激中枢神经系统引起的神经内分泌紊乱,以精神症状、躯体症状、心理障碍为主要临床表现,是可导致社会功能活动受损的一组症候群,并产生耐受性和戒断反应。典型的症状是:上网时容光焕发,用网时间过长,下网后精神疲惫、兴趣丧失,生物钟紊乱,食欲下降,自我评价降低,有自杀意念和行为,社会活动减少等。

然而,有些研究者反对用"成瘾"这一术语来命名这种现象,认为这是一种夸大的说法。为此,Davis 主张以病理性网络使用(PIU)来取代网络成瘾。Hall 和 Parsons 则提出了网络行为依赖 (internet behavior dependence,IBD)。Hall 和 Parsons 指出网络行为依赖的并发症包括意志消沉、冲动控制障碍和低自尊。网络行为依赖是一种适应不良的认知应付风格,可以通过基本的认知行为干预加以矫正。

针对国内外网络成瘾疾病存在命名混乱、定义不明确、治疗不规范等问题,面对网络成瘾发病率的逐年增高,科学统一的命名及定义、规范的诊断与治疗显得尤为必要和迫切。据此,解放军总医院等七医学中心(原北京军区总医院)成瘾医学科历经近 4 年时间,通过对 1 300 余例网络成瘾患者的临床观察和研究,对网络成瘾进行了命名、定义。从"成瘾"词源及其应用,"病理性互联网使用"实则是套用病理性赌博模式,ICD－11、DSM－5 将物质和非物质使用相关问题纳入"非物质成瘾"之趋势,临床实践观察结果,文献检索中"网络成瘾"使用频率最高这 5 个角度出发,认为"网络成瘾"宜归入"非物质成瘾"类别,并将其命名为网络成瘾。根据以往的研究及临床特征,将网络成瘾进行如下定义:网络成瘾是指个体反复过度使用网络导致的一种精神行为障碍,表现为对网络的再度使用产生强烈的欲望,停止或减少网络使用时出现戒断反应,同时可伴有精神及躯体症状。

最近出版的 DSM-5 则把网络游戏成瘾(internet gaming disorder,IGD)列入了第三部分中,而没有使用网络成瘾这一用语。这是因为除了网络赌博(归入了赌博成瘾)和游戏外,其他网络行为的研究文献还相当的少。同时根据我们基地的统计资料显示,90%来住院治疗的网络成瘾患者是网络游戏成瘾。

(二) 网络成瘾的流行病学调查

国内外网络成瘾的主体人群存在很大的不同,国外网络成瘾的人群多集中在 20～30 岁之间,而我国网络成瘾的人群年龄相对偏低,主要集中在 15～20 岁之间,我国网民中约有 10%～15%的用户是网瘾用户。欧洲和美国调查的流行率在 1.5%到 8.2%之间。由于诊断工具的不同,研究方法的不同,以及人群的特点不同,国际上青少年网络成瘾的流行率变化很大,欧洲为 1%～9%,中东为 1%～12%,而亚洲为 2%～18%。

2010 年 2 月 2 日发布的中国青少年网瘾报告显示,目前我国城市青少年中网瘾青少年约占青少年网民的 14.1%。网瘾青少年在年龄分布上呈现上升趋势,年龄在 18～23 岁的青少年网瘾比例最高,其次是 24～29 岁。近一半网瘾青少年(47.9%)把"玩网络游戏"作为其上网的主要目的并且花费的时间最长,属于"网络游戏成瘾"。社会经济发展水平低的城市,网瘾青少年比例高于发展水平高的城市。手机上网正在成为青少年网瘾新动向,网瘾青少年更多地尝试过使用手机上网,在使用过手机上网的青少年网民中,网瘾青少年比例为 16.2%,高于全体青少年网民中的网瘾比例(14.1%)。

二、病因

网络成瘾现象的产生是网络使用者与网络及社会环境交互作用的结果,这三者之间相互交叉、相互影响、互为因果。

(一)网络本身极具吸引力

首先网络游戏具有互动性、挑战性、逼真性、实时性。它不仅为玩家提供了无限的想象空间,网络游戏不断升级的特性也容易让玩家陷入"生命不息,游戏不止"的循环。其次网络的丰富性、隐匿性、便捷性、交互性和逃避现实性也容易让人对其产生依赖。最后网络吸引因素满足了青少年性的需要、成就感和控制感、人际交往自我实现和自我超越的需要等。

(二)个体生物性因素

目前国内外有关网络成瘾生物学方面的研究还是非常少。Shapira 对 20 位 18 岁以上的网络成瘾者进行访谈,发现 95% 的研究对象有精神疾病家族史,有 12 位研究对象在他们的一级和二级亲属中,至少有一位物质滥用。在 DSM-5 中认为关于网络游戏成瘾的大量文献主要来自亚洲地区,可能亚洲的环境或亚洲人的基因是导致成瘾的一个危险因素。同时神经影像学的进展表明:网络成瘾可能与物质成瘾和其他行为成瘾具有共同的神经生物学机制。

(三)个体心理因素

1. 人格特点

国内外很多研究都发现,网络成瘾者往往具有某些特殊的人格倾向,如依赖、害羞、抑郁、孤独、低自尊、缺乏成就动机、寻求外界认可、害怕拒绝等可能是导致成瘾的原因。网络成瘾者与非成瘾者相比,在人格特质上存在广泛差异。成瘾者性格比较缄默、孤独,推理能力、抽象思维能力差,情绪不稳定,缺乏宏大目标和理想,责任感不强,不能严于律己,畏怯退缩,自我约束力差;但又表现了好强固执、多疑、忧虑抑郁、沮丧悲观、紧张困惑等人格特质。

2. 个体心理因素

(1)对现实自我不满的逃避:网络成瘾青少年多为 20 世纪 90 年代后出生的独生子女,父母对他们期望值很高,经过长期的内化过程后青少年对自己也有很高的期望,但现实生活中一旦无法实现他们理想的自我状态,便容易到网络中寻求替代与补偿。

(2)好奇心及求知欲强但缺乏自我控制能力:网络所具备的丰富性、便捷性等各种吸引因素满足了青少年的好奇心及求知欲,但因缺乏自控能力,故容易沉迷其中。

(3)从众心理:出于娱乐或交友的目的,上网已成为青少年中的时尚与潮流,不上网、不懂网络游戏的青少年容易被同伴嘲笑为落伍。

(4)原有精神或行为障碍:网络成瘾者的注意缺陷多动症状评分、品行问题评分显著高于非成瘾者,而适应社会行为评分低于非成瘾者。注意缺陷多动症状被认为是网络成瘾的危险因素。网络成瘾学生有较重的抑郁程度及自杀观念。许多研究发现网络成瘾组与非成瘾组相比,有更多的孤独感、抑郁和强迫。

(四)社会环境因素

许多文献表明,家庭矛盾、家庭暴力、单亲家庭、家庭功能不良、亲子关系差、不良的父母教养方式等,与网络成瘾的发生关系密切。例如,陶然等研究发现网络成瘾青少年的父母较对照组更多地采用过分干涉、惩罚严厉、拒绝否认的教养方式。范方报道网络成瘾倾向组儿童的家庭在沟通和情感介入方面两极分化,表现为更多的专制粗暴或过于迁就、溺爱,儿童网络成瘾与家庭功能高度关联。

在应试教育下,学校、家庭及周围人群常以学习成绩作为评价学生能力、价值的唯一标准,而不是以多维评价体系来衡量。一旦学习成绩不理想,学生即感到无价值感,极容易到网络中去逃避。

总之,网络成瘾的原因不能用单一的模式来解释,与生物学因素、心理特点和社会环境有较为密切的关系。将来的研究,一个方向是对各种危险因素进行深入评估和理论论证,尤其是探索生物学易感因素与网络成瘾的关系;第二个方向是努力寻求一个整合的模式,阐明各种因素之间相互作用关系以及对网络成瘾发生、发展的解释、预测。

三、临床表现

网络成瘾具有特征性的临床表现,常伴有躯体和精神症状。患者对网络的使用存在极大的渴求,不论在学习、工作或日常生活中都常常在脑海中回想着与网络相关的情景,并期待着下一次上网;患者能够从使用网络的过程中体会到强烈的愉悦和满足感,并为保持这种愉悦和满足感而不断增加上网的时间和投入的程度,随着上网时间的延长,患者对网络使用逐渐失去了自控能力,驻足于网络的时间增多,可以由最初的几天上网一次发展到每日上网几个小时,最终需要连续几日都待在网络上;当突然减少或停止上网时,患者会出现烦躁、易激惹、注意力不集中、睡眠障碍等,严重者甚至出现冲动、攻击、毁物行为;部分患者会选择与网络类似的媒介物如电视、掌上游戏机等,来缓解自己的上述戒断反应。戒断反应的出现也加剧了患者对网络的渴求程度,患者常常为了避免戒断反应的再度发生而更加沉迷于网络、难于脱离,致使上网日渐成为一种固定的行为模式,甚至日常行为均局限在网络上,从而减少或放弃了从前的乐趣、娱乐及其他重要的活动,患者会对自己的家人或朋友隐瞒上网的真实事件和沉迷于网络的程度,网络的危害意识在其内心逐渐减弱,发展到无视家人和朋友的任何劝告,为能够上网和延长上网时间而想尽一切办法,包括说谎、旷课、旷工、偷拿家人的钱财等。

伴发的较为普遍的躯体症状包括:食欲减退、胃肠功能障碍、营养不良、睡眠节律紊乱以及疲乏无力、心慌胸闷等植物神经功能紊乱。因长时间注视电脑屏幕,注意力高度集中,眨眼次数减少,会引起视疲劳、眼部干涩、胀痛、视物模糊、视力下降,甚至出现视屏晕厥现象(一次性黑矇,可伴有恶心、呕吐)。长期操作电脑可导致腕关节综合征(鼠标手)、偏头痛、颈肩疼痛及颈椎病,并增加了诱发过敏性疾病(如哮喘)和癫痫的风险。

伴发的精神症状包括情绪高涨、恐惧、害怕、悲观、沮丧、抑郁等情绪体验。上述症状并不会减少患者使用网络的行为,相反患者往往会通过上网来缓解上述不良情绪。常具备以下特点:1. 出现于过度沉迷网络之后,持续时间较短,随着网瘾的戒除而相继减少或消失;2. 症状内容与患者接触的网络内容紧密相关,症状的变异受网络内容和患者人格特点的影响;3. 症状的出现不会减少患者使用网络的行为,却恰恰体现了网络成瘾已达到了较为严重的程度。

四、诊断和鉴别诊断

（一）诊断

最新出版的DSM-5手册把网络游戏成瘾列入了第三部分,诊断标准的主要内容来自陶然等制定的《网络成瘾临床诊断标准》。在过去的一年里,持续和反复地利用网络玩游戏,经常是同其他玩家一起,导致临床上显著的损害或痛苦,符合下面5条或5条以上:

1. 对网络游戏的渴求(想着前一次的游戏活动或期待着玩下一次;网络游戏成为日常生活的主要活动)。

2. 当不让玩网络游戏时表现出戒断症状(这些症状典型的表现为易怒、焦虑或悲伤,但是没有药物戒断的体征)。

3. 耐受性——需要增加玩网络游戏的总时间。

4. 想控制玩网络游戏不成功。

5. 因为玩网络游戏而对先前的爱好和娱乐失去兴趣,除了玩游戏。

6. 即使知道后果仍过度玩网络游戏。

7. 关于网络游戏的涉入程度,向家人、治疗师或他人撒谎。

8. 用网络游戏来回避现实或缓解负性情绪。

9. 因为玩网络游戏,已经危害到或失去了重要关系、工作、教育或就业机会。

（二）鉴别诊断

个体有明显的网络过度使用的依据,对于诊断并不困难。在识别网络成瘾的基础上还需将本病与心理障碍、神经症、精神分裂症等其他精神障碍相鉴别。不涉及网络游戏的网络过度使用(例如社交媒体的过度使用,比如脸谱网;浏览在线色情等)并不包含在这个标准内。

五、治疗

目前国内外对于网络成瘾的干预主要是心理治疗以及综合干预,单纯的药物治疗比较少见。心理治疗主要包括认知行为治疗、动机访谈、内观认知心理治疗、团体治疗、家庭治疗和多模式心理治疗。药物治疗方面,主要有两类,第一类针对网络成瘾者出现的症状进行对症治疗,第二类针对网络成瘾共患精神障碍进行治疗。比如文献报道使用的安非他酮缓释剂、纳曲酮、艾司西酞普兰及各种抗焦虑、抑郁等情绪类药物,研究证实药物治疗能部分控制网络成瘾及其共病。对于自控能力差、存在严重抵触情绪、拒绝治疗的青少年网络成瘾者,可以先应用药物稳定情绪,之后采取心理治疗。从长期预后看,应该配合使用其他心理治疗以达到预防复发的效果。

现有的研究表明网络成瘾是由个体、家庭及社会环境综合因素交互作用形成的,因此单一的干预不能有效地发挥作用,需要多种类型的干预为网络成瘾者提供干预服务。陶然等建立了网络成瘾的医学、心理、教育、军事化管理以及社会体验"五位一体"的综合干预模式,以达到消除症状、减少复发、完善人格、恢复社会功能的治疗目标。基本内容包括:

（一）医学治疗

医学治疗是网络成瘾干预的基础治疗,当个体出现躯体症状、精神症状时,必须及时进行药物治疗、物理治疗、身心护理。应详细询问患者入院前的饮食及躯体情况,并进行必要的实验室检查和体格检查,如发现营养不良、电解质紊乱等情况,应立即补充营养。使用谷维素、维生素 B、维生素 C 等药物,调节病人的植物神经功能,提高机体免疫力。根据患者症状的个体差异采取"对症治疗",遵循足量足疗程的治疗原则。

(二)心理治疗

在医学治疗的基础上,心理治疗以团体、家庭、个体治疗方式,融合各种心理治疗技术,运用"八阶段三分之三疗法",以激发患者求助动机,引导患者树立积极的生活目标,达到人格的完善。

(三)健康教育

健康教育是指针对网络成瘾青少年的身心发展特点,开设健康教育课程,使患者更加了解自己,悦纳自己,珍爱生命。与此同时,通过网络创意课程,变网瘾为网创人才。具体包括:青春期身心健康教育;生命意义教育;健康使用网络;揭秘网络游戏的制作过程;开展心理化教学,学习文化课程。

(四)军事化训练及体育活动

军事化训练是根据患者的身心状况制定训练内容和强度,传授军事常识,并进行适当的体育运动,从而规范患者的日常起居,锻炼体魄,增强意志力、纪律性和责任性。具体包括:落实军事化一日生活制度;落实对患者的行为矫正和规范;传授军事知识,模拟军事演习,体验军营生活;培养患者的良好行为习惯;进行有氧运动,陶冶情操、培养兴趣,逐渐摆脱对网络的渴求和依赖。

(五)社会体验活动

依据患者漠视生命、亲情淡薄和交往能力较差的特点,组织患者参加各位社会体验性活动,提供情景化体验的机会,真切感知现实生活,增强直面生活的勇气,锻炼应对困难的技能。包括:根据患者漠视生命、亲情淡薄等特点,组织参观孤儿院、敬老院、癌症康复中心并参与劳动;通过参观名校、科技馆、博物馆、电脑科技园等,激发学习的兴趣;组织患者举办各种娱乐活动,如辩论赛、歌咏、跳舞、游戏、下棋等,来陶冶情操、增进身心健康;节日之际,组织患者积极筹备各种联欢会,发挥他们的积极性和创造性,树立信心,留下美好的回忆。

六、预后

(一)目标

从青少年个体的心理特征、与家长的互动方式、在学校的适应能力以及社区的成长环境四方面进行调整,针对网络成瘾的高危人群,建立"个体—家庭—学校—社区"四级多层面预防体系,以达到科学预防的目的。

(二)方法

1. 个人预防

青春期在心理发展过程中通常被称为暴风时期或狂飙时期。在此期间,青少年应及时觉察自我,积极进行自我调整,可有效预防网络成瘾,有利于心理健康发展。包括以下方面:

培养成熟的心理品质;培养积极的自我认知;培养个人的自尊自信;培养有效的压力应对策略;培养有效的沟通技巧;培养有效的时间管理能力;正确认识网络,健康合理使用网络。

2. 家庭预防

在预防网络成瘾的过程中,家庭是第一战线,家庭对青少年的成长有重要意义。父母应加强与青少年的沟通,建立良好的亲子关系,形成正确的家庭教养方式,强化父母的亲职功能。包括以下方面:了解青春期的身心特征;改善家庭氛围,调整家庭教养方式;加强与青少年有效沟通;制定合理的家庭规则;帮助青少年规划人生;了解网络知识。

3. 学校预防

学校和老师应以合理的方式加以改善和引导,构建多元化、心理化教育体系,为学生的全面发展提供有力的支持。包括:构建多维的评价体系;丰富学校的主题活动;建立良好的师生关系;开展网络实践活动;建立家—校—社区联动制度。

4. 社区预防

网络成瘾的社区预防,通过有效改善青少年的成长环境,重塑青少年的网络世界,与青少年在现代技术平台上有效沟通和共同成长。包括:健全网络法规及监管制度;加强主流媒体对青少年的针对性宣传;提供网络专项服务;净化网络资源环境;增加社区青少年活动场所的配置;强化社工人员的帮扶作用。

[解放军总医院第七医学中心附属八一儿童医院网瘾中心 陶然 张英]

参考文献

[1] 沈渔邨. 精神病学[M]. 5版. 北京:人民卫生出版社,2009.

[2] 洪宝瑟. 父母是孩子的心理医生:一个心理医生的手记[M]. 北京:北京航空航天大学出版社,2010.

[3] 姜佐宁. 精神病学简明教程[M]. 3版. 北京:科学出版社,2003.

[4] 邓验,曾长秋. 青少年网络成瘾研究综述[J]. 湖南师范大学社会科学学报,2012,41(2):89-92.

[5] 王淑芳,孙晓婷. 青少年网络成瘾研究综述[J]. 河南理工大学学报(社会科学版),2011,12(01):113-117.

[6] Young K S. Internet addiction:The emergence of a new clinical disorder[J]. CyberPsychology& Behavior,1998,1(3):237-244.

[7] Young KS. Internet addiction: symptoms, evaluation, and treatment [J]. Journal of Psychosomatic Research,1999(1):19-31.

[8] 周荣,周倩.网路上瘾现象、网路使用行为与传播快感经验之相关性初探[C]. 中华传播学会1997年年会论文集,台北:中华传播学会,1997.

[9] 陶然,应力,岳晓东,等.网络成瘾探析与干预[M].上海:上海人民出版社,2007.

[10] 雷雳,李宏利.病理性使用互联网的界定与测量[J].心理科学进展,2003,11(1):73-77.

[11] Davis R A. A cognitive-behavioral model of pathological Internet use[J]. Computers in Human Behavior,2001,17(2):187-195.

[12] Hall AS,Parsons J. Internet addiction:College student case study using best practices incognitive behavior therapy [J]. Journal of Mental Health Counseling,2001,23(4):312-328.

［13］陶然，王吉囡，黄秀琴，等.网络成瘾的命名、定义及临床诊断标准［J］.武警医学，2008，19（9）：773－776.

［14］美国精神病协会.精神疾病诊断与统计手册（第五版）［M］.美国精神病学出版社，2013：795－798.

［15］王增珍.成瘾行为心理治疗操作指南与案例［M］.北京：人民卫生出版社，2012.

［16］Shapira N A，Goldsmith T D，Keck P E Jr，et al. Psychiatric features of individuals with problematic Internet use［J］. Journal of Affective Disorders，2000，57（1/2/3）：267－272.

［17］Davis R A. A cognitive-behavioral model of pathological Internet use［J］. Computers in Human Behavior，2001，17（2）：187－195.

［18］Chak K，Leung L. Shyness and locus of control as predictors of Internet addiction and Internet use［J］. Cyberpsychology& Behavior，2004，7（5）：559－570.

［19］刘炳伦.青少年上网成瘾治疗对策［M］.北京：人民军医出版社，2008.

［20］范方，苏林雁，曹枫林，等.中学生互联网过度使用倾向与学业成绩、心理困扰及家庭功能［J］.中国心理卫生杂志，2006，20（10）：635－638.

第二十八章 康复医学科心身障碍

第一节 概述

康复医学(rehabilitation medicine)是临床医学的一个重要分支,是以研究病、伤、残者功能障碍的预防、评价和治疗为主要任务,以改善躯体功能、提高生活自理能力、改善生存质量为目的一个医学专科,是由临床医学、心理学、社会学、工程学等相互渗透而成的一门学科。所以,在康复医学中需要康复医师、康复护士、康复治疗师(包括物理治疗师、作业治疗师、言语治疗师、认知治疗师、心理治疗师、社会和职业康复治疗师等)、外科医师、内科医师、精神科医师、中医科医师、营养师,以及患者本人及家属和陪护等人员形成一个紧密的治疗联盟,才能达到一个更好的康复效果。

康复医学科患者产生精神心理问题的影响因素

康复医学科患者的一个共同特点是存在功能障碍即伤残,伤残不但改变了患者的生理状况,同时其心理和社会状况也发生了改变,所引起的精神心理问题复杂而多样,其形成影响因素可归结为以下几点:

(一)残疾的类型和程度

残疾的类型和程度对躯体功能、工作能力、社会活动能力的影响程度不同,引起的心理反应也不相同。神经科常见的脑血管病和颅脑创伤,有的可能导致严重的言语障碍、偏瘫,引起患者交流及活动障碍;而有的无明显语言障碍,且肢体瘫痪程度比较轻,躯体活动虽受限,却还能进行一定的活动,显然这两类患者的心理反应是不同的。另外,严重认知功能障碍患者可能对自身疾病不能正确认识,早期心理反应不明显,随着认知功能的改善可能会出现精神心理障碍。而脊髓损伤患者往往肢体运动障碍明显而认知功能正常,其心理反应可能会与前者有所差别。

(二)年龄因素

青年和中年正值一生中最活跃的阶段,他们充满希望,期待着学业或事业有成或正处于事业的顶峰,是社会的中坚、家庭的支柱。一旦疾病缠身,他们的恋爱、婚姻、家庭、事业都会受到较大影响,因此心理变化更为突出。老年患者生理功能已明显减退,在家庭和社会中的地位也已经有了一定的变化,残疾后其心理问题有其独特的一面,容易产生负疚感,觉得拖累了子女和家庭。

(三)个性因素

个性不同对待残疾的态度也会不同,乐观、开朗的个性比较容易走出残疾的阴影,较快地适应,个性内向的人易于产生抑郁情绪,而外向的人则容易因残疾而烦躁不安、怨恨愤怒,易产生焦虑情绪。

（四）家庭和社会环境因素

1. 家庭成员的态度

患者最亲近的人如父母、配偶、子女,他们的态度对患者影响很大。患者病后工作和生活能力都受到影响,容易产生焦虑、抑郁、悲观失望、孤独、依赖感增强等,这时需要亲人的关怀和帮助。亲人的理解和支持会有利于患者的康复,亲人的焦虑情绪甚至对患者厌烦的情绪,会加重患者的焦虑、抑郁、悲观、绝望等。

2. 家庭和社会支持

家庭的经济情况、工作单位的态度及社会保障系统都会对患者情绪有很大影响。家庭经济情况比较好、工作单位对患者比较关心同时有医疗保险的支持及社会康复机构的支持,这会对患者的情绪起到积极作用,帮患者克服困难,从而有利于康复。完善的医疗保险、工伤保险制度和残疾人再就业保障制度,以及社会康复机构对残疾人进行的职业培训,都会增加患者恢复的信心及勇气,使一部分功能恢复相对较好的患者回归工作和社会成为可能,从而从根本上解决了部分病人和家庭的经济负担和后顾之忧,对患者的心理也能起到良好的影响。

（五）其他

包括职业及病前受教育程度等。职业、受教育程度、家庭或社会地位的不同,都可能会使患者对待伤残的态度不同,从而产生不同类型和程度的心理反应。

第二节　颅脑创伤

颅脑创伤(traumatic brain injury)是指由于头部受到钝力或锐器作用力后出现脑部功能的改变,如思维混乱、意识水平的改变、癫痫发作、昏迷、局部感觉或运动神经功能的缺损。颅脑损伤在全世界范围内属于多发性疾病。随着社会经济水平不断提高,高速交通工具的应用更为普及,建筑业高速发展,加之出现的各种快速、刺激性的体育运动,以及自然灾害和暴力冲突的频发,颅脑创伤的发病率呈持续升高的趋势。虽然由于医疗技术的发展和急救水平的提高,颅脑损伤的总体死亡率由 30 年前的 50% 降低至目前的 30% 左右,但是存活的患者中,轻度损伤患者 10% 会遗留永久残疾,而中度损伤患者可达到 60%,重度患者则 100% 会遗留永久残疾。为了减少致残率、改善残存功能,康复治疗已成为颅脑创伤治疗中至关重要的一个环节。

颅脑创伤主要是由于引起挫伤、撕裂伤以及颅内出血的接触性损伤导致脑组织局部破坏,或者加速/减速运动引起弥漫性轴索损伤或脑水肿从而导致弥漫性脑组织破坏。原发性损伤是由直接暴力所致的颅内局部损伤,或者打击部对侧的对冲伤,有一些则是由于切应力所致的弥漫性轴索损伤。继发性损伤是由于脑缺氧、代谢障碍、颅内血肿、颅内压增高等所致的脑损伤。研究表明,大多数病人在外伤发生后会出现局部或者全脑的缺血,脑缺血的范围大小不一,即使10%的脑体积受到缺血影响,也会导致非常严重的后果。

一、颅脑创伤严重程度分型

（一）根据格拉斯哥昏迷量表分型

格拉斯哥昏迷量表(Glasgow coma scale,GCS)是目前使用最广泛的量表之一,GCS是根据病人对不同刺激的睁眼、口头表达以及运动反应能力来分级:13~15分为轻度,9~12分为中度,<9分为重度。但是,距离外伤的时间、血液动力学参数指标以及镇静剂或兴奋类药物常会影响GCS的得分。

（二）根据意识丧失或记忆缺失时间分型

在奥姆斯特德研究中,结合意识丧失和颅内病变的情况来判定损伤的严重程度:①意识丧失或记忆缺失时间少于30 min为轻度;②30 min~24 h为中度;③超过24 h或出现颅内血肿、挫裂伤、死亡为重度。

（三）根据昏迷时间、阳性体征及生命体征分型

现国内应用较多的是根据病情轻重进行分型:①轻型:伤后昏迷时间0~30 min,有轻微头痛、头晕等自觉症状,神经系统和脑脊液检查无明显改变;②中型:伤后昏迷时间30 min~12 h,有轻微的神经系统阳性体征,体温、呼吸、血压、脉搏有轻微改变;③重型:伤后昏迷12 h以上,意识障碍逐渐加重或清醒后再次出现昏迷,有明显神经系统阳性体征,体温、呼吸、血压、脉搏有明显改变;④特重型:原发性脑损伤严重,伤后昏迷深,有去大脑强直或伴有其他部位的脏器损伤、休克等。

二、临床表现

颅脑创伤最主要的是对于中枢神经系统的影响,会导致意识障碍、高颅压、运动感觉障碍、失语、认知障碍、颅神经损伤等中枢神经系统症状;还可引起外伤后脑梗死、外伤后癫痫、脑积水等并发症。除此之外,颅脑创伤还会引起骨骼肌肉系统、内分泌代谢系统、血液系统、泌尿系统、消化系统、呼吸系统、循环系统、皮肤乃至植物神经系统的连锁反应。

（一）颅脑创伤伴发的精神心理障碍

颅脑创伤所致的功能障碍复杂多样,主要包括:意识障碍、认知障碍、精神心理障碍、言语障碍、吞咽障碍、运动障碍、感觉障碍和植物神经功能障碍等,尤其是颅脑创伤后精神心理障碍,不仅发生率高,而且表现复杂多样,常常器质性与功能性并存,不同病程阶段也可能出现明显的发展变化,诊断、评价和治疗均较为困难,需要引起高度的重视。

结合文献报道,总结对颅脑创伤后精神心理障碍的主要症状、临床表现及治疗方法如表28-1。

表 28-1　颅脑创伤后常见的精神心理障碍

	发生率	核心症状	相关因素	一线用药
抑郁	25%~50%	悲伤、消极、对事物失去兴趣、无望、自杀念头、可合并或不合并精神病性症状	额叶背外侧和/或基底节损伤、受伤前心理功能欠佳	SSRIs,SNRIs
躁狂	1%~10%	激惹发作、和/或情绪高涨、精力充沛、冲动	颞叶、右侧额眶皮层损伤	丙戊酸盐、锂制剂、第二代抗精神病药
精神病症状	3%~8%	与现实缺乏接触、思维混乱、幻想和/或妄想	青春期前外伤、先天性精神心理障碍	第二代抗精神病药
认知障碍	25%~70%	注意障碍、学习能力差、无法处理信息解决问题，执行困难等	额叶、胼胝体、边缘系统等损伤	精神兴奋药物、胆碱酶制剂、金刚烷胺等
焦虑	10%~70%	焦虑、恐惧、伴或不伴自主神经症状，对再次经历创伤的焦虑感、回避行为、情感麻木、创伤后应激障碍(PTSD)	PTSD,常发生于轻度颅脑创伤	SSRIs,短期应用苯二氮草类
情感淡漠	10%	缺乏主动性	额中回及皮层下损伤	神经兴奋药、多巴胺拮抗剂
失眠	30%~70%	入睡困难、早醒	轻度颅脑创伤、抑郁、疼痛	睡眠保健方法、睡前口服药物：曲唑酮、米氮平
攻击行为	30%	暴发不洁字词、破坏性行为、暴力行为	伤前物质滥用、攻击行为、额叶损害	β-受体阻滞剂、丙戊酸盐、神经兴奋药物、SSRIs

注：认知障碍与精神心理障碍关系十分密切，常常互相影响。例如患者如果存在明显的记忆障碍时，则可出现错构、虚构、偏执、幻觉、强迫症等症状表现。另外，在不同病程阶段，症状的表现可能有所不同，急性期往往以精神症状为主，而恢复期则认知障碍表现更加突出，心理障碍更加明显，这些都需要在诊断时仔细鉴别并做好实时的判断。

（二）颅脑创伤后综合征

颅脑创伤后综合征是颅脑创伤病人在进入恢复期以后，长期存在的一组自主神经功能失调或精神性症状，包括头痛、头晕、失眠、疲劳、易怒、注意力集中障碍、记忆力障碍等症状。而神经系统检查并无异常，神经放射学检查亦无阳性发现。如果这一组症状在颅脑创伤后3个月以上仍持续存在而无好转时，则为颅脑创伤后综合征。通常这类病人多为轻度或中度闭合性颅脑创伤，没有严重的神经系统损伤。很多颅脑创伤后综合征的致病原因是心理因素和社会因素。对于没有发现任何器质性原因的颅脑创伤后综合征，治疗是十分困难的。有时症状可以是自限的，或在更换环境或工作、得到安慰等情况下缓解。也可适当给予药物治疗和心理疏导以缓解头痛、头晕、焦虑、抑郁等症状，调节自主神经功能，改善睡眠，生活规律，并适度参加工作和体育锻炼。

三、颅脑创伤后精神心理障碍的治疗

在抗抑郁药物的选择上通常要考虑到它们的副作用,轻度的抗胆碱能活性、降低癫痫发作的阈值和轻度的镇静作用是三个最主要的考虑因素。SSRIs 作为抗抑郁剂的副作用相对更小。

丁螺环酮对 5-HT1A 受体有激动作用,而对多巴胺能 D2 受体有拮抗作用,已证明是一种安全有效的抗焦虑药,对认知功能的影响比安定或其他抗焦虑药要小,而且没有成瘾性。地西泮对于颅脑创伤后焦虑障碍也可能是有效的,但是其不利的作用如镇静、行为失去控制、记忆受损等都限制了它在这些人群中的使用,而且不宜长期使用。SSRIs 可考虑作为治疗颅脑创伤相关的焦虑障碍的一线用药,副作用小,耐受性更好。可乐定对于逆转躁狂症状是有效的,锂剂、卡马西平和丙戊酸的疗效也有一些个例报道。

非典型抗精神病药物治疗抑郁症的机制被认为是对 5-HT2AC 的拮抗作用。在躁狂症方面,近年来的一个观点是非典型抗精神病药是一种潜在的心境稳定剂。非典型抗精神病药包括氯氮平、利培酮、奥氮平、喹硫平等,药理作用除阻断 D2 受体外,还阻断 5-HT 受体,故又称 5-HT/DA 拮抗剂。其主要特点是对阴性症状与阳性症状均有效,且锥体外系副反应少。这也是其与典型抗精神病药的不同点之一。另外,已经证实其在精神分裂症患者的治疗过程中,伴随的抑郁、焦虑、敌意甚至自杀都会随着治疗而好转或消失,说明非典型抗精神病药本身可能具有治疗抑郁和焦虑的作用。

目前主要的非典型抗精神病药物有以下几种:

(1)利培酮:对阴性和阳性症状均有效,起效迅速。剂量通常自 0.5 mg/d 开始,逐渐加量至 4 mg/d,可分 1～2 次口服。剂量过大可能出现迟发运动障碍和静坐不能等。

(2)喹硫平:对阴性及阳性症状都有效,镇静作用较强。治疗颅脑创伤后精神心理障碍一般自 25 mg/d 开始,可逐渐加量至 200～300 mg/d,分 1～2 次口服。不良反应有嗜睡、头晕、直立性低血压等,合并心脑血管疾病患者慎用。

(3)奥氮平:镇静作用较强,针对阴性和阳性症状均有效,对伴发抑郁状态的患者也有较好效果。剂量一般自 2.5 mg/d 开始,逐渐加量至 10～20 mg/d。不良反应有困倦、头晕、体位性低血压、心动过速、肝损害等。

(4)丙戊酸钠:除具有抗癫痫作用外,还有情绪稳定及止痛作用,FDA 已经批准应用于治疗躁狂症。成人一般剂量从 500 mg/d 开始,可逐渐加量至 1 500～2 000 mg/d。主要不良反应有肝功能损害、体重增加等。

另外部分颅脑创伤患者如出现躁狂发作,在急性期可给予氟哌啶醇肌肉注射治疗,症状控制后,可改为非典型抗精神病药和情感稳定剂联合治疗,一般都能得到有效控制。

电休克治疗对颅脑创伤患者并非禁忌,在其他治疗方法无效时可考虑使用。

心理治疗被认为是颅脑创伤康复的重要部分,待患者认知或语言障碍改善后可以对患者进行相应的心理治疗,包括对患者家属情绪疏导等,对于轻中度颅脑创伤患者应尽早开展支持心理治疗及认知行为治疗。

典型临床病例采撷

第一次住院

患者杨×,男,48岁,离异,国家机关干部。

主诉:精神行为异常1个月。

病残史:患者于2010年12月5日饮酒后跌倒致头部外伤,意识不清,被人发现后急送至当地医院,查头颅CT提示双侧大脑半球多发脑挫裂伤,以双侧额叶为著,脑内多发小灶样出血,予以保守治疗。12月8日病情突然加重,右侧瞳孔散大,复查头部CT提示双侧额叶出血较前增大,立即予行"双侧额颞部去骨瓣减压术",术后第3天患者可自发睁眼,四肢可自主活动,但思维混乱,胡言乱语,脾气暴躁,有攻击行为,无幻觉。给予脱水、降颅压、营养神经等治疗。12月20日转神经内科继续给予脱水、改善循环、营养神经等治疗,但精神症状无明显改善。为进一步康复于2011年1月5日来院住院治疗。自发病以来饮食可,睡眠差,夜间躁动,大小便可自行控制。

患者入院后予以奥氮平10 mg每晚一次,控制精神症状,氯硝安定1 mg每晚一次改善睡眠,丙戊酸钠500 mg稳定情绪,患者情绪仍有波动,夜间仍躁动,氯硝安定加量2 mg后效果不佳,请安定医院会诊,建议每晚应用氟哌啶醇5 mg肌注,睡前口服佐匹克隆7.5 mg,患者情绪逐渐稳定,夜间睡眠明显改善。每3天奥氮平加量2.5 mg,一周后停用氟哌啶醇,并将奥氮平逐渐加量至22.5 mg/d,患者情绪逐渐稳定但白天睡眠较多,遂逐渐较少奥氮平药量,每3~5天减2.5 mg,减药过程中患者出现肢体抖动,但程度较轻,继续奥氮平减量直至2.5 mg每日中午口服,并加用安坦1 mg,一日2次,肢体抖动症状减轻,患者情绪进一步平稳,主动性增强,生活自理能力基本恢复,但仍有记忆障碍,尤其是近记忆障碍明显,思维混乱,常常不能正确回答问题,记不住刚刚发生的事情,给予盐酸美金刚10 mg,一日2次,口服,于2011年5月31日出院。

患者住院期间主要由护工陪同,其女朋友及妹妹经常探视。出院时护工陪患者回家继续照顾,患者情绪稳定,认知情况逐级恢复至可以下棋、聊天,生活基本可以自理,但有时仍会出现反应慢、思维跳跃等。

第二次住院

主诉:不语不动伴进食减少20余天。

患者于2011年6月中旬因其女友提出分手,一度出现情绪低落,经家属安抚后好转。2011年7月初因护工辞职,同时妹妹出国,患者突然失去了亲近人员的照顾,再度出现精神行为异常,主要表现为淡漠、语言交流及主动活动明显减少、进食减少直至不能进食,故于2011年7月25日再次入院。

入院后予积极营养支持治疗,应用盐酸氟西汀20 mg每日一次,并加量至40 mg,每晚一次改善抑郁状态,富马酸喹硫平50 mg每晚一次改善精神症状,丙戊酸钠250 mg,一日2次,稳定情绪,患者抑郁症状逐渐改善,生活可部分自理,但仍然较为淡漠,认知功能明显减退,不能回归工作岗位。

讨论:

病例特点:中年男性,外伤后起病,以精神行为异常和认知障碍为主要表现,初期表现以阳性症状为主,经治疗后精神行为异常得到改善。后来在环境突变的情况下再次出现明显的精神心理障碍,主要表现为严重抑郁,药物治疗后控制较好。

脑外伤后精神行为异常较为常见,与额叶损伤多发有关,表现为阳性症状或阴性症状,常合并有其他神经系统问题如认知障碍、运动障碍等。精神症状常在早期出现,多数患者随着病情的逐渐稳定,精神症状常常逐渐减轻;但随着意识情况的改善、认知障碍的恢复,部分患者可能会出现其他类型的精神心理障碍,有时需要适当的药物治疗及适当的心理干预,从而帮助患者顺利过渡到正常的心理状态,促进患者其他康复治疗使其早日康复。经过恰当的治疗,大部分患者的症状可以得到有效控制,预后多良好。

第三节 脊髓损伤

脊髓损伤(spinal cord injury)是由于各种原因引起的脊髓结构、功能损害,造成损伤水平以下运动、感觉、自主功能的障碍。脊髓损伤可分为两大类:外伤性和非外伤性。非外伤性脊髓损伤主要因脊柱、脊髓的病变(肿瘤、畸形、炎症等)引起,约占脊髓损伤的30%。外伤性脊髓损伤由直接或间接暴力造成,多伴随脊髓骨折、脱位,致伤原因多为高处坠落、车祸、重物砸伤、运动损伤等。

在脊髓休克期间表现为受伤平面以下出现弛缓性瘫痪,运动、反射及括约肌功能丧失,有感觉丧失平面及大小便不能控制。2~4周后逐渐演变成痉挛性瘫痪,表现为肌张力增高,腱反射亢进,并出现病理性锥体束征。典型的横贯性损伤按损伤水平分为截瘫和四肢瘫。上颈段损伤的四肢瘫均为痉挛性瘫痪,下颈段损伤的四肢瘫由于颈膨大部位和神经根的损伤,上肢表现为弛缓性瘫痪,下肢为痉挛性瘫痪,胸腰段脊髓损伤表现为截瘫。另外,还有一些不完全性损伤具有中央束综合征、半切综合征、前束综合征、脊髓圆锥综合征、脊髓圆锥综合征、马尾综合征、脊髓震荡特殊的表现。

损伤一般根据鞍区功能保留程度分为神经学"完全损伤"或"不完全损伤"。"鞍区保留"指查体发现最低段鞍区存在感觉或运动功能(S4~S5存在轻触觉或针刺觉,或存在DAP或存在肛门括约肌自主收缩)。鞍区保留消失(最低骶段S4~S5感觉和运动功能)即定义为完全损伤,而鞍区保留存在(最低骶段S4~S5感觉和/或运动功能)则定义为不完全损伤。目前通用的是美国脊髓损伤学会(ASIA)分级标准。

常见并发症有:发热、肺部并发症、电解质紊乱、痉挛状态、疼痛、皮肤压疮、尿路感染、自主神经反射异常、心血管疾病、骨质疏松及骨折、骨化性肌炎、深静脉血栓及顽固性瘙痒等。

一、脊髓损伤后精神心理障碍

脊髓损伤往往造成不同程度的四肢瘫或截瘫,是一种严重的致残性损伤。截瘫患者的社会生活功能受到重大的破坏,导致心身障碍。脊髓损伤的患者一般会相对完整地经历上述心理过程。同时会因为损伤后导致排尿障碍、神经痛、性功能障碍等;会加重患者的心身障碍。另外因脊髓损伤患者一般对损伤的过程比较清楚,其突出的心理问题有急性应激反应和创伤后应激障碍、抑郁、焦虑等。

（一）急性应激反应和创伤后应激障碍

急性应激反应（acute stress responses，ASR）是由突然的精神冲击所致。由此引发的精神症状在遭受刺激后数分钟或数小时出现。历时短暂，可在几天至1周内恢复，最迟不超过1个月，预后良好。主要症状为意识障碍（如定向力障碍、注意力狭窄等）伴有强烈的情绪变化及精神运动兴奋或抑制（如激动、喊叫、乱动增多、情感爆发等）。

创伤后应激障碍（post-traumatic stress disorders，PTSD）是指个体在亲历、目击或面临异乎寻常的威胁性、灾难性心理创伤事件后所表现的应激反应。PTSD是一种精神障碍，主要表现为以下症状群：分离症状、再历症状、回避症状和过度警觉。具体地说，分离症状包括主观麻木或分离的感觉、对周围环境的警觉度降低、现实解体、人格解体、分离性遗忘等。再历症状包括与创伤事件相关的想象、思考或悲痛的再次出现。回避症状指对创伤事件相关的思考、情感或地点等的回避。过度警觉指焦躁不安、失眠、易怒、高度警惕、注意力难以集中、显著焦虑、明显的抑郁等。

我国有研究者对三甲医院的289例创伤住院患者进行调查发现，创伤住院患者PTSD阳性率为12.46%。目前国内尚没有对脊髓损伤患者PTSD进行流行病学调查研究，但考虑到脊髓损伤患者致病原因和致残程度，我们推测可能比一般创伤住院患者的PTSD发病率更高。

ASR的治疗主要采取药物治疗、支持性治疗和心理治疗。对于那些表现激越兴奋的、抑郁的患者首先需要考虑使用相应的药物治疗，以保证患者睡眠，减轻焦虑、烦躁不安和抑郁的情绪。对处于抑制状态患者，若不能进食，要给予营养支持治疗。由于本病是由强烈的突发事件引起，因此心理治疗对于患者的心理康复很重要，常用的心理方法主要有支持性治疗治疗、认知治疗和放松训练治疗等。

对于PTSD初期，主要采用危机干预的原则和技术，侧重提供支持，帮助患者提高心理应对技能，表达和宣泄相关的情感，及时的心理干预对疾病的良好预后具有重要意义。慢性和迟发性PTSD的心理治疗中，除了特殊的心理治疗技术外，为患者争取最大的社会和心理支持是非常重要的，家属和同事的理解可以为患者提供最大的心理空间。抗抑郁药物是治疗各个时期PTSD最常见的选择，并且能够取得比较好的效果。其他药物则可包括抗焦虑药物、镇静剂、锂盐等。心理治疗结合药物治疗的方法比两种方法单独使用的效果更佳。根据有关经验，前期应采用支持和解释心理治疗，建立良好的医患关系，主要是获得患者对于服用药物的理解和接受，在药物治疗取得一定疗效的基础上进行认知心理治疗可能会取得更好的效果。

（二）焦虑和抑郁

脊髓损伤多为突发事件，瞬间意外改变了病人的功能状况，使他们突然丧失或降低了日常生活活动能力和自理能力，随着"立即治愈"希望的破灭和对终身将以"轮椅代步"结局的恐惧，以及由此产生的功能障碍和并发症以及家庭、工作和社会问题，往往陷入绝望和担忧的抑郁焦虑之中，易出现较为明显的焦虑和抑郁情绪，从而进一步影响病人的功能及心理状态的恢复。几乎所有患者在伤后均有严重的心理障碍，出现压抑或忧郁、焦虑、烦躁、自卑，甚至发生精神分裂症等临床表现。因此焦虑和抑郁几乎是每位脊髓损伤患者无法回避的问题。

心理障碍尤其是焦虑抑郁情绪与功能状态密切相关，即功能越差，则情绪障碍越明显，这就提示对损伤程度重的患者更要注意其心理情绪变化。情绪障碍与年龄、职业和病程关系不明显，所以应对不同年龄、职业、处于急性或慢性期的患者都要同样注意其心理状态，早期发现患者的抑郁情绪。

汉密尔顿焦虑和抑郁量表、Zung 焦虑和抑郁自评量表、Beck 抑郁问卷等是目前常用的评定量表。目前，常用治疗方法有药物治疗、认知疗法、行为疗法、精神支持疗法、生物反馈疗法等。可以在药物治疗的同时采用认知行为治疗。对于适应不良的患者可以采用支持心理治疗，因为家庭支持会对患者产生积极影响，也可以对患者进行家庭治疗。

二、脊髓损伤后精神心理障碍的影响因素及应对措施

（一）神经痛

脊髓损伤后的神经痛是一种非常严重的、可能持续存在的疼痛，是加重患者的焦虑、抑郁等情绪障碍的一个重要因素，反过来情绪障碍也会加重疼痛感受。目前临床处理多可根据症状采用单独用止痛药物，或加镇静剂及抗抑郁药物联合应用，一般情况下症状会有不同程度的缓解，但有时神经痛会迁延不愈，部分患者会随着病程的延长疼痛逐渐缓解。临床常用药物如下：

（1）镇痛药物：阿片类药物如芬太尼、吗啡等；非阿片类药物盐酸曲马多；治疗神经痛药物如卡马西平、加巴喷丁等。具体药物在前述各章节都有详述。

（2）镇静药物：苯二氮䓬类如地西泮、劳拉西泮等，小剂量应用有较好的抗焦虑作用，可以增加患者对疼痛的耐受性。

（3）抗抑郁药物：疼痛的神经生物学提示，在治疗慢性疼痛上所有的抗抑郁剂都有效。认为抗抑郁剂的镇痛作用主要通过阻断肾上腺素和 5-羟色胺，增加了这些递质的水平，增强了对下行抑制性神经元的强化作用，起到抑制痛觉传导、缓解疼痛的目的。常用的有三环类抗抑郁药、选择性 5-羟色胺再摄取抑制剂、5-羟色胺及去甲肾上腺素再摄取双重抑制剂。

（二）排尿障碍

脊髓损伤后排尿障碍即神经源性膀胱引起的尿失禁、肾积水、泌尿系感染以及后期发生的慢性肾功能衰竭不仅严重影响患者的生活质量，而且是导致死亡的第一位原因。因此预防尿潴留、防止尿路感染、重建脊髓损伤后膀胱功能，对减少肾功能衰竭、提高截瘫患者生活质量、降低死亡率具有十分重要的意义。目前针对神经源性膀胱的主要治疗方法有：留置导尿或间歇导尿，药物治疗，功能电刺激，中医针灸治疗及手术治疗等。间歇导尿法目前被广泛应用，它减少了长期留置导尿管引起的尿路感染，膀胱周期性扩张能刺激膀胱功能的恢复，促进逼尿肌反射的恢复，减轻了植物神经反射障碍，改善了留置导尿管所致的心理障碍，不影响患者进行其他康复治疗训练。

脊髓损伤患者的排尿障碍常常是长期甚至终身的，而由此产生的一系列并发症不仅威胁到患者的生活质量和存活时间，对患者的心理也造成了沉重的负担。留置或间歇导尿可能让患者产生羞耻、自卑的心理，而反复的泌尿系感染、肾积水甚至肾功能衰竭又让患者产

生担忧和恐惧心理,由此产生或加重患者的焦虑、抑郁情绪,甚至产生自杀等极端行为。因此,在排尿管理过程中,针对患者的心理支持和康复非常重要。首先通过宣传教育让患者充分认识到排尿障碍是可以控制的,帮助患者建立战胜疾病的信心和自我管理的生存能力,然后需要取得患者和家属陪护的充分信任和配合,教会正确的间歇导尿方法和饮水控制。整个过程需要康复医生、护士、心理医生、家属陪护和患者的有效配合和长期坚持。

（三）排便障碍

脊髓损伤可能导致肛门外括约肌的随意控制及直肠的排便反射均消失,肠蠕动减慢,直肠平滑肌松弛,故便秘最为常见,并有腹胀、食欲不振、消化功能减退等症状。也有少部分病人表现为大便失禁,出现腹泻。便秘患者可用肥皂水或生理盐水灌肠,或用戴手套的手指伸入肛门,掏出硬结大便。注意饮食和药物疗法,食谱中多含水、蔬菜和水果等,可口服缓泻剂及大便软化剂。训练排便反射也很重要,对损伤已两三个月的晚期截瘫病人应该每天让病人坐立,增加腹压,定时给以适当刺激,如按压肛门部及下腹部,以训练其排便反射。

和排尿障碍类似,长期的排便障碍也给患者带来极大的烦恼和痛苦,产生或加重焦虑或抑郁情绪。因此心理支持治疗也非常重要,尤其在训练排便反射过程中,需要家属陪护等给予协助、鼓励和希望,树立自信心。

（四）性功能障碍

脊髓损伤高发生于中青年男性,脊髓损伤患者除日常生活照料和运动功能训练外,还应对患者的性功能障碍给予重视。脊髓损伤后的性功能障碍有造精功能障碍、勃起功能障碍、性交障碍、射精障碍等,其中与神经功能有关的主要是勃起功能障碍和射精障碍。脊髓损伤患者的性功能障碍主要为器质性原因引起的勃起功能障碍和射精障碍。脊髓损伤后男性患者生殖器是否能够勃起,射精能力是否恢复等问题与脊髓损伤的平面高低、范围大小及损伤程度有关。目前针对器质性性功能障碍的主要治疗方法有:口服药物,使用真空负压吸引装置,尿道内给药,阴茎海绵体药物注射,阴茎假体植入治疗和血管性性功能障碍的手术治疗等。

脊髓损伤后性功能障碍和心理因素关系密切,一方面性功能障碍会导致患者产生恐惧、焦虑、紧张、愤怒、受挫、自卑甚至绝望等心理,不仅影响到生活质量,还可能导致婚姻或家庭破裂;另一方面,心理因素可能会产生或加重性功能障碍,甚至发现也有一部分脊髓损伤患者的性功能障碍是单由心理因素造成的。因此,在性功能障碍的康复过程中,心理干预非常重要。分析调节患者的心理矛盾,了解患者对性问题的态度及对自己性活动的态度,进行正确和恰当的性教育,对性功能障碍的康复治疗有很大的积极帮助。患者本人、伴侣或配偶、康复医生、心理医生等均要以积极的态度处理这一问题,而不是回避。

（五）药物或酒精依赖

一般来说,创伤患者中药物和酒精使用的比例高,在脊髓损伤患者中更为突出,在康复期主要表现为酒精和镇痛药物的过度使用。多数患者并没有严重的依赖,但需要康复医生和心理医生加强教育、引导。对镇痛药物的使用应当采用稳定给药,而不是"按需"间断给药,并尽可能采用起效慢、作用时间长的药物。

第四节　康复心理治疗

康复患者出现精神心理障碍的几率普遍大于一般人群,其中伤残是突出的致病因素。康复患者出现精神心理障碍时,心理治疗能有效地辅助药物治疗改善症状,解决由于不良情绪所带来的负面影响,并帮助患者和家属正确应对伤残所致的后果。但是,正如前面所述,康复患者面对着严重的创伤性事件和长期伤病残疾的困扰,在不同的时期心理状态有很大的区别。因此在进行心理治疗时应注意选择正确的治疗方法,避免再次创伤,达到合理的治疗目的。前面章节已经详细介绍了心理治疗的相关内容,我们仅就康复患者的主要心理治疗方法进行简要的描述。

一、支持性心理治疗

对于康复患者而言支持性心理治疗无疑是非常理想的心理治疗方式。支持性心理治疗是动力性心理治疗取向发展出的一类心理治疗方式,其适应证大体上可分为两类:①重大危机,包括急性疾病导致患者的防御机制崩溃,比如严重的躯体疾病或心理应激反应;②慢性疾病,常常伴随适应技能和心理功能的损害。可以看出,支持性心理治疗的适应证符合康复患者心理状态的特征,适用于各个时期康复患者的治疗。在支持性心理治疗中,心理治疗师的目标是维护或提升患者的自尊感,尽可能减少或防止症状的反复出现,并最大限度地提高患者的适应能力。治疗师在初期需要关注患者的自尊、自我功能和适应性技能,通过对患者的直接观察而支持患者的防御,减轻患者的焦虑,增加患者的适应能力。而更为关键的仍然是医患间的治疗联盟,治疗师通过帮助患者意识到自己未曾意识到的想法和感受,提供一些更具生活适应性的建议,以拓展患者对于生活的自我掌控能力。

二、认知行为治疗

认知行为治疗不像支持性心理治疗那样适用于康复患者出现的所有心理问题。但对康复患者出现的大部分精神心理障碍而言,认知行为治疗有着广泛的适应证,如抑郁、焦虑、进食障碍等,而且对于患者出现的严重精神障碍也可以在联合药物治疗时增强其疗效。但是,认知行为治疗需要注意的是引出患者的自动思维、图示和伴随的行为典型模式,以判断患者是否适合进行认知行为治疗。因此,进行认知行为治疗首先应进行全面的评估,包括完整的病史、患者的优势以及精神状况的检查等,而后与患者制定结构和教育方案,制定治疗结构可以燃起希望,指明治疗方向,保持治疗向最终治疗目标前进,并促进患者对认知行为治疗的学习。处理自动思维、行为学方法及矫正图示是治疗中的主要工作任务:①认知行为治疗重视识别和改变自动思维,认为这些认知对情绪和行为有很强的影响。患者学习识别自动思维,获得校正自动思维的技能后,能独立运用减轻症状,更好地应对应激,降低复发。②行为学习包括:增加能量、完成任务、解决问题、降低焦虑和打破回避模式。③改变不适应的核心信念,解开不适应的图示束缚是富有挑战的任务,认知行为治疗将促进患者发展更全面的新的图示,帮助患者发展新的适应性的核心信念,更深入地了解自我和增加幸福感。

三、夫妻治疗/家庭治疗

夫妻治疗/家庭治疗是在康复患者与配偶或家人出现互动不适应、影响或加重患者心理问题时的一种心理治疗方式。在康复患者整个康复过程中家属的重要性更为显著。患者在与其家人的互动中，会彼此影响。这种互动会对患者产生不同的影响，适应性的互动会有助于患者的全面康复，而不恰当的互动则会加重患者的心理问题，同时患者也会反作用于其家人，影响其家人的精神心理健康。夫妻治疗/家庭治疗中，治疗师作为原本互动模式中新加入的扰动因素，主要令各方理解原本互动模式中的不适应问题，并建立新的适应的互动模式。夫妻治疗/家庭治疗除可改善患者症状外，在对处理家庭各成员的社会角色行为、社会关系、就业以及家庭负担方面均有明显的优势。

此外，团体心理治疗在康复患者出现精神心理问题时也有相应的适应证。

四、音乐治疗

音乐治疗是一门涉及音乐、医学、心理学的治疗方法，作为心理干预的一种方法目前广泛应用于临床，近年来成为康复治疗的一种新尝试。聆听音乐可以调节人的生理状态，对机体进行神经调节和体液调节，激活副交感神经，抑制交感神经，促进神经递质的分泌和转化，使肌肉放松，心率减缓，达到镇静、止痛、减压、催眠的效果。音乐治疗以心理治疗的理论和方法为基础，运用音乐特有的生理、心理效应，使患者在音乐治疗师的帮助下，通过各种专门设计的音乐行为，经历音乐体验，帮助患者缓解症状。

颅脑创伤和脊髓损伤使患者短期内出现日常生活活动能力降低或丧失，康复过程中易于出现焦虑抑郁情绪。国内外大量研究表明音乐治疗可改善焦虑抑郁情绪。在颅脑创伤患者的意识障碍期，患者生命体征平稳时，可通过被动性音乐治疗，让患者听病前喜爱或熟悉的歌曲、戏曲等作为促醒的辅助治疗。音乐能改善颅脑创伤患者的焦虑和抑郁情绪，并且可以为患者提供一个舒适而且安全的环境，这对于治疗期间患者的情绪控制是很重要的。国内也有研究证明音乐干预对减轻脊髓损伤患者的焦虑症状有显著效果。同时音乐治疗也是改善孤独症患者交流的工具之一，并可作为精神分裂症、小儿脑瘫和各种原因所致的认知障碍等的辅助治疗。

由于不同的乐曲在节奏、旋律、和声、力度、风格和感情上的差异，出现不同的干预效果，所以乐曲的选择和实施方法的制定也应根据患者不同阶段的精神心理状态和康复目的进行个性化的选择，但其原则尚未有定论，而音乐治疗的作用机制、远期效果等也需要进一步研究。

全面正确评估患者情况，合理选择心理治疗方法是保证心理治疗实现预期效果的关键。对于康复患者，精神心理症状的改善可以促进患者更加积极地进行其他康复治疗，提高康复治疗的效果。

[北京博爱医院　张皓 王晓艳 张小年 王麟]

参考文献

[1]朱庸连,张皓,何静杰. 神经康复学[M].北京:人民卫生出版社,2010.

[2]（美）利文森. 心身医学[M]. 吕秋云,主译. 北京：北京大学医学出版社,2010.

[3] Vaishnavi S, Rao V, Fann J R. Neuropsychiatric problems after traumatic brain injury: Unraveling the silent epidemic[J]. Psychosomatics, 2009, 50(3): 198 - 205.

[4] 卓大宏. 中国康复医学[M]. 2 版. 北京：华夏出版社,2003.

[5] 李建军. 综合康复学[M]. 北京：求真出版社,2009.

[6] 沈渔邨. 精神病学[M]. 5 版. 北京：人民卫生出版社,2009.

[7]刘波,刘诗翔. 中国人脑外伤的流行病学研究现状[J]. 神经病学与神经康复学杂志,2005,2(3): 179 - 181.

[8]张小年,张皓. 创伤性颅脑损伤国内研究进展[J]. 中国康复理论与实践,2008,14(2):101 - 104.

[9] Arciniegas D B. Addressing neuropsychiatric disturbances during rehabilitation after traumatic brain injury: Current and future methods[J]. Dialogues in Clinical Neuroscience, 2011, 13(3): 325 - 345.

[10] Fann J R, Hart T, Schomer K G. Treatment for depression after traumatic brain injury: A systematic review[J]. Journal of Neurotrauma, 2009, 26(12): 2383 - 2402.

[11] Kim E, Lauterbach E C, Reeve A, et al. Neuropsychiatric complications of traumatic brain injury: A critical review of the literature (a report by the ANPA Committee on Research)[J]. The Journal of Neuropsychiatry and Clinical Neurosciences, 2007, 19(2): 106 - 127.

[12]齐明英. 非典型抗精神病药物的临床应用[J]. 中国现代药物应用,2009,3(9):102 - 103.

[13] Chua K S, Ng Y S, Yap S G, et al. A brief review of traumatic brain injury rehabilitation[J]. Annals of the Academy of Medicine, Singapore, 2007, 36(1): 31 - 42.

[14] Brenner L A. Neuropsychological and neuroimaging findings in traumatic brain injury and post-traumatic stress disorder[J]. Dialogues in Clinical Neuroscience, 2011, 13(3): 311 - 323.

[15] Bruns J, Hauser W A. The epidemiology of traumatic brain injury: A review[J]. Epilepsia, 2003, 44(s10): 2 - 10.

[16]赵雅度. 神经系统外伤[M].北京:人民军医出版社,2001:3 - 5.

[17] Kraus JF, McArthur DL, Silverman TA, et al. Epidemiology of brain injury. [M]. New York: McGraw-Hill,1996.

[18]Jallo JI, Narayan RK. Craniocerebral trauma[M]//Bradley WG,Daroff RB,Fenichel GM, et al. Neurology in clinical practice. Boston: Butterworth-Heinemann, 2000,1055 - 1087.

[19] Sosin D M, Sniezek J E, Waxweiler R J. Trends in death associated with traumatic brain injury, 1979 through 1992, success and failure[J]. International Journal of Trauma Nursing, 1995, 1(4): 116 - 117.

[20] Brown A W, Leibson C L, Malec J F, et al. Long-term survival after traumatic brain injury: A population-based analysis[J]. NeuroRehabilitation, 2004, 19(1): 37 - 43.

[21] Jager T E, Weiss H B, Coben J H, et al. Traumatic brain injuries evaluated in US emergency departments, 1992 - 1994[J]. Academic Emergency Medicine, 2000, 7(2): 134 - 140.

[22] Guerrero J L, Thurman D J, Sniezek J E. Emergency department visits associated with traumatic brain injury: United States, 1995—1996[J]. Brain Injury, 2000, 14(2): 181 - 186.

[23] Annegers J F, Grabow J D, Kurland L T, et al. The incidence, causes, and secular trends of head trauma in Olmsted County, Minnesota, 1935 - 1974[J]. Neurology, 1980, 30(9): 912 - 919.

[24] Kraus J F, Black M A, Hessol N, et al. The incidence of acute brain injury and serious impairment in a defined population[J]. American Journal of Epidemiology, 1984, 119(2): 186-201.

[25] wang CC, Schoenberg BS, Li SC, et al. Brain injury due to head trauma: epidemiology in urban areas of the People's Republic of China[J]. Archives of Neurology, 1986, 43(6): 570-572.

[26] Nell V, Brown D S O. Epidemiology of traumatic brain injury in Johannesburg—II. Morbidity, mortality and etiology[J]. Social Science & Medicine, 1991, 33(3): 289-296.

[27] Durkin M S, Olsen S, Barlow B, et al. The epidemiology of urban pediatric neurological trauma: Evaluation of, and implications for, injury prevention programs[J]. Neurosurgery, 1998, 42(2): 300-310.

[28] Cooper K D, Tabaddor K, Hauser W A, et al. The epidemiology of head injury in the Bronx: pp. 79-88[J]. Neuroepidemiology, 1983, 2(1/2): 79-88.

[29] Tate R, McDonald S, Lulham J. Incidence of hospital-treated traumatic brain injury in an Australian community[J]. Australian and New Zealand Journal of Public Health, 1998, 22(4): 419-423.

[30] Tiret L, Hausherr E, Thicoipe M, et al. The epidemiology of head trauma in Aquitaine (France), 1986: A community-based study of hospital admissions and deaths[J]. International Journal of Epidemiology, 1990, 19(1): 133-140.

[31] Frey L C. Epidemiology of posttraumatic epilepsy: A critical review[J]. Epilepsia, 2003, 44: 11-17.

[32] Mazzini L, Cossa F, Angelino E, et al. Posttraumatic epilepsy: Neuroradiologic and neuropsychological assessment of long-term outcome[J]. Epilepsia, 2003, 44(4): 569-574.

[33] Salazar A M, Jabbari B, Vance S C, et al. Epilepsy after penetrating head injury. I. Clinical correlates: A report of the Vietnam Head Injury Study[J]. Neurology, 1985, 35(10): 1406.

[34] Annegers J F, Hauser W A, Coan S P, et al. A population-based study of seizures after traumatic brain injuries[J]. The New England Journal of Medicine, 1998, 338(1): 20-24.

[35] Temkin N R, Dikmen S S, Wilensky A J, et al. A randomized, double-blind study of phenytoin for the prevention of post-traumatic seizures[J]. The New England Journal of Medicine, 1990, 323(8): 497-502.

[36] Temkin N R, Dikmen S S, Anderson G D, et al. Valproate therapy for prevention of posttraumatic seizures: A randomized trial[J]. Journal of Neurosurgery, 1999, 91(4): 593-600.

[37] Walker A E, Leuchs H K, Lechtape-Grüter H, et al. Life expectancy of head injured men with and without epilepsy[J]. Archives of Neurology, 1971, 24(2): 95-100.

[38] Weiss G H, Caveness W F, Einsiedel-Lechtape H, et al. Life expectancy and causes of death in a group of head-injured veterans of World War I[J]. Archives of Neurology, 1982, 39(12): 741-743.

[39] Gillen R, Tennen H, McKee T E, et al. Depressive symptoms and history of depression predict rehabilitation efficiency in stroke patients[J]. Archives of Physical Medicine and Rehabilitation, 2001, 82(12): 1645-1649.

[40] Rutherford W, Merrett J, Mcdonali J. Sequel? of concussion caused by minor head injuries[J]. The Lancet, 1977, 309(8001): 1-4.

[41] Levin H S, Grossman R G. Behavioral sequelae of closed head injury. A quantitative study[J]. Archives of Neurology, 1978, 35(11): 720-727.

[42] Varney N R, Martzke J S, Roberts R J. Major depression in patients with closed head injury[J]. Neuropsychology, 1987, 1(1): 7-9.

［43］Kreutzer J，SeelR T，Gourley E. The prevalence and symptom rates of depression after traumatic brain injury［J］. Journal of Head Trauma Rehabilitation，2002，17(1)：74 - 75.

［44］Koponen S，Taiminen T，Portin R，et al. Axis I and II psychiatric disorders after traumatic brain injury：A 30-year follow-up study［J］. The American Journal of Psychiatry，2002，159(8)：1315 - 1321. ［PubMed］

［45］Jorge R，Robinson R G. Mood disorders following traumatic brain injury［J］. NeuroRehabilitation，2002,17(4)：311 - 324.

［46］Seel R T，Kreutzer J S，Rosenthal M，et al. Depression after traumatic brain injury：A National Institute on Disability and Rehabilitation Research Model Systems multicenter investigation［J］. Archives of Physical Medicine and Rehabilitation，2003，84(2)：177 - 184.

［47］Lishman W A. Physiogenesis and psychogenesis in the 'post－concussionalsyndrome'［J］. The British Journal of Psychiatry，1988，153：460 - 469.

［48］Grafman J，Vance S C，Weingartner H，et al. The effects of lateralized frontal lesions on mood regulation［J］. Brain，1986，109(6)：1127 - 1148.

［49］Hiott D W，Labbate L. Anxiety disorders associated with traumatic brain injuries［J］. NeuroRehabilitation，2002，17(4)：345 - 355.

［50］寇香君，麦劲恒，范向阳. 音乐治疗内涵与作用机制研究综述［J］. 长江大学学报(社科版)，2013,36(2)：183 - 184.

［51］杨哲，张建宏，吴红瑛，等. 颅脑损伤的物理治疗［J］. 现代康复，2001,5(14)：17 - 18.

［52］KleinstauberM，GurrB. Music in brain injury rehabilitation［J］. The Journal of Cognitive Rehabilitation,2006(24)：4 - 14.

［53］宁宁，韩琳，廖灯彬，等. 音乐干预对降低脊髓损伤患者焦虑状态的疗效研究［J］. 护士进修杂志，2008，23(18)：1639 - 1640.

［54］Thaut M H，Gardiner J C，Holmberg D，et al. Neurologic music therapy improves executive function and emotional adjustment in traumatic brain injury rehabilitation［J］. Annals of the New York Academy of Sciences，2009，11(69)：406 - 416.

第二十九章　其他医学专科的心身问题

第一节　老年科心身障碍

老年科的心身障碍是指老年人由社会—心理因素引起的一系列器官损害或功能障碍的疾病。一般认为，老年人的精神、情绪自控力降低，因此而成为经不起心理—社会因素刺激的心身疾病易感者。据统计报道，老年疾病中有70%～80%与精神、情志有关。

一、老年科心身障碍的影响因素

1. 衰老

衰老分生理性衰老及病理性衰老。生理性衰老系指随年龄增长到成熟期以后所出现的生理性退化，也就是人体在体质方面的年龄变化，这是一切生物的普遍规律。另一类为病理性衰老，即由于内在的和外在的原因使人体发生病理性变化，使衰老现象提前发生，称为早衰。是心身疾病的内因，自然环境、心理、社会、生活方式、疾病等是心身疾病的外因。

(1) 遗传因素：遗传从根本上控制着生物体的寿命以及衰老的速度和进程，对寿命和衰老起着决定性的影响作用。

(2) 环境因素：二氧化碳、微生物以及辐射都会影响衰老。环境污染可破坏DNA的结构，且基因受损后难以恢复。

(3) 心理因素：人体的心理活动感知觉、思维、情绪、意志由神经系统支配，大脑是神经中枢。人受到精神刺激，会使大脑皮层的兴奋/抑制失衡，反复受到不良刺激会产生应激反应，使免疫力下降。系统器官代谢失常，生病早衰。

(4) 生理因素：个体衰老是各器官、组织、细胞以及分子水平上的改变互相影响，干扰基因表达的综合表现。

(5) 生活方式：起居无常、饮食无节、劳逸不均、睡眠不足、酗酒嗜烟、暴饮暴食、纵欲无度等，必然会引起代谢紊乱，加速衰老疾病。

(6) 社会因素：包括制度、职业、宗教、意识形态、经济、人际和家庭关系、生活事件等；不善交际，交往不良，家庭关系不和等。离退休前如果是拥有实权的领导干部或高级技术人员要经历从前呼后拥到形单影只、从门庭若市到门可罗雀的巨大的心理落差，难以适应。老年人要面对丧偶的痛苦，子女离家工作，感受不到生活的乐趣，对未来生活失去信心。抱有消极和悲观的心态面对生活，感到孤独、苦闷，烦恼无处倾诉，情感需要得不到满足。这些都影响着人的精神状态和心理平衡，继而影响寿命和衰老，导致心身疾病。

2. 个性特征

(1) 老年人共性：思维上的刻板倾向；评价上的缺陷倾向；情绪上的焦虑倾向；行为上的

逃避倾向。

（2）个性

①事业心强、争强好胜而善于争辩、严谨和固执、追求完美的人，平素工作繁忙，从紧张忙碌变得无所事事，心理适应困难。

②紧张发怒，疑心重重，好管闲事，絮叨啰唆；伴有妄想、幻觉、吝啬或无端慷慨，妄想具有虚构倾向，其内心缺乏真实感，常喜欢"珍藏"一些废弃物，搜集纸盒、布条等，即"收藏癖"。

③性格内向，工作之外无特殊爱好、无一技之长的人，人老后失去了精神寄托，生活变得枯燥乏味、缺乏情趣、阴暗抑郁，也易患心身疾病。

二、常见的老年精神疾病

1. 情感性精神病

主要表现为焦虑、恐怖、强迫症、疑病症、忧郁症或躁狂症，前者多见，后者少见。其主要表现是情感淡漠，终日惶惑使病人莫衷一是，主意全无，食欲减退，睡眠减少。

2. 认知障碍

由于某些慢性疾病引起的大脑衰退和心理变态等。

3. 老年性精神分裂症

很少见，尤其在 60 岁以后首次发病者更少。

三、治疗

心身疾病的治疗应强调综合性治疗原则，即在原发病躯体治疗的同时兼顾心理、行为等方面的治疗。原发病的躯体治疗主要目的是控制或解除症状，如溃疡病的抗酸治疗。要巩固心身疾病的治疗，减少心身疾病的复发，如果结合心理治疗与必要的精神药物治疗，常常可以获得更为全面的疗效。

1. 心理治疗

在心身疾病的治疗中，心理治疗应作为一种主要的疗法贯穿始终，帮助患者改变对疾病的不正确态度，并动员家属和有关方面共同配合治疗。常用的有行为治疗和认知行为治疗等。如系统脱敏治疗，即利用交互抑制和消退原理，将单个能引起明显焦虑的刺激，划分为若干由低到高不同等级只能引起微弱焦虑的刺激，将刺激反复暴露在患者面前，同时利用生物反馈方法训练患者放松，从而使刺激渐渐失去引起焦虑的作用。用来治疗高血压、溃疡病、偏头痛、支气管哮喘等心身疾病。认知行为治疗则是消除患者不恰当的错误认知，重建合理认知，从而缓解或消除患者抑郁等不良情绪，适合各种心身疾病的治疗。医生的语言也是药物。

2. 药物治疗

药物的合理利用可以为心理治疗创造条件，对提高患者的生活质量起到重要作用。医生给病人的每一张处方都是关爱。

除了对各种具体患病器官的对症治疗外，大部分心身疾病患者适用抗焦虑及抗抑郁药物治疗。对于精神障碍及抑郁难治的病例也可以在抗抑郁药的基础上，应用抗精神病药，如利培酮、奥氮平或喹硫平。痴呆者应用安理申、艾斯能、美金刚、哈伯因等。

3. 中医治疗

中医强调整体观念，适用于心身疾病。小柴胡汤、龙骨牡蛎汤、半夏厚朴汤、承气汤、甘麦大枣汤、逍遥散、建宁汤等常用方剂，对精神因素引起的躯体病理反应者有良好效果。要根据中医辨证施治的原则，有针对性地使用。针灸对消除症状可取得立竿见影的疗效，但应循证取穴，配合电刺激以增强效果。

4. 其他治疗

松弛训练以及理疗、水疗、体疗、气功、太极拳、催眠和暗示治疗、道家认知治疗等，对心身疾病均有一定疗效。建议社会各界多开展精神卫生方面的知识学习，共同创造良好的人文自然环境。

［北京朝阳医院神经内科　许兰萍］

第二节　急诊科心身障碍

急诊室具有患者多，普通患者与危重症患者夹杂、不易区分的特点。多种心身疾病急性发作的患者都可能首先到急诊就诊，其中即可能有诸如高血压危象、急性心肌梗死这样危及患者生命安全的严重疾病，也有可能有像过度通气综合征这样，虽然看似症状严重，却不会造成严重后果的心因性疾病。就诊患者的主诉与临床表现往往不能反映疾病的严重程度，其中不乏由心理因素引发的躯体症状。这类症状诱导性很强，往往是周围环境与患者心理状态相互作用的结果，属以精神或神经系统为主的一组症候群，甚至还会出现群体性发病。此类患者最大的特点是检查不出任何器质性疾病。这种反应与个体心理素质有非常大的关系，任何对精神造成刺激的因素均可诱发。下面就常见心身疾病的临床急诊表现及处置做一概述。

一、病因

1. 应激

应激在心身疾病的发生、发展过程中起着导火索的作用。所谓应激是指机体在各种内外环境因素及社会、心理因素刺激时所出现的全身性非特异性适应反应。研究发现，应激过程是一个伴有强烈能量代谢的机体分解代谢过程。在这个过程中，机体释放多种应激激素，如儿茶酚胺、糖皮质激素等，这些化学物质的释放是为了使机体更能对抗外界环境的刺激。这个过程持续的时间越长，就越能导致大量激素的分泌。激素过度分泌引发的分解代谢对机体造成不可逆的损伤，进而导致疾病的发生。

2. 心理社会因素

心理社会因素与心身疾病的发生有着因果关系。应激过程中激素的分泌就像自然生态系统一样,环环相扣,使具有易感性的个体通过环境与心理的相互作用导致发病。心身疾病的诱发通常是神经内分泌的异常通过调节人的睡眠、食欲等生活过程,引起大脑结构,尤其是海马的损害,从而导致心身疾病的产生。人类大脑中的海马结构最容易受到应激的影响,并参与应激反应。应激可以引起对神经元有保护作用的神经肽类化合物作用下降,最终损伤海马。大量的动物实验证明,长期处于应激状态的动物,其海马神经元的树突会萎缩。临床医师在研究中也发现,长期处于应激状态的患者,海马的体积小于正常人。由应激引起的神经系统的破坏,最终会导致心身疾病。

既然心理社会因素在心身疾病的发生、发展过程中起重要作用,在患者躯体症状急性发作前往往会找到心理层面的诱因,被称为应激源。应激源一般可以分为四类:

(1) 环境应激源,如环境突然变化引起的地震等自然灾害;

(2) 应激性事件,如生活中的一些重大变故、离婚、家庭的破裂等重大事件;

(3) 工作上的压力,如工作负荷过大,职业方面的疾病等;

(4) 生活中的困难,人际关系等生活上的一些困扰。

以上因素均可诱发心身疾病。引发心身疾病的源头比较复杂,但根据患者的生活习惯和经历一般都可以查出病因,这对于缓解患者的疾病以及今后的心理治疗都将起到一定的作用。

二、心身疾病患者的急诊就诊特点

心身疾病急性发作的患者到急诊就诊时往往首先描述的是对自己影响最大的躯体症状。隐藏在这些症状后面的疾病可能是高血压急症、急性心肌梗死等这样严重威胁患者生命的疾病,也有可能是心脏神经官能症这样没有任何严重后果的疾病。目前我国的医疗资源严重短缺,致使一直以来以快速反应和迅速诊治著称,本应是抢救急、危、重患者的急诊科,排起了等候就诊的长队。选择三级医院急诊就诊的患者数量的增加,造成了急诊等待就诊时间延长、化验检查时间延长、取药治疗时间延长的局面。这不仅大大加重了急诊医生的工作负荷,更重要的是增加了病人的等候时间,在一定程度上加剧了危重症患者病情延误的可能,使本来就有限而宝贵的急诊资源被不合理使用。这就要求首诊医生凭借自己多年的临床经验对患者的病情在短时间内做出准确的评估,在确保急诊就诊患者生命安全的同时尽可能提供高效率的医疗服务。同时也需要医院在管理制度上进一步完善,以保证真正的危急重症患者得到及时而有效的治疗。

某些心身疾病急性发作的急诊就诊者在环境、家人和心理的综合作用下,往往出现症状重而病情轻的特点。如癔症患者虽然在短时间内出现大量看似严重的症状,但在经过适当的心理治疗后就会迅速缓解。这就更需要急诊医务人员的认真识别,从分诊护士始就应当对此类患者做出恰当的处置,从而避免影响急诊正常的医疗秩序。

三、临床表现

(一) 胸痛

原因不明胸痛的理论研究主要有躯体医学(心血管、食道)、疼痛学和精神医学三个方面。研究的侧重各有不同,躯体医学偏重于澄清是生理改变还是病理生理改变,疼痛学重视疼痛生理或病生理的具体机制,而精神科和心理学研究则着重考察病人在主观感受及症状呈现上的差异,病人患病行为、社会功能障碍与心理社会因素的关系。

Ros 等报道 45 例经冠状动脉造影证实有冠状动脉狭窄的患者严重胸痛的原因,45 例中心肌缺血仅 18 例(40%),胃食道返流或动力不良 12 例(26.6%),胆石症 1 例(2.3%),焦虑或惊恐 14 例(31.1%)。冠脉造影 1~2 支狭窄大于 75%,并已安装支架仍胸痛,抗焦虑或行为治疗 2 周得到缓解。经过一系列的实验,发现社会心理应激、压力与过劳可能是诱发急性冠脉综合征导致一些中青年猝死的原因之一。

胸痛是所有在急诊就诊的心身疾病中最有可能威胁患者生命的症状。多种疾病都可能有胸痛的主诉,其中对患者威胁最大的是冠状动脉粥样硬化性心脏病导致的心肌梗死。但也有一部分患者是由于情绪激动、气压低等原因导致的心脏神经官能症。此类患者随访心电图和心肌酶谱、心肌标志物均正常。由于冠心病心绞痛亦有不典型的表现,医务人员仅凭症状较难作出明确诊断。即便是患者随访后无心肌缺血的客观依据,也应建议动态观察,以免耽误病情。

一些报道证实,各类心脏疾病患者急诊就诊时负性情绪的发生率可达 31.7%~53.4%之多。对急诊就诊的各类心血管疾病患者进行心理情绪评估量表分析,其总分、平均分、阳性项目数和阳性症状均明显高于同期同类门诊就诊患者。这至少可以说明负性情绪和心身表现可能伴随这部分患者,并使他们的疾病频繁发作和急诊入院。同时精神心理异常也是此类患者发作后的重要临床表现之一。因此,心理因素引发的问题不但可以促使患者疾病发作,病情加重,还可以掺杂在患者原有疾病的主诉中,影响对医务人员对患者病情的判断。

鉴于胸痛是多数心血管疾病的主要主诉,而心血管病急诊就诊患者又常常存在多种精神、心理异常,具有病情重和心理应激程度严重等特点,因此在其治疗中,除了常规的用药外,心理行为干预也不容忽视。

（二）高血压

原发性高血压是一种反复发作、病程漫长的心身疾病。此疾病患者经常伴有各种精神心理异常,并多以焦虑、烦躁、恐惧和躯体不适等表现为主。对于急诊就诊患者来说,往往以高血压急症所导致的头晕、胸闷等症状为主诉。近年来的一些研究证实,心理应激为原发性高血压病的重要诱因,且应激程度与疾病的严重程度相关,是决定疾病的发生、发展、严重程度和就诊形式的重要条件。通过心理状态问卷等评估手段,分析原发性高血压病患者心理情绪状态与就诊形式的相关性发现,急诊就诊的高血压病患者无论是自主健康感,还是无能为力感、沮丧感和社交障碍感等维度得分均明显低于门诊就诊的同龄、同疾病患者。这些都表明原发性高血压病患者的心理状态与其发病经过、病情和就诊形式密切相关。已有越来越多的证据表明原发性高血压在急性期比缓解期的负性心理状态更为明显。尤其是长期患病者由于心理防卫功能明显下降,一般程度的心理应激或短期暴露于应激环境都能引起明显的血压调节机制紊乱,皮层中枢下丘脑胆碱能植物神经张力突然加大,体内各器官及肌肉小血管反射性收缩导致血压急骤上升并时常超出机体代偿能力和耐受限度,导致严重并发症的产生。

法国 Carre 报道惊恐障碍可引起高血压危象、换气过度以及阵发性房颤的发生。不伴焦虑患者的近期降压效果为 83.3%，伴有焦虑患者的效果为 58.3%，而在加用抗焦虑药物后，疗效提高到 86.6%。

鉴于心理情绪状态在高血压患者发病和临床经过中发挥重要影响，且多伴有明确的精神心理异常，常常以急诊方式就诊，因此在其诊疗计划和医疗处置中应密切关注患者心理情绪的变化，进行健康教育，实施适当的干预也实属必要。这些方法对于缓解病情、提高疗效和改善预后都会有很大帮助。

（三）分离障碍

分离障碍（dissociative disorders）这一诊断术语源于"歇斯底里（hysteria）"，在医学中译为癔症，是一类由精神因素如重大生活事件、内心冲突、情绪激动、暗示或自我暗示等作用于易感个体所引起的精神障碍。由于其具有发作性、夸大性的特点，初发时常被当作危重患者送至医院急救。

在国际疾病分类第 10 版（ICD-10）中，癔症的概念已被废弃，取而代之的是分离（转换）障碍。分离型主要以精神症状为主，转换型主要以躯体功能障碍为主。在 ICD-11 中，改称为分离障碍。在急诊最常见的就诊患者常常以换气过度导致呼吸性碱中毒为主要表现，称为癔症性换气过度综合征。因其无器质性疾病，又称为"医学无法解释的呼吸困难"。由于患者呼吸急促，大量的二氧化碳被排出体外，产生呼吸性碱中毒，临床上常出现胸闷、胸痛、呼吸困难、心悸、大汗、面色苍白、面部口唇麻木及手足僵硬、全身抽搐等症状。严重时常与中枢神经系统疾病相混淆。

分离障碍大多起病急骤，常常被当作危重患者送医院急救。有研究对急诊分离障碍患者进行统计，表明其占同期急诊抢救患者的 2.7%，男性发病年龄低于女性。大多数患者均有明确的精神刺激因素，女性以家庭纠纷占首位，男性以职业压力、家庭纠纷为主。急性外伤或意外伤害也可以诱发分离障碍，由于其症状容易与原发损伤引起的症状相混淆，因而更容易被忽视。急诊分离障碍患者多以神经症状为主，多数患者有两种或两种以上突出症状。临床医生必须在充分排除可能出现分离和躯体症状的各种神经精神疾病及躯体疾病的基础上，才能确立诊断。虽然急诊分离障碍患者大多恢复迅速，但本病是一类复发率较高的疾病，反复过度检查，对患者的过分关注、不良暗示均可使病情复杂化与迁延化。而适当的早期治疗，对防止其反复发作和慢性化十分重要。及时合理开展心理治疗是促进本病康复并防止复发的基本措施，而暗示治疗、解释性心理治疗及行为疗法，对急性发病者均可以起到良好的治疗作用。合理开展家庭干预及健康教育，对防止本病复发有重要意义。

（四）头痛

头痛作为急诊就诊的常见主诉，与胸痛一样，可能由多种疾病引起。从头部肌肉紧张引起的神经性头痛，脑血管舒缩功能障碍引起的血管性头痛，到脑出血引起的头痛，各种疾病对患者的影响轻重不一。首诊医师同样需对患者的疾病严重程度做出及时、准确的判断。杨艳辉报道偏头痛患者 47% 伴发焦虑，50% 伴发抑郁，睡眠障碍发生率 58.8%。偏头痛组焦虑、抑郁和睡眠障碍明显高于健康对照组。调查发现 74% 的慢性偏头痛患者和 26% 的爆发性偏头痛患者有抑郁症表现，80% 的慢性偏头痛和 36% 的爆发性偏头痛患者具有焦虑症的表现。

已经有研究证实情绪因素引起脑血管改变的普遍性和严重性。头痛作为神经系统心身疾病常见的临床症状，往往反复发作，患者经常因疼痛急性发作来急诊就诊。对于急诊功能性头痛患者行经颅多普勒超声检查发现部分血管血流速度增高，这是由于血管紧张度增高或动脉管腔的功能性狭窄所致。另有学者通过脑血管造影及脑核磁共振检查，亦发现情绪激动和精神紧张可引起脑动脉管腔变大（无局限性狭窄）及血管紧张性增高的现象。脑血管长期持续性紧张性增高、血管口径狭小是血管壁器质性增厚的主要原因。发生机理是由于血小板释放血管活性物质继发性血管内皮细胞损害脱落，使血小板黏附于内膜，造成管壁水肿、坏死及纤维肥厚。如果这种状态长期得不到缓解，将会导致持久的动脉狭窄和血管弹性下降。

尽管脑血管的这些变化起初是功能性的，但如果物理因素长期得不到解决，持续性的血管痉挛样改变，同样可以诱发脑动脉硬化及脑血栓形成。在常见的致病性刺激因素中，以婚姻、工作、经济、就学、家庭较为常见。诚然，以上因素谁也不能避免，但要用积极的态度和有效的行动去面对和解决，以避免心身疾病的发生。

（五）失眠障碍

失眠通常指患者对睡眠时间和/或质量不满足并影响白天社会功能的一种主观体验。近年来随着社会竞争日趋激烈，生活压力逐渐增强，失眠症的发生率明显增高。WHO 对 14 个国家 15 个地区的 25 916 名在基层医疗机构就诊者进行调查发现，27％存在睡眠问题。美国失眠发生率高达 32％～50％，英国为 10％～14％，日本为 20％，法国为 30％，中国也在 30％以上。

现代医学研究认为失眠症的原因颇多，有躯体因素、环境因素、生物因素、个人性格特征、遗传等。临床最常见的引起失眠的因素是精神紧张、焦虑恐惧、抑郁等。而这些病因与其他心身疾病的发病因素没有本质的区别，失眠症患者往往还会伴有胸闷、头晕、头痛等其他躯体症状。部分患者的主诉症状甚至不是失眠，而是其他躯体症状。长期失眠也会因为机体得不到充分休息而引发其他躯体疾病，因此，如何判断患者的主诉症状是失眠的伴随症状，还是其他严重躯体疾病的症状，也给急诊科医生造成了一定的困难。

对于失眠症患者，现代医学认为较理想的治疗方法是综合治疗。除了药物治疗外，还涉及教育、心理、行为、物理等疗法。非药物性治疗适用于各种类型的失眠，可以单独使用，也可与药物治疗联合应用。药物治疗失眠症的优点是疗效明显、迅速，可以即时改善患者失眠状态，但长期服用往往具有依赖性、成瘾性等副作用。临床中，失眠症患者往往伴有焦虑、抑郁状态。因此，运用镇静药物的同时，配合抗焦虑、抗抑郁药物将更有助于失眠患者的康复。

（六）自杀

自杀也是急诊患者的常见行为。此类患者一般没有诊断困难，同行家属提供的病史对准确判断自杀行为对患者的危害有重要作用，尤其是对于服药、服毒患者。自杀行为的产生是心理、生物、社会三方面因素共同作用的结果。自杀者以年轻（18～35 岁）、女性、已婚、文化程度较低者居多。自杀诱因以家庭纠纷（如夫妻关系不和，青少年与父母冲突）、精神障碍（如抑郁症，精神分裂症）、慢性躯体疾病（如慢性致残性疾病和肿瘤）为多。自杀形式以服毒最为常见,尤以杀虫药和镇静催眠类药物为主。这可能与杀虫药比较容易获得,镇静催眠药为精神科常用药品有关。自杀未遂者多采用服药、服毒、自溺等较温和的自杀方式;自杀身亡者多选择自缢、跳楼、撞车或多种方式联合自杀等激烈方式。

严重躯体疾患、精神障碍、家庭纠纷、恋爱婚姻受挫者为自杀高危人群。针对这些原因,普及精神卫生知识,进行早期心理、社会干预,采取相应的措施,积极治疗躯体疾病并及时抢救自杀者可减少死亡率,减轻社会、家庭损失。

四、治疗

1. 心身疾病治疗的主要原则

以消除身体疾病为主要目的,同时配合心理治疗对防止疾病的复发、稳定疗效具有重要作用。在心身疾病的治疗中,心理治疗作为一种主要的疗法应当贯穿始终,帮助患者改变对待疾病的态度和不正确的生活方式,并动员家属和有关方面共同配合治疗。常用的方法有行为治疗和认知行为治疗等。如系统脱敏疗法,即利用交互抑制和消退原理,将能引起明显焦虑的刺激,划分为由低到高若干等级,每一等级只能引起微弱的焦虑刺激。将这种微弱刺激反复暴露在患者面前,并利用生物反馈法训练患者放松,从而使刺激渐渐失去导致焦虑的作用。这种方法被用来治疗高血压、偏头痛、失眠等心身疾病。认知行为治疗则是消除患者不恰当的错误认知,重建合理认知,从而缓解或消除患者的不良情绪,该方法适合各种心身疾病的治疗。暗示疗法是指利用语言或非语言的手段,引导求治者顺从、被动地接受医生的意见,从而达到某种治疗目的一种心理治疗方法。暗示疗法也是治疗某些急性发作的心身疾病的常用方法。该方法产生的历史古老而悠久,巴甫洛夫曾经说过"暗示是人类最简单、最典型的条件反射"。

2. 对心身疾病的心理干预目标

主要包括以下三方面:

(1) 消除心理社会刺激因素:主要是消除引起疾病急性发作的应激状态。

(2) 消除心理学病因:例如对冠心病病人,在其病情基本稳定后指导其对 A 型行为和其他冠心病危险因素进行综合矫正,帮助其改变认知模式,改变生活环境以减少心理刺激,从而从根本上消除心理病因学因素,逆转心身疾病的心理病理过程,使之向健康方向发展。

(3) 消除生物学症状:这主要是通过心理学技术直接改变病人的生物学过程,提高身体素质,促进疾病的康复。例如采用长期松弛训练或生物反馈疗法治疗高血压病人,能改善循环系统功能,降低血压。

3. 遵循急诊心理学的原则

急诊心理学是临床医学心理学实践的一个特殊领域,同时也是急诊医学的一个分支。它具有以下鲜明特点:①强调语言交流和即刻行为观察;②强调心理社会和文化背景意识分析;③强调与患者及其亲属的广泛合作。

对于急诊就诊的心身疾病患者,应当充分运用以上原则,从心理层面消除患者的负性情绪,将对改善患者的躯体症状起到事半功倍的效果。

4. 心身同治,但对于具体病例,则应各有侧重

对于急性发病而又躯体症状严重的病人,应以躯体对症治疗为主,辅之以心理治疗。例如对于急性心肌梗死病人,综合的生物性救助措施是解决问题的关键,但也应对那些有严重焦虑和恐惧反应的病人实施床前心理指导;又如对于过度换气综合征病人,在症状发作期必须及时给予对症处理,以阻断恶性循环,否则将会使症状进一步恶化,呼吸性碱中毒加重,出现头痛、恐惧甚至抽搐等。心身疾病的急诊心理干预手段,应视不同层次、不同方法、不同目的而决定。支持疗法、环境控制、松弛训练、生物反馈、认知治疗、行为矫正疗法和家庭疗法等心理治疗方法均可选择使用。

[北京朝阳医院急诊科　王烁]

第三节　ICU 患者的心身障碍

重症监护病房(ICU)患者心身障碍是指那些因患有内外科危重疾病而收住 ICU 的患者在住院期间出现的精神病症状,主要表现为意识情感及行为异常,既往无精神病、吸毒物质依赖和酗酒史,其中最为重要的是通常所说的 ICU 综合征。ICU 综合征首先由 Mckegney 于 1966 年提出,后日本学者黑泽于 1982 年对其作出如下定义:入住 ICU 后,经 2～3 天的意识清醒期(这时可出现失眠)后,出现以谵妄为主的症状,后者持续 3～4 天或直至转出 ICU;症状消失后不留后遗症。此后,黑泽又于 1987 年认为,ICU 综合征是"在综合治疗时因患者、治疗、环境等诸多因素造成的精神症状",其前驱症状是失眠,症状是谵妄与焦虑。近年来,大部分学者认为,ICU 综合征是主要以谵妄状态为本质特点的精神病性症候群,它既可能是疾病本身的临床表现,也可能是疾病发展变化的先兆症状,如发现和治疗不及时,可导致延迟康复、增加并发症及死亡率、住院天数延长以及住院费用增加等。

ICU 综合征的发生率较高,其中 ICU 非机械通气患者发生率为 20％～50％,而机械通气患者的发生率高达 60％～80％。入住 ICU 5～7 天后最常发生,且以晚上最为明显,随着住院时间延长,出现机会增大。事实上,由于不同研究选择的研究对象、精神症状的评价方法、是否行机械通气及其时间、术前术后有无并发症及其程度、应用药物的种类、ICU 或麻醉复苏室的环境不同直接影响到 ICU 综合征得发生率。但亦有研究认为,由于医护人员对谵妄等症状的识别不足,有部分非典型的患者未被诊断,实际的 ICU 综合征的发生率应更高。

一、病因

ICU 综合征是在 ICU 环境应激以及可以改变脑功能的因素等各种因素的综合作用下出现的临床综合征,其病因较为复杂,主要有原发病或原发病并发症(如感染、休克、脱水等)、ICU 环境因素、药物因素等。

1. 个体因素

患者的性别、年龄和疾病情况等均是影响 ICU 综合征发生的因素。本征男性发生率明

显高于女性,尤其是性格内向的男性更易发生。老年尤其是肾上腺皮质机能低下的患者对原发病和手术打击的应激反应能力下降,可能出现脑细胞能量代谢障碍。既往史中有过精神病、脑外伤或脑血管疾病、安眠药中毒或长期对某种药物依赖的患者,在接受 ICU 监护时容易发生本征。

2. 疾病本身的因素

ICU 综合征的精神症状中约 80% 为谵妄,任何引起脑功能改变的因素均可导致谵妄的发生,如继发于全身性疾病的脑功能改变,使脑内神经递质发生质或量的改变,引发脑神经的高级功能障碍,出现临床症状。休克的患者、肝昏迷前期患者,除谵妄外还会出现类似神经官能症的症状,如情绪不稳、莫名的恐惧、焦躁不安、易疲倦、萎靡不振、抑郁、睡眠障碍等。另外,直接进行脑手术或手术后伴有脑血流减少、血管栓塞、进行开胸手术的病人或开胸术后伴有低心输出量症候群、创伤或大手术后伴有高热、大手术情况时间过长都可导致本征的发生。术后持续低氧血症、低血压、电解质紊乱、酸碱平衡失调、营养不良也可诱发本征。

3. ICU 环境因素

因 ICU 内环境特殊,容易造成患者视、听觉紊乱。ICU 医护人员工作繁忙,患者终日看到的是密集的监护与治疗设备、昼夜不灭的灯光及医护人员忙碌工作的身影,特别是目击了同室患者的死亡,更易产生很强的精神心理压力,这些紧张的氛围造成了患者的视觉超负荷。谈话、监护报警、呼吸机等三类噪声分别占 ICU 噪声总量的 26%、20%、8%。噪音超过 60 分贝就会导致病人烦躁不安、刺激病人的交感神经,使心率加快、血压升高、压力感和焦虑感加重、疼痛感加剧,使病人感到抑郁、头痛、产生幻觉、入睡困难、昼夜睡眠节律倒转等。其次监护病房需控制感染,因而谢绝探视,患者与亲友隔离,易产生分离性焦虑。另外,监护室患者缺少外界信息,病室气氛严肃,医护人员忙于各种救护处置,无暇与患者充分交流,使患者得不到及时的信息;有些患者由于病情原因不能与医护人员交流,如气管插管及气管切开行呼吸机辅助呼吸的患者,均可因信息缺如而产生孤独、恐惧、忧郁、厌世等消极情绪反应。同时为了防止导管和引流管移动或意外拔除,通常固定患者的双手,若没有向病人解释清楚,病人会感到不适、无安全感。

4. 药物因素

在 ICU 中经常使用的部分药物常可产生明显的精神毒性作用。使用利多卡因治疗心律不齐,当静脉滴注速度达到 4mg/min 时,大部分患者可出现谵妄等精神症状。H_2 受体阻滞剂(西咪替丁)、阿片类药物、苯二氮䓬类、茶碱类、皮质类固醇类、硝普钠也可引起精神症状。抗感染药物尤其是大扶康、拜复乐和更西洛韦等均有不同程度的神经精神系统副作用,特别是在合用了肾上腺皮质激素后,会使神经精神系统方面的副作用的发生率增加。免疫抑制剂环孢霉素 A 和 FK506 等药物长期大量使用对中枢神经系统有损害,表现为精神错乱、烦躁不安。当静脉使用而同时合并低血镁和低胆固醇血症常易发生精神病学改变。阿托品类药物的应用容易造成脑内多巴胺和胆碱能系统失衡,从而引起中枢抗胆碱能症状;但这些药物使多巴胺能功能亢进,亦增加了焦虑性谵妄的发生。氟哌啶醇可改善谵妄患者脑内多巴胺和胆碱能系统的失衡,从而在一定程度上缓解谵妄的进展。

5. 睡眠剥夺

早期的研究发现,睡眠剥夺在 ICU 综合征中起一定的作用。但目前多持反对意见,美国精神病学会的诊断标准中将睡眠障碍列入谵妄的必要症状而非病因。

6. 心理因素

患者不良心理反应的严重程度与病情轻重并不一定成正相关,这主要与患者对疾病的认识有关。大部分危重症患者,由于对突发的病情缺乏心理准备,认为自己病情严重会危及生命,产生十分明显的恐惧感和威胁感。在 ICU 中,典型的 ICU 综合征通常是多因素综合作用的结果。

二、临床表现

部分研究者认为 ICU 综合征的标志性临床表现是意识水平波动、定向障碍、妄想、幻觉、行为异常,可分为高反应型(如狂躁、暴力)、低反应型(表现为安静但伴有困惑与茫然状态,易漏诊)、混合型(症状呈间歇性波动性)。如治疗失败,患者可能转向更原始的应对方式,如投射、被动攻击行为、表演行为或完全否认存在等,表现出一系列临床症状。

(1) 谵妄:最为常见,患者表现为烦躁不安、言语错乱、幻听或幻视、感觉人在空中飘浮。

(2) 思维紊乱:主要表现为两种形式:一为联想过程障碍,如思维破裂等;另一种形式是妄想等。

(3) 情感障碍、意识混乱、定向力障碍、判断力障碍　除少数表现为情感高涨和欣快外,多数表现为情感抑郁,严重者可表现为恐惧、焦虑和罪恶感,并有自杀的念头和行为等。

(4) 行为动作异常:行为动作表现多种多样,如乱喊乱叫、撕衣毁物、打人骂人等。

(5) 智能障碍:老年患者在 ICU 监护中(或后)发生的痴呆,属智能障碍范畴,也是本征的表现之一。

(6) 注意力不集中、记忆困难、答非所问等。

(7) 疲倦、嗜睡、意气消沉、淡漠、退缩、忧愁、害怕、被害念头、敌意。

(8) 其他症状:如失眠、头痛、腰背痛、便秘或腹泻、皮肤异样感等。

三、诊断和鉴别诊断

目前对 ICU 综合征的诊断尚缺乏统一标准,临床上对 ICU 谵妄的评估常根据 ICU 谵妄筛查量表(ICDSC)和 ICU 意识紊乱评估办法(CAM-ICU)来作出判断。ICDSC 诊断谵妄的敏感性较高,常用于 ICU 谵妄的筛查,使用时首先判断患者的意识水平(5 个等级),然后对所有无昏迷或木僵的患者按照筛查项目进行 24h 内的信息评分(0~8 分),≥4 分考虑诊断谵妄。CAM-ICU 是为气管插管患者而设计的,其诊断谵妄的敏感性、特异性皆较高。使用 CAM-ICU 诊断谵妄分两步进行,首先应用标准的镇静评分对患者的意识水平进行评价,随后对除昏迷状态以外的患者依据以下临床特征进行 ICU 谵妄的评估:

(1) 急性发作的精神状态的改变或呈波动性过程;

(2) 注意力改变;

(3) 思维瓦解;

（4）意识水平的改变。

（1）＋（2）＋（3）或（1）＋（2）＋（4）可以诊断 ICU 谵妄。

抑郁和焦虑则可参照 ICD-11 作出诊断。

在作出 ICU 综合征或 ICU 谵妄诊断之前应排进行神经病学方面的检查以排除脑部结构受损导致的病灶异常：寻找中枢神经系统感染的证据、排除代谢障碍（如缺氧，水、电解质、酸碱平衡紊乱，肝衰，低血糖等）、考虑戒断状态（酒精、毒品、安定、巴比妥类等）、考虑事先存在的精神异常、了解药物使用以排除药物副作用。

四、预防对策

1. 严密观察病情

早期评估精神障碍发生的危险因素，积极治疗原发疾病，预防心脑血管并发症，掌握呼吸机的应用指征，控制感染，维持水电解质平衡，补充营养。

2. 术前或转入 ICU 前的对策

通过术前访视，对将要转入 ICU 的患者进行宣教，使病人事先有良好的心理准备，避免紧张、焦虑、恐惧心理的发生。护理人员在帮助患者防治 ICU 综合征中起关键作用，术前让患者熟悉一下有关的护理人员，使患者对护理人员产生依赖是很有意义的。对因病情危重而紧急转入 ICU 的患者，因病情较重会出现精神负担，甚至面临死亡，故应掌握患者的心理变化，采取相应的措施。

3. 入住 ICU 后的预防对策

重要的是不要制造患者感觉缺失，适当给予轻快的刺激，悉心营造出良好的人际关系氛围。

（1）舒适护理，尽量维持患者的正常生物钟，处置时不要妨碍睡眠，让患者保持正常的睡眠节律。尽量减少约束带的使用。

（2）改善 ICU 环境，减轻患者的应激。尽量做到单间管理。设置合理的接触人数及给予强度适中的刺激；努力消除监护仪和呼吸机发出的单调的声音，对患者说明使用仪器的必要性和安全性，以防患者不安；清除限制患者在床上活动的导线、导管，必要时采用遥测仪；努力减轻氧气流动的声音；处置或抢救时亦不要忽视 ICU 中的其他患者。

（3）改善患者的感觉缺失。配置患者可操作、能选台的收音机和电视机，无法自主选台的收音机、电视机只会徒增患者的无助；在可视范围内悬挂时钟、日历以保持时间概念；尽量能让患者看到外面的景色。

（4）加强相关知识培训，让所有医护人员认识 ICU 综合征及前驱症状，避免遗漏，以防患者出现更多的精神症状。

（5）加强沟通，关爱患者。语言交流是处理过程的一个重要部分，这个过程能够减少患者的焦虑和忧郁，增加患者的安全感和归属感，并从感情上激发患者。对于因气管插管、气管造口等原因失去语言表达能力的部分患者，应加强非语言沟通技巧。在 ICU 紧张环境中应用音乐疗法，可缓和交感神经的过度紧张，促使感情情绪镇静化，抑制各种压力反应，减少和预防 ICU 综合征的出现。

（6）鼓励家属参与降低患者及家属的焦虑程度，处理谵妄的一个关键问题是心理因素，医生应反复向家属及患者说明精神状态通常可以恢复，给患者一种真实的、有希望的感觉。另外，也要告知家属，患者在谵妄期间出现的对医护人员的指责与妄想性的观念无实际意义，以减少医患矛盾。

五、治疗

尽可能地明确病因及预防；控制可能的危险因素及对原发病的治疗，如控制感染；使用必要的药物控制精神障碍；ICU 支持治疗等。

1. 一般治疗

尽可能明确病因。ICU 综合征是多因素联合引起的临床综合征，积极探查可能引起谵妄的各种因素，并尽可能地迅速纠正。谵妄亦可能是感染的首发症状，故在查找谵妄原因时要考虑感染的可能性。若怀疑是药物所致，停药是最容易、最有效的方法。但有一部分谵妄患者，病因明确却不能逆转，需对症治疗，可让家属守护患者，给患者定向刺激；提供时钟、日历以增强时间概念；播放轻音乐等以缓解紧张的心情。医护人员应充分给予患者白天、晚上的定向刺激，并让患者在夜间尽可能多地睡眠。4 h 的睡眠时段可让患者经历所有的睡眠时相，对患者有益。

2. 药物治疗

对部分去除诱因或病因后仍不能有效控制症状者，应考虑药物治疗。

（1）苯二氮䓬类药物：是治疗由于过量服用抗胆碱能药物引起的焦虑反应时的首选药物，其中相对短效且代谢产物无活性的药物如劳拉西泮更是首选中的首选。另外，当谵妄的原因不明且怀疑是酒精或镇静催眠药的戒断导致时，可考虑试验性地应用苯二氮䓬类药物治疗，如劳拉西泮 1～4 mg。如病情加重，基本上可排除酒精和苯二氮䓬类药物的戒断，应考虑不同的药物治疗。

（2）肾上腺素能受体激动剂：右美托咪啶是一种 α_2 肾上腺素能受体激动剂。近年来，Pandharipande 等的研究发现，其在预防 ICU 机械通气患者发生谵妄方面优于劳拉西泮。

（3）氟哌啶醇：FDA 不赞成静脉应用氟哌啶醇，但氟哌啶醇在国外常用于静脉注射，而国内仍以肌注为主，均可获得良好的预治效果。氟哌啶醇的起始剂量依据患者的病情、年龄和体型，症状较轻者起始剂量为 0.5～2 mg，症状较重者为 2～5 mg，甚至可达 10 mg。但老年人起始剂量应适当减量，如症状持续存在，药量可加倍。用药 3 次后，如疗效不佳，可加用劳拉西泮 0.5～1.0 mg，或与氟哌啶醇每 30 min 交替应用。这种联合给药方法既可提高疗效又可减少不良反应。患者一旦平静，随后的第 1 个 24 h 内应用此时的氟哌啶醇总量；如患者仍平静，后 24 h 应用前 24 h 药物总量的一半，以后每天剂量相继减半，直至停药。许多患者去除引发谵妄的病因后，即使不用药物治疗，症状也会逐渐缓解。故病情允许，应尽早转出 ICU。

（4）新型抗精神病药：利培酮、喹硫平和奥氮平对谵妄的疗效备受关注，与传统抗精神病药（氟哌啶醇）相比，其有更少的不良反应。已有报道认为，利培酮、喹硫平和奥氮平治疗谵妄有效。

（5）其他药物：当氟哌啶醇（或其他抗精神病）与劳拉西泮合用无效时，可选用其他药物，如镇静催眠药（鸦片类、丙泊酚、巴比妥类）、肌肉松弛药（应用时可联合机械通气以防呼吸停止）。然而这些药物不能增加患者的自我控制感，且如镇静催眠药量不足时，对患者亦是一种更强烈的应激。

六、预后

对内科 ICU 患者进行研究表明，发生谵妄的机械通气患者病死率较其他患者明显增高、撤机困难、平均住院时间延长以及住院费用增加。并且还发现 ICU 谵妄是患者长期认知功能障碍的预测危险因素。

（北京朝阳医院神经内科 ICU　李淑娟）

参考文献

[1] 刘增垣，何裕民. 心身医学[M]. 上海：上海科技教育出版社，2000：52-60.

[2] 沈渔邨. 精神病学[M]. 5 版. 北京：人民卫生出版社，2010：637-649.

[3] 于欣. 老年精神病学[M]. 北京：北京大学医学出版社，2008：1-16.

[4] de Magalh？es J P, Church G M. Genomes optimize reproduction: Aging as a consequence of the developmental program[J]. Physiology (Bethesda, Md), 2005, (20): 252-259.

[5] Sanz A, Pamplona R, Barja G. Is the mitochondrial free radical theory of aging intact? [J]. Antioxidants & Redox Signaling, 2006, 8(3/4): 582-599.

[6] Yehuda R. Post-traumatic stress disorder[J]. New England Journal of Medicine, 2002, 346(2): 108-114.

[7] Vandenbergh J, DuPont P, Fischler B, et al. Regional brain activation during proximal stomach distention in humans: A positron emission tomography study[J]. Gastroenterology, 2005, 128(3): 564-573.

[8] Penninx BW, Guralnik J M, Leon CF, et al. Cardiovascular events and mortality in newly and chronically depressed persons>70 years of age [J]. The American Journal of Cardiology, 1998, 81(8): 988-994.

[9] 汪向东. 心理卫生评定量表手册[M]. 北京：中国心理卫生杂志社，1993.

[10] 牛国英. 暗示疗法在临床中的应用[J]. 山西中医学院学报，2004, 5(2)：44-45.

[11] 刘晓苈，宛伟娜. 急诊就诊的老年原发性高血压患者心理状态问卷调查[J]. 中国老年保健医学，2010, 8(2)：68-69.

[12] 易天军，刘继强，孙翼，等. 急诊科 64 例自杀者特征及原因分析[J]. 临床心身疾病杂志，2004, 10(2)：133-134.

[13] 王志丹，陈少玫. 失眠症中西医治疗的研究进展[J]. 中西医结合心脑血管病杂志，2013, 11(3)：355-356.

[14] 刘月艳，黄同伟，刘翠霞. 心理社会因素对脑血管影响的 TCD 观察分析[J]. 当代医学，2009, 15(27)：101.

[15] 方爱清. 癔症急诊 128 例临床资料分析[J]. 临床心身疾病杂志，2008, 14(3)：253.

[16] Ros E, Armengol X, Grande L, et al. Chest pain in patients with CAD, myocardial ischemia, esophagoal dysfunction or panic disorder? [J] J Dis Sci ,1998, 4(27)：1344-1353

［17］罗国刚，马玉青，苟静，等. 偏头痛患者伴发焦虑/抑郁及功能残疾的临床研究［J］. 中国神经精神疾病杂志，2012,38(8)：477－481.

［18］万献尧,张久之. ICU 综合征［J］. 中华内科杂志，2009,48(9)：779－781.

［19］Spronk P E，Riekerk B，Hofhuis J，et al. Occurrence of delirium is severely underestimated in the ICU during daily care［J］. Intensive Care Medicine，2009，35(7)：1276－1280.

［20］赵志荣,陈苑平,王瑞婷,等. ICU 综合征的产生原因及护理进展［J］. 麻醉与监护论坛,2006(2)：91－94.

第三十章　临床心身医学科常见的精神障碍

第一节　抑郁障碍

一、概述

（一）基本术语

情感（affect）：是人们在认识和改造客观世界的活动过程中，对现实事物所采取的各种态度而产生的不同内心体验，是与社会活动相关联的内心体验，如义务感、责任、荣誉感等。

情绪（emotion）：狭义，情绪指比较低级的、生物本能性的、与满足欲望直接相关的内心体验，是与机体活动相联系的内心体验，如香花引起愉快体验，饥餐渴饮后的舒适满足体验。广义的情绪，包括情感。

心境（mood）：指影响人的整个精神活动的一种较持久的情绪状态，它是在一段时间内的精神活动的背景，在一定时间内所有其他心理活动都受它影响和感染。

抑郁：是对丧失或不幸遭遇的一种正常反应。

抑郁症状：抑郁的严重程度与其所遭受的不幸不成比例或持续过久，并带来社会功能损害和/或痛苦体验。是很多精神综合征的组成症状，也常见于某些躯体疾病。

抑郁综合征：以心境持久低落为核心症状，包括对活动缺乏兴趣或无愉快感，感到倦怠无力，思维迟缓、注意力难于集中，遇事犹豫不决，自我评价过低、自责、自罪，反复出现自杀观念或自杀行为，食欲减退或增加，体重减轻或增加，失眠或睡眠过多。是抑郁症的核心症状。

心境发作（mood episodes）：主要类型有抑郁发作、躁狂发作、混合发作以及轻躁狂发作。心境发作不是独立的、可以被诊断的实体，因此在 ICD-11 中没有诊断编码，而是作为抑郁障碍和双相障碍主要组成部分。

心境障碍（mood disorder）：又称情感性精神障碍（affective disorder），是以显著而持久的心境高涨或低落为主要临床特征的一组疾病，伴有相应的认知和行为改变，可有精神病性症状，如幻觉、妄想等。疾病有反复发作的倾向，间歇期完全缓解，部分可残留症状或转为慢性。

中国精神障碍分类与诊断标准第三版（CCMD-3）将心境障碍分为躁狂发作、双相障碍、抑郁发作、持续性心境障碍。

在 DSM-5（2013）中，抑郁障碍为独立章节，包括破坏性心境失调障碍、重型抑郁障碍、持久性抑郁障碍（恶劣心境）、经前期心境不良障碍、物质/药物诱发的抑郁障碍、其他躯体情况所致抑郁障碍、其他特定性抑郁障碍、未特定的抑郁障碍。

ICD-11(2018)将心境障碍分为抑郁障碍和双相障碍,其中,抑郁障碍包括单次发作抑郁障碍、复发性抑郁障碍、恶劣心境障碍、混合性抑郁和焦虑障碍、其他特定的抑郁障碍、未特定抑郁障碍。

本节抑郁障碍仅指重性抑郁症(major depression disorder,MDD),即通常所谓的抑郁症。

(二)抑郁障碍的流行病学与疾病负担问题

心境障碍的确切患病率,尚不得而知。由于疾病定义、诊断标准、流行病学调查方法和调查工具的不同,全球不同国家和地区所报道的患病率相差甚远。全球范围内年患病率约6%。在中国,各种精神疾病总的终身患病率高达16.6%,抑郁症的终身患病率为3.4%。2017年据WHO估计,MDD的全球患病率为4.4%,约有3.22亿人罹患MDD。欧洲的一项调查发现,社区重度抑郁的年患病率为2%~5%,重度抑郁的终身患病率为4%~30%,各种文化背景下,重度抑郁障碍的女性发病率约为男性的2倍。研究显示,这种差异可能与激素水平的差异、妊娠、分娩和哺乳、心理社会应激事件及应对方式等有关。

抑郁障碍具有高发病、高复发、高致残的特点,所带来的后果是沉重的经济负担,给社会造成巨大的经济损失。2008年世界卫生组织(WHO)发布全球疾病负担情况的最新评估报告,以健康寿命损失年(YLD)计,单相抑郁排在第1位。以伤残调整生命年(DALY)计,单相抑郁占整个疾病负担的4.3%,排第3位,而在发达地区高达7.5%,排第1位,推测到2030年排名将上升到第1位。在中重度残疾疾病中,抑郁症排位第3,发生率为98.7/100万。

二、病因

抑郁障碍的病因仍不清楚。众多研究表明,其发病与下列因素有关。

(一)遗传因素

家系研究发现,重症抑郁的遗传度为40%,先证者亲属患病概率高出一般人群10~30倍。同卵双生子的同病一致率(33%~90%)较异卵双生子(10%~25%)高。

抑郁障碍的遗传方式尚不明确,多数学者认为是多基因遗传。某种程度上,遗传易感性可能是多种基因之间微妙的、叠加的和互相的影响效应,且这种遗传易感性与环境因素共同作用。

(二)单胺假说

单胺假说认为抑郁障碍是由脑内单胺递质系统的异常所导致的。单胺递质系统的异常,既涉及单胺递质浓度和代谢的变化,也涉及受体和转运体的改变,同时还涉及不同脑区的异常。单胺假说涉及的递质有血清素(5-HT)、去甲肾上腺素(NE)和多巴胺(DA)。目前大多数抗抑郁药的药理效应均与单胺递质系统有关。

1. 5-HT假说

血浆色氨酸(5-HT合成的前体)浓度下降可能参与导致抑郁患者脑内5-HT功能的缺

陷。有研究发现,抑郁患者脑脊液中 5-羟吲哚乙酸(5-HIAA,5-HT 在脑内的主要代谢产物)水平下降,较多的证据一致表明自杀未遂的抑郁患者脑脊液中 5-HIAA 水平下降。抑郁患者自杀后尸脑研究发现,前额叶皮质有 5-HT$_{2A}$受体表达增强和血清素转运体表达降低。目前结论认为,因为色氨酸耗竭不能改变没有心境障碍易感性的正常个体的情绪,故脑 5-HT 功能低下不足以引发抑郁,只有在具有心境障碍易感性人群中,脑 5-HT 功能下降可导致临床抑郁症状。

2. NE 假说

有研究发现,抑郁症患者脑内 NE 受体的敏感性增高,而抗抑郁药可降低其敏感性,继而产生疗效。但尚无一致证据支持抑郁患者脑内 NE 或其代谢产物有所改变。现有证据表明,有心境障碍患病风险的个体对 5-HT 和儿茶酚胺神经递质降低具有易感性。

3. DA 假说

研究发现,某些抑郁症患者脑内 DA 功能降低,抑郁发作时,尿中多巴胺的降解产物高香草酸(HVA)水平降低。

(三)神经内分泌功能失调

抑郁障碍患者常有睡眠障碍、食欲减退、性欲减退和昼夜节律紊乱,这些现象引起了人们对抑郁患者下丘脑功能异常的研究兴趣。

已有众多研究表明,抑郁患者存在下丘脑—垂体—肾上腺轴(HPA)、下丘脑—垂体—甲状腺轴(HPT)及下丘脑—垂体—生长素轴(HPGH)的功能异常。比较一致的阳性发现:抑郁患者血浆皮质醇分泌过多、部分抑郁症患者地塞米松抑制实验阳性、抑郁症患者血浆促甲状腺刺激激素(TSH)显著降低、游离 T4 显著增加、部分抑郁症患者 TSH 对促甲状腺激素释放激素(TRH)的反应迟钝、TSH 反应迟钝随抑郁症状缓解而趋于正常、抑郁症患者生长素(GH)对可乐定刺激反应存在异常、抑郁症患者 GH 对去甲米帕明的反应降低,等等。

有研究发现,HPT 功能的低下与抗抑郁药反应差和早期复发有关。

某些内分泌功能障碍患者继发抑郁障碍的比例比一般人群多,提示二者之间可能存在某种因果关系,同时抑郁障碍的内分泌异常提示调控内分泌系统的下丘脑可能存在某种异常。

(四)神经可塑性

有关抑郁障碍的神经可塑性(neuro-plasticity)研究越来越受到关注。神经可塑性是指神经系统发育过程中大脑对神经活动及环境改变所做出的形态结构和功能活动上的一种可修饰性应答反应。新近研究发现,心境障碍患者的神经可塑性遭到破坏,海马、胼胝体膝下区、眶回、背侧前额叶和杏仁核等部位的皮质容量、神经元、胶质细胞数量减少,抗抑郁治疗可促进新生神经元的增殖和存活。抑郁症患者也存在神经元内信号转导通路的变化。

(五)神经电生理学

多导睡眠图(PSG):睡眠障碍是抑郁障碍的常见症状。PSG 研究发现,抑郁障碍患者的睡眠结构存在大量异常,包括睡眠连续性受损、深睡眠减少、快速眼动睡眠(REM)的潜伏期缩短及上半夜 REM 增加等。抑郁障碍患者 REM 异常可能与毒蕈碱型胆碱能受体(M 受体)敏感有关。随着病情的改善,这些睡眠结构异常在数月内逐渐恢复正常。

事件相关电位(ERP):ERP 是根据现代心理学原理发展起来的一种与刺激事件呈"锁时"关系的脑电活动分析技术,临床常规 ERP 包括 P300、关联负变(CNV)、失匹配负波(MMN)等。ERP 这一领域的研究异常活跃,尤其是与认知功能相关的 N400 已经大量用于抑郁障碍的病理生理机制探索性研究。近年来应用国际情绪图片系统(IAPS)已开始开展情绪诱发 ERP 的相关研究。ERP 相关技术在探索抑郁症的病因学研究方面已取得一些进展,尤其是与功能影像研究的结合,将是一个重要领域。

(六) 神经影像学

近年来,神经影像学用于抑郁障碍的研究已是如火如荼,且大有方兴未艾之势。结构脑影像学(如 CT、MRI)已经发现,抑郁患者存在脑体积改变,比较一致的发现有:侧脑室扩大、海马体积缩小、基底核体积缩小、前额叶皮质亚属的灰质体积减小。

功能影像学研究,尤其是磁共振波谱成像(MRS)及弥散加权功能磁共振成像(DTI)影像学研究方法在抑郁障碍疾病机制的探索中已经取得一定的成果,并可为神经发育、神经元异常活动提供影像学证据。已有的功能影像学证据支持抑郁障碍的环路模型,这个模型认为心境障碍与几个脑区的异常相互作用相关,而不是与单个结构的异常相关。环路涉及额叶、颞叶区域及基底核和丘脑的相关区域。

(七) 病因学的社会学、心理学理论

1. 早期环境

现有研究认为,罹患抑郁障碍与童年期父母分离,特别是离异有关。这种分离主要是分离或离异后导致患者失去照料和家庭不和,即使在未发生父母分离的家庭,家庭不和与缺乏照料也更易导致抑郁障碍。当然,亲子关系明显不良、缺乏关爱与过度保护等童年期经历,也是成年后患抑郁障碍的风险因素。

2. 诱发因素

负性生活事件在抑郁障碍发作前明显增加。生活事件是各种抑郁障碍的重要序曲,导致陷入困境和羞辱感的生活事件与抑郁障碍发作尤为相关。常见的负性生活事件包括丧偶、离婚、问题婚姻、失业、贫困、严重躯体疾病、社会支持缺乏等,均与抑郁发作有关,且具有叠加效应。

诱发因素也可以是某些躯体疾病。

3. 人格因素

某些人格特质可能与抑郁障碍的易患性有关,如环性人格、焦虑型人格、依赖型人格及神经质。这些人格特征和认知类型会制约个体处理特殊生活事件的能力,影响个体对不良环境的反应,使个体更易患抑郁障碍。

4. 精神动力学解释

经典精神分析理论认为,抑郁是一种自我发展的缺陷,是源于某种丧失。这种丧失可以是具体的,也可以且经常是象征性的或内在代表的丧失,即客体丧失,伴随客体丧失,自我认

同退行到口欲期。Freud指出抑郁患者经常批判自己,他假设这种自责实际上是经过掩饰的、对患者所关爱的某人的责备。当爱与敌意同时存在时就发生抑郁了;当失去了所爱的客体,患者感到失望,同时任何赋予该客体的敌意被重新指向患者自身,成为自责。分析心理学认为,抑郁是人格自我的隔离和疏远。

5. 认知理论

抑郁障碍患者存在意识领域的认知活动严重受损,不能集中于目标活动,思维的效能明显下降,广泛的认知功能受损,自我效能严重下降,社会性情感减退。

自动思维成为抑郁障碍患者的主导认知,包括:①两极化思维(一件事要么是完全合我们的意,要么是失败);②选择性抽取(个体抽取一个事实或观念,以支持他的抑郁和消极思维);③武断的推论和消极预测(灾难化:全无根据地把一件事夸大使之变得很可怕;以偏概全:以少数的消极事件得出一个规律或普遍的结论;错贴标签或消极赋义:在错误的基础上对自己贴的标签,是自己的消极观念的来源)等。抑郁障碍患者通常会形成功能不良的核心信念,如"三无三自"(详见后文)。

总之,抑郁障碍的确切病因尚不得而知。最新的研究显示,重度抑郁是由前述因素(遗传、环境和人际因素等)共同决定的,这些决定因素不仅仅是以单纯的叠加方式相互作用,而是以直接或间接的方式交互影响。

三、临床表现

抑郁障碍起病多缓慢,可由精神因素或躯体疾病诱发,常可出现一些前驱症状,如失眠、疲乏、无力、工作学习效率下降、各种内感性不适等。

抑郁障碍的典型表现为抑郁综合征,包括核心症状、基本症状及附加症状。

(一)核心症状

1. 心境低落

表现为持久而显著的情绪低落,忧郁悲观,终日郁郁寡欢、愁眉苦脸、长吁短叹,时常低泣或以泪洗面。轻则"心里压抑""高兴不起来",重则痛不欲生、悲观绝望,有度日如年、生不如死之感,常诉"活着没意思"。也有患者诉"这一年,阳光都没有照到我""眼前从来都是黑暗的"等。

2. 兴趣或愉快感缺失(不伴心境低落属不典型表现)

患者不能从所从事的工作、学习、家庭生活以及娱乐活动中获得应有的快乐体验,这些活动对患者的吸引力明显下降或丧失,常用"什么都没有意思""没心情做事""对生活没有热情"等来表达,客观上可表现为懒散、退缩、少动、回避社交等。

(二)基本症状

1. 精神运动性抑制

表现为思维迟缓、联想困难、言语动作减少。患者感到自己的思维无法开动,"像生锈了的机器",表现为声音低沉、语流缓慢及应答反应时间延长等。少数重度抑郁障碍患者运动缓慢、言语动作减少非常显著,出现不语不动等表现,称抑郁性木僵。部分患者可出现较明显的认知功能损害症状,类似痴呆表现,如计算力、理解判断力下降,记忆力下降等,称为抑郁性假性痴呆(depressive pseudodementia)。患者可因感到精力不足,而疏于料理家务、个人卫生等,显得落魄潦倒、疲乏无力,常独坐一隅、目光呆滞、双肩下垂,显得憔悴苍老。部分患者可阶段性伴发来回踱步、不能静坐、肢体抖动等激越表现。

2. 认知障碍

抑郁障碍患者常有认知过程受损、注意力集中困难、注意力难以持久、记忆困难等,感到做事丢三落四或感到近记忆差。

抑郁障碍患者的认知内容改变主要表现为自我评价过低,集中表现为"三无三自"。所谓"三无"指患者感到无望(hopeless)、无助(helpless)、无价值(worthless)。无望是患者感到自己无论是现在还是对未来都感到没有希望,甚至是绝望;无助是患者感到自己总是处于孤立无援的处境,虽然周围人帮助他关心他仍感到这些帮助无济于事;无价值是指患者感到自己所做的一切毫无价值,甚至自己的存在对自己或他人也毫无价值,既一无是处,又一无可取。所谓"三自"指患者在"三无"基础上出现的自责(self-blame)、自罪(self-crime)、自杀(suicide)。自责指患者过分夸大自己的过失与错误、过分责备自己,如反复回忆自己曾有的过失,检讨自己的错误,而实际上仅仅是在过去某事件中存在的微不足道的过失;自罪指患者毫无根据地认为自己有严重过失或错误,甚至坚信自己犯了某种罪恶,对不起身边的人,对不起家庭、单位、社会等,可有拒食、拼命工作等赎罪表现,严重者表现为罪恶妄想;自杀,患者觉得生不如死,活着没有意思,主动采取行动以结束自己生命,可分为自杀观念、自杀企图、自杀未遂、自杀等。有研究报道,抑郁障碍患者最终约15%死于自杀。

3. 生物学症状

抑郁障碍患者存在较多的生物学症状,包括精力缺乏、心境昼夜节律变化、睡眠障碍、性欲下降、食欲下降、便秘、体重下降、月经紊乱、闭经等。睡眠障碍常见,早醒性失眠最具特征性,也有入睡困难、反复醒转等,少数可为睡眠增多。性功能障碍多数为性欲下降,少数患者可出现性功能亢进。食欲障碍多数为食欲减退、纳差,少数可出现食欲亢进。

躯体不适主诉,在抑郁障碍患者中也很常见,可涉及各脏器。加之上述生物学症状,这些症状与不适是不少抑郁症患者首先到综合医院就诊的原因。躯体不适表现形式多样,最常见的是身体各处的疼痛不适、便秘、疲劳等。患者可伴疑病的先占观念,继而可导致患者在不同的综合医院、不同的专科辗转求治。

(三)附加症状

1. 精神病性症状

部分抑郁障碍患者在情绪低落的基础上,可以出现关系妄想、被害妄想、罪恶妄想等思维内容障碍。抑郁障碍患者出现幻觉很少见,可出现与自责自罪等负性评价有关的第二人称幻听及与自杀有关的命令性幻听。这些精神病性症状一般与心境一致,也可有短暂性的与心境不一致的精神病性症状,称精神病性抑郁(psychotic depression)。

2. 其他症状

部分抑郁障碍患者可出现人格解体、强迫症状、惊恐发作和分离症状,临床实践中并不少见,且有时在病程的某一阶段为主要临床相。

抑郁障碍常与焦虑障碍、精神病性症状、物质依赖(特别是酒依赖)、躯体疾病或躯体症状(如糖尿病)及中枢神经系统疾病(如帕金森病)等共病,其中焦虑抑郁共病可达50%。抑郁障碍共病较多,使其临床表现更复杂,导致抑郁障碍的处理更棘手,且会增加患者自杀的危险性。下列共病症状是预测抑郁障碍患者近期自杀的指征:①有严重的精神性焦虑;②有惊恐发作;③有中度酒依赖病史;④明显的失眠;⑤严重的悲观绝望。

四、诊断和鉴别诊断

(一)诊断标准

CCMD-3 有关抑郁障碍的诊断标准

[症状标准] 以心境低落为主,并至少有下列4项:

1. 兴趣丧失、无愉快感;

2. 精力减退或疲乏感;

3. 精神运动性迟滞或激越;

4. 自我评价过低、自责,或有内疚感;

5. 联想困难或自觉思考能力下降;

6. 反复出现想死的念头或有自杀、自伤行为;

7. 睡眠障碍,如失眠、早醒,或睡眠过多;

8. 食欲降低或体重明显减轻;

9. 性欲减退。

[严重标准] 社会功能受损,给本人造成痛苦或不良后果。

[病程标准]

1. 符合症状标准和严重标准且至少已持续2周。

2. 可存在某些分裂性症状,但不符合分裂症的诊断。若同时符合分裂症的症状标准,在分裂症状缓解后,满足抑郁发作标准至少2周。

[排除标准] 排除器质性精神障碍或精神活性物质和非成瘾物质所致抑郁。

根据严重程度及有无精神病性症状,可分为轻性抑郁症、无精神病性症状的抑郁症、有精神病性症状的抑郁症。

DSM-5 抑郁症的诊断标准

1. 在同样的2周时期内,出现5个或以上的下列症状,表现出与先前并且较既往有显著的功能变化,其中至少有一项是:心境抑郁或丧失兴趣或愉快感。(注:不包括那些能够明确归因于其他躯体疾病的症状)

(1)几乎每天大部分时间都心境抑郁,既可以是主观的报告(如感到悲伤、空虚、无望),也可以是他人的观察(如流泪)(注:儿童和青少年可能表现为心境易激惹)。

(2)几乎每天或每天的大部分时间,对于所有或几乎所有的活动兴趣或乐趣都明显减少（既可以是主观体验，也可以是观察所见）。

（3）在未节食的情况下体重明显减轻，或体重增加（例如一个月内体重变化超过原体重的 5%），或几乎每天食欲都减退或增加（注：儿童则可表现为未达到应增体重）。

（4）几乎每天都失眠或睡眠过多。

（5）几乎每天都精神运动性激越或迟滞（由他人观察所见，而不仅仅是主观体验到的坐立不安或迟钝）。

（6）几乎每天都疲劳或精力不足。

（7）几乎每天都感到自己毫无价值，或过分地，或不恰当地感到内疚（可达到妄想的程度，并不仅仅是因为患病而自责或内疚）。

（8）几乎每天都存在思考或注意力集中的能力减退或犹豫不决（既可以是主观的体验，也可以是他人的观察）。

（9）反复出现死亡的想法（而不仅仅是恐惧死亡），反复出现没有特定计划的自杀观念，或有某种自杀企图，或有某种实施自杀的特定计划。

2. 这些症状引起有临床意义的痛苦，或导致社会、职业或其他重要功能方面的损害。

3. 这些症状不能归因于某种物质的生理效应，或其他躯体疾病。

注：诊断标准 1—3 构成了重性抑郁发作。

4. 这种重性抑郁发作的出现不能更好地用分裂情感性障碍、精神分裂症、精神分裂样障碍、妄想性障碍，或其他特定和非特定精神分裂症谱系及其他精神病性障碍来解释。

5. 从无躁狂发作或轻躁狂发作。

注：若所有躁狂样或轻躁狂样发作都是由物质滥用所致的，或归因于其他躯体疾病的生理效应，则此排除条款不适用。

重性抑郁障碍的诊断编码是基于单次发作或反复发作。只有目前符合重性抑郁发作的全部诊断标准时，才能标明目前的严重程度和精神病性特征。只有目前没有符合重性抑郁发作的全部诊断，才能标明缓解的标注。

单次、反复发作，均可标注轻度、中度、重度、伴精神病性特征、部分缓解、全部缓解、未特定。如果一个发作被认为是复发，那么在不同的发作之间必须有至少连续 2 个月的时间间隔，而这些时间间隔不符合重度抑郁发作的标准。存在精神病特征，不论发作严重程度，均编码"伴精神病性特征"。

记录诊断的名称，应按以下顺序：重度抑郁障碍，单次或反复发作，严重程度/精神病性/缓解标注，接着再记录下述适用于当前发作的没有编码的标注：伴焦虑痛苦、伴混合特征、伴忧郁特征、伴非典型特征、伴心境协调的精神病性特征、伴心境不协调的精神病性特征、伴紧张症、伴围产期起病、伴季节性模式。

ICD-11 有关抑郁障碍的诊断标准

为描述性定义，缺乏操作性：各种抑郁障碍表现为抑郁心境（如感到悲伤、易激惹、空虚）或愉悦感的丧失，伴有其他认知、行为或植物神经性的症状，对个体功能水平有显著影响。抑郁障碍的诊断不适用于既往经历过躁狂、混合性或轻躁狂发作的个体。

单次发作抑郁障碍：表现为 1 次抑郁发作，且既往无抑郁发作史。抑郁发作表现为一段时间内几乎每天伴有抑郁心境或对活动的兴趣减少,持续至少2周,并伴有其他症状,如集中注意力困难,无价值感或过度而不适当的内疚自罪,无望感,反复的死亡或自杀的想法,睡眠或食欲的变化,精神运动性的激越或迟滞,精力减退或乏力。既往从未经历过躁狂、混合性或轻躁狂发作。

复发性抑郁障碍:表现为至少出现2次以上的抑郁发作(表现同前),2次发作间隔至少数个月内没有显著的心境紊乱。

按症状严重程度及社会功能影响程度,两类抑郁障碍均可分为轻度、中度(伴或不伴精神病性症状)、重度(伴或不伴精神病性症状)。

(二)鉴别诊断

1. 躯体疾病所致抑郁障碍

许多躯体疾病与抑郁障碍有关,可能导致抑郁的常见躯体疾病包括神经系统疾病(如癫痫、帕金森病、脑血管疾病)、感染性疾病(如HIV、神经梅毒)、心脏疾病(如冠心病、心衰、心肌病)、内分泌和代谢疾病(如甲状腺功能减退、糖尿病)、炎症性疾病及肿瘤等。躯体疾病所致精神障碍机制可能是疾病本身、药物治疗的反应或药物治疗的结果,或者是这些因素联合作用的结果。

2. 物质滥用、药物使用继发的抑郁

酒精是最常见的能够单独引起抑郁障碍的物质。临床实践中,抑郁与物质滥用可有互为因果的影响。必须仔细进行临床评估,包括物质滥用史及心境障碍史。

可能导致抑郁障碍的物质或药物包括:中枢神经系统抑制剂(酒精、可乐定、安定类药)、中枢神经系统药物(金刚烷胺、左旋多巴、某些抗精神病药)、苯丙胺类、皮质类固醇、某些降压药、抗生素、抗肿瘤药、干扰素等等。

3. 双相抑郁

抑郁发作是双相障碍最多见的症状,任何以抑郁症状群就诊的患者,均须考虑双相障碍的可能。这对治疗具有重要意义,因为双相抑郁必须谨慎使用抗抑郁剂。30%～50%的重性抑郁障碍是双相Ⅱ型障碍。可能"转为"双相抑郁的线索:发病早、产后抑郁、季节性情绪变化、睡眠增多或精神运动缓慢、严重快感缺乏、紧张症性和/或精神病性抑郁、双相障碍家族史、药源性躁狂或轻躁狂、抑郁发作次数多、甲状腺功能减退等。

4. 其他精神障碍继发的抑郁

几乎所有其他精神障碍都可有抑郁症状,如精神分裂症、焦虑症、强迫症、创伤后应激障碍(PTSD)、痴呆等,需要仔细辨别。如果抑郁发作是双相障碍或分裂情感性障碍的一部分,则不能诊断为抑郁障碍。

五、治疗

抑郁障碍的治疗目标是:①提高抑郁障碍的临床治愈率,最大限度减少病残率和自杀率。成功治疗的关键在于彻底消除临床症状,减少复发风险。②提高生存质量,恢复社会功能,达到真正意义的治愈,而不仅是症状的消失。③预防复发。抑郁障碍为高复发性疾病(>50%)。据报道,环境、行为和应激可以改变基因表达。抑郁复发可影响大脑生化过程,增加对环境应激的敏感性和复发的风险。药物虽非病因治疗,却可通过减少发作和降低基因激活的生化改变而减少复发。

(一)抑郁障碍的药物治疗

1. 治疗原则

抗抑郁药是当前治疗各种抑郁障碍的主要药物,能有效解除抑郁心境及伴随的焦虑和躯体症状,有效率约 50%。根据国外抑郁障碍药物治疗规则,急性期推荐使用新型抗抑郁药,如 SSRIs、SNRIs、NaSSAs 等类药物。总之,需因人而异、合理用药。

抗抑郁药治疗的总体原则是:

(1)充分评估与监测原则。

(2)确定药物治疗时机原则:暂时不愿接受药物治疗的轻度抑郁障碍患者,2 周内应接受进一步的评估,以决定是否用药。中重度抑郁障碍应尽早开始药物治疗。

(3)个体户用药原则:应根据临床因素对抗抑郁药物进行个体化选择,如考虑性别差异、年龄、既往用药史等,有自杀意念的患者避免一次处方大量药物。选择抗抑郁药主要考虑的因素包括安全性、有效性、经济性、适当性。

(4)抗抑郁剂单一使用原则:尽可能单一用药;对难治性病例可以联合用药以增加疗效;伴有精神病性症状的抑郁症,应采取抗抑郁剂和抗精神病药联合治疗。

(5)确定起始剂量及剂量调整原则:结合耐受性评估,选择适宜的起始剂量,根据药动学特点制定适宜的药物滴定速度,通常在 1~2 周内达到有效剂量。

(6)换药原则:依从性好的患者,足量治疗 4 周仍无效,考虑换药。换药也可以是同种类药,但如果已使用 2 种同种类抗抑郁剂无效,建议换不同种类的药物。

(7)联合治疗原则:当换药治疗仍无效时,可以考虑 2 种机制不同的抗抑郁剂联合使用以增加疗效,很少有证据表明 2 种以上抗抑郁剂联合治疗有效。必要时可以考虑联合锂盐、非典型抗精神病药、三碘甲状腺原氨酸等。

(8)停药原则:对再次发作风险很低的患者,维持期治疗结束后数周内逐渐停药,如果存在残留症状,最好不要停药。停药后,应坚持随访,有需要时可快速回到原有药物的有效治疗剂量。

(9)加强宣教原则:讨论治疗方案,增加依从性。

(10)治疗共病原则。

2. 常用药物

目前在临床使用的抗抑郁剂种类繁多,对经典的重性抑郁障碍,各类药疗效相当,不同制剂之间的主要区别在于其不良反应。疗效不同,与疾病亚型有关。临床使用宜根据不同疾病亚型、依从性、副反应、药效经济学等因素选择不同的药。

(1)选择性 5-HT 再摄取抑制剂(SSRIs):应用广泛,具有疗效好、不良反应少、耐受性好、服用方便等特点,但镇静作用弱。主要有氟西汀、帕罗西汀、舍曲林、氟伏沙明、西酞普兰、艾司西酞普兰。有效剂量:氟西汀 20~60 mg/d、帕罗西汀 20~60 mg/d、舍曲林 50~200 mg/d、氟伏沙明 50~300 mg/d、西酞普兰 20~60 mg/d、艾司西酞普兰 10~20 mg/d。

常见不良反应有失眠、头痛、激越、厌食、恶心、呕吐、性功能障碍等,长期使用可有体重增加。与单胺氧化酶抑制剂(MAOIs)、氯米帕明、色氨酸等联用,可能出现一种少见的副反应——5-HT 综合征(心悸、激越、肌肉痉挛、谵妄、高热、心律失常、昏迷、死亡等)。一旦发生,必须停药、对症治疗,5-HT 受体拮抗剂赛庚啶或普萘洛尔可能有用。

(2) 选择性 5-HT 及 NE 再摄取抑制剂(SNRIs):常用的有文拉法辛、度洛西汀及米那普仑,对伴有焦虑症状、躯体不适症状的抑郁障碍患者可能疗效更佳。SNRIs 均可诱发躁狂发作,且不能与 MAOIs 合用。文拉法辛常用剂量 75～300 mg/d,常见不良反应有恶心、口干、出汗、乏力、焦虑、震颤、阳痿和射精障碍。不良反应的发生与剂量有关,大剂量(>200 mg/d)时血压可能轻度升高。度洛西汀常用剂量 60 mg/d,对伴有躯体症状尤其是疼痛的抑郁患者疗效较好,最常见的不良反应包括恶心、口干、便秘、食欲下降、疲乏、嗜睡、出汗增多。米那普仑常用剂量为 100～200 mg/d,常见的不良反应包括焦虑、眩晕、发热潮红、出汗、恶心、便秘、排尿困难等,对肝脏的细胞色素 P450 酶没有影响,很少发生药物的相互作用。

(3) NE 及特异性 5-HT 能抗抑郁药(NaSSA):具有 NE 和 5-HT 双重作用机制的新型抗抑郁药。米氮平是代表药,其主要作用机制为增强 NE、5-HT 能的传递及特异阻滞 5-HT$_2$、5-HT$_3$ 受体,拮抗中枢去甲肾上腺素能神经元突触 α_2 自身受体及异质受体。尤其适用于重度抑郁和明显焦虑,激越及失眠的抑郁患者。常用剂量 30～45 mg/d,常见不良反应为镇静、嗜睡、头晕、疲乏、食欲和体重增加,对性功能几乎没有影响。

(4) 5-HT 平衡抗抑郁剂(SMA):代表药为曲唑酮,伴有镇静作用,适用于伴焦虑、失眠的轻、中度抑郁。常用剂量 150～300 mg/d,常见副反应为头疼、镇静、体位性低血压、口干、恶心、呕吐、无力,少数可能引起阴茎异常勃起。有报道,曲唑酮对勃起功能障碍有效,提示对性欲减退明显的抑郁患者可能更适用。

(5) NE 及 DA 再摄取抑制剂(NDRIs):代表药为安非他酮,化学结构与精神兴奋药苯丙胺类似,是一种中度 NE 和相对弱的 DA 再摄取抑制剂,不作用于 5-HT。适用于各种抑郁障碍。据报道该药转躁风险小,尤其适用于双相抑郁患者。常用剂量 150～450 mg/d,缓慢加量,因半衰期短,一般分为 3 次口服,每次剂量不应大于 150 mg。常见副反应为失眠、头疼、坐立不安、恶心和出汗。优点是无抗胆碱能不良反应,心血管不良反应小,无镇静作用,不增加体重,不引起性功能改变,转躁可能性小。但可能会引起精神病性症状或癫痫大发作。研究发现安非他酮对乙酰胆碱受体存在非竞争性抑制作用,具有戒烟作用。

(6) 可逆性单胺氧化酶抑制剂(RMAOI):代表药为吗氯贝胺,尤其适用于非典型抑郁症、伴有焦虑或疼痛等症状的抑郁症。常用剂量 150～600 mg/d,吗氯贝胺具有高度选择性,不良反应少且轻微,主要有恶心,其次为口干、便秘、头痛、眩晕、失眠、体位性低血压等。因其具有抑制单胺氧化酶的特性,所以与许多药物之间存在着相互作用的可能性,应避免与 TCAs、SSRIs 及含有拟交感神经作用化合物的非处方药物(如某些感冒药)联用。

(7) 三环类抗抑郁药(TCAs):代表药物有阿米替林、多塞平、氯米帕明等,因副反应较多,20 世纪 90 年代以来,随着新型抗抑郁剂的不断问世而逐渐减少。马普替林(Maprotiline)属四环类,但其药理性质与 TCAs 相似。

（8）其他

①瑞波西汀：一种选择性 NE 再摄取抑制剂。长期治疗能有效预防抑郁症的复发。常用剂量 8～12 mg/d，本药耐受性好，不良反应较少，常见不良反应为口干、便秘、失眠、勃起困难、排尿困难、尿潴留、心率加快、静坐不能、眩晕或体位性低血压。

②米安舍林：一种四环类抗抑郁药，适用于有焦虑、失眠的抑郁患者，推荐剂量 30～90 mg/d。本药抗胆碱能、心血管不良反应小，对肝、肾功能影响小。主要不良反应有头晕、乏力、思睡。罕见粒细胞减少。

③噻奈普汀：一种 5-HT 再摄取激动剂，尤其适用于是老年抑郁症，推荐剂量为 12.5 mg，每日 3 次。常见不良反应有上腹疼痛、腹痛、口干、厌食、恶心、呕吐、便秘、胀气、失眠、多梦、虚弱、眩晕、头痛、心动过速等。

④氟哌噻吨/美利曲辛复方制剂：氟哌噻吨是一种抗精神病药，小剂量具有抗焦虑和抗抑郁作用。美利曲辛是一种抗抑郁剂，低剂量应用时，具有兴奋性。此药具有抗抑郁、抗焦虑和兴奋特性。适用于轻、中度的抑郁症，尤其是心因性抑郁，躯体疾病伴发抑郁，围绝经期抑郁，酒依赖及药瘾伴发的抑郁。常用剂量每天 2 片。长期使用可能出现锥体外系反应（如迟发性运动障碍），突然停药会引起撤药综合征，故有一定的局限性。

（9）新型抗抑郁剂

①阿戈美拉汀（agomelatine：）是一种新型抗抑郁药物，其作用机制突破了传统单胺类递质系统，通过激活 MT1 和 MT2 受体，提高睡眠质量，恢复生物节律；通过拮抗突触后膜的 5-HT$_{2C}$ 受体，可以增加前额叶皮质 DA 和 NE 的释放，发挥抗抑郁的作用。该药于 2009 年 2 月在欧盟获得上市批准，2011 年在我国上市。每日 1 次，一次 25 mg，睡前服用。如果治疗两周后症状改善不明显，可逐渐增加剂量至 50 mg，每日 1 次，睡前服用。总体耐受性较好，常见的不良反应有头痛、恶心、头晕、嗜睡、失眠、视物模糊、感觉异常、腹泻、口干等。对肾功能、心电图等未见有临床意义的影响，对性功能影响较小，不引起体重改变。但是，阿戈美拉汀有引起血清丙氨酸转氨酶（ALT）和天冬氨酸转氨酶（AST）升高的不良反应。由于其独特的作用机制，阿戈美拉汀除了改善抑郁情绪，还具有调节睡眠和生物节律、性功能影响少、耐受性好、不影响体重、撤药反应小等优势。

②伏硫西汀（vortioxetine）：具有多重模式作用机制的新型抗抑郁药，对 SERT 有高亲和力，抑制 SERT、拮抗 5-HT$_3$、5-HT$_7$、1D，激动 5-HT$_{1A}$、部分激动 1B，并增强谷氨酸信号通路来改善情绪及认知。伏硫西汀，推荐剂量 5～20 mg/d。其半衰期长，主要经 CYP2D6 氧化代谢，对肝肾影响小，不需要对发生轻至重度肾损害、终末期肾病或轻至中度肝损害的个体进行剂量调整。常见副反应有恶心、口干、头痛、腹泻等；目前的数据显示，对体重影响小，性功能障碍、睡眠紊乱的发生率与安慰剂相近。

③氯胺酮、艾司氯胺酮（ketamine，esketamine）：艾司氯胺酮是一种新型抗抑郁药，是一种已知的 NMDA 受体拮抗剂和可能的 AMPA 受体激动剂。2019 年 3 月被 FDA 首次批准用于难治性抑郁症。已有的研究中，包括静脉注射、鼻内和口服等剂型。已有研究证实，艾司氯胺酮治疗难治性抑郁症起效快速（2 h 内），能迅速消除患者的自杀意图，改善抑郁症状的作用较为肯定，且具有起效快、作用持久等特点，但临床研究样本量较小，缺乏远期安全性及疗效性的评

估,且存在滥用和误用等风险,作为抗抑郁药真正投入临床使用还有很长一段路要走。

抑郁障碍的治疗的药物种类繁多,SSRI、SNRI 和其他一些新型抗抑郁药因为安全性耐受性方面的优势成为 A 级推荐,大量循证证据支持这些药可以有效治疗抑郁症,并且不同药物的有效性和总体不良反应发生率相当。2018 年 Lancet 在线发表纳入 522 项双盲 RCT、共 116 477 份样本的大型系统回顾和网络荟萃分析,结果发现:所有 21 种抗抑郁药物对成人重性抑郁障碍的疗效都比安慰剂更有效,几乎没有一种药肯定优于另一种的证据。"头对头"研究发现:阿戈美拉汀、阿米替林、艾司西酞普兰、米氮平、帕罗西汀、文拉法辛、伏硫西汀疗效优于其他抗抑郁剂;阿戈美拉汀、西酞普兰、艾司西酞普兰、氟西汀、舍曲林、伏硫西汀可接受性优于其他抗抑郁剂。

3. 对不同类型抑郁症的治疗建议

(1)伴有明显激越的抑郁症的治疗:抑郁症患者可伴有明显激越,女性围绝经期抑郁症患者激越更常见。伴有明显激越和焦虑的抑郁症患者往往病情较严重,药物治疗起效较慢,且疗效较差,较容易发生自杀。在治疗中可考虑选用有镇静作用的抗抑郁剂,如氟伏沙明、米氮平、曲唑酮以及 TCAs 等。在治疗的早期,可合并苯二氮䓬类药(如劳拉西泮、氯硝西泮)或小剂量非典型抗精神病药(如奥氮平、喹硫平等)。

(2)伴有强迫症状的抑郁症的治疗:抑郁症患者可伴有强迫症状,强迫症患者也可伴有抑郁,两者相互影响。有人认为伴有强迫症状的抑郁症患者预后较差。药物治疗通常使用的剂量较大,如氟伏沙明可用至 200~300 mg/d、舍曲林 150~250 mg/d、氯咪帕明 150~300 mg/d、氟西汀 40~60 mg/d。

(3)伴有精神病性症状的抑郁症的治疗:使用抗抑郁药物治疗的同时,可合并第二代抗精神病药或第一代抗精神病药物,如利培酮、奥氮平、喹硫平及舒必利等,剂量可根据精神病性症状的严重程度适当进行调整,当精神病性症状消失后,继续治疗 1~2 个月,若症状未再出现,可考虑缓慢减药,直至停药。

(4)伴有躯体疾病的抑郁障碍的治疗:伴有躯体疾病的抑郁障碍,其抑郁症状可为脑部疾病的症状之一,如脑卒中,尤其是左额叶、额颞侧的卒中;抑郁症状也可能是躯体疾病的一种心因性反应;也可能是躯体疾病诱发的抑郁障碍。躯体疾病与抑郁症状同时存在,相互影响。抑郁障碍常常会加重躯体疾病,甚至使躯体疾病恶化,导致死亡,如冠心病、脑卒中、肾病综合征、糖尿病、高血压等。躯体疾病也会引起抑郁症状的加重。故需有效地控制躯体疾病,并积极地治疗抑郁。治疗可选用不良反应少、安全性高的 SSRIs 或 SNRIs 药物。如有肝肾功能障碍者,抗抑郁药的剂量不宜过大。若是躯体疾病伴发抑郁障碍,经治疗抑郁症状缓解,可考虑逐渐停用抗抑郁药;若是躯体疾病诱发的抑郁障碍,抑郁症状缓解后仍需维持治疗。

4. 双相抑郁的处理

双相抑郁的治疗是精神疾病中治疗最复杂的。如果治疗不恰当,会带来更多自杀企图、更多心理社会功能损害、更多共病、更多住院治疗时间、更多不合理治疗、更多复发且周期加快。故,如果明确为双相抑郁发作,建议前往精神专科治疗。心境稳定剂(包括碳酸锂、抗癫痫药、某些非典型精神药物)为基础治疗药物,可以单独使用,如碳酸锂、拉莫三嗪、喹硫平等。

抗抑郁药物在双相抑郁中的使用必须谨慎，要善于甄别转躁的线索。双相抑郁患者抗抑郁剂的使用指征：首先必须同时已经使用有效剂量的心境稳定剂；过去以抑郁发作为主要临床相；抑郁发作持续时间较长（如超过 1 个月）；急性抑郁发作，病情严重或有严重自杀倾向者（轻/中度抑郁不使用）；非快速循环发作或混合发作患者。一旦出现轻躁狂或躁狂症状，立刻停用抗抑郁剂。一般可首选几无转躁作用的安非他酮，其次选用 SSRIs，而不宜选用 TCAs。文拉法辛和米氮平的转躁狂作用尚不清楚。

5. 难治性抑郁症的处理

抑郁障碍经过抗抑郁治疗，如果疗效不好，应该考虑是否为双相障碍，是否存在躯体疾病，如系统性红斑狼疮（SLE）、甲状腺功能减退、潜在的某些恶性肿瘤、神经系统疾病、维生素 B12 缺乏等。是否存在精神科共病，如惊恐障碍、广泛性焦虑症、强迫症等。

难治性抑郁症的概念目前尚无统一的标准，一般认为：用现有的两种或两种以上不同化学结构的抗抑郁药，经足够剂量（治疗量上限，必要时测血药水平）足够疗程（6 周以上）治疗，无效或收效甚微者即为难治性抑郁症。难治性抑郁症占抑郁症患者的 $10\%\sim20\%$。

一旦考虑为难治性抑郁症，应该转精神专科治疗。对于难治性抑郁症，必须首先评估"为什么难治"：诊断是否正确；是否伴随精神病性症状；既往治疗是否恰当；不良反应是否有效剂量所致；依从性；给药途径；疗效评估方式；是否有影响疗效的躯体及精神合并症；其他干扰治疗的因素（如药物可及性）等等。

对难治性抑郁症应采取以下治疗策略：①增加抗抑郁药物的剂量：增加原用抗抑郁药的剂量，至最大治疗剂量的上限。在增量过程中应注意药物不良反应，有条件的应监测血药浓度。②抗抑郁药物合并增效剂：具体方案可以合并使用锂盐、甲状腺素、$5HT_{1A}$ 受体拮抗剂（如丁螺环酮、坦度螺酮）、苯二氮䓬类药物、第二代抗精神病药物、抗癫痫药物等。③两种不同类型或不同药理作用机制的抗抑郁药物的联合使用，此时应特别预防 5-HT 综合征的出现。④无抽搐电休克治疗（MECT）。

（二）抑郁障碍的心理治疗

所有抑郁障碍患者，不管他接受了何种其他治疗，一般也都需要心理治疗，这可为他们提供教育、保证和鼓励。教育和保证还应该包括亲密的家庭成员。

心理治疗可以作为抗抑郁药物治疗的替代或辅助手段，轻中度抑郁可以首选心理治疗。有研究显示，对于中度抑郁，心理治疗与药物治疗的疗效相当。一般而言，抑郁障碍的心理治疗可以达到如下目的：减轻或缓解症状；恢复正常的心理社会工作；预防复发；改善服药依从性；矫正因抑郁症状产生的继发后果（如婚姻家庭问题、自卑等）。有关心理治疗的具体理论及实施等，参阅相关专著。

1. 支持性心理治疗

支持性心理治疗关系的建立与保持是抑郁障碍治疗的关键。目标是找出和解决目前的生活困境，利用患者的力量和可获得的应对资源；找出患者所关注的主要问题后，设计出可行的逐步解决的方案。

2. 认知行为治疗（CBT）

CBT 的基本目标是帮助患者纠正他们对生活处境和抑郁症状的看法和行为。CBT 在缓解抑郁症状方面优于等待治疗,抗抑郁药物合并 CBT 对于中重度抑郁障碍患者的疗效优于单独的药物治疗。CBT 治疗可以减少复发。Meta 分析证实 CBT 在治疗单相抑郁时能不断产生巨大作用,疗效肯定。Wiles 等的研究表明抗抑郁药联合 CBT 对难治性抑郁更有效,比值比(OR)3.26。

3. 人际关系心理治疗(IPT)

英国临床优化研究所对抑郁障碍患者的 IPT 进行了总结,认为 IPT 比安慰剂更有效,与抗抑郁剂疗效相当,合并药物治疗比单独使用任何一种治疗更有效。

4. 其他心理治疗

配偶治疗及心理动力学治疗对抑郁障碍也有一定疗效,但相关研究较少。

(三)抑郁障碍的其他治疗

1. 电休克治疗(ECT)

ECT 对所有抑郁障碍均有效,大量的临床研究和观察证实 ECT 是一种非常有效的对症治疗方法,它能使病情迅速得到缓解,有效率可高达 70%~90%。抑郁障碍急性期 8~12次,维持治疗 1 次/周或月。主要适应证有:①严重抑郁,有强烈自伤、自杀企图及行为者,以及明显自责自罪者,ECT 应是首选的治疗方法;②伴有妄想的患者、抑郁性木僵患者;③有明确躯体疾病不能使用抗抑郁剂;④抗抑郁药物治疗无效或对药物治疗不能耐受者。

禁忌证:没有绝对禁忌证。相对禁忌证:颅内压升高、颅内出血、嗜铬细胞瘤、近期心肌梗死发作、颅内占位、不稳定的血管瘤或畸形。

目前大多使用改良电痉挛治疗,又称无抽搐电休克治疗,MECT 的并发症的发生率较 ECT低,而且程度较轻,但可出现麻醉意外、延迟性窒息、严重心律不齐,应立即给予心肺复苏。

具体操作流程参阅相关专著和治疗指南。

2. 其他

光照治疗、睡眠剥夺治疗、经颅磁刺激治疗、深部脑刺激治疗等,也可作为辅助治疗措施,对某些抑郁可能有效。这些治疗方法的疗效和实用性有待进一步证实。

(四)抑郁障碍的维持治疗

抑郁症为高复发性疾病,因此需要维持治疗以防止复发。WHO 推荐单次发作、症状轻、间歇期长(≥5 年)者,一般可不维持治疗。多数意见认为首次抑郁发作维持治疗为 6~8个月。下列情况建议长期维持治疗:经常或多次发作病史(3 次或以上);双重抑郁症(重性抑郁症加上心境恶劣);60 岁后发病;单次发作的持续时间长;有情感障碍家族史;在继续治疗期症状控制不佳;同时共患焦虑障碍或物质滥用。急性期治疗剂量作为维持治疗的剂量,能更有效防止复发。

六、预后

大多数抑郁障碍经过正规的系统治疗后能够完全缓解或临床痊愈。近年来国外的随访研究发现,约 35%~40% 的抑郁障碍患者会在 5~10 年里因各种原因死亡,自杀约占其中的

30%～40%,终身自杀率中位数为15%;2008年世界卫生组织(WHO)抑郁症中重度残疾发生率为98.7/100万,排第三位。

预后良好的预测指标:无精神病性症状,住院时间短或抑郁时间短,家庭功能良好。预后较差的预测指标包括:合并精神病性症状,物质滥用,起病年龄小,首次确诊发作持续时间长及需要住院。

〔苏州市广济医院　杜向东〕

第二节　焦虑障碍

一、概述

(一)基本术语

焦虑:又称生理性焦虑或正常的焦虑,是人类在与环境作斗争及生存适应的过程中发展起来的基本人类情绪,是由紧张、焦急、忧虑、担心和恐惧等感受交织而成的一种复杂的情绪反应。特点是:有一定的原因、可以理解、反应适度。

焦虑症状:又称病理性焦虑,指在缺乏相应的客观因素情况下,个体表现为顾虑重重、紧张恐惧,以至搓手顿足似有大祸临头,惶惶不可终日,伴有心悸、出汗、手抖、尿频等自主神经功能紊乱症状,并导致社会功能损害。可见于多种精神疾病或躯体疾病。

焦虑综合征:典型表现包含三个方面:①心理方面:对危险的过高的评价和防御反应,持续的精神紧张、不安、痛苦的情绪,注意力不集中、思维效率下降,主观体验到紧张不安、提心吊胆,好像大祸临头;②生理方面:增高的中枢神经系统警觉水平,可伴有睡眠障碍,增高的机体交感神经系统的反应,心跳加快、出汗、口干、肌肉紧张、震颤,可有内脏器官功能失调及多系统的躯体症状;③行为方面:无目的行为动作增多,行为效能下降,运动性不安(如坐卧不宁、搓手顿足、来回走动等),难以采取现实目标指向的行为,可有缓解焦虑的行为,如回避、退缩、寻求刺激、物质依赖等。

(二)概念演变及分类

焦虑障碍(anxiety disorder)是指在没有脑器质性疾病或其他精神疾病的情况下,以精神和躯体的焦虑症状为主要突出特点的异常状态。

早在1884年弗洛伊德即从神经衰弱中分出一部分具有共同特征的症状,并命名为焦虑性神经症,但并没有给其明确的诊断标准。直到DSM-Ⅲ取消神经衰弱的诊断后,焦虑障碍才成为一个独立的诊断单元。随着对焦虑障碍的认识不断深入,目前DSM、ICD分类诊断系统均有不断的变化。

在DSM-Ⅳ-TR中焦虑障碍包括惊恐障碍(PD)、广场恐惧症、不伴广场恐惧的PD、无PD病史的广场恐惧症、特殊恐惧症,社交恐惧症、强迫症(OCD)、创伤后应激障碍(PTSD)、急性应激障碍和广泛性焦虑障碍(GAD)。DSM-5(2013年)焦虑障碍包括:分离焦虑障碍、选择性缄默症、特定恐惧症、社交焦虑障碍(社交恐惧症)、惊恐障碍、广场恐惧症、物质/药物诱发的焦虑障碍、其他躯体情况所致焦虑障碍、其他特定性焦虑障碍、未特定的焦虑障碍等。将强迫及相关障碍、创伤和应激相关障碍从焦虑障碍中移出。

ICD-10(1994 年)将"F40-F48 神经症性、应激相关的及躯体形式的障碍"放在同一个大类,认为症状的混合是很常见的。其中焦虑障碍包括:恐惧性焦虑障碍(广场恐惧、社交恐惧、其他恐惧性焦虑障碍)、其他焦虑障碍(惊恐障碍、广泛性焦虑障碍、混合性焦虑和抑郁障碍、其他混合性焦虑障碍、其他特定的焦虑障碍)、强迫性障碍。

ICD-11(2018 年)中焦虑及恐惧相关障碍包括:广泛性焦虑障碍、惊恐障碍、场所恐惧症、特定恐惧症、社交焦虑障碍、分离焦虑障碍、选择性缄默症、其他特定焦虑及恐惧相关障碍、未特定的焦虑及恐惧相关障碍。

在 CCMD-3 中,焦虑症归类于神经症范畴,仅包括惊恐障碍(PD)和广泛性焦虑障碍(GAD)。

本节的焦虑障碍主要介绍 PD、GAD 及恐惧症。

(三)流行病学

焦虑障碍的起病年龄通常较早,80%~90%在 35 岁以前起病,其发病高峰年龄是 10~25 岁。不同焦虑障碍亚型的发病年龄有所不同:特殊恐惧障碍与社交恐惧障碍通常起病于童年期或青春早期,一般发病年龄不超过 20 岁;GAD、PD 及场所恐惧障碍多起病于青春后期和成年早期,平均首发年龄在 25~30 岁之间。

美国国家共病研究再调查发现,惊恐障碍、广泛性焦虑症、社交恐惧症及特定恐惧症终身患病率分别为 4.7%、5.7%、12.5%及 12.1%。

2012 年一项大型系统回顾和荟萃回归研究发现焦虑障碍年患病率约 2.4%~29.8%,经方法学差异调整后,全球焦虑障碍现患病率为 7.3%。

在中国,焦虑障碍终身患病率为:任何焦虑障碍 7.6%、惊恐障碍 0.5%、不伴惊恐的广场恐惧症 0.4%、特定恐惧症 2.6%、社交恐惧症 0.6%、广泛性焦虑症 0.3%、强迫症 2.4%。

二、病因

焦虑障碍的确切病因尚不清楚,现有研究显示与下列因素有关:

(一)遗传因素

1. 家系研究

焦虑障碍患者的一级亲属的 GAD 同病率为 15%,远高于一般居民的患病率 5%。

2. 双生子研究

同卵双生子同病率为 50%,异卵双生子同病率为 15%,提示家族相关性存在遗传因素。也有人认为易感因素之一的焦虑性格具有一定的遗传倾向。

(二)神经解剖及神经生化

研究发现杏仁核是应激反应、害怕和焦虑的重要中介。前扣带回、杏仁核与眶额叶皮层环路的过度反应与恐惧情绪有关,而恐惧的行为反应(回避、逃跑等)的产生与杏仁核和中脑导水管周围的灰质通路密切相关。对杏仁核损伤患者的研究发现,患者不能识别恐惧的面部表情,但识别其他情绪表情是完整的。双侧杏仁核损伤的患者对恐惧和愤怒声音的识别也存在困难。GAD 的神经生物学机制与介导正常焦虑的机制相同,杏仁中央核的输出路径过度激活导致了焦虑的各种症状。

与焦虑密切相关的神经递质包括 NE、γ-氨基丁酸(GABA)、5-HT。蓝斑核的 NE 与在应激和诱发焦虑的情景中的逃跑反应有关。焦虑伴警觉程度增高和交感神经活动增强的表现,也提示患者的肾上腺素能活动增加。苯二氮䓬类药具有良好的抗焦虑作用,提示 GABA 在焦虑的病理生理机制中具有重要作用。目前认为,基底外侧杏仁核(BLA)$5-HT_{1A}$ 和 $5-HT_{2C}$ 受体在焦虑相关的防御反应中起到调节作用。源自巴西的 2013 年的研究进一步证实,刺激大鼠 BLA 的 $5-HT_{1A}$ 受体可激起焦虑反应,$5-HT_{1A}$ 受体同时也参与恐惧反应的调节。

此外,血乳酸过多也能激发急性焦虑发作。

(三)心理社会因素

1. 应激事件

临床观察发现焦虑障碍的发生与应激事件相关,尤其是威胁性的应激性事件。当应激源持续存在时焦虑障碍可变为慢性。环境因素也可能在一定程度上影响遗传的易感性表达。

2. 早年体验

Brown 和 Harris 发现,有早年负性体验的妇女,GAD 的患病率高(也包括广场恐惧症和抑郁障碍,但不包括单纯恐惧症)。早年负性体验的评估包括父母对她的忽视和躯体损害或性虐待。

3. 精神动力学理论

精神动力学观点认为,焦虑是无意识的、不能被意识接受的冲动向自我发出的信号,使自我通过防御机制对抗来自内在的冲动。按精神动力学观点,焦虑有四种形式:超我焦虑、阉割焦虑、分离焦虑、本我焦虑。

4. 认知理论与行为理论

强调认知行为进程涉及 GAD 的发生与维持的心理学理论,已经提出多年。焦虑症状的激发和维持与个体的思维、认知模式及行为相关。GAD 的产生是由于对问题不必要的忧虑和对潜在的威胁环境过分关注所致。认知行为治疗对焦虑障碍有效,也间接支持这一理论。

行为理论认为焦虑是非特定环境刺激的条件反射,通过泛化作用产生恐惧、回避等焦虑表现。社会学习理论认为焦虑是个体通过模仿父母(或其他照料者)的焦虑反应而产生内在的焦虑体验。

5. 人格

(1)人格特质:焦虑症状与神经质有关,双生子研究显示神经质的遗传因素与 GAD 有重叠。

（2）人格障碍：GAD可见于焦虑回避性人格障碍患者，也可见于其他人格障碍患者。

三、临床表现

主要症状为焦虑的情绪体验、自主神经功能失调及运动性不安。临床上常见有急性焦虑、慢性焦虑与恐惧症等。

（一）急性焦虑

急性焦虑即惊恐发作（panic attack），是一种突如其来的惊恐体验，表现为突然发作的、不可预测的、强烈的惊恐体验，突然产生胸闷、胸部压迫感、窒息感、濒死感、即将失控或变得疯狂感等。患者宛若濒临末日，或惊叫，或奔走呼救。一般历时 5～20 min，最多不超过 2 个 h。发作过后患者仍心有余悸，感虚弱无力。人群中超过 1/3 的人经历过惊恐发作。反复的惊恐发作即为惊恐障碍（PD）。PD 患者女性多见，常在发病前一年内经历过应激性生活事件。PD 的临床特点如下：

典型的惊恐发作的躯体症状包括：心跳加快、心悸、出汗、震颤、气短、胸部压榨感、胸痛不适、咽部堵塞感、恶心、腹部不适、头昏、身体飘浮、眩晕、发热或发冷感、人格解体或现实解体感、麻木、皮肤刺痛感。

部分 PD 患者伴有明显的呼吸浅快等过度换气表现，出现头晕、耳鸣、头痛、虚弱感、晕厥、麻木、手足和脸部的针刺感、腕足痉挛、心前区不适及呼吸困难等与低碳酸血症有关的症状。必要时可做血气分析。

（二）慢性焦虑

慢性焦虑又称广泛性焦虑或浮游性焦虑，是焦虑症最常见的表现方式。起病缓慢，有如下特点：

1. 精神性焦虑症状

（1）担忧：与健康人相比，其持续时间更长，涉及范围很广。患者常常处于心烦意乱、有祸事降临的担心和忧虑之中。这种担忧往往没有特定的原因或明确的对象，即使有一些原因，其担忧程度明显与现实不相称。如一女性患者担心儿子在上下学的路上出车祸，不断地电话确认仍忐忑不安。

（2）心理警觉性：可表现为易激惹、注意力下降和感觉过敏（如对声、光等敏感）。有些患者常主诉记忆力下降，可能是注意力困难造成的。

2. 躯体症状

（1）自主神经系统过度活跃：常表现为出汗、心悸、口干、上腹部不适和眩晕。

（2）肌紧张：表现为坐立不安、颤抖、不能放松，多部位疼痛不适，头、肩、背部多见。

3. 自主神经功能紊乱

表现为出汗、心动过速、胸闷气短、皮肤潮红或苍白、口干、便秘或腹泻、尿意频繁等症状。有的患者可出现早泄、阳痿、月经紊乱等症状。

4. 睡眠障碍

患者常有入睡困难、眠浅多梦，甚至出现夜惊、梦魇等。

（三）恐惧症

1. 社交恐惧症（social phobia）

通常起病于青春早期，患病率为 3%～13%，占焦虑障碍的 10%～20%。首次发作一般是在公共场所，通常没有明显的诱因。临床表现多样，轻者表现与人交往时腼腆、害羞、不自然、紧张；严重的核心症状多围绕着"害怕在小团体中被人审视、害怕做出令人尴尬的行为"而产生。患者可以表现焦虑障碍的任何症状，常见的主诉是脸红和发抖。部分患者以饮酒减轻焦虑症状，可导致酒精和物质滥用。严重的患者回避较为明显，极端的情况下可以出现社会隔离。

2. 广场恐惧症（agoraphobia）

又称场所恐惧症、旷野恐惧症、聚会恐惧症等。女性多见，起病多数在 25 岁左右。典型的首次发作出现于患者在等公车或在拥挤的商店购物的时候，患者无明显原因感到焦虑同时感到眩晕和心悸。迅速离开当时环境，回家或去医院后很快恢复正常。当再次进入相似的环境时，再次出现焦虑症状。处境的共同特点是远离家、拥挤或受到限制。可有预期焦虑，由于担心再次发病，常有回避行为，甚至被长期"困"在家中，称居家主妇综合征（housebound housewife syndrome）。广场恐惧症常常对患者的社会功能造成明显的影响。

3. 特殊恐惧症（specific phobia）

指患者对某一种或多种特定的物体或情景产生不恰当的焦虑。当面对恐惧的物体或情境时，可出现各种焦虑症状。预期焦虑也较为常见，故会产生回避行为。DSM-IV 列出五类特殊恐惧症：①动物；②某些自然环境；③血液、注射和损伤；④场景；⑤其他激发因素。如牙科治疗恐怖症、飞行恐怖症、血液损伤恐怖症、哽咽恐怖症、疾病恐怖症等。

四、诊断和鉴别诊断

（一）诊断

CCMD-3 有关焦虑障碍的诊断标准

1. 惊恐障碍诊断标准

［症状标准］

（1）符合神经症的诊断标准；

（2）惊恐发作需符合以下 4 项：

①发作无明显诱因、无相关的特定情境，发作不可预测；

②在发作间歇期，除害怕再发作外，无明显症状；

③发作时表现强烈的恐惧、焦虑，及明显的自主神经症状，并常有人格解体、现实解体、濒死恐惧或失控感等痛苦体验；

④发作突然开始，迅速达到高峰，发作时意识清晰，事后能回忆。

［严重标准］ 病人因难以忍受又无法解脱而感到痛苦。

［病程标准］ 在 1 个月内至少有 3 次惊恐发作，或在首次发作后继发害怕再发作的焦虑持续 1 个月。

［排除标准］

（1）排除其他精神障碍，如恐惧症、抑郁症，或躯体形式障碍等继发的惊恐发作；

（2）排除躯体疾病如癫痫、心脏病发作、嗜铬细胞瘤、甲亢或自发性低血糖等继发的惊恐发作。

2. 广泛性焦虑诊断标准

［症状标准］

（1）符合神经症的诊断标准；

（2）以持续的原发性焦虑症状为主，并符合下列 2 项：

①经常或持续的无明确对象和固定内容的恐惧或提心吊胆；

②伴自主神经症状或运动性不安。

［严重标准］ 社会功能受损，病人因难以忍受又无法解脱而感到痛苦。

［病程标准］ 符合症状标准至少已 6 个月。

［排除标准］

（1）排除甲状腺功能亢进、高血压、冠心病等躯体疾病的继发性焦虑；

（2）排除兴奋药物过量、催眠镇静药物或抗焦虑药的戒断反应，强迫症、恐惧症、疑病症、神经衰弱、躁狂症、抑郁症或精神分裂症等伴发的焦虑。

DSM-5 诊断标准

1. 惊恐障碍

（1）反复出现不可预期的惊恐发作。一次惊恐发作是突然发生的害怕或不适感，并在几分钟内达到高峰，发作期间出现下列 4 项及以上症状。

注：这种突然发生的惊恐可以出现在平静状态或焦虑状态。

①心悸、心慌或心率加速；

②出汗；

③震颤或发抖；

④气短或窒息感；

⑤哽咽感；

⑥胸痛或胸部不适；

⑦恶心或腹部不适；

⑧感到头昏、脚步不稳；

⑨发冷或发热感，感觉异常（麻木或针刺感）；

⑩感觉异常（麻木或针刺感）；

⑪现实解体（感觉不真实）或人格解体（感觉脱离了自己）；

⑫害怕失去控制或"发疯"；

⑬濒死感。

注：可能观察到与特定文化相关的症状（例如耳鸣、颈部酸痛、无法控制地尖叫或哭喊），此类症状不可作为诊断所需的 4 个症状之一。

（2）至少在 1 次发作之后，出现以下症状中的 1～2 种，且持续 1 个月（或更长）时间：

①持续地担忧或担心再次惊恐发作及其结果（例如失去控制、心脏病发作、发疯）。

②在惊恐发作相关的行为方面出现明显的不良变化（例如设计某些行为以回避惊恐发作，如回避锻炼或不熟悉的情境）。

（3）这种障碍不能归因于某种物质（例如滥用毒品、药物）的生理效应或其他躯体疾病（例如甲状腺功能亢进、心肺疾病）。

（4）这种障碍不能用其他精神障碍来更好地解释。

2. 广泛性焦虑障碍

（1）在至少 6 个月的多数日子里，对于诸多事件或活动（例如工作或学校表现），表现出过分的焦虑和担忧（忧虑性期望）。

（2）个体难以控制这种担忧。

（3）这种焦虑和担忧与下列 6 种症状中至少 3 种有关（在过去 6 个月中，至少 3 种症状在多数日子里存在）：

①坐立不安或感到激动或紧张；

②容易疲倦；

③注意力难以集中或头脑一片空白；

④易激惹；

⑤肌肉紧张；

⑥睡眠障碍（难以入睡或保持睡眠状态，或休息不充分，睡眠质量不满意）。

（4）这种焦虑、担忧或躯体症状引起有临床意义的痛苦，或导致社交、职业或其他重要功能方面的损害。

（5）这种障碍不能归因于某种物质（例如滥用的毒品、药物）的生理效应或其他体疾病（例如甲状腺功能亢进）。

（6）这种障碍不能用其他精神障碍来更好地解释。

ICD-11 诊断标准

1. 惊恐障碍　表现为反复的、非预期的惊恐发作。这种惊恐发作不限于特定的刺激或情境。惊恐发作定义为散在的、发作性的强烈恐惧或忧虑，伴有快速出现的表现（如心悸或心率增快，出汗，震颤，气促，胸痛，头晕或眩晕，寒冷，潮热，濒死感）。此外，惊恐障碍还表现为对惊恐发作的复发或其显著有持续性的担心，或一些意图回避复发的行为。导致个人、家庭、社交、学业、职业或其他重要领域功能的显著损害。症状不是另一种健康情况的临床表现，也不能是某种作用于中枢神经系统的药物或物质所致。

2. 广泛性焦虑障碍　表现为显著的焦虑症状，持续至少数月且在大多数日子中出现。有以下两种表现之一：广泛性的忧虑（"自由浮动性焦虑"），或聚焦点在诸多日常事件的过度的担忧（多为家庭、健康、经济情况、学业、工作）。同时伴有附加症状，如肌紧张、运动性坐立不安、交感神经过度活跃、主观体验的精神紧张、难以维持注意力集中、情绪易激惹，或睡眠紊乱。这些症状导致显著的痛苦，或导致个人、家庭、社交、学业、职业或其他重要领域功能的显著损害。症状不是另一种健康情况的临床表现，也不能是某种作用于中枢神经系统的药物或物质所致。

（二）鉴别诊断

1. 躯体疾病

很多躯体疾病都会引起焦虑障碍,例如嗜铬细胞瘤可以引起惊恐发作的表现,亦可以引起头痛、多汗、焦虑、头晕等症状。二尖瓣脱垂也可以出现惊恐发作表现。甲亢、糖尿病的患者也会出现焦虑症状。这些都需要鉴别。躯体疾病与焦虑症状同时出现时,需要考虑如下情况:

（1）焦虑障碍是原发性的,没有明显躯体疾病,所有躯体症状都是继发于焦虑,找不到躯体疾病的客观证据。

（2）焦虑状态是原发性躯体疾病的症状表现,如甲亢、嗜铬细胞瘤、二尖瓣脱垂。这种情况往往能够找到躯体疾病的客观证据,如甲状腺功能,肾脏CT、心脏超声有助于鉴别。

（3）焦虑症状因躯体因素而诱发或加重,如使用某些药物。

（4）焦虑障碍和躯体疾病同时存在,有些症状为共同的表现。

2. 物质滥用

焦虑障碍与物质滥用共病率较高,包括酒精、某些抗焦虑药等。存在下列情况要高度怀疑同时存在物质使用障碍的可能:①大量摄入酒精、大麻或其他成瘾物质;②存在用这类物质来缓解焦虑的行为模式;③有苯二氮䓬类药物滥用史;④有酒精或药物使用问题的个人史或家族史;⑤对焦虑治疗的依从性不好;⑥焦虑和抑郁的治疗效果不好。

3. 精神疾病伴发的焦虑症状

（1）抑郁症伴发的焦虑症状:焦虑障碍与抑郁障碍常相互伴随,共病率可达40%。按CCMD-3,如果焦虑抑郁患者症状符合抑郁症则不再诊断焦虑障碍。

（2）精神分裂症伴发的焦虑症状:精神分裂症患者病程早期、发展期及康复期均可存在焦虑症状。患者有精神分裂症的特征性表现,通过详细病史采集和精神检查一般不难鉴别。需要注意的是抗精神病药物治疗期间可能出现类似焦虑症状的副反应,如锥体外系反应。

（3）其他精神疾病:大部分精神疾病都会出现焦虑症状,但是焦虑症状不是主要的临床相,或仅属于继发症状。

五、治疗

焦虑障碍的治疗主要包括药物治疗和心理治疗。

（一）药物治疗

一旦明确诊断,即需要进行系统的抗焦虑治疗。在急性期治疗后,巩固治疗和维持治疗对于预防复发非常重要,巩固期至少2~6个月,维持治疗至少12个月。药物治疗前需要与患者建立良好的医患关系,提高治疗依从性。临床常用于治疗焦虑症的药物有以下几类:

1. 苯二氮䓬类药物（BDZ）

抗焦虑作用起效快,疗效可靠,安全性高,曾在世界范围内被广泛使用。但长期使用有成瘾性的,临床上多在治疗初期与 SSRIs/SNRIs 或 TCAs 类药物联用,维持2~4周,然后逐渐减量至停药。目前的观点,不宜长期使用。一项大型荟萃分析发现,BDZs 比 Ads 能更有效地减轻广泛性焦虑症的症状;初始治疗,尤其推荐;需注意平衡收益—风险比。

2. 抗抑郁药物

使用具有抗焦虑作用的抗抑郁药,如 SSRIs 和 SNRIs 类,对广泛性焦虑有效,且药物不良反应少,患者接受性好,如帕罗西汀、文拉法辛、度洛西汀、艾司西酞普兰等,目前已在临床上广泛使用。

3. 抗焦虑药物

$5-HT_{1A}$ 受体部分激动剂被证实对焦虑症治疗有效,且无依赖性,但起效较慢。临床常用的包括丁螺环酮、坦度螺酮。

4. 其他

β-肾上腺素能受体阻滞剂对于减轻焦虑症患者自主神经功能亢进所致的躯体症状,如心悸、心动过速等,也有较好疗效,可以联合使用。

（二）心理治疗

对惊恐障碍,可选择内感性暴露治疗、惊恐控制治疗、认知行为治疗、松弛训练、呼吸训练及支持性心理治疗等。

对恐惧症,可选择暴露治疗、VR 治疗、社交技能训练、松弛治疗结合系统脱敏、人际心理治疗、精神动力学治疗等。

对广泛性焦虑症,可选支持性心理治疗、松弛治疗、认知行为治疗等。

（三）其他治疗

如经颅磁刺激治疗(rTMS)等。

六、预后

惊恐障碍如未能得到及时充分的治疗,常产生多种并发症,如疑病、场所恐惧、社会功能受损。长期随访发现,约 20%～30%预后较差。据 WHO 报道,以 DALY 计,惊恐障碍占整个疾病负担的 0.5%,中、重度残疾发生率为 13.8/100 万,为第 17 位导致残疾的疾病。

约 40%的广泛性焦虑症患者长期接受精神科治疗,并有一定程度的社会功能受损。恐惧障碍患者多数为慢性病程,常合并其他焦虑障碍,严重者可导致明显的社会功能受损。

典型临床病例采撷

患者,男性,15 岁,高一学生。主诉"不愿上学,怕出门,怕见人加重一个月,病期半年余"。

患者半年前在数学课上被老师严厉批评后开始害怕上数学课,一上课就觉得紧张,不敢抬头看黑板,不敢看老师。如果被叫起来回答问题,则出现脸红手抖,觉得同学们都在看自己,仿佛回到了之前被批评的场景。有时候甚至觉得心慌,透不过气来。逐渐发展到不愿意上学,怕见到同学和老师。2 个月前转校,初期尚能够正常上学。1 个月前,患者无明显诱因再次出现不愿上学,在家表现少语,常独自一人在房间里面,不愿出门,怕见到人,在人前则表现不自在,脸红,手心出汗,坐立不安,有时候心慌手抖,特别怕与人对视。不愿意上学,若劝其上学,则哭泣。

既往史:体健,无重大躯体疾病史。有青霉素过敏史。

个人史：长子，足月顺产，发育正常，与父母同住，父母关系融洽。适龄读书，成绩一般。有一弟弟，今年4岁，活泼可爱，兄弟感情好。病前性格：内向、少语、温和。

家族史：两系三代否认阳性家族史。

体检：无特殊阳性发现。

精神检查：神志清晰，被动接触，表现紧张，不停搓手，主动性言语不多，多问少答，对答切题。怕见人，人多的时候会出现脸红，手心全是汗。接触交流时甚少有目光对视。时间稍长，则称心慌，胸闷不适，要求出诊室透气。存在睡眠障碍，眠浅多梦，有时早醒。情感反应协调，自知力部分存在。

实验室检查未及明显阳性发现。

诊断：社交恐惧症。

〔苏州市广济医院 李哲 杜向东〕

第三节 躯体形式障碍

一、概述

（一）基本术语

躯体症状（somatic symptoms）：是一个描述性术语，任何原因引起的身体任何部位的结构和功能异常和/或不适感，可以统称为躯体症状。

躯体化（somatization）：是一个蕴含着精神分析学说的术语，指在缺乏适当的器质性原因的情况下却体验到躯体症状的一些过程。20世纪初首先由Stekel提出，指某些躯体症状系患者觉察不到的压抑在潜意识的某种心理冲突引起。后被Lipowski使用，并定义为"体验和交流躯体痛苦和症状的倾向，这些痛苦和症状没有相应的病理发现，也不能归之为躯体疾病，治疗躯体疾病的药物帮助不了他们"。

躯体化障碍（somatization disorder）：没有躯体原因而长时间存在众多躯体症状的情况。在DSM-Ⅳ-TR、ICD-10、CCMD-3中作为诊断术语使用。

躯体形式障碍（somatoform disorder）：用于描述不能以器质性因素解释的躯体症状的一组障碍。

转换（conversion）：由Freud引入，表示隐藏的、未表达的情感向躯体症状转换的假定过程，其假定机制为心理压力导致（转换为）躯体症状。

转换障碍（conversion disorder）：指转换导致的一些状况，这些状况既往称癔症。为DSM-Ⅳ-TR的诊断术语，从属于躯体形式障碍。

躯体症状及相关障碍、躯体痛苦及体验障碍，分别为DSM-5（2013年）、ICD-11（2018年）的分类术语。

（二）躯体形式障碍概述及诊断变迁

躯体形式障碍是一种以持久的担心或相信各种躯体症状的优势观念为特征的一组精神

障碍。它涉及由于心理因素导致的生理症状,患者因此而反复就医,各种医学检查阴性和医生的解释均不能打消他们的疑虑。即使有时存在某种躯体障碍,也不能解释患者所诉说的症状的性质、程度或他们的痛苦与优势观念,他们所想象的自己疾病的严重程度远远大于客观依据所应有的。患者常伴有焦虑抑郁,虽有显而易见的负性生活事件或内心冲突,但患者常常否认,也拒绝讨论心理因素。

对一个患者来说,他的某个特定的症状可能有多种原因。国内学者总结了躯体化的原因,包括:疾病使与社会隔离的个体获得了一个辅助的社会支持系统;患者的病人角色可以对个体的其他角色的失败进行合理化解释;疾病可以是获得照顾的手段;躯体症状是一种表达方式或寻求帮助的呼喊;某种精神障碍的躯体症状可能被误诊为躯体疾病;把精神疾病归到躯体疾病,利于减少被歧视;由于父母的关注过多,躯体症状可能是儿童期习得的行为;病人角色可以提供一些机会,比如免除社会责任、解决内心冲突;表达童年创伤带来的精神痛苦;医生的某些言行可能会在无意中强化躯体疾病的观念。

躯体形式障碍在DSM-Ⅲ(1980年)中首次作为一组精神障碍而被列入,之后DSM-Ⅳ(1994年)、DSM-Ⅳ-TR(2000年)仍保留了该组精神障碍的诊断。ICD-10及CCMD-3均有此组精神障碍,亚型略有区别,与DSM-Ⅳ-TR比较,转换障碍未归入躯体形式障碍。DSM 5中躯体症状及相关障碍为一个新的分类,包括躯体症状障碍、疾病焦虑障碍、转换障碍(功能性神经症状障碍)、影响其他躯体疾病的心理因素、做作性障碍、未特定的躯体症状及相关障碍、其他躯体症状及相关障碍等7个亚型。其中疾病焦虑障碍为DSM-Ⅳ-TR、ICD-10的疑病症,纳入了"做作性障碍",删除了"疼痛障碍"。

术语躯体形式障碍是令人困惑的,在DSM-Ⅳ中,躯体形式障碍有很多重叠,并且缺乏明确的诊断界限。考虑在初级保健和其他医疗机构中经常遇到伴有突出躯体症状的障碍患者,但在精神病和其他精神卫生机构中不太常见,DSM-5在本章节内容调整重组较多,对初级保健和其他医学(非精神病学)临床医生更有用。DSM-5工作组认为:确定身体症状在医学上无法解释的可靠性是有限的,将诊断建立在缺乏解释的基础上是有问题的,并强化了身心二元论。躯体症状障碍,强调在阳性症状和体征(躯体症状的痛苦加上与这些症状相对应的异常思想、感觉、行为)的基础上进行诊断,而不是对躯体症状缺乏医学解释(既往更强调医学上无法解释的症状的中心作用)。将情感、认知和行为成分纳入躯体症状障碍的标准提供了比仅评估躯体症状更全面和准确的真实临床情况的反映。并认为"做作性障碍"体现了与疾病感知和身份相关的持久问题,故被列入躯体症状和相关障碍。

在ICD-10"F40-F48神经症性、应激相关的及躯体形式障碍"大类中,躯体形式障碍包括躯体化障碍、未分化的躯体形式障碍、疑病障碍、躯体形式的植物功能紊乱、持续的躯体形式的疼痛障碍、其他躯体形式障碍、未特定的躯体形式障碍等7种亚型。均有明确的定义和相对具有可操作性的诊断标准。ICD-11(2018年)改为"躯体痛苦或体验障碍(disorders of bodily distress or bodily experience)",编码分为4种亚型:躯体痛苦障碍(6C20)、躯体完整性烦躁(6C21)、其他特定的躯体痛苦或体验障碍(6C2Y)、未特定的躯体痛苦或体验障碍(6C2Z),仅给出描述性定义。

囿于篇幅,本节着重介绍躯体形式障碍中较为常见的躯体化障碍,扼要介绍疑病症、疼痛障碍、转换障碍、身体变形障碍、躯体形式自主神经紊乱。

二、躯体化障碍

1962 年,St Louis 的精神病学家描述了一种不伴有任何能够确认的器质性原因的慢性多样性躯体症状,并认为是癔症的一种形式。因法国医生 Briquet 在其著作《歇斯底里之研究》一书中首先描述,故命名为 Briquet 综合征。实际上,Briquet 综合征并不能完全包含本病的症状,这些症状与癔症的概念也并不一致,故自 DSM-Ⅲ 开始将其命名为躯体化障碍,DSM-5 命名为躯体症状障碍,ICD-11 统称为躯体痛苦障碍。

(一)病因

迄今为止,尚无关于躯体化障碍公认的病因学理论。

已有证据显示,该病具有家族聚集性。躯体化障碍患者的女性一级亲属终身患病风险是一般人群的 10~20 倍。Bohman 等研究发现,遗传因素与产后因素是患病的独立风险因素。女性患者与反社会人格障碍之间存在关联,男性患者更多与焦虑障碍关联。患者的男性亲属反社会人格障碍、酒精成瘾的比例更高,提示二者之间可能具有病因学相关性。

躯体化障碍和人格障碍之间已经被确定存在某种关联。也有人认为该病具有首发年龄小、慢性化、症状广泛等特点,具有人格障碍的特征。

精神动力学认为,该病是一种针对内心冲突的防御机制,即无意识冲突的躯体表达。学习理论假说认为,个体从其他家庭成员或照料者那里学会了用"躯体化(somatize)"来表达需求,并受文化因素影响。有研究认为家庭功能不良,如不稳定、解体或物质依赖的家庭,更易患病。

(二)临床表现

躯体化障碍的基本特征是患者以多种长期的、缺乏器质性依据的慢性躯体症状为主诉,这些症状可涉及身体的任何器官或系统,可伴有焦虑和抑郁。心、肺系统症状、胃肠道症状、模糊的肌肉骨骼疼痛特别常见;假性神经系统症状,如瘫痪、麻木、失明等也不少见;患者还存在月经、性方面的症状。一般始于 30 岁前,呈慢性波动性病程,常常不能完全缓解,通常患者会长期存在严重的社会及家庭功能障碍,女性患病率远高于男性。由于过多的不必要的检查、过多服药,甚至可能多次手术,会造成巨大的资源浪费。

(三)诊断与鉴别诊断

1. 诊断

CCMD-3 有关躯体化障碍的诊断标准

[症状标准]

(1)符合躯体形式障碍的诊断标准;

(2)以多种多样、反复出现、经常变化的躯体症状为主,在下列 4 组症状之中,至少有 2 组:

① 胃肠道症状,如:腹痛,恶心,腹胀或胀气,嘴里无味或舌苔过厚,呕吐或反胃,大便次

数多、稀便,或水样便;

②呼吸循环系症状,如:气短,胸痛;

③泌尿生殖系症状,如:排尿困难或尿频,生殖器或其周围不适感,异常的或大量的阴道分泌物;

④皮肤症状或疼痛症状,如:疤痕,肢体或关节疼痛、麻木,或刺痛感。

(3)体检和实验室检查不能发现躯体障碍的证据,能对症状的严重性、变异性、持续性或继发的社会功能损害作出合理解释;

(4)对上述症状的优势观念使病人痛苦,不断求诊,或要求进行各种检查,但检查结果阴性和医生的合理解释,均不能打消其疑虑;

(5)如存在自主神经功能亢进的症状,但不占主导地位。

[严重标准]常伴有社会、人际及家庭行为方面长期存在的严重障碍。

[病程标准]符合症状标准和严重标准至少已 2 年。

[排除标准]排除精神分裂症及其相关障碍、心境精神障碍、适应障碍,或惊恐障碍。

DSM-5 躯体症状障碍诊断标准

(1)一个或多个躯体症状,使个体感到痛苦或导致其日常生活受到显著破坏。

(2)与躯体症状相关的过度的想法、感觉或行为,或与健康相关的过度担心,表现为下列至少 1 项:

①与个体症状严重性不相称的和持续的想法。

②有关健康或症状的持续高水平的焦虑。

③投入过多的时间和精力到这些症状或健康的担心上。

(3)虽然任何一个躯体症状可能不会持续存在,但有症状的状态是持续存在的(通常超过 6 个月)。

ICD-11 的诊断标准

躯体痛苦障碍(bodily distress disorder)表现为躯体症状,导致个体的痛苦感以及对这些症状的过度关注,可表现为反复接触医疗提供者(如就诊)。如果另一种健康情况引起或能解释这些症状,则要求关注的程度明显超出该症状的性质和进展。这种对躯体不适的过度关注不会因适当的临床检验、检查以及临床医师适当的保证和安慰而得到减轻。躯体的不适是持续性的,在至少数月的大部分日子里存在。躯体痛苦障碍通常同时存在多个症状,这些症状可能随时间变化。偶尔也可有一个单独的症状(通常是疼痛或乏力),且这个症状与躯体痛苦障碍的其他特征相关。

需满足躯体痛苦障碍的全部定义性需求,根据躯体症状的痛苦及后果的先占观念、对社会功能影响的严重程度等分为轻度、中度、重度。

2. 鉴别诊断

(1)与躯体疾病的鉴别:躯体化障碍存在涉及多器官、多系统的躯体症状,四处转诊,可能被误诊为多种不同的疾病,这往往会强化患者的躯体症状。如下三个特点,高度提示躯体化障碍:症状涉及多器官系统;发病年龄早和不会出现躯体异常体征的慢性病程;缺乏可疑躯体疾病的特征性实验室阳性检查结果。但临床医生仍应当注意许多疾病的症状可以和躯体化障碍的症状混淆，如多发性硬化、系统性红斑狼疮、急性间歇性卟啉病、血色素沉积病等。鉴别的关键在于周密的体检和实验室检查，当经过相应的检查不能发现躯体疾病的证据，或检查结果对症状的严重性、变异性、持续性或继发社会功能损害不能作出合理解释时，应考虑躯体化障碍的诊断。

（2）抑郁障碍：躯体化障碍的患者由于症状长期存在，多继发焦虑抑郁情绪，而抑郁障碍也可以出现多种躯体不适症状。鉴别要点：①躯体化障碍患者的症状发生、持续与负性生活事件、内心冲突等密切相关，躯体症状在整个病程中占主导地位，而抑郁障碍患者的躯体症状仅仅是情绪低落的伴随症状，抑郁综合征更明显。②躯体化障碍患者一般没有思考力下降和精神运动迟滞的表现，也没有昼轻夜重的特点。

（四）治疗

迄今为止，躯体化障碍尚无被证明疗效肯定的治疗手段。主要治疗原则：建立稳固的治疗同盟；对患者进行疾病教育；提供前后一致的保证。可以尝试使用抗焦虑药及 SSRIs、SNRIs、NaSSA 等新型抗抑郁剂。

三、疑病症（疾病焦虑障碍）

疑病症的核心特征是患者害怕患有严重疾病或者认为已经患有严重疾病的先占观念。这种先占观念是基于个体对生理症状或感觉进行疾病解释。慢性病程，男女均有。

病因不清，生物、心理及社会因素均可影响其发病。具有家族聚集性。童年经历、低社会阶层、低教育水平等均是相关因素。Freud 认为疑病的躯体症状是压抑的不能释放的力比多（libido）所致。心身医学之父 Alexander 认为疑病症的心理机制为：①兴趣从外界转向自己；②自罪感，产生对自己惩罚的需要；③存在一种焦虑的转换。社会对病人角色的特权、补偿等强化效应也是患病的原因之一。

诊断要点：①对躯体疾病过分担心，其严重程度与实际情况明显不相称；②对健康状况，如通常出现的生理现象和异常感觉作出疑病性解释，但不是妄想；③牢固的疑病观念，缺乏根据，但不是妄想；④反复就医或要求医学检查，但检查结果阴性和医生的合理解释，均不能打消其疑虑。需要与多种精神疾病及躯体疾病鉴别。

治疗上以心理治疗为主，合并焦虑抑郁时可给予相应治疗。需要注意两个陷阱：早期阶段未发现器质性疾病，给予大量医学检查；对经过检查未发现器质性疾病的患者，采取固定的处理模式，而认为他们再也不需要医学检查。

四、疼痛障碍

疼痛障碍又称持续性躯体形式疼痛障碍，是一种不能用生理过程或躯体障碍来解释的持续、严重的疼痛。基本特征是有疼痛的临床表现，但其严重性不足以引起痛苦或功能缺损，既无器质性的病理基础，也无相应的病理生理机制。病因不明，精神分析理论认为疼痛代表一种潜意识的坚决补偿过错或对自己冲动的惩罚，行为理论认为疼痛代表了一种学习行为。最常见的几种疼痛综合征包括：非典型面部疼痛、慢性盆腔疼痛、慢性腰背疼痛。诊断要点：①持续、严重的疼痛，不能用生理过程或躯体疾病作出合理解释；②情感冲突或心理社会问题直接导致疼痛的发生；③经检查未发现与主诉相应的躯体病变。需要与器质性疼痛、疑病症、抑郁症等鉴别。治疗主要包括心理治疗、抗抑郁抗焦虑剂治疗，而镇痛剂作用有限，且可致成瘾等不良反应。

五、转换障碍

转换障碍核心特点是出现非主观意志决定的、影响到自主运动或感觉的症状或功能缺损，相应症状或功能缺损提示存在潜在疾病的可能，但是不能用神经病变或常见的躯体疾病、精神活性物质影响等来解释，也不能用文化认可的行为或经验来解释。转换一词源于心理冲突转为躯体症状的假设。病因尚不清楚，心理学理论解释较多。DSM-IV-TR 列出的主要表现：①运动症状或缺失，如协同或平衡障碍、麻痹或局部无力、吞咽困难或咽部异物感、失声、尿潴留；②感觉症状或缺失，如触觉或痛觉丧失、复视、失明、耳聋和幻觉等；③抽搐或痉挛；④混合性表现。

转换障碍的诊断要慎重，必须进行仔细、彻底的评估。医生面对存在难以合理解释症状的患者时，应该避免草率地作出转换障碍的诊断。治疗上以心理治疗为主要手段，包括暗示治疗、麻醉分析、催眠治疗、行为治疗等。

六、躯体形式自主神经紊乱

这是一种主要受自主神经支配的器官系统（如心血管、胃肠道、呼吸系统）发生躯体障碍所致的神经症样综合征。病人在自主神经兴奋症状（如心悸、出汗、脸红、震颤）基础上，又发生了非特异的，但更有个体特征和主观性的症状，如部位不定的疼痛、烧灼感、沉重感、紧束感、肿胀感，经检查这些症状都不能证明有关器官和系统发生了躯体障碍。因此本障碍的特征在于明显的自主神经受累，非特异性的症状附加了主观的主诉，以及坚持将症状归咎于某一特定的器官或系统。以抗抑郁抗焦虑治疗、心理治疗为主。

典型临床病例采撷

患者，男，44 岁，约半年前体检发现肺部有阴影（后 CT、MRI 等多方证实无阳性发现），即出现紧张、焦虑，躯体不适，发麻、背部放电感等，颈部有说不清楚的不适，胃不适，嗳气、咽部梗阻感，怀疑得了颈椎病、胃癌，反复在不同医院检查，多次做胃镜、CT、MRI、血液检查、肿瘤指标检测等，均未发现阳性结果。近期怀疑患前列腺癌，成天唉声叹气，情绪低落，焦虑不安，尿频尿急，睡眠差，茶饭不思，体重下降约 5kg。无法坚持上班，曾短暂服用佐匹克隆、黛力新、奥氮平、度洛西汀等药，病情仍持续，躯体不适此起彼伏，自感苦恼，担心自己患某种绝症，仍不断要求各种辅助检查。近一周仍表现尿频尿急、脚酸麻、头晕、有种颈子托不起头部的感觉，倦怠无力，紧张、担心，成天在上网查资料，对号入座。

既往史：无特殊。

个人史：个性偏内向。企业中层干部。

家族史:妹妹曾在产后出现过疑病,躯体不适多,持续两年余自行好转。

体格检查:无阳性发现。

精神检查:神清,记忆智能好,焦虑,躯体不适繁多,持久地担心及相信各种躯体症状的先占观念较为突出。否认明显情绪低落、否认自杀观念。

诊断:躯体形式障碍。

给予文拉法辛 75～225mg/d 治疗,配合心理治疗。一个月后病情明显缓解,恢复上班。治疗三个月后仍残留部位不定的躯体不适,对生活、工作不再有明显影响。

七、身体变形障碍

核心特点是患者对一些臆想的缺陷过分关注或对轻微的外表异常过分担心。这种过分担心在医生的再三保证后仍持续存在。常见的主诉包括一些臆想的头、面部缺陷,如各种头发的缺陷(太多或太少),皮肤、脸型或容貌的缺陷,鼻子、耳朵、性器官的臆想性缺陷也常见。故,此类患者常见于接受整形美容者。根据典型特点诊断不难,但如果可以用其他精神障碍(如强迫症、精神分裂症、疑病症、抑郁症等)来更好地解释患者对外表的过分关注,则不能诊断为身体变形障碍。

身体变形障碍的病因尚不得而知。治疗上,推荐使用抗精神病药和抗抑郁药,但有效性尚不肯定。心理治疗也可尝试,包括精神动力学治疗、行为治疗等。值得注意的是,身体变形障碍患者可能频繁在美容整形机构就诊,但仍无法达到其"理想"外表,可能导致医疗纠纷。

[苏州市广济医院　吕笑丽 杜向东]

第四节　神经衰弱

一、概述

神经衰弱(neurasthenia)是指由于长期处于紧张和压力下,出现精神易兴奋和脑力易疲乏现象,常伴有情绪烦恼、易激惹、睡眠障碍、肌肉紧张性疼痛等;这些症状不能归因于脑、躯体疾病和其他精神疾病。

Beard 在 1868 年和 1869 年发表的有关神经衰弱的论文中提到,大脑衰竭和公认的脊髓衰竭是同一机制。因此,在英文文献里相当长的一段时间中,医生们一直认为大脑神经衰弱和脊髓神经衰弱几乎是同义语。在 Beard 发表了神经衰弱的专著以后,Mitchell 提出了一个详细而富有诱惑力的治疗方案,即在优美舒适的条件下静养,佐以丰富的营养、按摩等等,称为休养治疗。自此,神经衰弱这个名词开始广泛流传,尤其是美国,更是风靡一时。但是由于神经衰弱的症状包罗万象且缺乏特异性,概念不明确,分界模糊,对其诊断逐渐限制,直至 DSM-Ⅲ(1980)取消此诊断,但出现了一个新的诊断名称慢性疲劳综合征。在美国和西欧,神经衰弱目前已不作为诊断类别。

在我国,20世纪50年代神经衰弱也曾大量诊断。多数学者认为诊断确有扩大化倾向,但同时也认为神经衰弱是一种临床上确实存在的疾病实体。ICD-10基于东方学者的观点仍保留此诊断,并指出神经衰弱只有轻微的焦虑和抑郁。我国的CCMD-3也保留此诊断。王国强、张亚林等人经10年随访发现:43例神经衰弱患者,除2例死亡的以外,32例仍然符合神经衰弱的诊断,2例符合抑郁症诊断,2例符合焦虑症诊断,5例符合精神分裂症诊断。这一研究的结果显示,在中国神经衰弱还是一个相对独立、相对稳定的诊断实体。

WHO 1995年的报告显示,神经衰弱患病率为5.4%。Hickie等2002年用ICD-10诊断标准在澳大利亚社区研究发现,神经衰弱年患病率为1.5%,18~24岁的女性则为2.4%。

虽然DSM诊断系统早已移除神经衰弱的标签,2018年公布的ICD-11也不再保留该诊断术语。但基于多种心理社会因素,仍有诸多学者在持续研究,既有东方学者,也有西方学者。美国学者Overholser等在其评论文章中指出,神经衰弱仍被病人和医生视为一种疾病,这样可能降低了对潜在心理因素的兴趣。过去和当前对疲劳造成的痛苦的诊断有显著重叠,这些问题可能会在当代的病例中复发,如慢性疲劳综合征和纤维肌痛。尽管神经衰弱的核心症状已经被抛弃,但在现代社会中仍然可以找到。哈佛医学院Lipsitt撰文认为,21世纪的倦怠(burnout)就是19世纪的神经衰弱(neurasthenia),认为都是一类社会性疾病(social disease)。同样,越南学者的研究也发现,患者更希望被诊断为神经衰弱,而不愿意诊断为焦虑及相关障碍。

印度国家精神卫生和神经科学研究所Poornima Bhola等学者撰文认为,神经衰弱的流行时隐时现,当前神经衰弱的标签几乎已经从现代疾病分类框架中消失,然而,其他疾病,如慢性疲劳综合征、纤维肌痛,在缺乏明确的医学病因的情况下,也试图捕捉疲劳、疼痛、虚弱和痛苦的体验。在临床实践中,身体上的或精神上的神经衰弱,将作为一个重要的症状,不管人们用什么名字来称呼它。神经衰弱的概念是否真的被埋葬了,还是再次崛起,值得继续关注。更何况,随着人们对技术、(电子产品)屏幕时间和虚拟现实产品等的广泛使用,新一代的神经疲劳综合征的出现已势不可挡。

二、病因

神经衰弱在分类系统中处于尴尬地位,临床诊断中也渐趋边缘化,故对其病因学研究相应较少。大多数学者认为神经衰弱的发病与素质性因素和心理社会因素关系密切,但两者之间孰重孰轻尚不清楚。长期的心理冲突、感染及其他躯体疾病、特征性的人格特征可能是该病的诱发因素。

三、临床表现

(一)精神易兴奋与精神易疲劳

精神易兴奋的主要表现是联想和回忆增多且杂乱,一般生活琐事都会引起很多杂乱的联想和回忆,并造成注意力不集中,思维无法专注于一个主题。内容往往是有关悲伤忧愁的事情,患者存在明知不切实际但却控制不了的心理冲突。

精神易兴奋的另一个表现为感觉过敏。不少人畏光,怕声音,有的甚至不愿出门,或出门需要戴墨镜。一般健康人完全无所谓的刺激,患者会感到非常难受甚至痛苦,如刮胡子也感觉剧烈疼痛。

神经衰弱的疲劳是一种精神易疲劳,具有两个特点:①弥散性,患者几乎干什么都觉得累,难以通过休息而恢复;②不伴欲望和动机减退,患者多不甘于混日子。神经衰弱性疲劳往往无诱因,如果存在波动性病程,可能与疱疹病毒感染有关。

(二)情绪症状

情绪症状主要表现为烦恼、易激惹和较轻的抑郁情绪。患者对现实矛盾忧心忡忡,自控力下降,遇琐事即可出现明显的烦躁不安、怨天尤人,事后又后悔。部分患者有轻度抑郁情绪,一般 Hamilton 抑郁量表评分低于 10 分,且没有消极观念。

(三)心理生理症状

常见的心理生理症状有睡眠障碍、紧张性疼痛和个别内脏功能的轻度或中度障碍。

1. 睡眠障碍

可表现为入睡困难、眠浅多梦、醒后不解乏及睡眠感丧失(自诉整夜未眠,其配偶却听到患者在打鼾)。患者往往白天工作、开会的时候昏昏欲睡,到了该睡觉的时候,躺在床上却一点困意也没有。

2. 紧张性疼痛

主要表现在头痛,头顶有重压感,头上有紧束感。

3. 内脏功能障碍

通常只限于个别的器官,如果涉及器官较多需要考虑焦虑症、抑郁症、躯体形式障碍等的可能。

四、诊断和鉴别诊断

(一)诊断

CCMD-3 有关神经衰弱的诊断标准

[症状标准]

1. 符合神经症的诊断标准。

2. 以脑和躯体功能衰弱症状为主,特征是持续和令人苦恼的脑力易疲劳(如感到没有精神,自感脑子迟钝,注意力不集中或不持久,记忆差,思考效率下降)和体力易疲劳,经过休息或娱乐不能恢复,并至少有下列 2 项:

① 情感症状,如烦恼、心情紧张、易激惹等,常与现实生活中的各种矛盾有关,感到困难重重,难以应付。可有焦虑或抑郁,但不占主导地位。

② 兴奋症状,如感到精神易兴奋(如回忆和联想增多,主要是对指向性思维感到费力,而非指向性思维却很活跃,因难以控制而感到痛苦和不快),但无言语运动增多。有时对声

光很敏感。

③ 肌肉紧张性疼痛(如紧张性头痛、肢体肌肉酸痛)或头晕。

④ 睡眠障碍,如入睡困难、多梦、醒后感到不解乏,睡眠感丧失,睡眠觉醒节律紊乱。

⑤ 其他心理生理障碍,如头晕眼花、耳鸣、心慌、胸闷、腹胀、消化不良、尿频、多汗、阳痿、早泄,或月经紊乱等。

[严重标准]病人因明显感到脑和躯体功能衰弱,影响其社会功能,为此感到痛苦或主动求治。

[病程标准]符合症状标准至少已3个月。

[排除标准]排除以上任何一种神经症亚型,排除分裂症、抑郁症。

(二)鉴别诊断

1. 慢性疲劳综合征(chronic fatigue syndrome,CFS)

最早由美国疾病控制中心提出,DSM-Ⅲ(1980年)正式纳入诊断。Niloofar Afari等回顾性综述发现一般成人中CSF患病率为0.007%～2.8%,Hyong Jin Cho等2009年发现英国、巴西CFS患病率分别为2.1%、1.6%。CFS的病因学争议较多,可能与慢性感染、免疫功能紊乱、肌病、神经内分泌功能紊乱等有关,心理社会因素也参与发病。

Fukuda等1994年提出诊断标准,经临床评估,医学难以解释的疲劳至少持续6个月,且须符合以下各项要求:新近发作(并非一直存在);并非当前劳作所致;经休息不能得到明显缓解;较之前的活动程度明显降低;出现4条或4条以上的如下症状:自觉记忆力减退、咽痛、有触痛的淋巴结、肌肉疼痛、关节疼痛、头痛、睡眠后难以恢复精力、劳累后不适感持续24 h以上。并需排除其他躯体疾病及精神疾病。治疗上可以使用抗焦虑抗忧郁治疗、认知行为治疗。

2. 器质性疾病或躯体疾病

大多数器质性疾病、躯体疾病在疾病过程中都可以出现神经衰弱综合征的表现。根据病史一般不难排除。

3. 正常疲劳反应

疲劳是每个人都有过的体验,很少会使健康人感到强烈的不适,而且适当休息后容易消除和恢复。

4. 其他精神疾病

如符合其他精神疾病,则不再诊断为神经衰弱。

五、治疗

(一)心理治疗

神经衰弱的治疗方法很多,各种不同治疗的疗效究竟如何,仍然存在的很大的分歧。但精神病学家一致同意的是心理治疗对神经衰弱是有效的,包括认知行为治疗、森田疗法、放松训练等。

（二）药物治疗

可酌情选择抗抑郁药、抗焦虑药、镇静催眠药等。多种中成药物亦可选用。

六、预后

较其他类型的神经症，神经衰弱预后相对较好。受心理社会因素影响，部分患者可呈慢性波动性病程。

［苏州市广济医院　吴宇璇 杜向东］

-------------------- 参考文献 --------------------

[1] Bystritsky A，Khalsa S S，Cameron M E，et al. Current diagnosis and treatment of anxiety disorders[J]. PT，2013，38(1)：30-57.

[2] Tran A L. Neurasthenia，generalized anxiety disorder，and the medicalization of worry in a Vietnamese psychiatric hospital[J]. Medical Anthropology Quarterly，2017，31(2)：198-217.

[3] Investigators T E，Alonso J，Angermeyer M C，et al. Prevalence of mental disorders in Europe：Results from the European Study of the Epidemiology of Mental Disorders（ESEMeD）project[J]. ActaPsychiatricaScandinavica，2004(109)：21-27.

[4] American Psychiatric Association. Diagnostic and statistical manual of mental disorders：DSM-IV-TR[M]. Philadelphia：American Psychiatric Publishing，2000.

[5] Anand A，Charney D S. Norepinephrine dysfunction in depression[J]. The Journal of Clinical Psychiatry，2000，61(Suppl 10)：16-24.

[6] Gomez A F，Barthel A L，Hofmann S G. Comparing the efficacy of benzodiazepines and serotonergic anti-depressants for adults with generalized anxiety disorder：A meta-analytic review[J]. Expert Opinion on Pharmacotherapy，2018，19(8)：883-894.

[7] Baxter A J，Scott K M，Vos T，et al. Global prevalence of anxiety disorders：A systematic review and meta-regression[J]. Psychological Medicine，2013，43(5)：897-910.

[8] Baumeister H，Härter M. Prevalence of mental disorders based on general population surveys[J]. Social Psychiatry and Psychiatric Epidemiology，2007，42(7)：537-546.

[9] Bohman M，Cloninger C R，von KnorringA L，et al. An adoption study of somatoform disorders. III. Cross-fostering analysis and genetic relationship to alcoholism and criminality[J]. Archives of General Psychiatry，1984，41(9)：872-878.

[10] Butler A C，Chapman J E，Forman E M，et al. The empirical status of cognitive-behavioral therapy：A review of meta-analyses[J]. Clinical Psychology Review，2006，26(1)：17-31.

[11] Charney DS，Nestler EJ. Neurobiology of mental illness[M]. Oxford：Oxford University Press，2004：461-490.

[12] Strauss C V，Vicente M A，Zangrossi H. Activation of 5-HT1A receptors in the rat basolateral amygdala induces both anxiolytic and antipanic-like effects[J]. Behavioural Brain Research，2013，246(1)：103-110.

[13] Cowen P J. New drugs, old problems: Revisiting … Pharmacological management of treatment-resistant depression[J]. Advances in Psychiatric Treatment, 2005, 11(1): 19 - 27.

[14] Lipsitt D R. Is today's 21st century burnout 19th century's neurasthenia? [J]. The Journal of Nervous and Mental Disease, 2019, 207(9): 773 - 777.

[15] Drevets W C. Neuroimaging studies of mood disorders[J]. Biological Psychiatry, 2000, 48(8): 813 - 829.

[16] Sokolowska E, Hovatta I. Anxiety genetics-findings from cross-species genome-wide approaches [J]. Biology of Mood & Anxiety Disorders, 2013, 3(1): 9.

[17] Fukuda K. The chronic fatigue syndrome: A comprehensive approach to its definition and study [J]. Annals of Internal Medicine, 1994, 121(12): 953.

[18] Hales RE, YudofskySC, Gabbard GO. The American Psychiatric Publishing Textbook of Psychiatry[M]. 5th ed. Philadelphia: American Psychiatric Publishing , 2008.

[19] Hollon S D, DeRubeis R J, Shelton R C, et al. Prevention of relapse following cognitive therapy vs medications in moderate to severe depression[J]. Archives of General Psychiatry, 2005, 62(4): 417 - 422.

[20] Cho H J, Menezes P R, Hotopf M, et al. Comparative epidemiology of chronic fatigue syndrome in Brazilian and British primary care: Prevalence and recognition[J]. The British Journal of Psychiatry, 2009, 194(2): 117 - 122.

[21] Hickie I, Davenport T, Issakidis C, et al. Neurasthenia: prevalence, disability and health care characteristics in the Australian community[J]. The British Journal of Psychiatry, 2002(181): 56 - 61.

[22] ICD-11 for Mortality and Morbidity Statistics [EB/OL]. http://id. who. int/icd/entity/334423054.

[23] Overholser J C, Beale E E. Neurasthenia: modern malady or historical relic? [J]. The Journal of Nervous and Mental Disease, 2019, 207(9): 731 - 739.

[24] Ng J, Rosenblat J D, Lui L M W, et al. Efficacy of ketamine and esketamine on functional outcomes in treatment-resistant depression: A systematic review[J]. Journal of Affective Disorders, 2021 (293): 285 - 294.

[25] Kessler R C, Berglund P, Demler O, et al. The epidemiology of major depressive disorder: Results from the National Comorbidity Survey Replication (NCS-R)[J]. JAMA, 2003, 289(23): 3095 - 3105.

[26] Kessler R C, Berglund P, Demler O, et al. Lifetime prevalence and age-of-onset distributions of DSM-IV disorders in the National Comorbidity Survey Replication[J]. Archives of General Psychiatry, 2005, 62(6): 593 - 602.

[27] Kessler R C, Bromet E J. The epidemiology of depression across cultures[J]. Annual Review of Public Health, 2013(34): 119 - 138.

[28] Klose M, Jacobi F. Can gender differences in the prevalence of mental disorders be explained by sociodemographic factors? [J]. Arch WomensMent Health, 2004, 7(2): 133 - 148.

[28] Klose M, Jacobi F. Can gender differences in the prevalence of mental disorders be explained by sociodemographic factors? [J]. Archives of Women's Mental Health, 2004, 7(2): 133 - 148.

[29] Lipowski. ZJ. Somatization: the concept and its clinical application[J]. Am J Psychiatry, 1988,

145:1358 – 1368.

[29] Lipowski Z J. Somatization: the concept and its clinical application[J]. The American Journal of Psychiatry, 1988, 145(11): 1358 – 1368.

[30] Michael G, Paul H, Philip C. Short oxford Textbook of Psychiatry(5th edition)[M]. Oxford University Press,2006.

[30] Cowen P, Harrison P, Burns T. Shorter Oxford textbook of psychiatry[M]. Oxford: Oxford University Press, 2012.

[31] NiloofarAfari, Dedra Buchwald. Chronic Fatigue Syndrome: A Review[J]. Am J Psychiatry, 2003,160:221 – 236.

[31] Afari N, Buchwald D. Chronic fatigue syndrome: A review[J]. American Journal of Psychiatry, 2003, 160(2): 221 – 236.

[32] Poornima B, Santosh K . Neurasthenia: tracing the journey of a protean malady[J]. Int Rev Psychiatry, 2020, 32:491 – 499.

[32] Bhola P, Chaturvedi S K. Neurasthenia: tracing the journey of a protean malady[J]. International Review of Psychiatry, 2020, 32(5/6): 491 – 499.

[33] McIntyre RS,CarvalhoLP,Lui L, et al. The effect of intravenous, intranasal, and oral ketamine in mood disorders: Ameta-analysis[J]. J Affect Disord, 2020. 276:576 – 584

[33] McIntyre R S, Carvalho I P, Lui L M W, et al. The effect of intravenous, intranasal, and oral ketamine in mood disorders: A meta-analysis[J]. Journal of Affective Disorders, 2020, 276: 576 – 584.

[34] Stephen M. StahF's Essential Psychopharmacology[M]. 2nded. United States of America ：Cambridge University Press, 2008.

[35] Stockmeier C A. Involvement of serotonin in depression: Evidence from postmortem and imaging studies of serotonin receptors and the serotonin transporter[J]. Journal of Psychiatric Research, 2003, 37(5): 357 – 373.

[36] Kaur U, Pathak B K, Singh A, et al. Esketamine: a glimmer of hope in treatment-resistant depression[J]. European Archives of Psychiatry and Clinical Neuroscience, 2021, 271(3): 417 – 429.

[37] WHO. The global burden of disease: 2004 update ［M］. Geneva: World Health Organization, 2008.

[38] Huang Y Q, Wang Y, Wang H, et al. Prevalence of mental disorders in China: A cross-sectional epidemiological study[J]. The Lancet Psychiatry, 2019, 6(3): 211 – 224.

[39] 曹玉萍, 张亚林, 王国强, 等. 神经衰弱患者 EB 病毒的免疫检查所见[J]. 中华精神科杂志, 2002, 35(1): 15 – 17.

[40] 胡华,杜向东,邓伟. 惊恐障碍临床特征及误诊分析[J]. 中国误诊学杂志,2004,4(10):1579 – 1581.

[41] 郝伟. 精神病学[M]. 6 版. 北京:人民卫生出版社,2009.

[42] 江开达. 中国精神障碍防治指南丛书:抑郁障碍防治指南[M]. 北京: 北京大学医学出版社，2007.

[43] 江开达. 精神病学[M]. 北京:人民卫生出版社,2009.

[44] 江开达. 精神病学[M]. 2 版. 北京: 人民卫生出版社, 2010.

[45] 陆林. 沈渔邨精神病学[M].6 版. 北京:人民卫生出版社,2018.

［45］郝伟，陆林. 精神病学［M］. 8 版. 北京：人民卫生出版社，2018.

［46］李凌江，马辛. 中国抑郁障碍防治指南［M］. 2 版. 北京：中华医学电子音像出版社，2015.

［47］刘协和. 临床精神病理学［M］. 北京：人民卫生出版社，2011.

［48］孙学礼. 精神病学［M］. 北京：高等教育出版社，2003.

［49］王国强，张亚林，曹玉萍，等. 神经衰弱病程、转归和结局的 10 年观察与随访结果［J］. 四川精神卫生，2007，20(2)：74－76.

［50］许又新. 神经症［M］. 2 版. 北京：北京大学医学出版社，2008.

［51］中华医学会精神科分会. 中国精神障碍分类与诊断标准(CCMD-3)［M］. 山东：山东科学技术出版社，2001.

下篇 临床心身医学科建设与病房管理

第三十一章 临床心身医学科的建设与心身病房的管理

第一节 临床心身医学科的建设

社会的快速发展,形成了高节奏、高压力、高竞争、低幸福感的社会环境,在综合性医院的初诊病人中,有越来越多的心身疾病患者,但其中真正认识到心身疾病并接受了正规药物治疗和心理治疗的患者却甚少,潜藏的心身疾病患者人群更为庞大。据统计,我国综合医院门诊患者中心身相关障碍占 26%～36%,住院患者的心身相关障碍占了该人群的79.99%,心身障碍的范围逐渐扩大到内分泌科、消化科、心血管科、肿瘤科、神经科等临床各科。与心身相关障碍大量存在并严重影响人们健康的现状相反的是,国家卫健委的《医疗机构诊疗科目名录》中并没有心身医学科;全国大多数医疗机构特别是综合医院,并未设立专门的心身医学科室;个别设有心身医学科室的医院,其科室所承担的工作也并非单纯的心身相关障碍的诊疗,往往与心理科、精神科的诊疗领域相混淆。因此,探索我国心身医学科建设的方向,找到其科学发展的路径,对于增强诊疗心身相关障碍的专业性和有效性、应对当前广泛存在的心身相关障碍问题,有着十分重要的理论和实践意义,综合性医院开设心身科很有必要。与传统精神科的封闭式管理不同,临床心身医学科更适合并应当设置开放式的、让患者感到舒适愉快的门诊和住院环境,同时也应采用更为人性化的管理模式。

一、心身医学科在国内外的发展现状

(一)心身医学在中国的现状

当前中国心身医学诊疗和研究工作的主要承担者既包括了精神卫生专科医生,也包含具有心身医学知识的临床各科医生。党和政府为了保证人民群众心身健康,也提供了一系列政策支持:2009 年中国卫生部建议三级综合性医院要设立精神科;2013 年 5 月 1 日实施的《中华人民共和国精神卫生法》明确要求综合性医院设立精神科门诊或心理治疗门诊,处理心身相关障碍、躯体疾病伴发的精神问题;2016 年 12 月,国家卫生计生委、中宣部等 22 个部门印发《关于加强心理健康服务的指导意见》并指出:建立健全心理健康服务体系,加强医疗机构心理健康服务能力,综合性医院要建立多学科心理和躯体疾病会诊-联络制度,与高等院校和社会心理服务机构建立协作机制,实现双向转诊。

尽管中医学的思想与现代心身医学有很多异曲同工之处,如天人一体观、形神一体观、整体观等,甚至也有"心身医学起源于《黄帝内经》和《伤寒杂病论》"的说法,但通常认为,现

代心身医学于 1984 年才传入中国。我国心身医学科建设在世界范围内起步较晚,无论是团队、主题、研究、法律、组织等各个方面,都与美国、日本等国家存在明显差距。正是由于这些差距,我国心身医学总体上缺乏系统性和专业性,还未形成科学的、固定的模式。

(二) 心身医学科的国际主流模式

自 1818 年德国的 Heinroth 最先创造 Psychosomatic 一词开始,心身医学在全世界范围内逐步发展,其概念现已得到普遍认可。心身医学首先从德国诞生,在奥地利得到发展,不久传入美国,然后在日本生根发芽。当前心身医学科的主流模式包括:

德国模式:20 世纪 70 年代的德国,心理治疗特别是精神分析普遍为内科医师所接受,而精神科医师根本不承认心身医学的概念,致使一批以心理治疗为主的内科医师另起炉灶,设立了主要针对进食障碍、神经症性障碍的"心身医学",获得了政府对新医学专科的认可。发展至今,在德国的综合医院中,精神科往往与心身医学科并存,服务对象互有交叉,取决于患者是愿意服药还是接受心理治疗。

美国模式:美国很早就在精神科专科医师培训中引入了会诊-联络精神病学的内容,并逐渐成为强制性培训核心课程之一。2003 年,美国精神科与神经科专科医师委员会正式将"心身医学"作为亚专业,而修完会诊-联络精神科培训课程成为心身医学亚专业的附加条件。

日本模式:综合医院精神科医生最早与内科医生合作并成为心身医学会的第一批成员;心身内科学会主要由内科医师和临床心理学家组成;80%的精神科医生更愿意声称自己是"心身内科"医师,这也符合日本医师法的相关规定。

二、设立心身医学科的必要性

虽然我国卫键委医疗机构诊疗科目名录中尚没有明确提到心身医学科,其位置基本处于精神科目录下"临床心理专业"的范畴,但这一分类的不科学性显而易见。长远地看,将心身医学科作为一门新学科单独设立,是发展心身医学中国模式的重要途径。

(一) 心身医学科不是精神科亚专业

从理论层面看,心身医学是研究精神和躯体相互关系的医学学科分支,是医学的基础,而不是精神病学的分支。实践层面看,将心身医学科作为精神科亚专业对待,既可能引发内科医师对心身医学的忽视,也可能让当前正从事心身相关障碍诊疗的综合科医生无法适应。

(二) 目前已具备成立心身医学科的必要条件

心身医学科应当作为临床医学下的独立二级学科专门设立的另一个理由,是其已经具备了新学科的必要构成要素,即具有独特的疾病群体(心身相关障碍)、独特的服务对象(心身相关障碍患者)、独特的诊疗手段(心身诊疗技术,包括心身心理治疗、物理治疗等)和独特的诊疗模式(心身整合整体诊疗模式)。这些独特性将心身医学科与其他学科特别是精神科做出了显著的区分。

三、如何建立心身医学科

一个新学科的建立需要相关政策法规的支持,具体说来就是要在《医疗机构诊疗科目名录》中有明确的位置。实践中,医疗机构实际设置的临床专业科室名称不受《医疗机构诊疗科目名录》限制,可使用习惯名称和跨学科科室名称,如"围产医学科""五官科"等。在争取政策法规支持的同时,心身医学工作者更应当着重探索并明确其诊疗范围、人员构成、治疗模式、安全管理等一系列建设发展中必须面对的问题,不断健全完善心身医学建设的方方面面。

(一)心身医学科的诊疗范围

一个成熟科室必须有明确的诊疗范围,心身医学科与综合科、精神科既有交叉,又有不同,仅凭综合科医师或精神科医师,都无法完全涵盖心身医学科的诊疗范围。心身医学科诊疗范围如图所示:

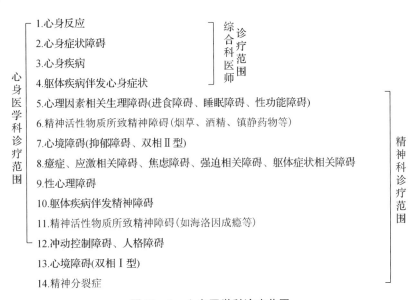

图 31 - 1　心身医学科诊疗范围

需要注意的是:虽然当前在国内,心身反应、心身症状障碍、心身疾病、躯体疾病伴发心身症状等诊疗对象(图 31 - 1 中 1、2、3、4 项)名义上被归在精神科诊疗范围之内,但临床实践中,传统意义上的精神科一般不接受这四类患者,精神科的治疗手段对其也往往起不到较好的治疗效果,故上图中未将其列入精神科诊疗范围。

(二)心身医学科的人员构成

科室的人员构成是确保临床治疗效果的重要前提。心身医学科不适合作为精神科亚专业的一个重要原因,就是仅凭精神科医生和护士不能满足心身医学科工作的全部需要。心身医学科不仅需要专业的心身科医生和护士,还需要心理治疗师、心身康复师等配套力量。其中,扮演最重要角色的是心身科医生。根据国际主流模式和我国现状,以及从事心身医学工作所需要的专业知识和技能考虑,学科起步阶段的心身医生的主要来源应当是侧重心身医学研究、接受过心身医学培训的精神科医生。这些精神科医生应当在原有专业技能的基础上,具备更全面的综合性知识,特别是心理治疗、物理治疗、人文关怀方面的知识和技能。

（三）心身医学科治疗模式

随着现代医学已由传统的生物医学模式向社会心理生物医学模式转变,心身医学的内涵大大拓展,治疗手段也更加丰富多样,简而言之,应当采用心身整合治疗模式,而非单一的药物治疗或心理治疗。

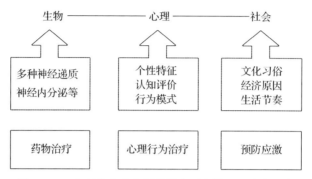

图 31-2　心理社会生物医学模式对应的不同治疗方案

图 31-2 旨在说明,心身相关障碍有综合病因,因此需要综合治疗。心身整合治疗模式的构成实际包含了药物治疗、心理治疗、物理治疗、工娱治疗、体育锻炼等一系列治疗手段。

对于入院治疗的患者所处的不同阶段,心身科医生也应当开展不同的工作,关注不同的问题,不断完善治疗方案。图 31-3 展示了心身相关障碍患者在心身医学科住院治疗的阶段模式。

初始阶段	治疗阶段	转归阶段
生物—心理—社会诊断 遗传背景及生活事件	整合治疗方案 综合言语及非言语的元素	将新体验融入日常生活中 开始准备回归社会
促进治疗动机 澄清治疗目标 资源访谈 治疗计划 心理教育	改变对症状的理解 有效利用各种资源 澄清冲突	探讨预防复发的方法 开始同门诊医师接触 计划今后的治疗
同其他患者接触	实践新的应对和 解决问题的策略	开启治疗结束程序
逐渐习惯各类治疗 以及熟悉治疗师	将家庭成员或 伴侣纳入治疗中	我获得了什么(新能力或观念) 我解决了什么(问题)

图 31-3　心身医学科住院治疗的三个阶段

（四）心身医学科专科医生培养的课程和亚专业设置

一门独立学科必须有与之相适应的课程设置。"心身医学"提倡健康领域的整体观念和系统思想,关注大脑、心理和躯体的相互作用,研究心理活动与生理功能之间的"心身关系",成为超越精神病学与综合医院各临床学科的医学思想体系。这就要求其课程设置必须涵盖全面,包括:基础课程——普通心理学、社会心理学、发展心理学、心理测量学、心理治疗学;专业基础课程——内、外、妇、儿、口腔、耳鼻喉科、精神病学等;以及最具代表性的专业课程——心身医学。

在此基础上,可以设想:随着心身医学科不断发展完善,将需要在其下设置更为具体的亚专业,比如综合心身医学专业、心身心脏科亚专业、心身消化科亚专业、心身妇产科亚专业、心身儿科亚专业、心身肿瘤科亚专业等等。心身医学科亚专业设置,既可以在临床上帮助患者得到更为科学合理的治疗,也能在科研上进行更具体的研究,从而达到新的高度。

(五)心身医学科医生的执业范围和继续教育

在目前情况下,综合心身医学科医生应该具有心身医学和精神卫生两个专业的执业范围,可以对精神障碍下诊断;而其他综合科医生,可以在原有的执业范围上,经心身医学培训后增加"心身医学"执业范围,此后,取得"心身医学"执业范围的综合科医生每年要接受一定时数的心身医学和精神病学的继续教育课程,以更新自己的知识结构。例如综合心身医学科医生执业范围包括心身医学和精神卫生;心脏科心身医学专业医生执业范围包括内科(心脏科)和心身医学;风湿免疫科心身医学专业医生执业范围包括内科(风湿免疫科)和心身医学。

第二节　心身病房管理

心身病房的管理模式应当是内紧外松。一方面,对医务人员采取内紧式管理,始终把患者安全放在第一位,重视风险评估。严格掌握适应证,不收精神分裂症、躁狂发作等严重精神障碍患者,拒绝收治非适应证患者和高风险患者,如有自杀、伤人倾向的患者。做好全程监控、知情同意、家属陪护等各方面安全辅助措施,确保患者和医护人员安全。另一方面,对患者采取外松式管理,把患者舒适放在第一位,重视心理评估。与传统的精神科封闭式病房不同,心身病房更适合并应当设置为开放式病房,设计患者感到舒适愉快的住院环境,同时也应采用更为人性化的管理模式。

一、心身病房的管理模式

(一)开放式病房

开放式心身病房的设置符合新型医学模式的发展需求,这种医患合作式病房模式符合"生物-心理-社会医学模式",体现了对心身疾病患者的尊重。环境花园式,病房家庭化,具有患者生活自由、可保持与外界社会的良好接触等特点,使患者得到良好的治疗和护理。开放、温馨的病房,消除被误解、被歧视、被监禁的心理负担,让患者真实地感受到一种人格上的平等。陪护家属的存在,不仅表达了对患者的关怀和爱护,而且是对患者的最有效心理支持,提高了患者的治疗依从性。

当然,由于各种无法预见的原因,开放式病房也有可能发生难以防范的自伤、自杀、出走、冲动或其他安全意外事件,为了保证病房的安全管理,最好安装监控设施,以利于护士对患者的观察,降低安全意外事件的发生率。

（二）病房环境

心身病房的住院环境应当明亮、清洁、安静，着力为患者营造安全、舒适、温馨的住院环境。病区的光线应充足、柔和，空气应流通，建设时应注意采光、阳光充足。但根据不同患者及不同时间要控制病区的光线，如患者午睡及晚间睡眠时，光线要暗淡，起床时要明亮。温度应适宜，夏季重视防暑降温，冬季保证供暖，一般室温以 20℃ 为宜。病房环境的清洁、颜色的协调、美化的布置等，可以使病人感到舒适、愉快。心身病房的墙壁颜色一般多采用浅蓝与浅绿两色。色彩学认为蓝色和绿色可促进血清素的产生，从而使人感到宁静。病区要避免噪音，病区工作人员要做到说话轻、走路轻、开关门轻、操作轻。心身病房中，噪音也具有感染作用，一个人哭闹、叫喊就会感染其他患者，影响病房秩序。

治疗区应配备常用的心理治疗设备，如生物反馈治疗仪、音乐治疗仪等，还应设置独立的心理治疗室。病区应当设置标准化、人性化、人文化病人活动室，室内配有空调、电视、报刊、棋牌等供患者娱乐活动。病室墙壁有壁画、花卉、布制小工艺品、健康宣教图片等点缀。同时应当建设环境优美、安全方便、阳光充足、空气清新的可供病人散步、休闲的院内活动场所。

（三）人性化模式

人文关怀是医学的本质特征，从医学的人文关怀的本质和目标出发，以人为中心是医学人文性的必然要求。心身病房的医护人员应当关心、理解、信任和尊重患者，以负责任的态度全力为心身疾病患者提供安全、舒适、自由、轻松的住院环境和氛围，了解患者的情绪变化和精神需要，耐心听取患者的倾诉，对患者多用支持、鼓励性的语言，提供积极的反馈。根据患者病情进行相应的团体心理治疗、个体心理治疗和心理护理，帮助患者改变负性认知、树立信心。高度重视入院患者的心理问题，建立支持系统，尽可能给予患者更多的社会支持，如留亲人陪伴患者，允许患者在家人或医护人员的陪同下出入病房，使住院患者感受到平等和尊重，从而提高其配合治疗的主动性，保证出院后长期随访的疗效。

二、入院管理

（一）入院宣教

入院时进行患者及家属的入院宣教，告知陪伴住院环境、住院规则、作息时间、病房管理制度、陪伴制度及探视制度等。为避免发生混淆患者的情况，患者左手腕上系上腕带，上面标有患者的姓名、住院号，以便区分。

（二）危险品管理

新入院患者及陪护人员除日常生活用品外，不得携带危险物品（指可能危害个人或他人的物品，包括水果刀、剪刀、打火机、绳子、玻璃瓶、汽油等）。对新入院病人，严格检查其随身物品，并做好家属及病人的宣教工作，对危险物品做到及时发现、及时上缴并统一保管。

（三）危险因素评估

开放式病房对安全管理提出了更高的要求，因此对患者的风险评估不能仅靠医务人员的主观判断，而要通过风险评估工具（如表 31-1），做出持续反复的科学评估。对于非适应证和高风险患者，要及时转诊治疗。

表 31-1 心身医学科风险评估工具

评估项目	分值(0 分)	分值(1 分)	分值(2 分)
入院方式	自愿	哄骗、诱导	强迫住院
情绪状况	正常	兴奋、易激惹或低落悲观(有自杀观念)	情绪不稳定,有各种企图(最近一周有过自伤、自杀行为)
精神症状	症状轻,无行为紊乱	症状丰富,行为紊乱	有严重被害妄想、命令性幻听或严重行为紊乱
合作程度	合作	劝说下被动合作;有藏药可疑	拒绝合作;依从性差,有藏药行为
攻击方式	无	言语	行为
酒、药依赖	无	戒断症状较轻	戒断症状较重
近期负性生活事件	无	影响轻微	严重影响
躯体状况	正常	合并躯体疾病较轻	合并严重躯体疾病

(四)医患沟通

办理入院手续时,应和患者家属签订《心身医学科协议书》,明确双方应尽的义务,要求患者家属支持和配合医护人员的工作,及时与医护人员沟通,以尽早发现病况变化。为做到及时沟通和相互理解,要求住院患者至少有 1 名家属陪伴。家属对患者要少用或不用责备性语言,多给患者正性评价。针对不同患者病情,由经治医师向留陪家属介绍患者的病因、病程、转归及在院期间可能发生的病情变化、用药后的反应等,再由分管护士负责指导家属进行生活护理及心理护理,指导家属怎样观察病情,发现病情及时报告,并指导家属与患者的沟通技巧。医务人员应道耐心细致地倾听患者及其家属的倾诉,根据家庭情况、患者的文化水平、职业、性格特点等,有针对性地进行人文沟通、知识宣传。

临床心身医学科协议书

我院的医护人员感谢您的信任,理解、关心您的病痛,特告知有关住院事宜。由于本病区实行全开放式管理模式,因此,您已经被认为对自己的行为有责任能力。请自觉遵守病区管理制度,与医护人员密切合作,安心养伤,相互理解支持,同时也随时对医院工作提出意见,帮助医院改进工作。

住院期间,经治医生会根据您的病情、意愿和选择,施行必要的药物及其他相关的诊断和治疗措施,在诊断过程中均有可能发生疗效不满意、并发症和某些难以避免的医疗意外;另外,由于已知的和无法预见的原因,还有可能发生难以防范的自伤、自杀、出走、冲动或其他安全意外事件,如发生上述情况,您和您的近亲属应予以理解,负起应有的责任,如认为需转科转院时,请服从安排。

您有权选择同意或拒绝已经拟定的治疗方案。

您以下的签名表示您已确认:
(1)您已经理解并同意前面所述的内容;
(2)您的经治医生已向您做了充分解释;
(3)您与近亲属均同意对自身的行为负有完全的责任;
(4)您已经得到了您想了解的有关住院事宜的相关信息。

患者签名_____ 近亲属签名_____ 与患者关系_____
医生签名_____ _____年_____月_____日

三、病情管理

对心身疾病患者每周进行一次病情评估,如汉密尔顿抑郁量表、汉密尔顿焦虑量表、药物副反应观察量表等的评定,根据评定的结果及时采取有效措施,包括调整用药、心理治疗、生活及服药指导,以确保患者心情愉快地配合治疗。

四、安全管理

做好安全管理,首先应从思想上牢固树立安全第一的服务理念,做好安全检查,消除安全隐患。由于心身疾病的特殊性,要求中夜班护士每隔 30 min 对病房巡视 1 次,观察患者病情及睡眠情况。使用病房监控系统,护士在夜间办公室就可以观察到各房间患者的病情及睡眠情况。监控系统能实时提供信息及客观资料,还可真实地记录、保存过去的原始资料。新入院及病情较重的患者病房重点巡视,发现病情变化及时处理及汇报。

应每周两次进行病房安全检查,保证病房设施完好,如检查门窗、护栏、螺丝的牢固,发现问题及时维修,巡回护士每天接班时做好患者的安全检查,对危险物品做到及时发现、及时上缴并统一保管。药品、剪刀、玻璃制品、约束带、消毒水等定点放置,专人管理,交接班时均要清点实物,一旦缺失及时追查。患者外出返回病房时,再次检查患者有无携带危险物品。

五、制度管理

临床心身医学科的制度管理,包括完善隐私保护制度、外出请假制度、陪护管理制度、药品管理制度等,并签订协议,要求患者及家属均签名。建立风险告知,认真履行告知义务,说明精神科的特殊性和精神病人的各种意外的可能性,让患者和家属明白他们所承担的责任和义务,减少纠纷的发生。

病区工作人员应严格执行医院各项管理制度,对日常工作中存在的薄弱环节进行持续改进。定期组织医护人员分析不安全因素,共同找出避免和控制潜在危险的方法、总结经验、巩固成绩,并写出反馈信息和整改方案,纳入 PDCA(P:plan,计划;D:do,执行;C:check,检查;A:act,处理)循环,作为下一轮质量考核的重点。

(一)隐私保护

面对心理疾病患者不被社会理解的现实,患者往往希望医院为其保密,不愿自己的病情被外人知晓。因此,心身医学科的病案管理者不仅具有法律上的保密义务,更具有道德层面上的保密要求,对患者隐私权的维护更为必要。真正做到尊重患者隐私,维护患者权益。

(二)留陪管理

从心理角度来看,留陪能够满足病人和家属双方的心理需求,可消除患者的孤独感和恐惧感,增加安全感。尤其是一些初次发病、年龄较小的患者更需要留陪。从生活需要来看,家属了解患者的生活习性,懂得如何调理患者饮食,帮助患者料理生活起居。从病情观察来看,由于家属同患者时刻在一起,对病情观察仔细,且易与患者心灵沟通,能及时了解心理动态,因而能主动、及时地提供详细的病情资料,有利于诊断和治疗。另外,家属留陪可能导致干扰或阻碍正常医务工作的风险加大。因此,调和家属留陪的利弊,建立完善的留陪管理制度十分重要。

（三）请假管理

所有患者离开病房需经过医生同意，并保持通信设备畅通，以方便医护人员联系。根据患者的病情状况，签署相应的请假协议。如：经家属签字同意，患者可单独离开病房；在家属陪同下，患者可离开病房；由于风险较大，患者暂不能离开病房。告知患者及家属，对于离开病房期间可能出现的意外，患者家属及患者本人需负担应承担的责任。

（四）药品管理

为了加强病人服药的监管，确保服药安全，自带药物均由护士统一保管。为了防止患者藏药行为，护士发药时应确保患者服药下肚。

六、康复管理

康复管理主要包括药物治疗、心理治疗、康复训练等方面的管理。

（一）药物治疗

高效的药物治疗是开放管理的重要基础。寻求精神药物的最小有效剂量也是重要的方面，这样能尽最大可能减少精神药物的副作用，也避免了多用拮抗副作用的药物。这一原则使患者能够和医生合作，服药的依从性提高。

（二）心理治疗

需要根据患者病情采用相应的方法，如团体心理治疗、个体心理治疗等，帮助患者认识领悟，树立战胜疾病的信心。

（三）康复训练

执行康复训练时，应由有经验的主管护士根据不同的病情进行针对性的系统的康复训练。康复训练可包括如下内容：

1. 放松训练

包括呼吸放松术、肌肉放松术、意向放松术。医护人员应教会患者放松的方法来缓解焦虑紧张的状态。

2. 工艺制作训练

例如布艺、编织、刺绣绢花等，可以提高患者的劳动和生存技能。

3. 娱乐活动

健身操、唱歌、棋牌或室外活动、集体出游等，可以调动患者参与的积极性。

4. 心理游戏

心理游戏是一种在团体情境中提供心理学帮助与指导的重要方式，可以指导患者在交往中通过观察、学习、体验，从而认识自我、探讨自我、接纳自我，调整和改善与他人的关系，学习新的态度和行为方式，以发展良好的生活适应的过程。心理游戏为参加者提供了一种良好的社会活动场所，创造了一种温暖的、相互信任和支持的团体气氛，使成员可以以他人为镜反省自己、深化自己，同时也成为他人的社会支持力量。

5. 宣教讲座

可以利用墙报、图书角、专栏、宣传册等宣传一些基本卫生常识、心理健康知识等。此外,在病房定期开展心身疾病健康宣教讲座,讲解心身疾病的一般症状学知识、药物的作用及用药后的反应、一般护理常识等,做好家属的心理辅导,鼓励家属树立信心,消除焦虑和不安,积极配合管理及治疗。

七、出院管理

当患者出院时,医护人员应耐心细致地指导患者和家属在家中如何用药,如何护理及管理患者,如何进行回归社会训练,预防疾病复发。同时,将病区联系方式明确告知患者及家属,以便患者及家属出院后进一步寻求指导。病房医生将在患者出院后定期对患者进行随访,了解患者出院后病情,指导治疗。

[东南大学附属中大医院　汪天宇　袁勇贵]

参考文献

[1] 李光英,马东辉,王健.《中医心身医学》教材刍议[J]. 中国中医药现代远程教育,2013,11(13):100-101.

[2] 赵志付,柳红良,原晨,等. 心身医学理念与中医学一致性的探讨[J]. 环球中医药,2014,7(10):766-768.

[3] 吴爱勤,袁勇贵. 心身医学进展(2019)[M]. 北京:中华医学电子音像出版社,2019.

[4] 于欣. 心身医学:从概念到实践[J]. 中国心理卫生杂志,2009,23(7):470.

[5] 吴爱勤. 心身疾病新的评估策略:心身医学研究诊断标准[J]. 医学与哲学(B),2012,33(1):8-10.

[6] 袁勇贵. 心身医学新理念[M]. 南京:东南大学出版社,2018.

[7] 吴爱勤,袁勇贵. 中国心身医学实用临床技能培训教程[M]. 北京:中华医学电子音像出版社,2018.

[8] 袁勇贵,岳莹莹. 中国心身医学学科发展方向和机遇[J]. 东南大学学报(医学版),2020,39(5):557-561.

附一：临床心身医学量表及问卷

9 条目患者健康问卷（PHQ-9）

在过去的两周里，你生活中以下表现/症状出现的频率有多少？

项目	完全没有（0）	有几天（1）	一半以上时间（2）	几乎每天（3）
做什么事都没兴趣，没意思				
感到心情低落，抑郁，没希望				
入睡困难，总是醒着，或睡得太多、嗜睡				
常感到很疲倦，没劲				
胃口不好，或吃得太多				
对自己不满，觉得自己是个失败者，或让家人丢脸了				
无法集中精力，即便是读报纸或看电视时，记忆力下降				
行动或说话缓慢到引起人们的注意，或刚好相反，坐卧不安，烦躁易怒，到处走动				
有不如一死了之的念头，或想怎样伤害自己一下				
总分				

广泛性焦虑障碍量表（GAD-7）

在最近两个星期里，您有多少时间受到以下问题的困扰？

项目	完全没有（0）	有几天（1）	一半以上时间（2）	几乎每天（3）
感觉紧张，焦虑或急切				
不能停止或控制担忧				
对各种各样的事情担忧过多				
很难放松下来				
由于不安而无法静坐				
变得容易烦恼或急躁				
感到害怕，似乎将有可怕的事情发生				
总分				

患者健康问卷躯体症状群量表(PHQ-15)

下面共有 15 种疾病症状,请您回想在过去一个月内您是否出现这个(些)症状,并且在问题后面的相应数字上画一个圈。

序号	问题	无	有点	大量
1	胃痛	0	1	2
2	背痛	0	1	2
3	胳膊、腿或关节疼痛(膝关节、髋关节等等)	0	1	2
4	痛经或月经期间其他的问题(该题女性回答)	0	1	2
5	头痛	0	1	2
6	胸痛	0	1	2
7	头晕	0	1	2
8	一阵阵虚弱感	0	1	2
9	感到心脏怦怦直跳或跳得很快	0	1	2
10	透不过气来	0	1	2
11	性生活中有疼痛或其他的问题	0	1	2
12	便秘,肠道不舒适,腹泻	0	1	2
13	恶心,排气或消化不良	0	1	2
14	感到疲劳或无精打采	0	1	2
15	睡眠有问题或烦恼	0	1	2
总分				

以下为调查内容:

1. 过去半年内,您由于本次就诊的症状或疾病而到医院就诊的次数:____次。

2. 过去半年内,由于本次就诊的症状或疾病对您造成的误工天数:____天/月。

3. 您目前的疾病对您生活、工作和社交造成的总体不良影响:

(没有影响为 0,影响极其严重为 10 ,请在相应数字上划√)

生活:

0　1　2　3　4　5　6　7　8　9　10

没有　　　　　　　　　　　　　　最重

工作:

0　1　2　3　4　5　6　7　8　9　10

没有　　　　　　　　　　　　　　最重

社交:

0　1　2　3　4　5　6　7　8　9　10

没有　　　　　　　　　　　　　　最重

心身症状量表（PSSS）

请仔细阅读每一条,把意思弄明白,然后根据您最近一个月的实际情况,选择最适合您的答案。

序号	项目	没有	小部分时间	相当多时间	绝大部分或全部时间
1	头昏、头胀或头晕	0	1	2	3
2	两眼憋胀、干涩、视物模糊	0	1	2	3
3	部位不定的烧灼感、紧束感	0	1	2	3
4	四肢颤抖、发麻	0	1	2	3
5	情绪低落、消沉或绝望	0	1	2	3
6	心前区不适、心慌（心率加快）、心悸（心跳加强）	0	1	2	3
7	胸闷、气急、呼吸困难	0	1	2	3
8	喉部不适感	0	1	2	3
9	耳鸣或脑鸣	0	1	2	3
10	做事时无兴趣、不快乐、无动力、无意义	0	1	2	3
11	比平常更容易发脾气、冲动	0	1	2	3
12	感到紧张、担心、害怕或有濒死感	0	1	2	3
13	口干、舌苔厚腻	0	1	2	3
14	嗳气、反酸或烧心	0	1	2	3
15	打嗝、恶心、呕吐	0	1	2	3
16	肠鸣、腹胀、腹泻、便秘	0	1	2	3
17	常常回避使你紧张的场景	0	1	2	3
18	尿频、尿急、夜尿增多、排尿困难	0	1	2	3
19	会阴部不适感	0	1	2	3
20	遗精早泄(限男性)/月经不调或痛经(限女性)	0	1	2	3
21	常有伤害自己的想法	0	1	2	3
22	手脚心发热、全身阵热阵汗或怕冷、四肢发凉、感觉有凉气进入身体	0	1	2	3
23	疼痛,如全身或局部疼痛、游走性疼痛等	0	1	2	3
24	感到全身乏力	0	1	2	3
25	感到不得不去重复做某些事或想某些问题	0	1	2	3
26	入睡困难、易醒、早醒	0	1	2	3

心理因子(P)：_____分　躯体因子(S)：_____分　总分：_____分

糖尿病患者遵医行为问卷

请根据以下项目进行自我评定：一直（5分）；经常（4分）；从不（3分）；偶尔（2分）；从不（1分）。

饮食项目：

1. 我在吃完后还要再添一点 （　　）
2. 我是在固定时间的半小时内进餐 （　　）
3. 我吃那些我必须禁止的食品 （　　）
4. 我吃的东西每天都要换花样 （　　）
5. 当我活动超过往常时，吃得也要多些 （　　）

胰岛素项目：

1. 我根据自我监测的血糖结果来调整我的胰岛素剂量（或告诉医生后定） （　　）
2. 我每天轮换注射胰岛素的部位 （　　）
3. 即使在发烧或有恶心、呕吐时，我仍维持原有剂量 （　　）
4. 每天我都在固定时间的半小时内注射胰岛素 （　　）

糖尿病患者社会支持问卷

请根据以下项目进行自我评定：一直（5分）；经常（4分）；从不（3分）；偶尔（2分）；从不（1分）。

饮食项目：

1. 我的亲友提醒我注意饮食 （　　）
2. 与我共同生活的人准备饭菜时，会考虑到我的糖尿病饮食 （　　）
3. 与我共同生活的人们调整他们的饮食与活动时间来配合我的糖尿病治疗方案

　（　　）
4. 当我较平时活动得较多时，亲友们会鼓励我多吃一些 （　　）
5. 亲友们会诉我，吃点食谱以外的东西也没有什么关系 （　　）

胰岛素项目：

1. 亲友们坚持要我根据自我监测的血糖结果来使用胰岛素 （　　）
2. 如果我有时忘记治疗亲友们会提醒我使用胰岛素 （　　）

男性更年期自我评定量表

请根据以下项目进行自我评定：一直如此（3 分）；经常（2 分）；有时（1 分）；没有（0 分）。

体能症状：

1. 我感到全身乏力　　　　　　　　　　　　　　　　　　　（　　　）
2. 我难以入睡　　　　　　　　　　　　　　　　　　　　　（　　　）
3. 我没有食欲　　　　　　　　　　　　　　　　　　　　　（　　　）
4. 我骨骼和关节疼痛　　　　　　　　　　　　　　　　　　（　　　）

血管舒缩症状：

1. 我有潮热　　　　　　　　　　　　　　　　　　　　　　（　　　）
2. 我出汗过多　　　　　　　　　　　　　　　　　　　　　（　　　）
3. 我心悸　　　　　　　　　　　　　　　　　　　　　　　（　　　）

精神心理症状：

1. 我健忘　　　　　　　　　　　　　　　　　　　　　　　（　　　）
2. 我注意力难以集中　　　　　　　　　　　　　　　　　　（　　　）
3. 我会无缘无故地恐慌　　　　　　　　　　　　　　　　　（　　　）
4. 我易怒烦躁　　　　　　　　　　　　　　　　　　　　　（　　　）
5. 我对以前喜欢的事失去兴趣　　　　　　　　　　　　　　（　　　）

性功能方面：

1. 我对性失去兴趣　　　　　　　　　　　　　　　　　　　（　　　）
2. 我对性感的事物无动于衷　　　　　　　　　　　　　　　（　　　）
3. 我不再有晨间勃起　　　　　　　　　　　　　　　　　　（　　　）
4. 我对性交不再成功　　　　　　　　　　　　　　　　　　（　　　）
5. 我在性交时不能勃起　　　　　　　　　　　　　　　　　（　　　）

如果性功能方面的症状≥8，或精神心理症状≥4，或体能症状＋血管舒缩症状≥5，您可能有中老年男性雄激素部分缺乏综合征引起的更年期症状，应求医。

美容手术前的心理自评量表

根据感觉回答以下问题	评分
1. 我非常希望做美容手术	1☐ 2☐ 3☐ 4☐ 5☐
2. 照镜子时喜欢盯住自己有缺陷的部位看很长时间	1☐ 2☐ 3☐ 4☐ 5☐
3. 周围的人都在评论我的缺陷	1☐ 2☐ 3☐ 4☐ 5☐
4. 我的不幸都是由于我的缺陷造成的	1☐ 2☐ 3☐ 4☐ 5☐
5. 我为我的缺陷感到自卑	1☐ 2☐ 3☐ 4☐ 5☐
6. 因为我的缺陷我想结束我的生命	1☐ 2☐ 3☐ 4☐ 5☐
7. 我希望美容整形手术后同某明星一样	1☐ 2☐ 3☐ 4☐ 5☐
8. 美容整形手术不会痛苦	1☐ 2☐ 3☐ 4☐ 5☐
9. 我做美容整形手术是为了变得更美	1☐ 2☐ 3☐ 4☐ 5☐
10. 我很容易为我的容貌缺陷而烦恼、激动	1☐ 2☐ 3☐ 4☐ 5☐
11. 我觉得漂亮的人都不可靠	1☐ 2☐ 3☐ 4☐ 5☐
12. 美容手术后我一定会很愉快	1☐ 2☐ 3☐ 4☐ 5☐
13. 我对与我外貌无关的事情不关心	1☐ 2☐ 3☐ 4☐ 5☐
14. 我做美容手术是为了恢复我原有的面容	1☐ 2☐ 3☐ 4☐ 5☐
15. 我对自己的衣装整齐和仪态端庄没有信心	1☐ 2☐ 3☐ 4☐ 5☐
16. 周围的人对我很苛刻	1☐ 2☐ 3☐ 4☐ 5☐
17. 我在我的面孔中找不到美丽的部分	1☐ 2☐ 3☐ 4☐ 5☐
18. 我希望整形手术不仅仅是恢复失去的生理功能	1☐ 2☐ 3☐ 4☐ 5☐
19. 我的缺陷显而易见,大家一定非常注意	1☐ 2☐ 3☐ 4☐ 5☐
20. 美容整形术后的我一定非常美丽	1☐ 2☐ 3☐ 4☐ 5☐
21. 我对与我的缺陷有关的宣传内容非常注意	1☐ 2☐ 3☐ 4☐ 5☐
22. 曾有专科医师认为我没有明显缺陷,但我没法确认	1☐ 2☐ 3☐ 4☐ 5☐
23. 我觉得一个人成功与否取决于他的外貌	1☐ 2☐ 3☐ 4☐ 5☐
24. 别人拿我的缺陷取笑我,还起外号讽刺我	1☐ 2☐ 3☐ 4☐ 5☐
25. 我的朋友和家人不喜欢我的形象	1☐ 2☐ 3☐ 4☐ 5☐
26. 只要把我的缺陷矫正,我的一切就会好起来	1☐ 2☐ 3☐ 4☐ 5☐
27. 我为我的不足感到焦虑	1☐ 2☐ 3☐ 4☐ 5☐
28. 我的感情容易受到伤害	1☐ 2☐ 3☐ 4☐ 5☐
29. 当别人看着我谈话时,我感到不自在	1☐ 2☐ 3☐ 4☐ 5☐
30. 在商店或电影院等人多的地方感到不自在	1☐ 2☐ 3☐ 4☐ 5☐
31. 我觉得我脑子有病	1☐ 2☐ 3☐ 4☐ 5☐

续表

根据感觉回答以下问题	评分
32. 我感到除缺陷外我的身体也有严重问题	1☐ 2☐ 3☐ 4☐ 5☐
33. 我和他人很亲近	1☐ 2☐ 3☐ 4☐ 5☐
34. 我为我的缺陷感到痛苦	1☐ 2☐ 3☐ 4☐ 5☐
35. 我很嫉妒那些长得漂亮的人	1☐ 2☐ 3☐ 4☐ 5☐
36. 如果我长得漂亮,我会比现在幸运得多	1☐ 2☐ 3☐ 4☐ 5☐
37. 我这样丑陋是上天对我的惩罚	1☐ 2☐ 3☐ 4☐ 5☐
38. 我无法在漂亮的异性面前坦然自若	1☐ 2☐ 3☐ 4☐ 5☐
39. 我在公众面前感到很不自在	1☐ 2☐ 3☐ 4☐ 5☐
40. 我不认为周围的人说我没有缺陷我就不该做手术	1☐ 2☐ 3☐ 4☐ 5☐
41. 我不能容忍别人嘲笑我外貌上的缺陷	1☐ 2☐ 3☐ 4☐ 5☐
42. 虽然周围的人认为我的外貌正常,可我认为我的某个部位有明显缺陷	1☐ 2☐ 3☐ 4☐ 5☐
43. 像我这样有缺陷的人活在世上真没意思	1☐ 2☐ 3☐ 4☐ 5☐
44. 我宁愿把我美容整形术后的伤疤说成受伤造成的	1☐ 2☐ 3☐ 4☐ 5☐
45. 我不愿把我做美容手术的真正原因告诉医师	1☐ 2☐ 3☐ 4☐ 5☐
46. 我不愿把我的真实姓名和地址告诉医师	1☐ 2☐ 3☐ 4☐ 5☐
47. 我愿换一张崭新的面孔去当演员	1☐ 2☐ 3☐ 4☐ 5☐
48. 我不知道为何做手术	1☐ 2☐ 3☐ 4☐ 5☐
49. 美容整形医师应该使我更美丽	1☐ 2☐ 3☐ 4☐ 5☐
50. 我做美容整形手术是为了使朋友和家人高兴	1☐ 2☐ 3☐ 4☐ 5☐
51. 最近突发的一件事使我觉得我应该做美容手术	1☐ 2☐ 3☐ 4☐ 5☐
52. 我对以前几次美容手术不满意,所以才再次手术	1☐ 2☐ 3☐ 4☐ 5☐
53. 我怀疑我的缺陷使我变成精神病患者	1☐ 2☐ 3☐ 4☐ 5☐
54. 美容整形医师应该按照我的要求去做手术	1☐ 2☐ 3☐ 4☐ 5☐
55. 我头脑中常常浮现出自己有缺陷的那个部位	1☐ 2☐ 3☐ 4☐ 5☐
56. 我觉得我的这点缺陷影响了我整个面容	1☐ 2☐ 3☐ 4☐ 5☐
57. 曾有专科医师建议我去做心理咨询	1☐ 2☐ 3☐ 4☐ 5☐
58. 美容整形手术和化妆一样简单	1☐ 2☐ 3☐ 4☐ 5☐
59. 我有过精神病史	1☐ 2☐ 3☐ 4☐ 5☐
60. 我将在美容整形术后感到后悔	1☐ 2☐ 3☐ 4☐ 5☐

附二:国外心身医学相关杂志

1. Journal of Psychosomatic Research
影响因子(IF):4.62

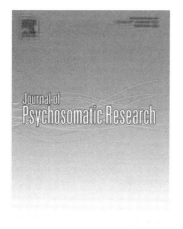

2. Psychosomatic Medicine
影响因子(IF):3.864

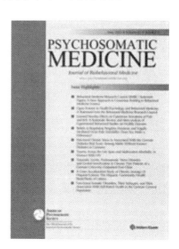

3. Journal of Psychosomatic Obstetrics & Gynecology
影响因子(IF):3.2

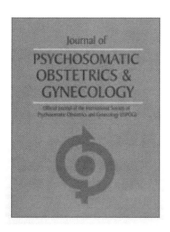

4. Journal of the Academy of Consultation-Liaison Psychiatry
影响因子(IF):3.099

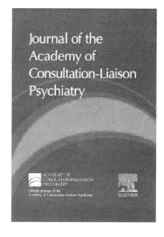

5. **General Hospital Psychiatry**

影响因子(IF):7.587

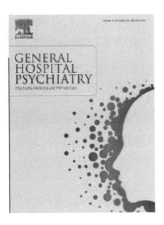

6. **Psychotherapy and Psychosomatics**

影响因子(IF):25.617

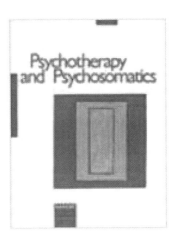

7. **Psychotherapie · Psychosomatik ·**
Medizinische Psychologie

影响因子(IF):1.311

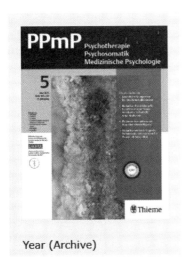

8. **International Journal of Psychiatry**
in Medicine

影响因子(IF):1.275

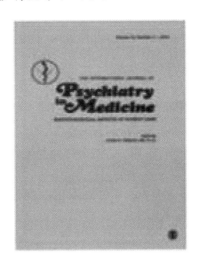

后　记

　　心身医学是一门新兴的学科,是连接内、外、妇、儿临床各科与精神病学科的桥梁,比精神病学更接近临床各科,也更容易被临床医生接受,当然更能被临床患者认同。关于心身医学和精神病学的关系,有两种看法:一种是心身医学"大"、精神病学"小",认为心身医学涉及临床各科,包括精神科,精神科面对的只是心身医学中有精神症状的那部分重症患者;另一种看法是精神病学"大"、心身医学"小",认为心身医学只是精神病学的一个亚专科,面对的是精神科中症状轻的那部分患者。

　　现代心身医学与传统心身医学也有区别,传统的心身医学与中医学关系密切。中医学中虽然没有明确的"心身医学"这个词,但中医学中的一些思想和观点,如天人合一观、形神一体观、整体观等,与现代心身医学在很多地方有着异曲同工之处,始终贯穿在中医的病因、病机、诊断、治疗、养生等各个方面,因此有人说中医学是最早的心身医学。

　　随着医学的发展,任何一门临床学科都将离不开心身医学;随着人民群众对健康的追求度越来越高,大众也将越来越关注心身医学和心身健康。正如国际著名心身医学专家、*Psychotherapy and Psychosomatics*(PPS,《心理治疗与心身医学》)杂志的主编 Giovanni A. Fava 教授所说,当前心身医学比以往任何时期都更重要。

　　心身医学为什么如此重要呢? 我想至少有几方面的意义:

　　一是解决疑难杂症。临床上很多疑难杂症都是心身医学的问题,如果你了解并懂得心身医学,这些问题你就能解决百分之八十。

　　二是可以将自己培养成名医。作为一名医生,如果你要想成为名医,必须要懂心身医学,因为许多疑难杂症都涉及心身医学,如果你都不了解,怎么能成为名医呢?

　　三是有助于解决看病难、看病贵的问题,同时改善医患关系。临床上大量难以解决的病、花费高的病,很多都涉及心身医学中的问题,而病人去看病,目的就是想花钱治好病,如果看来看去却疗效不好,那他肯定有怨言,就容易发生医患纠纷。所以临床医生必须了解心身医学,知晓病人的需求、其家人的需求,明了他们的动向,同时医生自己也能加强自我防范意识,避免伤医甚至杀医事件的发生。这有助于和谐医患关系,更有利于医疗管理。

　　所以说,学习心身医学很重要。

　　近年来现代心身医学得到了长足的发展,我国现有 6 支全国性队伍在从事心身医学的临床、科研和教授工作,分别是中华医学会心身医学分会、中国心理卫生协会心身医学专委会、中国中西结合学会心身医学分会、中国中医药学会心身医学分会、世界中医药联合会心身医学专委会、中国医师协会整合医学分会整合心身医学学组。据不完全统计,在疫情之前全国每周都有 4~6 场心身医学专业会议召开,心身医学进入了一个前所未有的发展阶段。

自 2013 年 5 月《中华人民共和国精神卫生法》实施,2016 年国家 22 部委联合发布《关于加强心理健康服务的指导意见》(国卫疾控发〔2016〕77 号),2018 年中央 10 部委联合发文《关于印发全国社会心理服务体系建设试点工作方案的通知》(国卫疾控发〔2018〕44 号)推动全国心理服务体系建设,再到《"健康中国 2030"规划纲要》的提出,都强调了全民心身健康的重要性,所以有人说心理学和心身医学的春天已经来临。据 2019 年全国流行病学调查研究显示,精神障碍的终身患病率为 16.57%、焦虑障碍的终身患病率为 7.57%、心境障碍的终身患病率为 7.37%,而在校学生的心理问题和自杀率在逐年升高,疫情期间各类心身问题大量涌现……这些都更需要心身医学的服务。

再说说心身医学学科。国际上的心身医学科有四种模式:①德国模式。由信奉精神分析的内科医师发起;综合医院心身医学科以心理治疗为主,往往与精神科并存。②日本模式。综合医院精神科医生最早与内科合作并成为心身医学会的第一批成员;心身内科学会主要由内科医师和临床心理学家组成;80% 的精神科医生更愿意称自己是"心身内科"医师,而根据日本医师法这是合规的。③美国模式。精神科专科医师培训中加入会诊-联络精神病学内容,且在 2003 年"心身医学"成为精神科下属亚专业。④中国模式。在国内,从事心身医学的医生由两部分组成:一部分是在综合性医院工作的精神科医生,他们主要对抑郁障碍、焦虑障碍、躯体疾病伴发的精神障碍等进行诊治;另一部分是由综合科对心身医学感兴趣的医生组成,他们对各自科室中的心身疾病进行诊治,两者有分工有合作。以心脏科为例,该科医生诊治的是心脏的器质性问题以及由心脏病伴发的一些情绪问题;如果患者的情绪或者精神问题严重,则应该是心脏科医生和心身科医生共同诊治;如果患者是以类心脏症状为主要表现的精神或心理障碍(如有的患者尽管有心慌、气短的症状,其实这些表现只是精神或情绪问题的躯体化症状),则应由心身科医生诊治。所以心脏科医生可以跨界诊查心脏病伴发的情绪问题,但他不能越界去诊治单纯的情绪问题。

实际上,现在临床各科室的医生都在做心身医学的工作,只是到目前为止,心身医学科尚未成为一个正式官方的临床诊疗科目。心身医学专业特定的病人群体是形成一个学科的前提条件,而现今,这些心身相关障碍的患者并不到精神科或心理科去看病,却是徘徊在临床各专科门诊。这部分人群应该是未来心身医学科的病人群体。同时我们也有独特的诊疗技术,即心身诊疗技术(心身心理治疗、物理治疗),这种独特的诊疗模式不同于单纯的心理治疗模式,也不是单纯的生物学诊疗模式,而是心身整合诊疗模式。这些都是我们建立一个学科的很重要的前提。现在条件都已经基本形成,相信在不久的将来,中国一定会出现官方认可的心身医学科。其实现在全国有很多医院已经具备了这样的科室基础,只是这类科室的名称各有不同,有的叫临床心理科、有的叫心理精神科、有的叫神经心理科……我想将来都会统一为"心身医学科"!再过十年、二十年,心身医学科可能是所有科室里最重要的科室,心身医学科医生也会成为最有前途的医生。

众多专家历经多年编写的《临床心身医学》就要出版,相信这本专著一定会对中国的心身医学事业的发展起到标杆作用,引领全国同道一起向前进。希望在今后的每 5 年左右能及时更新再版,与学科前沿同步。

袁勇贵
2023 年 4 月